薬学用語辞典

日本薬学会 編

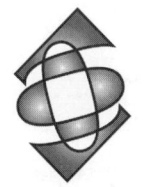

東京化学同人

序

この約10年間でわが国の薬学を取巻く環境が大きく変わってきた．2002年に日本薬学会がわが国の薬学教育における必要な学習目標を"薬学教育モデル・コアカリキュラム"としてまとめあげた．その後，2006年に高度な薬剤師を養成する6年制薬学科と創薬および生命科学の研究者の養成を目的とする4年制薬科学科の二つの学科が両立する形で新たな薬学教育制度がスタートした．これは両学科が車の両輪にも例えられる相補的かつ効果的な役割を果たす世界でも例のない教育・研究システムである．日本薬学会はこの機にモデル・コアカリキュラムの到達目標ごとに解説した新しい様式の教科書"スタンダード薬学シリーズ"全11巻24冊を編集し，東京化学同人より出版した．

本教科書シリーズをひもとけば薬学に関するほぼすべての項目の詳しい解説を読むことができるが，あまりにも詳細な解説では大学に入学したばかりの学生にとっては理解が難しく学習のモチベーションが低くなる．そこで日本薬学会はスタンダード薬学シリーズ編集委員を中心に，モデル・コアカリキュラムに沿って学習するときに初めて出会う薬学の専門用語を簡潔に解説する目的で，本書の編纂を計画した．したがって，細部に立ち入らず，定義を中心にエッセンスのみをやさしく簡潔にかつ正確に解説するよう工夫している．

また，本書は，従来の化学・生化学関係の辞典と同じ内容ではなく，薬学生が最低限知っていることを期待する薬学用語集として独立した特徴をもたせた．学生が理解できるレベルの平易な解説により，薬学生のみならず，新6年制薬学教育を学習していない現役の薬剤師にとっても業務・自学自習で活用できる基本用語の簡便な用語辞典を目指した．

現在の情報社会ではこのような専門用語の解説もインターネットなどを通じて容易に入手できるが，必ずしも正確でない場合がある．本書は薬学部の現役の教員や病院，薬局の薬剤師が個々の専門分野を分担して執筆していることより内容が正確であり，そのような危惧はない．また，ハン

ディーながらも辞典的な役割もあるのでページを開けば周辺の情報も同時に得ることができ，理解が深まる．

また，他の関連項目との相互参照が可能となるように編集している．さらに，自明の用語や同義語は見出しのみの語として収録し，薬学用語簡易英和辞典として利用できるようにした．収録した全用語数は 8000 に及び，本書が薬学生や薬剤師にとって座右の書となることを願ってやまない．

本書の発刊にあたり，分野ごとの編集をしていただいた編集委員の方々および本書の意をくんで簡潔かつ正確に執筆してくださった執筆者の方々に，次ページ以降にお名前を掲げ心より感謝いたします．さらに，細部にまで注意を払って本書を仕上げてくださった東京化学同人編集部の住田六連氏，進藤和奈氏，丸山 潤氏，江口悠里氏に深謝いたします．

2012 年 2 月

編集委員を代表して

原　　　博

編集委員会

編集委員長

原	博	東京薬科大学薬学部 客員教授, 薬学博士

編集委員

赤池 昭紀	京都大学大学院薬学研究科 教授, 薬学博士
市川 厚	武庫川女子大学薬学部 教授, 薬学博士
伊藤 喬	昭和大学薬学部 教授, 薬学博士
入江 徹美	熊本大学大学院生命科学研究部 教授, 薬学博士
木内 祐二	昭和大学薬学部 教授, 医学博士
菊川 清見	東京薬科大学名誉教授, 薬学博士
木津 純子	慶應義塾大学薬学部 教授, 博士(薬学)
工藤 一郎	元昭和大学薬学部 教授, 薬学博士
小林 静子	一般社団法人薬学教育評価機構 事務局長, 医学博士
笹津 備規	東京薬科大学薬学部 教授, 薬学博士
白神 誠	日本大学薬学部 教授, 博士(薬学)
須田 晃治	明治薬科大学名誉教授, 薬学博士
竹谷 孝一	東京薬科大学薬学部 教授, 薬学博士
富田 基郎	昭和大学名誉教授, 薬学博士
鳥居塚 和生	昭和大学薬学部 教授, 薬学博士
長野 哲雄	東京大学大学院薬学系研究科 教授, 薬学博士
中村 明弘	昭和大学薬学部 教授, 薬学博士
夏苅 英昭	帝京大学薬学部 教授, 薬学博士
平野 和行	岐阜薬科大学薬学部 教授, 薬学博士
本間 浩	北里大学薬学部 教授, 薬学博士
増野 匡彦	慶應義塾大学薬学部 教授, 薬学博士
望月 眞弓	慶應義塾大学薬学部 教授, 博士(医学)
山元 俊憲	昭和大学薬学部 教授, 薬学博士
山元 弘	神戸学院大学薬学部 教授, 医学博士

企画委員

出川 雅邦	静岡県立大学薬学部 教授, 薬学博士

執筆者

青木　伸	青木　隆	赤澤祐子	秋澤宏行
東　純一	厚味厳一	阿部芳廣	天ヶ瀬紀久子
荒川秀俊	荒川義弘	有賀寛芳	石井啓太郎
石黒京子	石﨑　幸	石塚忠男	石本憲司
礒濱洋一郎	板垣史郎	市川　厚	市川秀喜
市瀬浩志	井出利憲	伊藤　喬	乾　賢一
井上　誠	井上義雄	井口法男	今井康之
今泉祐治	上田志朗	臼井茂之	宇野文二
梅澤直樹	漆谷徹郎	江戸清人	江藤和裕
榎本武美	大内和雄	大倉一枝	太田　茂
大谷壽一	大谷道輝	大津史子	大野尚仁
大幡久之	大曲勝久	大矢とし江	岡田弘晃
岡野登志夫	岡部　進	岡村信幸	奥野智史
奥山恵美	小田切優樹	小野俊介	小野嵜菊夫
折原　裕	笠原　忠	梶　英輔	堅田利明
勝　孝	加藤一雅	加藤晃一	加藤伸一
加藤裕久	河合悦子	川崎勝己	河村好章
木内祐二	北田光一	北原隆志	橘髙敦史
木村隆次	金城順英	國友　勝	倉田なおみ
黒川昌彦	黒田直敬	小池博之	河野武幸
小嶋仲夫	小清水敏昌	後藤惠子	後藤伸之
小林静子	小林典裕	齋藤　勲	笹岡利安
佐々木均	佐藤久美	佐藤隆司	佐藤政男
三田智文	三部　篤	塩田澄子	重信弘毅
篠田純男	四宮一総	渋谷雅明	嶋林三郎
島村佳一	清水久範	占野廣司	下園　拓
庄司　満	白瀧義明	菅原一幸	杉沢論郎
杉田　隆	杉本幸彦	鈴木　巖	鈴木　孝

鈴木 岳之	鈴木 勉	須田 晃治	曽賀 千智朗
高波 利克	高橋 哲郎	高橋 典子	髙橋 史朗
髙橋 三津雄	髙橋 洋一	高柳 理早	瀧井 猛将
竹内 孝治	竹内 洋文	竹内 正弘	竹島 史直
武田 淳	竹谷 孝一	田代 昭	田中 秀治
田中 芳夫	田野中 浩一	田村 悦臣	千葉 寛
辻 彰	辻 勉	津吹 政可	出川 雅邦
手塚 雅勝	寺田 勝英	土井 健史	戸井田 敏彦
徳村 邦弘	戸塚 裕一	富田 幹雄	豊岡 利正
鳥居塚 和生	中垣 良一	永田 泰造	中西 守
長光 亨	中村 明弘	中村 忠博	中室 克彦
中山 尋量	夏苅 英昭	新津 勝	西垣 隆一郎
西谷 潔	仁科 博史	西野 邦彦	西野 貴司
野口 雅久	萩中 淳	橋田 充	橋本 隆男
橋本 均	秦 多惠子	羽田 紀康	馬場 広子
原 千高	原 博	半田 智子	樋口 駿
樋口 則英	平井 みどり	平井 康昭	平山 一男
福井 哲也	福井 裕行	福島 紀子	藤原 道弘
舟崎 紀昭	古川 裕之	米谷 芳枝	前田 正知
前田 稔	増野 匡彦	増澤 俊幸	南 勝
三宅 正治	宮田 直樹	宮野 正広	三輪 一智
村山 純一郎	望月 眞弓	森田 博史	森部 久仁一
森山 賢治	柳澤 振一郎	柳澤 宏明	矢野 育子
矢野 眞吾	山岡 由美子	山縣 ゆり子	山川 里恵
山口 健太郎	山口 拓実	山口 芳樹	山田 修平
山田 安彦	山本 恵司	山元 俊憲	山本 信夫
山元 弘	山本 浩充	油井 聡	湯川 栄二
吉田 武美			

凡　例

1. 見出し語の配列は五十音順とした．長音符号(ー)は無視して配列した．

2. 見出し語中に含まれる数字は，原則として，イチ，ニ，サン，ヨン…などと読んで配列した．

3. 主見出し語は原則として，"第十六改正日本薬局方"ならびに，以下のような各学会による"学術用語集"などに従った．ただし，用語集により異なるもの，慣用と著しく異なるものは慣用に従った．

    文部省　学術用語集　薬 学 編　　　　　　日本薬学会
    文部科学省　学術用語集　医 学 編　　　　日本医学会
    文部省　学術用語集　化 学 編(増訂2版)　　日本化学会
    文部省　学術用語集　物理学編(増訂版)　　　日本物理学会
    文部省　学術用語集　遺伝学編(増訂版)　　　日本遺伝学会
    英和・和英 生化学用語辞典(第2版)　　　　　日本生化学会

4. 医薬品名・薬効群名
    a. 医薬品名は，原則として一般名を用いた．
    b. 医薬品名・薬効群名は，原則として，"第十六改正日本薬局方"，"日本医薬品一般名称(JAN)"，"学術用語集 薬学編"などに従った．

5. 上記3と4で異なるものについては，下表のように使い分けた．

生体内物質(ホルモン，生体アミンなど)	医薬品・製剤
L-ドーパ	レボドパ
ドーパミン	ドパミン
成長ホルモン(ソマトトロピン)	ソマトロピン
抗利尿ホルモン(バソプレッシン)	バソプレシン

6. 見出し語だけの項目
    a. 同義語項目：＝の後に同義の主見出し語(親項目)を示した．
    b. 関連語項目：⇌の後の項目(親項目)中にその説明があることを示す．

7. 見出し語における（　）の使用
   a. 見出し語が同じであるが，内容が異なる場合，(1)，(2) などを用いて区別した．
      例：GDP(1)［GDP, guanosine 5′-diphosphate］
      　　GDP(2)［GDP, Good Dispensing Practice］
   b. 見出し語で，難解な漢字，慣用的な読み方をする略号には，（　）内に読みを付した．
      例：閾(いき)値，胃瘻(ろう)，CYP(シップ)，NSAID(エヌセイド)
   c. また，常用漢字の制約や，学術用語の表記に従って仮名を用いた見出し語には，その漢字を（　）内に併記したものもある．
      例：じん(蕁)麻疹，ガジュツ(莪朮)，鎮うん(暈)薬
   d. 見出し語が限定した範囲で用いられている場合には，見出し語の後の（　）内にそれを示した．
      例：前方類似(医薬品名の)，経験的治療(感染症の)
   e. 見出し語のうち，一部分が省略可能な場合，その部分を（　）で囲んだ．その場合，（　）内の文字は読まずに配列した．
      例：ムスカリン(性)受容体，間欠(性)跛行，低リン(酸)血症

8. 化合物名において，異性体を表す D-，L-，*trans*-，*cis*-，*o*-，*m*-，*p*- などの接頭語，結合位置を表す 1-，2-，3-，α-，β-，γ-，*N*-，*O*-，*S*- などは配列上無視した．

9. 化合物の表記は，原則として，日本化学会 標準化専門委員会 化合物命名小委員会による"化合物命名法"に従った．仮名書きの仕方も同会の字訳基準(前付 xii ページの表参照)によった(字訳：つづりに対応して仮名書きを一意に決める方法．英語の発音は考慮しない)．ただし，化合物以外のものは，必ずしもこの基準によっていない．

例：cyclo	シクロ	(サイクロとしない)
hydro	ヒドロ	(ハイドロとしない)
phospho	ホスホ	(フォスフォとしない)
lysine	リシン	(リジンとしない)
threonin	トレオニン	(スレオニンとしない)
thyroxine	チロキシン	(サイロキシンとしない)
angiotensin	アンギオテンシン	(アンジオテンシンとしない)

10. 外国人名を仮名書きするときは原則として出生地の発音に近いものにした．その際，慣用と著しく異なるものは慣用に従ったものもある．

11. 欧文一字の読みは下記によった．

 a. ローマ字

A	エー	B	ビー	C	シー	D	ディー	E	イー
F	エフ	G	ジー	H	エッチ	I	アイ	J	ジェー
K	ケー	L	エル	M	エム	N	エヌ	O	オー
P	ピー	Q	キュー	R	アール	S	エス	T	ティー
U	ユー	V	ブイ	W	ダブリュー	X	エックス	Y	ワイ
Z	ゼット								

 b. ギリシャ文字

Α α	アルファ	Β β	ベータ	Γ γ	ガンマ	Δ δ	デルタ
Ε ε	イプシロン	Ζ ζ	ゼータ	Η η	イータ	Θ θ	シータ
Ι ι	イオタ	Κ κ	カッパ	Λ λ	ラムダ	Μ μ	ミュー
Ν ν	ニュー	Ξ ξ	グザイ	Ο ο	オミクロン	Π π	パイ
Ρ ρ	ロー	Σ σ	シグマ	Τ τ	タウ	Υ υ	ウプシロン
Φ φ	ファイ	Χ χ	カイ	Ψ ψ	プサイ	Ω ω	オメガ

12. 外国語
 a. 見出し語の後の [ ] 内の外国語は原則として英語である．見出し語が略号の場合は，[ ] 内にその正式名(フルネーム)を示した．
   例：**DDS** [DDS, drug delivery system]
 b. 外国語は原則，単数形とし，特に必要な場合は($pl.$)の後に複数形を併記した．
   例：**ミトコンドリア** [mitochondrion, ($pl.$) mitochondria]
 c. また，下記の例のように，総称として複数形で用いる場合が多い用語も同様に，原則，単数形で示した．
   例：**医薬品** [drug, medicine]　　　　　（総称は drugs, medicines）
   　　抗生物質 [antibiotic]　　　　　　（総称は antibiotics）
   　　散　剤 [powder]　　　　　　　　（総称は powders）
   　　インスリン製剤 [insulin preparation]　（総称は insulin preparations）
 d. 見出し語のみの項目において，親項目と外国語が同じ場合，これを省略した．

13. 説明文中の記号
  a. 内容を分けて説明する必要がある場合には，【1】，【2】などを用いて区切った．
  b. 説明文中，術語の右肩に付けられた＊は，その語が別項目として収録されており，その項目を参照することが望ましいことを示す．なお，医薬品名についてはその本質成分名だけで＊を付けたものもある．
  c. 記述の途中または末尾に(⇌ ○○)とあるときは，その項目に関連して，特に○○の語も参照することが望ましいことを示す．
  d. 重要な略号や関連語は，原則として太字で示した．

化 合 物 名 の 字 訳 規 準 表

(子音字)	字訳 A. 子音字とそれに続く母音字との組合わせ					字訳 B. 子音字		備考
	(母音字)					同じ子音字がつぎに来る時	他の子音字がつぎに来る時，または単語末尾の時	
	a	i,y	u	e	o			
	ア	イ	ウ	エ	オ			子音字と組合わせられていない母音字
b	バ	ビ	ブ	ベ	ボ	促†	ブ	
c	カ	シ	ク	セ	コ	促	ク＊	＊ch＝k; ch, k, qu の前の c は促音; sc は別項
d	ダ	ジ	ズ	デ	ド	促	ド	
f	ファ	フィ	フ	フェ	ホ	＊	ドフ	＊ff＝f; pf＝p
g	ガ	ギ	グ	ゲ	ゴ	促	グ	gh＝g
h	ハ	ヒ	フ	ヘ	ホ	—	長†	sh, th は別項; ch＝k; gh＝g; ph＝f; rh, rrh＝r
j	ジャ	ジ	ジュ	ジェ	ジョ	—	ジュ	
k	カ	キ	ク	ケ	コ	促	ク	
l	ラ	リ	ル	レ	ロ	＊	ルム	＊ll＝l
m	マ	ミ	ム	メ	モノ	ン	ム＊	＊b, f, p, pf, ph の前の m はン
n	ナ	ニ	ヌ	ネ	ノ	ン	ン	
p	パ	ピ	プ	ペ	ポ	促	プ＊	＊pf＝p, ph＝f
qu	クア	キ	—	クエ	クオ	—	—	
r	ラ	リ	ル	レ	ロ	＊	ル＊	＊rr, rh, rrh＝r
s	サ	シ	ス	セ	ソ	促	ス＊	＊sc, sh は別項
sc	スカ	シ	スク	セ	スコ	—	スク	
sh	シャ	シ	シュ	シェ	ショ	—	シュ	
t	タ	チ	ツ	テ	ト	促	ト＊	＊th は別項
th	タ	チ	ツ	テ	ト	—	ト	
v	バ	ビ	ブ	ベ	ボ	—	ブ	
w	ワ	ウィ	—	ウェ	ウォ	—	ウ	
x	キサ	キシ	キス	キセ	キソ	—	キス	
y	ヤ	イ	ユ	イエ	ヨ	—	＊	＊この場合は母音字
z	ザ	ジ	ズ	ゼ	ゾ	促	ズ	

† 「促」は促音化(例: saccharin サッカリン)，「長」は長音化(例: prehnitene プレーニテン)

ア

IRスペクトル [IR spectrum] ＝赤外スペクトル

IRB [IRB, institutional review board] ＝治験審査委員会

IF [IF, interview form] ＝医薬品インタビューフォーム

IFN [IFN, interferon] ＝インターフェロン

i. m. [i. m.] ＝筋肉内注射

IL [IL, interleukin] ＝インターロイキン

I-κB [I-κB, inhibitor of NF-κB] ⇌ NF-κB

I効果 [I effect] ＝誘起効果

i. c. [i. c.] ＝皮内注射

Ig [Ig, immunoglobulin] ＝免疫グロブリン

IgA [IgA, immunoglobulin A] 粘膜性分泌液中の主要な抗体．血清免疫グロブリンの15～20%を占める．4本のポリペプチド鎖から成る単量体であるが，哺乳類ではJ鎖(結合鎖)を介した二量体がほとんどである．分必成分を結合しており，タンパク質分解酵素にも強い構造となっている．唾液，鼻汁，乳汁(⇌母子免疫)などの主要な免疫グロブリン*である．

IgD [IgD, immunoglobulin D] 成熟B細胞の抗原受容体であり，血清免疫グロブリンの1%以下である．膜結合型の単量体として発現しているが，その機能はよくわかっていない．ほかの免疫グロブリン*に比べ糖鎖が多く付加されている．

IgE [IgE, immunoglobulin E] Bリンパ球により産生される免疫グロブリンの一種でアレルギー反応や寄生虫感染に関与する．血清中のIgEの平均濃度は0.00005 mg mL^{-1}で他の免疫グロブリンの濃度よりもはるかに低い．血中IgEレベルはアレルギー性疾患において上昇し，寄生虫感染でも上昇する．IgE抗体をつくりやすく，アレルギー疾患にかかりやすい体質をアトピー素因という．血清中の総IgE量の測定には放射性免疫吸着試験(RIST)，特定のアレルゲンに対するIgE量の測定には放射性アレルゲン吸着試験(RAST)を用いる．IgEはIgM*と同様にH鎖は五つのドメインから成る．IgEの場合はH鎖の$C_{\varepsilon 3}$, $C_{\varepsilon 4}$ドメインを介してマスト細胞(肥満細胞)や好塩基球(⇌白血球)のFcε受容体に結合する(⇌I型アレルギー反応)．寄生虫の抗原に対するIgEが産生されると，そのFc部に好酸球が結合し，好酸球顆粒中の塩基性タンパク質が放出され，寄生虫を攻撃して排出する．

IgG [IgG, immunoglobulin G] 二次免疫応答*で産生されるおもな免疫グロブリン*であり，血清中の免疫グロブリンの70～75%を占める．分子量約15万の単量体の糖タンパク質で，2本のL鎖(分子量2万5千)と2本のH鎖(分子量5万)の計4本のポリペプチド鎖から成る．

IgM [IgM, immunoglobulin M] 4本のポリペプチド鎖から成る単量体の五量体構造が基本であり，分子量は約97万である．分子量1.5万のJポリペプチド鎖(結合鎖)を含む．B細胞上の抗原受容体は単量体である．(⇌免疫グロブリン)

ICH [ICH, International Conference on Harmonization of Technical Requirements for Registration of Pharmaceuticals for Human Use] ＝日米EU医薬品規制調和国際会議

ICD-10 ⇌ 国際疾病分類

アイソザイム [isozyme] イソ酵素ともいう．同一個体内にあって同じ反応を触媒するが，化学的には異なる酵素群のこと．タンパク質の一次構造やサブユニット構造がある程度異なるため，それぞれの電気泳動の移動度，免疫学的性質，酵素反応速度論*的性質などに差異がみられる．

アイソタイプ [isotype] ＝クラス

IT MS [IT MS, ion trap mass spectrometer] ＝イオントラップ型質量分析計

IDL [IDL, intermediate-density lipoprotein] ＝中間密度リポタンパク質

ITT解析 [ITT analysis] 包括解析ともいう．脱落した患者もすべて含めて解析すること．薬を処方して治療しようとする意図(intention to treat)に基づく解析である．一方，脱落者を除いて行う解析はon treatment analysisとよぶ．

i. p. [i. p.] = 腹腔内投与

IBS [IBS, irritable bowel syndrome] = 過敏性腸症候群

iPS 細胞 [iPS cell, induced pluripotent stem cell] 山中伸弥博士によって初めて作出された人工多能性幹細胞. 成体に存在する最終分化した細胞からも, 4 種類程度の遺伝子を導入したり低分子化合物で処理することで, ES 細胞様の多能性と自己複製能をもつ細胞をつくり出すことができる. 患者本人の細胞からつくり出すことも可能であることから倫理的障害が低く, また免疫拒絶のない細胞, 再生医療の有望な細胞供給源になると期待されている.

IPSP [IPSP, inhibitory postsynaptic potential] = 抑制性シナプス後電位

IBM [IBM, ideal body mass] = 理想体重

IBW [IBW, ideal body weight] = 理想体重

i. v. [i. v.] = 静脈内注射

IVH [IVH, intravenous hyperalimentation] = 中心静脈栄養法

IUPAC 命名法 [IUPAC nomenclature] 国際純正応用化学連合(IUPAC)で定めた化合物の系統的命名法. 慣用名*が一部認められているが, 基本的に"接頭語+母体名+接尾語"で構成される. たとえばエチレン(慣用名)はエテン(ethene), アセトンは 2-プロパノン(2-propanone または propan-2-one)と命名する.

アウエルバッハ神経叢 [Auerbach's plexus] → 小腸

アウトカム [outcome] アウトカムとは成果を意味し, 医薬品では医薬品の効果を測定するための臨床指標やコスト, 入院日数, QOL*などがある.

アウトブレイク [outbreak] 感染症や食中毒事件などを示す言葉として用いられる. 爆発的流行, 集団発生, 多発流行とも訳される. (→ パンデミック)

アオコ [water bloom] → 富栄養化

赤潮 [red tide] 海域の富栄養化*で, ケイ藻類や鞭毛藻類などの植物性プランクトンが異常繁殖し, 海水が紅色や褐色に変色する現象. まれに繊毛虫などの動物性プランクトンや細菌が原因となることがある. 瀬戸内海, 大阪湾, 伊勢湾, 東京湾などの閉鎖性海域において, 春から秋にかけて発生しやすい. プランクトンの異常増殖は, 水中の溶存酸素*の減少, 養殖魚などのエラの閉塞により呼吸困難などをひき起こすなど, 水産生物に甚大な被害をもたらす.

アカシジア [akathisia] 静座不能症ともいう. 下肢のむずむず, そわそわ感で静座できず, うろうろ歩きなどが自制できなくなる. (→ 錐体外路障害)

アカルボース [acarbose] 経口血糖降下薬*. α-グルコシダーゼ阻害薬*.

アキウコン (秋鬱金) = ウコン

アキシアル結合 [axial bond] シクロヘキサン環の炭素平面の上下軸方向にある結合. 大まかな平面内の結合はエクアトリアル結合である(図). 一般に, アキシアル結合の置換基は 3

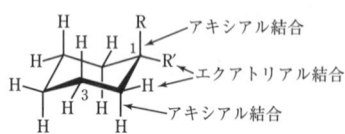

位のアキシアル結合と平行となり, 立体ひずみ*(1,3-ジアキシアル相互作用)を生じるため不安定である.

亜急性毒性 [subacute toxicity] 急性毒性*と慢性毒性*の中間の概念. 通常は 1 週間以上, 数カ月程度の連続投与・曝露の結果現れる毒性をいうが, 慢性毒性の期間が被験動物種の寿命に依存して幅が大きいので, 定義はあいまいである.

アキラル [achiral] 否定の意味の接頭語 a+chiral で, キラル*でないもの, つまり, 鏡像体と重ね合わせることのできる構造をもつ化合物のことをいう.

アクア(錯)イオン [aqua (complex) ion] → 錯イオン

アクアポリン [aquaporin] = 水チャネル

アクシデント [accident] 医療安全管理の領域で使用される場合は, 医療事故*と同じ意味で使用される. 医療従事者の過誤や過失による事故だけでなく, 医療従事者が必要と認められる注意や適切と思われる予防方法を尽くしても発生する不可抗力の医療事故も含んでいる.

悪性高熱症 [malignant hyperthermia, malignant hyperpyrexia] 揮発性吸入麻酔薬や筋弛緩薬を使用中にまれに発現する致死的で重篤な副作用. 高熱, 筋強剛, 頻脈, 血圧上昇などを主徴とする. 原因は, 筋小胞体の Ca^{2+} 放出にかかわるリアノジン受容体タンパク質の遺伝的異常であり, 薬物により持続的カルシウムチャネルの開口が起こるためとされている. 治療には筋弛緩薬のダントロレン*が有効である.

悪性腫瘍 [malignant tumor] ⇌ 腫瘍

悪性症候群 [neuroleptic malignant syndrome, malignant syndrome, syndrome malin] 抗精神病薬によりひき起こされる重大な副作用で、発熱、発汗、頻脈、強度の筋強剛、嚥下困難などの症状、白血球や血清クレアチンキナーゼ*やミオグロビンの上昇などの検査値の異常、腎機能の低下がみられる。高熱が持続し、意識障害、呼吸困難、循環虚脱、脱水症状、急性腎不全へと移行し、死亡することがある。治療は原因薬の投与を中止し、十分な補液で全身状態を管理し、ダントロレンやブロモクリプチンなどの薬物療法を行う。

悪性貧血 [pernicious anemia] 原因がわからずに貧血症状が出現して死亡することがあったため、このようによばれた。その後、抗胃内因子抗体や抗胃壁細胞抗体の出現(自己免疫疾患*)による胃壁細胞から分泌される胃内因子の分泌障害、また、胃全摘後や小腸疾患などのときに、胃内因子と結合して回腸から吸収されるビタミン B_{12} の吸収障害が続くと(3～6年)、ビタミン B_{12} の欠乏によって造血細胞の DNA 合成障害が起こり、貧血(大球性正色素性)や白血球・好中球減少をきたす。そのほか、舌乳頭萎縮、食欲不振、知覚異常(しびれ)、腱反射の減弱、毛髪異常などが出現する。(⇌ 巨赤芽球性貧血)

悪性リンパ腫 [malignant lymphoma] 略号 ML. リンパ系細胞の増殖により、リンパ節や皮膚、臓器などで腫瘤形成をきたす疾患の総称で、血液癌(造血器腫瘍)の一つ。病理組織像の違いから、ホジキンリンパ腫*と非ホジキンリンパ腫*に大別され、わが国では大部分が非ホジキンリンパ腫である。悪性リンパ腫のなかにはリンパ性白血病の病態をとりやすい疾患もあるなど、さまざまな疾患が含まれている。

アクチニウム系列 [actinium series] ⇌ 壊変系列

アクチノマイシン D [actinomycin D] 抗腫瘍薬*. 抗腫瘍抗生物質*.

アクチベーター [activator] 【1】転写活性化因子ともいう。プロモーター*からの転写効率を高める DNA 結合タンパク質。プロモーター結合タンパク質、エンハンサー*結合タンパク質などが含まれる。大腸菌では CRP (cAMP 受容タンパク質)、動物細胞では SP1, AP1 などが代表的.
【2】= 活性化物質

アクチン [actin] 細胞骨格*の主成分で、分子量約 5 万の球状タンパク質.

アクチンフィラメント [actin filament] アクチン*が線維状に重合してできる F-アクチンとよばれる高分子。二重らせん構造をとる。微小管*と同様に方向性があり、重合し成長する側をプラス端、脱重合しやすい側をマイナス端とよぶ.

アグリコン [aglycon, aglycone] ゲニンともいう。配糖体*の糖以外の部分(非糖部).

アクリルアミド [acrylamide] 化学式 $CH_2=CHCONH_2$. 染料や合成樹脂などの原料であるが、神経毒性があり、発癌性が疑われ、揚げた食品などからも検出されるため、リスク評価が行われている.

アクリルアルデヒド [acrylaldehyde] アクロレインともいう。化学式 $CH_2=CH-CHO$ で表される化合物。融点 $-87℃$、沸点 $53℃$ の刺激臭をもつ無色の液体。メチオニンやピリジンなどの原料となる.

アクロレイン [acrolein] = アクリルアルデヒド

アコイオン [aquo ion] ⇌ 錯イオン

アゴニスト [agonist] 作動薬、作用薬ともいう。細胞膜受容体*や核内受容体*と結合して受容体に構造変化をひき起こし、細胞に生理作用をもたらす物質の総称。ホルモン、神経伝達物質、サイトカインなどの生理的なアゴニスト以外に、薬物などの合成品も含まれる。アゴニストのなかで最大の生理応答を発揮できるものを完全アゴニスト、高濃度においても最大応答を発揮しないものを部分アゴニストという。また、受容体と結合してアゴニストの作用と逆の効果をもたらすインバースアゴニスト(逆作動薬)が知られている。(⇌ アンタゴニスト)

アコニチン [aconitine] 生薬ブシ*の主要成分で、ジテルペンアルカロイドに分類される。毒性が強い.

アサーション [assertion] 自分の考えや気持ちを自他共に尊重しながら伝えること。非主張的な対応と攻撃的な対応の中間に位置づけられ、よりよい人間関係の構築や問題解決に用いられる社会生活上の技能のこと.

アザセトロン塩酸塩 [azasetron hydrochloride] 制吐薬*. セロトニン 5-HT_3 受容体遮断薬*.

アザチオプリン [azathioprine] 略号 AZP. 免疫抑制薬*. プリン誘導体. 細胞(T 細胞)内

のDNAに取込まれることによって核酸合成を阻害してDNAの複製を抑え，さらにRNAの合成と代謝を阻害することによって，T細胞の活性化を阻止する(リンパ球の核酸合成を阻害して免疫担当細胞の増殖を抑えて免疫抑制効果を発揮する)．また，インターロイキン2*の産生も抑制する．骨髄細胞の成熟も障害するため，副作用として骨髄抑制が生じる．

亜酸化窒素 [nitrous oxide] 化学式 N_2O. 笑気，酸化二窒素ともいう．常温で気体の吸入麻酔薬*．鎮痛作用は強いが，麻酔作用は弱く，筋弛緩作用はない．基礎麻酔薬として用いられ，鎮静・鎮痛の目的で歯科領域で抜歯などの際に使用される．

アジ化ナトリウム [sodium azide] ナトリウムアジドともいう．アジ化物イオン(N_3^-)のナトリウム塩．水によく溶け，弱塩基性を示す．求核性が高いので，アミン合成に利用される．

アシクロビル [aciclovir] 略号 ACV．抗ヘルペス薬*．グアノシン類似体でそのリン酸化体がヘルペスウイルスDNA合成を阻害する．

アジスロマイシン水和物 [azithromycin hydrate] 略号 AZM．マクロライド系抗生物質*．体内動態が非常に優れた薬剤．

アジソン病 [Addison disease] 副腎皮質に異常が起こることで副腎皮質の機能低下が起こる病態．自己免疫疾患*として起こる場合が多い．体重減少，低血糖，低血圧が起こり，倦怠感や精神症状が現れる．

アシドーシス [acidosis] 一般に血液のpHは7.4±0.05に保たれているが，pHをこれよりも低下傾向に変動させようとする病態をアシドーシスという．腎臓で調節されている血漿中炭酸水素イオン(HCO_3^-)濃度が低下することによって起こる場合を代謝性アシドーシス，呼吸に関連している炭酸ガス分圧(P_{CO_2})が増加することによって起こる場合を呼吸性アシドーシスという．代謝性アシドーシスは腎不全*，下痢，糖尿病性ケトアシドーシス(⇌ケトアシドーシス)などでみられ，呼吸性アシドーシスは肺気腫，慢性気管支炎，肺炎などの肺疾患，上気道閉塞，麻薬・麻酔薬による呼吸抑制などでみられる．(⇌アルカローシス)

アジマリン [ajmaline] 生薬ラウオルフィア*の主要成分の一つで，モノテルペンインドールアルカロイドに分類される．不整脈治療薬として用いられる．

アジュバント [adjuvant] 免疫系を非特異的に増強する物質．免疫賦活剤*もその一種．鉱物油と界面活性剤に結核菌を加えた完全フロイントアジュバントや結核菌を含まない不完全フロイントアジュバント，抗原物質を吸着させてマクロファージなど抗原提示細胞に取込ませやすくさせる水酸化アルミゲル(アラムともいう)などが代表例．

亜硝酸 [nitrous acid] ⇌ ジアゾ化，ニトロソ化

亜硝酸塩滴定 [nitrite titration] = ジアゾ滴定法

亜硝酸ナトリウム [sodium nitrite] 化学式 $NaNO_2$. 魚肉ソーセージ，ハムなどの発色剤．アスコルビン酸(ビタミンC^*)などの発色助剤作用を受け，食肉中ヘモグロビンやミオグロビン中のFe^{2+}と反応し，安定ニトロソヘモグロビンの赤桃色を呈する．メトヘモグロビン生成による酸素運搬障害(⇌メトヘモグロビン血症)や，血中では第二級アミンと反応して発癌性のニトロソアミン*を生成するという毒性から，使用基準が決められている．

アジリジン [aziridine] ひずみをもつ三員環の脂肪族含窒素複素環で，開環しやすい性質をもつ．

アシル化剤 [acylating agent] ヒドロキシ基，アミノ基，ベンゼン環などの水素をアシル基*で置換する試薬．カルボン酸と脱水剤の組合わせや，酸塩化物*，酸無水物*などがアシル化剤となる．アシル基はヒドロキシ基，アミノ基などの保護基となりうる．

アシルカチオン [acyl cation] アシル基中のカルボニル炭素上に正電荷をもつ反応中間体の総称(RCO^+)．高い求電子性*を示す．フリーデル・クラフツアシル化反応*では，酸ハロゲン化物とルイス酸*の反応により生成する．

アシル基 [acyl group] カルボン酸のカルボキシ基*からヒドロキシ基*を除いてできる官能基．一般式はR-C(=O)-．RがCH_3の場合をアセチル基，C_6H_5の場合をベンゾイル基とよぶ．

アシルキャリヤータンパク質 [acyl carrier protein, ACP] ⇌ 脂肪酸の生合成

アシルクロリド [acyl chloride] = 酸塩化物

アシル抱合 [acyl conjugation] 通常，アミノ酸抱合*のこと．カルボキシ基をもつ異物や生体内代謝物はミトコンドリアでCoA誘導体に変換された後，アミノ酸などの内因性アミン類をアシル基供与体とする転移酵素でアシル

抱合される．利用されるアミノ酸には動物種差があり，ヒトではおもにグリシン，グルタミン，タウリンである．

アスクレピオス［Asklepios］　ギリシャ神話の医神．"アスクレピオスの杖"とよばれる杖にヘビの巻きついたモチーフは医の象徴として用いられている．

アスコルビン酸［ascorbic acid］　＝ビタミンC

アズトレオナム［aztreonam］　略号 AZT．モノバクタム系抗生物質*．

L-アスパラギナーゼ［L-asparaginase］　抗腫瘍薬*．アスパラギンを加水分解してアスパラギン要求性腫瘍細胞を栄養欠乏状態にする．急性リンパ性白血病(慢性白血病の急性転化を含む)やリンパ腫などに併用療法で用いられる．肝臓への分布が多く，肝でのタンパク質合成を抑制して不安定な血栓止血病態となり，脳梗塞，深部静脈血栓症などを呈することがある．

アスパラギン［asparagine］　略号 Asn．アミノ酸*．糖タンパク質*の糖鎖の結合部位．構造は付録IV参照．

アスパラギン酸［aspartic acid］　略号 Asp．アミノ酸*のなかで最も酸性が強い．構造は付録IV参照．

アスパラギン酸アミノトランスフェラーゼ［aspartate aminotransferase］　略号 AST．グルタミン酸オキサロ酢酸トランスアミナーゼ(GOT)ともいう．AST は細胞内のアミノトランスフェラーゼ(アミノ基転移酵素)であり，細胞の崩壊により血液中に逸脱して値が上昇する．心筋梗塞では6〜8時間後上昇し，48〜60時間で最高値となる．ウイルス性肝炎や急性肝炎ではALT(アラニンアミノトランスフェラーゼ*)＞AST，肝癌，肝硬変では AST＞ALT となる．(→アミノ基転移)

アスピリン［aspirin］　アセチルサリチル酸ともいう．非ステロイド性抗炎症薬*．解熱・鎮痛・抗炎症作用や抗血栓作用をもつ．シクロオキシゲナーゼ*をアセチル化することにより非可逆的に阻害し，プロスタグランジン*の産生を抑制する．また血小板の作用に関係するトロンボキサン A_2*の産生も抑制するため，低用量では抗血栓薬*として用いられる．

アスピリンジレンマ［aspirin dilemma］　アスピリンの相反する作用のこと．血小板でシクロオキシゲナーゼ*(COX)を阻害することにより血小板凝集を起こすトロンボキサン A_2*生成を低下させる一方で，血管内皮細胞で血小板凝集阻害作用のあるプロスタグランジン I_2* (PGI_2)生成を低下させる．アスピリンの内皮細胞の COX に対する親和性は，血小板に比べると低く，短時間で再生(約24時間)されることから，アスピリン低用量(30〜300 mg)では，PGI_2の抑制は比較的軽度だといわれている．

アスピリン喘息［aspirin asthma, aspirin induced asthma］　アスピリンのみならず，非ステロイド性抗炎症薬*によって誘発される喘息発作．これらの薬剤は，シクロオキシゲナーゼ*の抑制により気管支拡張性のプロスタグランジン*産生を低下させ，一方でアラキドン酸が5-リポキシゲナーゼ経路に流れる結果，気管支収縮性のロイコトリエン*が産生され，喘息発作が誘発する．

アスベスト［asbestos］　石綿ともいう．天然の繊維状の鉱物．クリソタイル，クロシドライト，アモサイト，アンソフィライトなどがある．安価で耐熱性，耐薬品性などの優れた特性をもつことから，工業原材料として広く利用された．しかしアスベストを取扱う労働者のみならず工場周辺住民に10年以上の長期間曝露による石綿肺，肺癌，悪性中皮腫などの健康障害が報告され，使用が中止されている．(→塵肺)

アズレン［azulene］　七員環と五員環が縮環した構造をもつ非ベンゼン系芳香族化合物．五・七員環が縮環したテルペン類を加熱することにより，脱水・空気酸化を受けてアズレン骨格を生じる．天然物としてグアイアズレンとベチバズレンが知られ，合成品のアズレンスルホン酸ナトリウムはうがい薬として利用される．

アセタゾラミド［acetazolamide］　典型的な炭酸脱水酵素阻害薬*．利尿薬*として浮腫の軽減のために用いられるほかに緑内障，てんかん発作，呼吸性アシドーシスに用いられる．

アセタール［acetal］　同じ炭素に2個の-OR 基が結合した官能基．アセタールはアルデヒドやケトンの保護基*としてよく用いられる．1個が-OR 基でもう1個が-OH 基であるものをヘミアセタールという．

アセチリド［acetylide］　→アルキン

アセチル基［acetyl group］　→アシル基

アセチル CoA［acetyl-CoA］　補酵素 A (コエンザイム A)と酢酸のチオエステル．解

糖*系, β酸化*, クエン酸回路*の代謝中間産物であり, また, 脂肪酸*, コレステロール*, ケトン体生成の原料ともなる.

アセチルコリン [acetylcholine] 略号 AChe. 化学式 $(CH_3)_3N^+CH_2CH_2OCOCH_3$. 副交感神経や運動神経末端で放出される神経伝達物質*. コリン作動性神経終末でコリン*とアセチルCoAからコリンアセチルトランスフェラーゼにより合成され, その作用は, アセチルコリンエステラーゼ*によるコリンと酢酸への局所加水分解によって急速に終了する. アセチルコリンレベルは, コリンアセチルトランスフェラーゼとコリンの取込みによって調整される.

アセチルコリンエステラーゼ [acetylcholinesterase] 略号 AChE. コリンエステラーゼ*の一種. アセチルコリン*を酢酸とコリン*に分解する酵素.

アセチルコリン塩化物 [acetylcholine chloride] コリン作動薬*. アセチルコリン製剤.

アセチルコリン受容体 [acetylcholine receptor] 略号 AChR. コリン作動性受容体ともいう. 神経伝達物質であるアセチルコリン*の受容体. ムスカリンにより選択的に刺激され, アトロピンで特異的に遮断されるムスカリン受容体*と, ニコチンによって活性化されるニコチン受容体*の二つに大別される.

アセチルサリチル酸 [acetylsalicylic acid] = アスピリン

アセチルシステイン [acetylcysteine] 去痰薬*. システインの誘導体で, 気道粘液の主成分である糖タンパク質分子中のS-S結合を開裂して低分子化させる粘液溶解作用をもつ.

アセチル抱合 [acetyl conjugation] N-アセチル転移酵素により, アセチルCoA*を補酵素として芳香族第一級アミン類, ヒドラジン類, スルホンアミド類が N-アセチル化される反応. 多型が知られ, 代表的な薬物にイソニアジドがある. (⇌ アシル抱合)

アセチレン [acetylene] 分子式 C_2H_2 で表される炭素-炭素三重結合をもつ化合物の慣用名. IUPAC名はエチン.

アセトアミノフェン [acetaminophen] 解熱鎮痛薬*.

アセト酢酸 [acetoacetic acid] ⇌ ケトン体

アセト酢酸エステル合成 [acetoacetic ester synthesis] ハロゲン化アルキル(R-X)に三炭素増炭して置換アセトンとする合成法. アセト酢酸エステル(A)の活性メチレン*を利用して塩基性条件下エノラート(⇌ エノール)とし(B), R-Xと反応させ, Cとする. ついでC

活性メチレン構造 A

B アルキル化

C 加水分解と脱炭酸 D

を酸加水分解, 加熱すると同時に脱炭酸が進行しメチルケトン(置換アセトンD)を得る. Cから再度エノラート経由で2回目のアルキル化も可能. (⇌ マロン酸エステル合成)

アセトニトリル [acetonitrile] 化学式 CH_3CN. 非プロトン性極性溶媒*の一つ.

アセトン [acetone] 化学式 CH_3COCH_3 (構造: 付録II). プロパン-2-オン, 2-プロパノン, ジメチルケトンともよばれる. 生体内ではアセチルCoAの代謝によって生じるケトン体*の一つ.

アゼラスチン塩酸塩 [azelastine hydrochloride] 抗アレルギー薬*. ケミカルメディエーター遊離抑制薬. 抗ヒスタミン作用あり.

アゾ基 [azo group] -N=N- で表される官能基. アゾ基は生体内でNADPH-CYP還元酵素により還元的開裂を受けてアミンを生成する.

アゾール系抗真菌薬 [azole antifungal drug] トリアゾール系抗真菌薬とイミダゾール系抗真菌薬を総称してアゾール系抗真菌薬とよぶ(構造: 付録VII). 表在性および深在性真菌症(⇌ 皮膚真菌症)の治療に用いる. (⇌ 抗真菌薬)

アダプタータンパク質 [adaptor protein] 細胞内シグナル伝達経路*において, タンパク

質のリン酸化チロシンを含む近傍の配列を認識して結合するタンパク質の総称．この結合には，分子内にある SH2(Src homology 2)ドメインや PTB(phosphotyrosine binding)ドメインが関与する(→ドメイン).

アダムス・ストークス症候群 [Adams-Stokes syndrome] アダムス・ストークス発作ともいう．アダムスとストークスにより報告された心臓性(心原性)失神．徐脈*，頻脈*，房室ブロック*，心室細動*などの不整脈*により心拍出量および血圧が急に低下すると，脳循環血液量低下に基づく突然の意識障害や痙攣を起こす．

圧縮因子 [compressibility factor] → 理想気体

圧受容器 [pressoreceptor, baroreceptor] → 血圧の調節

圧受容器反射 [baroreceptor reflex, pressoreceptor reflux] 大動脈弓および頸動脈洞の圧受容器を介した反射で，身体の恒常性維持機構の一つ．血圧が上昇して圧受容器が興奮すると，中枢からの反射性の命令により血圧が下降し，逆に血圧が下降すると，反射性に血圧が上昇する．(→ 血圧の調節)

Up To Date [Up To Date] 米国の臨床医学の学会が中心となって編集している電子教科書．診断，治療，予防などに関する題材について，その時点で得られる科学的根拠に基づいた情報が提供されている．

圧利尿 [pressure diuresis] 全身血圧の上昇に伴い Na^+ の腎排泄が直線的に増加する現象．腎 Na^+ 排泄機能が正常なら，血圧が上昇すると圧利尿により Na^+ の腎排泄量が増加して細胞外液量が減少するため，血圧は元に戻る．

圧力 [pressure] 記号 p で表す．単位面積当たりに加わる力のこと．SI 単位ではパスカル($Pa = Nm^{-2} = kgm^{-1}s^{-2}$)を用いる．以前はバール(bar)が用いられていた．$1 bar = 10^5 Pa$ である．大気圧はほぼ $1×10^5 Pa$ である．

アディポネクチン [adiponectin] 脂肪細胞から分泌されるアディポサイトカインの一種．おもに AMP キナーゼ(AMPK)経路を活性化することにより，血管内皮細胞においては一酸化窒素(NO)産生を促進して血管保護(抗動脈硬化)作用を示し，また肝臓や骨格筋においては脂肪酸の燃焼とグルコースの取込みを促進してインスリン感受性を亢進させる．内臓脂肪の蓄積(脂肪細胞の肥大化)により分泌が低下する．

アデニル酸シクラーゼ [adenylate cyclase] 略号 AC．アデニリルシクラーゼ，アデニルシクラーゼともいう．細胞膜貫通型の酵素*で，ATP からセカンドメッセンジャー*として作用するサイクリック AMP* とピロリン酸の生成反応を触媒する．その活性は G タンパク質* G_s と G_i との結合により促進性と抑制性に調節される．

アデニン [adenine] 略号 A．DNA, RNA に含まれるプリン塩基(構造：付録Ⅵ)．

アデノイド肥大 [adenoidal hypertrophy] → 扁桃肥大

アデノウイルスベクター [adenovirus vector] アデノウイルス由来の直線状二重鎖 DNA．目的とする DNA 断片の維持や増幅を行う運び屋(ベクター*)として用いられる．

S-アデノシルメチオニン [S-adenosylmethionine] 略号 SAM．活性メチオニンともいう．生体内ではメチル基供与体として働き，メチル基の受容体に対応する転移酵素によってメチル基が転移され，メチル化合物を生じる．SAM 自体は S-アデノシルホモシステインになる．

アデノシン [adenosine] アデニンの 9 位の窒素にリボース*がグリコシド結合したもの．リボースの 5′ 位にリン酸基が一つ結合したものをアデノシン 5′-一リン酸(AMP)，二つあるいは三つ結合したものをアデノシン 5′-二リン酸(ADP)，アデノシン 5′-三リン酸*(ATP)という．

アデノシン 5′-一リン酸 [adenosine 5′-monophosphate, AMP] → アデノシン 5′-三リン酸

アデノシン 5′-三リン酸 [adenosine 5′-triphosphate] 略号 ATP．アデノシン*のリボースの 5′ 位に 3 分子のリン酸が連続して結合した化合物．多様な生体反応を自在に進めるために，共通のエネルギー物質として使用され，生体内のエネルギー通貨とよばれる．分子内に自由エネルギー*を十分に蓄えており，このようにエネルギー状態が高い生体成分を高エネルギー化合物とよぶ．細胞内において，アデノシン 5′-二リン酸(ADP)とリン酸に，あるいはアデノシン 5′-一リン酸(AMP)とピロリン酸に加水分解され，自由エネルギーを放出する．また医薬品としても用いられ，急速静脈内投与でアデノシンに変換され，房室結節伝導を数秒間だけ抑制する抗不整脈作用を示す．

アデノシン受容体 [adenosine receptor] アデノシンに対する受容体で，A_1，A_{2A}，A_{2B}，A_3 の4種類のサブタイプがある．いずれも7回膜貫通型受容体*で，A_1 および A_3 はいずれも G_i タンパク質を介してアデニル酸シクラーゼ*を抑制し，G_q タンパク質を介してホスホリパーゼ C*を活性化するため，多様な活性を示す．一方，A_{2A} および A_{2B} 受容体は G_s タンパク質を介してアデニル酸シクラーゼを活性化する．カフェインやテオフィリンはアデノシン受容体の非特異的な遮断薬であり，この受容体を介した作用が気管支拡張作用に一部かかわる．

アデノシンデアミナーゼ欠損症 [adenosine deaminase deficiency] ADA 欠損症と略す．重症複合免疫不全症*の一つで，アデノシンを分解する酵素であるアデノシンデアミナーゼの欠損によって細胞内にアデノシンとデオキシアデノシンが蓄積する．これらの細胞毒性によってリンパ球の成熟が妨げられ，T 細胞，B 細胞およびナチュラルキラー細胞が欠損する．

アデノシン 5′-二リン酸 [adenosine 5′-diphosphate, ADP] ⇌ アデノシン 5′-三リン酸

アテノロール [atenolol] 降圧薬*．β 受容体遮断薬*．β_1 受容体選択性遮断薬である．

アテローム [atheroma] 閉塞性動脈硬化症*をひき起こす血管内膜への複合的な蓄積物．障害された血管内膜内に活性化した白血球（単球）が侵入し，脂肪性物質（おもにコレステロールをためる泡沫細胞）に変化し，さらに，血管平滑筋細胞が内膜内へ移動・増殖し，結合組織および弾性組織を構成する物質も，細胞の断片，コレステロールの結晶，カルシウムと共に，内膜に蓄積し，アテロームを構成する．

アテローム硬化 = 動脈硬化

アトピー [atopy] "奇妙な病気" というギリシャ語に由来する用語であり，遺伝的，家族的素因の強い先天的過敏性をさす．すなわちアトピーの人は抗原に対して容易に感作され，特異的抗体産生の亢進が起こる．そのために湿疹*，アレルギー性鼻炎*，気管支喘息*，花粉症*などの疾患を発症しやすい．

アドヒアランス [adherence] 患者が主体となって，服薬の意義を理解し自分の意志で（能動的に）服薬を守ることで，自分自身の医療に自分で責任をもって治療法を守るという考え方である．(⇌ コンプライアンス)

アトピー性皮膚炎 [atopic dermatitis] 遺伝的にアトピーの素因をもつ家族に多発する．症状は年齢と共に変化する．乳児期（2カ月～2歳）では顔面の湿潤性湿疹に始まり，四肢，体幹に拡大する．幼児期（2～12歳）では肘や膝の関節の内側に乾燥性の皮膚病変（苔癬化）を起こす．幼児期の終わりころには多くは治癒するが一部は成人になっても重症の皮膚炎で経緯する．主たる治療薬はステロイドの外用薬，重症例では内服も行う．カルシニューリン阻害性免疫抑制薬であるタクロリムスの外用薬を用いる．保湿剤も用いる．さらに生活環境の改善が有効であるといわれている．

アトピー素因 [atopic diathesis] ⇌ IgE

ADME（アドメ）= ADME（エディエムイ）

アトラクチロン [atractylon] 生薬ビャクジュツ*に含まれるセスキテルペン*．ビャクジュツとソウジュツ*の確認試験に用いられるバニリン塩酸試液による呈色反応は，アトラクチロンに起因している．

アドリアマイシン [adriamycin] = ドキソルビシン塩酸塩

アトルバスタチンカルシウム水和物 [atorvastatin calcium hydrate] 脂質異常症治療薬*．HMG-CoA 還元酵素阻害薬*．作用が強力で持続性である．

アドレナリン [adrenaline] エピネフリンともいう．α 受容体および β 受容体に対する刺激作用をもち，昇圧薬*として用いられる．副腎髄質から分泌されるホルモン．

アドレナリン作動性受容体 [adrenergic receptor] = アドレナリン受容体

アドレナリン作動薬 [adrenergic drug] = 交感神経興奮薬

アドレナリン受容体 [adrenoceptor, adrenergic receptor] 略号 ADR．アドレナリン作動性受容体ともいう．神経伝達物質であるノルアドレナリン*とホルモンであるアドレナリン*の受容体．血管や散瞳筋の収縮などを仲介する α 受容体*と，心臓の機能促進，血管や気管支筋の拡張を仲介する β 受容体*に大別される．

アトロピン硫酸塩水和物 [atropine sulfate hydrate] 抗コリン薬*．ナス科植物のベラドンナに含まれるベラドンナアルカロイドの一種．アセチルコリン受容体*でアセチルコリンと競合的に拮抗し，アセチルコリンの作用を抑制する．

アナストロゾール [anastrozole] 抗腫瘍薬*. アロマターゼ阻害薬*.

アナフィラキシー [anaphylaxis] 本来, 生体防御の役割を演ずるはずの免疫反応が生体に対して不利に働くこと. フランスの C. R. Richet らがイソギンチャクの毒素で前処理したイヌが, 2回目の致死量以下の毒素注射によってショック死したことから, 予防(prophylaxis)どころではなくその反対ということで, "反対の"という接頭語(an-)を加えて anaphylaxis と命名したのが由来である.

アナフィラキシーショック [anaphylactic shock] I型アレルギー反応*によって急速な化学伝達物質の放出が起こると, 気管支平滑筋の収縮, 血管透過性の亢進などによって皮膚・呼吸器系・循環器系・消化器系が急激に侵されて, 皮膚の蒼白, 呼吸困難, 喉頭狭窄, 循環血液量の減少・末梢血管抵抗の低下による血圧低下, 悪心・嘔吐などの症状が出現してショック状態に至るものをいう. 造影剤や γ-グロブリン投与時のショックは, I型以外の免疫複合体と補体の活性化が関与するIII型アレルギー反応*により起こるといわれ, これをアナフィラキシー様反応とよぶ.

アナフィラキシー様反応 [anaphylactoid reaction] → アナフィラキシーショック

アナフィラトキシン [anaphylatoxin] 補体活性化*によって生じる C3a, C4a, C5a は, アナフィラキシー*をひき起こす作用があるためアナフィラトキシンとよばれる. C3a にはマスト細胞(肥満細胞)・好塩基球(→白血球)からヒスタミン*を放出させる作用があり, ヒスタミンは血管透過性を亢進させる. C5a は C3a よりも広範な生物活性があり, 好中球に対し走化性因子として作用して活性化させる. C4a の作用は両者に比べて弱い.

アナムネ [first medical interview] ドイツ語 anamnese(既往歴)の略語. 医療者が初めて接遇する患者から主訴, 既往歴, 家族歴, 社会歴, 副作用歴, アレルギー歴, 併用薬などを聞きとる行為.

アナログ [analog, analogue] → 高分子化医薬

アニオン = 陰イオン

アニサキス [*Anisakis*] クジラやイルカなどの海棲哺乳動物の胃腸に寄生している寄生虫. 中間宿主であるサバ, アジ, イカなどの魚介類の生食により幼虫を摂取すると, これが胃壁や腸壁に穿入して激しい腹痛と嘔吐を起こす(アニサキス症). (→線虫)

アニソール [anisole] メトキシベンゼンの慣用名. ベンゼンの水素原子1個をメトキシ基($-OCH_3$)に置き換えた芳香族化合物.

アニリン [aniline] ベンゼンの水素原子1個をアミノ基($-NH_2$)に置き換えた塩基性芳香族化合物(構造:付録II).

アニーリング [annealing] → ハイブリッド形成

アネトール [anethole] → ウイキョウ

アネルギー [anergy] → 自己寛容

アノード [anode] 溶液から電子が流れ込み電極表面で基質の酸化反応が起こる電極. 電気分解では陽極, 電池では負極ともいう. 逆に溶液側に電子を放出し電極表面で基質の還元が起こる電極をカソードという. カソードのことを電気分解では陰極, 電池では正極ともいう.

アノマー [anomer] 直鎖状の単糖が環状構造をとる際に生じる二つのエピマー*のこと. それぞれ α-アノマー, β-アノマーとよぶ(→α面). 立体配置が異なるのは, 直鎖状のときのカルボニル炭素で, この炭素をアノマー炭素とよぶ.

アバカビル硫酸塩 [abacavir sulfate] 略号 ABC. AIDS 治療薬*. 逆転写酵素阻害薬*. アデノシンの構造類似体で NRTI(ヌクレオシド系逆転写酵素阻害薬)との併用に用いられる.

アビエチン酸 [abietic acid] マツ科 *Pinus* 属植物から得られる松脂(生薬名:ロジン)に含まれる環状ジテルペン*の一種.

アビジン [avidin] → ビオチン

アビディティー [avidity] モノクローナル抗体*では単一分子の抗体が抗原に結合するので結合の強さ(アフィニティー*)を測定できるが, ポリクローナル抗体*では, 測定するのは親和性が異なる抗体の混合物であり, これらの平均の親和性しか求められない. これをアビディティーとよぶ.

アフィニティー [affinity] 抗原*と抗体*の結合反応は可逆的であり, その相互作用(結合力)の強さをアフィニティー(親和性)とよぶ. 平衡透析法などで, 一つのエピトープ*とそれに対応する抗体との結合の強さを測定し求められる結合定数をさす. 通常, モノクローナル抗体*の結合の強さをアフィニティーとよび, ポリクローナル抗体*の結合の強さはアビディティー*とよぶ.

アフィニティークロマトグラフィー [affinity chromatography] 各種の親和性を利用したクロマトグラフィー*のこと．抗原と抗体，酵素と基質，糖鎖とレクチンなどの相互作用を利用したものがある．目的物質のみを選択的に担体に結合させ，共存する不要な成分は素通りさせる．酵素やタンパク質などの高分子化合物がおもな対象となるが，非特異的な吸着も無視できず注意が必要である．

アブシジン酸 [abscisic acid] 略号 ABA 結実後の綿花から単離された環状セスキテルペン*の一種．植物ホルモン*の一種で，落果，落葉を促進する働きがある．

アフラトキシン [aflatoxin] 落花生，米，麦，トウモロコシなどの作物に寄生する Aspergillus flavus により生成されるカビ毒．このうちアフラトキシン B_1 は最も強い肝毒性（発癌性）を示す．

アヘン（阿片）[opium] ケシ（ケシ科）の未熟果実から得られる乳液を凝固したもの．主要成分はアルカロイド（モルヒネ*，ノスカピン，コデイン*，パパベリン*，テバイン）など．モルヒネは鎮痛作用，コデイン，ノスカピンは鎮咳作用，パパベリンは鎮痙作用をもつ．アヘン末，アヘン散，アヘンチンキとして鎮痛，鎮静，鎮痙，鎮咳，止瀉などに用いる．

あへん法 [Opium Control Act] 医療と学術研究用にあへんの適正な供給を図るため，国があへんの輸入，輸出，収納および売渡，けしの栽培と小売，さらに，あへんおよびけしがらの譲渡，譲受，所持などについて必要な取締まりを行うことを定めた法律．

アボガドロ定数 [Avogadro constant] 記号 N_A で表す．約 6.022×10^{23} mol^{-1}．1 mol の物質粒子（原子，分子，イオン，電子など）中に含まれる粒子の数．

アポクリン腺 [apocrine gland] ⇌ 汗腺

アポ酵素 [apoenzyme] ⇌ 補酵素

アポトーシス [apoptosis] 生理的条件下で細胞自らが積極的にひき起こす細胞死．発生過程で不要になった組織や細胞が消失する際にみられるが，生体内でさまざまな細胞ストレスに対応しきれなくなった細胞を処理する際にもみられる．核の凝縮や断片化，細胞質の小胞化などの特徴があり，細胞内容物を漏出することなく食細胞*によって貪食*されるため，炎症など周囲の細胞への悪影響を与えずに処理される．カスパーゼなどさまざまなプロテアーゼ（タンパク質分解酵素*）が活性化されて働く．（⇌ ネクローシス）

アポリポタンパク質 [apolipoprotein] ⇌ リポタンパク質

アマトキシン [amatoxin] タマゴテングタケなどのキノコの有毒成分．環状オリゴペプチドで，アマニチン（α-，β-，γ-，ε-），アマニンアミド，アマヌリン，アマヌリン酸，プロアマヌリン，アマニンの9種類が含まれる．α-アマニチンの毒性が最も強く，ヒトに対する LD_{50}* は 0.1 mg/kg（経口）である．

アマンタジン塩酸塩 [amantadine hydrochloride] 抗パーキンソン（病）薬*．抗ウイルス薬*（脱殻阻害薬）．A 型インフルエンザ*に対して予防効果のある抗ウイルス薬であるが，パーキンソン病の治療薬でもある．本剤のNMDA 受容体拮抗作用が関与して，レボドパ誘発ジスキネジア*に効果を示すと考えられている．

アミオダロン塩酸塩 [amiodarone hydrochloride] 抗不整脈薬*．Vaughan Williams 分類*でのクラスIII群に属する薬物．主たる作用は心筋細胞膜の K^+ チャネル遮断のほか，薬用量でも Na^+ チャネル遮断作用などさまざまな薬理作用を発揮する．突然死の誘因となる心室性不整脈*の防止に有効な薬物である．その一方，呼吸器系の障害や肝障害のほか，催不整脈などの重篤な副作用をもつ．

アミカシン硫酸塩 [amikacin sulfate] 略号 AMK．アミノグリコシド系抗生物質*．緑膿菌に有効なカナマイシン誘導体．

アミグダリン [amygdalin] キョウニン*，トウニン*に含まれる青酸配糖体*．

アミド [amide] カルボン酸*とアンモニアやアミンが脱水縮合*したカルボン酸アミドを表す．ほかにスルホン酸とのアミドであるスルホンアミドなどがある．環状のアミドをラクタム*という．

アミド基 [amide group] アミン*の窒素原子にアシル基*がついた官能基．アセトアミド基（CH$_3$CONH–）など．また，アミンの水素原子が金属原子に置き換わった化合物を金属アミドとよぶ．ナトリウムアミド（NaNH$_2$）など．

アミトリプチリン塩酸塩 [amitriptyline hydrochloride] 三環系抗うつ薬*．

アミド硫酸 [amidosulfuric acid] スルファミン酸ともいう．化学式 HOSO$_2$NH$_2$．水溶液は強い酸性を示す．標準試薬として純度の高い

アミノアシル tRNA [aminoacyl-tRNA] tRNA*が tRNA 合成酵素に触媒されてそれぞれ特定のアミノ酸と結合したもの.

アミノ安息香酸エチル [ethyl aminobenzate] ベンゾカインともいう. 局所麻酔薬*. 鎮痛, 鎮痒の目的で軟膏や坐剤などの剤形でもっぱら外用として用いられる.

アミノ基 [amino group] 一般式 R_2N- ($R=H$, 炭化水素)で表される官能基. (⇌ アミン, 電子供与基)

アミノ基転移 [transamination] アミノ酸のアミノ基を 2-オキソ酸($R-CO-COOH$)に転移する反応であり, その結果新しいアミノ酸と 2-オキソ酸が生じる. この反応を触媒する酵素をアミノトランスフェラーゼという.

アミノグリコシド系抗生物質 [aminoglycosides, aminoglycoside antibiotic] アミノ配糖体抗生物質ともいう. 構造にアミノ配糖体をもつ抗生物質のこと. グラム陽性菌*, グラム陰性菌*, 結核菌(⇌ 結核)に有効. ストレプトマイシン, カナマイシン, ネオマイシン, ゲンタマイシンなどがある. 1944 年に S. A. Waksman と A. Schatz が最初に *Streptomyces griseus* からストレプトマイシンを発見した. 1957 年には梅澤濱夫が *Streptomyces kanamyceticus* からカナマイシンを発見した. アミノグリコシド系抗生物質は細菌のリボソーム*に作用して細菌のタンパク質合成を阻害する. 腸管から吸収されないため点滴・注射剤として投与される. アメーバ赤痢*のような消化管感染症では経口投与される. 副作用として聴覚障害や腎毒性がある.

アミノ酸 [amino acid] 一分子内にアミノ基とカルボキシ基をもつ化合物の総称. カルボキシ基の結合する炭素を基準としてアミノ基の結合する炭素の位置により $\alpha-$, $\beta-$, $\gamma-$, ..., $\omega-$アミノ酸とよぶ. α-アミノ酸は一つの炭素原子にアミノ基, カルボキシ基, 水素原子が結合し, この炭素原子はさらにさまざまな側鎖と結合している. タンパク質は 20 種の α-アミノ酸(構造: 付録Ⅳ)から成り, それぞれのアミノ酸は中性, 酸性, 塩基性, 脂肪族, 分枝, ヒドロキシ, 含硫, 芳香族アミノ酸に分類される. グリシン*を除くすべての α-アミノ酸は不斉炭素原子*をもち, L 体と D 体の鏡像異性体*が存在する.

α-アミノ酸 [α-amino acid] ⇌ アミノ酸

D-アミノ酸 [D-amino acid] 対応する L-アミノ酸の鏡像異性体*. 一般に, グリシン以外の α-アミノ酸は不斉炭素原子*をもち, 光学異性体が存在する. 生体はおもに L-アミノ酸から成り, D-アミノ酸は細菌の細胞壁ペプチドグリカン*や抗生物質の構成成分として存在する. 哺乳類の脳内での存在が注目されている.

アミノ酸価 [amino acid score] アミノ酸スコアともいう. 栄養的に理想的な食品のアミノ酸パターンを想定し(FAO/WHO が制定したアミノ酸評点パターン*が使われる), それと比較して最も不足しているアミノ酸(第一制限アミノ酸)の割合で表す. 食品のタンパク質の栄養価の指標となる.

アミノ酸系神経伝達物質 [amino acid-originated neurotransmitter] 中枢神経系の神経伝達物質*. 興奮性アミノ酸(グルタミン酸, アスパラギン酸), 抑制性アミノ酸[γ-アミノ酪酸(GABA), グリシン]に分けられ, その受容体にはイオンチャネル型受容体*と 7 回膜貫通型受容体*がある.

アミノ酸経路 [amino acid pathway] アミノ酸を前駆物質としてアルカロイド*が生合成される経路. チロシン, トリプトファン, オルニチンなどのアミノ酸を前駆体とし, さまざまな反応を受けて種々のアルカロイドが生合成される. チロシンを前駆体としてベルベリンなどのイソキノリンアルカロイド*やモルヒネ*などのモルフィナンアルカロイドが, トリプトファンを前駆体としてレセルピン*などのインドールアルカロイド*やキニーネ*などのキノリンアルカロイド*が, オルニチンを前駆体としてヒヨスチアミン*やコカイン*などのトロパンアルカロイド*が生合成される. モノテルペンインドールアルカロイドのように, アミノ酸と, イソプレノイド経路(⇌ メバロン酸経路)で生合成される産物の両者が生合成前駆体となる場合は, アミノ酸経路とイソプレノイド経路との複合経路*とよばれる.

アミノ酸スコア = アミノ酸価

アミノ酸代謝異常症 [disorder of amino acid metabolism, aminoacidopathy] 先天的にアミノ酸代謝に異常をもつ疾患の総称で, 発生頻度の高いフェニルケトン尿症(フェニルアラニンの代謝異常), ホモシスチン尿症(メチオニンの代謝異常), メープルシロップ尿症(分岐

鎖アミノ酸の代謝異常)は新生児スクリーニング*の検査対象となっている．早期発見し，適切な食事療法を行うことで，ある程度症状を緩和できる．

アミノ酸配列決定法 [determination of amino acid sequence] 配列末端だけを標識し，分解してアミノ酸誘導体として分離同定する．N末端からの決定法は，エドマン分解法*，アミノペプチダーゼ*法，ジニトロフルオロベンゼン法(N末端をジニトロフェニル化)，ダンシルクロリド法(N末端を蛍光標識)がある．C末端からの決定法は，カルボキシペプチダーゼ*法，ヒドラジン分解法(C末端のみが非ヒドラジド)，トリチウム標識法(C末端のみを^{3}H標識)がある．また，質量分析*も利用される．

アミノ酸配列分析装置 [amino acid sequence analyzer] 配列分析装置*の一種．ペプチドやタンパク質のアミノ酸配列をN末端から順次に自動で決定する装置．エドマン分解法*が用いられ，N末端から順次遊離するアミノ酸残基誘導体を液体クロマトグラフィーによって同定していく．

アミノ酸評点パターン [amino acid scoring pattern] 栄養学的に理想的な栄養価をもつ食品の必須アミノ酸*の種類と量のパターンを表したもので，タンパク質1g当たりあるいは窒素1g当たりの各アミノ酸のmg数で表す．一般にはFAO/WHOが策定したものが用いられる．

アミノ酸分析計 [amino acid analyzer] 種類と濃度が未知のアミノ酸混合物を陽イオン交換カラムなどで順番に溶出させ，呈色試薬や蛍光試薬で発色させ，自動的にアミノ酸の分離と定量を同時に行う装置．

アミノ酸抱合 [amino acid conjugation] カルボキシ基をもつ薬物とグリシンやグルタミンなどのアミノ酸との反応．カルボン酸が活性化されてアシルCoAチオエステルが生成した後，N-アシル転移酵素によりアミノ酸が付加し抱合体が生成する．(⇒アシル抱合)

アミノ糖 [aminosugar] ⇒グルコサミン，ガラクトサミン

アミノトランスフェラーゼ [aminotransferase] アミノ基転移酵素．(⇒アミノ基転移，アスパラギン酸アミノトランスフェラーゼ，アラニンアミノトランスフェラーゼ)

アミノ配糖体抗生物質 ＝アミノグリコシド系抗生物質

p-アミノ馬尿酸 [p-aminohippuric acid] 化学式$C_9H_{10}N_2O_3$．分子量194.19．糸球体濾過*と尿細管からの能動的分泌により体外に排泄されるため，腎血漿流量の指標として用いられる．また尿毒症*物質の一つでもある．

アミノフィリン水和物 [aminophylline hydrate] 気管支拡張薬*．キサンチン系薬．テオフィリン*2分子，エチレンジアミン1分子より成る構造で，薬理作用はテオフィリンと同様である．

アミノペプチダーゼ [aminopeptidase] タンパク質あるいはペプチド*のN末端側から1残基ずつ切断するエキソペプチダーゼ．このN末端から遊離してきたアミノ酸を分析するのがアミノペプチダーゼ法であり，アミノ酸配列決定法*として用いられる．

γ-アミノ酪酸 [γ-aminobutyric acid] 略号GABA．中枢神経系の神経伝達物質*．グルタミン酸からデカルボキシラーゼ反応により生成され，GABA受容体と結合してCl^-チャネルの開口でCl^-の細胞内流入を促進し，シナプス前細胞および後細胞を過分極させる．

アミノリシス [aminolysis] 加アミノ分解ともいう．アンモニアやアミンによる分解反応．特に，アンモニアによる分解をアンモノリシスという．ハロゲン化アルキルやカルボン酸誘導体などとの反応に利用される．カルボン酸誘導体のアミド化はペプチド合成に応用されている．

α-アミラーゼ [α-amylase] デンプンを加水分解する酵素を総称してアミラーゼとよぶが，そのなかで内部のα1→4結合を加水分解しておもにα-マルトースを生成する酵素で，ヒトには唾液腺由来と膵臓由来の2種類がある．

アミロイドβタンパク質 [amyloid β protein] 第21番染色体上にコードされたアミロイド前駆体タンパク質から，β-およびγ-セクレターゼにより酵素的に切り出される，アミノ酸残基40ないし42のペプチド．アルツハイマー病脳では，アミロイドβタンパク質が凝集して不溶性線維になり，老人斑が形成される．(⇒アルツハイマー病)

アミロース [amylose] ⇒デンプン

アミロペクチン [amylopectin] ⇒デンプン

アミン [amine] アンモニア分子(NH_3)の中の水素原子を炭化水素基で置換した構造の化合物の総称($R^1R^2R^3N$)．置換した炭化水素基の数に従い，第一級アミン(RNH_2)，第二級アミン(R_2NH)，および第三級アミン(R_3N)に分類

される．四つめの炭化水素基と結合すると窒素原子は正電荷を帯びる．この化合物は第四級アンモニウム塩といわれる．

アムホテリシンB [amphotericin B] 抗真菌薬*．ポリエンマクロライド系抗真菌薬．カンジダ症やアスペルギルス症などの深在性真菌症の治療に用いる．

アムロジピンベシル酸塩 [amlodipine besilate] 降圧薬*．カルシウム拮抗薬*．

アメジニウムメチル硫酸塩 [amezinium metilsulfate] 昇圧薬*．間接型交感神経興奮薬．本態性低血圧などに対して用いられる．

アメーバ赤痢 [amebic dysentery, amoebic dysentery] 赤痢アメーバ症ともいう．原虫*である赤痢アメーバによる消化器症状を主訴とする感染症．熱帯・亜熱帯の発展途上国に患者が多い．先進国では性感染症の一つとなっている．赤痢アメーバの生活環は栄養型と囊子から構成され，囊子を経口摂取することで感染が成立する．発症は大腸病変にはじまり，イチゴゼリー状の粘血下痢便を特徴とする．治療上の第一選択薬はメトロニダゾール．(⇒ 赤痢)

アモキサピン [amoxapine] 三環系抗うつ薬*．

アモキシシリン水和物 [amoxicillin hydrate] 略号 AMPC．ペニシリン系抗生物質*．アンピシリン*に類似して酸に安定で，消化管からの吸収がより優れた半合成経口薬剤．

アラキドン酸 [arachidonic acid] 炭素数20で二重結合四つをもつ不飽和脂肪酸．必須脂肪酸のリノール酸よりγ-リノレン酸を経て動物体内でも合成される．主として細胞膜リン脂質のグリセロールの2位にエステル結合して存在する．(⇒ 不飽和脂肪酸の合成)

アラキドン酸カスケード [arachidonate cascade] アラキドン酸に酸素を添加することで始まる一連の酵素反応で，プロスタグランジン*，トロンボキサン*，ロイコトリエン*などの生理活性物質が生成する代謝経路．(⇒ シクロオキシゲナーゼ，リポキシゲナーゼ)

アラニン [alanine] 略号 Ala．糖原性アミノ酸(⇒ ケト原性アミノ酸)．構造は付録IV参照．

アラニンアミノトランスフェラーゼ [alanine aminotransferase] 略号 ALT．グルタミン酸ピルビン酸トランスアミナーゼ(GPT)ともいう．ALT，AST(アスパラギン酸アミノトランスフェラーゼ*)共にアミノトランスフェラーゼ(アミノ基転移酵素)で，ほとんどの臓器組織細胞中に分布しており，肝胆道，心臓，筋肉などの疾患や溶血性疾患などによる臓器障害により血液中に逸脱して高値を示す．ALT は AST に比べて肝障害に特異性が高い．(⇒ アミノ基転移)

アラニンラセマーゼ [alanine racemase] アラニンのラセミ化(L-アラニン ⇌ D-アラニン)を触媒する酵素．細菌の細胞壁成分(ペプチドグリカン*)の必須成分 D-アラニンを合成するため細菌に広く存在している．一部酵母や真菌にも存在する酵素．

アリストロキア酸 [aristolochic acid] ウマノスズクサ(*Aristolochia* 属)植物の葉に含まれるフェナントレン骨格をもつ芳香族カルボン酸．ニトロ基をもつ．腎毒性がある．諸外国においては，日本薬局方に適合しないアリストロキア酸を含有する生薬，モクツウ(関木通)，モッコウ(青木香)，ボウイ(広防己)などが流通しているので注意を要する．

アリール ＝ 対立遺伝子

アリルアミン系抗真菌薬 [allylamine antifungal drug] ⇒ 抗真菌薬

アリルアルコール [allylic alcohol] 炭素-炭素二重結合の隣接位にヒドロキシ基をもつ化合物の総称．反応性に富む．

アリルエストレノール [allylestrenol] 黄体ホルモン薬*．前立腺において直接アンドロゲン*と競合拮抗する．

アリルカチオン [allylic cation] 炭素-炭素二重結合の隣接位に正電荷をもつ化学種．π電子(⇒ π軌道)の共鳴により安定化されるため，対応するハロゲン化物などから容易に生成する．

アリル基 [allyl group] $CH_2=CH-CH_2-$ で表される基．IUPAC命名法*では2-プロペニル基とよぶ．

アリール基 [aryl group] 略号 Ar．フェニル基(C_6H_5-)のように，芳香族炭化水素*(アレーンともいう)中の環を形成している炭素原子がもつ水素を除去した置換基の総称．広い意味で，芳香族に分類される複素環式化合物*由来の置換基をさすこともある．

アリルラジカル [allyl radical] 二重結合に隣接した炭素(アリル位炭素)上に不対電子をもつ化学種．不対電子が二重結合と共鳴*できるため，通常の炭素ラジカルより安定である．(⇒ ラジカル)

RIイメージング [RI imaging, radioisotope imaging] = シンチグラフィー

RI検出器 [RI detector] = 示差屈折率検出器

rRNA [rRNA, ribosomal RNA] リボソームRNAの略称．タンパク質を合成するリボソーム*を構成するRNA．リボソームは大小二つのサブユニットから構成され，それぞれにrRNAが含まれている．大サブユニットのrRNAにはペプチド結合の形成を触媒する活性がある．

rRNAメチラーゼ [rRNA methylase] 細菌のリボソームを構成するrRNA*をメチル化し，薬剤への親和性を低下させて抗菌薬に耐性にする酵素．23SrRNAのアデニンのジメチル化によるマクロライド耐性はメチラーゼをコードする*erm*遺伝子の獲得による．

Rasタンパク質 ⇒ Ras(ラス)タンパク質

R/S表示法 [R/S convention] IUPAC命名法*において，キラル中心(⇒キラル)の周りの置換基の配置を表記する方法．順位則に従ってキラル中心がもつ四つの置換基に順位をつけ，最も低い順位の置換基を奥に向けて残りの置換基を順位の高いものからたどっていくとき，時計回りになるものを*R*配置，反時計回りになるものを*S*配置という．

RNアーゼ [RNase, ribonuclease] ⇒ ヌクレアーゼ

RNA [RNA, ribonucleic acid] リボ核酸の略称(⇒核酸)．細胞内には多種類のRNAが存在し，その主要なものは，rRNA*(リボソームRNA)，mRNA*(メッセンジャーRNA)，tRNA*(転移RNA)である．

RNAi [RNAi, RNA interference] = RNA干渉

RNAウイルス [RNA virus] ウイルスゲノムとしてRNAをもつウイルスの総称．ヒトに感染する動物ウイルスとしてレオウイルス，パラミクソウイルス，ラブドウイルス，フィロウイルス，ボルナウイルス，オルソミクソウイルス，ブニヤウイルス，アレナウイルス，ピコルナウイルス，カリシウイルス，アストロウイルス，コロナウイルス，フラビウイルス，トガウイルス，レトロウイルス*などが含まれる．オルソミクソウイルスであるインフルエンザウイルス*やレトロウイルスに属するHIV(⇒後天性免疫不全症候群)による感染症には有効な抗ウイルス薬がある．またフラビウイルスに属するC型肝炎ウイルス感染の治療には，インターフェロンとリバビリンの併用が行われている．

RNA干渉 [RNA interference] 略号RNAi．二本鎖RNAに含まれる配列をもつmRNAが分解される現象．これを利用して，細胞に合成二本鎖RNAを導入することで，目的遺伝子の発現を抑制できる(RNAi法)．塩基配列がわかれば特定のmRNAの量を減少させることができ，効率的にその遺伝子発現の機能を解析できる．(⇒siRNA)

RNA結合タンパク質 [RNA-binding protein] RNAに作用(結合)し，機能を発揮するタンパク質．RNA結合モチーフとよばれる典型的な立体構造が知られており，RNA結合タンパク質はこのモチーフが二つつながったRNA結合ドメインを複数もつことが多い．

RNAスプライシング [RNA splicing] = スプライシング

RNAポリメラーゼ [RNA polymerase] RNAを合成する酵素*の総称．一般に原核細胞には1種，真核細胞にはⅠ，Ⅱ，Ⅲの3種が存在する．RNAポリメラーゼⅠは，8〜14個のサブユニットから構成され，DNAの一方の鎖を鋳型とし5S rRNAを除くrRNA前駆体(35S RNA)を転写*し，α-アマニチンに対して抵抗性を示す．RNAポリメラーゼⅡは，12個のサブユニットから構成され，DNAの一方の鎖を鋳型としmRNA前駆体やsnRNA遺伝子を転写し，α-アマニチンに対して高い感受性を示す．RNAポリメラーゼⅢは，12個のサブユニットから構成され，DNAの一方の鎖を鋳型としtRNA，U6 snRNA，5S rRNA前駆体などを転写し，α-アマニチンに対して低い感受性を示す．

RNAワールド仮説 [RNA world hypothesis] DNAもタンパク質も存在せず，RNAが自己複製する触媒として働いていた生命進化の段階が存在するという仮説．生命はRNAから出発し，その後RNAが果たしていた遺伝情報の保存と複製の機能をDNAが，酵素の触媒機能や細胞構造の形成をタンパク質がそれぞれひき継いだとする考え．多くの遺伝情報を安定に保存できるDNAや，多様な立体構造を形成することが可能なタンパク質に機能を分担させることにより，生命は複雑に進化できたと考えられている．

RFLP [RFLP, restriction fragment length polymorphism] = 制限酵素断片長多型

R_f 値 [R_f value]　原線から溶媒先端までの距離と，化合物の中心までの距離を比で表したもの．通例，薄層クロマトグラフィー*や沪紙クロマトグラフィー*において用いられ，1を超えることはない．

ROESY [ROESY, rotating frame nuclear Overhauser effect spectroscopy] ⇒ 核オーバーハウザー効果分光法

アルガトロバン水和物 [argatroban hydrate]　抗血栓薬*．抗トロンビン薬*．

アルカリ尿 [alkaluria]　尿の pH が持続的に 7.0 より高くなる病態で，代謝性アルカローシス，呼吸性アルカローシス，野菜や果実類のアルカリ性食品の摂取やアルカリ塩類などの薬剤の投与などで生じる．

アルカリ熱イオン化検出器 [flame thermionic detector]　略号 FTD．アルカリフレームイオン化検出器(AFID)，窒素・リン検出器(NPD)ともいう．窒素，リン化合物のための選択的に高感度なガスクロマトグラフィー用検出器．窒素，リン化合物は，アルカリ金属塩を加熱蒸発させると，その電子を受容して陰イオンとなるので，増加するアルカリ金属イオンを検出する．

アルカリ(性)ホスファターゼ [alkaline phosphatase]　略号 ALP．アルカリ性条件下でリン酸モノエステルを加水分解する酵素．肝臓，腎臓(近位尿細管)，骨芽細胞，胎盤，小腸粘膜上皮などに比較的高濃度に存在し，肝胆道系疾患や骨疾患，骨成長期などで血中濃度が上昇する．

アルカロイド [alkaloid]　窒素原子を含む天然有機化合物の総称．アルカリ(alkali)が語源であるが，必ずしもアルカリ性を示すとは限らない．おもにチロシン，トリプトファン，オルニチン，リシンなどのアミノ酸から生合成される．構造によりイソキノリンアルカロイド*，キノリンアルカロイド*，インドールアルカロイド*，トロパンアルカロイド*などに分類される．

アルカローシス [alkalosis]　一般に血液の pH は 7.4±0.05 に保たれているが，pH がこれよりも上昇傾向に変動させようとする病態をアルカローシスという．腎臓で調節されている血漿中炭酸水素イオン(HCO_3^-)濃度が上昇することによって起こる場合を代謝性アルカローシス，呼吸に関連している炭酸ガス分圧(P_{CO_2})が減少することによって起こる場合を呼吸性アルカローシスという．代謝性アルカローシスは利尿薬，ステロイド薬の投与，クッシング症候群などでみられ，呼吸性アルカローシスは間質性肺炎や気管支喘息，肺血栓塞栓症，肝性昏睡(⇒ 肝性脳症)，肝硬変などでみられる．(⇒ アシドーシス)

アルカン [alkane] ⇒ アルキル基

アルギニン [arginine]　略号 Arg．アミノ酸*．アンモニアの処理に関与．アルギニンのグアニジノ基 [-NHC(=NH)NH$_2$] から一酸化窒素*(NO)が生合成される．構造は付録Ⅳ参照．

アルキル化薬 [alkylating agent]　あらゆる生体内成分の電気陰性基に対して共有結合すること(アルキル化)により，器質的障害を起こす．特にアルキル化薬の DNA 直接作用は，二重鎖のグアニン塩基同士を架橋することで DNA の複製を阻害し，細胞分裂(細胞の増殖)を抑制する．また DNA への阻害作用は細胞の周期に非特異的であることもアルキル化薬の特徴である．代表的な薬剤には，ナイトロジェンマスタード*，白金製剤*，シクロホスファミド*，ニトロソ尿素*類などがある．

アルキル基 [alkyl group]　飽和炭化水素であるアルカン(C_nH_{2n+2})の一つの水素を除いた残りの部分構造(C_nH_{2n+1})-をいう．たとえばメタン(CH_4)に由来するアルキル基はメチル基(CH_3-)である．一般には R-CHO のように R-で表す．(⇒ 炭化水素)

アルキン [alkyne]　分子内に炭素-炭素三重結合をもつ不飽和炭化水素．一つの三重結合をもつ鎖状アルキンは一般式 C_nH_{2n-2} で表される．最も炭素数の少ないアルキンはエチン(CH≡CH，アセチレン*ともいう)である．反応性に富み，容易に付加反応を行う．また，三重結合上の水素は種々の金属で置換され，アセチリドを生成する．

アルケン [alkene]　オレフィンともいう．分子内に炭素-炭素二重結合をもつ不飽和炭化水素．一つの二重結合をもつ鎖状アルケンは一般式 C_nH_{2n} で表される．最も炭素数の少ないアルケンはエテン($CH_2=CH_2$，エチレンともいう)である．アルカンに比べ反応性が高く，多くの付加反応の基質となる．

アルコキシ基 [alkoxy group]　一般式 R-O-で表され，アルコール*のヒドロキシ*から水素原子を除いた構造の官能基．

アルコキシドイオン [alkoxide ion] ⇒ クライゼン縮合

アルコール [alcohol]　アルキル基にヒドロキシ基(-OH)が結合した化合物の総称．ヒ

ドロキシ基の数が一つ，二つ，三つの場合をそれぞれ一価，二価，三価アルコールという．エチレングリコール*は二価アルコール，グリセロール*は三価アルコールである．ヒドロキシ基の数が2個以上のアルコールを多価アルコールという．ヒドロキシ基のついた炭素に炭素置換基が0個または1個ついたアルコールを第一級アルコール，2個，3個ついたアルコールはそれぞれ第二級，第三級アルコールという．メタノールやエタノール*は第一級アルコール，イソプロパノール$(CH_3)_2CHOH$，t-ブチルアルコール$(CH_3)_3COH$はそれぞれ第二級，第三級アルコールである．

アルコール依存症 [alcohol dependence] アルコールを飲用したいという強い欲望により，その人にとって以前にはより大きな価値をもっていた他の行動よりもアルコール飲用をはるかに優先するようになった状態のこと．精神依存，身体依存(離脱症状)，耐性*のいずれもが生じ，飲酒行動が抑制不能となり，精神面，身体面に明らかな変化を認め，アルコール中心の生活となる．アルコール幻覚症，コルサコフ症候群など多彩な精神症性障害もしばしば認められる．(⇒ 依存性薬物，ジスルフィラム様作用)

アルコール性肝炎 [alcoholic hepatitis] アルコール性肝障害(脂肪肝*，肝炎*，肝線維症，肝硬変*など)のうち，飲酒量の増加を契機に発症し肝細胞の変性・壊死と炎症細胞浸潤を伴う急性の肝障害をいう．肝腫大，黄疸*，腹痛，発熱，白血球増多などを呈する．

アルコールデヒドロゲナーゼ [alcohol dehydrogenase, ADH] ⇒ アルコール発酵

アルコール発酵 [alcohol fermentation] 生物，特に酵母でみられる嫌気的*な糖質分解系であり，最終的にエタノールと二酸化炭素が生成する．本分解系で生じるピルビン酸は，ピルビン酸デカルボキシラーゼによる非酸化的な脱炭酸を受けてアセトアルデヒドと二酸化炭素となる．ついで$NADH^*$を補酵素とするアルコールデヒドロゲナーゼ(アルコール脱水素酵素)によるアセトアルデヒドの還元反応が起こり，エタノールが生成する．この過程でNAD^+が再生されるため，糖の連続的な分解が可能になる．

アルツス反応 [Arthus reaction] Ⅲ型アレルギー反応*の一種．実験動物に繰返し抗原を投与して抗体を産生させ，皮内あるいは皮下に同じ抗原を注入すると，血管周囲に抗原抗体複合体が形成され，補体*の活性化，マスト細胞(肥満細胞)からヒスタミン*の放出，ケミカルメディエーター*の産生遊離により，好中球浸潤，血小板凝集などが起こり，浮腫，出血，血管閉塞が生じ，重篤な場合は壊死を起こす．局所的な反応である点で血清病*とは異なる．外因性アレルギー性肺胞炎，アレルギー性気管支肺アスペルギルス症，関節リウマチ*でもこの機構が働いている．

アルツハイマー病 [Alzheimer disease] 認知症をきたす代表的な神経変性疾患．進行性の記銘力・見当識障害*に加えて，失語，失行，失認などの大脳皮質の巣症状，幻覚，妄想，性格変化などのさまざまな精神症状を伴う．アミロイド$β$タンパク質*は脳内で不溶性の線維を形成し，細胞外に沈着し，老人斑という砂粒状ないしは中心に核をもつ環状構造をもつ凝集体として，側頭葉・海馬を中心に多数出現する．微小管結合タンパク質であるタウタンパク質は，異常なリン酸化を受け，アルツハイマー病の神経原線維変化を形成する対らせん状細線維(PHF)の主要構成成分となる．これらの結果として，神経細胞脱落が生ずる．現在利用可能な治療薬は，脳内アセチルコリン系の賦活作用をもつ，コリンエステラーゼ阻害薬*であるドネペジル塩酸塩である．

アルツハイマー病治療薬 [treatment drug of Alzheimer's disease] アルツハイマー病脳ではマイネルト基底核を起始核とし，大脳皮質や海馬に投射しているアセチルコリン神経が変性・脱落しており，これに伴う脳内アセチルコリン量の減少がみられる．この減少が病因の一つと考えられ，コリンエステラーゼを特異的，可逆的に阻害して脳内コリン作動性神経系を賦活させるドネペジルが治療薬として用いられる．

アルデヒド [aldehyde] アルキル基やアリール基にホルミル基(-CHO)が結合した化合物の総称．一般式はR-CHOで表される．

アルデヒドデヒドロゲナーゼ [aldehyde dehydrogenase] 略号ALDH．$NAD^+/NADP^+$を補酵素として，脂肪族や芳香族のアルデヒド体のカルボン酸体への酸化を触媒する酵素*．反応は不可逆的である．基質特異性は低く，分子多様性がある．*ALDH2*多型はアルコール感受性と関連する．

アルテプラーゼ(遺伝子組換え) [alteplase (genetical recombination)] 抗血栓薬*．血栓溶解薬*．

アルドケトレダクターゼ［aldo-keto reductase］ 略号 AKR. NADPH*を補酵素とし，カルボニル化合物の還元を触媒する酵素*の総称．基質特異性が低く，多くの化学物質の代謝にかかわる．反応は可逆的である．

アルドース［aldose］⇌ 単糖

アルドース還元酵素阻害薬［aldose reductase inhibitor］ 高血糖状態が持続すると亢進するアルドースレダクターゼ（グルコースをソルビトールに変換する酵素）を阻害する薬物．糖尿病合併症の原因となる細胞内へのソルビトールの蓄積（浸透圧上昇）を抑制する．

アルドステロン［aldosterone］ 副腎皮質の球状層から分泌される主要な鉱質コルチコイド*．他の副腎皮質ステロイドホルモンと異なり，C18位にホルミル基(-CHO)をもつ．腎の遠位尿細管において Na^+ の再吸収を増加させ，体内への水分維持作用をもつ．

アルドステロン拮抗薬［aldosterone antagonist］ 抗アルドステロン薬ともいう．カリウム保持性利尿薬*の一種．アルドステロン*受容体(MR)を遮断することにより，遠位尿細管と腎集合管での Na^+ 再吸収および K^+ 分泌を抑制する．さらに MR を介した Na^+ チャネル，K^+ チャネル，Na^+, K^+-ATP アーゼの遺伝子発現を抑制する効果ももつ．薬物には利尿薬*としてスピロノラクトン，カンレノ酸カリウム，降圧薬としてエプレレノンがある．スピロノラクトンとエプレレノンは，大規模臨床試験で慢性心不全患者の予後を改善することが示された．

アルドステロン症［aldosteronism］ 副腎皮質球状層からの鉱質コルチコイド*の過剰分泌が起こる病態．副腎皮質の腺腫や過形成により起こる場合を原発性とよび，高血圧や低カリウム血症*となる．心不全や肝硬変などでのレニン分泌の亢進が原因で起こる場合を続発性とよぶ．

アルドラーゼ［aldolase］⇌ 解糖

アルドール縮合［aldol condensation］⇌ アルドール反応

アルドール反応［aldol reaction］ α水素(⇌ α位)をもつアルデヒドまたはケトンが，酸性あるいは塩基性条件下で求核剤となり他のアルデヒドまたはケトンのカルボニル炭素と反応し，β-ヒドロキシカルボニル化合物を生成する反応．さらに，続く脱水反応によりα,β-不飽和カルボニル化合物を与えるアルドール縮合まで進行することがある．

Rb遺伝子［Rb gene, retinoblastoma gene］ 網膜芽細胞腫の原因遺伝子として最初に同定された癌抑制遺伝子*．細胞周期*が S 期に移行するのを抑制することで，細胞増殖を抑制する働きをもつ．

RBC［RBC, red blood cell count］＝赤血球数

α位［α-position］ 【1】注目する官能基のすぐ隣の位置をα位という．α位の原子が炭素のときこれをα炭素，またα炭素に結合した水素をα水素，置換基をα置換基という．α位の隣はβ位，さらに順にγ位，ε位であり，末端はω位である．
【2】分子を平面上に置き，置換基が平面の下側を向いているときα配置またはα位とよぶ．逆に上側を向いているときはβ配置またはβ位とよぶ．糖*，ステロイド*などの天然物の置換基の配置を表すのに用いる．

$α_1$-酸性糖タンパク質［$α_1$-acid glycoprotein］ 略号 AGP，オロソムコイドともいう．血漿中に $50～100\ mg\ dL^{-1}$ 存在する分子量44,100 の糖タンパク質．外傷，熱傷，炎症，感染症時などに上昇する急性相タンパク質である．ヒト血清アルブミン*と同様に血清中で薬物と結合する性質をもつタンパク質の一つ．アルブミンが酸性薬物との結合性が高いのに対し，AGP はリドカイン*，イミプラミン*のような塩基性薬物と強く結合する特徴がある．

$α_1$受容体［$α_1$ receptor, $α_1$-adrenoceptor, $α_1$-adrenergic receptor］⇌ α受容体

$α_1$受容体遮断薬［$α_1$ receptor blocker］ 交感神経α受容体のうち，$α_1$受容体を選択的に遮断する薬物．古典的α遮断薬を降圧薬*として用いるとき障害となる節後線維終末部の$α_2$受容体遮断作用を排除するために開発され，降圧薬として用いられるようになった．(⇌ α受容体遮断薬)

α壊変［α decay, α disintegration］ α崩壊ともいう．原子核がα粒子を放出する現象．α粒子はヘリウムの原子核 $^4He^{2+}$ に相当する．たとえば，^{226}Ra はα壊変の結果，親核種から原子番号2，質量数4を減じた娘核種 ^{222}Rn となる．α粒子の流れをα線といい，その運動エネルギーは線スペクトルを示す．(⇌ 放射壊変)

α型ヒト心房性ナトリウム利尿ペプチド［α-human natriuretic peptide, α-hANP］⇌ カルペリチド

アルファカルシドール［alfacalcidol］ 骨粗鬆症治療薬*．活性型ビタミンD_3*．

α細胞［α cell］⇒ グルカゴン，ランゲルハンス島

α受容体［α receptor, α-adrenoceptor, α-adrenergic receptor］ 略号α-ADR．血管の収縮などを仲介するアドレナリン受容体*．血管平滑筋，瞳孔散大筋，前立腺に存在する$α_1$受容体，交感神経終末，血小板，脂肪組織，膵臓β細胞などに存在する$α_2$受容体に細分類される．

α受容体刺激薬［α receptor stimulant, α-adrenoceptor stimulant］ α受容体作動薬，α受容体興奮薬，α受容体作用薬ともいう．直接型交感神経興奮薬のうちアドレナリンα受容体に結合して直接効果器の興奮を起こす薬物．α受容体のサブタイプは，おもに効果器側に存在する$α_1$受容体と神経終末側に存在する$α_2$受容体に分類されるが，サブタイプ選択性をもつ薬物と非選択的な薬物がある．(⇒ 交感神経興奮薬)

α受容体遮断薬［α receptor blocker］ アドレナリンα受容体に直接結合し，α受容体刺激効果を遮断する薬物．ノルアドレナリン*と競合的に拮抗する薬物と非競合的に拮抗する薬物に分類される．競合的遮断薬はα受容体サブタイプ（$α_1$受容体）選択性をもつ薬物と非選択的に遮断する薬物に分類される．高血圧の治療などに汎用される重要な薬物．(⇒ 交感神経抑制薬)

α水素［α-hydrogen］⇒ α位
α線［α ray］⇒ α壊変，電離放射線
α脱離［α-elimination］⇒ β脱離
α炭素［α-carbon］⇒ α位
α置換基［α-substitution］⇒ α位【1】

$α_2$受容体［$α_2$ receptor, $α_2$-adrenoceptor, $α_2$-adrenergic receptor］⇒ α受容体

α配置［α-configuration］⇒ α位【2】

α-フェトプロテイン［α-fetoprotein］ 略号AFP．胎児の肝細胞で産生されるタンパク質である．肝細胞癌で上昇するため同疾患の腫瘍マーカー*として知られる．慢性肝炎や急性肝炎，肝硬変で上昇することもある．小児疾患では，肝芽種や先天性胆道閉鎖症で高値を示す．

α,β受容体遮断薬［α,β receptor blocker］ 交感神経β遮断薬を降圧薬*として長期間使用すると，代償的にα受容体機能が亢進し降圧作用の妨げとなることから開発された．作用の主体はβ遮断であり，相対的に弱いα受容体遮断作用が付加された薬物である．(⇒ 交感神経抑制薬)

αヘリックス［α-helix］⇒ 二次構造
α崩壊 ＝α壊変

α面［α-face］ おもにステロイド*，糖*の環状構造において相対的立体配置を示すために用いる表記法．ステロイド骨格では，コレステロール*C3位のヒドロキシ基が存在する側がβ面（C3位が左右にくるように構造式を書くと上に存在），その逆をα面と定義する．糖では，1位（アノマー*位）のヒドロキシ基がC5位の炭素置換基と逆向きに出ている場合をα体，その逆をβ体とする．

α粒子［α particle］⇒ α壊変，電離放射線
RV［RV, residual volume］＝残気量
アルブチン［arbutin］⇒ ウワウルシ

アルブミン［albumin］ 動植物の細胞・体液中に含まれる水溶性の球状タンパク質．卵白アルブミン・乳アルブミン・血清アルブミン（⇒ ヒト血清アルブミン）など．血清アルブミンは血清中のタンパク質の約50%を占め，浸透圧の保持，物質の保持・運搬などにかかわる．

アルブミン製剤［albumin preparation］ アルブミンの純度が96%以上の人血清アルブミンと，純度が80%以上の加熱人血漿タンパク質の2製剤がある．血漿膠質浸透圧の維持を必要とする低アルブミン血症*などに適用される．(⇒ ヒト血清アルブミン，血漿分画製剤)

Rプラスミド［R plasmid］ 細菌や酵母の細胞質内に存在する薬剤耐性遺伝子を含むDNA分子のこと．一般に二本鎖環状である．このプラスミドが耐性菌*から感受性菌に伝えられることにより感受性菌が薬剤耐性を獲得して耐性菌となる．

アルプラゾラム［alprazolam］ 抗不安薬*（ベンゾジアゼピン系）．

アルプロスタジル［alprostadil］ 抗血栓薬*（血小板凝集阻害薬*）．

アルベカシン硫酸塩［arbekacin sulfate］ 略号ABK．アミノグリコシド系抗生物質*．MRSA（メチシリン耐性黄色ブドウ球菌*）にも有効なカナマイシン誘導体．

アルベンダゾール［albendazole］ 駆虫薬*．抗包虫症（エキノコックス症）薬．包虫の微小管形成およびフマル酸還元酵素などを阻害する．

アレニウス酸・塩基説［Arrhenius acid-base concept］ 酸は水に溶かしたときに電離

して水素イオン(H^+)を生じる物質,塩基は同様の過程により水酸化物イオン(OH^-)を生じる物質であるという,S. A. Arrhenius による定義.(⇒ ブレンステッド・ローリー酸・塩基説,ルイス酸)

アレニウス式 [Arrhenius equation] 反応の速度定数 k と絶対温度 T の関係を表す式.
$$k = A \exp(-E_a/RT)$$
ここで A は頻度因子,E_a は活性化エネルギー*,R は気体定数*を表す.すなわち k は温度の上昇と共に大きくなる.上式の両辺の対数をとり,$\ln k$ を y 軸,$1/T$ を x 軸としたグラフ(アレニウスプロット)は直線となり,この傾きから E_a が求められる.二つの温度での k の値から E_a と A を求めることができる.また,ある温度での k の値と E_a がわかっていれば,任意の温度での k を知ることができる.この式は化学反応だけでなく輸送現象などにもみられる.

アレル = 対立遺伝子

アレルギー [allergy] 免疫応答*が特定の抗原に対して過剰にあるいは不適当な形で起こり,炎症反応*や組織傷害をひき起こす過敏症のこと.アレルギー反応は P. G. H. Gell と R. R. A. Coombs によって四つの型に分類され,I〜III型アレルギー反応*は抗体が関与し比較的短時間で起こるため即時型アレルギーとよばれる.一方,IV型アレルギー反応*はT細胞やマクロファージが関与し発症に時間がかかるため遅延型アレルギーとよばれる.

アレルギー食品 [allergenic food] アレルギー物質を含む食品で,えび,かに,小麦,そば,卵,乳および落花生の7品目についてはそれを含有する加工食品について表示が義務づけられている.また,あわび,いか,いくら,オレンジ,キウイフルーツ,牛肉,くるみ,さけ,さば,大豆,鶏肉,バナナ,豚肉,まつたけ,もも,やまいも,りんご,ゼラチンの18品目についても,原材料として含む場合,可能な限り表示するよう推奨されている.

アレルギー性結膜炎 [allergic conjunctivitis] I型アレルギー反応*に基づく結膜の炎症.細胞増殖は伴わない.季節性の結膜花粉症や通年性がある.眼の痒みを主症状とする.

アレルギー性紫斑病 [allergic purpura] = シェーンライン・ヘノッホ紫斑病

アレルギー性鼻炎 [allergic rhinitis] 鼻アレルギーともいう.鼻粘膜における I 型アレルギー*(⇒ I 型アレルギー反応).発作性反復性のくしゃみ発作,水様性鼻漏(⇒ 鼻漏),鼻閉*を3主徴とする.副鼻腔炎*の併発も多い.季節性と通年性があり,季節性の代表は花粉症*である.通年性の原因はハウスダスト,ダニ抗原などである.

アレルギー歴 [allergic history] ⇒ お薬手帳

アレルゲン [allergen] 広義には,アレルギー*の原因になる物質あるいはなりうる物質をいう.一般的には抗体と反応してアレルギー症状をひき起こす物質(抗原*)をさすが,抗原を含む物質そのもの(スギ花粉,ハウスダスト,そばなど)をさす場合もある.

アレーン [arene] = 芳香族炭化水素

アレンドロン酸ナトリウム水和物 [alendronate sodium hydrate] 骨粗鬆症治療薬*.ビスホスホネート製剤*.

アロエ [aloe] *Aloe ferox* Miller またはこれと *A. africana* Miller や *A. spicata* Baker(ユリ科)との雑種の葉から得た液汁を乾燥したもの.漢名は蘆薈(ロカイ).主要成分はアントロン類(バルバロイン),アントラキノン*類(アロエエモジン)など.緩下薬.

アロ抗原 [alloantigen] = 同種抗原

アロステリックエフェクター [allosteric effector] ⇒ アロステリック効果

アロステリック拮抗薬 [allosteric antagonist] 受容体に結合することで,結合部位とは別の場所(作動薬結合部位)の構造が変わり,作動薬の結合とそれに続くシグナル伝達を阻害する薬物.

アロステリック効果 [allosteric effect] 低分子性の阻害因子および活性化因子(アロステリックエフェクター)の結合により起こるタンパク質機能の可逆的変化.この効果による制御(アロステリック制御)を受けているタンパク質群をアロステリックタンパク質とよぶ.アロステリック酵素*はその代表例で,酵素の一つのサブユニット*上で,調節部位(アロステリック部位)にエフェクターが結合すると,その立体構造変化に伴って基質親和性が変化する.さらにサブユニット相互作用によりその変化が他のサブユニットに波及していき,酵素分子全体の活性が変化する.

アロステリック酵素 [allosteric enzyme] アロステリック効果*を示す酵素*.基質親和性に関してサブユニット*が協同的に働くため,ミカエリス・メンテンのモデル(⇒ ミカエリス・メンテンの式)では説明できない反応速度

論的挙動を示す．たとえば基質の結合に正の**協同性**(一つが結合するとほかも一斉に結合すること)がみられる場合，基質飽和曲線は S 字形を示す．このような効果は基質のみによるアロステリック効果なのでホモトロピック効果とよばれる．それに対して，基質以外の因子が基質とは別の部位(アロステリック部位)に結合して基質親和性を変化させる場合はヘテロトロピック効果とよばれる．

アロステリック制御 [allosteric regulation] → アロステリック効果

アロステリックタンパク質 [allosteric protein] → アロステリック効果

アロステリック部位 [allosteric site] → アロステリック効果

アロタイプ [allotype] 同種抗原*の一種で同じ種に属する動物の免疫グロブリン*がもつ個体間での変異型．定常部*遺伝子の多型と定義される．

アロチノロール塩酸塩 [arotinolol hydrochloride] 降圧薬*．α,β 受容体遮断薬*．

アロプリノール [allopurinol] 高尿酸血症・痛風治療薬*．尿酸生成阻害薬*．

アロマターゼ阻害薬 [aromatase inhibitor] アロマターゼの働きを抑えることでエストロゲン*の合成を阻害する薬剤．乳癌(ホルモン感受性陽性)はエストロゲン量に依存して発育，増殖し，閉経後の卵巣機能低下時には副腎由来のアンドロゲンがアロマターゼによりエストロゲンに変換されて乳癌の増殖に関与する．アロマターゼ阻害薬には，可逆的に阻害する非ステロイド系(アナストロゾール，レトロゾール)，アンドロゲンが結合する基質を非可逆的に不活性化するステロイド系(エキセメスタン)などに分類される．

アンガーカメラ [Anger camera] = ガンマカメラ

アンギオテンシン [angiotensin] 腎臓の傍糸球体装置から遊離される酵素であるレニンが前駆物質のアンギオテンシノーゲンに作用すると，アンギオテンシン I (アミノ酸 10 個のペプチド)が生成するが，これは生理活性をもたず，アンギオテンシン変換酵素*の働きでアンギオテンシン II (アミノ酸 8 個)となる．アンギオテンシン II は強い血管収縮作用や，副腎皮質からのアルドステロン*遊離作用をもち，結果として強い血圧上昇作用を現す．

アンギオテンシン II 受容体拮抗薬 [angiotensin II receptor antagonist, angiotensin II receptor blocker] 略号 ARB．アンギオテンシン受容体は AT_1 と AT_2 のサブタイプに分類されるが，血管収縮作用やアルドステロン*分泌亢進による Na^+ 貯留など血圧上昇をもたらす作用に関与するのは AT_1 受容体である．アンギオテンシン II 受容体拮抗薬は AT_1 受容体と結合してこれらの作用を抑制するので，血圧低下作用を現し，降圧薬*として利用される．アンギオテンシン変換酵素阻害薬*と異なり，空咳の副作用がない．

アンギオテンシン変換酵素 [angiotensin converting enzyme] 略号 ACE．アンギオテンシン I (アミノ酸 10 個のペプチド)からアンギオテンシン II (アミノ酸 8 個のペプチド)への変換を触媒する酵素．活性中心に亜鉛をもつメタロプロテアーゼの一種で，ブラジキニン*分解酵素のキニナーゼ II と同一の酵素である．またサブスタンス P (→ 生理活性ペプチド)や黄体形成ホルモン放出ホルモン(LHRH)などを基質とすることも知られ，基質特異性は低い．

アンギオテンシン変換酵素阻害薬 [angiotensin converting enzyme inhibitor] 略号 ACEI．ACE 阻害薬ともいう．生理活性のないアンギオテンシン I から強い血圧上昇作用をもつアンギオテンシン II への変換を触媒するアンギオテンシン変換酵素*を阻害する薬物(構造：付録VII)．アンギオテンシン II の産生が抑制されるので血圧降下作用を現し，降圧薬*として利用される．代表的副作用として空咳がみられるが，これはアンギオテンシン変換酵素と同一の酵素であるキニナーゼ II の抑制によるブラジキニン*の増量が主原因と考えられている．

安静時狭心症 [angina at rest, angina pectoris at rest] → 狭心症

安全域 [safety margin] 50% 致死量(LD_{50}*)を 50% 有効量(ED_{50}*)で除した値．動物実験から求められる値であるが，薬物の安全性を示す指標として用いられる．値が大きいほどその薬物は安全と考えられ，治療係数とよぶこともある．

安全キャビネット [biological safety cabinet] 実験材料に対する汚染防止と使用者の安全性の両方を考慮している．物理的封じ込めのため，キャビネット内は陰圧に保たれる．グ

ローブボックス(グローブを介して作業を行う気密性の高い装置)を使えば外気を完全に遮断できる．HEPA フィルター(⇒ 除菌)を通し清浄化した空気を排気する．

安全性情報 ⇒ 医薬品医療機器情報提供ホームページ

安全性速報 [blue letter] ブルーレターともいう．緊急安全性情報ほどの緊急性はないが，添付文書の一般的な使用上の注意の改訂情報よりも迅速な注意喚起や，適正使用のための対応の注意喚起が必要な状況にある場合に厚生労働省からの命令，指示，製造販売業者の自主的な決定その他により作成される．配布決定後1カ月以内に配布する．

安全性薬理試験 [drug safety test] 治療用量およびそれ以上の用量によって生じる可能性のある，望ましくない薬理作用を検討する非臨床試験*．従来は一般薬理試験と副次の薬理試験との区別があいまいであったが，ICH(日米EU 医薬品規制調和国際会議*)により定義が明確にされた．試験のうち，生命維持をつかさどる器官(中枢神経系，心血管系，呼吸器系)に対する薬理作用を検討するものをコアバッテリー試験といい，GLP*のもとで臨床試験開始前に完了させておくことが義務づけられている．そのほか，各種試験から派生した薬理学的問題を検討するフォローアップ試験と補足的安全性薬理試験がある．

安息角 [repose angle, angle of repose] 粉末や顆粒の流動性の度合いを表すもので，堆積した粉体*層の自由表面と水平面のなす角度をいい，安息角が小さいほど流動性がよい．粒子径，密度，吸湿状態などの影響を受ける．

アンタゴニスト [antagonist] 拮抗薬，遮断薬(ブロッカー)ともいう．アゴニスト*と同様に細胞膜受容体*や核内受容体*と結合するが，それ自体は細胞に生理作用を発揮できない物質の総称．競合的アンタゴニストと非競合的アンタゴニストがあり，一般に前者はアゴニストが結合する同じ部位に対して拮抗的に結合し，後者はほかの部位に不可逆的に結合する．アンタゴニストはアゴニストの作用を抑制するので，受容体に親和性の高い合成アンタゴニストが薬物として有用である．

アンチ形 [anti form] ⇒ 立体配座

アンチコドン [anticodon] ⇒ tRNA

アンチセンス鎖 [anti-sense strand] ⇒ +(プラス)鎖

アンチ脱離 [anti elimination] トランス脱離ともいう．X-C-C-Y の構造をもつ化合物から，隣接する C-X と C-Y 結合のなす二面角が180°を保ち，X と Y が脱離して新たに π 結合が形成される反応．E2 反応(⇒ 脱離反応)はこの機構で進行する．(⇒ シン脱離)

アンチドーピング [anti-doping] スポーツにおける薬物使用に反対する運動．禁止薬物リストや検査基準は世界アンチ・ドーピング機関が定める．わが国ではアンチドーピングアドバイザーとしてスポーツファーマシストが日本アンチ・ドーピング機構により認定される．

アンチトロンビンⅢ [antithrombin Ⅲ] 凝固系の種々のセリンプロテアーゼを失活させる生理的凝固阻止因子で，その製剤が乾燥濃縮人アンチトロンビンⅢ．(⇒ 抗血栓薬)

アンチピリン [antipyrine] 非ステロイド性抗炎症薬*．

アンチ付加 [anti addition] トランス付加ともいう．π 結合への付加反応において，試薬が π 結合のなす平面に対し，それぞれ反対側から付加する反応．アルケンやアルキンへの臭素の付加は典型的な例である．

アンチポーター [antiporter] ⇒ 対向輸送

安定化剤 = 安定剤

安定剤 [stabilizing agent] 安定化剤ともいう．主薬の化学的分解(おもに酸化反応など)の抑制の目的で用いられる添加物．水溶性の還元性安定剤，油溶性の抗酸化剤*，金属不活性化剤・キレート剤などがあり，主薬の分解機構に応じて使い分けられる．

安定度定数 [stability constant] 溶液中における錯体*の安定性を示す指標．また，錯体が生成するときの平衡定数であるので生成定数ともよぶ．金属イオンをM，配位子をLとし，ML_n 錯体の生成反応では，$M+L \rightleftarrows ML$, $ML+L \rightleftarrows ML_2$, …, $ML_{n-1}+L \rightleftarrows ML_n$ におけるそれぞれの平衡定数が $K_1=[ML]/[M][L]$, $K_2=[ML_2]/[ML][L]$, …, $K_n=[ML_n]/[ML_{n-1}][L]$ となる．$K_1, K_2, …, K_n$ を逐次安定度定数または逐次生成定数とよぶ．反応式をまとめると $M+nL \rightleftarrows ML_n$ となり，このときの平衡定数は $\beta_n=[ML_n]/[M][L]^n$ となり，$\beta_n=K_1K_2…K_n$ である．β_n を全安定度定数または全生成定数とよび，一般的に安定度定数というと β_n をさす．

アンテドラッグ [antedrug] ソフトドラッグともいう．活性のある薬物を化学的に修飾し，

投与部位で薬理効果を発揮した後に速やかに代謝されて不活性な物質となり全身に移行しても薬効を示さないようにした誘導体. ante と pro はいずれも"前"という意味であるが，プロドラッグ*は代謝されたのちに活性を生じるもので，逆の機構である.

アントラキノン [anthraquinone] キノン*のなかで芳香環がアントラセン環の化合物. 自然界から得られるキノン類のなかで最も大きなグループであり，菌類，地衣類から高等植物まで幅広く分布する. 酢酸-マロン酸経路*でポリケチド*を経て生合成されるエモジン型と，シキミ酸経路*で生合成されるアリザリン型に大別される. 前者には瀉下作用をもつセンノシド*類があり，後者には天然黄色色素のアリザリンがある. (→ナフトキノン)

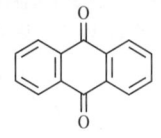

アントラサイクリン系抗生物質 [anthracyclines, anthracycline antibiotic] → 抗腫瘍抗生物質

アンドロゲン [androgen] 男性ホルモンともいう. 炭素数 19 のステロイドホルモン. テストステロンはその代表であり，精巣で産生される. 副腎皮質の網状層では，デヒドロエピアンドロステロン，アンドロステンジオンが産生される. 男性生殖器官の発育と機能維持，精子形成促進，二次性徴の発現と維持の作用(タンパク同化作用)をもつ. 経口投与可能な製剤が臨床応用されている. (→男性ホルモン薬, タンパク質同化ホルモン)

アンドロゲン拮抗薬 [antiandrogen] ＝抗アンドロゲン薬

アンピシリン [ampicillin] 略号 ABPC. アミノベンジルペニシリンともいう. ペニシリン系抗生物質*. グラム陰性の大腸菌やインフルエンザ菌まで抗菌スペクトル*が拡大した標準的な半合成薬剤.

アンフィンセンのドグマ [Anfinsen's dogma] タンパク質の固有の立体構造はアミノ酸残基の配列と周囲の環境によって決定される自由エネルギー最小の状態であるという考え. ジスルフィド結合*を切断したうえで一度変性させたタンパク質が，自発的に元の立体構造を獲得して機能を回復するという実験に基づいて，C. B. Anfinsen により提唱された.

アンフェタミン [amphetamine] 覚せい剤*.

アンプル [ampul, ampule, ampoule] 注射剤の最も一般的な容器. 材質によりガラスアンプル，プラスチックアンプルに分けられる.

アンブロキソール塩酸塩 [ambroxol hydrochloride] 去痰薬*. 肺胞上皮 II 型細胞からの肺サーファクタント(→肺胞)の分泌を促進し，気道内壁を潤滑化する粘膜潤滑型に分類される. ブロムヘキシンの活性代謝物である.

アンベノニウム塩化物 [ambenonium chloride] 可逆的なコリンエステラーゼ阻害薬*.

アンホライン [Ampholine] 等電点電気泳動を行うときに使用される両性電解質*の商品名. 一般に等電点が異なるポリアミノポリカルボン酸(分子量 300～1000)の混合物である.

アンモニア [ammonia] アンモニア(NH_3)は最も単純な窒素化合物の一つであり，常温常圧では刺激臭のある無色の気体で，水によく溶ける. アンモニア水溶液は弱い塩基性を示す. 市販の濃アンモニア水(25～30 重量 %)は医薬品や化学試薬などとして広く利用される. 液体アンモニアは単体のアルカリ金属などを溶解することから，還元反応などに用いられる.

アンモニウム試験法 [limit test for ammonium, ammonium limit test] 医薬品中に混在するアンモニウム塩の限度試験. 日本薬局方の純度試験*として，精製水やアミノ酸類に適用されている. インドフェノール反応を用い，アンモニウムイオン(NH_4^+)としての限度を % で表す.

アンモノリシス [ammonolysis] →アミノリシス

安楽死 [euthanasia] 末期癌など，対処不能な耐えがたい肉体的苦痛を伴う不治の末期患者を，本人の意思に従い苦痛から解放するために死に至らしめること. 消極的安楽死と積極的安楽死に大別する. 消極的安楽死は延命*のための措置を行わず，または中止して死を迎えることで，尊厳死*は類義. 積極的安楽死は致死的薬物の投与などの積極的方法で死を早めること. 日本では刑法上殺人罪とされるが，一定要件を満たせば認めうるという判例もある. (→患者中心の医療, ターミナルケア, 緩和ケア)

イ

胃 [stomach]　食道*と十二指腸*の間にある器官で,上部に噴門部,下部に幽門括約筋があり,摂取した食物を一時貯蔵する(→消化管).表面上皮細胞は粘液および炭酸水素イオン HCO_3^- を分泌する.粘膜固有層には胃腺(噴門腺,胃底腺,幽門腺)がある.噴門腺からは粘液,胃底腺に存在する壁細胞から塩酸(胃酸),主細胞からペプシノーゲン(→ペプシン),副細胞から粘液,幽門腺領域からはガストリン*が分泌される.摂取した食物は消化液と平滑筋の蠕動運動で,化学的・機械的に消化される.

EI [EI, electron ionization] = 電子イオン化

ESI [ESI, electrospray ionization] = エレクトロスプレーイオン化

ESR(1) [ESR, electron spin resonance] = 電子スピン共鳴

ESR(2) [ESR, erythrocyte sedimentation rate] = 赤血球沈降速度

ES細胞 [ES cell, embryonic stem cell] = 胚性幹細胞

イエローカードシステム [Yellow Card Scheme]　医療従事者だけでなく患者とその介護者も自発的に行える副作用報告システム.全薬剤を対象とするが,副作用と認識されなければ見逃される欠点がある.これを補完するのが処方-イベントモニタリング(PEM)である.

イエローペーパー [yellow paper] = 緊急安全性情報

イエローレター [yellow letter] = 緊急安全性情報

胃炎 [gastritis]　胃粘膜の炎症性疾患の総称であり,急性と慢性とがある.急性胃炎は,アルコール,薬剤,ヘリコバクター・ピロリ*感染などで急性に胃粘膜に炎症が生じた状態をいう.上腹部痛,悪心,嘔吐などの症状を呈し,胃粘膜には発赤,びらん*,出血などが認められる.さらに症状や胃粘膜所見が高度な急性胃炎を急性胃粘膜病変とよぶ.慢性胃炎は慢性持続的な胃粘膜の炎症をいい,ヘリコバクター・ピロリ感染が原因のことが多い.

硫黄酸化物 [sulfur oxide]　通称 SO_x(ソックス).硫黄酸化物は主として二酸化硫黄(SO_2)および三酸化硫黄(SO_3),硫酸ミストである.石油や石炭に含まれる硫黄化合物の燃焼により硫黄が酸化されて SO_2 が生成し,空気中で酸化されると SO_3 となる.化石燃料の燃焼により生成した SO_2 は紫外線により励起され,硫酸ミストが生成する.SO_2 は主として呼吸器を刺激して粘膜に炎症を起こす.四日市喘息*などの公害病の原因物質であるとともに,酸性雨*や湖沼の酸性化の原因となる.

イオノホア [ionophore]　イオン運搬体.特定の陽イオン(Na^+, K^+, H^+ など)と脂溶性の複合体を形成して陽イオンの生体膜透過を促進し,膜内外のイオン濃度差を消失させる.このためイオノホアは脱共役剤*として働く.

イオパミドール [iopamidol]　非イオン性造影剤*の一種.脳血管,心血管(肺動脈含む),大動脈および四肢血管などの動脈性血管および,静脈性尿路および逆行性尿路の撮影に用いられる.

イオヘキソール [iohexol]　非イオン性造影剤*の一種で,動静脈の血管造影に用いられる.適用はイオパミドール*同様.

イオン [ion] → 陽イオン,陰イオン

イオン-イオン相互作用 [ion-ion interaction] = 静電的相互作用

イオン化エネルギー [ionization energy]　イオン化ポテンシャルともいう.原子から電子を一つ取去って陽イオンにするのに必要なエネルギー.同じ周期の元素では,アルカリ金属が最も小さな値,希ガスが最も大きな値をとる.

イオン化ポテンシャル [ionization potential] = イオン化エネルギー

イオン強度 [ionic strength]　電解質溶液の非理想性は,個々のイオン種の化学的性質によるものではなく,溶液中に存在するイオンの電荷の総量に由来する.イオン強度 I は,

$$I = \frac{1}{2}\Sigma m_i z_i^2$$

で定義され,電解質溶液を特性づける量で,電解質溶液中のイオン-イオン相互作用の強さを

表す組成変数である。ここで，m_iはイオンiの質量モル濃度，z_iはイオンiの電荷(価数)である。イオン強度を用いることによって，イオンの化学種に関係なく，あらゆるタイプのイオン濃度を共通に表現できる。

イオン結合 [ionic bond, ionic bonding] 正に荷電したカチオン(陽イオン)と負に荷電したアニオン(陰イオン)がクーロン力*で引き合ってできる結合。固体状態ではきわめて強い結合であるが，水中ではそれぞれのイオンが水和されるため結合力は弱くなる。

イオン交換クロマトグラフィー [ion exchange chromatography] イオン交換基を化学結合した担体を充塡剤とし，イオン交換現象を利用したクロマトグラフィー*。イオン性物質の分離に利用される。イオン交換基の種類により，陰イオン交換用(第一級，第二級，第三級アミン型)と陽イオン交換用(スルホン酸型，カルボン酸型など)がある。

イオン交換樹脂 [ion-exchange resin] 溶液中の陽イオンや陰イオンと交換反応を行い，溶液に含まれたイオンを分離するための樹脂。支持体(ポリスチレンなどの高分子)にイオン交換基を化学結合したもので，陽イオン交換樹脂と陰イオン交換樹脂がある。

イオン交換容量 [ion-exchange capacity] = 交換容量

イオン性界面活性剤 [ionic surfactant, ionic surface active agent] ⇒ 界面活性剤

イオン積 [ion product] ⇒ 水のイオン積

イオンセンサー [ion sensor] イオン選択性膜センサーともいう。特定のイオンに感応してその イオンを検出または定量する素子。イオン選択性膜を用いて特定のイオンに応答させ，電気化学的に膜電位を測定するイオン選択性電極*，イオン吸着による質量変化を検知する水晶発振子マイクロバランス(QCM)イオンセンサー，イオンの取込みによりプローブの吸光や蛍光特性の変化を検知する分光学的イオンセンサーがある。狭義には実用例が多いイオン選択性電極のことをさす。

イオン選択性電極 [ion-selective electrode] 略号 ISE。イオン電極ともいう。電気化学的検出法を利用したイオンセンサー*。イオン選択性膜に隔てられた内部液と試料溶液の間に発生する膜電位*がネルンスト式*に従って応答することを利用して，目的イオンを検出または定量する電極である。イオン選択性膜はイオン伝導，イオン交換，イオン担体の違いによって特定のイオンに選択的に感応する膜であり，固体膜(ガラス薄膜を含む)，液膜(⇒ 液膜型電極)，高分子膜がある。

イオン選択性膜 [ion-selective membrane] ⇒ イオン選択性電極

イオン選択性膜センサー [ion-selective membrane sensor] = イオンセンサー

イオン-双極子相互作用 [ion-dipole interaction] ⇒ 分子間相互作用

イオンチャネル [ion channel] おもに細胞膜にあり，Na^+, K^+, Ca^{2+}, Cl^- などのイオンを受動輸送する。選択性はイオンが通過する小孔の直径と形，その周囲のアミノ酸残基の電荷分布で決まる。小孔のイオン通過速度はイオン濃度が高くなると飽和する。膜電位，リガンド，機械的刺激によりチャネルの開閉が制御される(⇒ イオンチャネル型受容体)。小胞体や筋小胞体には，リガンドで活性化する Ca^{2+} チャネルが存在する。イオノホア*のなかにはチャネル型のものがある。(⇒ 電位依存性イオンチャネル)

イオンチャネル型受容体 [ionotropic receptor, ionchannel receptor] チャネル型受容体ともいう。リガンドの結合，あるいは膜電位*の変化によりチャネルの開閉が制御される受容体*。リガンド依存型の例としてニコチン性アセチルコリン受容体，電位依存型(電位依存性イオンチャネル*)の例として，ニューロンの Na^+ チャネルがある。(⇒ 細胞膜受容体)

イオン対クロマトグラフィー [ion pair chromatography] ⇒ クロマトグラフィー

イオン電極 [ion electrode] = イオン選択性電極

イオン独立移動の法則 [law of independent ionic migration] コールラウシュの法則ともいう。無限希釈した電解質溶液の当量伝導率 Λ_0 は，陰イオンと陽イオンの両方の化学種からの独立の寄与によって決まるということを述べた法則。$\Lambda_0 = \lambda_0^+ + \lambda_0^-$ という式で表される(λ_0^+, λ_0^- はそれぞれ陽イオン，陰イオンの無限希釈時の当量イオン伝導率)。

イオントラップ [ion trap] 荷電粒子を限られた空間に閉じ込めるための装置。高周波電場を用いる方法と静磁場を用いる方法がある。イオントラップ型質量分析計*では，通常，中央のリング電極と上下一対のエンドキャップ電極の3個の電極で電場をつくりイオンを閉じ込

めて(トラップして)おく．電圧を徐々に上げてゆくと，m/z(→質量電荷比)の小さいイオンから順次取出すことができる．

イオントラップ型質量分析計 [ion trap mass spectrometer] 略号IT MS．イオントラップ*を用いてイオンをm/z(→質量電荷比)に応じて分離する質量分析計*．

イオン半径 [ionic radius] → 原子半径

異化 [catabolism, dissimilation] 生物の代謝において，ATP*の形で自由エネルギー*を取出すために，高分子物質を低分子化する過程のこと．逆に，低分子の物質から生体高分子物質を，ATPのエネルギーを利用して合成する過程を同化という．

胃潰瘍 [gastric ulcer, stomach ulcer] 胃壁の粘膜筋板を越える深さの組織欠損．胃液による自己消化により生じるため十二指腸潰瘍*と合わせて消化性潰瘍*とよばれる．その原因としてヘリコバクター・ピロリ*感染や非ステロイド性抗炎症薬*の関与が大きい．

医学中央雑誌 明治時代に創刊された日本最古の医学系の文献データベース．現在では，医中誌webとしてインターネット上で文献検索ができる．医中誌webは独自のシソーラス*をもち，用語の統制が行われており，検索結果の精度がよい．

胃癌 [gastric cancer, gastric carcinoma, stomach cancer] 胃上皮に発生した悪性新生物の総称．日本では肺癌についで，悪性新生物の死亡原因第2位である．危険因子としては遺伝的要因に加え，ヘリコバクター・ピロリ*感染や塩分の過剰摂取などの環境要因があげられる．診断には上部消化管内視鏡検査や胃透視検査が有効であり，治療は粘膜内にとどまる早期のものには内視鏡治療が選択されることがある．進行癌に対しては手術や化学療法を行う．

易感染者 [compromised host] ステロイド，抗癌剤治療などにより免疫力が低下しているため日和見感染*菌に対しても感染しやすい状態にある患者のこと．また臓器移植患者や小児，老人や糖尿病などの基礎疾患をもつ患者も感染症にかかりやすい．

閾(いき)値 [threshold] 【1】しきい値ともいう．以下ならば生涯にわたって曝露されても明らかな生体影響(毒性)は発現しないと実験結果から計測ないし予測される値のこと．
【2】→ 活動電位

閾膜電位 [threshold potential] → 活動電位

育薬 [drug evolution] 臨床の現場で使用されている治療薬について，患者や医療従事者も含め，副作用を知りつつ当該医薬品を上手に育てていくこと．ネガティブな面ばかりをみるのではなく，有用性や使用性を高めて患者にとって必要な医薬品になるよう見守る．

医原性クロイツフェルト・ヤコブ病 [iatrogenic Creutzfeldt-Jakob disease] 病原プリオンに汚染された医療器具の使用，患者由来の組織移植(硬膜や角膜)，患者から抽出したホルモンの投与などの医療行為により感染・発生したクロイツフェルト・ヤコブ病．(→ プリオン病)

移行シグナル [targeting signal] → 小胞輸送

イコサペンタエン酸 [icosapentaenoic acid] = エイコサペンタエン酸

イコサペント酸エチル [ethyl icosapentate] エイコサペント酸エチルともいう．抗血栓薬*．血小板凝集阻害薬*．

胃酸 [gastric acid] → 胃

胃酸分泌抑制薬 [gastric antisecretory drug] 胃酸分泌を抑制する医薬品．H_2受容体遮断薬*やプロトンポンプ阻害薬*などがあり，攻撃因子である胃酸の分泌を抑制することによって，消化性潰瘍や酸逆流性食道炎の治療，ならびに抗菌薬との併用によるヘリコバクター・ピロリ除菌療法*など，胃酸関連性の上部消化管疾患の治療に幅広く使用される．

医師 [medical doctor, physician] 医療および保健指導を司る医療従事者．医学に基づく傷病の予防，治療および公衆衛生の普及を責務とする．臨床現場はチーム医療が主流であり，医師は診断と治療計画面でのリーダーシップを発揮する．

維持液 [maintenance infusion] 健常人の平均1日必要量を目安とした水分および電解質組成の輸液*．通常3号液をさす．電解質による浸透圧が，血漿浸透圧よりも低張な低張性電解質輸液である．

ECL細胞 [ECL cell] = 腸クロム親和性様細胞

意識障害 [disturbance of consciousness] 物事に対する理解度や周囲の刺激に対する応答性が損なわれている状態で，清明度の低下をきたす．脳疾患(脳血管障害，脳腫瘍，小脳腫瘍や脳炎，髄膜炎)のみならず，全身疾患(ショック，肝不全，糖尿病性昏睡，低血糖)によって

EC$_{50}$ [50% effective concentration] 50%効果濃度，50%有効濃度ともいう．おもに組織や細胞など in vitro の系を用いた計量的な変化を扱う試験結果において，横軸に薬物濃度(対数)，縦軸に反応の強さ(計量反応)をプロットしたとき，最大反応の50%を生じさせる薬物濃度．薬物の効力の指標になり，薬物投与量の決定や薬物間の効力の比較に用いられる．(→ 用量-反応曲線，ED$_{50}$)

EC 細胞 [EC cell] = 腸クロム親和性細胞

ECG [ECG, electrocardiogram] = 心電図

医事システム [medical system] 診療報酬*の算定と患者負担額の算出，診療報酬請求書(レセプト*)の作成支援などを行うシステム．

異質染色質 [heterochromatin] → ユークロマチン

維持投与量 = 維持量

EC 番号 [EC number, enzyme code number] → 酵素の分類

医師法 [Medical Practitioners Act] 医師の免許・試験・業務などについて規定した法律．第一条には医師の任務として，医療および保健指導をつかさどることにより公衆衛生の向上および増進に寄与することと記載されている．

胃静脈瘤 [gastric varix, gastric varices] → 食道静脈瘤

移植 [transplantation] 生きた臓器(心臓，肺，肝臓，腎臓，膵臓，小腸など)，組織(皮膚，角膜など)，細胞〔造血幹細胞*，胚性幹細胞*(ES 細胞)や人工多能性幹細胞(iPS 細胞*)を用いて各臓器の細胞に分化させた誘導細胞など〕をほかの個体に移し換えること．

移植医療 [transplantation therapy] 臓器あるいは組織の機能に障害があり，それらの機能再生が難しい場合，臓器あるいは組織機能の回復を目的として，他の臓器あるいは組織を移し植える治療法．通常，他人から臓器を移植した場合，拒絶反応*が起こり生着しにくいためその臓器は正常に機能しない．しかし現在は拒絶反応を抑える免疫抑制薬*の使用により，移植した組織が生着し正常に機能することが可能となったため，移植医療が一般的な治療法として確立されている．

移植片拒絶反応 [graft rejection] = 宿主対移植片反応

移植片対宿主反応 [graft-versus-host reaction] 略号 GVHR．一般の移植拒絶反応とは逆に，移植片に含まれるリンパ球が，移植された動物(宿主)の組織細胞の抗原を異物として認識し攻撃する反応．臨床上，リンパ球を多く含む骨髄移植*や，免疫能が低下した宿主に新鮮血を輸血した場合に特に問題となる．

移植片対宿主病 [graft-versus-host disease] 略号 GVHD．移植片対宿主反応*によって宿主の臓器が障害を受け，発症する病態のこと．発熱，上皮細胞や消化管粘膜の障害による発疹や下痢，肝障害や肺気道障害など，病態は複数の臓器にわたる．治療には免疫抑制薬やステロイド剤が投与される．

異所性興奮 [ectopic activity] 異常自動能ともいう．作業心筋は，通常では自動能を示さないが，病態によって洞結節以外の部位の静止膜電位が浅くなる(脱分極)と自動能を示す．心筋梗塞*の急性期では梗塞付近の傷害心筋が，異所性自動能を生じ，上室(性)頻拍では分解陵，冠動脈洞入口部，中隔，上大静脈，肺静脈周囲などで，心房細動*では肺静脈で自動能を生じる．期外収縮*，心房細動，上室(性)頻拍，心室頻拍などの発生に種々のイオンチャネルの関与が想定されている．

異所性妊娠 = 子宮外妊娠

異所性分化 = 化生

維持量 [maintenance dose] 略号 MD．維持投与量ともいう．薬物を連続投与中，定常状態下で目的とする血中濃度を得るために必要な薬物の投与量．通常，1日当たりの投与量で表す．(→ 負荷量)

いす形 [chair form] シクロヘキサンの安定な配座の一つ．いすの形に似ている．ほかに，

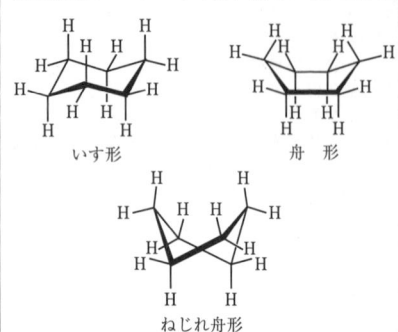

いす形　　　　舟形

ねじれ舟形

やや安定なねじれ舟形，不安定な舟形などの配座がある．(→ 立体配座)

異性化酵素 [isomerase] ⇒ 酵素の分類

E/Z表示法 [E/Z express] アルケンの幾何異性体*の表記法. アルケンには四つの置換基が存在するため, cis-, trans- では表記で

$$\underset{\text{cis-, trans- では}\\ \text{表記できない}}{\begin{array}{c}\text{Br}\quad\text{Cl}\\ \diagdown\!\!\diagup\\ \diagup\!\!\diagdown\\ \text{H}\quad\text{CH}_3\end{array}}\quad\underset{Z\text{異性体}}{\begin{array}{c}\text{高順位}\\ \text{Br}\;\;\;\text{Cl}\\ \diagdown\!\!\diagup\\ \diagup\!\!\diagdown\\ \text{H}\quad\text{CH}_3\end{array}}\quad\underset{E\text{異性体}}{\begin{array}{c}\text{高順位}\\ \text{Br}\;\;\;\text{CH}_3\\ \diagdown\!\!\diagup\\ \diagup\!\!\diagdown\\ \text{H}\quad\text{Cl}\end{array}}$$

きない場合がある. 優先順位が高い置換基が二重結合の同じ側にある異性体をZ配置, 反対側にある異性体をE配置とよぶ.

胃腺 [gastric gland] ⇒ 胃

イソキノリンアルカロイド [isoquinoline alkaloid] イソキノリン骨格(図)をもつチロシン由来のアルカロイド*. モルヒネ*やベルベリンをはじめ多様な構造と生物活性をもつものが多い. 中間体にはイソキノリンの1位にベンジル基が結合した構造をもつベンジルテトラヒドロイソキノリン型アルカロイドのノルコクラウリンなどがある.

イソクエン酸 [isocitric acid] ⇒ クエン酸回路

イソ酵素 [isoenzyme] = アイソザイム

イソシアナート [isocyanate] イソシアネートともいう. 一般式 R-N=C=O で示されるイソシアン酸エステルの総称. 反応性に富み, 水, アルコール, アミンと反応し, それぞれアミン, カルバミン酸エステル(ウレタン), 尿素を生成する. ホフマン転位*における中間体の一つである.

イソソルビド [isosorbide] 浸透圧性利尿薬*. 脳圧降下, 緑内障での眼圧降下, 腎および尿管結石の排出促進のほかに, メニエール病の治療にも用いられる. (⇒ 硝酸イソソルビド)

イソニアジド [isoniazid] 抗結核薬*. 結核の予防, 治療の第一選択薬. ミコール酸合成阻害. おもな副作用は末梢神経障害, ビタミンB₆投与で予防.

イソブチル [isobutyl] ⇒ ブチル基

イソフラボノイド [isoflavonoid] 3-フェニルクロモン骨格をもつフラボノイド化合物群の総称. マメ科植物に広く分布しており, 代表的な成分にダイゼインやゲニステインがある. (⇒ フラボン)

イソフルラン [isoflurane] 吸入麻酔薬*. 揮発性麻酔薬.

l-イソプレナリン塩酸塩 [l-isoprenaline hydrochloride] イソプロテレノール塩酸塩ともいう. アドレナリンβ受容体*に強い親和性をもつ. アドレナリンα₁受容体への作用ももつが, 薬用量ではβ₁およびβ₂受容体への作用が観察される.

イソプレノイド [isoprenoid] = テルペノイド

イソプレノイド経路 [isoprenoid pathway] ⇒ メバロン酸経路

イソプレン単位 [isoprene unit] ⇒ テルペノイド

イソプロテレノール塩酸塩 [isoproterenol hydrochloride] = l-イソプレナリン塩酸塩

イソプロパノール [isopropanol] イソプロピルアルコールともいう. 化学式 $(CH_3)_2$-CHOH. 手指, 器具の消毒に繁用される消毒用エタノールの代用として50〜70%溶液が用いられる. 一部のウイルス, 芽胞には無効.

イソマルターゼ [isomaltase] オリゴ-1,6-グルコシダーゼともいう. デンプン*のα-アミラーゼ*による消化で生じるオリゴ糖*のうちの枝分かれ構造をもつオリゴ糖のα1→6結合を加水分解する.

イソメラーゼ [isomerase] ⇒ 酵素の分類

イソロイシン [isoleucine] 略号 Ile. 必須アミノ酸*. 構造は付録Ⅳ参照.

依存性薬物 [dependent drug] 薬物依存を生じる薬物. 薬物依存とは何を犠牲にしても目的の薬物を入手しようとする精神的あるいは身体的状態(前者は精神依存, 後者は身体依存とよぶ)をいう. 代表的な依存性薬物は麻薬*と覚せい剤*である. (⇒ 退薬症候, 耐性【1】)

イタイイタイ病 [Itai-Itai disease] 富山県神通川流域において, 全身の激しい痛みと骨折などの症状を訴える患者の発生が1955年に報告された. 患者は女性が多く, 主症状として腎障害と骨軟化症がみられた. 厚生省(現厚生労働省)は河川上流の三井金属神岡鉱業所の鉱砕中のカドミウムが河川に流出しておもに農作物(米穀類)を汚染し, それらを摂取したことによって発症したと公表した. 病名は, 患者があまりの痛さに耐えかねて"痛い, 痛い"を連発したことによる. (⇒ 四大公害)

痛み(痛覚) [pain] 疼痛ともいう．痛覚刺激によって生じる痛みの感覚のこと．しばしば不快な感情や苦痛を伴う．痛みの起こる場所，すなわち侵害受容器(痛覚受容器*)の存在部位により体性痛と内臓痛に，さらに体性痛は皮膚と深部痛に分けられる．そのほかに中枢の興奮に基づく中枢痛がある．また，その性質から刺痛と灼熱痛に分類されている．

位置異性体 [regioisomer] 構造異性体の一種*．組成式が同一で，官能基，置換基の種類は同じで位置が異なるもの．命名上は位置番号で区別するが，ベンゼン環上の2置換基の位置についてはオルト*，メタ*，パラ*も使う．

位置エネルギー ＝ ポテンシャルエネルギー

一塩基多型 [single nucleotide polymorphism] 略号 SNP(スニップ)．一塩基が異なる遺伝子多型*．SNP がタンパク質のアミノ酸をコードする領域にある場合には，SNP のタイプにより酵素の活性が変化する可能性があり，転写調節領域にある場合には，mRNA の転写量が変化する可能性がある．薬物代謝酵素*の SNP により薬の効き方に個人差が生じるため，SNP 解析をして SNP のタイプを知ることにより個人に合った用量を決めること(テーラーメイド医療*)が望まれる．(→ 多型性)

I型アレルギー反応 [type I allergic reaction] 異物(抗原*)が侵入して IgE*抗体が産生されると，マスト細胞(肥満細胞)や好塩基球 (→ 白血球)は Fcε 受容体に IgE を結合させ，感作された状態になる．ここに再び抗原が侵入し，細胞に結合した2分子の IgE の抗原結合部位に結合して架橋を形成すると，細胞内顆粒に貯えられていたヒスタミン*などが速やかに細胞外に放出され，各種のサイトカイン*やアラキドン酸*代謝物も産生される．抗原が侵入して速やかに起こる反応を即発型反応*，4～12時間後に起こる反応を遅発型反応*という．じん麻疹*，アレルギー性鼻炎*，アトピー性皮膚炎*，気管支喘息*などの原因である．喘息の場合，抗原吸入後ただちに起こる即発型反応を immediate asthmatic reaction (IAR)，遅発型反応を late asthmatic reaction (LAR) という．全身的に即時型反応が起こるとアナフィラキシーショック*になる．

1型糖尿病 [type 1 diabetes mellitus] インスリン*を合成し分泌する膵ランゲルハンス島β細胞の破壊と消失により，インスリンが絶対的に欠乏して発症する．おもに自己免疫を基礎として，HLA(ヒト白血球抗原*)などの遺伝因子に何らかの誘因や環境因子が加わって生じる．甲状腺疾患などの自己免疫疾患を合併することが少なくなく，GAD 抗体，IAA，ICA，IA-2 抗体などの自己抗体の陽性率が高い．発症は小児～思春期に多いが，中高年でも認められ，肥満とは関係がない．1型糖尿病のなかには，急激に発症する劇症1型糖尿病から，数年をかけてゆっくりと進行する緩徐進行1型糖尿病まである．インスリン依存状態の治療としては1日4回注射法などの強化インスリン療法*が必要となる．(→ 2型糖尿病)

1-コンパートメントモデル [1-compartment model] 生体を1個のコンパートメント(→ コンパートメント解析)と考えたモデル．静脈内に急速に薬物が投与された後，体内のすべての部分の薬物濃度の対数値の時間推移が血中濃度の対数値と同じ勾配で表現され，血中濃度の対数値が時間に対し投与直後から1本の直線上を減少する場合に適用される．血中濃度(C_p)の対数値は時間(t)に対し1本の直線上を減少するので，血中濃度は $\ln C_p = \ln C_0 - k_{el} \cdot t$ あるいは $C_p = C_0 \cdot e^{-k_{el} \cdot t}$ で表現する(C_0：初濃度，k_{el}：消失速度定数)．経口投与時は一次吸収を伴う1-コンパートメントモデルを用いる．投与量を2倍にしたとき，血中濃度も2倍になれば，この薬物には線形性があるといい，線形 1-コンパートメントモデルを用いる．

一次医療圏 ⇒ 医療計画

一次応答 [primary response] ＝ 一次免疫応答

一次救急医療 [primary emergency medical care] ⇒ 救急医療

一次構造(タンパク質の) [primary structure] タンパク質のアミノ酸配列のこと．通常 N 末端側から順に示す．遺伝子である DNA の塩基配列で決められている．(→ 高次構造，翻訳)

一次処理 [primary treatment] 下水処理場での段階である沈砂池あるいは最初沈殿池において，下水中の固形物や浮遊物を機械的・物理的に沈降(もしくは浮上)させて除去する過程．

一次資料 [primary source] 医薬品情報*などにおいて，各種研究や調査などの知見が最初に発表された情報のことをいう．学会誌や科学雑誌に掲載された原著論文，学会抄録，または特許公報などが該当する．情報の加工度は低い．(→ 二次資料，三次資料)

一次性能動輸送［primary active transport］ ATP*などの高エネルギーリン酸化合物を加水分解してADPに変換する際に遊離されるエネルギーを直接利用して物質が濃度勾配に逆らって輸送される形式．細胞内からNa^+を汲み出し，K^+を取込むNa^+, K^+-ATPアーゼ*や，能動的排出輸送体として知られるP糖タンパク質*，MRP（多剤耐性関連タンパク質），BCRP（乳癌耐性タンパク質）などがある．後者はATP結合部位を2箇所もち，ATPの消費を伴って物質を輸送することからABC（ATP-binding cassette）輸送体とよばれる．腸管上皮細胞刷子縁膜のほか，腎臓近位尿細管上皮細胞刷子縁膜，肝細胞胆管側膜，副腎，脳と精巣の毛細血管内皮細胞管腔側（血液側）膜などに発現し機能している．

一次代謝産物［primary metabolite］ 生命の維持活動にとって基本的な代謝に関係している物質．植物，動物，微生物などの生命体に普遍的に分布しているアミノ酸，糖質，脂質，核酸などの生命維持に必要な化合物群を意味している．（⇒二次代謝産物）

一次ターゲティング［first targeting］ 薬物に標的指向性を付与する際，キャリアー*が組織や疾患部位を標的とするように指向化すること．組織特異抗原などを標的とする方法や，EPR効果*を利用する方法などがある．（⇒ターゲティング，二次ターゲティング，三次ターゲティング）

一次発癌物質 直接型発癌物質ともいう．体内で代謝的活性化を受けることなく化合物自身が発癌性をもつ化合物のこと．化学的反応性が高く，生理条件下，試験管内でDNAやタンパク質などを化学修飾する．ナイトロジェンマスタード*やニトロソ尿素*が代表例．

一次反応［first-order reaction］ 反応速度*が反応物の濃度に比例する，つまり反応次数が1の反応．その比例定数が一次反応速度定数．反応物の濃度が指数関数的に減少する．その半減期は初濃度によらず一定である．薬物の分解反応や放射壊変*などがその代表的な例である．（⇒零次反応，二次反応）

一次反応速度定数［first-order-rate constant］ ⇒一次反応

一次免疫応答［primary immune response］ 一次応答ともいう．個体が初めて抗原と出会ったときに起こる免疫応答．これに対して，二度目以降に出会ったときの反応を二次免疫応答*という．一次応答では，特異的に反応するT細胞*やB細胞*のクローンが初めて活性化され，クローンが拡大し，抗体産生や細胞性免疫反応が起こる．また，一部のクローンは免疫記憶細胞となる．一次応答と二次応答があることを利用してワクチン療法*や予防接種が行われるようになった．

一重項［singlet］ 磁性をもたないスピン*状態で，外部磁場存在下で分裂しない．電子はαとβという正反対のスピンをもつ永久磁石とみなせる．2個の電子スピンがαとβであるとき，磁性が打ち消され磁性のない一重項になる．

一重項酸素［singlet oxygen］ ⇒酸素，活性酸素

一次予防［primary prevention］ 健康増進を目標とする予防医学の第一歩であり，健康日本21（⇒健康増進法）では生活習慣病*の一次予防対策として，栄養・食生活，身体活動・運動，休養・こころの健康づくり，たばこ，アルコール，歯の健康の6領域を設定している．

一次リンパ器官［primary lymphoid organ］ 免疫細胞がつくられ成熟する場所をさし，骨髄*ならびに胸腺*が相当する．骨髄ではB細胞*が，胸腺ではT細胞*がつくられる．鳥類ではファブリキウス嚢がB細胞の成熟の場として知られるが，ヒトには存在しない．

一日許容摂取量［acceptable daily intake］ 略号ADI．ヒトが一生涯摂取しつづけても，その生体機能に何らかの影響も与えないと計算される摂取量．通常毒性試験で最も鋭敏に毒性が認められる毒性の最大無毒性量*を100（種差10，個人差10）で除した量とする．単位はmg kg^{-1} day^{-1}である．一般には，慢性毒性試験の最大無毒性量が用いられる．化審法*では28日間曝露試験の無毒性量が用いられる．

1,2-付加［1,2-addition］ アルケン，アルキンやカルボニルなどのπ結合への付加反応は隣同士に起こるので1,2-付加である．共役ジエン*や共役エノンへの付加反応では上記1,2-付加と，1位，4位に起こる1,4-付加がある．

一倍体［monoploid］ ⇒二倍体

1秒率 [forced expiratory volume% in 1 second]　略号 $FEV_{1.0}\%$. 一秒量*を努力肺活量*で割ったもの．一秒率と％肺活量（⇒肺活量）から換気能障害のパターンを評価するのに用いられる．

1秒量 [forced expiratory volume in 1 second]　略号 $FEV_{1.0}$. スパイロメトリー*で強制呼気時に最初の1秒間に排出された呼気量．性別，身長，年齢，人種から得られる予想値に対する割合で評価する．正常域は 80～120％.

一部負担金　医療の提供を受けた際に要した費用総額の一部を，定められた負担率に応じて患者が支払う費用．わが国では費用総額のおおむね 30％が一部負担金として課せられるが，年齢や保険の種類あるいは収入などの条件によって，20％，10％の場合がある．

一分子求核置換反応 [unimolecular nucleophilic substitution reaction] ＝ S_N1 反応

医中誌 web ⇒ 医学中央雑誌

胃腸運動調整薬 [gastrointestinal promotility drug]　消化管の運動機能を促進する薬物のこと．メトクロプラミドやドンペリドンなどの抗ドーパミン薬（ドーパミン受容体拮抗薬），およびモサプリドやシサプリドなどのセロトニン作動薬は，副交感神経終末においてアセチルコリンの遊離を促進して消化管の運動機能を亢進する．慢性胃炎の治療などに用いられる．

胃腸ホルモン ＝ 消化管ホルモン

1,4-付加 [1,4-addition] ⇒ 1,2-付加

一律排水基準 [uniform national effluent standards]　水質汚濁防止法*において，特定施設を有する工場や事業場から河川，湖沼，海域などの公共用水域に排出される排出水中の規制対象物には"有害物質"と"その他の物質"があり，それらに対して全国一律に適用される国が定めた排水基準のこと．（⇒ 上乗せ基準，総量規制）

一類感染症 [type 1 infectious disease]　感染力，重篤性が最も高いとして，感染症*において最も上位にある感染症で，エボラ出血熱，クリミア・コンゴ出血熱，痘瘡，南米出血熱，ペスト*，マールブルグ病，ラッサ熱が含まれる．診断した医師はただちに保健所に届ける必要がある．

一類疾病 [type 1 disease] ⇒ 予防接種法

1回心拍出量 [stroke volume] ⇒ 心拍出量

1回量包装 [single-dose package] ＝ ユニットドーズパッケージ

一過性脳虚血発作 [transient ischemic attack]　略号 TIA．脳血流低下が原因と考えられる一過性の局所神経症候で，症候の持続が 24 時間以内のものをさす．通常発症は急激で，2～5 分以内に症候は完成し，持続は 2～15 分以内のことが多い．30～40％は数年以内に脳梗塞に進展する．この傾向は，椎骨脳底動脈系より内頸動脈系の一過性脳虚血発作でより高率である．

一酸化炭素 [carbon monoxide]　化学式 CO．炭素または炭素化合物が不完全燃焼する際に生じる，無味無臭の気体．ヘモグロビン*との結合力が酸素の 210 倍以上も強く，ヘモグロビンと結合してカルボキシヘモグロビンとなり，血液の酸素運搬能力を低下させる．職場環境気中の許容濃度は 50 ppm．

一酸化窒素 [nitrogen monoxide]　化学式 NO．内皮由来血管弛緩因子（EDRF）として同定された生理活性物質．L-アルギニンから NO 合成酵素*の働きで生成される．血圧調節，血小板凝集，好中球活性化，神経可塑性作用をもつ．

一酸化窒素合成酵素 [nitrogen monoxide synthase] ＝ NO 合成酵素

一点測定法 [one-point method]　患者固有パラメーター*の算出法の一つ．薬物を反復投与中，トラフ値*（1回の採血点）を測定し，分布容積*は定数と仮定して，患者固有のクリアランス*を推算する方法．

一般医療機器 [general medical device] ⇒ 医療機器

一般健康診断 [general medical examination]　労働安全衛生法に定められた健康診断で，労働者の一般的な健康状態を調べ，健康診断個人票を作成し，5 年間保存する必要がある．雇入れ時，定期，特定業務従事者，海外派遣労働者，結核などの健康診断がある．（⇒ 特殊健康診断）

一般酸塩基触媒 [general acid-base catalyst] ⇒ 酸塩基触媒

E2反応 [E2 reaction] ⇒ 脱離反応

一般名 [generic name]　医薬品を構成する化学物質について，WHO が設定した標準的な名称のことである．正式には国際一般名という．一つの薬剤は一般名と商品名をもつ．

一般名処方 ⇒ 処方せん

一般用医薬品 [over the counter drug, OTC drug, nonprescription drug]　大衆薬，OTC

薬ともいう．薬事法*第25条により，"医薬品のうち，その効能及び効果において人体に対する作用が著しくないものであって，薬剤師その他の医薬関係者から提供された情報に基づく需要者の選択により使用することが目的とされているもの"と定義される．薬局のカウンター越しに購入することもあることから，over the counter drug（OTC薬）とよばれる．セルフメディケーション*での利用が期待されている．薬事法第36条の3により，一般用医薬品はリスクが高いものから第1類～第3類医薬品に区分される．スイッチOTC薬とは，医療用医薬品*として長年使用されて安全性が確認されたものについて，一般用医薬品として認可されたものをいう．ダイレクトOTC薬とは，医療用医薬品にはないもので，直接一般用医薬品として認可されるもののことをいう．

一般用医薬品添付文書 薬事法第52条で規定される医薬品添付文書*のうち一般用医薬品*を対象としたもの．一般使用者に必要な情報を提供する目的で製造販売業者が作成する．医療用医薬品添付文書*とは別に記載要領が定められている．

1包化調剤 [one dose package] 服用時点ごと（朝食後，夕食前など）に，2種以上の薬剤をまとめて分包すること．

1本渡し ＝個別セット

ED [ED, erectile dysfunction] ＝勃起不全

イディオタイプ [idiotype] 個々の抗体分子の可変部*がもつ固有の抗原性のこと．一つのイディオタイプ上には複数のエピトープ*（抗原決定基）があり，これらをイディオトープ*という．

イディオトープ [idiotope] 個々の抗体分子の可変部*にあるエピトープ*（抗原決定基）のこと．抗体分子は可変部にその分子固有の立体構造をもつ．1種類の抗体分子が体内に多量蓄積すると，固有のイディオトープに対して免疫応答が起こることがある．（⇒イディオタイプ）

ED$_{50}$ [50% effective dose] 50%効果量，50%有効量ともいう．患者や動物を対象とした計数的な変化を扱う試験結果において，横軸に薬物用量（対数），縦軸に期待した反応を示した個体の割合（累積頻度分布）をプロットしたとき，半数の個体に反応が現れる用量．個体間に存在する反応性のばらつきを示す．安全域*や臨床的な薬物用量の決定に重要である．（⇒用量-反応曲線，EC$_{50}$）

胃底腺 [fundic gland] ⇒胃

EDTA [EDTA, ethylenediaminetetraacetic acid] ＝エチレンジアミン四酢酸

遺伝子 [gene] 遺伝形質を決定するもの．本体はDNAで，DNAのうち，mRNA*に翻訳*される領域やmRNAの転写*を制御する領域，および，さまざまな機能をもつRNAをコードする領域．

遺伝子カウンセリング [genetic counseling] 患者やその家庭の要望により，遺伝学的関連情報のすべてを提供し，患者およびその家族がその情報を正確に理解したうえで意志決定ができるように援助する医療行為．

遺伝子組換え医薬品 [recombinant DNA-derived product] ＝組換え医薬品

遺伝子組換え技術 [gene recombination technique] ＝組換えDNA技術

遺伝子組換え食品 [genetically modified food] 遺伝子組換え技術を応用してつくられた農作物からつくられた食品のこと．遺伝子組換え農作物は，害虫に対する毒素や除草剤に耐性な酵素の遺伝子を植物体の遺伝子に組込むなどにより作製される．害虫に抵抗性のあるジャガイモやとうもろこし，除草剤に耐性な大豆や菜種など，厚生労働省での安全性審査を受けて98品種（2009年4月現在）が認可されている．遺伝子組換え農作物を原料とした加工食品である場合，"遺伝子組換え"である旨を表示しなければならない．また，分別生産流通管理が行われていない原料を用いた場合，"遺伝子組換え不分別"と表示しなければならない．

遺伝子クローニング [gene cloning] ゲノムDNAのなかから特定の遺伝子を単離したり，mRNAと同じ（UはTに変換された）配列をもつDNAを単離したりすること．前者をゲノムDNAクローニング，後者をcDNAクローニングとよぶ．遺伝子を組込み，プラスミド*を含んだ大腸菌やファージ（バクテリオファージ*）を単離することにより，そこに組込まれている遺伝子を得る．塩基配列やアミノ酸配列を利用したり，その遺伝子産物を認識する抗体を用いる方法などがある．以前は遺伝子のクローニングといえばその塩基配列を明らかにすることが主目的であったが，塩基配列の解析が進み配列既知のものが多くなった現在では，その遺伝子配列をもったDNAを得ることが主目的となっている．

遺伝子工学［genetic engineering］　遺伝子を人工的に操作する技術とその応用のこと．この技術により酵素や因子など有用なタンパク質を，大腸菌や他の種の細胞などに発現させ大量に調製することができる．医薬品の生産などに応用されている．（→発現ベクター，トランスフェクション）

遺伝子座［locus］　染色体*やゲノム*上における遺伝子の存在位置のこと．

遺伝子再構成［gene rearrangement］　DNA内の部位特異的な遺伝子組換えによって新しい遺伝情報がつくり出されること．免疫系では抗体*（B細胞受容体*）やT細胞受容体*の多様性*を生み出す機構として働いており，不可逆的である．抗体分子のH鎖の可変部は，D遺伝子断片とJ遺伝子断片が遺伝子再構成し，ついでV遺伝子とD遺伝子断片との間で2度目の再構成が起こる．L鎖可変部ではV遺伝子とJ遺伝子の再構成が起こる．クラススイッチ*の際は定常部で遺伝子再構成が起こる．T細胞でもα鎖，β鎖，γ鎖，δ鎖で遺伝子再構成が起こる．

遺伝子重複［gene duplication］　一つの原遺伝子が何らかの原因でコピーされてゲノム中に挿入されること．重複した遺伝子が変異を起こしても生物の生存にとって問題はないので，変異を蓄積させて新しい機能をもつ遺伝子に進化させることができる．（→遺伝子ファミリー）

遺伝子診断［genetic diagnosis, gene diagnosis］　生体を構築するタンパク質の構造を決めている遺伝子配列を調べ，配列の異常（置換や欠失，重複など）により発症する遺伝性疾患の有無を確認する診断法．本診断法の発達により，胎児期からの遺伝性疾患の診断が容易に行えるようになった（出生前診断*）．また，将来的に発症する患者（保因者）およびその疾患の予測も可能になった．遺伝子診断の結果は患者および血縁者の個人情報であることを考慮する必要がある（→遺伝子カウンセリング）．

遺伝子増幅［gene amplification］　ゲノム上で特定の遺伝子領域が繰返し複製され，コピー数が増加すること．遺伝子の発現量が変化して疾患の原因となる場合もあるが，遺伝子の改変が可能となり生物の進化に関与する．（→遺伝子重複）また，ポリメラーゼ連鎖反応*（PCR）のような酵素反応を用いて，標的となる遺伝子領域を *in vitro* で増幅させること．

遺伝子多型［gene polymorphism］　人口の1％以上の頻度で存在する遺伝子の変異．ABO式血液型はその代表例である．薬物代謝酵素*であるシトクロムP450*の遺伝子にも多型があり，薬の効き方に個人差があることが知られている．近年，遺伝子を構成するDNA上だけでなく，それ以外のDNAの領域にも多型があることがわかり，このような場合も遺伝子多型という．（→一塩基多型，多型性）

遺伝子多型マーカー［gene polymorphism marker］　DNA上の位置がわかっていて，位置の目印とすることができる遺伝子多型*．特定のSNP（一塩基多型*）やマイクロサテライト多型（→サテライトDNA）などが利用される．

遺伝子ターゲッティングマウス［gene targeting mouse］　＝ノックアウトマウス

遺伝子治療［gene therapy］　遺伝子の欠損や変異が原因の疾患に対して，正常な遺伝子を細胞に導入し，遺伝子機能を補うことでその疾患を治療する方法．遺伝子導入法としてウイルスベクター*などが用いられる．アデノシンデアミナーゼ欠損症*の患者に対して行われた実

遺伝子破壊マウス［gene disrupted mouce］　＝ノックアウトマウス

遺伝子ファミリー［gene family］　互いに構造や性質が類似した遺伝子群．原遺伝子の重複と変異によって形成されることが多い．グロビン遺伝子群のように同じ染色体上に連続して存在することが多いが，異なる染色体上に分散していることもある．（→遺伝子重複，多重遺伝子族）

遺伝子ライブラリー［gene library］　ゲノムライブラリーのことを意味するが，広義にはcDNAライブラリーも含む．ゲノムライブラリーとは全ゲノムDNA断片を集めたもので，ゲノムDNAを制限酵素*で部分分解し，これらをベクターに導入したものである．また**cDNAライブラリー**とはmRNAの情報をもったDNA断片をベクターに挿入したものである．遺伝子クローンのそれぞれを1冊の本にたとえ，それらの集合体をライブラリー（図書館）と名づけている．

医道審議会［Medical Ethics Council, Medical Examining Board］　医師の免許取消，停止，再免許に関する処分および医道の向上に関する重要事項を調査審議する諮問機関．厚生労働大臣が，薬剤師も含め医療従事者の免許の取

消，再免許を交付する場合，この会の意見を聞く．

移動相 [mobile phase]　各種のクロマトグラフィー*において，目的成分の分離を行わせるためにカラムや薄層や沪紙などの中を移動させる気体または液体のこと．ガスクロマトグラフィーでは窒素やアルゴンなどの不活性ガス，液体クロマトグラフィーではヘキサンなどの無極性溶媒，水などの極性溶媒，緩衝液などが用いられる．後者において溶離液(溶出液)は移動相と同義語として使われることが多い．

イトラコナゾール [itraconazole]　アゾール系抗真菌薬*(トリアゾール系)．カンジダ症やアスペルギルス症などの深在性および白癬などの表在性真菌症の治療に用いる．

胃内浮遊性製剤 [intragastric floating device]　胃内容物中に浮遊することにより製剤の胃排泄時間を延長させ，薬理効果の持続化を図った製剤．胃内容物よりも密度を低くするため，中空あるいは空気を多く含んだ構造をもつ．特に小腸上部に吸収が限定される薬剤に有効．

胃内容(物)排出時間 [gastric emptying time, gastroemptying time]　略号 GET．物質が胃を通過するのに要する時間．主として小腸で吸収される薬物の場合には，胃で吸収されにくいので，排出時間および排出速度を左右する胃内容物排出速度が遅ければ，それだけ吸収も遅くなる．排出時間は食物，胃内容積，併用薬物，姿勢などにより影響を受ける．

胃内容(物)排出速度 [gastric emptying rate, gastroemptying rate, GER] → 胃内容物排出時間

イニシエーション [initiation]　化学発癌の多段階説における最初期過程．イニシエーター(化学物質，放射線，紫外線など)による化学的あるいは物理化学的な DNA 修飾により，癌化*に関連する遺伝子に不可逆的な損傷(変異)が起こる．

イニシエーター [initiator] → イニシエーション

イニシエーター配列 [initiator sequence]　略号 Inr．真核生物遺伝子の転写開始点付近に存在するコンセンサス配列*．ピリミジンに富む PyPyANT/APyPy に類似した配列であり，この領域に結合した TFIID に他の転写因子*や RNA ポリメラーゼII(→ RNA ポリメラーゼ)が結合して転写が開始される．(→ TATAボックス)

イヌリン [inulin]　おもに果糖の重合した多糖類．腎排泄過程において，100% 糸球体沪過され分泌および再吸収を受けないため，糸球体沪過速度*の測定のための標準物質として用いられる．

イノシトール 1,4,5-トリスリン酸 [inositol 1,4,5-trisphosphate]　略号 IP_3．ホルモン刺激により活性化されたホスホリパーゼ C*の作用により，ホスファチジルイノシトール 4,5-ビスリン酸から産生されるセカンドメッセンジャー*の一つ．小胞体*に存在する IP_3 受容体に結合して Ca^{2+} を遊離させる．

医の倫理綱領 [ethics code in medicine]　日本医師会が 2000 年に規定した医師の倫理規範で，"医学および医療は病める人の治療はもとより人々の健康を維持もしくは増進を図るもので，医師は責任の重大性を認識し人類愛の下にすべての人に奉仕するものである"と表明した．

EPR 効果 [EPR effect, enhanced permeation and retention effect]　腫瘍組織における高分子物質の透過性や滞留性が，正常組織と比較して亢進していること．腫瘍組織の新生血管は正常組織の血管と比べて物質透過性が高いので，高分子物質や微粒子が血管外へ流出し腫瘍組織へ移行しやすい．さらに腫瘍組織ではリンパ管による高分子物質の回収機構が未発達なため，腫瘍組織に到達した物質は滞留しやすい．このような特性は癌細胞に対する受動的ターゲティング*を考慮するうえで重要な因子である．

EB ウイルス [EB virus, Epstein-Barr virus]　略号 EBV，HHV-4．一般に B 細胞*に感染して形質転換をひき起こす．健常者の唾液にも存在し唾液を介して感染する．日本人の 80〜90% が幼児期に感染するが，通常は不顕性感染である．(→ ヘルペスウイルス感染症)

EPSP [EPSP, excitatory postsynaptic potential] → 抑制性シナプス後電位

EBM [EBM, evidence-based medicine]　根拠に基づく医療と訳される．医療において科学的根拠に基づいて診療方法を選択すること．個々の患者のケアについて臨床判断をするとき，入手可能で最良の科学的根拠を把握したうえで，その患者に特有の臨床状況と価値観に配慮した医療を行うための一連の行動指針である．

EBM 実践プロセス　EBM*を実践するには次の五つのプロセスをふむ．1)具体的にその患者の抱える問題を明らかにする(患者の問題の

定式化). 2)明らかになった問題について能率的で質の高い情報を収集する(情報の検索, 収集). 3)集めた情報を批判的に吟味し検証的に評価する(情報の批判的吟味*). 4)その得られた情報が目の前の患者にも適用できるかを臨床的専門技能を駆使して検討する(情報の患者への適用). 5)さらに1)～4)の評価を行う(結果の自己評価).

イブプロフェン [ibuprofen] 非ステロイド性抗炎症薬*(プロピオン酸系).

イプラトロピウム臭化物水和物 [ipratropium bromide hydrate] 抗コリン薬*. 気管支拡張薬*. ムスカリン受容体を阻害する. 吸入薬として用いる.

イプリフラボン [ipriflavone] 骨粗鬆症治療薬*.

イベルメクチン [ivermectin] 駆虫薬*. 腸管糞線虫症および疥癬の治療薬. 病原体のイオンチャネルに結合して神経活動を麻痺させる.

違法ドラッグ [legally-obtainable incontrollable drug] おもに中枢神経系に作用する薬物や, それらを含有する植物またはその乾燥物や抽出濃縮物で, 法律上の規制がなく, 取締まりの対象外となっているもの. ときには既存医薬品の化学構造を微妙に変えて販売しているデザイナードラッグを含めることもある.

イマチニブメシル酸塩 [imatinib mesilate] 抗腫瘍薬*. チロシンキナーゼ阻害薬*.

イミダゾール [imidazole] 五員環の芳香族複素環で, 1位と3位に窒素原子を二つもつ(構造：付録Ⅲ).

イミダゾール系抗真菌薬 [imidazole antifungal drug] ⇒ アゾール系抗真菌薬

イミド [imide] アンモニアまたは第一級アミンの二つの水素をカルボニル基で置換した化合物(RCONHCOR)の総称. 一般に, ジカルボン酸や酸無水物から誘導された環状化合物.

イミノ酸 [imino acid] 第二級アミンの構造(R-NH-R)をもつアミノ酸(プロリン, ヒドロキシプロリンなど)をいう. ニンヒドリン発色は黄色を呈する.

イミプラミン塩酸塩 [imipramine hydrochloride] 三環系抗うつ薬*.

イミペネム [imipenem] 略号 IMP. 最初に開発されたカルバペネム系抗生物質*. 注射用. 腎のDHP-Ⅰで分解するため, DHP-Ⅰ阻害薬シラスタチンと合剤で使用される.

イミン [imine] $R_2C=NR$(R＝水素, 炭化水素)の構造をもつ化合物の総称. カルボニル化合物の酸素原子(=O)を＝NRに置き換えたものにあたる. 特に, 窒素上の置換基が炭化水素基のイミンをシッフ塩基という.

イムノアッセイ [immunoassay] 免疫測定法ともいう. 抗原と抗体の結合反応を利用する分析法. 通常, 抗体を分析試薬として用い, 抗原として働く化学種を定量する. ステロイドや合成医薬品などの低分子化合物からタンパク質や核酸などの高分子化合物まで, さまざまな物質が測定の対象になる. 感度と特異性に優れ, 操作が簡便であるため, 臨床検査*や環境分析の領域で多用されている. その測定原理は多岐にわたるが, 抗原抗体反応の様式から競合法*と非競合法*に分類できる. また, 超微量の抗原抗体反応を追跡するため, ほとんどの場合, 酵素, 放射性同位体, 蛍光性物質, 発光性物質などで標識した抗原または抗体が利用される. (⇒ ラジオイムノアッセイ, エンザイムイムノアッセイ, 非標識イムノアッセイ, 均一法, 不均一法)

イムノエンザイモメトリックアッセイ [immunoenzymometric assay, IEMA] ⇒ エンザイムイムノアッセイ, イムノラジオメトリックアッセイ

イムノブロット法 [immunoblotting] ＝ ウェスタンブロット法

イムノメトリックアッセイ [immunometric assay] ＝ 非競合法

イムノラジオメトリックアッセイ [immunoradiometric assay] 略号 IRMA. イムノアッセイ*のうち, 放射性同位体で標識した抗体を用いる非競合法*のこと. タンパク質など高分子抗原の測定に用いるサンドイッチ型ラジオイムノアッセイが代表例である. 酵素で標識した抗体を用いる方法はイムノエンザイモメトリックアッセイとよばれる. (⇒ ラジオイムノアッセイ)

医薬情報担当教育センター [medical representatives education and accreditation center] MR(医薬情報担当者*)資格認定試験や教育研修支援事業, MRに関する調査研究や出版事業などを通し, MRの資質向上を目指す機関.

医薬情報担当者 [medical representative] 略号 MR. 医薬品の適正使用*に貢献するために, 医療関係者を訪問することなどによって医薬品の安全管理情報を収集・提供することをお

もな業務とする者．多くは製薬企業に所属し，自社製品の医薬品情報を扱っている．

医薬品 [drug, medicine]　薬事法*により，医薬品は，1) 日本薬局方に収められているもの，2) 人または動物の疾病の診断，治療または予防に使用されることが目的とされているもの，3) 人または動物の身体の構造または機能に影響を及ぼすことが目的とされているもの，のいずれかと定義されている．ただし機械器具に該当するものは医療機器*となり，また医薬部外品や化粧品と二重に該当することがないよう個別製品ごとに判断される．大別して，医療機関(薬局を含む)で施用，交付される医療用医薬品*と薬局・薬店などで購入できる一般用医薬品*がある．

医薬品安全対策情報 [Drug Safety Update]　略号 DSU．医療用医薬品*の"使用上の注意"改訂に関する情報．厚生労働省医薬食品局監修のもと，日本製薬団体連合会が編集・発行する．通常は年 10 回発行され，迅速かつ網羅的に医療関係者に配布される．

医薬品・医薬部外品・化粧品及び医療機器の製造販売後安全管理の基準 [Good Vigilance Practice] ＝ GVP

医薬品医療機器情報提供ホームページ　医薬品および医療機器の安全な使用を推進するために種々の情報を公開しているサイト．独立行政法人医薬品医療機器総合機構*が提供している．現在，公開されている医薬品および医療機器の情報(医療用医薬品添付文書*情報，一般用医薬品添付文書*情報，緊急安全性情報*，副作用が疑われる症例報告に関する情報，医薬品・医療機器等安全性情報*，医薬品安全対策情報*，患者向医薬品ガイド*，重篤副作用疾患別対応マニュアル，新薬承認情報，再審査情報，再評価情報，医療用医薬品品質情報，回収情報など)が提供されている．主要な情報はメール配信でも提供している．また，一般の消費者向けの情報も提供している．

医薬品医療機器総合機構 [Pharmaceuticals and Medical Devices Agency]　略号 PMDA．医薬品の審査，安全対策，副作用などの被害救済を目的として 2004 年に設立された独立行政法人．新薬の品質，有効性，安全性の科学的評価，薬事法の基準の遵守状況の調査などの業務を実施している．

医薬品・医療機器等安全性情報　厚生労働省において収集された副作用情報をもとに提供される情報．医薬品，医療機器などのより安全な使用に役立つよう，医療関係者に対して情報提供される．約 1 カ月ごとに発行される．

医薬品・医療機器等安全性情報報告制度　医療現場でみられた医薬品や医療機器による健康被害の情報を，薬事法第 77 条の 4 の 2 第 2 項に基づいて，医療関係者が直接厚生労働大臣に報告する制度．2003 年の薬事法の改正によりすべての医療機関が対象となり，薬局，病院などの開設者，または医師，薬剤師のように医療に携わって業務上医薬品などを扱う者が報告者となった．報告者は，必要性があると判断した場合には，国に対して副作用報告を行うよう義務づけられている．

医薬品インタビューフォーム [drug interview form]　略号 IF．単にインタビューフォームともよぶ．医薬品添付文書*などの情報を補完し，薬剤師などの医療従事者が医薬品を取扱ううえで必要な，医薬品の品質管理のための情報，処方設計のための情報，調剤のための情報，医薬品の適正使用のための情報，薬学的な患者ケアのための情報などが集約された総合的な個別の医薬品解説書である．記載要領を日本病院薬剤師会が策定し，製薬企業に作成および提供を依頼している学術資料である．製薬企業の機密などに関するもの，製薬企業の製剤努力を無効にするもの，薬剤師をはじめ医療従事者みずからが評価・判断・提供すべき事項については記載されない．

医薬品及び医薬部外品の製造管理及び品質管理規則 [Good Manufacturing Practice] ＝ GMP

医薬品卸売販売担当者 [marketing specialist]　略号 MS．医薬品製造業者(メーカー)から仕入れた商品を販売するために，取引先の薬局，医療機関などを訪問する医薬品問屋の営業社員．医薬品情報の提供や医薬品卸業の業務が多様化したことに伴い在庫や経営に関するコンサルティングをすることもある．

医薬品化学 ＝ メディシナルケミストリー

医薬品管理 [drug management, medicine management]　適切な薬物治療を提供するうえで医薬品管理はきわめて重要であり，医薬品の適切な供給管理，在庫調整，医薬品の取り間違い・規格間違い・充填ミスの防止など，安全管理と円滑な医薬品の提供を行う．

医薬品情報 [drug information]　略号 DI．医薬品の品質，有効性，安全性，経済性などに

関する情報のこと．医薬品添付文書や論文などのさまざまな情報源から医薬品情報を収集，整理，評価，加工，提供，活用することを医薬品情報業務という．

医薬品製造(輸入販売)業 [pharmaceutical manufacturer] 医薬品の原料，製剤を製造および輸入販売する業種で薬事法により規制されている．医療用医薬品*(新薬とジェネリック医薬品*)，一般用医薬品*(OTC薬)および家庭用配置薬を取扱う．

医薬品添付文書 [package insert for medicines] 単に添付文書ともよぶ．薬事法(第52条，第53条，第54条)に基づいて，製薬企業によって作成され製品に添付される文書の説明文書で，古くは能書とよばれていた．当該医薬品の適正使用のために必要とされる基本的情報を提供する．さまざまな医薬品情報源のなかで唯一法的根拠をもつ公的文書である．医療用医薬品添付文書*は医療関係者向け，一般用医薬品添付文書*は一般生活者向けの記載となっており項目も異なる．添付文書情報は医薬品医療機器総合機構の医薬品医療機器情報提供ホームページ*から収集可能である．

医薬品の安全性に関する非臨床試験の実施の基準 [Good Laboratory Practice] = GLP

医薬品の臨床試験の実施の基準 [Good Clinical Practice] = GCP

医薬部外品 [quasi drug] 医薬品*とほぼ同等の目的で使用されるものであって作用が緩和なもの．厚生労働大臣が指定する健胃薬，消化薬，整腸薬，ビタミン含有保健薬などがこれに該当する．そのほか，制吐剤，口臭・体臭防止剤，あせも防止剤，育毛・除毛剤，殺鼠剤，はえ・蚊のみの駆除剤などで作用が緩和なものも含まれる．(→薬事法)

医薬分業 [separation of medical practice and drug dispensing, separation of dispensing from medical practice] 医師と薬剤師の分業体制のことで，医師の診察と医師が発行する処方せんに基づく薬剤師の調剤を分けること．医師の診察を受けた後に，病院や診療所で処方せんが渡され，患者はこの処方せんを院外の保険薬局に持って行き，薬剤師が調剤した薬を受取る．処方内容を医師と薬剤師が二重にチェックすることで，薬による有害事象*を防ぐ意味がある．医薬分業の法的根拠は，医師法第22条の"処方せん交付義務"と，薬剤師法第19条の"薬剤師でない者は，販売又は授与の目的で調剤してはならない"である．わが国では医師が自ら調剤することも例外的に認められており，医薬分業は完全とはいえない．(→面分業)

医用画像技術 [medical imaging technology] = 画像診断技術

胃抑制ペプチド [gastoric inhibitory peptide] 略号 GIP．グルコース依存性インスリン分泌刺激ポリペプチドともいう．胃酸分泌抑制作用をもつ消化管ホルモン*として発見されたが，通常の食事摂取条件ではその抑制作用がみられないことがわかった．一方，糖質や脂質の摂取に伴って十二指腸のK細胞から分泌，膵β細胞に作用しインスリン分泌を促進する．タンパク分解酵素DPP-4によって分解され不活性型となる．

ELISA(イライザ)法 [ELISA, enzyme-linked immunosorbent assay] エンザイムイムノアッセイ*の手法の一つ．プラスチック製のビーズやマイクロプレートなどの固相に固定化した抗原または抗体(イムノソルベントとよばれる)を利用して，B/F分離*を簡略化した方法をさす．現在では，マイクロプレートを用いるエンザイムイムノアッセイの総称として用いることが多い．

イリド [ylide] 炭素とヘテロ元素が，おのおの負と正の電荷をもって結合した中性の双極子化合物．(→ウィッティッヒ反応，ベタイン)

イリドイド [iridoid] 1-イソプロピル-2,3-ジメチルシクロペンタン骨格をもつ化合物．生合成的にはモノテルペン*である．ロガニン*，ゲニポシドがある．環が開裂したものをセコイリドイド*とよび，そのうちの一つセコロガニンはモノテルペンインドールアルカロイドの重要な前駆体となる．

イリノテカン塩酸塩水和物 [irinotecan hydrochloride hydrate] 略号CPT-11．抗腫瘍薬*．トポイソメラーゼ阻害薬*．

医療 [medical care] 病気や未病*の人たちに対する，医師をはじめとした医療従事者による手術，薬物治療や助言などの行為．

医療過誤 [malpractice, medical error, medical malpractice] 患者の健康被害に結びつく医療提供上の間違いのこと．厚生労働省の"リスクマネジメントマニュアル作成指針"では，"医療事故の一類型であって，医療従事者が，医療の遂行において，医療的準則に違反して患

者に被害を発生させた行為"と定義されている．過誤は，薬物治療だけでなく，外科手術，検査や処置などさまざまな領域で認められる．医療提供中の過誤の有無についての判断には高度の専門的知識が必要であり，専門家による調査委員会などで検討されるが，明確な判断は容易ではない．

医療関連感染 [healthcare-associated infection] 院内感染ともいう．患者が医療機関で治療を受けている間に，病原性の細菌，ウイルス，真菌または胞子にたまたま曝露される結果感染症に罹患することをさす．曝露の原因として，医療従事者の手指の汚染，環境表面，患者同士の接触，カテーテルの挿入・留置作業などがあげられる．医療関連感染の多くは，適切な方法で手指を清潔にし，感染の可能性のある人や動物への接触に注意を払うことで予防できる．医療関連感染の原因となる病原菌の70％以上が，一般に使用される抗菌薬の少なくとも一つに対して耐性を示すといわれている．医療関連感染の原因細菌のなかでは，メチシリン耐性黄色ブドウ球菌*(MRSA)，バンコマイシン耐性腸球菌*(VRE)，*Clostridium difficile* の3種が特に問題である．対語として市中感染があり，こちらは通常の社会生活を送っている健康な人（高齢者あるいは基礎疾患をもつ患者を含む）に発症する急性感染症をさす．

医療機関 [medical institution] 医師，歯科医師などが医療行為を行う施設．病院，診療所，地域医療支援病院，特定機能病院，介護老人保健施設，鍼灸院などさまざまな施設があるが，すべて医療法によって規定されている．薬局*も医療機関である．

医療機器 [medical device, medical equipment] 人または動物の疾病の診断・治療・予防または，身体の構造・機能に影響を及ぼすことを目的とする機械器具などであって，薬事法*施行令別表第一に指定されているもの．MRIなど病院で使用される大型の機械から，体温計，血圧計など家庭でも使用される一般的なものまであり，また歯科用金属，X線フィルム，コンドーム，視力補正用メガネレンズなど，種類は多岐にわたる．したがって，副作用や機能の不具合によって人の生命・健康に与える影響の度合いに応じて，高度管理医療機器，管理医療機器，一般医療機器に分類され，リスクに見合った規制がかけられている．

医療計画 [health care planning] 国の基本方針と地域の実情に応じて，各都道府県が医療提供体制を確保するための計画．5疾病（癌，脳卒中，急性心筋梗塞，糖尿病）および5事業（救急医療，災害時における医療，へき地の医療，周産期医療，小児医療，精神疾患）に重点が置かれている．臨床の整備を図るべき地域的単位を医療圏といい，初期の診断・治療を担う一次医療圏，一般的な入院・治療を担う二次医療圏，特殊な医療に対応する，原則，都道府県を単位とした三次医療圏がある．

医療圏 ⇌ 医療計画

医療事故 [medical accident] 医療の全過程において発生するすべての人身事故のこと．医療従事者の過誤や過失の有無は問わない．厚生労働省の定義では，1) 死亡，生命の危険，病状の悪化などの身体的被害および苦痛，不安などの精神的被害が生じた場合，2) 患者が廊下で転倒し，負傷した事例のように，医療行為とは直接関係しない場合，3) 患者についてだけでなく，注射針の誤刺のように，医療従事者に被害が生じた場合も医療事故に含めている．

医療従事者 [health profession] 医療*を行う職業の人．医師*，歯科医師*以外の医療従事者をコメディカルとよぶ．

医療提供施設 [healthcare provider, medical facility] 国民の健康の保持を目的として，その機能に応じ，効率的に医療を提供する施設．病院，診療所，介護老人施設に続き，2007年には薬局が医療提供施設として位置づけられた．

医療廃棄物 [medical waste] 医療機関から排出される廃棄物．多くは一般廃棄物であるが，なかには感染性病原体を含むもしくは付着している恐れのあるものがあり，このような感染性廃棄物*や製剤の防腐剤として添加されているチメロサールなど特定の毒物を含有する医薬品が付着する廃棄物は特別管理廃棄物*に該当するので，より適正な保管および処理の確保などを実施しなければならない．

医療法 [Medical Care Act] 戦後まもない1948年に初めて制定され，当初は医療施設への諸設備などに重点を置いた規定であった．その後，何回か改正されて患者中心の医療そのものに配慮した規定へと変化している．1992年の改正では"医療の担い手"として薬剤師や看護師が明記された．

医療用医薬品 [ethical drug] 医薬品*のうち，医師または歯科医師の処方せん*や指示によって使用されるもの．診察時における患者

個々の状態に合わせて用いられる.(→ 一般用医薬品)

医療用医薬品製品情報概要 単に製品情報概要ともよぶ.医療用医薬品の情報を医薬関係者に伝達するための媒体の一つ.その製品の特徴や使用上,特に注意すべき点などについて,適正使用*を図ることを目的として製薬企業が作成する印刷物.

医療用医薬品添付文書 薬事法第52条で規定される医薬品添付文書*のうち,医療用医薬品*について作成されたもの.定められた記載要領(1997年4月25日薬発第606号)に基づき,医薬品の製造販売業者が作成する.(→ 一般用医薬品添付文書)

イレウス [ileus] 腸閉塞ともいう.腸管が閉塞し,腸内容物やガスの肛門側への移送が滞った状態.腫瘍やヘルニア,術後の癒着,腸管の絞扼などにより物理的に腸が閉塞する機械的イレウスと,腸管運動の低下により起こる麻痺性イレウスがある.症状は腹痛,嘔吐,排便と排ガスの停止である.絞扼性イレウスは血行障害を伴うため緊急手術の適応となるが,その他のイレウスではまず絶食,輸液,抗生物質,経鼻的イレウス管注入などの保存的治療を行う.

イレッサ [iressa] = ゲフィチニブ

胃瘻(ろう) [percutaneous endoscopic gastrostomy] 略号PEG.消化管が正常に機能していることを前提に,摂食障害が長期間(4週間以上)持続する患者の胃に瘻孔を造設し,腹壁に固定した胃瘻カテーテルから流動食や経腸栄養剤を投与する方法.(→ 経腸栄養)

E1反応 [E1 reaction] → 脱離反応

陰イオン [anion] アニオンともいう.負の電荷を帯びた原子,または原子団.

陰極 [cathode] → 電気分解,アノード

インクレチン [incretin] 食事摂取により消化管から分泌され,膵β細胞に作用しインスリン分泌を促進するホルモンの総称.十二指腸および空腸のK細胞から分泌されるグルコース依存性インスリン分泌刺激ポリペプチド〔胃抑制ペプチド(GIP)〕と回腸や結腸のL細胞から分泌されるグルカゴン様ペプチド-1(GLP-1)がある.

飲作用 [pinocytosis] → エンドサイトーシス

インシデント [incident] 一歩間違えれば重大事故になるところ,事故にならずに済んだ事例のこと.医療においては,誤った医療行為が患者に実施される前に発見できた事例や,誤った医療行為が実施されたが結果として患者に健康被害を及ぼさずに済んだ事例のこと.このようなインシデント事例を継続して収集・分析することにより,医療事故*発生の防止に役立てることができる.(→ ヒヤリハット)

in situ(インシトゥ) [*in situ*] インサイチューとも読む.生体の機能や反応が,生体内の元の位置にあるままで行われる系.肝臓を摘出せずに,開腹してその場にある肝臓を用いる実験系など.全身ハイブリッド形成などの系にもいう.(→ *in vivo*, *in vitro*)

インジナビル硫酸塩エタノール付加物 [indinavir sulfate ethanolate] 略号IDV.AIDS治療薬*.プロテアーゼ阻害薬*.リトナビルと類似の抗HIV活性や副作用を示す.

陰証 [yin pattern/syndrome] → 陰陽

飲作用 = エンドサイトーシス

in silico(インシリコ) [*in silico*] 半導体の材料であるシリコンに由来する言葉で,生体機能や生体反応を模したコンピューター上でのシミュレーション実験系.(→ バイオインフォマティクス)

インスリン [insulin] 膵β細胞より血糖値に応じて分泌され,血糖*を低下させる唯一のペプチドホルモン*.肝での糖新生*の抑制とグリコーゲン*合成の促進,骨格筋での糖取込みとタンパク質・グリコーゲン合成の促進,脂肪での糖取込みと脂肪合成の促進と分解の抑制作用を発揮することで糖代謝の恒常性に重要な役割を担い,エネルギーの蓄積を促す作用をもつ.インスリンやアナログ製剤は糖尿病*の治療に用いられる.(→ グルカゴン)

インスリン自己抗体 [insulin autoantibody] 略号IAA.1型糖尿病*の発病早期に認められる膵島抗原に対する自己抗体*の一つ.1型糖尿病患者の約20%の血中に証明され,内因性インスリンと結合する.(→ 抗グルタミン酸デカルボキシラーゼ抗体)

インスリン受容体 [insulin receptor] インスリン結合サイトをもつαサブユニットと細胞膜貫通領域とチロシンキナーゼを内在するβサブユニットがヘテロ四量体を形成する.インスリン*の結合によりチロシンキナーゼが活性化され,インスリン受容体基質1(IRS-1)のリン酸化など細胞内シグナルが伝達される.これにより,グルコース輸送体4(GLUT4)が細胞膜に移行し,グルコースの細胞内取込みやグリ

コーゲン合成が開始される.

インスリン製剤 [insulin preparation]　遺伝子組換え型のヒトインスリンおよびインスリンアナログ製剤. 作用発現時間や作用持続時間によって超速効型(インスリンリスプロ, インスリンアスパルト), 速効型, 中間型, 混合型, 持効型(インスリングラルギンなど)に分類される.

インスリン抵抗性 [insulin resistance]　血中のインスリン濃度に応じたインスリン作用を発揮できない状態をいう. インスリン*の細胞内情報伝達能力の低下や, インスリン拮抗ホルモンの存在などにより生じる. インスリン抵抗性の指標として, 早朝空腹時の血糖値とインスリン値より算出されるHOMA-R値がある. 内臓脂肪型肥満, 高血圧, 高中性脂肪血症, 低HDLコレステロール血症では, インスリン抵抗性が増大する場合が多い.

インスリン抵抗性改善薬 [insulin-sensitizing drug, insulin resistance-improving drug]　インスリンが不足なく分泌されているにもかかわらず, インスリンの作用が十分に現れない状態(インスリン抵抗性*)を改善する薬物. ビグアナイド系薬*とチアゾリジン誘導体があるが, 通常後者をさすことが多い. チアゾリジン誘導体のピオグリタゾンは, PPARγ*に特異的に結合し活性化してインスリン抵抗性を改善する.

インスリン様成長・増殖因子1 [insulin like growth factor 1] = ソマトメジンC

陰性元素 [electro-negative element, negative element]　電気陰性度*が大きく, 電子を引きつけて陰イオンになりやすい元素のこと. 周期表で右上の元素ほど陰イオンになりやすい(希ガスを除く). 逆に, 電子を放出して陽イオンになりやすい元素を陽性元素という.

インターカレーション [intercalation]　疎水性平面分子がDNA塩基対の層状構造の間に入り込む相互作用の様式. 可逆的な弱い相互作用である. 二重らせんDNAの内側は, プリン-ピリミジン塩基で形成される相補的塩基対が層状に積み重なった構造をとり疎水性の領域である. 縮合環*化合物はこの層に挟まるように重なって結合し, 安定な複合体を形成する. アントラサイクリン系抗生物質*は平面多環構造の部分でインターカレーションによりDNAに結合する.

インタビューフォーム [interview form, IF] = 医薬品インタビューフォーム

インターフェロン [interferon]　略号IFN. サイトカイン*の一種. ウイルスなどの感染によりつくられる抗ウイルス性タンパク質. ヒトの場合は, インターフェロンα(IFN-α), インターフェロンβ(IFN-β), インターフェロンγ(IFN-γ)があり, それぞれ白血球, 線維芽細胞, T細胞が主たる産生細胞となる. I型α, β, II型γに分類される. 免疫調節作用, 細胞増殖抑制作用などもあり, B型, C型肝炎治療薬(I型), 腎癌治療薬(II型)などの臨床応用がある.

インターフェロンγ [interferon γ]　インターフェロン*(IFN)の一種で, 免疫インターフェロンともいう分子量約2万のサイトカイン*. I型ヘルパーT細胞(Th1細胞*)から産生され, 細胞性免疫の促進に働く. IL-4(→インターロイキン4)と並んで, 免疫系の発動にきわめて重要なサイトカインである.

インターベンション(介入)療法 [interventional therapy]　カテーテル*などを用いて病変に介入する治療法. カテーテルを挿入し, 心臓, 血管, 肝臓, 脳, 消化器, 泌尿器疾患病変を治療するカテーテルインターベンションをさすことが多い. 外科手術に比べ患者への侵襲が少ない.

インターロイキン [interleukin]　略号IL. 白血球*(leukocyte)から産生され, 自己あるいは他の白血球などに作用し, 白血球相互(inter-)のコミュニケーション機能を果たす可溶性因子として命名された. 発見された順に番号がつけられ, 現在IL-1〜IL-35まで同定されている. 細胞が産生する可溶性生理活性因子はILを含め広くサイトカイン*とよばれる.

インターロイキン2 [interleukin-2]　略号IL-2. 活性化されたT細胞*から産生される代表的なサイトカイン*の一つで, 分子量約1万5千の糖タンパク質である. 試験管内でT細胞を長期間増殖させることができることから, T細胞増殖因子(TCGF)ともよばれた. Th1細胞*から産生されるので, Th1サイトカインに分類される. IL-2受容体はα鎖(CD25), β鎖(CD122), 共通γ鎖*(CD132)の3種類から成る.

インターロイキン4 [interleukin-4]　略号IL-4. 129個のアミノ酸から成る可溶性タンパク質で, Th2細胞*やマスト細胞, 好塩基球などから産生されるサイトカイン*. 当初マウスのB細胞にIgG1を誘導したり, B細胞*の増殖を促進するB細胞刺激因子(BSF)-1として

同定された．IgEやIgG1(ヒトではIgG4)の産生誘導に働き，寄生虫感染やアレルギー反応の発症に関与する．似た作用を示すサイトカインとしてIL-13がある．IL-4はインターロイキンのなかでも造血などに関与するヘマトポエチンファミリーというサブファミリーに分類される．

インターロイキン6 [interleukin-6] 略号IL-6. 184個のアミノ酸から成り，分子量2万1千から2万8千の糖タンパク質．代表的な炎症性サイトカイン*の一種．リンパ球やマクロファージだけでなく，体のさまざまな細胞が産生する．免疫応答に働いてB細胞の増殖分化を促進するのみならず，造血系細胞の増殖，急性期タンパク質の誘導など，その作用は非常に多彩で，多能性サイトカインの代表例である．IL-6の異常産生は関節リウマチ*などの慢性炎症性疾患を持続・悪化させる原因でもある．

インターロイキン10 [interleukin-10] 略号IL-10. おもにTh2細胞*から産生されるサイトカイン*で，活性化B細胞，単球，マスト細胞，ケラチン細胞からも産生される．抑制作用を特徴とする．すなわちIL-10はおもに単球系細胞に作用して炎症性サイトカイン*の産生をはじめとする免疫機能を抑制性に制御するほか，リンパ球に対しても単球系細胞を介して間接的に抑制作用を示す．

インターロイキン12 [interleukin-12] 略号IL-12. 当初ナチュラルキラー細胞*刺激因子と報告されたものであり，ナチュラルキラー細胞に対する著明な活性化作用やインターフェロン-γ産生を誘導するサイトカイン*である．B細胞，マクロファージや樹状細胞からも産生される．分子量7万5千の糖タンパク質で，低分子サブユニット(p35)と高分子サブユニット(p40)の二量体として生物活性を発揮する．

インチンコウ(茵蔯蒿) [artemisia capillaris flower] カワラヨモギ(キク科)の頭花．成分のカピラリシンや6,7-ジメトキシクマリン(スコパロン)などによる胆汁分泌増加作用があり，漢方では黄疸や肝機能改善薬として用いられる．

インテグリン [integrin] 細胞接着分子*の一種．α鎖とβ鎖のヘテロ二量体から成る．両鎖とも複数の種類があり，その組合わせは20種類以上となり，結合する分子に多様性が生じる．細胞間接着および細胞-マトリックス間接着の両者に関与し，フィブロネクチン*やラミニン*に対する細胞側の受容体も含む．

咽頭 [pharynx, throat] 上気道で，鼻腔，口腔*と喉頭*を連結する部分のこと．(→消化管)

咽頭炎 [pharyngitis] 上気道のうち咽頭の感染による炎症．急性咽頭炎は，ライノウイルス*やコロナウイルス*によって生じることが多い．ウイルス以外の病原微生物としては，A群β溶連菌の頻度が高い．

インドメタシン [indometacin] 非ステロイド性抗炎症薬*(インドール酢酸系)．

インドール [indole] ベンゼンとピロール*の縮合環*(構造：付録Ⅲ)．芳香族複素環．

インドールアルカロイド [indole alkaloid] ラウオルフィア*に含まれるレセルピン*，アジマリン*，バッカク*に含まれるエルゴタミン*，エルゴメトリン*，ニチニチソウ*に含まれるビンクリスチン*，ビンブラスチン*など分子内にインドール骨格をもつアルカロイド*の総称．

インドールエチルアミン [indole-ethylamine] ＝トリプタミン

イントロン [intron] → エキソン

院内感染 [hospital infection] ＝医療関連感染

院内処方せん 病院や診療所内で調剤するための処方せん．保険薬局で調剤するための処方せんを院外処方せんという．

院内製剤 [hospital preparation] 医療機関内で消費される目的で当該医療機関内で作製される薬剤．製造販売業の許可について定める薬事法第12条に該当しないが，科学的，倫理的妥当性を当該医療機関で審査する必要がある．

院内肺炎 [hospital-acquired pneumonia, HAP] → 肺炎

陰嚢 [scrotum] → 精巣

インパクトファクター [impact factor] 略号IF. 直前2年間にある学術雑誌(→学術論文)に掲載された論文がその後の1年間に引用された総被引用回数を，直前2年間にその雑誌が掲載した論文総数で割って求めた，論文の被引用頻度の平均値．その分野における雑誌の影響度を表す指標である．

インバリアント鎖 [invariant chain, Ii] ⇒ 抗原提示

インピーダンス [impedance]　二端子間に交流電圧 V を加えたときに観測された電流 I を用いて算出される V/I の値. 交流回路における, 直流回路の抵抗値に相当し, 位相変化を複素数表示したときの実数部をレジスタンス, 虚数部をリアクタンスとよぶ.

in vitro（インビトロ）[*in vitro*]　もともとは試験管内を意味する語. 生体機能や反応の一部を体外で行う系. 微生物では無細胞系を意味する. 多細胞生物では無細胞系のほか, 臓器・組織や細胞レベルの体外実験（培養系など）をさすことも多い. (⇄ *in vivo*)

インヒビター = 阻害剤

in vivo（インビボ）[*in vivo*]　機能や反応が本来の生体内で行われる系. 多細胞生物では whole-body 実験系でもある. 微生物では細胞を破壊しない系. 体外摘出した組織・細胞系を, 無細胞系との対比で *in vivo* と称することもある. (⇄ *in vitro*)

インフォームドコンセント [informed consent]　日本語訳では"説明と同意". ただし, ここには医師からの説明を受けた患者などが, その内容を理解し納得して当該事項について同意することが含まれる.

インフリキシマブ（遺伝子組換え） [infliximab（genetical recombination）]　抗リウマチ薬*. 分子標的薬*.

インフルエンザ [influenza]　流行性感冒, 流感ともいう. おもに冬期にインフルエンザウイルス*が飛沫感染*し発症する. このウイルスの A 型は世界的大流行を起こすが, B, C 型は局所的または散発的である. 感染後, 急激に発熱し, 頭痛, 筋肉痛, 悪寒などの全身症状を伴う.

インフルエンザウイルス [influenza virus]　ゲノムは 8 分節の線状（−）鎖 RNA であり, それぞれの分節に 1 種類のタンパク質をコードしている. ウイルス膜表面にはシアル酸を遊離させる酵素であるノイラミニダーゼ（シアリダーゼ）と赤血球を凝集する物質である**赤血球凝集素（ヘマグルチニン）**が存在し, 感染性に大きく関与している.

インフルエンザ菌 [*Haemophilus influenzae*]　グラム陰性桿菌（⇄ グラム陰性菌, 桿菌）であり, 当初インフルエンザの原因菌として分離されたが, その後否定された. 肺炎, 副鼻腔炎, 中耳炎, 敗血症などをひき起こす. また小児には化膿性髄膜炎をひき起こす.

インフルエンザワクチン [influenza vaccine]　インフルエンザウイルス*に対する不活化ワクチン*. ウイルスを発育鶏卵で増殖し, ウイルス粒子を分離後, エーテルなどにより処理して分解・不活化したヘマグルチニン（HA）画分を用いる. インフルエンザは抗原変異が激しいので, 年度ごとに製造株を変更する.

陰 陽 [yin and yang]　自然界には相対する二つの事象があり, それらがバランスよく調和することで成り立つとの概念. ヒトにおいても同様の調和があり生命が維持されていると考え, 傷寒論*では病態を相対的に認識するために陰陽が用いられている. 熱性, 発揚性のものを陽（**陽証**）, 寒性で沈降性のものを陰（**陰証**）ととらえている. (⇄ 証, 随証治療)

ウ

ウイキョウ（茴香） [fennel]　ウイキョウ（セリ科）の果実. 主要成分はアネトールなどから成る精油（3～8%）. アネトールには消化機能亢進, 抗アナフィラキシ作用がある. おもに芳香性健胃薬*として用いられる.

ウィスコット・アルドリッチ症候群 [Wiskott-Aldrich syndrome]　先天性免疫不全症の一つで, 血小板減少,（脂漏性）湿疹, 易感染性を 3 主徴とし, X 連鎖劣性遺伝形式（男児のみに発症）をとる. 体液性免疫*と細胞性免疫*が共に障害されて, 体液性免疫では IgM の減少と IgE・IgA の増加, 細胞性免疫では T 細胞の減少, リンパ球の芽球化反応不全, 遅延型皮膚反応の欠如が出現する.

ウィッティッヒ反応 [Wittig reaction]　アルデヒドあるいはケトンとリンイリドから炭素-炭素二重結合が生成する反応. リンイリドは安定イリドと不安定イリドに分類され, 一般

的に安定イリドからはE-アルケンが，不安定イリドからはZ-アルケンが優先して生成する．（⇌ イリド）

ウィリス動脈輪［Willis' circle］⇌ 脳循環

ウイルス［virus］　細菌より小さいため光学顕微鏡で見ることができず，宿主細胞内でだけ増殖でき(偏性細胞寄生性)，二分裂増殖を行わない寄生体．ウイルス粒子はDNAあるいはRNAをゲノム*としてもち，基本的にゲノムとそれを取囲むタンパク質の殻で構成される．粒子内にエネルギー産生機能やタンパク質合成能をもたないため，子孫を増やすには自己増殖できる動物細胞，植物細胞，細菌などの宿主が必要である．このため，宿主により動物ウイルス(昆虫ウイルスを含む)，植物ウイルス，細菌ウイルス(バクテリオファージ*)に大別される．

ウイルス感染［viral infection］　ウイルス*を病原体とする感染症．生きた細胞に寄生して複製・増殖するので，宿主特異性が高いものが多い．インフルエンザ*，肝炎*などはわが国でも多発しているのに対し，エボラ出血熱やラッサ熱はわが国では発生していないが危険度が高いので感染症法*の一類感染症に指定されている．

ウイルス性肝炎［viral hepatitis］　肝炎ウイルスが肝臓に感染して増殖すると，肝臓内でそのウイルス増殖に対する宿主の免疫学的排除機構が作用してひき起こされる肝炎である．肝炎ウイルスには，A, B, C, D, E型が知られている．血液や体液を介して感染して起こるB, C, D型肝炎では慢性肝炎や肝癌をひき起こす．経口感染して起こる**A型肝炎**，E型肝炎では慢性化は起こらない．（⇌ B型肝炎，C型肝炎）

ウイルス性食中毒　ウイルスが原因となる食中毒で食中毒全体の20%程度を占める．下痢や嘔吐を主徴とする急性腸炎を起こす．そのほとんどはノロウイルスが原因となっている．乳幼児に頻発する冬季下痢症はおもにロタウイルスによる．（⇌ ノロウイルス感染症，ロタウイルス感染症）

ウイルスの構造［virus structure］　感染性のあるウイルス粒子をビリオンとよぶ．すべてのビリオンには核酸(ゲノムとしてのDNAやRNA)とキャプシド(カプシドともよぶ)が存在するが，エンベロープ(細菌細胞表層)をもたないウイルスもある．ビリオン中のゲノムはヌクレオプロテインと共にコアを形成している．コアはキャプソメアとよばれるタンパク質の粒子の集合体で形成された殻であるキャプシドで囲まれている．コアとキャプシドを合わせてヌクレオキャプシドとよぶ．キャプシドは，さらに細胞膜と同様な脂質二重層から成るエンベロープで覆われているウイルスもある．エンベロープの外側には，スパイクとよばれる基本的に糖タンパク質から成る突起をもつウイルスもある．

ウイルスの増殖［virus growth］　ウイルスは宿主細胞内でしか増殖できない．ウイルス粒子は特定の宿主細胞表面の受容体に吸着後，細胞の貪食作用や細胞膜とエンベロープの膜融合などによりヌクレオキャプシドが細胞内に入る．細胞内ではタンパク質分解酵素などの作用によりキャプシドからウイルスゲノムが放出され，その遺伝情報が転写，翻訳される．このときウイルスゲノムが宿主DNAに組込まれることがあり，組込まれたものをプロウイルスとよぶ．また複製されたゲノムは宿主内で合成されたウイルス粒子構成タンパク質と共に子孫ウイルス粒子を形成して細胞外に放出される．エンベロープをもつウイルスは核膜や細胞膜などを押上げるように出芽するため，生体膜で覆われることになる．

ウイルスベクター［virus vector］　組換えDNA技術*によって，目的とするDNA断片やRNA断片を挿入，維持，増幅可能な運び屋(ベクター*)の役割をするウイルス由来の核酸．アデノウイルスやレトロウイルス*由来の核酸が用いられる．

ウインドウ期［window period］　ウイルス感染後，ヒトの体内で血液などにウイルス抗原や抗体が十分に検出できるまでには一定期間が必要である．この期間をウインドウ期とよび，ウイルス抗原やウイルス抗原に対する抗体を見かけ上検出できないが，感染している恐れがある．このため，この時期の輸血には二次感染の危険性がある．

wearing-off現象［wearing-off phenomenon］　L-ドーパ(⇌ L-ドパ製剤)内服後の効果持続時間，最大効果ともに内服を継続するうちにしだいに減弱してくる現象，薬効のすり減り現象．このため症状の日内変動が目立つようになる．線条体における有効ドーパミン濃度の減少が原因．一日の維持量を変えずに，少量分割投与にすると変動を抑制できる．（⇌ on-off現象）

植込み型除細動器［implantable cardioverter defibrillator］　略号 ICD．埋込み型除細動

器ともいう．適応は心室頻拍(⇒心室不整脈)や心室細動*．本体と電極を左右胸壁に埋め込み，経静脈的に右室内にもう一方の電極を留置する．致死性不整脈を感知すると自動的に電極間に通電し心臓刺激(ペーシング)や電気的除細動を行う．MRI(⇒核磁気共鳴分光法)検査は禁忌．(⇒除細動)

ウェスタンブロット法［Western blotting］イムノブロット法ともいう．タンパク質を電気泳動し抗体で検出する方法．SDS-ポリアクリルアミドゲル電気泳動(⇒ゲル電気泳動)にて分離したタンパク質をニトロセルロース膜やポリビニリデンジフルオリド(PVDF)膜に移し，標識した抗体を用いて目的タンパク質を検出する．(⇒サザンブロット法，ノーザンブロット法)

ウェストウェスタン法［west western blotting］ファーウェスタン法ともいう．相互作用するタンパク質を検出する方法．標識したタンパク質をプローブ*として用いたり，プローブタンパク質を認識する標識抗体を用いて，プローブと相互作用するタンパク質の検出を行う．

ウエストナイル熱(西ナイル熱)［West Nile fever］⇒日本脳炎

ウェルシュ菌［*Clostridium perfringens*］ガス壊疽菌ともいう．グラム陽性桿菌．ヒトや動物の腸内や土壌などに生息する．芽胞が傷口から侵入すると毒素を産生し，ガスの発生を伴う組織急激な壊死(ガス壊疽)を起こす．食品中で芽胞が発芽し，これを摂食すると感染型食中毒を起こす．

ウェルナー錯体［Werner complex］⇒d軌道

ウォルフ・パーキンソン・ホワイト症候群［Wolff-Parkinson-White syndrome］WPW症候群と略される．房室結節を迂回して心房と心室の間を直接連絡する固有心筋の心筋束(Kent束)などが副伝導路となりリエントリー*回路を形成することで頻脈性不整脈*を生じる．タイプによって心電図波形が異なるが，幅広のQRS，PQ時間の短縮，P波に続くデルタ(Δ)波を示す．頻脈は自然に停止することが多いが，失神する場合もある．まれに心房細動*から心室細動*に移行する場合もある．頻脈を頻発する例にはカテーテルアブレーション*が有効．

ウコン(鬱金)［turmeric］アキウコンともいう．ウコン(ショウガ科)の根茎．セスキテルペン*類(ターメロン)を主要成分とする精油や橙黄色色素(クルクミン)を含む．食品や着色料，利胆，健胃，消炎，通経作用を期待して漢方薬に配合される．類似生薬にハルウコン〔キョウオウ(姜黄)〕，紫ウコン〔ガジュツ(莪蒁)〕，クスリウコンなどがある．中国では名称が異なり，ウコンの根茎を姜黄，塊根を鬱金と称する．

ウシ海綿状脳症［bovine spongiform encephalopathy, BSE］⇒プリオン病

後ろ向き研究［retrospective study］データを過去にさかのぼって調査すること．症例対照研究*がその代表で，特定の疾病にかかった集団を症例，その集団に対して，性別や年齢などが似通った疾病にかかっていない集団を対照とし，両者の生活習慣などを過去にさかのぼって調査する．後ろ向きコホート研究は，カルテなどの過去のデータを基に，要因があったグループ(曝露群)となかったグループ(非曝露群)に分けて行うコホート研究*である．(⇒前向き研究)

右心室［right ventricle］⇒心臓

右心房［right atrium］⇒心臓

右旋性［dextro-rotatory］⇒旋光性

うっ血性心不全［congestive heart failure］略号CHF．慢性心不全*では，代償機序の働きで発現した循環血液量の過剰な増加が，やがて浮腫*，胸水，腹水*を生じ，心肥大や心拡大がさらに心筋の酸素需要を増大し心筋虚血や不整脈などの循環動態を悪化させ，うっ血症状が増強する．左心不全のうっ血症状は，おもに肺循環静脈圧，肺毛細血管圧の上昇やうっ血によるもので呼吸困難や起坐呼吸*，夜間発作性呼吸困難，咳，喀痰がみられ，肺水腫*を反映する湿性ラ音(⇒ラ音)が下肺野などに聴取される．右心不全のうっ血症状は，おもに体循環系静脈圧上昇により頸静脈怒張，顔面浮腫，肝脾腫大，左右下肢の浮腫，腹水などにより食欲不振，下痢，嘔吐の消化器症状がみられる．重症心不全では左右両系統の心不全となることが多い．

うつ病［depression］単極性障害，単極性気分障害，大うつ病性障害ともいう．生涯有病率が10％前後であり，うつ病相のみをもつ．発症要因には遺伝的要素，モノアミン伝達機能の低下，仕事(異動，昇進)や家族内の出来事(別離)などがある．気分の落ち込み，憂うつ，絶望感などの抑うつ気分，興味や喜びの喪失，意欲・自発性低下(精神運動制止)，思考・集中力低下，微小妄想(罪業・貧困・心気妄想)などが持続し，自殺念慮(自殺企図)や身体症状(食

欲低下，睡眠障害など)も生じ，朝よりも夕方の方が調子がよいことが多い．治療は薬物療法(SSRI*，SNRI*などの抗うつ薬)，電気けいれん療法，認知行動療法などを行う．(→気分障害)

埋込み型除細動器 ＝植込み型除細動器

ウラシル [uracil] 略号U．RNAに含まれるピリミジン塩基(構造：付録Ⅵ)．DNA中のチミンにあたる箇所が，RNAではウラシルとなる．

ウラン系列 [uranium series] →壊変系列

ウリジン [uridine] →ヌクレオシド

ウリナスタチン [ulinastatin] 膵炎治療薬*．タンパク質分解酵素阻害薬．

ウルソデオキシコール酸 [ursodeoxycholic acid] 利胆薬*．

ウレアーゼ [urease] 尿素を二酸化炭素とアンモニアに分解する酵素．ヘリコバクター・ピロリ*はウレアーゼを産生し，胃の粘液層に存在する尿素を分解してアンモニアを産生し，胃酸を中和する．

ウレタン [urethane] カルバメートともいう．カルバミン酸エステルの別名で，一般式$R_2NC(=O)OR'$ (R, R'は炭化水素)で示される化合物．イソシアネート*とアルコールから合成できる．ウレタン構造をもつ合成高分子としてポリウレタンが知られる．

ウロキナーゼ [urokinase] 抗血栓薬*．血栓溶解薬*．

ウロビリノーゲン [urobilinogen] 肝臓から胆汁中へ排泄されたビリルビン*が腸内細菌によって還元されて生じる物質．腸管内のウロビリノーゲンは大部分が糞便から排泄されるが，一部は再吸収されて門脈から肝臓へ戻り再び胆汁中へ排泄され，また一部は血中より腎臓を経て尿中に排泄される．尿ウロビリノーゲンは肝機能障害，溶血性黄疸などのときに増加し，閉塞性黄疸のときに減少する．

ウワウルシ [bearberry leaf] クマコケモモ(ツツジ科)の葉．主要成分としてアルブチンを7％以上含む．尿路殺菌薬として膀胱炎や尿路感染症の治療に用いられる．ヨーロッパでは美白化粧品やサプリメントに応用される．

上乗せ基準 [more stringent prefectural standards] 上乗せ排出基準ともいう．大気汚染防止法*および水質汚濁防止法で全国一律に定める規制基準に代えて適用するものとして，都道府県が定めたより厳しい規制基準．

ウワバイン [ouabain] G-ストロファンチンともいう．キョウチクトウ科の*Strophanthus gratus*に含まれる強心配糖体*．極性が高く消化管から吸収されにくいため，注射剤として用いられる．

運動エネルギー [kinetic energy] エネルギーの一つの形態で，運動している物体がもつエネルギー．ニュートン古典力学によると，速度vで運動している質量mの物体の運動エネルギーは$(1/2)mv^2$で与えられる．分子運動には並進，回転，振動運動などがある．

運動障害 [motility disturbance] 中枢神経～筋肉間のいずれかの部位の障害により協調性を逸した筋肉の機能障害．広義には基本的な身体運動がほとんど/まったく不能になった状態．筋力低下(脳血管障害，脳腫瘍，ギラン・バレー症候群，重症筋無力症，筋肉疾患)，筋緊張異常(パーキンソン病など)，不随意運動，運動失調(小脳，前庭の異常)に大別される．

運動神経 [motor nerve] 中枢神経系*から骨格筋*に随意運動の指令を伝達する遠心性神経．軸索が運動神経として骨格筋を支配しているニューロンを運動ニューロン，その線維を運動線維という．運動ニューロンの細胞体は，脳神経*の運動核と脊髄*の前角にある．運動ニューロンには骨格筋線維を支配するα運動ニューロンと，筋紡錘の錐内筋線維を支配するγ運動ニューロンがある．

運動ニューロン [motor neuron, motoneuron] →運動神経

運動量 [momentum] 質点の質量と速度の積をいう，運動の激しさを表すベクトル量．外力が働かなければ運動量は保存される．

運動療法 [exercise therapy, exercise training] 狭心症予防目的の歩行やジョギングなど有酸素運動が主．疾病のリハビリやメタボリックシンドローム*の予防で実施する場合，患者の状態に応じた運動の種類，強度，時間，頻度など適切な処方に従って行う．合併症をもつ者や重症患者は禁忌．変形性関節症の予後の改善，乳癌，心血管疾患，糖尿病，大腸癌でリスクが減少する．糖尿病では，インスリン感受性の増加，コレステロール低下，精神面での活性化やQOL*の向上に有用である．

エ

AIDS [AIDS, acquired immunodeficiency syndrome] ＝後天性免疫不全症候群

エアゾール [aerosol] エーロゾルともいう．気体中に液体あるいは固体の微粒子が分散した状態．医薬品製剤ではエアゾール剤*から噴霧された状態がこれに相当する．身近なものでは霧，煙など．分散した微粒子はコロイド*粒子よりは大きく，放置すると重力の作用によって沈降する．

エアゾール剤 [aerosol] 医薬品の溶液，懸濁液などを，同一容器または別の容器に充填した液化ガスまたは圧縮ガスの圧力により，用時噴出して用いるように製した製剤．外用エアゾール剤，吸入エアゾール剤などがある．（⇒定量噴霧式吸入剤）

ARB [ARB, angiotensin II receptor blocker] ＝アンギオテンシンII受容体拮抗薬

永久双極子 [permanent dipole] ⇒双極子

エイコサノイド [eicosanoid] アラキドン酸*，ビスホモ-γ-リノレン酸，エイコサペンタエン酸*などの炭素数20の不飽和脂肪酸から生成，遊離される，プロスタグランジン*，トロンボキサン*，ロイコトリエン*などの生理活性物質のこと．

エイコサペンタエン酸 [eicosapentaenoic acid] 略号EPA．イコサペンタエン酸ともいう．炭素数20でシス形二重結合を五つもつ不飽和脂肪酸(5,8,11,14,17-エイコサペンタエン酸)の総称．イワシやサバなどのいわゆる"青みの魚"の脂肪に多く存在し，脳梗塞や心筋梗塞の発症を予防するといわれている．

エイコサペント酸エチル [ethyl eicosapentate] ＝イコサペント酸エチル

AIDS(エイズ) [AIDS, acquired immunodeficiency syndrome] ＝後天性免疫不全症候群

AIDS(エイズ)治療薬 [anti-AIDS drug] HIV増殖を阻害する抗HIV薬のほかに，AIDS発症に伴って起こる日和見感染*の治療薬も含む．（⇒後天性免疫不全症候群）

衛生検査技師 [public health laboratory technologist] 医師の指導・監督のもとさまざまな検査を行う医療従事者．臨床検査技師*と業務内容がほぼ重なるが国家資格ではない．

エイムス試験 ＝エームス試験

栄養 [nutrition] ⇒栄養素

栄養機能食品 [functional food with untrient claims] 保健機能食品*のなかで栄養成分の補給・補完を目的として策定された食品で，ビタミンやミネラルについて1日当たりの摂取目安量に含まれる栄養成分量が，国が定めた規格基準(上限値，下限値)に適合している場合，その栄養成分の機能の表示ができる．定められた注意事項などを適正に表示する必要はあるが，国への許可申請や届出は必要ない．（⇒特定保健用食品）

栄養サポートチーム [nutrition support team] 略号NST．患者の栄養サポートを実施する多職種のグループ．栄養サポートとは，疾病の予防および早期治癒のために，栄養管理を症例個々や各疾患治療に応じて適切に実施することをいう．（⇒チーム医療）

栄養素 [nutrient] 人が生命活動を維持するうえで必要な食物から摂取する成分で，糖質，脂質，タンパク質は生体の構成成分やエネルギー源として利用される三大栄養素である．また，生体反応に必要な物質としてビタミンやミネラルがあり，これらを合わせて五大栄養素とよぶこともある．このほか水は栄養素を溶かす成分として重要である．栄養素を利用する現象を栄養という．栄養素の必要な種類と量は年齢，性別，生活活動のレベルにより変化する．糖質，脂質，タンパク質はそれぞれ構成単位に消化されて体内に吸収され，エネルギー産生やその他の生体反応に利用される．余分な栄養素は脂質や糖質の形で貯蔵され，必要に応じて利用される．

栄養表示制度 [nutritional labeling system] 消費者が食品を選択するための適切な情報を提供することを目的として，食品の栄養成分や熱量について表示する際の基準について定めた制度．

栄養輸液 [nutrient solution] 経口から栄

養補給できない場合や不十分な場合に，糖質，アミノ酸，脂肪，ビタミン，微量元素などの栄養素を輸液*として経静脈的に投与するための製剤．(→ 静脈栄養)

栄養療法 [nutrition therapy, nutritional therapy, trophotherapy] → 経腸栄養, 静脈栄養

AST [AST, aspartate aminotransferase] = アスパラギン酸アミノトランスフェラーゼ

AFP [AFP, α-fetoprotein] = α-フェトプロテイン

AMP [AMP, adenosine 5′-monophosphate] → アデノシン 5′-三リン酸

ALT [ALT, alanine aminotransferase] = アラニンアミノトランスフェラーゼ

ALDH [ALDH, aldehyde dehydrogenase] = アルデヒドデヒドロゲナーゼ

A型肝炎 [hepatitis A] → ウイルス性肝炎

A形DNA [A form DNA]　DNAを85%以下の湿度におくと，右巻きのA形構造をとる．その構造はらせん1回転当たり塩基数10.7を含み，二本鎖の塩基対間距離2.6 Å，らせんの直径23 Åである．二本鎖のRNAや，DNAとRNAがハイブリッド形成した二本鎖もA形構造を示す．

疫学 [epidemiology]　集団における疾病の流行(結果)の原因を調べ，その原因を除去することにより流行を終息，予防するための学問であり，公衆衛生の基礎的方法論．急性疾患(感染症など)の流行の原因究明や制御に大きな成果をあげてきたが，現在では慢性疾患(生活習慣病*など)にも用いられている．疾病の原因究明にとどまらず，集団におけるあらゆる因果関係の解明に用いられる．研究手法には観察的研究(記述疫学*，分析疫学*)と実験的研究(介入研究*)があり，記述疫学でたてた仮説を分析疫学で検証し，介入研究で確認していく．

疫学研究 [epidemiology study]　人間の集団を対象として疾病の罹患など健康に関する事柄の頻度や分布を診療や疫学調査で得られた資料より調査し，その要因を明らかにする研究であり，医学の発展や国民の健康の保持増進に欠かせない研究である．ただし，個人情報を含む資料を用いる場合が多く倫理的に十分な配慮が必要である．

液間電位(差) [liquid junction potential]　拡散電位ともいう．組成または濃度の異なる2種の電解質溶液を接したときに界面部分で生じる電位差のこと．界面を挟む両側の電解質溶液のイオンの活量*が異なると界面を通してイオンの拡散が起こるが，イオンの移動度はイオン種により異なるので，拡散の進行に伴い界面の両側に電荷の分離が起こり液間電位を生じる．

液剤 [liquid and solution] → 液状製剤

液晶 [liquid crystal]　結晶が融解して液体となるときに，分子の配向を保った準安定な状態をとることがある．この状態を液晶という．コレステリック液晶，スメクチック液晶などがある．

液状製剤 [liquid preparation]　内用液剤，外用液剤に分類される．主薬や添加物が溶解あるいは懸濁されているため，錠剤や散剤に比べ不安定であり，細菌汚染，光や温度による含量変化などの点から保存に注意を要する．また，液状製剤同士の混合により含量低下や沈殿の析出などの配合変化*が問題となる．

エキス剤 [extract]　生薬の浸出液を濃縮して製したもの．植物性または動物性の生薬中の薬効成分を適当な溶媒を用いて浸出し，それを蒸発して規定の濃度となるまで濃縮または乾燥させ，必要に応じて賦形剤*を加えて規定の含量に調節する．

液性免疫 = 体液性免疫

エキソ [exo]　外側を表す接頭辞．ビシクロ環化合物において空間や置換基の位置関係を

ビシクロ環化合物の場合　｜　アルケンの場合

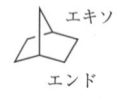

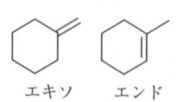

示し，より短い架橋側．アルケンにおける一置換体，1,1-二置換体．(→ エンド)

液相 [liquid phase] → 相

エキソサイトーシス [exocytosis]　開口分泌ともいう．ゴルジ体*の小胞体から遠い側から生じた小胞が細胞膜と融合し内容物を細胞外に放出する過程をいう．どの細胞でもつねに起こり，脂質やタンパク質が細胞膜にも補給される．分泌細胞ではシグナルに応答した調節性のエキソサイトーシスも起こる(→ 分泌小胞)．

エキソヌクレアーゼ [exonuclease]　核酸の鎖の一端からホスホジエステル結合を切断するヌクレアーゼ*．(→ エンドヌクレアーゼ)

エキソン [exon]　エクソンともいう．プロセシング*を受けて生成した成熟mRNAを

構成する RNA 領域(およびその部分に対応するDNA 領域).一方,プロセシングの過程で除去される RNA 領域(およびその部分に対応する DNA 領域)をイントロン(介在配列)という.

液体クロマトグラフィー [liquid chromatography] 略号 LC.固定相*を充填したカラムに試料溶液を注入し,液体を移動相*とし固相との各種の相互作用(分離機構)に基づく保持力の差を利用して試料中の各成分を分離するクロマトグラフィー*の総称.相互作用には分配,吸着,イオン交換,アフィニティー,分子ふるい効果などがあり,これらの分離機構に基づく各種のカラムが市販されている.移動相の液体としては,順相クロマトグラフィーではヘキサンなどの無極性溶媒やエタノールなどの極性溶媒との混合溶液が用いられる.また逆相クロマトグラフィー*では水,メタノール,アセトニトリルなどの極性溶媒や緩衝液などを加えた混合溶液が用いられる.

液滴向流分配クロマトグラフィー [droplet counter current chromatography] 固体の充填剤を使用せず,比重の異なる混じり合わない2種の溶媒を固定相*と移動相*とする液-液分配クロマトグラフィー.(→ 分配クロマトグラフィー)

液膜型イオン選択性電極 [liquid membrane ion-selective electrode] = 液膜型電極

液膜型電極 [liquid membrane electrode] 液膜型イオン選択性電極ともいう.イオン選択性電極*のうち,感応膜が液膜であるもの.目的イオンと選択的に相互作用するイオン担体やイオン交換体などを支持体である高分子(通常,ポリ塩化ビニル)中に溶解あるいは分散させた液膜が用いられる.

液膜法 [liquid film technique] → 薄膜法

エクアトリアル結合 [equatorial bond] → アキシアル結合

エクジソン [ecdysone] 昆虫ホルモンの一種で脱皮および変態を促進する.ステロイド骨格をもつ.類似の化合物は植物にも存在し,フィトエクジソンとよばれる.

エクソン = エキソン

エクリン腺 [eccrine gland] → 汗腺

A群レンサ球菌感染症 [Group A streptococcal infection] = 化膿レンサ球菌感染症

エコー [echo] → 超音波診断法

エコノミークラス症候群 [economy class syndrome] 長時間同じ姿勢を取り続けることで発症する.深部静脈血栓*に伴った急性肺血栓塞栓症をいう.長時間の下肢の圧迫による下肢静脈うっ滞と水分不足による血液粘度の上昇などにより血栓が形成され,歩行の際などに下肢の血栓が血管壁から剥がれ,静脈流にのって肺梗塞を起こす.航空機内のエコノミークラスの旅客から多く報告されたことから,俗にエコノミークラス症候群または,旅行者血栓症,ロングフライト血栓症などとよばれる.深部静脈血栓症と急性肺血栓塞栓症をまとめて静脈血栓塞栓症とよぶ.

壊死 = ネクローシス

ACE阻害薬 [ACE inhibitor, angiotensin converting enzyme inhibitor] = アンギオテンシン変換酵素阻害薬

AChR [AChR, acetylcholine receptor] = アセチルコリン受容体

AChE [AChE, acetylcholinesterase] = アセチルコリンエステラーゼ

ACTH [ACTH, adrenocorticotropic hormone] = 副腎皮質刺激ホルモン

siRNA [siRNA, small interfering RNA] 細胞内に存在する長さ21～23塩基対の低分子二本鎖 RNA.RNA干渉*(RNAi)に関与しており,mRNA を分解することにより配列特異的に遺伝子の発現を抑制する.

SI基本単位 [SI fundamental units, SI base units] → 国際単位系

SI組立単位 [SI derived unit] → 国際単位系

Srcキナーゼ [Src kinase] サークキナーゼと読む.タンパク質の特定のチロシン残基をリン酸化する細胞質型チロシンキナーゼ*の一種.ウイルス癌遺伝子 v-src がコードするタンパク質に見いだされたことに由来する.類似のチロシンキナーゼに Jak, Yes, Fyn などがある.

SARS [SARS, severe acute respiratory syndrome] = 重症急性呼吸器症候群

SSRI [SSRI, selective serotonin reuptake inhibitor] 選択的セロトニン 5-HT 再取込み阻害薬の略号.セロトニン神経終末に存在するセロトニントランスポーターに作用し,神経終末へのセロトニン再取込みを選択的に阻害して抗うつ効果を発揮する.アドレナリン受容体,アセチルコリン受容体などへの親和性が低く,副作用が少ないのが特徴とされる.軽,中等症のうつ状態に第一選択薬として用いられる.(→ 抗うつ薬)

S-S 結合 [S-S bond] ＝ ジスルフィド結合

SH2 ドメイン [SH2 domain, Src homology 2 domain] ⇌ ドメイン，アダプタータンパク質

S_Ni 反応 [S_Ni reaction] 分子内求核置換反応ともいう．求核置換基と脱離基が同一分子内にあるため，分子内で進行する置換反応．塩化チオニル($SOCl_2$)によるアルコールから塩化アルキルへの変換では，ヒドロキシ基と同じ方向から Cl が置換するため，反応は立体保持で進行する(図)．

SNRI [SNRI, serotonin-noradrenaline reuptake inhibitor] 選択的セロトニン 5-HT・ノルアドレナリン再取込み阻害薬の略号．セロトニントランスポーター，ノルアドレナリントランスポーターに特異的に作用し，これらの神経終末への再取込みを阻害し，抗うつ作用を示す．各種神経伝達物質受容体への親和性は低く，副作用は少ないとされる．三環系抗うつ薬*，四環系抗うつ薬*や SSRI*と比べて抗うつ作用の発現は速く，強力である．(⇌ 抗うつ薬)

snRNA [snRNA, small nuclear RNA] ＝ 核内低分子 RNA

S_N2 反応 [S_N2 reaction] 二分子求核置換反応ともいう．求核試薬が脱離基の 180° 反対側から反応する遷移状態を経由するため，立体反転を伴って進行する求核置換反応*．塩基性条件下で起こりやすく，反応部位が立体的に空いている基質で反応しやすいため反応性は第一級＞第二級＞第三級となる．反応速度は基質濃度と求核試薬の両方に依存する二次反応である．

S/N 比 [S/N ratio] ＝ 信号対雑音比

SNP [SNP, single nucleotide polymorphism] ＝ 一塩基多型

S_N1 反応 [S_N1 reaction] 一分子求核置換反応ともいう．脱離基が自発的に脱離し，カルボカチオン*中間体を経由して起こる求核置換反応*．中性～酸性条件下で起こり，カルボカチオン中間体を経由するので，基質の反応性は第三級＞第二級＞第一級である．反応速度は基質濃度のみに依存する一次反応である．置換部位が不斉炭素の場合，生成物はラセミ体*となる．

SF-36 [SF-36, The MOS 36-Item Short-Form Health Survey] ⇌ 疾患特異的尺度

SMBG [SMBG, self measurement of blood glucose] ＝ 自己血糖測定

SO_x [SO_x] ＝ 硫黄酸化物

SOAP [SOAP] ⇌ POS

SOP [SOP, standard operating procedure] 標準操作手順書，標準業務手順書ともいう．医薬品の品質管理や非臨床・臨床試験におけるおのおのの業務がつねに均質かつ適正に実施されるように標準的な操作や手順を詳細に定めた文書．GCP*，GLP*，GMP*などの基準において必須とされる．

S 期 [S phase, synthetic phase] ⇌ 細胞周期

s 軌道 [s orbital] すべての電子殻(主量子数 $n \geq 1$)に存在する方位量子数 $l = 0$ の原子軌道*(⇌ 量子数)．電子の分布確率は球対称である．s 軌道どうし，あるいは s 軌道と p 軌道*の結合で σ 軌道*が生成する．(⇌ d 軌道)

s. c. [s. c.] ＝ 皮下注射，皮下投与

s-シス [s-cis] 単結合に関し，二つの二重結合が同じ側にあるときの立体配座．s-ト

ランス*に比べて熱力学的に不安定. ディールス-アルダー反応*において, ジエンはs-シス配座であることが必要. sは単結合の意.

S状結腸 [sigmoid colon] ⇒ 大腸

エスタゾラム [estazolam] 中間型のベンゾジアゼピン系催眠薬*. 麻酔前投薬としての適応ももつ.

SDS-ポリアクリルアミドゲル電気泳動 [SDS-polyacrylamide gel electrophoresis, SDS-PAGE] ⇒ ゲル電気泳動

ST合剤 [ST combination, trimethoprim-sulfamethoxazole combination] スルファメトキサゾール*とトリメトプリム*を5対1の比率で配合した合剤. 葉酸*代謝経路に関係する二つの酵素を阻害することによって相乗的な効果が得られる. また耐性菌の出現も起こりにくいとされている.

エステラーゼ [esterase] エステル加水分解酵素の総称. 薬物代謝にかかわる代表的な酵素*はカルボキシエステラーゼである. 広範な臓器に存在し, 分子種間の基質特異性の違いが薬物の体内動態に大きく影響する.

エステル [ester] 酸とアルコール*から水が脱水して生成する化合物の総称. カルボン酸エステル(R-COO-R')が代表例. ほかに硫酸エステル, リン酸エステル, 硝酸エステル, 炭酸エステルなどがある. 環状のカルボン酸エステルをラクトン*という.

エステル交換反応 [transesterification] エステルのアルコール部位を, 他のアルコールに交換する反応. 酸あるいは塩基が触媒として必要. 原料となるエステルが別のエステルに変換されるので, エステル交換反応とよばれる.

エストラジオール [estradiol] 卵胞ホルモン(エストロゲン*)の一種. 生体内に存在する17β型は天然のエストロゲン中最強の活性を示す. 製剤は貼付剤として用いる. 肝臓での初回通過効果を受けないので, 低用量使用が可能.

エストラムスチンリン酸エステルナトリウム水和物 [estramustine phosphate sodium hydrate] 女性ホルモン薬*. エストラジオール*とナイトロジェンマスタード*から成る化合物. 前立腺癌に用いる.

***s*-トランス** [s-trans] 単結合に関し, 二つの二重結合が互いに遠い側にあるときの立体配座*. s-シス*に比べて熱力学的に安定. sは単結合を意味する.

エストリオール [estriol] 卵胞ホルモン(エストロゲン*)の一種. 生物活性は比較的弱い. 骨吸収抑制・骨形成促進作用をもつ. 製剤は, 更年期障害, 萎縮性膣炎(老年性膣炎)などの治療に用いられる.

エストロゲン [estrogen] 卵胞ホルモンともいう. 女性ホルモンの一つ. エストラジオールやエストロンを代表とする炭素数18のステロイド. 月経周期の前半では, 原始卵胞が成熟して二次卵胞になるとエストラジオールやエストロンが分泌される. 排卵直前にピークを迎え, その直後に減少する. 子宮内膜増殖作用, 乳腺の発育作用, 子宮筋のオキシトシン*に対する感受性増大作用, 二次性徴の促進作用がある. 経口投与可能な製剤が治療に利用されている.

エストロスチルベン [estrostilben] = ジエチルスチルベストロール

SPF動物 [SPF animal, specific pathogen-free animal] 特定の病原微生物をもたない動物. 実験動物は微生物学的な統御方法により, 清浄度の高いものから無菌動物*(完全に無菌), SPF動物, コンベンショナル動物(まったく統御されていない)に分類される.

sp混成軌道 [sp hybrid orbital] ⇒ 混成軌道

sp³混成軌道 [sp³ hybrid orbital] ⇒ 混成軌道

sp²混成軌道 [sp² hybrid orbital] ⇒ 混成軌道

SU薬 [SU drug] = スルホニル尿素系薬

エゼチミブ [ezetimibe] 脂質異常症治療薬*. 小腸のコレステロールトランスポーター(NPC1L1)を阻害する薬物. 胆汁性および食事性コレステロールの小腸からの吸収を抑制して, キロミクロン*中のコレステロールを低下させ, 血中コレステロールを低下させる.

エタネルセプト(遺伝子組換え) [etanercept (genetical recombination)] 抗リウマチ薬*. 分子標的薬*.

エタノール [ethanol] エチルアルコールともいう. 化学式CH_3CH_2OH. 通称アルコール.

エダラボン [edaravone] 発症24時間以内の脳梗塞急性期に使用される脳保護薬. 脳血管障害の原因となるフリーラジカルを消去し, 脂質過酸化を抑制する作用により, 脳細胞の酸化的障害を抑制する.

エタンブトール塩酸塩 [ethambutol hydrochloride] 抗結核薬*(静菌的). アラビノガラクタン合成阻害. おもな副作用は可逆的な視神

経障害.

エチゾラム [etizolam] 抗不安薬*(ベンゾジアゼピン系). 抗不安作用や骨格筋弛緩作用が強い. 半減期が短い (数時間).

エチドロン酸二ナトリウム [etidronate disodium] 骨粗鬆症治療薬*. ビスホスホネート製剤*.

エチレン [ethylene] → アルケン

エチレンイミン [ethyleneimine] 含窒素有機化合物の一種で, 炭素2個と窒素1個から成る三員環構造をもつ脂肪族アミン. その立体的構造により化学反応性は高い. エチレンイミン誘導体薬剤に抗潰瘍薬*のチオテパがある.

エチレンオキシド [ethyleneoxide] = エポキシド

エチレングリコール [ethylene glycol] 化学式 $HOCH_2CH_2OH$ で表される二価アルコール. エタン-1,2-ジオールともいう.

エチレンジアミン四酢酸 [ethylenediaminetetraacetic acid] 略号 EDTA. 化学式 $(HOOCCH_2)_2NCH_2CH_2N(CH_2COOH)_2$ で表される化合物. キレート滴定*に用いられる代表的なキレート試薬である. 多くの金属イオンと, 電荷や配位数に関係なく, 結合モル比1:1の安定な水溶性キレート化合物を形成する.

エチン [ethyne] = アセチレン

X線 [X-ray] 電離放射線*の一種. 波長が1 pm〜10 nm 程度の電磁波*.

X線回折 [X-ray diffraction] → X線結晶解析

X線結晶解析 [X-ray crystal structure analysis] X線の回折現象を利用して, 化合物の構造解析を行う手段. X線は電磁波の一種であり, その波長は 0.1〜100 Å 程度である. 一方, 固体内の原子間距離は1〜2 Å 程度であり, これと同程度の波長をもつX線が単結晶に入射すると, 各原子からの散乱X線が互いに干渉して回折現象を示す. 強いX線回折が観測されるのは, 入射したX線の波長と入射角との間にブラッグの条件が成り立つときである (→ ブラッグの式). この回折像をコンピューター解析することで結晶学的なデータが得られ, 最終的に分子の立体構造を明らかにすることができる. X線結晶解析は光学活性分子の絶対配置やタンパク質の立体構造の決定などに重要な役割を果たす.

X線検査法 [X-ray examination] = X線診断法

X線CT [X-ray CT, X-ray computed tomography] → X線診断法

X線診断法 [X-ray diagnostic imaging] X線検査法ともいう. X線の透過率が元素や物質の密度によって異なることを利用して, あるいは造影剤の助けを借りて, 体内を透過したX線の強弱を画像として表示し, 体内構造を検査する診断法. 人体の輪切りの断層画像を撮るX線CTは医療に不可欠の診断技術となっている. また, X線検出器を複数配列したマルチスライスX線CTでは三次元画像を作成できる. (→ コンピューター断層撮影)

X線粉末法 [X-ray powder method] X線を粉末状の結晶に当て, その回折パターンから結晶の構造を明らかにする方法. 単一波長のX線により回折パターンを得るのがデバイ・シェラー法である. そのパターンが物質固有であることを利用して, 物質の同定や結晶多形などを区別するのに利用されるきわめて有用な非破壊分析法.

XバンドESR [X-band ESR] → 電子スピン共鳴

HIV [HIV, human immunodeficiency virus] → 後天性免疫不全症候群

HIVプロテアーゼ阻害薬 [HIV protease inhibitor] → プロテアーゼ阻害薬

H_1 受容体 [H_1 receptor] → ヒスタミン受容体

HAART療法 → HAART(ハート)療法

HAQ [HAQ, health assessment questionnaire] → 疾患特異的尺度

HACCP → HACCP(ハサップ)

HSA [HSA, human serum albumin] = ヒト血清アルブミン

HSAB理論 [HSAB concept, hard and soft acids and bases concept] → 硬い酸・塩基

hnRNA [hnRNA, heterogeneous nuclear RNA] = ヘテロ核RNA

HMG-CoA [HMG-CoA, hydroxymethylglutaryl-CoA] → コレステロールの生合成

HMG-CoA還元酵素 = HMG-CoA レダクターゼ

HMG-CoA還元酵素阻害薬 [HMG-CoA reductase inhibitor] HMG-CoA レダクターゼ阻害薬, スタチン系薬ともいう. 肝臓のHMG-CoA 還元酵素(HMG-CoA レダクターゼ*)を阻害する薬物(構造:付録Ⅶ). 肝細胞内コレステロールプールの減少, 肝細胞膜上の

LDL(低密度リポタンパク質*)受容体数の増加,血中からのLDL取込み亢進という一連の過程を経てLDLコレステロールを低下させる.種々の抗動脈硬化作用ももつ.

HMG-CoA レダクターゼ [HMG-CoA reductase] HMG-CoA 還元酵素ともいう.HMG-CoA をメバロン酸に変換する反応を触媒する酸化還元酵素で,生体内のコレステロール生合成経路の律速酵素.その酵素活性は肝臓で最も高く,副腎,卵巣,小腸でも高い活性が認められる.スタチン系薬は,HMG-CoA レダクターゼの特異的阻害薬で,肝臓におけるコレステロール生合成を抑制し,血中LDLコレステロール濃度を著明に低下させる.(⇒コレステロールの生合成,HMG-CoA 還元酵素阻害薬)

HMG-CoA レダクターゼ阻害薬 = HMG-CoA 還元酵素阻害薬

HLA [HLA, human leukocyte antigen] = ヒト白血球抗原

HLB [HLB] = 親水性-親油性バランス

HOMO [HOMO] = 最高被占軌道

H 鎖 [heavy chain] ⇒ 免疫グロブリン

HCG [HCG, human chorionic gonadotropin] = ヒト絨毛性性腺刺激ホルモン

HCV 抗体 [hepatitis C virus antibody, anti-HCV] C型肝炎ウイルス(HCV)抗原に対する抗体.血中のHCV抗体が陽性の場合,現在HCVに感染しているか(高力価),過去に感染し治癒した状態(低力価)を表す.両者の鑑別にはHCV-RNA検査などを行う.

HDL [HDL, high-density lipoprotein] = 高密度リポタンパク質

H$_2$ 遮断薬 [H$_2$ blocker] = H$_2$ 受容体遮断薬*

H$_2$ 受容体 [H$_2$ receptor] ⇒ ヒスタミン受容体

H$_2$ 受容体遮断薬 [H$_2$ receptor blocker] H$_2$受容体拮抗薬,H$_2$遮断薬,ヒスタミンH$_2$受容体遮断薬ともいう.胃壁細胞に存在するH$_2$受容体においてヒスタミンと競合的に拮抗することにより胃酸分泌を阻害するため,胃潰瘍,胃炎,酸逆流性食道炎の治療薬として使用される.ヒスタミンのみならず,ガストリンおよびアセチルコリンによって刺激される胃酸分泌も抑制する.代表的なものにシメチジン,ラニチジン,ファモチジンなどがある.(⇒胃酸分泌抑制薬)

HBe 抗原 [hepatitis B e antigen, HBe antigen] pre-C 遺伝子領域が野生株であるB型肝炎ウイルス(HBV)の増殖時に,HBV産生と連動して産生される抗原.HBe 抗原の存在は,血中にHBV粒子が存在しHBVの増殖能が活発であることを示す.(⇒HBs 抗原)

5-HPETE [5-HPETE, 5-hydroperoxy-eicosatetraenoic acid] 5-ヒドロペルオキシエイコサテトラエン酸.5-リポキシゲナーゼ*によりアラキドン酸*の5位炭素に酸素が添加されて生成する.5-ヒドロキシエイコサテトラエン酸(5-HETE)を経てロイコトリエン*合成の中間体となる.

HbA1c [HbA1c] ⇒ グリコヘモグロビン

HBs 抗原 [hepatitis B surface antigen, HBs antigen] B型肝炎ウイルス(HBV)の表面抗原.HBs 抗原タンパク質はHBVの外被を構成するタンパク質であり,HBs 抗原の存在は,宿主が現在HBVに感染していることを示す.血中には外被のみから成る球状や管状粒子も存在する.(⇒HBe 抗原)

HbS 症 [hemoglobin S disease] = 鎌状赤血球貧血

HPLC [HPLC, high-performance liquid chromatography] = 高速液体クロマトグラフィー

ADI [ADI, acceptable daily intake] = 一日許容摂取量

ADME [ADME] 吸収(absorption),分布(distribution),代謝(metabolism),排泄(excretion)の頭文字を合わせた略語.薬物が体内に投与されたときから排泄されるまでの移行と変化の過程(薬物動態).(⇒薬力学)

ADL [ADL, activities of daily living] 日常生活動作,日常生活活動と訳される.食事,更衣,移動,排泄,入浴など生活を営むうえで不可欠な基本的行動,動作のこと.それぞれについて自立,一部介助,全介助のいずれであるかを評価し,障害者や高齢者などの生活の自立度をみることができる.単に個人の能力を回復するだけでなく,器具や設備などを使用して改善することもできる.

ATP [ATP, adenosine 5'-triphosphate] アデノシン 5'-三リン酸*の略号.

ADP [ADP, adenosine 5'-diphosphate] ⇒ アデノシン 5'-三リン酸

ATP 依存性 K$^+$ チャネル [ATP-dependent potassium channel] = ATP 感受性 K$^+$ チャネル

ATP-ADP 交換輸送体 [ATP-ADP carrier] ミトコンドリア内膜に存在する ATP と ADP の交換輸送系. 本輸送体の阻害剤(アトラクチロシドが代表例)が存在すると, 細胞質の ADP とミトコンドリアの ATP の交換ができなくなり ATP 産生に支障をきたす.

ATP 感受性 K^+ チャネル(K_{ATP} チャネル) [ATP-sensitive potassium channel, K_{ATP} channel] ATP 依存性 K^+ チャネルともいう. 高血糖時に細胞内 ATP 濃度が増加すると閉鎖し, 低血糖や虚血状態により細胞内 ATP 濃度が減少(ADP 濃度が増加)すると開口する K^+ チャネルで, スルホニル尿素受容体(SUR)と内向き整流性 K^+ チャネル(Kir6.2)から構成されている. スルホニル尿素系薬は, 膵臓 β 細胞膜の SUR に結合し K_{ATP} チャネルを抑制して脱分極を起こし, 電位依存性 Ca^{2+} チャネルを開口させて, 細胞内 Ca^{2+} 濃度を上昇させ, インスリンの分泌を促進させる.

ATP 合成酵素 [ATP synthase] ミトコンドリアや好気性細菌において, 電子伝達系*による電子伝達の結果生じた自由エネルギーの変化を利用して, ADP と無機リン酸から ATP* を合成する酵素複合体. NADH や $FADH_2$ の酸化と共役して ADP のリン酸化が起こり ATP を産生するので, この反応を酸化的リン酸化とよぶ. ATP 合成酵素は, プロトンの輸送にかかわるチャネルである F_o 部分と, ATP 合成の触媒反応を担う部分である F_1 から成る.

ADP リボシル化 [ADP-ribosylation] NAD の ADP リボース部分がタンパク質に転移されるタンパク質修飾反応. NADH, NADP, NADPH はこの反応に関与しない. コレラ毒素, ジフテリア毒素などがタンパク質を修飾するモノ ADP リボシル化と, ポリ ADP リボースシンテターゼがヒストンや RNA ポリメラーゼなどを修飾するポリ ADP リボシル化がある.

エーテル [ether] 一般式 R-O-R' で表される化合物の総称. R と R' がアルキル基の場合を脂肪族エーテル, どちらかあるいは両方が芳香環の場合には芳香族エーテルという. また, ジエチルエーテル*のことをエーテルと略すこともある.

エテン [ethene] → アルケン

エトスクシミド [ethosuximide] 抗てんかん薬*.

エトドラク [etodolac] 非ステロイド性抗炎症薬*. COX-2 優先的阻害薬.

エトポシド [etoposide] 略号 VP-16. 抗腫瘍薬*. トポイソメラーゼ阻害薬*.

エドマン分解法 [Edman degradation method] エドマン法, PTC 法ともいう. ペプチドの N 末端アミノ酸残基を同定する方法. フェニルイソチオシアネート(C_6H_5-N=C=S)を N 末端アミノ基と反応させ, アミノ酸 1 残基と共にペプチドから切断する. この遊離化合物を分析することで, アミノ酸残基の同定を行う. また残されたペプチドを対象に繰返して反応を行うことにより, アミノ酸配列を決定できる. 操作の自動化によってアミノ酸配列分析装置*に用いられている.

エドマン法 [Edman method] = エドマン分解法

エトレチナート [etretinate] ビタミン A 製剤.

エドロホニウム塩化物 [edrophonium chloride] コリンエステラーゼ阻害薬*. 短時間作用型の注射薬. 重症筋無力症の診断, 手術後および神経因性膀胱*による排尿困難に用いられる.

エナミン [enamine] 二重結合(ene)をもつ炭素にアミン(amine)が結合した化合物の総称($R^1R^2C=C-NR^3R^4$). よい求核試薬となり, アルキル化, アシル化, マイケル付加*などに利用される.

エナラプリルマレイン酸塩 [enalapril maleate] 降圧薬*. アンギオテンシン変換酵素阻害薬*. プロドラッグ*であり, 生体内でエナラプリラートに変化して作用する.

エナンチオ選択的反応 [enantioselective reaction] 一つの鏡像異性体*が他の鏡像異性体よりも優先的に生成する反応のこと. 酵素反応はその代表例である. 酵素ではなく, 光学的に純粋な触媒を用いる方法もある.

エナンチオマー [enantiomer] = 鏡像異性体

エナンチオマー過剰率 = 鏡像異性体過剰率

NSAID [NSAID, nonsteroidal antiinflammatory drug] = 非ステロイド性抗炎症薬*

NAD(NAD^+) [NAD(NAD^+), nicotinamide adenine dinucleotide] ニコチンアミドアデニンジヌクレオチド*の略号.

NADH [NADH, nicotinamide adenine dinucleotide] ニコチンアミドアデニンジヌクレオチド*の還元型の略号.

NADP(NADP$^+$) [NADP(NADP$^+$), nicotinamide adenine dinucleotide phosphate] ニコチンアミドアデニンジヌクレオチドリン酸*の略号.

NADPH [NADPH, nicotinamide adenine dinucleotide phosphate] ニコチンアミドアデニンジヌクレオチドリン酸*の還元型の略号.

NF-κB [NF-κB, nuclear factor κB] 免疫グロブリン*κL鎖遺伝子がB細胞*で発現する際,そのエンハンサー*に結合するタンパク質として同定された. p50, p65/RelAから成る二量体で形成され,免疫グロブリンκL鎖遺伝子以外の多数の遺伝子の転写活性化を行う. I-κBはNF-κBに結合してその機能を抑制するタンパク質.

NMR [NMR, nuclear magnetic resonance] = 核磁気共鳴

NMRスペクトル [NMR spectrum] = 核磁気共鳴スペクトル

NMDA受容体拮抗薬 [NMDA receptor antagonist, N-metyl-D-aspartate receptor antagonist] NMDA(N-メチル-D-アスパラギン酸)受容体は,脳内の興奮性神経伝達物質であるグルタミン酸の受容体の一つで,記憶・学習や神経細胞死などさまざまな脳の病態にかかわっている. 静脈麻酔薬のケタミン*やアルツハイマー型認知症治療薬メマンチンがある.

NO [NO] = 一酸化窒素

NOE [NOE, nuclear Overhauser effect] = 核オーバーハウザー効果

NOESY [NOESY, nuclear Overhauser effect spectroscopy] = 核オーバーハウザー効果分光法

NO$_x$ [NO$_x$] = 窒素酸化物

NONMEM法 [NONMEM method, nonlinear mixed effect model] 固定効果と変量効果から構成される混合モデルへの当てはめ計算を拡張最小二乗法により行うもので,母集団薬物動態解析には欠かせない代表的手法である. 解析に含める測定値に大きな制約はなく,一人当たり数点の測定値も含めることが可能であり,全データから薬物動態パラメーター*の平均値,個体間変動*,個体内変動*を同時に求められる. 加えて,パラメーターへの共変量の効果を定量化できる.

NO合成酵素 [NO synthase, nitrogen monoxide synthase] 略号NOS. 一酸化窒素合成酵素ともいう. L-アルギニンからシトルリンと一酸化窒素*(NO)を生成する酵素. カルシウム・カルモジュリンにより活性が制御される神経型cNOSと血管内皮型cNOS, カルシウムで制御されずにサイトカイン*により誘導される誘導型iNOSの3種のアイソザイム*がある. iNOSはほとんどの細胞に存在する. 生成物のNOは単独であるいはタンパク質と結合して,血管拡張や神経伝達物質などの作用を示す.

NOプローブ [NO probe] ⇒ 蛍光プローブ

n軌道 [n orbital] ⇒ 非結合性軌道

NK細胞 [NK cell] = ナチュラルキラー細胞

N結合型糖鎖 [N-linked suger chain] ⇒ 糖タンパク質

NKT細胞 [NKT cell] = ナチュラルキラーT細胞

n-σ*遷移 [n-σ* transition] ⇒ 電子遷移

NSAID(エヌセイド) [NSAID, nonsteroidal antiinflammatory drug] = 非ステロイド性抗炎症薬

n-π*遷移 [n-π* transition] ⇒ 電子遷移

NBS [NBS, N-bromosuccinimide] = N-ブロモスクシンイミド

n-ブチル [n-butyl] ⇒ ブチル基

エネルギー [energy] 仕事*をすることのできる能力. 単位はジュール(J). 運動エネルギー*, 位置エネルギー(ポテンシャルエネルギー*)などがある.

エネルギー準位 [energy level] 原子や分子などの量子数によって決まるエネルギーの値またはそのエネルギーをもつ定常状態*. 量子化学ではエネルギーはある特定の飛び飛びの値しかとらない. エネルギーを放出したり吸収したりするときも, エネルギー準位間でエネルギーの授受を行う. 電子のエネルギー準位*をさすことが多いが, 分子の場合には回転エネルギー準位や振動エネルギー準位も存在する.

エネルギー保存則 [energy conservation law, law of conservation of energy] ⇒ 熱力学第一法則

エノラート [enolate] ⇒ エノール

エノール [enol] 炭素-炭素二重結合にヒドロキシ基が1個置換した化合物. カルボニル化合物と互変異性*体の関係にあり, 一般に両者は平衡状態にある. ヒドロキシ基の水素がプロトンとして引き抜かれたアニオンをエノラートイオンあるいはエノラートという.

エバネッセント光 [evanescent light] エバネッセント波, 近接場光ともいう. 光が全反射する際, 反射した物体の表面にしみ出す電磁波. 表面近傍の状態観測などに応用されている.

エバネッセント波 [evanescent wave] = エバネッセント光

エパルレスタット [epalrestat] 経口血糖降下薬*. アルドース還元酵素阻害薬*. 糖尿病性末梢神経障害に伴う手足のしびれや痛みを改善する.

API [API, atmospheric pressure ionization] = 大気圧イオン化

ABC 輸送体 [ABC transporter, ATP-binding cassette transporter] → 一次性能動輸送, P 糖タンパク質

エビデンスレベル [evidence level] 研究論文を吟味する際に, 重視される研究方法などをわかりやすいように類型化して信頼度の目安とする一つの指標. 研究方法からみたエビデンス(科学的根拠)のランクづけとしては, 米国の医療政策研究局 AHCPR(現 AHRQ)によるエビデンスレベルの分類〔Ia: システマティックレビュー*/メタアナリシス*, Ib: ランダム化比較試験*, IIa: 非ランダム化比較試験, IIb: その他の準実験的研究, III: 非実験的記述的研究(比較研究, 相関研究, 症例対照研究*など), IV: 専門家委員会や権威者の意見〕がよく参考にされる. しかしさまざまな団体が基準を作成しているため, どの基準が用いられているかを確認する必要がある.

エピトープ [epitope] 抗原決定基ともいう. 抗原性(免疫原性, 寛容原性, 免疫反応性を含む)を決める抗原の一部分のこと.(→抗原)

エピナスチン塩酸塩 [epinastine hydrochloride] 抗アレルギー薬*. ケミカルメディエーター遊離抑制薬. 抗ヒスタミン薬*.

エピネフリン [epinephrine] = アドレナリン

ABVD 療法 [ABVD chemotherapy] 血液癌(造血器腫瘍)に用いられる化学療法レジメン*の一つ. アドリアマイシン(Adriamycin, → ドキソルビシン), ブレオマイシン(Bleomycin), ビンブラスチン(Vinblastine), ダカルバジン(Dacarbazine)を使用し, おもにホジキンリンパ腫*の治療に用いられる.

エピマー [epimer] 複数の不斉炭素のうち, ただ一つの不斉炭素の立体配置だけが異なる一組のジアステレオマー*を互いにエピマーであるという. また, エピマーになることをエピマー化という.

エピルビシン塩酸塩 [epirubicin hydrochloride] 略号 EPI. 抗腫瘍薬*. 抗腫瘍抗生物質*.

FIP [FIP, International Pharmacy Federation] 国際薬剤師・薬学連合の略称. 世界保健機関(WHO*)と連携した薬科学者と薬剤師の国際組織. 学術部門と職能部門から成る.

FEV$_{1.0}$ [FEV$_{1.0}$, forced expiratory volume in 1 second] = 1 秒量

FEV$_{1.0}$% [FEV$_{1.0}$%, forced expiratory volume% in 1 second] = 1 秒率

Fas → Fas(ファス)

エフェクター細胞 [effector cell] 免疫担当細胞のうち, 癌細胞や感染細胞など標的とする細胞の増殖を抑制, あるいは破壊する活性を示す細胞. 活性化マクロファージ, ナチュラルキラー細胞*, キラー T 細胞*などをさす.

FSH [FSH, follicle-stimulating hormone] = 卵胞刺激ホルモン

FAD [FAD, flavin adenine dinucleotide] フラビンアデニンジヌクレオチド*の略号.

FADH$_2$ [FADH$_2$, flavin adenine dinucleotide] フラビンアデニンジヌクレオチド*の還元型の略号.

エフェドリン塩酸塩 [ephedrine hydrochloride] 交感神経興奮薬*. 気管支拡張薬*. マオウ*から発見されたアルカロイドで, 交感神経終末からのノルアドレナリン*の放出を促すと共に, それ自身がβ受容体の刺激薬となりうる. 気管支喘息*の治療に用いられる.

FAB [FAB, fast atom bombardment ionization] = 高速原子衝撃イオン化

FAB 分類 [FAB classification, French-American-British classification] → 急性白血病

FMN [FMN, flavin mononucleotide] = フラビンモノヌクレオチド

FMO [FMO, flavin-containing monooxygenase] = フラビン含有モノオキシゲナーゼ

FT-ICR MS [FT-ICR MS, Fourier transform ion cyclotron resonance mass spectrometer] = フーリエ変換イオンサイクロトロン共鳴型質量分析計

FDA [FDA, Food and Drug Administration] = 米国食品医薬品局

FT-NMR〔FT-NMR, Fourier transform NMR〕= フーリエ変換 NMR

FVC〔FVC, forced vital capacity〕= 努力肺活量

エブリコ酸〔eburicoic acid〕 ブクリョウ*に含まれるトリテルペン*.

エペリゾン塩酸塩〔eperisone hydrochloride〕 中枢性筋弛緩薬*. 脊髄で単および多シナプス反射を抑制して筋弛緩作用を現す.

エポエチン〔epoetin〕 造血薬*. 貧血治療薬. ヒト遺伝子組換え体のエポエチン α とエポエチン β がある.

エポキシド〔epoxide〕 エチレンオキシド, オキシランともいう. 三員環の環状エーテル誘導体の名称. アルケンの過酸による酸化で合成でき, 酸や求核試薬と容易に反応して開環する.

エマルション〔emulsion〕⇌ 乳剤, 乳化

miRNA〔miRNA〕 マイクロ RNA ともいう. 細胞内に存在する長さ 20〜25 塩基ほどの一本鎖 RNA で, 他の遺伝子の発現を転写・翻訳レベルで調節する機能をもつと考えられているノンコーディング RNA の一種. 近年, 細胞癌化などにおいて, miRNA の発現変化が生じることがわかりつつある.

MIC〔MIC, minimum inhibitory concentration〕 最小発育阻止濃度の略号. 微生物の増殖を阻害する最小の薬剤濃度($\mu g\ mL^{-1}$). 薬剤の微生物に対する有効性を評価する指標となる数値. 微生物の種類によって MIC は異なり, MIC が小さいほど, 抗微生物活性が強いと評価される. (→ MBC)

MR〔MR, medical representative〕= 医薬情報担当者

MRI〔MRI, magnetic resonance imaging〕= 磁気共鳴画像法

MRSA〔MRSA, methicillin resistant *Staphylococcus aureus*〕= メチシリン耐性黄色ブドウ球菌

mRNA〔mRNA, messenger RNA〕 メッセンジャー RNA の略称. DNA* の遺伝暗号を相補的に写し取り (→ 転写), リボソーム* 上でタンパク質合成に関与する RNA (→ 翻訳). 真核細胞の mRNA は転写後修飾により 5′ 末端にメチル化されたグアノシン三リン酸が結合したキャップ構造が形成され, 3′ 末端にはポリ (A) 付加* される. また, スプライシング* によりイントロンが除かれエキソン* 同士がつながれて成熟 mRNA になる. 選択的スプライシングでは, 同一の前駆体 mRNA の異なるエキソンをつなぎ合わせることにより, 異なるタンパク質をコードする mRNA が生み出される.

MRT〔MRT, mean residence time〕= 平均滞留時間

MRP1〔MRP1, multidrug resistance related protein 1〕⇌ 有機アニオン輸送系

MRP2〔MRP2, multidrug resistance related protein 2〕⇌ 有機アニオン輸送系

MEP 経路〔MEP pathway〕= 非メバロン酸経路

MARTA〔MARTA, multi-acting receptor targeted antipsychotic〕= 多元作用型受容体標的化抗精神病薬

MALDI〔MALDI, matrix-assisted laser desorption ionization〕= マトリックス支援レーザー脱離イオン化

MAO〔MAO, monoamine oxidase〕= モノアミンオキシダーゼ

MAO 阻害薬〔MAO inhibitor, monoamine oxidase inhibitor〕= モノアミンオキシダーゼ阻害薬

MAC〔MAC, minimum alveolar concentration〕 麻酔薬の作用強度 (力価) を表す数値. 侵害刺激に対して 50% の人が体動を示さなくなる最小肺胞濃度で表される. MAC が小さいものほど麻酔作用が強いことを意味する.

MS(1)〔MS, mass spectrometry〕= 質量分析

MS(2)〔MS, marketing specialist〕= 医薬品卸売販売担当者

MS/MS〔MS/MS〕= タンデム質量分析法

MHC〔*MHC*, major histocompatibility gene complex〕 主要組織適合遺伝子複合体の略称. 主要組織適合抗原 (MHC 抗原*) を規定する遺伝子のこと. *MHC* 遺伝子座には免疫応答にかかわるさまざまな重要な遺伝子がコードされており, これらをまとめて遺伝子複合体とよぶ. ヒトの *MHC* は *HLA* (→ ヒト白血球抗原), マウスでは *H-2* とよばれる.

MHC クラス I 分子〔MHC class I molecule〕 MHC 抗原* (主要組織適合抗原) の一種. ヒト〔HLA (→ ヒト白血球抗原)〕では A, B, C の 3 種はほとんどすべての細胞表面上にあり, T 細胞* 上の CD8 抗原に親和性があり, 細胞内に生じたペプチド断片を挟んでキラー T 細胞* に抗原提示する. (→ 抗原提示)

MHC クラスⅡ分子 [MHC class II molecule] MHC 抗原*(主要組織適合抗原)の一種. ヒト[HLA(→ ヒト白血球抗原)]では DP, DQ, DR の3種. 抗原提示細胞*上に発現し, T 細胞*上の CD4 抗原に親和性があり, 細胞内に取込んだペプチド断片を挟んでヘルパー T 細胞*に抗原提示する.

MHC 抗原 [MHC antigen] 主要組織適合抗原の略称. *MHC**の遺伝子産物のこと. 移植片の拒絶反応*にあずかる抗原として見つかった. このうち MHC クラスⅠ分子*と MHC クラスⅡ分子*は特に重要な免疫応答制御分子であり, 多型性*が大きい. このことが臓器移植*の際に障害となるが, よく似た組合わせを選び適切な免疫抑制薬*を用いることで成功率は上昇している. なお MHC 抗原よりも弱い拒絶反応をひき起こす副組織適合抗原も多数知られている. (→ 抗原提示)

MAT [MAT, mean absorption time] = 平均吸収時間

MAP キナーゼ [MAP kinase, mitogen-activated protein kinase] 略号 MAPK. マップキナーゼとも読む. 細胞が増殖因子などで刺激されたときに, 分子内のトレオニンとチロシン両アミノ酸残基のリン酸化*により活性化されるプロテインキナーゼ*. おもに転写因子*を標的基質としてそのセリン/トレオニン残基をリン酸化し, 細胞増殖を促進する.

MAP キナーゼカスケード [MAP kinase cascade] MAP キナーゼ*の活性化にいたる一連のキナーゼ反応の連鎖(カスケード)をさし, 上流には Ras タンパク質*で活性化される MAP キナーゼキナーゼキナーゼ(MAPKKK)の Raf, MAP キナーゼキナーゼ(MAPKK)である MEK などが位置する.

MO 法 [MO method] = 分子軌道法

M 殻 [M shell] → 電子殻

M 期 [M phase, mitotic phase] → 細胞周期

MKSA 単位系 [MKSA system of units] → 国際単位系

MCT1 [MCT1, monocarboxylic acid transporter 1] モノカルボン酸輸送体1の略号. SLC16A1 ともいう. 細胞内外の H^+ 濃度勾配を駆動力として酢酸など短鎖脂肪酸やニコチン酸などモノカルボン酸類を共輸送*する SLC (solute carrier family) 輸送体(二次性能動輸送体). MCT1 から MCT14 までが種々組織から単離されている.

MCV [MCV, mean corpuscular volume] = 平均赤血球容積

エームス試験 [Ames test] エイムス試験ともいう. 変異原性試験の一つ. ヒスチジン合成能を消失させたサルモネラ菌変異株(ヒスチジン栄養要求性株 TA98, TA100 菌株など)に被検物質を処理し, ヒスチジン合成能の回復(ヒスチジン非要求性;復帰突然変異)を指標に変異原性を判定する試験法である. フレームシフト変異*と塩基置換変異の検出には, それぞれ TA98 株と TA100 株がよく用いられる. また, 酵素誘導剤を処理した動物(おもにラット)の肝臓から調製した S-9 (肝ホモジネートを 9000 g で遠心して得られた上清)を添加した試験により, 代謝的活性化を受けて変異原性を発揮する被検物質も検出できる.

m/z [m/z] → 質量電荷比

MDI [MDI, metered dose inhaler] = 定量噴霧式吸入剤

MDR1 [MDR1, multidrug resistance 1] = P 糖タンパク質

mDNA [mDNA, mitochondrial DNA] = ミトコンドリア DNA

MBC [MBC, minimum bactericidal concentration] 最小殺菌濃度の略号. 微生物を殺菌する最小の薬剤濃度($\mu g\, mL^{-1}$). 消毒薬などの殺菌力を評価する指標となる数値. (→ MIC)

M:P 比 [milk-to-plasma ratio] 乳汁中と血漿中の薬物濃度の比. 薬物の乳汁移行*の指標として用いる.

EMBASE [EMBASE] エムベイスと読む. ヨーロッパで発行されている文献を中心に, 世界中の医学, 薬学関連の文献を収録している. 特に医薬品に関連する情報を収集しており, 医薬品に強いデータベースと言われている.

エメチン [emetine] トコン*に含まれるイソキノリンアルカロイド*. ドーパミン*2分子とセコロガニンから生合成される. 催吐作用をもつ. さらし粉により赤色を呈する.

AUC [AUC, area under the blood concentration-time curve] 横軸に時間をとり縦軸に血中濃度をとった座標上に時間-血中濃度曲線を描いたとき, この曲線と横軸で囲まれた面積を血中濃度-時間曲線下面積(AUC)とよぶ. 体内に入った薬物量の指標であるきわめて重要な値である.

エラー [error] 【1】何らかの行動におけ

る誤り，間違い，ミス，誤字，誤用，過失のこと．
【2】= 誤差

エラスチン [elastin] 弾性線維を構成する主要な線維状タンパク質．細胞外マトリックス*タンパク質の一つで，皮膚，腱，動脈などに多く含まれ，組織に弾力性を与える．デスモシンやイソデスモシンによるペプチド間の架橋構造をもつことが特徴．

エラー防止対策 [measure for preventing error] エラー原因を当事者以外の要素を含めて分析し，再発防止に向けて立てられた方法手段．

エリキシル剤 [elixir] 甘味および芳香のあるエタノールを含む液状の内用剤．医薬品またはその浸出液にエタノール，精製水，芳香剤*および白糖，その他の糖または甘味剤*を加えて溶かし，沪過またはその他の方法によって澄明な液に調製した製剤．

ELISA(エリザ)法 = ELISA(イライザ)法

エリスロポエチン [erythropoietin] 略号 EPO. 動脈血の酸素分圧が低下すると，腎臓の遠位尿細管周囲細胞から分泌される糖タンパク質．赤芽球前駆細胞から赤芽球への分化増殖を促進する．腎機能不全患者では分泌が低下しているため腎性貧血*を起こす．

エリスロマイシン [erythromycin] 略号 EM. マクロライド系抗生物質*.

LHRH 作動薬 [LHRH agonist] = 黄体形成ホルモン放出ホルモン作動薬

L 殻 [L shell] ⇒ 電子殻

L 形 [L form] ⇒ D 形

L 型電位依存性カルシウムチャネル [L type voltage-gated calcium channel] ⇒ 筋収縮の制御，電位依存性カルシウムチャネル

LQQTSFA [LQQTSFA] ⇒ 患者面接

エルゴカルシフェロール [ergocalciferol] ⇒ ビタミンD

エルゴステロール [ergosterol] バッカク*，チョレイ*，ブクリョウ*などの菌類生薬に含まれる C_{28}-ステロール．紫外線照射によりビタミン D_2 に変化するプロビタミン D_2 でもある．リーベルマン・ブルヒアルト反応*で陽性を示す．

エルゴタミン [ergotamine] エルゴメトリン*と共にバッカク*に含まれるインドールアルカロイド*．トリプトファンとメバロン酸由来のジメチルアリル二リン酸(DMAPP)から生合成される．交感神経遮断作用，血管収縮作用があり，片頭痛薬*として用いる．

エルゴメトリン [ergometrine] エルゴタミン*とともにバッカク*に含まれるインドールアルカロイド*．トリプトファンとメバロン酸由来のジメチルアリル二リン酸(DMAPP)から生合成される．平滑筋収縮作用があり，子宮収縮薬として用いる．

L 鎖 [light chain] ⇒ 免疫グロブリン

LC [LC, liquid chromatography] = 液体クロマトグラフィー

LCAT [LCAT, lecithin-cholesterol acyltransferase] ⇒ コレステロールエステル

LC-MS [LC-MS, liquid chromatography-mass spectrometry] = 高速液体クロマトグラフィー質量分析法

LD [LD, loading dose] = 負荷量

LDA [LDA, lithium diisopropylamide] = リチウムジイソプロピルアミド

LDH [LDH, lactate dehydrogenase] = 乳酸デヒドロゲナーゼ

LDL [LDL, low-density lipoprotein] = 低密度リポタンパク質

LDL 受容体 [LDL receptor, low-density lipoprotein receptor] ⇒ 低密度リポタンパク質

LD_{50} [50% lethal dose] 50% 致死量，半数致死量ともいう．横軸に薬物用量(対数)，縦軸に死亡した動物の割合(累積頻度分布)をプロットした用量-致死率曲線*において，試験に用いた動物の 50% が死亡したときの薬物用量．LD_{50} の値に応じて毒薬・劇薬の指定がなされる．(⇒ 用量-反応曲線)

L バンド ESR [L-band ESR] ⇒ 電子スピン共鳴

LBM [LBM, lean body mass] = 除脂肪体重

LBW [LBW, lean body weight] = 除脂肪体重

LUMO [LUMO] = 最低空軌道

エールリッヒ試薬 [Ehrlich's reagent] ⇒ エールリッヒ反応

エールリッヒ反応 [Ehrlich's reaction] インドール*環を含む医薬品の確認試験*に用いられる．インドール環の 2 位が 4-ジメチルアミノベンズアルデヒド(エールリッヒ試薬)と反応し，さらに酸化されてキノイド型色素を生成し青色～赤紫色を呈する．

エレクトロスプレーイオン化 [electrospray ionization] 略号 ESI. 高電界の中で試料を

含む溶液を噴霧することにより，試料を気体状のイオンにする方法．タンパク質や熱不安定物質にも用いられる緩和なイオン化法．高速液体クロマトグラフィー質量分析法*におけるイオン化法として広く用いられている．

エーロゾル ＝エアゾール

遠位尿細管 [distal kidney tubule] ⇒尿細管

塩化チオニル [thionyl chloride] ⇒$S_N i$反応

塩化鉄(Ⅲ)反応 [iron(Ⅲ) chloride reaction] フェノール性ヒドロキシ基の確認に用いられる．試料溶液に塩化鉄(Ⅲ)試液を加えるとき鉄錯体を形成して赤〜青〜紫色に呈色する．フェノールは青色，サリチル酸は赤紫色を呈す．

塩化物試験法 [limit test for chloride, chloride limit test] 医薬品中に混在する塩化物の限度試験*．試料溶液に硝酸銀を加えるとき生成する塩化銀による混濁を比較する．塩化物(Cl)の限度を％で表す．多くの医薬品に行われ精製の程度の目安となる．

塩化ベンザルコニウム [benzalkonium chloride] 第四級アンモニウム塩をもつ陽イオン界面活性剤(逆性石けん*)．手指や器具の消毒に繁用される．結核菌，芽胞には無効．

塩化ベンゼトニウム [benzethonium chloride] 第四級アンモニウム塩をもつ陽イオン界面活性剤(逆性石けん*)．手指や器具の消毒に繁用される．結核菌，芽胞には無効．

塩基解離定数 [base dissociation constant] ⇒解離定数

塩基除去修復 [base excision repair] 傷害を受けた塩基を取除いて修復を行う DNA 傷害の修復系．この修復系では，塩基が取除かれた部分に切れ目が入り，ここから1個ないし数ヌクレオチドが除かれる．DNA ポリメラーゼ*により除かれた部分が埋められ，DNA リガーゼ*により切れ目が閉じられて修復が完了する．(⇒ヌクレオチド除去修復，ミスマッチ修復)

塩基性アミノ酸 [basic amino acid] ⇒アミノ酸

塩基性抗炎症薬 [basic antiinflammatory drug] 非ステロイド性抗炎症薬*は酸性および塩基性に大別される．酸性抗炎症薬はシクロオキシゲナーゼ*(COX)活性を可逆的に阻害し，解熱鎮痛抗炎症作用を示すが，塩基性抗炎症薬は COX を阻害せず，鎮痛作用強いが抗炎症作用は弱く，副作用も少ない．チアラミド，エピリゾール，ソランタールなどがある．

塩基性度 [basicity] ブレンステッド・ローリー酸・塩基説*に基づいて，ある化合物(おもにアミン)のプロトン(H^+)への電子対供与能，すなわち塩基性を示す指標．化合物の塩基性は塩基解離定数 K_b(⇒解離定数)の常用対数に負の符号をつけた pK_b の値によって定義されるが，実際には共役酸*の pK_a によって表されることが多く，pK_a が大きいほど塩基性が強いことを意味する．

塩基対 [base pair] ⇒DNA

塩基配列 [base sequence] ⇒DNA

塩橋 [salt bridge] 電気化学測定セルや電池において，2種類の電解質溶液の混合を防いだり，液間電位差を減少させたりするために両溶液間に挿入する第三の電解質溶液相のこと．KCl や NaClO$_4$ などの塩を含む電解質溶液を寒天でゲル化したものがよく使われる．

嚥下(えんげ) [deglutition, swallowing] 摂取後，口腔内で噛み砕いた食物を咽頭*から反射により食道を通して胃に送り込むこと*．加齢と共に嚥下障害*が起こりやすくなり，呼吸困難，誤嚥性肺炎*になる場合がある．延髄*に嚥下中枢がある．

嚥下(えんげ)**障害** [dysphagia] 食物を口腔から咽頭，食道を経て胃へ運ぶ過程に異常が発生した状態．低栄養，脱水，誤嚥性肺炎などの原因となる．特に高齢者は嚥下機能が低下する原因を多数もっており，注意が必要である．

炎光光度検出器 [flame photometric detector] 略号 FPD．硫黄およびリン化合物に対して選択的で高感度なガスクロマトグラフィー用検出器．水素と空気のフレーム中で生じるこれらのラジカルの発光強度を測定する．

炎光分析法 [flame spectrometry] フレーム分析法ともいう．金属イオン(特にアルカリ金属およびアルカリ土類金属)をフレームにより原子化し，つぎにその原子を励起させ，励起状態*から基底状態*に遷移するときに生じる発光*を測定して，目的元素を定量する分析法．(⇒発光分析法)

エンザイムイムノアッセイ [enzyme immunoassay] 略号 EIA．酵素イムノアッセイ，酵素免疫測定法ともいう．抗原または抗体を酵素で標識するイムノアッセイ*．ELISA 法*や均一法*であるホモジニアスエンザイムイムノアッセイなどを含む．標識にはペルオキシダーゼやアルカリホスファターゼが多用される．不均一法*の場合，抗原抗体反応の後に B/F 分

離*を行い，B画分あるいはF画分に，発色体や蛍光性物質あるいは発光性物質を生じる基質を加える．これら生成物に基づく信号強度を測定することにより定量値が得られる．非競合法*に基づく方法はイムノエンザイモメトリックアッセイともよばれる．

炎　症 [inflammation]　損傷や有害刺激などに対する生体の防御反応．臨床的には発赤，腫脹，発熱，疼痛，機能障害などが特徴である．病理学的には刺激に対する局所反応の後，有害刺激の破壊，除去，組織の修復と治癒機転が経時的に生じる．

炎症性サイトカイン [inflammatory cytokine]　サイトカイン*は，リンパ球やマクロファージから産生されるが，特に細菌やウイルス感染，腫瘍，組織損傷など炎症反応に深くかかわるものを炎症性サイトカインとよぶ．代表的なものはインターロイキン(IL)-1，TNF-α*，IL-6*であり，発熱誘導や，肝臓に働き種々の急性期タンパク質*の誘導活性をもつ．またIL-1，TNF-αは血管内皮細胞に接着分子を誘導し，好中球やリンパ球の接着・遊走により炎症を惹起する．

炎症性腸疾患 [Inflammatory bowel disease]　略号IBD．何らかの原因で免疫のバランスが破綻することにより腸管に炎症を起こす疾患の総称．潰瘍性大腸炎*とクローン病*が代表的なものであるが，ほかに単純性潰瘍，ベーチェット病*などが含まれる．わが国では潰瘍性大腸炎の患者数がクローン病より多く，両疾患とも近年増加傾向である．内科的治療で改善することが多いが，出血，穿孔，狭窄を合併した場合は外科手術の適応となる．

炎症性メディエーター [inflammatory mediator]　傷害組織や炎症部位に浸潤した白血球や肥満細胞，マクロファージなどから放出される生理活性物質であり，血管透過性亢進，血管拡張，白血球の遊走・浸潤，組織破壊などの作用をひき起こす．ブラジキニン*，セロトニン*，ヒスタミン*，プロスタグランジン*，ロイコトリエン*，インターロイキン*類，一酸化窒素*，活性酸素*など，多種多様な物質が該当する．

炎症(性)反応 [inflammatory reaction]　ウイルス，細菌感染，アレルギー，外傷・熱傷などの原因により，発赤・熱感・腫脹・疼痛といった"炎症の4徴候"とよばれる症状が現れる．炎症時には組織破壊やサイトカイン*産生とそれに随伴したさまざまな生体応答が起こる．血中や尿中に炎症時に現れる変化を測定して炎症の程度，経過を評価する．炎症反応の検査として赤血球沈降速度*(ESR)，C反応性タンパク質*(CRP)，リウマチ因子*(RF)があり，診断に用いられている．

炎色反応試験法 [flame coloration test]　金属塩やハロゲン化合物の炎色反応を利用して当該元素の検出を行う方法．ブンゼンバーナーの無色炎が金属に特有の色を呈する．また，フッ素を除くハロゲン化合物は，ハロゲン化銅の炎色である緑～青色を呈する．これをバイルシュタイン反応という．

遠心性神経 [efferent nerve]　中枢から末梢へ向けて神経インパルスを伝える，いわば"下り"の神経．求心性神経に対する語．遠心性神経の線維を遠心性線維という．

延　髄 [medulla oblongata]　脳幹*の最下部に位置し，橋*の下方，脊髄*の上方に続く部分(⇌中枢神経系)．呼吸中枢，心臓中枢，血管運動中枢など生命維持に必須の自律性反射中枢がある．また，いくつかの中継核や脳神経*核，他の脳幹部位と同様，上行・下行する神経路もある．

塩　析 [salting out]　親水コロイド(⇌コロイド)に多量の電解質を加えるとき，分散しているコロイド粒子の電荷の中和と脱水が起こり，コロイド粒子が親水性を失い，沈殿する現象．各イオンの塩析力の序列を離液順列あるいはホフマイスター系列という．

塩素消毒 [chlorination]　塩素処理ともいう．病原微生物による汚染を防ぐ目的で，水を塩素ガスや次亜塩素酸ナトリウム水溶液などの塩素系薬剤で消毒*すること．塩素系薬剤の注入によって生じる次亜塩素酸*などを遊離残留塩素，クロラミン類を結合残留塩素といい，これらを合わせて残留塩素という．遊離残留塩素あるいは残留塩素を初めて認めるのに要した塩素注入量をそれぞれ塩素要求量あるいは塩素消費量という．水道法では，給水栓末端における残留塩素の基準が定められている．

塩素消費量 [chlorine consumed] ⇌ 塩素消毒

塩素処理 = 塩素消毒

塩素要求量 [chlorine demand] ⇌ 塩素消毒

エンタルピー [enthalpy]　記号Hで表す．定圧下での熱的変化を表すのに導入された状態関数*で，$H = U + pV$で定義される．定圧下，仕事が体積関係に限られるとき，その変化量

ΔH は系に出入りする熱量 q_p に等しい．標準状態*におけるエンタルピーを標準エンタルピーという．

円柱上皮 [columnar epithelium] → 上皮組織，単層円柱上皮

延長因子 ＝ 伸長因子

エンテロトキシン [enterotoxin] → 病原性大腸菌

エンド [endo] 内側を表す接頭辞．ビシクロ環化合物において空間や置換基の位置関係を示し，より長い架橋側．アルケンにおける1,2-二置換体，三置換体，四置換体．(→ エキソ)

エンドサイトーシス [endocytosis] 飲食作用ともいう．細胞膜の一部が陥入し，くびれ落ちた小胞が細胞質に取込まれる過程をいう．細胞外の液体や可溶性分子が小胞内に封入されて取込まれる飲作用（ピノサイトーシス）と，細菌など大きな物質が取込まれる食作用（ファゴサイトーシス）がある．

エンドソーム [endosome] エンドサイトーシス*により取込まれた小胞が融合する細胞小器官．プロトンポンプ*があり内部は酸性．初期エンドソームは後期エンドソームを経てリソソーム*と融合する．細胞膜受容体*などはリサイクリングエンドソームを経て回収される．

エンドトキシン ＝ 内毒素

エンドトキシン試験法 [bacterial endotoxins test] エンドトキシン（→ 内毒素）がカブトガニ血球成分を凝固させることを利用して，エンドトキシンの有無を判別する方法．エンドトキシンはグラム陰性菌由来の毒性を示す物質であり，体内に入ると急性のショックを起こすこともあるため，注射剤やその容器などに含まれていてはいけない．(→ 発熱性物質，発熱性物質試験)

エンドヌクレアーゼ [endonuclease] 核酸の鎖の内部のホスホジエステル結合を切断するヌクレアーゼ*．制限酵素*はその代表例．(→ エキソヌクレアーゼ)

エンドペルオキシド [endoperoxide] O-O結合をもつ環式化合物．過酸化水素*のジアルキル体とみなせる．四員環化合物をジオキセタンという．生体内に存在するエンドペルオキシドとしてはプロスタグランジン G_2 などがある．

エンドポイント [endpoint] アウトカム*のうち，治療行為の意義を最終的に評価するために測定される項目のこと．治療行為で本来求めたいアウトカムは，死亡率の低下，QOL*の向上などであり真のエンドポイントとよばれる．しかし，それらを短期間で観察評価することは難しいため血糖，腫瘍の大きさ，血圧など短期間で評価できる代用エンドポイントが採用される．また，複数のエンドポイントがある場合には，その試験において目的とする主要評価項目であるプライマリーエンドポイント（臨床薬理学的，臨床的に意味のある客観的評価可能な項目が用いられる）と，主要評価項目以外の効果を評価するための副次的評価項目であるセカンダリーエンドポイントが設定される．

エンドポイント測定法 [end-point assay] 平衡分析法ともいう．酵素的分析法*において，十分な時間の酵素反応を行い，測定対象の基質をほぼ完全に生成物に変換させる方法．これに対して，反応開始直後の基質や生成物の濃度変化を追跡して初速度を求める速度分析法（レートアッセイ）がある．

エントロピー [entropy] 記号 S で表す．エントロピーは熱力学的エントロピーと統計学的エントロピー（統計力学的エントロピー）の二つの方法で定義できる．前者は $dS = \delta q_{rev}/T$ により定義される．δq_{rev} は温度 T で系が可逆的に吸収した熱である．一方，後者はボルツマンの式 $S = k_B \ln W$ により定義される．ここで k_B はボルツマン定数*，W は簡単にいえば系に存在する分子の並べ方の総数（微視的状態の数）である．エントロピーの値は系の無秩序性が大きいほど大きい．

円二色性 [circular dichroism] 略号 CD．円偏光二色性ともいう．平面偏光（→ 偏光）が光学活性物質を通過すると左円偏光に対する吸光度と右円偏光に対する吸光度とが異なる現象．このとき，それぞれのモル吸光係数*も異なるので透過光は平面偏光から，楕円偏光となる．また，このモル吸光係数の違いを表す係数を分子楕円係数（モル楕円率）といい，波長を変えたときのこの値の変化を示した曲線を円二色性スペクトル（CDスペクトル）という．

円二色性スペクトル [circular dichroism spectrum] → 円二色性

エンハンサー [enhancer] 転写開始点の上流などに存在し，転写活性を高める働きをする DNA 領域．この領域に特異的な転写活性化因子（アクチベーター*）が結合し，他の転写因子との相互作用により転写活性が高まる．(→ サイレンサー)

エンベロープ [envelope] → ウイルスの

構造

円偏光二色性 ＝ 円二色性

延 命 [prolongation of life]　回復の見込みのない終末期や植物状態の患者に人工呼吸器，人工栄養(経管栄養や中心静脈栄養)や輸液・輸血などの延命治療や延命処置を用いて，生命を維持すること．延命治療により植物状態でも長期の生存が可能である．一方，過剰な延命治療は患者や家族に苦痛を与え，患者の尊厳，自己決定権を損ない，医療費も増やす．リビングウィルは延命治療を望まない意思を文書で示すこと．尊厳死*，安楽死*は延命治療に密接に関連して論議される．(⇌ QOL，患者中心の医療，終末期医療，ターミナルケア)

延命処置 [life-sustaining treatment, apothanasia] ⇌ 延命

延命治療 [life-prolonging treatment, apothanasia] ⇌ 延命

オ

OROS [OROS, osmotic release oral system] ⇒ 放出制御型製剤

ORD スペクトル [ORD spectrum] ⇒ 旋光分散

オイゲノール [eugenol] ⇒ チョウジ

O157 [O157, Escherichia coli O157] 腸管出血性大腸菌に分類される病原性大腸菌*。一般には毒性の強い O157：H7 をさし，157番目にみつかった O 抗原(細胞壁のリポ多糖)と 7番目にみつかった H 抗原(鞭毛)をもつ．感染力が非常に強く，加熱の不十分な食材や感染者の便などを介して 100 個程度というきわめて少数の菌の摂取で感染・発症する．病原性・毒性も強く，細胞のタンパク質の合成を止めるベロ毒素を産生することで，出血性大腸炎に加えて溶血性尿毒症症候群*(HUS)や急性脳症などをひき起こすこともある．急性症症状は意識障害や痙攣を伴い，場合によっては死に至る．

β-オイデスモール [β-eudesmol] ⇒ ソウジュツ

横隔膜 [diaphragm] ⇒ 肺，呼吸

オウギ(黄耆) [astragalus root] キバナオウギまたは *Astragalus mongholicus* Bunge(マメ科)の根．トリテルペン配糖体*類(アストラガロシド I～IV)，イソフラボン類(ホルモノネチン)などを含む．利尿，止汗，強壮を目的に漢方薬に配剤される．

オウゴニン [wogonin] ⇒ オウゴン

オウゴン(黄芩) [scutellaria root] コガネバナ(シソ科)の周皮を除いた根．主要成分はフラボノイド*類(バイカリン，オウゴニンなど)．炎症，下痢，嘔吐などを伴う疾患に対する漢方薬に配合．成分のバイカリンをリード化合物*としてアンレキサノクス(抗アレルギー薬)が合成された．

黄色ブドウ球菌 [*Staphylococcus aureus*] グラム陽性球菌(⇒ グラム陽性菌，球菌)の一つ．コアグラーゼ産生性により，他のブドウ球菌と区別される．表皮や鼻腔に存在し，傷口から侵入し化膿性疾患を起こす．腸管毒や毒素性ショック症候群毒素(TSST-1)などの毒素を産生し，食中毒や毒素性ショック症候群*を起こす．

黄体 [corpus luteum] ⇒ 卵巣

黄体期 [luteal phase] ⇒ 月経周期

黄体形成ホルモン [luteinizing hormone] 略号 LH．脳下垂体前葉より分泌されるゴナドトロピン(性腺刺激ホルモン*)の一つで，女性では卵胞を発育させ，排卵および黄体の形成を促す．男性では精巣のライディッヒ細胞に作用してテストステロン(⇒ アンドロゲン)の分泌を促す．

黄体形成ホルモン放出ホルモン作動薬 [luteinizing hormone-releasing hormone agonist] LHRH 作動薬ともいう．閉経前乳癌の補助内分泌療法に卵巣機能抑制薬として(例：タモキシフェン)，また進行前立腺癌のアンドロゲン抑制療法の一環としてテストステロン放出を減らすために(例：リュープロレリン)用いられる．LHRH 受容体をダウンレギュレーションしてゴナドトロピン(性腺刺激ホルモン*)分泌能を低下させる．

黄体ホルモン [corpus luteum hormone] 排卵後の黄体より産生されるホルモンの総称(プロゲステロン*など)．受精しなかった場合，分泌は約 2 週間続く．

黄体ホルモン薬 [corpus luteum hormone preparation] 天然で唯一の黄体ホルモンであるプロゲステロン*と同様の作用をもつ製剤．卵の着床，妊娠維持に必要で，子宮内膜の発達・分泌期化促進，妊娠の成立・維持，排卵抑制，乳腺の発達，体温上昇作用などを示す．無月経，月経困難症，機能性子宮出血，黄体機能不全による不妊症，切迫性・習慣性早流産などに用いる．

黄疸 [jaundice, icterus] 血液中のビリルビン*が増加し，皮膚や粘膜が黄染した状態．通常，血中の総ビリルビン値が 2～3 mg dL^{-1} 以上になると肉眼的に眼球結膜や皮膚の黄染が認められる(顕性黄疸)．正常人の血中ビリルビンの大部分は寿命が尽きて網内系に貪食された末梢赤血球のヘモグロビンに由来する．その後

肝臓でグルクロン酸抱合を受け胆管を経て腸管に至る．この過程のいずれかの部位に異常があると血中ビリルビン値が上昇し黄疸を呈する．

横断的研究 [cross-sectional study] → 縦断的研究

嘔　吐 [vomiting, vomit, emesis]　実際に"吐く"行為で，胃内容物の経口的排泄．器質的疾患のみならず心理状態によってもひき起こされるので，患者の状態を医学的のみならず社会的にも理解する必要がある．脳圧亢進時は悪心*を伴わない嘔吐のみの場合も多い．原因から中枢性（脳圧亢進，脳循環障害，精神的要因）と末梢性（消化器疾患，前庭機能異常など）に分類される．

応答エレメント [response element, responsive element]　転写開始点の上流または下流に存在し，転写活性を変化させるDNA領域．ホルモン，熱ショック，cAMPなど種々のシグナルに応答して，この領域に特異的な転写調節因子が結合して転写活性が変化する．（→エンハンサー，サイレンサー）

黄　熱 [yellow fever]　黄熱ウイルスにより起こる感染症．アフリカや南米に多くみられる蚊媒介性のウイルス性出血熱の一つ．黄疸，出血，脳炎の症状を呈する．現在は弱毒生ワクチン*で予防できる．野口英世は黄熱を研究中に感染し死亡した．

オウバク（黄柏）[phellodendron bark]　キハダまたは *Phellodendron chinense* Schneider（ミカン科）の周皮を除いた樹皮．主要成分はイソキノリンアルカロイド*類のベルベリン．苦味健胃薬*，整腸薬．塩化ベルベリン製造原料．内服・外用ともに消炎薬とみなされる漢方処方に配剤．

オウム病 [parrot fever, psittacosis]　感染鳥の排泄物中のオウム病クラミジアを吸入することで起こる感染症．1〜2週間の潜伏期の後，高熱，頭痛，全身倦怠，筋肉痛，関節痛などをひき起こす．上気道炎，気管支炎程度の軽症例から肺炎までさまざまである．（→クラミジア）

横紋筋 [striated muscle] → 筋肉

横紋筋融解症 [rhabdomyolysis]　骨格筋が全身打撲などの損傷，熱中症，高熱，低カリウム，筋障害性薬物などにより広範に障害を受け発症する疾患である．自覚症状には筋力低下，筋肉痛，褐色尿がある．血液中に筋肉細胞からの逸脱酵素のクレアチンキナーゼ（CK），アラニンアミノトランスフェラーゼ*（ALT），アスパラギン酸アミノトランスフェラーゼ*（AST）などの上昇があり，ミオグロビンも血中，尿中に認める．ミオグロビンは尿細管腔内においてタム・ホースフォールムコタンパク質などと円柱を形成し尿の流出を妨害する．重篤となると急性腎不全も合併する．

オウレン（黄連）[coptis rhizome]　オウレン，*Coptis chinensis* Franchet, *C. deltoidea* C. Y. Cheng et Hsiao，または *C. teeta* Wallich（キンポウゲ科）の根をほとんど除いた根茎．主要成分はイソキノリンアルカロイド*類のベルベリン．苦味健胃薬*，整腸薬．炎症，精神不安，下痢などに適用する漢方薬に配剤．

OAT1 [OAT1, organic anion transporter 1]　有機アニオン輸送体1の略号．SLC22A6ともいう．腎近位尿細管側底膜に局在し，細胞内のジカルボン酸であるα-ケトグルタル酸と細胞外有機アニオンとの逆輸送（対向輸送*）を媒介するSLC (solute carrier family) 輸送体の一つ．

OATP [OATP, organic anion transporting polypeptide] → 有機アニオン輸送系

大型顆粒リンパ球 [large granular lymphocyte]　略号LGL．血液中のリンパ球のうち，大型で細胞内に多くの顆粒がみられる細胞集団．ナチュラルキラー細胞*のこと．ウイルス感染細胞や癌細胞の排除に働いている．

岡崎フラグメント　[Okazaki fragment] DNAの複製過程で合成される短鎖DNA．DNAには方向性があり，二本鎖DNAのそれぞれの鎖は互いに逆向きに配置している．一方，DNAポリメラーゼ*にも方向性があり，一方向へしか合成ができない．このため二本鎖DNAのそれぞれが鋳型になってDNA複製が進行する場合，DNAポリメラーゼの合成方向に対し，一方は同じ方向，もう一方は逆方向にDNA鎖を合成することになる．逆方向のDNA複製では，まずDNAポリメラーゼの合成方向に短鎖DNA（岡崎フラグメント）を合成し，後でそれをつなぐことにより複製が進行する．これを不連続複製といい，合成されるDNA鎖をラギング鎖とよぶ．一方，DNAポリメラーゼの合成方向に連続的に複製が進行するDNA鎖をリーディング鎖とよぶ．

オキサセフェム系抗生物質　[oxacephems, oxacephem antibiotic]　1位が酸素（O）に置換し，7α位にメトキシ基が導入したセフェム系抗生物質*（構造：付録Ⅶ）．グラム陰性菌に対

オキサリプラチン [oxaliplatin]　略号 L-OHP. 抗腫瘍薬*(白金製剤*). 大腸癌治療の主軸である. 副作用の特徴に末梢神経障害があり, 蓄積投与量に相関している.

オキサロ酢酸 [oxalacetic acid, oxaloacetic acid] → クエン酸回路

オキシコドン塩酸塩水和物 [oxycodone hydrochloride hydrate]　麻薬性鎮痛薬*. 注射剤として複方オキシコドン(1 mL 中にオキシコドン塩酸塩水和物 8 mg とヒドロコタルニン塩酸塩水和物 2 mg 含有)がある.

オキシダント [oxidant] → 光化学オキシダント

オキシトシン [oxytocin]　下垂体後葉ホルモンの一種. 子宮の平滑筋や発達した乳腺の筋上皮細胞に作用して収縮を起こす. 分娩を促進し, 射乳を促進する. 射乳作用機序は吸引刺激が求心性神経を介して後葉に達し, 反射的に分泌を起こす.

オキシドール [oxydol]　3% 過酸化水素溶液. 創傷, 潰瘍の殺菌消毒に用いる. 発泡による機械的清浄作用がある.

オキシドレダクターゼ [oxidoreductase] → 酵素の分類

オキシプリノール [oxypurinol] → 尿酸生成阻害薬

オキシム [oxime]　-C=N-OH 構造を含む有機化合物の総称. アルデヒドまたはケトンとヒドロキシルアミン*の脱水反応により得られる.

オキシラン [oxirane] = エポキシド

オキセサゼイン [oxethazaine]　局所麻酔薬*.

オキソ酸 [oxo acid]　【1】オキソ基(=O) とヒドロキシ基(-OH) が同一の原子に結合した酸性化合物の総称. 有機化合物ではカルボン酸, 無機化合物では硫酸, 硝酸, リン酸など. 【2】ケト酸ともいう. カルボニル基〔-C(=O)-〕とヒドロキシ基を同一分子中にもつ化合物をいう. ピルビン酸($CH_3COCOOH$) などがある.

お薬相談室 [drug consulting room, medical consulting room]　お薬相談コーナーともいう. 薬剤部のお薬渡し口に隣接し, 服用方法や相互作用・副作用など, 患者からの薬に関する相談に答えたり, 医師からの依頼により特に服薬指導*を必要とする患者に対し個別のカウンセリング*を行う場所.

お薬手帳 [medicine notebook]　重複投与や相互作用の防止などを目的とし, 調剤された薬剤の名称, 用法・用量などの情報および服用にあたっての注意事項を記録するための専用の手帳. アレルギー歴, 既往歴, 副作用歴, 服用している一般用医薬品*, 飲用している健康食品などの情報を記録する欄がある. 患者自身の自己管理により, 薬物治療にかかる記録を経時的に残し医療従事者に情報提供するために考案されたが, 記載内容が使用薬剤に関する専門事項であるため, 患者の依頼により医師や歯科医師, 薬剤師が記入する場合が多い. 医療保険では薬剤情報提供として記載しなければならない項目が規定されている.

オクタデシルシリル化シリカゲル [octadecyl silylated silica gel]　略号 ODS. シリカゲル担体表面のシラノール基にオクタデシル基(n-$C_{18}H_{37}$-)を化学結合したものであり, 逆相分配液体クロマトグラフィー*用のカラムの充填剤として汎用されている.

オクタント則 [octant rule]　カルボニル基を飽和六員環にもつ化合物の絶対配置と旋光分散*との関係を示す経験則. カルボニル基を中心に上下左右前後の8個の空間(オクタント)に分画して投影図を作成する. 最も多くの原子をもつオクタントがコットン効果の符号を決定する. (→ 励起子キラリティー法)

オクテット則 [octet rule] → 最外殻電子

瘀(お)血 [static blood, Oketsu]　血が鬱滞し, 生理機能を十分に果たせなくなった状態, およびそれによって起こる諸症. 症状としては, 皮膚につやがなくどす黒い, 冷えのぼせ, 紫斑や内出血によるあざができやすい, 静脈瘤, 頭痛, 肩こり, 生理不順, 更年期障害の諸症状などを呈す. 瘀血を改善するために用いられる処方を駆瘀血剤と総称する. (→ 気血水)

O 結合型糖鎖 [O-linked suger chain] → 糖タンパク質

オザグレルナトリウム [ozagrel sodium] 抗血栓薬*. 血小板凝集阻害薬*.

悪心 [nausea]　いわゆる"吐き気"で, 嘔吐*したいという心理状態. 嘔吐と同じ原因で起こることが多く, 嘔吐に先立つことが多い上腹部の不快感.

オステオカルシン [osteocalcin]　骨芽細胞*で産生される非コラーゲン性骨基質タンパ

ク質．石灰化調節や骨・体液間のカルシウム制御を担う．ビタミンK依存性酵素により修飾され，ヒドロキシアパタイト*と結合して骨基質中に蓄積され骨形成*に関与する．

オスモル濃度 [osmols] 単位 Osm．浸透圧*や沸点上昇*，凝固点降下*を考える際に用いる溶質の実効濃度．水 1 kg 中に溶解している分子やイオンの総モル数で表す．強電解質の NaCl 1 mol が水 1 kg に溶解している場合，2 Osm となる．(→ 束一的性質，濃度)

オセルタミビルリン酸塩 [oseltamivir phosphate] 抗インフルエンザウイルス薬*．経口投与可能なノイラミニダーゼ阻害薬．タミフルは商品名．(→ 抗ウイルス薬)

オゾニド [ozonide] ⇌ オゾン分解

オゾン [ozone] 酸素*の同素体(分子式 O_3)．常温常圧で薄青色の気体で，特有の生臭さがある．空気への紫外線照射や放電により発生する．強い酸化力で異臭・着色物質などを分解する(オゾン分解)活性があり，上下水道の浄化などに用いられる(オゾン処理)．成層圏で短波長紫外線(波長 240 nm 以下)照射により酸素から生成しオゾン層を形成し，DNA を傷害する 240〜320 nm の紫外線を吸収する．近年，南極上空にオゾンホールが存在することが報告され，フロンガス*などの規制につながった．地表付近では光化学オキシダント*として発生し，目，鼻，のどへの刺激や息苦しさなどをひき起こす．

オゾン処理 [ozonation, ozonization] ⇌ オゾン

オゾン層 [ozone layer] ⇌ オゾン

オゾン分解 [ozonolysis] 炭素-炭素二重結合(a)をオゾン(O_3，酸素の同素体)と反応させると，数段階を経てオゾニド(b)が形成され，これを分解することにより，二重結合を切断して二つのカルボニル化合物へと変換する方法(図)．一般に二重結合の炭素に水素が結合している場合，酸化的処理によりカルボン酸(c)，還元的処理によりアルデヒド(d)を与える．

オゾンホール [ozone hole] ⇌ オゾン

オータコイド [autacoid] 局所ホルモンもいう．血液細胞，血管内皮細胞，胃腸管などの細胞において，刺激により生成，遊離されて，近傍の細胞に作用する生理活性物質．代表的なものは，ヒスタミン*，セロトニン*，エイコサノイド*，サイトカイン*などである．

おたふくかぜ ＝ 流行性耳下腺炎

オーダーメイド医療 [order-made medicine] ＝ テーラーメイド医療

オーダリングシステム [ordering system] 検査内容や処方せんなどのオーダーを電子化したシステム．医師がコンピューター端末にオーダーを入力すると，関連部門にネットワークを通じて情報が伝達され，検査ラベルや処方せんなどが出力される．さらに医事会計システムと連結させることによって，会計処理までが連続的に処理される．患者情報の共有化，病院業務の効率化，蓄積されたデータの活用などに貢献している．一方，電子カルテは診療録自体の電子化をいう．オーダリングシステムと電子カルテは，単一の端末上で操作される場合が多いため，併せて電子カルテシステムとよぶ場合もある．

オッズ [odds] 興味のある事象のリスクと事象が起きないリスクとの比．異なる二つの介入のオッズの比をオッズ比といい，介入と結果の関連の強さを表す尺度の一つとして用いられる．オッズ比が 1 の場合には，事象が起こるオッズが二つの介入で同じことを意味する．オッズ比が 1 より大きければ，分母の介入に比べて分子の介入の方が事象の起こるオッズが高いことを意味する．

オッズ比 [odds ratio] ⇌ オッズ

オディ括約筋 [Oddi's sphincter] ⇌ 胆嚢

OTC薬 [OTC drug, over the counter drug] ＝ 一般用医薬品

OTC薬局 ⇌ 薬局

オートクリン [autocrine] サイトカイン*，増殖因子*やペプチドホルモン*が産生細胞自身の受容体に結合して活性を示すこと．(→ パラクリン)

オーバーシュート [overshoot] ⇌ 活動電位

オーバーハウザー効果［Overhauser effect］＝核オーバーハウザー効果

オピオイド［opioid］　ケシの未成熟果実から抽出されるアヘンの成分であるモルヒネに類似した鎮痛作用と麻薬性をもつ物質の総称．モルヒネは優れた鎮痛薬であるが依存性があるため，依存性のないモルヒネ様作用をもつ鎮痛薬として合成された．麻薬性のモルヒネ，オキシコドン，フェンタニル，ペチジンや非麻薬性のブプレノルフィン，ペンタゾシン，ブトルファノールなどがある．オピオイドは生体のオピオイド受容体に結合し，鎮痛効果を発揮する．

オピオイド受容体［opioid receptor］　麻薬性鎮痛薬，合成鎮痛薬，ペプチド性の内因性鎮痛物質の鎮痛作用を仲介する受容体．MOP(μ)受容体，KOP(κ)受容体，DOP(δ)受容体のほか，ノシセプチン受容体(NOP 受容体)に細分類される．

オピオイドローテーション［opioid rotation］　副作用により治療に限界が生じたために十分に痛みを軽減することができなくなったとき，一つのオピオイド*製剤から他のオピオイド製剤に切替えることをいう．

オーファン受容体［orphan receptor］　孤児受容体ともいう．内在性リガンドが不明の G タンパク質共役受容体*や核内受容体*などの受容体．ゲノム情報を基に既知の受容体と類似の配列をもつことから存在が推察される．これを対象にして新規機序の医薬品開発が期待できる．

オーファンドラッグ［orphan drug］　希少疾病用医薬品ともいう．日本における患者数が5万人未満の重篤かつ治療法がない疾病に対して用いる医薬品のこと．企業におけるオーファンドラッグの開発意欲が低いので，政府は助成金だけでなく審査，薬価，税制などの面での優遇策を講じている．

オプシン［opsin］⇒ロドプシン

オプソニン化［opsonization］　抗原に抗体が結合することで，食細胞*内に取込まれやすくなること．抗原と抗体の結合により，食細胞膜上に存在する抗体に対する受容体を介することによって，さらに補体*の活性化によって補体の受容体を介して，抗原が細胞内に取込まれやすくなる．

オフロキサシン［ofloxacin］　略号 OFLX．ニューキノロン系抗菌薬*．

オープンリーディングフレーム［open reading frame］　略号 ORF．翻訳領域のこと．開始コドンから終止コドンまでの，タンパク質に翻訳されるまたは翻訳される可能性がある mRNA 領域およびそれに対応する DNA 領域．特に，産生されるタンパク質の情報が少ない場合に使うことが多い．

オペレーター［operator］⇒オペロン

オペロン［operon］　共通のプロモーター*から1本の連続した mRNA として転写された後，おのおののタンパク質に翻訳される遺伝子群．おもに原核生物において，一連の代謝系に関与する酵素を産生する遺伝子群により形成されることが多い．典型的なオペロンは，プロモーターや構造遺伝子(遺伝暗号に従ってタンパク質の一次配列を直接決定している部分)領域のほかに，転写調節領域としてオペレーター（リプレッサー*結合部位）やアクチベーター*結合部位を含む．

オームの法則［Ohm's law］　電池の両端など，2点間に流れる電流 I〔A〕と電圧 V〔V〕には $V=IR$ という比例関係が成り立つ．これをオームの法則という．比例定数 R は電流の流れにくさを示す量で，**電気抵抗または抵抗**とよばれる．抵抗の単位には Ω(オーム)が使われ，$1\,\Omega = 1\,\mathrm{VA}^{-1}$ である．

ω位［ω-position］⇒α位

オメプラゾール［omeprazole］　消化性潰瘍治療薬*．プロトンポンプ阻害薬*．

親化合物［parent drug］　対象の薬物の分子に適当な置換基を付与した場合の，付与前の元の化合物．プロドラッグ*のように，薬物の分子に適当な置換基を付与したものは，体内に吸収後，結合させた置換基が適当な酵素の作用によって切断されて活性のある本来の親化合物へと変換される．

オーラノフィン［auranofin］　抗リウマチ薬*．金製剤*．

オランザピン［olanzapine］　非定型抗精神病薬*(チエノベンゾジアゼピン系)．ドーパミン D_2, D_3, D_4 受容体，セロトニン 5-HT$_2$, 5-HT$_6$ 受容体，アドレナリン α_1, ヒスタミン H_1 受容体など多くの受容体に高い親和性をもつ．

オリゴ-1,6-グルコシダーゼ［oligo-1,6-glucosidase］＝イソマルターゼ

オリゴ糖［oligosaccharide］　単糖*あるいはその誘導体が2〜十数個縮合したもの．2, 3, 4個縮合したものはそれぞれ二糖，三糖，四糖という．代表的なオリゴ糖には二糖のスクロー

ス*やマルトース*, 三糖のマルトトリオースなどがある. (⇌ 糖)

オリゴペプチド [oligopeptide] ⇌ ペプチド

折りたたみ = フォールディング

オルガネラ = 細胞小器官

オルト [ortho] 【1】略号 o-. ベンゼン誘導体において, ある炭素を基準として隣の炭素をオルト位とよぶ. (⇌ メタ, パラ)
【2】⇌ オルト酸

オルトエステル [orthoester] 一つの炭素上に3個のアルコキシ基をもつ化合物の総称. 一般式 $RC(OR')_3$ で表され, 酸性水溶液中でエステル $RC(=O)OR'$ へと加水分解される.

オルトギ酸エステル [orthoformate] 一般式 $HC(OR)_3$ で表される化合物の総称.

オールドキノロン [old quinolone] ⇌ ニューキノロン系抗菌薬

オルト酸 [ortho-acid] 最も水和度の高いオキソ酸(オルト酸)や同一炭素上にアルコキシ基を三つもつ化合物群〔オルトエステル, オルトギ酸エチル $HC(OCH_2CH_3)_3$ など〕を表す.

オルト-パラ配向性置換基 [ortho-para director] ベンゼン環上の電子供与基*をさし, 芳香族求電子置換反応の際, その置換基の誘起効果*または共鳴効果*により, オルトおよびパラ位に求電子試薬が反応したときに生成するカルボカチオン中間体を安定化させる. そのため反応が相対的にオルトおよびパラ位で起こりやすくなる. 電子供与基は反応性も向上させることから活性化基, ハロゲンは共鳴効果によりオルト-パラ配向性を示すものの, その強い電気陰性度のため反応を低下させるので不活性化基ともよばれる. (⇌ 配向性, メタ配向性置換基)

オルニチン [ornithine] ⇌ 尿素回路

オレイン酸 [oleic acid] ⇌ 不飽和脂肪酸の合成

オレフィン [olefin] = アルケン

オレンジブック [orange book] 米国において, 先発医薬品*と後発医薬品(ジェネリック医薬品*)の生物学的同等性*に関する情報を米国食品医薬品局(FDA)がまとめて公表したもの. 近年, 後発品を普及させるために日本版

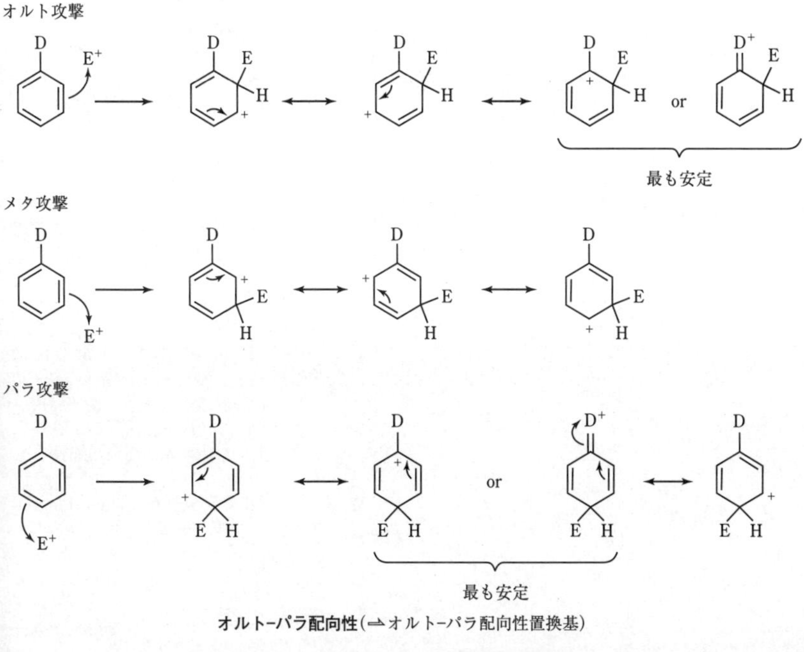

オルト攻撃

メタ攻撃

パラ攻撃

最も安定

オルト-パラ配向性(⇌オルト-パラ配向性置換基)

オレンジブックが公表されるようになった．

OROS(オロス) [OROS, osmotic release oral system] → 放出制御型製剤

オロソムコイド [orosomucoid] ＝α_1-酸性糖タンパク質

オロパタジン塩酸塩 [olopatadine hydrochloride] 抗アレルギー薬*．ケミカルメディエーター遊離抑制薬．抗ヒスタミン薬*．

on-off現象 [on-off phenomenon] L-ドーパ(→L-ドパ製剤)の効いている時間帯(on)と効かなくなる時間帯(off)とが，比較的急速に交代して起こる現象．服薬時間に関係なく起こり，offでは突然に重篤な無動，筋緊張の低下，不安感で始まり，30分ないしは2〜3時間続いて急に消失する．on時には不随意運動を伴うことが多い．L-ドーパの休薬，減量が効果的．(→ wearing-off現象)

音響インピーダンス [acoustic impedance] 音波の伝わりやすさを表し，超音波診断法*においては組織間の画像コントラストを決定する因子で，組織中の音速と密度の積で表される．超音波は音響インピーダンスの異なる成分から成る境界面で反射され，その差が大きいほど強く反射される．

オンジ(遠志) [polygala root] イトヒメハギ(ヒメハギ科)の根．主要成分はオンジサポニンA〜G(A＝セネギンⅣ，B＝セネギンⅢ)などのトリテルペン配糖体*．去痰薬として用いられる．また，漢方処方に精神安定薬として配剤される．

温室効果 [greenhouse effect] 地球の表面から放射される赤外線が大気中の物質に吸収されることで，大気圏内部の気温が上昇する現象．化石燃料の使用が増加し，赤外線を吸収する二酸化炭素やメタンなどの温室効果ガス(→京都議定書)が増加していることが，地球温暖化*のおもな原因とされている．

オンダンセトロン塩酸塩水和物 [ondansetron hydrochloride hydrate] 制吐薬*．セロトニン5-HT_3受容体遮断薬．

温度 [temperature] 熱力学の状態量の一つ．

カ

加アミノ分解 = アミノリシス

外界 [surroundings] → 系

ガイガー・ミュラー計数管 [Gaiger-Müller counter] GM計数管ともいう.放射線による気体の電離とそれに続くガス増幅を利用した放射線検出器.

回帰熱 [recurrent fever, relapsing fever] 再帰熱ともいう.ダニ,シラミにより媒介されるボレリア属細菌に起因する感染症.悪寒を伴う発熱が起こるが,3～7日後に突然解熱する.数日～数週間の無熱期を経て再度発熱することから回帰熱とよばれる.わが国には存在しない.

回帰分析 [regression analysis] 結果変数(実験や調査などの結果として観測される変数)とその変動を説明すると考えられる変数との関連を評価する方法の総称.目的は未知母数の推定,推定された未知母数の検定,仮定したモデルの説明力の評価など.(→ 線形回帰モデル,ロジスティックモデル)

開局薬剤師 → 薬局薬剤師

塊茎 [tuber] 地下茎の一形態.細い地下茎(ストロン*)の先端が養分を蓄え肥大した越冬器官.翌年に地上部へ出る目の数が多い.ジャガイモ,キクイモなどが塊茎をつくる.

壊血病 [scurvy] ビタミンC*の欠乏症.結合組織の形成障害による皮下・粘膜出血,歯肉腫脹,骨・軟骨発育不全を呈する疾患.

介護 [care] 障害者の生活支援をすること.または高齢者・病人などを介抱し世話をすること.

開口分泌 = エキソサイトーシス

外呼吸 [external respiration] → ガス交換

介護支援専門員 [long-term care support specialist] ケアマネージャーともいう.要介護者*または要支援者*(以下 "要介護者など"という)からの相談に応じ,および要介護者などがその心身の状況などに応じ適切な居宅サービス,地域密着型サービス,施設サービス,介護予防サービスまたは地域密着型介護予防サービスを利用できるよう市町村,居宅サービス事業を行う者,地域密着型サービス事業を行う者,介護保険施設,介護予防サービス事業を行う者,地域密着型介護予防サービス事業を行う者などとの連絡調整などを行う者であって,要介護者などが自立した日常生活を営むのに必要な援助に関する専門的知識および技術をもつものとして,介護保険法第69条の7第1項の介護支援専門員証の交付を受けたものをいう.

介護施設 [nursing facility] "介護保険三施設" は,介護老人福祉施設(特別養護老人ホーム),介護老人保健施設(従来型老健,2008年5月に介護療養型老人保健施設(新型老健)が新制度として開始),介護療養型医療施設(療養病床)."それ以外の施設" として介護付/住宅型・有料老人ホーム,軽費老人ホーム(ケアハウス),グループホーム,ケア付高専賃,高齢者住宅などをいう.

介護認定審査会 [Certification Committee of Needed Long-Term Care] 要介護認定*の審査判定を行う機関.市町村・特別区に設置される.介護認定審査会の委員は保健・医療・福祉の学識経験者を市町村長が任命する.委員には守秘義務が課せられている.

介護保険法 [Long-Term Care Insurance Act] 加齢に伴って生ずる疾病などにより要介護・要支援状態になった者が,尊厳を保持しその能力に応じ自立した日常生活を営むことができるよう,国民の社会連帯の理念に基づき必要な保健医療福祉サービスにかかる給付を行うことを目的とした社会保障制度.

塊根 [tuberous root] 多量の養分を蓄積し,肥大した根.サツマイモ,ダリアなどのように越冬器官であると同時に栄養繁殖にも利用される.生薬ブシ*の薬用部位.

介在配列 [intervening sequence, IVS] → エキソン

開始因子 [initiation factor] 略号IF.タンパク質合成の開始に関与するタンパク質因子.原核細胞ではIF-1,IF-2,IF-3が存在し,まずIF-3,IF-1が30Sリボソームのそれぞれ E 部位,A 部位に結合する.つぎに GTP と結合した IF-2 が fMet-tRNA^{fMet} (N-ホルミルメチオ

ニンを結合した開始 tRNA) を P 部位に運び, 翻訳開始が起こる. 真核細胞の開始因子は eIFA〜eIF4B の 9 種類が知られている. (→ 翻訳)

外耳炎 [external otitis] 外耳道炎ともいう. 鼓膜より外側の外耳道 (→ 耳) に生じる炎症. 急性外耳道炎は細菌感染によって生じ, 夏季に多い. 慢性外耳道炎は外耳道湿疹ともよばれ, アレルギーや慢性的な刺激が発症に関与する.

χ^2 検定 [chi-squared test] 帰無仮説*が正しいと仮定したときに, 検定統計量が (漸近的に) χ^2 分布 (正規分布に従う独立な確率変数の平方和が従う連続型の確率分布) に従うことを利用した検定の総称. 代表例は 2×2 分割表において二つの要因の関連の有無を検定するピアソンの χ^2 検定である.

介助 [assistance] そばに付き添って動作などを手助けすること.

外傷後ストレス障害 [post-traumatic stress disorder] 略号 PTSD. 大災害, 事故, 犯罪などによるきわめて強い心的外傷 (トラウマ) 後, 追体験 (フラッシュバック, 悪夢など), 回避 (心的外傷に関連する場所や物を避ける), 記憶喪失, 孤立・無関心, 感情麻痺), 過覚醒 (睡眠障害, 驚愕反応, いらいら) が 1 カ月以上続く状態. 心的外傷後, 数週から数カ月の潜伏期間を経て発症することが多い.

回診 [round] 医療従事者が病棟の入院患者のもとを巡回して診療すること. 医師だけでなくチーム医療*を行う一員として, 薬剤師や栄養士などの参加もみられる. 感染制御チームなどでは, 診療科横断的な回診が行われる.

回折 [diffraction] → X 線結晶解析

回折格子 [diffraction grating] 回折現象を利用して, 光源から放射される白色光を各成分に分散させるための光学素子.

疥癬 (かいせん) [scabies] ヒゼンダニ (疥癬虫) というダニの一種が皮膚の角質層内に寄生することによって起こるかゆみを伴う皮膚感染症. 通常疥癬と角化型疥癬 (ノルウェー疥癬) がある. ヒトからヒトへ肌を接することにより感染し, シーツ, 寝具にいる疥癬虫が移ることもある. 疥癬虫は熱に弱く, 洗濯時に 50 ℃のお湯に 10 分つけたり, 熱風乾燥機を使用するのもよい. 治療薬にはイベルメクチン内服薬やイオウ剤, γ-ベンゼンヘキサクロリド (γ-BHC, リンダン) などの外用剤がある.

回虫 [Ascaris lumbricoides] 人糞中の虫卵が経口摂取され, 腸で孵化し, 幼虫は血行性, リンパ行性に肺に移行し, 気道から再び腸に達し成虫となる. 宿主内を動き回ることから回虫という特徴がある. 腹痛や腸閉塞を起こすことがある. (→ 線虫)

回腸 [ileum] → 小腸

外的妥当性 [external validity] 目の前の患者が, 臨床研究論文で対象となった患者と似た背景をもつとは限らない. そこで, 情報を患者に適用する際には, 情報源とする臨床研究論文で対象となった患者集団と, 目の前の患者の背景がどれだけ似ているかを検討し, さらに患者の考えや思いなど患者のもつ価値観も含めた妥当性つまり外的妥当性の評価を行う. (→ 批判的吟味, 内的妥当性)

回転エネルギー準位 [rotational energy level] → エネルギー準位

外転神経 [abducens nerve] 第 VI 脳神経. (→ 脳神経)

回転スペクトル [rotational spectrum] 多原子分子の量子化された回転エネルギー準位 (→ エネルギー準位) の間で起こる電磁波の吸収または放出について, その遷移強度を波数 (または波長) の関数として描いたもの. 極性分子の回転スペクトルはマイクロ波領域に出現する.

回転性めまい [rotary vertigo, rotatory vertigo] → めまい

回転バスケット法 [rotatory basket method] → 溶出試験法

解糖 [glycolysis] 生物が嫌気的*にグルコース*を分解すること. その代謝経路を解糖系という. 解糖系は生物がエネルギーを獲得するための基本的な反応系で, 1 分子のグルコースが 10 段階の反応を経て 2 分子のピルビン酸*になる. 反応を触媒する酵素はすべて細胞質に局在する. 前半の 5 段階は ATP*の分解によるエネルギーの投資段階で, グルコースはリン酸化された後, アルドラーゼの働きによって 2 分子のグリセルアルデヒド 3-リン酸を生じる. 後半の 5 段階はエネルギー (ATP) の獲得段階で, 解糖の全過程で 1 分子のグルコースから差し引き 2 分子の ATP が生産される. また, グリセルアルデヒドリン酸デヒドロゲナーゼの働きによって 2 分子の NADH*も生産される. 解糖系で生じたピルビン酸は, 好気的*条件下ではミトコンドリア*内に移行してクエン酸回路*

へと導入される．(⇌ ピルビン酸デヒドロゲナーゼ複合体)

解糖系 [glycolytic pathway] ⇌ 解糖

貝 毒 [shellfish poison] ⇌ 下痢性貝毒, 麻痺性貝毒

外毒素 [exotoxin] 病原性細菌の菌体外に放出する毒素のこと．毒素の性状は細菌ごとに特徴がありタンパク質やペプチドである．ジフテリア毒素，破傷風毒素，ボツリヌス毒素，百日咳毒素，ベロ毒素，炭疽菌毒素，ストレプトリジンO，耐熱性溶血素，α毒素などがある．外毒素をホルマリン処理して毒性をなくし免疫原性を残したものをトキソイドとよぶ．ジフテリア菌，破傷風菌，百日咳毒素のトキソイドはワクチンとして使用されている．ボツリヌス毒素は末梢神経終末に作用することから筋肉の過剰緊張に起因する疾患に医療用に使用されている．溶血連鎖球菌感染患者血清中のストレプトリジンOに対する抗体価は治療成績に相関性があることから診断に用いられる．

介入研究 [intervention study] 対象者に対し人為的な操作を加えることによって，因果関係を直接的に証明したり，治療効果を確認する while.医薬品の開発段階における臨床試験(治験*)も介入研究である．観察的研究では個々人の危険因子の有無を厳密に比較することは困難な場合が多い．これに対し介入研究では，介入群と対照群を無作為に分けることにより，対象となった薬品などの摂取以外の影響を極力除外できる．

カイニン酸 [kainic acid] マクリ*(海人草)に含まれるアミノ酸(アルカロイド)．回虫*駆除作用がある．L-グルタミン酸とジメチルアリル二リン酸から生合成される．

海 馬 [hippocampus] ⇌ 大脳辺縁系

灰白質 [gray matter] 中枢神経系において神経細胞体が密集している部分．おもに有髄神経線維(⇌ 神経線維)から成る白質に対する語．

開発危険の抗弁 [defense for development risk] 製造物責任*の免責の一つである．開発危険とは，製造物を流通に置いた時点の科学・技術水準によっては，内在する欠陥を発見することが不可能な危険であり，抗弁とは，損害賠償請求を棄却してもらうため，原告に対してこの事実を主張することである．開発危険の事実を製造業者が主張(抗弁)することにより証明されれば，責任を問われない．ただし製造業者が小規模で能力的に不可能というのは理由にならず，客観的に社会に存在する知識の総体からみた科学・技術水準でなければならない．

回文構造 ＝ パリンドローム

壊 変 [decay] ＝ 放射壊変

壊変系列 [decay series, disintegration series] 崩壊系列ともいう．放射壊変*により生じた娘核種がまた放射壊変を行うというように壊変を繰返す一連の放射性核種の系列．天然には，^{232}Thの壊変に始まるトリウム系列($4n$系列)，^{238}Uの壊変に始まるウラン系列($4n+2$系列)，^{235}Uの壊変に始まるアクチニウム系列($4n+3$系列)が存在する．

壊変定数 [decay constant, disintegration constant] 崩壊定数ともいう．単位時間内に壊変する放射性核種*の数は，その時刻に存在する原子の総数に比例する．このときの比例定数λを壊変定数という．

開放型質問 ＝ 開いた質問

開放隅角緑内障 [open-angle glaucoma] ⇌ 緑内障

開放系 [open system] ⇌ 系

界 面 [interface] 異なる二相の境界を界面という．固体/固体，固体/液体，気体/固体，気体/液体，液体/液体界面のうち，気体との界面を特に表面という．たとえば気体/固体の界面は固体表面，気体/液体の界面は液体表面ともよばれる．界面には界面張力*が存在する．

界面活性 [surface activity] 表面活性ともいう．界面*をつくる二相の両方あるいはどちらかの相に溶解した第三の物質が界面に吸着され，界面張力*を低下させる現象を界面活性といい(⇌ ギブズ吸着式)，このような物質を界面活性物質という．ミセル*を形成する界面活性物質は界面活性剤*とよばれる．

界面活性剤 [surfactant, surface active agent] 表面活性剤ともいう．分子内に親水性の部分と疎水性(親油性)の部分を併せもち，界面*に吸着することによって少量で界面張力*を著しく低下させることができる物質．イオン性界面活性剤，非イオン界面活性剤*，高分子界面活性剤に大別される．イオン性界面活性剤は電離基の種類により陰イオン界面活性剤，陽イオン界面活性剤，両性界面活性剤に分けられる．胆汁酸*，リン脂質*のように生体内に存在するものもある．界面活性剤水溶液では，臨界ミセル濃度*以上でミセル*が形成され，この濃度を境に表面張力*や可溶化能などの溶液物性

に変化がみられる．界面活性剤は分散剤，乳化剤*，可溶化剤，洗浄剤，湿潤剤，起泡剤，殺菌・消毒剤などさまざまな用途に用いられている．

界面張力［interfacial tension］　二相の境界面でその界面*の面積を縮小する方向に働く張力．気体/固体間および気体/液体間の界面張力はふつう表面張力*とよばれる．

界面動電現象［electrokinetic phenomenon］　固体を含む溶液に直流電場をかけ，固体または液体を移動させるときに起こる電気現象のこと．この移動速度が固体表面の電荷によって変化することを利用して，固体の表面電位や表面電荷を求めることができる．

潰瘍［ulcer］　皮膚や粘膜における限局性の組織欠損．表皮や粘膜筋板を越えない浅い組織欠損はびらん*とよぶ．物理的，化学的，生物学的な有害刺激や循環障害などにより組織が壊死，剥落した結果生じ，通常周囲には炎症を伴う．その形状から円形潰瘍，線状潰瘍，縦走潰瘍，輪状潰瘍，打ち抜き潰瘍などの呼称もある．

外用エアゾール剤［aerosol for cutaneous application］⇒エアゾール剤

外用液剤［liquid for external use, external liquid, lipid and solution for cutaneous application］　液状の外用製剤．酒精剤*，リニメント剤*，ローション剤*，含嗽剤などがある．

外用剤［external medicine, drug for external use］　非経口投与*をさし，皮膚に適用させる剤形と粘膜に適用させる剤形に大別される．(⇒内用剤)

外用ステロイド［steroid for external use］　全身投与される経口剤や注射剤とは異なり，局所に適用されるステロイド剤．局所作用が強力で，体内に吸収されると活性が消失または低下するアンテドラッグ*もある．薬効の強弱(最強，かなり強力，強力，中等度，弱い)により分類されるステロイドの種類も，剤形(皮膚外用剤，噴霧剤，点眼薬，口腔用剤，軟膏，クリーム，ローション，エアゾール，ドライパウダーなど)も多種類ある．

潰瘍性大腸炎［ulcerative colitis］　略号 UC．大腸粘膜に生じる原因不明の慢性炎症性疾患．若年成人に好発する．大腸に潰瘍*やびらん*を形成し，寛解と増悪を繰返す．症状は下痢，粘血便，腹痛，発熱である．診断には大腸内視鏡が有用である．一般的に，病変は直腸から口側に進展し大腸のみにみられる．多くの症例は内科的治療で寛解する．治療は軽症の場合サラゾピリンなどの5-アミノサリチル酸(5-ASA)製剤投与を行い，中等症ではステロイド内服や免疫抑制薬の併用，重症例ではステロイドの点滴治療を追加する場合がある．上記の治療に抵抗する症例や，多量の出血，狭窄，穿孔を合併した場合は手術の適応となる．長期経過の潰瘍性大腸炎は大腸癌*を合併する頻度が高く，注意深い経過観察が必要である．

潰瘍治療薬［antiulcer remedy］＝消化性潰瘍治療薬

外用薬袋［envelope for external preparation］⇒薬袋

外来診療［ambulatory care］　外来治療，通院治療ともいう．病院や診療所に通って診察・治療を受けること，あるいは診療・治療を行うこと．一方，病院の病棟で，一定期間，病気やけがの検査や治療・ケアを行うことを入院診療という．

解離性障害［dissociative disorder］　従来のヒステリーに相当する神経症性障害*の類型には，解離性障害と転換性障害がある．患者は無意識に疾病へ逃避することで精神的葛藤の解消をする．解離性障害では，意識障害や精神症状を示す(混迷，健忘，健忘を伴う遁走，多重人格など)．転換性障害では，運動症状や知覚麻痺を示す(麻痺，失調，失声，不随意運動様の運動，けいれんなど)．誇張的，自己顕示的，依存的など，未熟性の性格が多い．

解離定数［dissociation constant］　$A \rightleftharpoons B + C$のように分子 A が分解して分子，原子，あるいはイオンを生じる解離平衡反応の平衡定数を解離定数 K といい，濃度が低い場合にはそれぞれの物質のモル濃度［　］を使って，

$$K = \frac{[B][C]}{[A]}$$

のように表せる(⇒質量作用の法則)．酸解離定数 K_a と塩基解離定数 K_b は，それぞれ酸や塩基が溶液中で電離するときの電離反応の平衡定数であり，**電離定数**ともよばれる．また，ホスト分子(H)とゲスト分子(G)が非共有結合を介してホスト-ゲスト錯体(H-G)をつくる $H + G \rightleftharpoons H\text{-}G$ のような平衡反応の平衡定数は結合定数ともよばれる．

外肋間筋［external intercostal muscle］⇒呼吸

カウンセリング［counseling］　心理療法もいう．心理的問題をかかえる相談者が自己解

決できるよう問題を整理し，解決に向けて支援すること．あくまでも援助的活動であり，問題の解決は相談者自らに任せられる．相談者の個性や生き方を尊重し，相談者の環境適応能力，問題対処能力などの諸能力を向上させることを支援する．科学的根拠に基づく医療(EBM*)と患者との対話に基づく医療(NBM)の双方の面をもつ．特に，健康(精神健康を含む)にかかわる問題解決のための気づきや行動変容そして自己成長を支援するカウンセリングのことを，ヘルスカウンセリングとよぶ．

化学イオン化 [chemical ionization]　略号 CI. メタンやイソブタンなどの反応ガスに熱電子(⇌電子イオン化)を当てて生成させた反応イオンを用いて，気化した試料分子をイオン化する方法．熱電子の直接的な衝撃を避けられるため，電子イオン化よりも緩和なイオン化法である．(⇌質量分析)

化学式量 [chemical formula weight] = 式量

化学シナプス [chemical synapse] ⇌ シナプス

化学シフト [chemical shift]　ケミカルシフトともいう．化学シフトは遮蔽δ(⇌遮蔽定数)の変化を表す場合と，共鳴周波数ν(⇌核磁気共鳴分光法)の変化を示す場合の2とおりある．通常テトラメチルシラン(TMS)や3-トリメチルシリルプロピオン酸ナトリウム(TSP)を内部基準として0 ppmとし，表示する．高磁場側(ppmとして小さい数値)に観測されるシグナルは，低磁場側(ppmとして大きい数値)に観測されるシグナルより外部静磁場から遮蔽されていることを意味する．遮蔽/反(脱)遮蔽は，高磁場側/低磁場側を意味し，電子求引基*による観測核の脱遮蔽効果(低磁場シフト)，電子供与基*による遮蔽効果(高磁場シフト)の大きさは，NMRスペクトル解析の重要な因子となる．

化学受容器 [chemoreceptor] ⇌ 血圧の調節

化学受容器引金帯 [chemoreceptor trigger zone]　略号 CTZ. 延髄第4脳室最後野の壁表面に存在し，ドーパミン(D_2)受容体，セロトニン(5-HT_3)受容体，ムスカリン(M_1)受容体，オピオイド受容体，ヒスタミン受容体などが分布している部位．血液脳関門*が未発達のため，血液中や脳脊髄液中の物質に常にさらされており，これらが結合するとその刺激により延髄にある嘔吐中枢を興奮させ，嘔吐を誘発する．アポモルヒネはこの部位のおもにドーパミン受容体に結合して嘔吐を誘発する．抗癌剤やその代謝物にも化学受容器引金帯を直接あるいは間接的に刺激するものがあり嘔吐を誘発する．

化学塞栓療法 [therapeutic chemoembolization, chemoembolization, transcatheter arterial chemoembolization]　薬物担体を腫瘍血管床に停滞させ，薬物を標的化する方法．肝動脈塞栓療法は腫瘍を栄養とする肝動脈内に抗癌剤を封入した塞栓物質(ゼラチンスポンジなど)を注入し，栄養動脈を塞栓し腫瘍を壊死させるとともに内部の抗癌剤を放出させる方法である．油性造影剤(リピオドール*)と抗癌剤の混合液を注入後，塞栓物質を注入する化学塞栓療法も行われている．

化学的酸素要求量 [chemical oxygen demand] = COD

化学伝達物質(1) [chemical mediator]　細胞間で情報伝達を行う物質の総称．このうち神経伝達物質*は neurotransmitter または chemical transmitter とよび，炎症反応*を媒介する化学伝達物質はケミカルメディエーター*とよぶ．炎症のケミカルメディエーターは炎症局所で炎症性刺激を受けた細胞により産生・遊離され，自らの細胞あるいは標的細胞に影響を与えて炎症反応を修飾する．局所ホルモンあるいはオータコイド*ともいわれる．

化学伝達物質(2) [chemical transmitter] = 神経伝達物質

化学電池 [electrochemical cell, chemical cell, chemical battery]　ガルバニ電池ともいう．酸化還元反応に伴い放出される化学エネルギーを直接電気エネルギーに変換する装置．一般に二つの半電池*を組合わせてつくられる．たとえばダニエル電池の構成は通常 Zn|$ZnSO_4$ aq|$CuSO_4$ aq|Cu または Zn|$ZnSO_4$ aq‖$CuSO_4$ aq|Cu のようにアノード(負極)となる電極(半電池)を左側に，カソード(正極)を右側に書く．二つの半電池の間の | は素焼き板などの隔膜を，‖は塩橋*を表す．また，電池中で起こる酸化還元反応を電池反応という．

化学発光 [chemiluminescence]　電磁波や放射線などの励起源のない条件下で，化学反応により生じた励起分子からの発光．酸化のような発熱的な化学反応が進行して励起一重項状態(⇌一重項)が生成すると，これから蛍光*が化学発光として放出される．

化学発光イムノアッセイ [chemiluminescence immunoassay, chemiluminescent immunoassay, CLIA] ⇒ 発光イムノアッセイ

化学発光エンザイムイムノアッセイ [chemiluminescence enzyme immunoassay, chemiluminescent enzyme immunoassay] 略号 CLEIA. エンザイムイムノアッセイ*の手法の一つ. 抗原または抗体に標識した酵素の活性から，その作用により化学発光*を生じる基質を用いて測定するもの.

化学発光検出器 [chemiluminescence detector] 略号 CLD. 10^{-13} W cm^{-2}以下の極微弱発光の高感度な検出器. 光電子増倍管で発光を増幅する. 装置は試料測定部，制御部，コンピューター解析部から成り，光源を必要としないため電気的ノイズによる干渉を受けない.

化学物質審査規制法 = 化審法

化学物質の審査及び製造等の規制に関する法律 = 化審法

化学平衡 [chemical equilibrium] 物質やエネルギーのやり取りができる二つの領域において変化を起こす力がつり合った状態を平衡*という. 化学平衡は，化学反応の進行(正反応)とその逆反応がつり合い，反応物と生成物の濃度が変化しなくなった状態をいう. 質量作用の法則*が成り立つ.

化学ポテンシャル [chemical potential] 成分iの物質量をn_i, 系全体のギブズエネルギー*をGとすれば$\mu_i = (\partial G/\partial n_i)_{T,p,n_j(j \neq i)}$で定義される量$\mu_i$を成分$i$の化学ポテンシャルという. 成分$i$の部分モルギブズエネルギーに相当する. 純物質では化学ポテンシャルとギブズエネルギーは等価である. 溶液の成分iの化学ポテンシャルμ_iは$\mu_i = \mu_i^{\ominus} + RT\ln a_i$で表される. ここで$a_i$は$i$成分の活量*, $\mu_i^{\ominus}$は標準状態($a_i=1$)での成分iの標準化学ポテンシャルである. (⇒ 部分モル量)

化学療法 [chemotherapy] 抗悪性腫瘍薬(⇒ 抗腫瘍薬)などと支持療法薬(制吐薬や輸液など)を併用して，術後化学療法*や術前化学療法*を行う. また，放射線と併用する放射線化学療法*も行われる.

化学療法薬 [chemotherapeutic drug, chemotherapeutic] 細菌やウイルスなどの病原微生物によって起こる感染症あるいは正常細胞が変異して生じた悪性腫瘍細胞による癌において，患者には毒作用を示さず原因微生物や腫瘍細胞を選択的に死滅あるいは増殖抑制して治療する薬剤. この選択毒性をもつことが化学療法薬の特徴で，合成抗菌薬だけでなく抗生物質も含まれる. かつては化学合成された感染症治療薬が化学療法薬であったが，最近では癌や自己免疫疾患に使用される薬物を他の治療薬と区別するため，化学療法薬とよぶ. 1910年，ドイツの化学者 P. Ehrlich の考案のもと，秦佐八郎が合成に関与した梅毒治療薬サルバルサンが化学療法薬の第一号で，魔法の弾丸とよばれた.

かかりつけ薬剤師 ⇒ かかりつけ薬局

かかりつけ薬局 複数の医療機関から発行された処方せんを調剤してもらい，薬や医療に関することを相談できる患者にとって身近な薬局のこと. 患者に交付された複数医療機関からの処方せんを同一の薬局で調剤することによって，薬物治療に関する患者情報を一元管理することができ，薬の重複投与や薬の飲み合わせなどのチェックが可能となる. かかりつけ薬剤師とは，かかりつけ薬局の薬剤師で，個々の患者の薬歴や体質体調を管理し，適切な調剤や薬学的管理を行う薬剤師のことをいう.

鍵と鍵穴説 [lock and key theory] 基質の形状と酵素の基質結合部位の形状が，鍵と鍵穴の関係にあるとする説. 酵素の触媒作用に重要となるのは，前提となる基質-酵素結合の形成において，基質の形状のみならず，基質の官能基と基質結合部位のアミノ酸残基との位置関係が，疎水性相互作用*，静電的相互作用*，および水素結合*の形成に適していることである. (⇒ 誘導適合モデル)

可逆過程 [reversible process] 外界と系*がつねに平衡を保ちながら変化する過程. 現実に起こる過程はすべて不可逆過程で，可逆過程は実現不可能である. 可逆過程とみなせる現実の変化を準静的変化とよぶことがある. 外界に対して系がする仕事wは，可逆過程において最大となる. 等温可逆過程の理想気体の体積変化($V_1 \to V_2$)に対する仕事wは$w = -nRT\ln(V_2/V_1)$から計算できる. 可逆という用語は，平衡にある状態から微小変化するだけで正方向，または逆方向に移動できることからきている.

可逆反応 [reversible reaction] 平衡反応ともいう. 正反応と逆反応が同時に起こっている反応. 最終的に反応物と生成物が同時に存在する平衡状態に達する. 温度，圧力，濃度などの反応条件を変えると正逆どちらにも進行する可能性があり，新たな平衡状態に達する.

核 [nucleus] 細胞内 DNA の大部分を含

む真核細胞の細胞小器官．核は二層の脂質二重膜から成る核膜で囲まれ，それらが融合してできる核膜孔を介して核内と細胞質間を物質が移動する．核内構造体の核小体は rRNA* の合成部位である．

核移行シグナル [nuclear transport signal] = 核局在化シグナル

核異性体転移 [isomeric transition] 略号 IT．比較的寿命の長い励起状態にある原子核が，より低いエネルギー状態に遷移すること．γ線の放出を伴うことがある．なお，同じ原子番号と質量数をもち，エネルギー状態の異なる核種どうしを互いに核異性体であるという．

核オーバーハウザー効果 [nuclear Overhauser effect] 略号 NOE．核間の双極子相互作用効果．NMR スペクトル中のあるシグナルに対応する核を選択的に照射して遷移状態* に飽和させると，空間的距離（共有結合距離は遠くてもよい）が 5 Å 以内にある核との間で双極子-双極子相互作用が働き緩和* 現象が起り，スペクトルのシグナル強度が変化する．A. W. Overhauser が理論計算により予測し，のちに実験的に確証された．空間的距離が近づくと NOE によるシグナル強度変化が増加するので，分子の立体座* の重要な情報が得られる．

核オーバーハウザー効果分光法 [nuclear Overhauser effect spectroscopy] 略号 NOESY．核オーバーハウザー効果*（NOE）の相関を検出する二次元 NMR* 分光法．双極子-双極子相互作用する核間に相関ピークが検出され，試料の立体配座*，立体配置を決定できる．さらに異なる二分子間の核間相関ピークを検出することにより，二分子間の認識，すなわち生体内因子と受容体の結合，酵素と基質の結合などを溶液中でとらえることができる．NOESY の場合，分子量により相関時間が小さくなり NOE の検出ができない場合は，スピンロックを行い回転座標系における相関を検出する ROESY が用いられる．

角化細胞 [keratinocyte] ⇌ 表皮

角化症 [keratosis] 角質増殖や異常角化などの病的な角化を主症状とした疾患の総称．先天的角化症と後天的角化症に分類される．先天性には尋常性魚鱗癬，随伴遺伝子魚鱗癬，先天性掌蹠角化症などが含まれ，後天性には胼胝，鶏眼，乾癬*，扁平苔癬などが含まれる．

核局在化シグナル [nuclear localization signal] 略号 NLS．核移行シグナルともいう．細胞の核内で作用するタンパク質がリボソーム上で合成された後，核内にまで能動的かつ選択的に輸送されるために必要な，数個～十数個のアミノ酸から成る配列．

拡散 [diffusion] 高濃度の溶液と低濃度の溶液が接するとき，高濃度側から低濃度側へ溶質が移動する現象という．拡散速度は濃度勾配に比例する（フィックの拡散法則*）．比例定数を拡散係数という．拡散は分子の熱運動（ブラウン運動*）により起こる現象である．そのため温度が高く分子が小さいほど速く拡散する．多くの場合，拡散と同時に対流が起こって濃度が一様になる．固体表面の近くには対流によってかくはんされず，粒子と共に移動する層がある．この層を拡散層という．

核　酸 [nucleic acid] ヌクレオチド* がリボース* またはデオキシリボース* の 3′-OH 基とリン酸基との間でエステル結合（ホスホジエステル結合）して重合した生体高分子（構造：付録 VI）．リボースを含む核酸をリボ核酸（RNA*），デオキシリボースを含む核酸をデオキシリボ核酸（DNA*）という．

拡散係数 [diffusion coefficient] ⇌ 拡散

拡散層 [diffusion layer] ⇌ 拡散

拡散電位 [diffusion potential] = 液間電位

拡散電気二重層 [diffuse electric double layer] 溶液中において，荷電粒子は主として粒子と反対符号のイオンによって囲まれており，この取囲んだ層を拡散電気二重層という．移動する粒子と溶液の境界面（ずれ面という）における電位をゼータ電位といい，電気泳動などによって求めることができる．粒子の表面には異符号のイオンや溶媒が固く結合して，粒子とともに移動する．

拡散法 [diffusion method] 抗生物質に対する感受性試験の一つ．定性的方法であり，治療に有効な薬剤の選択を目的として，細菌を寒天平板上に塗沫して一定の濃度薬剤を含ませたディスクを置き，拡散した薬剤による細菌の発育阻止円の直径を測定する．ディスク法が一般に行われる．（⇌ 希釈法）

拡散方程式 [diffusion equation] ⇌ フィックの拡散法則

拡散律速反応 [diffusion controlled reaction] 二つの分子が衝突して起こる反応において，その分子の拡散速度によりその反応の速さが決まる場合，拡散律速反応という．異なる種類の分子の二次反応* にみられる．

核磁気回転比 [nuclear magnetogyric ratio] 核の磁気モーメント*とスピン角運動量は比例関係にある．その比例定数のこと．(→ 核磁気共鳴分光法)

核磁気共鳴 [nuclear magnetic resonance] 略号NMR．スピン量子数(I)が0でない原子核(^{1}Hや^{13}Cの場合1/2)は磁気モーメント*をもち，静磁場を加えると核に固有の核磁気回転比に応じて一定の力(トルク，磁場の大きさと磁気モーメントの積)を受け，静磁場の周りを歳差運動*する．このラーモア歳差運動のエネルギー準位は量子化されており(準位の数は$2I+1$)，静磁場を加えることでエネルギー準位に差が生じる(ゼーマン分裂という)．このエネルギー差は加える静磁場の大きさに比例する．歳差運動の周波数(ラーモア周波数)に一致する振動数の電磁波(ラジオ波)を照射すると，そのエネルギーを吸収して高い準位へ遷移する．これを核磁気共鳴という．

核磁気共鳴スペクトル [nuclear magnetic resonance spectrum] NMRスペクトルともいう．核磁気共鳴分光法*により得られるスペクトルのこと．一般に，横軸に化学シフト*(ppm)，縦軸にシグナル相対強度で示す．^{1}Hの場合，シグナル強度(シグナル面積)を積分することでプロトンの数を推定することができる．

核磁気共鳴分光法 [nuclear magnetic resonance spectroscopy] NMR分光法ともいう．有機化合物の非破壊的構造決定法の一つ．試料分子が核磁気共鳴*現象を起こす電磁波の周波数(共鳴周波数)を測定する手法で，核磁気共鳴(NMR)スペクトル*が得られる．有機化合物中の^{1}Hや^{13}Cの原子核が示す核磁気共鳴現象は，原子核が置かれた磁場の強さに影響されるため，原子核の周りの化学的環境(原子核を取巻く電子密度や隣接する原子核との相互作用)から影響を受け，共鳴周波数がわずかに異なってくる．その測定から化学構造の情報が得られる．試料を電磁場中に置き，共鳴周波数に相当する一定波長の電磁波(ラジオ波)を照射しながら電磁場の強さを変化させて(磁場を掃引して)ラジオ波の吸収を記録する磁場掃引(CW)法と，フーリエ変換NMR*(FT-NMR)法がある．現在は超電導磁場を用いた大型のFT-NMR装置が一般的である．

角質層 [horny layer, stratum corneum] → 表皮

学術論文 [academic article] 特定の課題について適切な方法で実施された研究成果が，論理的な手法で記述され，専門家の審査を経て受理され，学術雑誌に論文として掲載されたもの．一般に要旨，緒言，研究方法，結果，考察，引用文献から成る．

核小体 [nucleolus] → 核

核スピン [nuclear spin] → スピン

核スピン量子数 [nuclear spin quantum number] → 量子数

覚せい剤 [stimulant] 中枢神経を興奮させ覚せい作用をもたらす薬物．依存性をもつため覚せい剤取締法*で規制されている．ドーパミンの放出促進，再取込み抑制，モノアミンオキシダーゼ*の阻害などの作用をもつ．代表的な薬物にアンフェタミン，メタンフェタミン，コカイン，メチルフェニデートなどがある．

覚せい剤原料 [stimulants raw material] 覚せい剤(アンフェタミンまたはメタンフェタミン)の合成は比較的容易であることから，その合成の直接的な原料となる化学物質を取締まる必要があり，覚せい剤取締法の規制対象となっているもの．エフェドリンやセレギリンなどの医薬品，あるいはフェニル酢酸などがある．

覚せい剤取締法 [Stimulants Control Act] 覚せい剤の輸入，輸出，所持，製造，譲渡，譲受，使用について厳しく規定している法律．

隔絶抗原 [sequestered antigen] 隔離抗原ともいう．水晶体や精子などに内在する抗原のことで，免疫細胞が接触する機会がないため，自己寛容*は成立していない．炎症や外傷などによってそれらが露出すると，免疫細胞が接触し免疫応答が起こる．

拡張期血圧 [diastolic blood pressure] → 血圧

拡張最小二乗法 [expanded least squares method] → NONMEM法

拡張終期容積 [end-diastolic volume] → 心拍出量

確定診断 [definite diagnosis, definitive diagnosis, confirmed diagnosis] 症状や各種検査結果などから，患者がどの疾患であるか判断する最終的診断．その患者にとっての最良の治療を決定するうえで重要な意味をもつ．判断法としては抗原検出，遺伝子変異検出，病理診断などがある．

カクテル療法 [cocktail therapy] = HAART療法

獲得耐性 [acquired resistance] ⇒ 耐性【2】
獲得免疫 [acquired immunity] 適応免疫ともいう．病原体などの外来異物(抗原*という)を排除する免疫の働きのうち，抗原を特異的に識別して排除する仕組み．同じ病原体による感染症に二度とかからないか病状が軽いのは獲得免疫の働きによる．この働きを免疫記憶とよび，ワクチンが有効な理由でもある．獲得免疫はリンパ球のうちT細胞*とB細胞*によって担われ，これらの細胞は個々の抗原に対して特異的な受容体を遺伝子再構成*によって獲得し，対応する抗原にのみ免疫応答を起こす．

核内受容体 [nuclear receptor] ステロイドホルモン，甲状腺ホルモン，ビタミンD_3などの脂溶性分子をリガンド(⇒受容体)として，核内(一部は細胞質内)に存在する受容体ファミリーの総称．リガンドとの結合により活性化されてDNAの特定のヌクレオチド配列に結合し，転写因子*として機能する．細胞膜に存在する受容体との区別から，**細胞内受容体**ともいう．

核内低分子RNA [small nuclear RNA] 略号snRNA．mRNA前駆体のスプライシング*の過程に関与する低分子RNA．基質であるヘテロ核RNA*(hnRNA)に，snRNAを含む低分子リボ核タンパク質(snRNP)複合体であるU1, U2, U4, U5, U6と，多数のタンパク質複合体(スプライソソーム)が作用し，スプライシングが起こる．

確認試験 [identification test] 医薬品または医薬品に含まれている主成分などを確認する試験．官能基や原子団の特性を利用した化学反応や呈色反応が巧みに利用される．一方，赤外吸収*や核磁気共鳴*などの分光学的方法も採用されている．

核反応 [nuclear reaction] 原子核が粒子線の照射を受け，異なる核種に変化する現象．原子核Aが粒子aの衝撃により，粒子bを放出し生成核Bを与えるとき，この核反応はA+a→B+bまたはA(a, b)Bと表す．

核分裂 [nuclear fission] 原子番号の大きい原子核が自発的あるいは粒子の衝撃により，二つ以上の核に分裂すること．^{235}Uに中性子が入射するとき，質量数100前後の原子核と質量数140前後の原子核に分裂すると同時に2〜3個の中性子が放出される．

角膜 [cornea] 眼球組織の一つ．血管を含まない透明な線維性の膜．形は球面で，光を屈折してはっきりした像が得られるように働く．外表面は結膜とよばれる上皮層で覆われている．(⇒眼)

核ラミナ [nuclear lamina] 核膜の脂質二重層の内膜の核質側を裏打ちする安定な層状構造体．ラミンとよばれる中間径フィラメント*タンパク質がおもな成分となり形成されている．

隔離抗原 ＝隔絶抗原

確率分布 [probability distribution] 起こりうるすべての実験結果の値に対して，その起こりやすさを規定するもの．たとえば公正な2枚のコインを投げ，表が出たコインの枚数をXで表したとき，Xの確率分布は，$X=0$のとき1/4, $X=1$のとき1/2, $X=2$のとき1/4となる．

確率変数 [random variable] ⇒ 分布関数
確率密度 [probability density] ⇒ 波動関数
確率密度関数 [probability density function] 確率的に変動する連続変数Xがある微小区間$[x, x+\varepsilon]$内の値をとる確率の速度を実現値xの関数(下式)として表現したもの．

$$f(x) = \lim_{\varepsilon \to 0} \Pr\left(\frac{x \leq X \leq x+\varepsilon}{\varepsilon}\right)$$

無限の精度をもつ連続な確率変数がある一つの値をとる確率はゼロとなるため，ある一点での確率を考えることに意味がない．確率に代わり，ある一点での確からしさを表現するものが確率密度関数である．

過形成 [hyperplasia] 細胞数が増加することにより組織や臓器の大きさが増すこと．損傷や炎症に対する修復作用，生理的なあるいは病的なホルモンの増加などにより認められる．一過性の反応であることが多いが，病的に持続することもある．腫瘍性の増殖は含まないが，過形成から腫瘍性増殖へ移行することもある．

加減方 [kagenho] 漢方処方中の生薬の分量を加減したり，除いたりする方法．桂枝湯の芍薬を倍量した桂枝加芍薬湯，抑肝散に陳皮と半夏を加えた抑肝散加陳皮半夏，大柴胡湯から大黄を除いた大柴胡湯去大黄が代表的．

下行大動脈 [descending aorta] ⇒ 体循環
加工ブシ [processed aconite root] ⇒ ブシ
化合物ライブラリー [chemical library, compound library] ランダムスクリーニング*に供するための多様性に富む化合物セットのことを化合物ライブラリーという．動植物や微生物由来の素材もライブラリーの一つである．製薬企業は，自前で構築したライブラリーと市販のセットをいつでもアッセイ(薬効評価)に供せる

過酷試験 [stress test]　苛酷試験とも書く．流通期間中に起こりうる極端な条件下における医薬品の品質の変化を予知するために行う安定性試験の一つ．通常，加速試験*より苛酷な条件に原薬や製剤を置いて，温度，湿度，光に対する薬物の安定性を評価する．

カコジル酸 [cacodylic acid]　＝ ジメチルアルシン酸

重なり形 [eclipsed form]　⇒ニューマン投影式，立体配座

過酸 [peroxy acid]　-O-O- 結合を含むオキシ酸．有機化合物では RC(=O)OOH と表され，ペルオキシカルボン酸ともいう．酸性度は弱い．（⇒ m-クロロ過安息香酸）

過酸化水素 [hydrogen peroxide]　分子式 H_2O_2．ラジカルではないが活性酸素*の一種で，三重項酸素が二電子還元されプロトン化されている．比較的安定で反応性は低いが，一電子還元される（フェントン反応）と反応性の高いヒドロキシルラジカル（·OH）に変換される．3% 溶液はオキシドール*として消毒に用いられる．

可視吸収スペクトル [visible absorption spectrum]　⇒紫外可視吸光度測定法

可視部検出器 [visible absorbance detector]　可視部に吸収のある物質の検出器．高速液体クロマトグラフィー*の検出器をさすことが多い．試料をガラス製の透明な容器（フローセル）に通し，タングステンランプまたはハロゲンタングステンランプを光源に用い，可視光を照射して吸光の度合いを測定する．

ガジュツ（莪朮） [zedoary]　ガジュツ（ショウガ科）の根茎．ウコン*の類似生薬であり，別名を紫ウコンという．モノテルペン*類（1,4-シネオール，α-ピネン）やセスキテルペン*類（クルゼレノン，クルジオン）を主成分とする精油を含む．芳香性健胃薬*．

過食症 [bulimia, hyperphagia, polyphagia, polyphagy]　⇒摂食障害

化審法 [Act on the Evaluation of Chemical Substances and Regulation of Their Manufacture, etc.]　化学物質審査規制法ともいう．正式名称は"化学物質の審査及び製造等の規制に関する法律"．日本には医薬品，覚せい剤，麻薬，毒物，劇物，農薬，食品添加物などそれぞれ用途に対応した法律が存在するが，それ以外の一般化学物質の規制のために制定された法律である．策定の発端は，ポリ塩素化ビフェニル*（PCB）汚染問題がおきたことによる．第一種〜第三種監視化学物質，第一種〜第二種特定化学物質に分類される．

加水素分解 ＝ 水素化分解

下垂体 [pituitary, hypophysis]　脳下垂体ともいう．トルコ鞍の中にあり，視床下部*と下垂体茎でつながっている部分．外胚葉由来の前葉および中葉，間脳*由来の後葉の三つの部分に分かれるが，ヒトでは中葉は退化してほとんど存在しない．

下垂体後葉ホルモン [posterior pituitary hormone, neurohypophysial hormone]　視床下部*の神経細胞で合成され，軸索を通って運搬されたのち，下垂体*後葉から分泌されるホルモン．乳汁の分泌や分娩にかかわるオキシトシン*と，血漿浸透圧の調節にかかわるバソプレッシン（抗利尿ホルモン*）がある．

下垂体腺腫 [pituitary adenoma]　下垂体前葉より発生する腫瘍で，成人に多く，大部分は良性の分化型腺腫である．ホルモン産生腺腫（ホルモン産生腫瘍）として，プロラクチン*産生腺腫，成長ホルモン*産生腺腫，副腎皮質刺激ホルモン*産生腺腫，甲状腺刺激ホルモン*産生腺腫などがある．ホルモン産生能のない非機能性腺腫もある．腫瘍による視交叉部の圧迫で両耳側半盲という特異な視野異常を呈する．

下垂体前葉ホルモン [anterior pituitary hormone, adenohypophysial hormone]　下垂体*前葉の細胞が産生，分泌するホルモン．成長ホルモン*（GH），プロラクチン*（PRL），甲状腺刺激ホルモン*（TSH），副腎皮質刺激ホルモン*（ACTH），黄体形成ホルモン*（LH），卵胞刺激ホルモン*（FSH）という六つのペプチドホルモン*がある．

加水分解 [hydrolysis]　エステル，アミド，アセタールなどが水と反応し，カルボン酸，アルコール，アミン，アルデヒド，ケトンなどを生成する反応．溶媒が作用して分解が起こる加溶媒分解のうち，水が反応に関与する場合をいう．生体には加水分解酵素が存在する．

加水分解酵素 [hydrolase]　⇒酵素の分類

ガス壊疽 [gas gangrene]　⇒ウェルシュ菌

ガスクロマトグラフィー [gas chromatography]　略号 GC．気体を移動相*とし各成分を分離するクロマトグラフィー*．移動相には不活性ガスの窒素やアルゴンなどが用いられる．固定相*の充填剤は，吸着型や分配型（⇒吸着クロマトグラフィー，分配クロマトグラ

フィー)が主であるが，最近はヒューズドシリカキャピラリーカラムが用いられることが多い．分析対象は一般に揮発性で熱に安定な物質である．不揮発性物質もケイ素化合物やフッ素化合物で誘導体化すれば測定可能となる．

ガスクロマトグラフィー質量分析法 [gas chromatography-mass spectrometry] 略号 GC-MS．ガスクロマトグラフィーの優れた分離能と質量分析法の高感度な検出能を組合わせた分析法．通常，試料分子を気化可能な構造に誘導体化した後に分析する．イオン化には電子イオン化*，化学イオン化*が用いられることが多い．

ガス交換 [gas exchange] 外呼吸(肺呼吸)と内呼吸(組織呼吸)における酸素(O_2)と二酸化炭素(CO_2)の取込みと排出の過程．外呼吸では，外界から肺内に空気を取込み，肺毛細管の血液中に O_2 が拡散し，血液中の CO_2 は肺胞中に拡散する．内呼吸は，O_2 に富む血液(赤血球)が動脈血として全身の組織へ運ばれ O_2 を拡散し，CO_2 を組織や細胞から受取る過程をいう．呼吸における O_2 と CO_2 の拡散は，O_2 分圧が高く CO_2 分圧が低い肺胞-肺毛細血管では，O_2 はヘモグロビンのヘム基と結合するが O_2 分圧が低く CO_2 分圧が高い末梢組織では，ヘモグロビンは O_2 を解離する．末梢組織で発生した CO_2 は，炭酸デヒドラターゼ(炭酸脱水酵素，カルボニックアンヒドラーゼともいう)により速やかに血液中や組織液中で水と反応して炭酸(H_2CO_3)となり，さらに解離して炭酸水素イオン(HCO_3^-)として赤血球や血漿中に溶存し，静脈血として運搬される(一部は，ヘモグロビンと結合したカルバミノ化合物や溶存二酸化炭素として運搬される)．ガス交換は肺や組織のいずれにおいても分圧の差による物理的拡散により行われ，エネルギーは用いられない(受動輸送*)．(→ 呼吸)

ガス性麻酔薬 [gaseous anesthetic] ⇌ 吸入麻酔薬

ガスセンサー [gas sensor] 目的とするガスを検知するためのセンサー．半導体ガスセンサーはガスにより半導体の電気伝導度が変化することを利用して検出する．表面電位型ガスセンサーは金属や酸化シリコン層へのガスの吸着による表面電位や界面電位の変化を計測して検出する．隔膜型ガスセンサー(電気化学式ガスセンサー)は隔膜(ガス選択性透過膜)を透過して内部液に吸収されたガス量を電極で計測する．

ガストリン [gastrin] ペプチドホルモン*の一つで，胃酸分泌の促進，下食道括約筋収縮による逆流防止や胃運動促進などの働きをもつ消化管ホルモン*．摂食，副交感神経興奮やガストリン放出ペプチドにより胃幽門前庭部の G 細胞から分泌が促進される．

カスパーゼ [caspase] ⇌ アポトーシス

化生 [metaplasia] 異所性分化ともいう．いったん分化したある種の組織が，慢性の刺激に対する反応として他の種の分化した組織へ変化すること．たとえばヘリコバクター・ピロリによる慢性胃炎では，胃粘膜が腸粘膜に変化する腸上皮化生や，喫煙者による慢性気道炎症では，円柱上皮が扁平上皮に変化する扁平上皮化生が生じる．

かぜ薬 [cold remedy, cold medicine] いわゆるかぜの原因となる呼吸器ウイルス(ライノウイルス*，コロナウイルス*など)を治療する薬はなく，症状緩和を目的とする．解熱薬，抗炎症薬，鎮咳薬，抗ヒスタミン薬，鼻水止め，去痰薬などが単独あるいは配合されたものがある．

かぜ症候群 [common cold syndrome] 上気道炎ともいう．かぜは種々の病原ウイルスによって起こる上気道感染症であるが，ウイルス培養・検出技術の発展にもかかわらず確定されていない．症状は比較的軽症で感染力も強くない．おもな病原ウイルスはライノウイルス*，コロナウイルス*，呼吸器合胞体ウイルスである．インフルエンザ，パラインフルエンザ，アデノウイルスも関連が示唆されるが，上気道感染症状のほかに下気道感染症や全身症状も伴う．

仮説検定 [hypothesis testing] 検証したい仮説が受け入れられるか，あるいは受け入れられないかを二者択一するために仮説を検定すること．

画像診断技術 [diagnostic imaging technology] 医用画像技術ともいう．人体を傷つけることなく，人体内部の様子をリアルタイムで画像として計測・記録する医用技術．X線，γ線，核磁気，超音波などの媒体を介する画像診断手法は臨床現場において病巣や病変の検出に不可欠である．

加速試験 [accelerated test] 一定の流通期間中の品質の安定性を短時間で推定するために行う試験．適当な保存条件(通常，相対湿度75%，温度は 40℃ または貯蔵温度+15℃)で安定性を評価する．薬品の使用期限の設定に利用される．(⇌ 過酷試験)

加速度 [acceleration]　速度の時間的変化.

可塑剤 [plasticizer]　合成樹脂に混和して塑造を容易にするため柔軟性を高める薬品.

カソード [cathode] ⇌ アノード

硬い塩基 [hard base] ⇌ 硬い酸・塩基

硬い酸 [hard acid] ⇌ 硬い酸・塩基

硬い酸・塩基 [hard acid and hard base]　ルイス酸*およびルイス塩基をその性質から硬い(hard), 軟らかい(soft)の尺度で分類(HSAB理論)したもの. 硬い塩基は硬い酸と, 軟らかい塩基は軟らかい酸とそれぞれ相互作用が強く反応しやすい. 硬い塩基は分極性が低くイオン半径が小さく電気陰性度が大きい, 硬い酸は同様に分極性が低くイオン半径が小さく電気陰性度が小さいなどの性質をもつ. H^+, Na^+, $AlCl_3$ などは硬い酸, HO^-, F^-, NH_3, H_2O などは硬い塩基, 遷移金属の Cu^+, Pt^+ などは軟らかい酸, RS^-, I^-, CO, PR_3, C_6H_6 などは軟らかい塩基に分類される. 硬い酸-塩基の結合はイオン結合性が大きく, 軟らかい酸-塩基の結合では共有結合性が大きい.

片側検定 [one-sided test] ⇌ 両側検定

カタラーゼ [catalase]　過酸化水素を分解して酸素と水に変える酵素. 多くの生物が産生し, 生体内で生成された活性酸素などの分解に関与している. ブドウ球菌*とレンサ球菌*の鑑別にも用いられる.

カタレプシー [catalepsy]　受動的にとらされた姿勢を保ち続け, 自らの意思で変えない状態. 統合失調症*の緊張病症候群の典型的な症状.

カチオン = 陽イオン

学会認定薬剤師制度 ⇌ 研修認定薬剤師制度

顎下腺 [submandibular gland] ⇌ 唾液腺

脚　気 [beriberi] ⇌ ビタミンB_1

学校感染症(第一種) [school infectious diseases(group 1)]　旧学校保健法施行規則では学校伝染病と表記されていたが, 2009年4月に施行された学校保健安全法施行規則では学校感染症の表現が用いられている. 第一種学校感染症は感染症法*の一類感染症*, 二類感染症*, 新型インフルエンザ等感染症*および新感染症*を含む. 治癒するまで出席停止とすると定められている.

学校保健安全計画 [school health and safety scheme]　学校における児童生徒などおよび職員の心身の健康の保持増進を図るため, 児童生徒などおよび職員の健康診断, 環境衛生検査, 児童生徒などに対する指導その他保健に関する事項について実施するための計画のこと.

学校保健安全法 [School Health and Safety Act] ⇌ 学校薬剤師

学校薬剤師 [school pharmacist]　学校保健安全法第23条で, 大学以外の学校には学校薬剤師を置くものとされている. 学校薬剤師の仕事は, 施行規則第24条で決められているが, 学校保健計画および学校安全計画の立案に参与することや, 学校の環境衛生の維持および改善に関し, 必要な指導および助言を行うことなどがあげられる. また法で決められた健康相談や保健指導に従事すること, 学校において使用する医薬品, 毒物, 劇物ならびに保健管理に必要な用具および材料の管理に関し必要な指導および助言を行い, 必要に応じ試験, 検査または鑑定を行うことなどが規定されている.

カッコン(葛根) [pueraria root]　クズ(マメ科)の周皮を除いた根. 主要成分としてデンプン(10～14%)およびプエラリン(2%以上), ダイジン, ダイゼインなどのイソフラボノイド*を含む. 発汗, 解熱, 鎮痙, 血糖降下作用. 漢方では感冒用薬として葛根湯*に配合される.

葛根湯 [kakkonto]　かっこんとうと読む. 葛根(カッコン), 麻黄(マオウ), 桂皮(ケイヒ), 生姜(ショウキョウ), 芍薬(シャクヤク), 甘草(カンゾウ), 大棗(タイソウ)から成る. 汗の出ないかぜなどの初期の悪寒, 発熱, 頭痛などに用いる. 特に項背部のこりを伴う症状に効果的. マオウを配合しており, 胃腸虚弱や循環器系の既往歴のある人は注意を要する.

滑車神経 [trochlear nerve]　第Ⅳ脳神経. (⇌ 脳神経)

褐色細胞腫 [pheochromocytoma]　副腎髄質や傍神経節などにあるクロム親和性細胞から発生する腫瘍であり, カテコールアミン*を大量に産生, 貯蔵し, 分泌する. 高血圧が代表的な症状であるが, ほかにも高血糖, 頭痛, 発汗過多や代謝亢進(動悸, 体重減少)などが起こる.

活性汚泥 [activated sludge]　有機物を多く含む下水や排水に空気を連続的に曝気することによって, 自然発生的に形成される好気性微生物の集合体. 各種の細菌, 原生動物および後生動物から構成され, 有機物の酸化分解性, フロック形成性, 沈降性などの性質をもつ. これらの性質は下水処理における二次処理の一つである活性汚泥法として利用される.

活性化エネルギー [activation energy] 反応に関与する物質のポテンシャルエネルギー*を考えるとき，原系と遷移状態*のエネルギー差のこと．活性化エネルギー以上のエネルギーを与えられると反応は進行する．

活性化エンタルピー [enthalpy of activation] ⇒ 遷移状態理論

活性化エントロピー [entropy of activation] ⇒ 遷移状態理論

活性化ギブズエネルギー [Gibbs energy of activation] ⇒ 遷移状態理論

活性化剤 = 活性化物質

活性型ビタミンD [active vitamin D] ⇒ ビタミンD

活性型ビタミンD_3 [active vitamin D_3] 肝臓で水酸化された後，腎臓で水酸化されて活性型になったビタミンD_3．腸管や腎臓からのリンやカルシウムの吸収を高め，骨量増加と石灰化促進をもたらす．骨粗鬆症*などのほか，角化症・乾癬にも適応される．

活性化物質（酵素反応の） [activator] 活性化剤，アクチベーターともいう．酵素*の触媒部位もしくはそれ以外の部位と結合，あるいは基質と結合することにより酵素反応速度を上昇させる物質．金属酵素*に対する無機イオンがその代表例である．また，アロステリック酵素*に対する低分子有機化合物も活性化物質の例として知られている．(⇒ 阻害剤)

活性化部分トロンボプラスチン時間 [activated partial thromboplastin time] 略号APTT．血液凝固機能の異常がどこにあるかを調べる検査．血液が凝固するには，血管内（内因系）と血管外（外因系）の凝固因子が共に作用する．APTTは内因系凝固因子の異常を検索し，凝固しにくくなるとAPTTが延長する．

活性錯(合)体 [activated complex] ⇒ 遷移状態理論

活性酸素 [active oxygen] 活性酸素種ともいう．大気中に存在し生体が呼吸で利用する分子状酸素（三重項酸素 $^3O_2$）に比べ，より反応性が高く生体成分に障害を与え，酸化ストレスの原因となる酸素種．狭義の活性酸素としては，三重項酸素が順次還元されて生成するスーパーオキシド（O_2^-），過酸化水素（H_2O_2），ヒドロキシルラジカル（$\cdot OH$）と，三重項酸素のスピン状態が変化した一重項酸素（$^1O_2$）がある．活性酸素は生体に障害を与える一方で，免疫系などで重要な役割も担っている．また，活性酸素を生成して抗癌効果を示す抗癌剤もある（ブレオマイシンなど）．(⇒ 酸素)

活性酸素種 [reactive oxygen species] = 活性酸素

活性中心 [active center] ⇒ 酵素反応

活性部位 [active site] ⇒ 酵素反応

活性メチオニン [active methionine] = S-アデノシルメチオニン

活性メチレン [active methylene] カルボニル基に代表される電子求引基*に結合し，水素原子の酸性度が高くなったメチレン．比較的弱い塩基でも脱プロトン化され，エノラートイオン（⇒ エノール）を生じる．

滑沢剤 [lubricant] 粉末や顆粒の圧縮成形時に打錠機の臼や杵への付着防止に用いる添加物．ステアリン酸マグネシウムが代表例．通例，原料に対して0.5〜1%添加される．粉体の流動性を改善する流動化剤を含めることがある．

活動電位 [action potential] 何らかの興奮性細胞刺激によって膜電位*が急速に変化し，一時的に逆転して陽性電位になる現象．神経細胞や筋細胞などでみられ，電気信号や筋収縮に利用される．刺激による膜の脱分極に伴って開口したイオンチャネルを介して，イオンが拡散することによって生じる（⇒ 電位依存性イオンチャネル）．Na^+あるいはCa^{2+}の細胞内流入に伴う脱分極相と，K^+の流出に伴う再分極相に分けられる．膜電位が正に反転することをオーバーシュートとよぶ．活動電位の発生に必要な最低限の脱分極レベルを閾膜電位（あるいは閾値）とよび，これ以下では活動電位は発生しない．この性質を全か無かの法則とよぶ．

活動度 = 活量

活動度係数 [activity coefficient] ⇒ 活量

カップリング [coupling] スピン結合，スカラー結合ともいう．化学シフト*の異なる核間，たとえば共有結合2本の核間（ジェミナルカップリング），3本の核間（ビシナルカップリング）あるいは4本以上の核間（ロングレンジカップリング）に観察される相互作用．相互作用する核が互いにスピン量子数(I)が0でない場合，$2I+1$本に分裂する．隣接するプロトン間のカップリングによる分裂から，隣接するプロトンの個数がわかる．またその分裂の間隔（スピン-スピン結合定数，記号Jで表す）は装置の磁場に依存せず，おもに二面角（⇒ ニュー

マン投影式)に依存し, カープラス式*から測定化合物の立体構造を解析できる.

褐変反応 [browning reaction] 食品中成分が酵素的あるいは非酵素的に着色し褐色に変色すること. 酵素的には, 食品自身に含まれるポリフェノールオキシダーゼがポリフェノール類を酸化し, オルトキノン体生成後, 重合しメラニン色素を形成して褐変する. 非酵素的には, 食品が加熱条件下で化学変化し褐色に変色する. アミノ基と糖のアルデヒド基がシッフ塩基(→イミン)を生じ褐色色素(メラノイジン)を生成するメイラード反応は, 血液中でもグリコヘモグロビン*をつくる.

滑面小胞体 [smooth-surfaced endoplasmic reticulum, smooth endoplasmic reticulum] → 小胞体

活量 [activity] 活動度ともいう. 記号 a で表す. 実在溶液を熱力学的に扱うために導入された実効濃度であり, たとえばモル濃度 c とは $a=\gamma c$ の関係で結ばれる. 補正係数 γ を活量係数(活動度係数)とよぶ. 電解質では陽イオンと陰イオンの寄与を幾何平均した平均活量 $a_\pm$, 平均活量係数 $\gamma_\pm$ で表される.

活量係数 [activity coefficient] → 活量

家庭麻薬 [exempt narcotic preparation, household narcotic] 麻薬のコデイン, ジヒドロコデインの製剤中の含有量が 1% 以下であり, 他の麻薬を含有しない製剤のこと. 麻薬の取扱いを受けないで, 薬局などで販売できる.

カテキン [catechin] フラバン-3-オール(フラバノール*)構造をもつフラボノイド*の一種. 茶葉の渋み成分で, 植物に広く分布している. 重合してタンニン*となる.

カテコール [catechol] o-ジヒドロキシベンゼン. ベンゼン環の隣同士に二つのヒドロキシ基をもつ二価フェノール.

カテコールアミン [catecholamine] カテコール核とアミンを含む側鎖をもつ化合物の総称. 一般的にはドーパミン*, ノルアドレナリン*, アドレナリン*をさす.

カテコールアミン作動薬 [cathecolamine agonist, adrenergic agonist] 広義では, アドレナリン受容体のアゴニストをさす. 特に心臓に作用する薬物すなわち強心薬*として, アドレナリン β_1 受容体への親和性が高く, かつ心拍数増加作用がイソプレナリンのそれよりも弱いドブタミンおよびデノパミンが用いられている. アドレナリン α, β 受容体アゴニストとして, ドパミンおよびその経口投与可能な薬物のドカルパミンのほかにアドレナリンがある.

カテコール O-メチルトランスフェラーゼ [catechol O-methyltransferase] 略号 COMT. ノルアドレナリン*などのカテコール核とアミンを含む側鎖をもつ化合物(カテコールアミン)を代謝する酵素. カテコール核メタ位のヒドロキシ基を O-メチル化することにより生理活性を失わせる.

カテーテル [catheter] 検査・治療用の細長い管. 薬液, コイル, ステント*, 電極などを内蔵し, 心・血管, 硬膜外, 胆道, 尿道などに挿入する.

カテーテルアブレーション [catheter ablation] 不整脈の原因となっている副伝導路や心筋組織を電気生理学的手法によって特定し, 血管を通して心臓に挿入したカテーテル*先端の電極から高周波を通電し特定した部位を凝固壊死させて破壊しリエントリー*経路を焼却切断する治療技術. 解剖学的にリエントリー回路が狭いか, 限局している場合が適応. 抗不整脈薬に抵抗性で難治性の頻脈性不整脈*である心房細動*, 上室不整脈), 心房粗動*, 房室結節性リエントリー性頻脈, ウォルフ・パーキンソン・ホワイト症候群*などが対象となる.

カテーテルインターベンション [catheter intervention] → インターベンション療法

果糖 [fruit sugar] = フルクトース

カード張力計 [curd-tension meter] カードテンションメーターともいう. 軟膏剤*などの半固形剤の硬さ(粘稠度)を測定する機器. 感圧ண を押し込むときに測定される力からその程度を表す. カード(curd)とは凝乳のこと.

カドヘリン [cadherin] 細胞接着分子*の一種. Ca^{2+} に依存し, 隣接する細胞膜のカドヘリン同士が結合することで細胞を接着させる. E-カドヘリン(上皮型), N-カドヘリン(神経型), P-カドヘリン(胎盤型)など分布や発現の異なる 20 種以上の分子がある.

カドミウム [cadmium] → イタイイタイ病

カナマイシン硫酸塩 [kanamycin sulfate] 略号 KM. わが国で発見されたアミノグリコシド系抗生物質*. 抗結核薬*.

カネミ油症 → ポリ塩素化ビフェニル

化膿(性)レンサ球菌感染症 [Streptococcus pyogenes infection] A 群レンサ球菌感染症, 溶血性レンサ球菌感染症ともいう. 化膿(性)レ

ンサ球菌に起因する感染症.咽頭炎や発熱毒素産生菌の咽頭部感染に基づく猩(しょう)紅熱,膿痂疹や丹毒*などの皮膚疾患,劇症型A群レンサ球菌感染症,続発症としての急性リウマチ熱や急性糸球体腎炎などがある.

過敏性腸症候群 [irritable bowel syndrome] 略号 IBS.腸管の機能性疾患であり,慢性的に下痢,便秘,腹部膨満感などの症状を呈するが,器質的疾患はみられない.症状は排便後に軽快する傾向にある.原因は不明であるが,ストレスにより増悪することが多い.診断は,上記臨床症状を認め,下部消化管内視鏡所見に異常がないことを確認する.治療は生活習慣の改善やポリカルボフィルカルシウム,セロトニン 5-HT_3 受容体遮断薬を用いる.

カプセル剤 [capsule] 医薬品を粉末状,顆粒状,液状などの形でカプセルに充填するか,カプセル基剤で被包成形した製剤.前者を硬カプセル剤,後者を軟カプセル剤*という.硬カプセルに粉末を充填するには,専用のカプセル充填機が利用できる.カプセル基剤は従来ゼラチンが主流であったが,最近ではプルラン,ヒプロメロースなどからも製造されている.

カプトプリル [captopril] 降圧薬*.アンギオテンシン変換酵素阻害薬*.

[構造式]

カープラス式 [Karplus equation] 隣合った核間,特にプロトン間のスピン-スピン結合(ビシナルカップリング)から,その2つの二面角(⇒ニューマン投影式)を決定する式.化合物の立体配座*を議論する際に基本となる式である.

過分極 [hyperpolarization] ⇒ 膜電位

花粉症 [pollinosis, pollenosis, pollen allergy, somatokatarrh] 花粉をアレルゲンとするI型アレルギー(⇒I型アレルギー反応)であり,花粉飛散時期に一致して症状が起こる.スギ花粉が原因となるスギ花粉症が最も多い.季節性アレルギー性鼻炎に季節性アレルギー性結膜炎が合併する.主症状はくしゃみ,鼻水,鼻づまりであり,眼の痒み,流涙を合併する.皮膚症状を示す花粉症皮膚炎,喘息症状を示す花粉症喘息,咽頭の不快症状を示すアレルギー性咽喉頭炎もある.

ガベキサートメシル酸塩 [gabexate mesilate] 膵炎治療薬*.タンパク質分解酵素阻害薬.

カペシタビン [capecitabine] 抗腫瘍薬*.代謝拮抗薬*.フッ化ピリミジン系薬剤の一つ.より選択的に腫瘍組織内でフルオロウラシル*を生成(チミジンホスホリラーゼにより活性体へ)することを目的として合成された.

カベルゴリン [cabergoline] 抗パーキンソン(病)薬*.ドーパミン受容体作動薬*.

可変部 [variable region, V region] V領域ともいう.免疫グロブリン*やT細胞受容体において,抗原に特異的に結合する機能をもち,アミノ酸配列に多様性がある領域.可変部はN末端側に位置し,その C末端側に結合特異性ごとに違わない定常部*が続く.約110アミノ酸から成り,可変部の基本的な立体構造を維持する四つのフレームワーク領域に挟まれて,抗原と相補的に結合する三つの相補性決定領域*(CDR)が存在する.免疫グロブリンの場合H鎖とL鎖,T細胞受容体の場合α鎖とβ鎖またはγ鎖とδ鎖の二つのペプチド鎖で抗原特異性が決められ,鎖ごとに三つ,全体として六つの CDR で特異性が保障されている.

芽胞 [spore, endospore] 環境悪化に伴い一部の細菌がとる休眠型細胞形態.環境がよくなると元の栄養型細胞となり増殖する.

カポジ肉腫 [Kaposi sarcoma] ⇒ 後天性免疫不全症候群

鎌状赤血球貧血 [sickle cell anemia] 鎌状赤血球症,HbS症ともいう.異常なヘモグロビン(ヘモグロビンS, HbS)により,赤血球が低酸素状態で強い鎌状化を呈する疾患の総称.常染色体遺伝性疾患であり,ホモ接合体保持者では,大部分のヘモグロビンがヘモグロビンSとなり,異常赤血球が脾臓で破壊されることによる溶血性貧血*,血管内血栓による臓器障害などを起こす.HbS保有者はマラリア*の感染に対し抵抗力が強く,マラリア流行地域に多くみられる.ヘテロ接合体保持者はほぼ無症状で生存可能である.

加味逍遙散 [kamishoyosan] かみしょうようさんと読む.牡丹皮(ボタンピ),芍薬(シャクヤク),当帰(トウキ),柴胡(サイコ),薄荷(ハッカ),山梔子(サンシシ),朮(ジュツ)〔白朮(ビャクジュツ)・蒼朮(ソウジュツ)〕,茯苓(ブクリョウ),甘草(カンゾウ),生姜(ショウキョウ)から成る.疲れやすく,精神不安,いらい

ら，冷えのぼせ，頭痛，肩こりなどの不定愁訴が多く，愁訴が変動する体質虚弱な婦人に頻用される．

仮面うつ病 [masked depression] 抑うつ気分，意欲低下などの精神症状が不明瞭で，身体症状をおもに訴えるうつ病*．身体症状は易疲労感，頭痛・胸痛・腹痛などの疼痛，食欲低下，便秘・下痢，体重減少，めまい，心悸亢進，呼吸困難感，月経異常などさまざまで，内科などの一般診療科を受診し，うつ病が見逃されることもある．（⇒気分障害，抗うつ薬）

カモスタットメシル酸塩 [camostat mesilate] 膵炎治療薬*．タンパク質分解酵素阻害薬．

過ヨウ素酸ナトリウム [sodium periodate] 化学式 NaIO₄．無色結晶．水によく溶けるが，ほとんどの有機溶媒に不溶．酸化剤であり，1,2-ジオールの酸化的開裂によく用いられる．

加溶媒分解 [solvolysis] ⇒加水分解

ガラクトサミン [galactosamine] アミノ糖の一種で，ガラクトース*の2位のヒドロキシ基がアミノ基になったもの．

β-ガラクトシダーゼ [β-galactosidase] =ラクターゼ

ガラクトース [galactose] 略号 Gal. ヘキソース*でありアルドース*である単糖の一種で，ラクトース*の構成成分．鎖状構造ではグルコースの4位のエピマー*である．

ガラス電極 [glass electrode] 水素イオンに選択的に応答する電極．pH計の指示電極*に用いられる．内部は $0.1\,\mathrm{mol\,L^{-1}}$ 塩酸で満たされ，その中に銀-塩化銀電極が一定の電位を示す電極として入れられる．ガラス薄膜を内部液と試料溶液の間に挟むと膜電位が発生する．

空咳 [unproductive cough] ⇒咳

カラムクロマトグラフィー [column chromatography] 充填剤(固定相*)を含むカラムを用いて行うクロマトグラフィー*の総称．オープンカラムや高耐圧カラムなどさまざまなカラムがあり，広い意味で使われる．

カリウムチャネル [potassium channel] ⇒電位依存性イオンチャネル

カリウムチャネル遮断薬 [potassium channel blocker] 細胞膜にある K^+ チャネルを遮断する薬物．臨床での用途は，Vaughan Williams 分類*のクラスⅢに分類される．心筋細胞の活動電位で再分極相が延長されるため，活動電位持続時間が延長される．理論的には徐脈性不整脈以外の不整脈に有効で，他の抗不整脈薬で治療効果が得られない不整脈，特に心室性不整脈*の治療に用いられる．

カリウム保持性利尿薬 [potassium-sparing diuretic] 遠位尿細管での Na^+ 再吸収に伴う K^+ 排泄を抑制する利尿薬*．薬物の作用点が遠位尿細管なので，ループ利尿薬*およびチアジド系利尿薬*の利尿効果と比較すると，その利尿効果は弱い．薬物の主たる作用機序でみると，鉱質コルチコイドのアルドステロン拮抗薬*と Na^+ チャネル遮断薬がある．この生体からの K^+ の損失(低カリウム血症の発症)を防止する目的で使用される．

顆粒球 [granulocyte] 白血球*のうち好酸球，好中球および好塩基球のこと．それぞれの細胞内顆粒が酸性色素あるいは塩基性色素に対し異なる染色性を示すことから名づけられた．いずれも不定形の分葉した形状の核をもつ．

顆粒球減少症 [granulocytopenia] ⇒白血球減少症，無顆粒球症

顆粒球コロニー刺激因子 [granulocyte colony-stimulating factor] 略号 G-CSF. おもに単球・マクロファージから分泌される分子量2万の糖タンパク質．好中球系の造血前駆細胞の増殖と分化を促進し，末梢血へ動員する．好中球減少症の治療薬として用いられている．（⇒G-CSF製剤）

顆粒球・マクロファージコロニー刺激因子 [granulocyte macrophage colony-stimulating factor] 略号 GM-CSF. おもに活性化T細胞より分泌されるサイトカイン*で，顆粒球およびマクロファージ系前駆細胞に作用して，その分化・成熟を促進する．ヒトGM-CSFは分子量1万8千〜2万4千の糖タンパク質である．

顆粒剤 [granule] 医薬品を粒状に製したもの．湿式あるいは乾式造粒法で製剤される．日本薬局方に粒子の大きさが規定されている．（⇒細粒剤）

顆粒層 [granulosa, granular layer] ⇒表皮

カルコン [chalcone] フラボノイド*の生合成前駆体で，1,3-ジフェニルプロパン構造をもつ．代表的な植物成分としてイソリキリチン(⇒カンゾウ)やカーサミン(⇒コウカ)がある．

カルシウムイオン [calcium ion, Ca^{2+}] 細胞内シグナル伝達経路*でセカンドメッセンジャー*として機能する．静止期の細胞質 Ca^{2+} 濃度は約 10^{-7} M と低いが，細胞が刺激を受けると，細胞小器官または細胞外から細胞質内に

Ca^{2+}が流入して上昇し，カルシウム結合タンパク質*に結合して作用する．

Ca^{2+}-ATPアーゼ [Ca^{2+}-ATPase] ⇒ポンプATPアーゼ

カルシウム拮抗薬 [calcium antagonist] カルシウムチャネル遮断薬ともいう．循環器三大疾患(虚血性心疾患*，不整脈*，高血圧症*)への適応をもつ薬物．臨床で用いられる薬物の作用点は，大半がL型Ca^{2+}チャネルの遮断である．心筋や血管でこのチャネルを抑制すると細胞外から細胞内へのCa^{2+}流入が抑制され，心筋収縮抑制や血管拡張が起こる．血管拡張により血圧降下作用や冠動脈拡張作用を現すので，降圧薬*や狭心症の治療薬として利用される．最も薬物の種類が多いのはジヒドロピリジン系の薬物(構造：付録Ⅶ)で，血管に対して比較的選択的に作用する．他方，ベンゾチアゼピン系のジルチアゼムやフェニルアルキルアミン系のベラパミルは心臓のカルシウムチャネルにも作用し，心抑制作用をも現すので，クラスⅣ (⇒ Vaughan William 分類)の抗不整脈薬*としても用いられる．

カルシウム蛍光プローブ [fluorescent calcium probe] ⇒蛍光プローブ

カルシウム結合タンパク質 [calcium-binding protein] 略号CBP. Ca^{2+}濃度(狭義には細胞内Ca^{2+}濃度)の変化を感知して結合し，構造や機能変化を介して作用するタンパク質の総称．Ca^{2+}を結合するEFハンド領域をもつカルモジュリン*やトロポニンC*などが含まれる．

カルシウム製剤 [calcium preparation] カルシウム摂取量が栄養学的に充足できない場合に使用されるカルシウム補給剤．L-アスパラギン酸カルシウム水和物とリン酸水素カルシウム水和物は骨粗鬆症治療薬*として用いられる．

カルシウムチャネル [calcium channel] ⇒電位依存性カルシウムチャネル，筋収縮の制御

カルシウムチャネル遮断薬 [calcium channel blocker] = カルシウム拮抗薬

カルシウム放出チャネル [calcium release channel] ⇒筋収縮の制御

カルシトニン [calcitonin] ⇒甲状腺ホルモン

カルシトニン製剤 [calcitonin preparation] 骨粗鬆症治療薬*で，甲状腺の傍濾胞細胞から分泌されるカルシトニン(⇒甲状腺ホルモン)の関連薬．破骨細胞*を抑制して骨吸収*を抑制する．鎮痛作用が顕著な点に特徴がある．魚類由来のエルカトニンとサケカルシトニンが用いられる．

カルシトリオール [calcitriol] 骨粗鬆症治療薬*. 活性型ビタミンD_3*. (⇒ビタミンD)

カルシフェロール [carciferol] ビタミンD

カルテ [chart, Karte] 診療録ともいう．医師・歯科医師は実施した診療に関する事項を記録することが法的に義務づけられており，その記録を診療録(カルテ)という．作成した医師・歯科医師の責任が明白ならば，電子的媒体(電子カルテ)による作成も可．

カルディオバージョン [cardioversion] =除細動

カルテオロール塩酸塩 [carteolol hydrochloride] 降圧薬*. β受容体遮断薬*.

カルバゾクロムスルホン酸ナトリウム水和物 [carbazochrome sodium sulfonate hydrate] 止血薬*. 血管強化薬*. アドレノクロム誘導体．

ガルバニ電池 [galvanic cell] = 化学電池

カルバペネム系抗生物質 [carbapenems, carbapenem antibiotic] ペナム骨格に類似するが，2位に二重結合と4位に炭素(C)をもつ構造をもつβ-ラクタム系抗生物質*(構造：付録Ⅶ). β-ラクタマーゼ*に阻害活性をもち安定で，グラム陽性からグラム陰性菌まで幅広い抗菌スペクトル*をもつ．その抗菌力は優れ，セフェム系抗生物質*耐性菌にも有効である．しかし化学的な安定性は低く，腎での代謝を受け，その代謝物は腎毒性をもつ．そのため，腎の代謝酵素デヒドロペプチダーゼⅠ (DHP-Ⅰ)の阻害薬シラスタチンなどを配合した製剤やDHP-Ⅰに安定な薬剤が開発されている．一方，カルバペネム系抗生物質耐性菌はほとんどのβ-ラクタム系抗生物質に耐性を示すため，カルバペネム系抗生物質の安易な使用は避けるべきである．(⇒ペネム系抗生物質)

カルバマゼピン [carbamazepine] 抗てんかん薬*. $GABA_A$受容体機能亢進により欠神発作*以外，特に部分発作*の第一選択薬として用いられる．当初，三叉神経痛治療薬として開発され，躁病，躁うつ病の躁状態，統合失調症の興奮状態にも用いられている．

カルバミド [carbamide] ⇒尿素回路

カルバミン酸 [carbamic acid] R_2NCO_2H (R=水素，炭化水素)の構造をもつ化合物．通

常不安定であり，アンモニアまたはアミンと二酸化炭素に容易に分解する．カルバミン酸はイソシアナート*と水から生成する．(→ホフマン転位)

カルバメート [carbamate] ＝ウレタン

カルバメート系殺虫剤 [carbamate insecticide] カルバモイル構造(-CONH-)をもち，アセチルコリンエステラーゼ*を阻害する殺虫剤．急性中毒の解毒にはアトロピン*を用いる．

カルビドパ水和物 [carbidopa hydrate] L-ドパ製剤*．

カールフィッシャー法 [Karl Fischer method] 水がヨウ素と定量的に反応することを利用した水分測定法．水とカールフィッシャー試液(メタノール中にヨウ素，二酸化イオウおよびピリジンを含む溶液)を反応させる．測定法には容量滴定法と電量滴定法*がある．

カルベジロール [carvedilol] 降圧薬*．α, β受容体遮断薬*．

カルペリチド(遺伝子組換え) [carperitide (genetical recombination)] 冠血管拡張薬*．ヒトANP(心房性ナトリウム利尿ペプチド*)製剤で，急性心不全の治療に用いられる．利尿による体外への水分排泄促進と血管拡張作用を介して心臓への圧負荷を軽減させる．

カルペリチド [carperitide] 遺伝子組換え技術により合成されたα型ヒト心房性ナトリウム利尿ペプチド．ANP(心房性ナトリウム利尿ペプチド*)受容体を刺激し，心臓の前負荷*や後負荷*を軽減する．著明な利尿作用，血管拡張作用ならびにアルドステロン*分泌抑制作用などを示す．

カルベン [carbene] 価電子を6個しかもたず，電荷をもたない2配位性の炭素を含む化学種．最も単純なものはメチレン($H_2C:$)である．C=C, C-H, O-H結合などへの挿入反応をする活性な化学種である．

カルボアニオン [carbanion] 炭素上に負電荷をもつ化学種．求核試薬(→求核置換反応)としての反応性をもつ．一般に，中心炭素はsp^3混成軌道をもつが，アリルアニオンなどでは共鳴安定化するためsp^2混成(→混成軌道)へと変化する．

カルボカチオン [carbocation] 炭素上に正電荷をもつ化学種．求電子試薬(→求電子置換反応)としての反応性をもつ．中心炭素は平面構造をもつsp^2混成(→混成軌道)で，sp^2混成軌道と直交する方向に空のp軌道*をもつ．

カルボキシ基 [carboxy group] -COOHで表される官能基．(→カルボキシル基)

カルボキシペプチダーゼ [carboxypeptidase] タンパク質あるいはペプチド*のC末端側から1残基ずつ切断するエキソペプチダーゼ．このC末端から遊離してきたアミノ酸を分析するのがカルボキシペプチダーゼ法であり，C末端のアミノ酸配列決定法*に用いられる．

カルボキシル基 [carboxyl group] ・COOHで表される遊離基(ラジカル*)．(→カルボキシ基)

L-カルボシステイン [L-carbocysteine] 去痰薬*．粘液修復剤に分類され，痰中のフコムチンを減少させ，シアロムチンを増加させる作用，粘液の分泌細胞である杯細胞の数を減少させる作用など複合的な作用によって去痰作用を現す．

カルボニックアンヒドラーゼ [carbonic anhydrase] →ガス交換

カルボニル基 [carbonyl group] -C(=O)-で表される二価の官能基．(→ケトン)

カルボプラチン [carboplatin] 略号CBDCA．抗腫瘍薬*．白金製剤*．血小板減少とAUC*に高い相関が認められており，投与設計は体表面積や体重ではなくAUCを用いる．

カルボン酸 [carboxylic acid] 一般式R-COOHで表される化合物の総称．置換基としての名称はカルボキシ基*．代表的な有機酸であり，プロトンを解離し酸性を示す．プロトン(H^+)が解離してできる共役塩基*をカルボキシラートとよぶ．

カルボン酸塩 [carboxylate] カルボン酸誘導体*の一つ．カルボン酸*が水酸化ナトリウムなどの塩基と反応してできる塩．

カルボン酸塩化物 [carboxylic chloride] ＝酸塩化物

カルボン酸誘導体 [carboxylic acid derivative] カルボン酸のヒドロキシ基が，酸素，窒素，ハロゲンあるいは陽イオンで置換された化合物の総称．カルボン酸エステル(→エステル)，カルボン酸アミド(→アミド)，酸ハロゲン化物(→酸塩化物)，カルボン酸無水物(→無水酢酸)，カルボン酸塩*などがある．

カルモジュリン [calmodulin] 略号CaM．EFハンド領域をもつカルシウム結合タンパク質*の一つで，分子量は約1万6千．細胞内Ca^{2+}濃度の変化を感知してこれと結合し，自身の構造を変化させる．さらに酵素や機能タン

加齢 [aging]　年を重ねること．加齢(老化)に伴い薬物の代謝や排泄能力は低下し，感受性も変化する．そのため，高齢者では薬の作用が強く出ることが多い．

過冷却 [supercooling]　物質が冷却され転移点*以下の温度になっても微小な核形成がないため，自由エネルギー的に不安定な元の相*が維持される現象．液相から固相，気相から液・固相，いずれの変化にも用いる．

ガレノキサシンメシル酸塩 [garenoxacin mesilate]　略号 GRNX．脱フッ素(6位)の呼吸器感染症用のニューキノロン系抗菌薬*．

ガレノス [Galenos]　生130〜没200　"薬学の始祖" とよばれる古代ローマの医師．さまざまな剤形を調製する技術を考案し，薬剤学の原型ともいうべき分野を切り開いた．調製した製剤は"ガレノス製剤"とよばれた．

カロテノイド [carotenoid]　テトラテルペン*の総称．分子内に長く伸びた共役二重結合が存在し，黄色，橙色，赤色を呈する．天然色素として用いられる．(⇒β-カロテン，リコペン)

β-カロテン [β-carotene]　β-カロチンともいう．ビタミンA*の前駆体となるプロビタミンAカロテノイドの一つで，ビタミンA活性が最も強い．これは体内でビタミンAへ転換しうるレチニリデン構造が分子内に二つ存在するためである．このほか強い抗酸化作用をもつ．脂溶性．

カロメル電極 [calomel electrode]　⇒ 参照電極

癌(がん) [cancer, carcinoma]　⇒ 腫瘍

眼 圧 [intraocular pressure]　眼内圧ともいう．房水*と硝子体がつくる眼球内容の静水圧．正常眼の眼圧は房水の産生量と流出量がつり合って，一定の値(正常値：10〜21 mmHg)を保っている．眼内に何らかの原因で房水が過剰に貯留すると眼圧が上昇し，緑内障*を発症する．

簡易生命表 [abridged life table]　⇒ 生命表

癌遺伝子 [oncogene]　導入によって細胞が癌化するような遺伝子．癌ウイルスの癌遺伝子のほか，増殖にかかわる細胞遺伝子が変異して異常に増殖する原因となった遺伝子も癌遺伝子とよび，*ras* など100種類近い例が知られる．

肝 炎 [hepatitis]　肝臓に起こる炎症．原因としてウイルス性，アルコール性，過栄養性，自己免疫性，薬物性などがある．経過より急性肝炎*と慢性肝炎*に大きく区別され，アラニンアミノトランスフェラーゼ*(ALT)，アスパラギン酸アミノトランスフェラーゼ*(AST)やビリルビン*の血中濃度が上昇することが多い．

癌 化 [canceration, cancerization, carcinogenesis, tumorigenesis]　正常組織・細胞が癌組織・細胞に変化すること．癌組織(⇒腫瘍)を形成する細胞あるいはそれに由来する培養細胞を癌細胞という．癌細胞の重要な特徴に浸潤*性と転移*性があるが，培養系で癌化させた細胞を動物に移植してもこれらの性質を示さないことが多いため，培養系では癌化とよばずにトランスフォーメーション(形質転換ともいう)といい，癌細胞とよばずにトランスフォーム細胞という．

寛 解 [abatement, improvement, remission]　一時的あるいは永続的に，癌が縮小または消失している状態のこと．

感 覚 [sensation, sense]　器械的，化学的，物理的刺激に対する感覚受容器からの情報をさす．知覚とほぼ同義．身体に受けた刺激が求心性神経により中枢に伝えられ，そこで刺激源を感知するとき，これを感覚とよぶ．

感覚温度 [effective temperature]　略号 ET．気温に湿度および気動を加味した体感温度の尺度．アスマン通風湿度計による乾球温度と湿球温度を，気動と感覚温度図表に当てはめて値が得られる．

感覚器 [sense organ, sensory organ]　外からの刺激を受けて中枢神経系に伝達する器官．(⇒ 感覚神経)

感覚神経 [sensory nerve]　知覚神経ともいう．刺激を受け取った受容器からの神経インパルスを中枢神経系*に伝える末梢神経(⇒求心性神経)．感覚は特殊感覚，体性感覚(皮膚感覚と深部感覚)，内臓感覚に分けられる．特殊感覚は視覚，聴覚，平衡感覚，味覚，嗅覚などの体の限局した部位(顔面と頭部)にある感覚器により受容される．体性感覚のうち皮膚感覚は触覚，圧覚，痛覚，温度覚であり，深部感覚は筋・関節からの位置・運動感覚である．内臓感覚は内臓に由来する．皮膚感覚の神経インパルスは脳神経*や脊髄神経*の感覚神経線維として脳や脊髄に入り，いくつかのニューロンを経て大脳皮質の感覚野に達する．

肝 癌 [liver cancer hepatic cancer]　原発性肝癌と転移性肝癌に分けられる．原発性肝癌は，ほとんどが肝細胞由来の肝細胞癌であり，

その原因の多くはC型またはB型肝炎ウイルスである．肝細胞癌の大半は肝硬変*を合併している．初期には無症状であるが進行すると腹水*や黄疸*が出現する．診断にはα-フェトプロテイン*（AFP）やPIVKA-II*などの腫瘍マーカー*や，腹部エコー，腹部造影CTなどが有用である．治療は限局した病変であれば，手術，肝移植，経皮エタノール注入療法，ラジオ波焼灼療法，経カテーテル的肝動脈塞栓術などが選択される．転移性肝癌は多臓器の癌が肝臓に転移したものをさす．転移性癌は原発性癌より頻度が高く，胃癌や大腸癌などの消化器系癌からの転移が多い．

癌関連抗原 [cancer-associated antigen] = 腫瘍関連抗原

換気 [ventilation] → 呼吸

間期 [interphase] → 細胞周期

カンキョウ(乾姜) [processed ginger] ショウガ(ショウガ科)の根茎を湯通しまたは蒸したのち乾燥したもの．主要成分はテルペノイド*から成る精油および[6], [8], [10]-ギンゲロール，ショウガオール．解熱，鎮痛，鎮咳作用，抗炎症作用．漢方では感冒薬，辛味性健胃薬として，民間では香辛料やショウガ湯として用いる．(→ [6]-ギンゲロール)

環境汚染物質 [environmental pollutant] 環境中・生体中の化学物質で，生態系に直接あるいは間接的に害を及ぼす濃度で存在するもの．仮に生物に必要不可欠な物質でも，生態系での処理能力を上回る場合には環境中に蓄積し，健康に悪影響を与える場合もある．

環境基本法 わが国における，地球の環境保全のための方針を示すとともに，国，地方公共団体，事業者および国民の責務を明らかにするとともに，その責務を果たすための具体的な施策を示すことを目的とする法律．四大公害*以降，公害対策は公害対策基本法，自然環境保全対策は自然環境保全法に基づき行われてきたが，複雑化・地球規模化する環境問題に対応するために，1993年に公害対策基本法を廃止し，新たに環境基本法を制定した．この法律には環境の保全についての基本理念や基本計画，環境基準が示されており，公害*についても定義されている．(→ 典型七公害)

環境ホルモン [environmental hormone] → 内分泌攪乱化学物質

桿菌 [bacillus, rod] 形が棒状や円筒状の菌．両端が丸いもの，直角のもの，紡錘状のものなどがある．

肝クリアランス [hepatic clearance] 略号 CL_h. 肝臓における薬物の処理能力を表すパラメーター．非結合型薬物で規格化される肝固有クリアランスとは異なり，臓器に流入する全薬物濃度(結合型と非結合型薬物濃度を合わせたもの)で規格化される．肝クリアランス＝肝流入血流量×肝除去率(肝抽出率)で算出されるため，肝除去率の高い薬物は肝クリアランスが大きくなり，肝除去率の低い薬物は肝クリアランスが小さくなる．(→ クリアランス)

冠血管拡張薬 [cronary vasodilator, cronary relaxant] 心筋組織の血液灌流経路である冠血管を拡張させる薬物の総称．狭義では，心筋組織に酸素を含めたさまざまな基質を供給する冠動脈を拡張させる薬物で，狭心症治療薬と同義．

間欠(性)跛行 [intermittent claudication] 歩行中に一側下肢に痛みやしびれが出現し足を引きずって歩行する[跛行(はこう)]が，やがて痛みで立ち止まる．しばらく休むと歩けるようになるが，再び歩けなくなる症状を繰返す現象．閉塞性動脈硬化症*では，安静時には少ない血流でも症状を示さないが，歩行などで筋の酸素消費量が増加すると閉塞部位より遠位の下肢筋に相対的虚血をきたすためである．下肢の太い静脈の血栓症でも起こり，腰部脊柱管狭窄症でも腰痛と共に跛行を示す．

肝血流依存性薬物 [hepatic blood flow limited drug] 血流速度依存性薬物，肝血流律速型薬物ともいう．肝代謝型薬物*のなかで，肝臓に流入する血液量の大小で肝代謝に影響を受ける薬物である．一般的に肝クリアランス*が高い薬物(肝除去率の高い薬物)では，肝臓への薬物の供給が律速となり，肝臓での見かけのクリアランス*が血流量で決まるため，肝血流依存性(肝血流律速型)薬物とよばれる．

還元 [reduction] 基質が水素原子を付与されたり，酸素原子を除去されたり，あるいは電子を与えられる反応．おもに，電子移動による還元(例：バーチ還元*)，水素原子の付加[例：接触水素化(→ 接触還元)，水素化分解]，水素化物イオン(H^-)の付加反応がある．

頑健性 [robustness] わずかに分析条件(反応液のpH，反応温度，反応時間など)を故意に変えたときに，測定値が影響を受けにくい能力．分析条件をある範囲内で変化させても，一定の測定値が得られるような分析法が，分析

法として好ましい.

還元糖 [reducing sugar]　還元力をもつ糖のこと. 部分構造としてアルデヒド, または互変異性によってアルデヒドに変換されるケトンをもつ. これらの構造のいずれももたない糖は非還元糖とよばれる.

還元粘度 [reduced viscosity] → 粘度

肝硬変 [liver cirrhosis, hepatic cirrhosis]　慢性の肝細胞障害により肝細胞の再生と結合組織の増生が起こり, びまん性に線維性隔壁に囲まれた再生結節(偽小葉)が形成された状態. その結果, 肝機能不全や門脈圧亢進症*をきたす. わが国ではC型肝炎*ウイルスによるものが最も多く, B型肝炎*ウイルスやアルコール性などによるものも多い. アルブミン合成能低下による浮腫*や腹水*, 血液凝固因子の合成能低下による出血傾向, 解毒能低下や代謝障害による肝性脳症*や黄疸*, 門脈圧亢進による胃・食道静脈瘤, 脾機能亢進による血球減少などの症状をきたす. 重症度や予後の判定にChild-Pugh分類*などが用いられる. 特にC型肝炎ウイルスによるものでは肝細胞癌が発生しやすい.

看護記録 [nursing record]　患者の看護に関する一連の過程を記録したもの. 患者の訴え, 症状, 看護師による観察, 医師による診察, 検査, 処置, 投薬項目など, 多種多様な項目について客観的な記載がされる. 診療報酬*の算定にも使用される.

看護師 [nurse]　医療, 保健, 福祉などの場で, 病気や障害をもつ人々の日常生活における援助, 医師などが患者を診療する際の補助, 疾病の予防や健康の維持増進を目的とした教育を行う医療従事者. 生活者の視点を重視する.

肝固有クリアランス [hepatic intrinsic clearance] → 肝クリアランス

肝固有クリアランス依存性薬物 [intrinsic clearance limited drug]　消失能依存性薬物ともいう. 肝代謝型薬物*のなかで, 肝臓に存在する代謝酵素などの真の薬物の処理能力(固有クリアランス)により, 肝代謝に影響を受ける薬物のこと. 肝臓がもつ薬物消失能(肝固有クリアランス)によって消失される過程が, 全身循環から血液にて肝臓に運ばれる過程より遅い場合に起こりうる. 一般的に肝クリアランス*が低い薬物(肝除去率の低い薬物)に肝固有クリアランス依存性薬物が多い.

感作 [sensitization] → I型アレルギー反応

丸剤 [pill]　医薬品を球状として製したもの. 球状に形を整える製丸機などを使用して製する.

幹細胞 [stem cell]　2種類以上の細胞に分化できる能力(多分化能)と, 自己複製する能力(自己複製能)を併せもつ細胞の総称. 複数の枝葉を生じる幹のような働きから幹細胞とよばれ, 発生過程や組織, 器官の維持のために必要な細胞である. 代表例は赤血球や白血球, マクロファージなど各種血液細胞をつくり出す造血幹細胞*. (→ 胚性幹細胞, iPS細胞)

肝細胞 [hepatocyte, hepatic cell, liver cell] → 肝臓

癌細胞 [cancer cell, tumor cell] → 癌化

換算質量 [reduced mass]　二つの原子(質量 m_1, m_2)が結合してその重心の周りに回転しているとき, この結合した二原子の系を, 一方の物体(たとえば m_2)を中心にしてもう一方の原子の質量を $m_1 m_2/(m_1+m_2)$ とし, 原子間に働く力は元のままにして回転運動していると考えて, 計算によりエネルギーを求めることができる. このときの $m_1 m_2/(m_1+m_2)$ を換算質量(μ と表記)という. 二原子間の振動も, 換算質量を用いて次のようにフックの法則*$-kx = \mu d^2 x/dt^2$ (x は変位, k はばね定数)が成り立つ.

ガンシクロビル [ganciclovir]　抗ヘルペス薬*. グアノシン類似体で抗サイトメガロウイルス作用を示す.

カンジダ症 [candidiasis]　カンジダ(*Candida*)によってひき起こされる真菌感染症. カンジダはヒト常在菌であるが, 易感染性宿主に日和見感染*して発症する. 皮膚, 肺, 腎臓, 肝臓, 眼内, 呼吸器, 髄膜, 食道, 泌尿器などに病巣を形成する.

間質液 [interstitial fluid]　組織液ともいう. 組織を構成する体細胞周辺の間質を満たす液体のこと. 体液は細胞外液と細胞内液に分けられるが, 間質液は細胞外液の血漿*以外の部分である.

間質性腎炎 [interstitial nephritis]　略号IN. 尿細管間質性腎炎(略号TIN)ともいう. 間質性腎炎では腎臓の尿細管と間質に炎症が起こり, 間質への細胞浸潤, 間質の浮腫・線維化, 尿細管上皮細胞障害などがみられる. 腎機能低下も起こる. 薬剤へのアレルギー反応にて起こるものを薬剤性間質性腎炎という.

間質性肺炎 [interstitial pneumonia]　肺の間質や肺胞が炎症によって線維化する病態.

種々の原因によってもたらされるが，特に原因不明のものを特発性間質性肺炎という．最近は臨床病理の見地から，さらに突発性肺線維症，非特異性間質性肺炎，間質性肺疾患関連呼吸器細気管支炎，剥離性肺炎，急性間質性肺炎，特発性器質化肺炎，リンパ球性肺炎に分類される．重症度は多岐にわたるが，労作時呼吸困難や非湿性咳嗽などの症状が自覚されないまま進行することがある．

患者 [patient]　病気やけがなど，何らかの健康上の問題があるために，医師などの医療関係専門職の診断や治療，助言などの医療サービスを受ける人．

患者基本情報 ⇒ 患者情報

患者固有パラメーター [individual pharmacokinetic parameter]　患者個人の薬物体内動態を表現するための薬物動態パラメーター*．薬物を投与後，経時的な採血により得られた血中濃度推移を解析することで求められるが，臨床的には，少数の血中濃度測定値と母集団パラメーター*から，ベイジアン法*によって推定する方法が用いられる．

患者情報 [patient information]　患者基本情報ともよばれる．患者固有の情報のこと．基本情報(患者ID，患者名，性別，生年月日，住所，電話番号，保険種別，保険証番号など)，嗜好品と，診療情報(既往歴，アレルギー歴，検査値，画像，処方など)の2種に分けられる．

患者接遇 [patient treatment]　患者応対ともいう．病院・薬局などの医療現場における，患者やその家族への応対．マナーや笑顔挨拶のみではなく，自分のもつ医療技術を活かして行うことが重要．

患者中心の医療 [patient-centered medicine]　医療の主役は患者，医療職はその支援者という前提に基づき，患者の意思と自己決定権を尊重しながら実践する医療．一方，従来の医療は医師中心のパターナリズム*が一般的であった．患者中心の医療では，医療者と患者が信頼関係を築き，事前に十分な説明のうえで同意を得るインフォームドコンセント*が必須．患者の支援のため，多くの医療職が連携し，情報共有と合意のもとに患者に最善の医療を提供するチーム医療*が求められる．(⇒ QOL，尊厳死)

患者の基本的権利 [patient's fundamental right]　患者が医療を受ける場合に，患者としての利益を得られるさまざまな権利をいう．患者の立場からの基本的な権利には，選択の自由，情報を得る権利，機密保持を得る権利，良質の医療を受ける権利などがある．

患者の自己決定権 [patient self-determination]　患者自身が治療上の多くの選択肢から自分でよいと思う方向を選ぶことをいう．たとえば手術を受ける場合に医師から説明を聞き，どうするかを自ら決定する．米国では1991年に法律で患者の権利を保証した．

患者向医薬品ガイド　重大な副作用*を起こす可能性のある薬剤などを厚生労働省が指定し，患者や家族が医療用医薬品の正しい理解と，重大な副作用の早期発見に役立てるための情報として，製薬企業が添付文書を基に患者にわかりやすく記載したもの．医薬品医療機器情報提供ホームページ*から閲覧できる．

患者面接 [patient interview]　治療に必要な情報を聞き出すための患者との面接．患者の治療に関する訴えや希望を聞いた後，病歴，薬歴*などを聞き出すための質問を行う．症状の特徴をとらえるための質問7項目として，LQQTSFAがある．これは，"L(location)：症状のある体の部分，Q(quality)：症状の性状，Q(quantity)：症状の程度，T(timing)：発症時期，持続時間，頻度など，S(setting)：どのような状況で，F(factor)：症状を軽快または増悪させる因子，A(accompanying symptoms)：随伴症状"の頭文字を取ったものである．

癌腫 [carcinoma] ⇒ 腫瘍

感受性試験 [sensitivity test, susceptibility test] ⇒ 拡散法，希釈法

干渉 [interference]　二つの波*の山と山が重なり合って強め合ったり，山と谷が重なり合って弱め合ったりすること．

緩衝液 [buffer solution, buffer] ⇒ 緩衝作用

緩衝剤 [buffering agent]　液状製剤*のpHを適切に調整維持するための添加物．液のpHは主薬の安定性や適用時の生理的刺激性に影響するため，安定性の維持や刺激の緩和のために使用される．塩酸や炭酸水素ナトリウムなどが用いられる．

緩衝作用 [buffer action]　溶液を希釈したり，溶液に少量の酸や塩基を添加しても，その溶液のpHを一定に保つ作用．緩衝作用をもつ溶液は緩衝液とよばれ，弱酸とその共役塩基，または弱塩基とその共役酸の混合溶液にみられる性質である．血漿などは一種の緩衝液である〔⇒ 酸塩基平衡(2)〕．緩衝液のpHは近似的に

ヘンダーソン・ハッセルバルヒ式*で表される．緩衝液の緩衝作用の程度を示す指標として，緩衝値*が用いられる．

肝消失型薬物 [drug eliminated by the liver] 薬効本体(通常は未変化体)の全身からの消失が，おもに肝臓によっている薬物．

感情障害 [affective disorder] ＝気分障害

勧奨接種 [encouraged vaccination] 予防接種法*が制定された終戦直後の衛生環境は悪く，社会防衛の観点から予防接種*が強力に推進され，法文上にも"受けなければならない"**義務接種**とされた．義務違反の場合には罰則も課せられたが，1994年の法改正により"受けるように努めなければならない(勧奨接種，努力義務接種)"に改められた．

緩衝値 [buffer value] 緩衝能ともいう．緩衝液*の緩衝作用を示す指標．微小のpH変化量(ΔpH)を起こすために必要な強酸または強塩基の量(Δx)として$\Delta x/\Delta pH$で定義．この値は滴定曲線の勾配の逆数に相当し，定量的にはバンスライク式で与えられる．

冠状動脈 [coronary artery] ⇒心臓

緩衝能 [buffer capacity] ＝緩衝値

肝静脈 [hepatic vein] ⇒肝臓

肝小葉 [hepatic lobule] ⇒肝臓

肝初回通過効果 [hepatic first-pass effect] ⇒初回通過効果

肝除去率 [hepatic extraction ratio] ⇒肝クリアランス

眼 振 [nystagmus] 眼球振とうともいう．意志とは無関係に起こる異常な眼球の往復運動．メニエール病*では眼球運動は一方向性となる．

肝性昏睡 [hepatic coma] ＝肝性脳症

乾性咳 [dry cough] ⇒咳

癌性疼痛 [carcinomatous pain] 文字どおり癌によって起こる痛みであり，癌の初期～末期にかけて経過と共に強くなる．末期癌患者の70%以上に疼痛が発現するといわれる．癌自体の浸潤，転移，神経圧迫による痛み，癌治療(放射線，手術など)に伴う痛み，衰弱，抑うつ，不安などにより起こる痛みなどがある．癌性疼痛治療はWHO方式癌疼痛治療*法に基づいて行う．軽症の痛みには非ステロイド性抗炎症薬*(NSAID)が用いられるが，痛みが強くなれば積極的にオピオイド*の有効量を24時間継続して投与し，痛みが一時的に強くなったときには追加投与する．経皮的に投与する貼付剤などもある．抗うつ薬，抗痙攣薬，その他の中枢神経作用薬が慢性疼痛あるいは神経障害性疼痛に用いられる．(⇒三段階徐痛ラダー)

肝性脳症 [hepatic encephalopathy] 肝性昏睡ともいう．急性(劇症肝炎*など)および慢性(肝硬変*など)の肝不全や門脈血の大循環へのシャント(静脈と動脈の毛細血管を介さない短絡)が原因で，血中や脳内に昏睡起因性物質が蓄積し精神神経症状を呈する状態．指南力障害や異常行動，羽ばたき振戦，せん妄，昏睡状態など多様な症状を示す．血中アンモニアの増加やフィッシャー比*の低下がみられ，脳波では三相波がみられることがある．治療には低タンパク食，分岐鎖アミノ酸製剤*，ラクツロースなどが使用される．

慣性モーメント [moment of inertia] 剛体の回転運動において，同じ回転状態を保ちつづけようとする慣性の大きさを表す量．

関 節 [joint] 骨(⇒骨格)と骨の連結のこと．自由に動く可動性関節のほか，わずかに動く半関節，動かない不動関節がある．骨の連結面(関節面)は関節軟骨で覆われ，関節腔は滑膜から分泌される滑液で満たされている．

関節炎 [arthritis] 関節に起こる炎症の総称．関節の痛み，腫れ，運動障害などを起こす．関節リウマチ*が原因で起こる関節炎がリウマチ性関節炎であり，関節に細菌が感染して関節内が化膿する病気が化膿性関節炎である．化膿性関節炎の細菌はブドウ球菌が最も多いがときには他の細菌でも起こり，膝関節，股関節などが好発部位である．乳幼児期から老年期まで発病する．結核性関節炎は肺結核の経過中に結核菌が血管内に侵入し，血液によって関節に運ばれて発症する．そのほか，乾癬性関節炎，真菌性関節炎などがある．

間接型発癌物質 [indirect carcinogen] ＝二次発癌物質

間接凝集反応 [indirect agglutination] 二次抗体を介して，抗体が多価であるIgMと同様の抗原抗体複合体形成を行い，凝集塊の形成から抗原抗体反応の検出を容易にする方法．

間接ビリルビン [indirect bilirubin] ビリルビン*はヘムタンパク質(おもにヘモグロビン*)からつくられる．赤血球が破壊されるとヘモグロビンはヘム*とグロビンに分解され，さらに酵素の働きでヘムとビリルビンに変化する．これを間接(非抱合型)ビリルビンという．(⇒直接ビリルビン)

関節リウマチ [rheumatoid arthritis] 略

号RA. 特に40歳前後の女性に好発する多発性, 対称性, 変形性(骨破壊性), 進行性の関節炎を特徴とする慢性疾患. 自分自身を攻撃するリンパ球が, 全身の関節や臓器で持続的な炎症を起こす自己免疫疾患. 滑膜, 軟骨, 骨に破壊が生じ, 進行すると関節が強直してまったく動かなくなる. 症状としては全身倦怠感, 筋痛, 発熱などに始まり, 数週から数カ月のうちに関節の痛み, こわばり感, 腫れなどが出現する. 関節以外にも胸膜炎, 肺線維症, 皮下結節, 血管炎, 末梢神経炎などが現れる全身疾患である. 治療は安静, 栄養, 薬物療法, 理学療法が基本となる. 診断後早期より疾患修飾性抗リウマチ薬*(DMARD)の投与を開始すると共に, 疼痛コントロールのため非ステロイド性抗炎症薬*(NSAID)を適宜併用する. 近年, 生物学的製剤*が普及してきている. 長期の治療が必要な慢性疾患であるため医療者との信頼関係が重要となる.

乾癬 [psoriasis] 遺伝的素因に加えて, 種々の環境因子が加わって発症する難治性疾患. 主たる疾患は尋常性乾癬であり, 厚い鱗屑を伴う丘疹および紅斑が慢性に経過する. 皮疹は一般的に体幹, 四肢の伸側に好発する. 紅斑*の上に膿疱*を形成するものを膿疱性乾癬という. 角質増殖, 顆粒層消失, 表皮突起の下方への延長, 真皮乳頭の上方への延長など不全角化を伴う.

汗腺 [sweat gland, sudoriferous gland] 皮膚*の付属器で汗を産生する. 色素が沈着した部分にみられ粘度の高い分泌物を産生するアポクリン腺と, 額, 手掌, 足底の皮膚に分布し水分の多い分泌物を産生するエクリン腺がある. 汗は体温調節を行うと共に老廃物を排出する.

完全アゴニスト ＝ 完全作動薬

完全作動薬 [full agonist] 完全アゴニストともいう. 特定の受容体に結合して, 最大反応をもたらす活性の高い作動薬(アゴニスト*). 固有活性(内活性)が1となる. (→ 部分作動薬)

感染症 [infectious disease] 細菌*やウイルス*などの病原微生物(病原体)が生体に侵入したことによりひき起こされる疾患. 多くの場合, 病原体が侵入して定着・増殖する期間(潜伏期)を経て発症(顕性感染)するが, 病原体を保有したまま発症しない場合もある(不顕性感染). 病原体の種類により, コレラや赤痢のような下痢症のように感染後速やかに発症する急性感染症と, 結核のように潜伏期が長く, 症状が長期持続する慢性感染症に分かれる. 通常の人から人への感染は水平感染(水平伝播)であるが, 母から胎児・子供への感染を垂直感染*(垂直伝播)という. 感染症は, 感染源(病原体), 宿主の感受性, 感染経路の三要因がそろったときに成り立つので, 防御には少なくともその一つに対する対策が必要である.

感染症の予防 [prevention of infectious disease] → 感染症法

感染症法 [Infectious Disease Control Act, Act on Prevention of Infectious Diseases and Medical Care for Patients Suffering Infectious Diseases] 正式名称は"感染症の予防及び感染症の患者に対する医療に関する法律". 1897年制定の伝染病予防法に代わり1998年に制定・公布され, 1999年に施行された. 当初は感染症を一類感染症*, 二類感染症*, 三類感染症*, 四類感染症*, 新感染症, 指定感染症*に分けていたが, 2003年の改正で一類～五類感染症*に増やされ, 2006年には結核予防法*の廃止により結核が二類感染症に加えられ, バイオテロ防止を目的として病原体保存に関する条文が追加された. さらに, 2008年には鳥インフルエンザH5N1亜型の二類感染症への追加, 新たな類型としての新型インフルエンザ等感染症の追加など, たびたび改正されている.

感染制御チーム [infection control team] 略称ICT. 病院などの医療施設において感染管理を担当する専門職によるグループ. 施設によって感染防止チーム, 院内感染対策チームともよばれる. 感染の早期発見と感染経路遮断などの活動を行う. (→ チーム医療)

感染性廃棄物 [infectious waste] 感染性医療廃棄物ともいう. 医療機関などにおいて排出される医療廃棄物*のうち, 感染症もしくはその疑いのある患者に使用した注射針, あるいは患者の体液などが付着した廃棄物, さらには弱毒生ワクチン*使用後の残渣などは感染性廃棄物として取扱い, 施設内での滅菌処理または処理業者への委託など適正な保管および処理の確保などを実施しなければならない. (→ 特別管理廃棄物)

完全生命表 [complete life table] → 生命表

完全デカップリング [complete decoupling] 異核種間に観測されるスピン結合などを消失させスペクトルを単純化するために, 観測核以外の核を完全にデカップリング(→ スピンデカッ

プリング)する方法のこと．共鳴周波数(⇌ 核磁気共鳴分光法)が狭い ^{1}H などは装置的に完全デカップリングすることが可能であり，^{13}C NMR 測定では1炭素1シグナルの単純化したスペクトルにより解析することが容易になる．広い範囲に共鳴周波数をもつ ^{19}F などの場合は完全デカップリングすることが難しく，複数のデカップラーによる異なる周波数領域の同時照射などの方法が用いられている．

カンゾウ(甘草) [glycyrrhiza] *Glycyrrhiza uralensis* Fischer または *G. glabra* Linné(マメ科)の根およびストロン(走下茎)．甘味を示すトリテルペン配糖体*のグリチルリチン酸*(グリチルリチン)が主要成分で，ほかにイソリクリチンなどを含む．食品甘味料．鎮咳，去痰，鎮痙作用．多くの漢方処方に配合．

肝臓 [liver] 栄養物その他を代謝し，貯蔵し，必要に応じて血中，胆汁中に分泌する体内最大の臓器．肝小葉とよばれる構造単位から成る．肝小葉は，中心静脈を軸として放射状に連なった肝細胞(肝細胞索)を毛細血管，毛細胆管が取囲んだもので，小葉周辺のグリソン鞘の中を動静脈，胆管が走る．肝血流は腹部大動脈から分岐した肝動脈と，消化管で吸収された栄養素を運ぶ門脈から二重の供給を受け，両血管は末梢で合流して類洞(肝内毛細血管)となり，中心静脈，肝静脈を経て下大静脈に流入する．

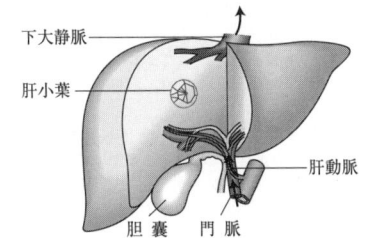

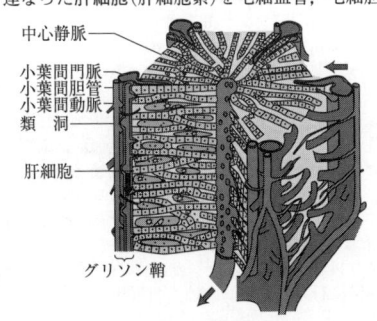

含嗽(そう)剤 [preparation for gargle, gargle] 口腔，咽頭などの局所に適用する液状製剤．用時溶解する固形製剤もある．

乾燥水酸化アルミニウムゲル [dried aluminum hydroxide gel] 消化性潰瘍治療薬*．制酸薬*．

桿体 [rod] ⇌ 網膜

癌胎児性抗原 [carcinoembryonic antigen] 略号 CEA．癌関連抗原*の一つで，糖鎖を多くもつ膜タンパク質．大腸癌，膵臓癌，胃癌，乳癌などにおいて発現が増加するため，腫瘍マーカー*として診断に応用される．胎生期にも発現がみられる．(⇌ α-フェトプロテイン)

肝代謝型薬物 [drugs eliminated by hepatic metabolism] 薬効本体(通常は未変化体)の全身からの消失が，おもに肝代謝に依存する薬物．肝消失型薬物のうち，胆汁排泄*の寄与が少ない薬物がこれに相当する．

間代発作 [clonic convulsion] 関節運動にかかわる筋の収縮と弛緩が交互に起こるために関節の屈曲，進展が繰返される痙攣発作．全身性の大発作では，一般的にはじめは上肢筋を屈曲，下肢筋を進展させる強直性発作が起こり，それにひき続いて間代発作が起こる．(⇌ 全般発作)

肝抽出率 [hepatic extraction ratio] ⇌ 肝クリアランス

浣腸 [enema, cyster, clysis, clysma]

浣腸薬 [enema, cyster] 腸内の便を軟らかくし便の滑りをよくする，もしくは大腸を刺激し大腸の蠕動運動を促進するような薬剤．排泄を促すために使われる薬剤として最も一般的なもののはグリセリン(グリセロール*)である．

カンデサルタン シレキセチル [candesartan cilexetil] 降圧薬*．アンギオテンシンⅡ受容体拮抗薬*．プロドラッグ*であり，生体内でカンデサルタンに変化して作用する．

環電流 [ring current] ベンゼン，ナフタレンなどの芳香環をもつ化合物は，多くの π 電子が外部静磁場の影響により芳香環上に電流を生じる．これを環電流とよぶ．環電流の影響で外部磁場とは逆方向の局所磁場が芳香環内に形成され，芳香環の外側に直接結合したプロトンは外部磁場と同一方向の磁力を受けるために結果として低磁場側に観測される．一方ポル

フィリン*では環の内側にあるプロトンは環電流の効果で高磁場に現れる．これらの現象を環電流効果とよぶ．

冠動脈 [coronary artery] ⇌ 心臓

肝動脈 [hepatic artery] ⇌ 肝臓

冠動脈疾患 [coronary heart disease, CHD] ＝ 虚血性心疾患

肝動脈塞栓療法 [transcatheter arterial chemoembolization] ⇌ 化学塞栓療法

癌特異抗原 [cancer-specific antigen] ＝ 腫瘍特異抗原

感度分析 [sensitivity analysis] 経済評価分析では，病態などの経過シナリオに基づいた分析モデルを構築し，投入した費用と得られた成果(たとえばQALY*)を算出し費用対効果を考察することが多い．しかし分析モデルには不確実なパラメーター(確率変数)が存在することが多く，パラメーターの設定しだいで結果が変わる場合もある．そこでパラメーターが変動することで，結果がどのような影響を受けるのかを確認することが必要となる．これを感度分析とよぶ．

カンナビノイド [cannabinoid] 大麻*の麻酔成分テトラヒドロカンナビノール*およびその関連化合物の総称．これらの化合物は酢酸-マロン酸経路*(オリベトール酸)とイソプレノイド経路(ゲラニオール)の複合経路*で生合成される(⇌ メバロン酸経路)．

眼軟膏剤 [ophthalmic ointment] 眼に使用する軟膏剤*．眼の粘膜へ刺激がない基剤*を用いた無菌製剤*であり，炎症性の眼の病気などに用いられる．

寒熱 [cold and heat, chills and fever] 冷えている状態を寒，熱のある状態を熱として表す．寒は皮膚が収縮し，悪寒，無汗，疼痛症状を起こす．また腹痛や下痢を起こす．熱は発熱，炎症状態をさす．頭部，顔面の熱症状，心煩，不眠などの精神症状，出血，化膿症状などを起こしやすい．寒のあるものには熱性，温性の生薬(熱薬)を用い，熱のあるものには寒性，涼性の生薬(寒薬)を用いるのが原則．(⇌ 証，随証治療，清熱)

間脳 [diencephalon, interbrain] 終脳(⇌ 大脳半球)と中脳*の間にあり(⇌ 中枢神経系)，その主要部分は視床と視床下部*から成る．嗅覚を除くすべての感覚性線維は，視床でニューロンを替えて大脳皮質の感覚中枢に向かう．視床の下方にある視床下部は，自律神経系*の中枢であると共に，向下垂体前葉ホルモンを産生するなど内分泌系の統合中枢である．視床下部は，呼吸循環を除く生命維持に重要な基本的生理現象(体温維持，摂食調節，飲水調節，性行動，情動行動)をつかさどる．

官能基 [functional group] 有機化合物の化学構造のなかで，特徴的な性質をもっている部分構造．化合物の化学反応性や物理化学的性質を決める．

官能基異性体 [functional isomer] 構造異性体の一種*．組成式が同じで，官能基が異なるもの．たとえばエタノール CH_3CH_2OH とジメチルエーテル CH_3OCH_3．

肝庇(ひ)護薬 [liver protecting drug] 肝臓疾患治療薬のなかで，肝庇護作用をもつ薬物群．ただしその定義はあいまいで，広く肝機能を改善する薬物を意味する．主要な薬物はグリチルリチン*製剤であり，このほかに肝水解物，グルタチオン，特殊アミノ酸製剤，ラクツロース，リン脂質などがある．抗炎症作用，肝代謝改善作用，解毒作用，膜安定化作用などが期待されている．インターフェロン療法に抵抗性の肝炎症例や副作用発症例，肝硬変に適用される．

乾皮症用薬 [therapeutics for asteatosis] 皮脂の分泌の減少により，皮膚が乾燥して，かさかさした状態(乾皮症，皮脂欠乏症)に適応する薬物．白色ワセリン，尿素製剤，ヘパリノイド製剤などの保湿剤を塗布する．皮膚炎の激しい場合はステロイドの外用，掻痒感の激しい場合は抗ヒスタミン薬の内服を行う．

カンピロバクター感染症 [campylobacteriosis, campylobacter infection] カンピロバクター症ともいう．家畜の腸管，生殖器などに常在するカンピロバクター属菌種を原因とする感染症．加熱不十分な鶏肉などにより食中毒(急性胃腸炎)をひき起こす．合併症としてギラン・バレー症候群*を起こすことがある．

カンファレンス [conference] 一人の患者に対して病歴，所見，合併症，治療内容などの情報交換を行い，最適な治療方法を話し合いにより検討する場のこと．患者への治療や指導を円滑に行うために，病棟での引き継ぎも行われる．

カンプトテシン [camptothecin] ヌマミズキ科植物のカレンボク *Camptotheca acuminata* Decne 〔漢名キジュ(喜樹)〕に含まれ，強力な抗腫瘍活性をもつアルカロイド*．臨床で

抗癌剤として用いられるイリノテカン*のリード化合物*.

_d_-カンフル [_d_-camphor] ショウノウともいう. クスノキの精油から得られる化合物. 血行促進, 鎮痛, 消炎作用があり, 外用医薬品として用いられる.

癌ペプチドワクチン療法 [cancer therapy after peptide vaccination] キラーT細胞*が癌細胞を排除する際の目印になると推察されるペプチドを体内に投与し, ペプチドによって活性化されたキラーT細胞を増殖させ, 癌細胞を特異的に攻撃するようになることを意図した治療法. この特質を用いて癌を排除(退縮)させようとする.

漢方医学 [Kampo medicine, traditional Japanese medicine] 日本伝統医学ともいう. 古代中国で体系付けられた医学を基にして, その理論・技術を取込んで, 日本で独自に発展, 継承してきた日本固有の伝統医学*. 江戸期に多くの成果がなされ, 現代の中医学の成立に大きな影響を与えた. (→ 漢方薬, 漢方処方, 代替医療)

漢方エキス製剤 [Kampo extract formulation] 伝統的剤形である煎剤, 散剤, 丸剤などの処方をもとに製剤化されたエキス剤で, 細粒剤, 顆粒剤, 錠剤, カプセル剤などがある. 品質の均一性や利便性は高いが, 加減方*や合方(二つの処方を合わせたもの)を行いにくい.

漢方処方 [Kampo formula] 漢方方剤ともいう. 漢方医学*の考え方に基づく, 複数の生薬*の組合わせをさす場合に用いられる言葉. 漢方処方全体をさす場合には Kampo formulae, Kampo formulas の英語表記を用いる. (→ 漢方薬, 伝統医学, 代替医療)

眼房水 = 房水

漢方方剤 [Kampo formulation, Kampo prescription] = 漢方処方

漢方薬 [Kampo medicine, traditional Japanese medicine] 漢方医学*の考え方に基づく, 複数の生薬*の組合せ(漢方処方*)や, それに用いられる生薬など薬剤全体を幅広い概念で表現するときに用いられる総称. (→ 伝統医学, 代替医療)

漢方薬局 → 薬局

ガンマカメラ [gamma camera] シンチカメラ, アンガーカメラともいう. 入射するγ線の進行方向を特定するためのコリメーター, γ線のエネルギーを蛍光*に変換するためのNaI(Tl)などのシンチレーター, 蛍光を電子に変換し増幅するための光電子増倍管から成る基本3層構造と, データ処理装置から構成されている医用画像装置.

γ-GTP [γ-GTP, γ-glutamyltranspeptidase] =γ-グルタミルトランスペプチダーゼ

γ線 [γ ray] → 電離放射線

γδ型T細胞 [γδ-T cell] T細胞受容体*としてαβ型二量体ではなくγδ型二量体をもったT細胞*. αβ型T細胞とは異なりMHC抗原*を抗原認識に利用しない. 腸管など粘膜上皮内に多く分布し, 初期の生体防御に働くと考えられている.

γ転移 [γ-transition] γ壊変, γ崩壊ともいう. 励起状態にある原子核が, γ線を放出して, より低いエネルギー状態に遷移すること. たとえば, α壊変*, β壊変*や核分裂で生成した娘核種が励起状態にあるとき, γ転移をすることがある.

甘味剤 [sweetner, sweetening agent] 不快な味をもつ主薬の服用性を改善する目的で甘味を付与するための製剤添加物*. ショ糖(スクロース), 白糖などの糖類, マンニトールなどの糖アルコール類があり, 特に後者は吸熱溶解によって清涼感を与えることもできる. (→ 矯味剤)

癌ミサイル療法 [tumor missile therapy] 癌細胞に対するモノクローナル抗体*のように特異的に結合する物質をキャリアー*として用い, 癌病巣部位へ抗癌剤を集積させる工夫を行った薬剤を用いる治療法.

甘味料 [sweetner, sweeting agent] 食品に甘みをつける食品添加物*で, 近年では低カロリー食の糖分の代用品として, また砂糖の大量摂取を防止するために用いられる. 現在許可品には, 対象食品を限定されるサッカリン, サッカリンナトリウムやアスパルテーム, アセスルファムカリウム, スクラロースがある. 天然由来品にグリチルリチン酸二ナトリウム, D-ソルビトール, キシリトールがある. また, シクラミン酸ナトリウムなど指定削除されたものもある.

顔面神経 [facial nerve] 第Ⅶ脳神経. (→ 脳神経)

寒薬 [cold-natured medicinal, cool-natured medicinal] → 寒熱

丸薬まるめ運動 [pill-rolling phenomenon] パーキンソン病*の振戦で, 手指にみられるも

のは，親指と人差し指ないしは中指で丸薬を丸めるような律動的な動きにみえ，これを丸薬まるめ運動とよぶ．

寛容原 [tolerogen] ⇒ 抗原

慣用名 [common name, trivial name] 昔から一般に使われている名称．たとえば酒石酸の名称はワインの製造時にできるカルボン酸に由来する．(⇒ IUPAC命名法)

癌抑制遺伝子 [tumor suppressor gene] 機能の喪失によって癌が起こる，あるいは癌化の頻度が高まるような遺伝子．正常な遺伝子としては，増殖の抑制や遺伝子の正常性維持などに働いており，$p53$(⇒ $p53$遺伝子)やRb(⇒ Rb遺伝子)など30種類あまりが知られている．

管理医療機器 [controlled medical device] ⇒ 医療機器

管理栄養士 [registered dietitian] 医療機関においては傷病者に対する療養のため必要な栄養の指導を行う．国家資格をもつ．

管理薬剤師 [supervising pharmacist, supervisor of pharmacy] 薬事法*により，薬局は管理を目的とする薬剤師を置かなくてはならない．管理者の義務として"保健衛生上支障を生ずるおそれがないように，その薬局に勤務する薬剤師その他の従業員を監督し，その薬局の構造設備及び医薬品その他の物品を管理し，その他薬局の業務につき，必要な注意をしなければならない．"と規定されている．さらに，管理薬剤師はその薬局の業務につき，薬局開設者に対し必要な意見を述べなければならない義務がある．

含硫アミノ酸 [sulfur-containing amino acid] ⇒ アミノ酸

含量均一性試験法 [content uniformity test] 製剤中に含まれる医薬品有効成分の量を確認する試験．製剤均一性試験法の一つであり，有効成分が表示量に対して一定でばらつきなく含まれているかを試験する．

カンレノ酸カリウム [potassium canrenoate] カリウム保持性利尿薬*．薬効はスピロノラクトン*と同様．

緩和 [relaxation] 磁気共鳴により励起された核スピンや電子スピンが，吸収したエネルギーを放出して元のエネルギー準位へ戻る過程のこと．これに要する時間を緩和時間という．放出されたエネルギーにより受信コイルに電磁誘導が起こり信号として検出される．緩和には，縦緩和と横緩和の二つの機構がある．縦緩和は磁気共鳴により傾いたスピンの配向が静磁場の向きに戻る過程(スピン-格子緩和，T_1緩和)で，横緩和は静磁場に垂直な面上で磁化がランダムな方向へ散らばって消失していく過程(スピン-スピン緩和，T_2緩和)をいう．

緩和ケア [palliative care] 緩和医療，パリアティブケアともいう．末期癌などの末期患者のQOL*を最大限に向上させるため，痛みなどの苦痛を除去・軽減し，死が訪れるまで積極的に生きることを支援し，家族の心理にも配慮するケア中心の医療．近年は診断初期から行うべきとされる．(⇒ ホスピス，ターミナルケア，安楽死，尊厳死，患者中心の医療)

緩和時間 [relaxation time] ⇒ 緩和

キ

気(き) [qi] → 気血水

偽アルドステロン症 [pseudoaldosteronism] 医薬品などに含まれるグリチルリチン*や漢方薬に含まれるカンゾウ*によりひき起こされる高血圧や低カリウム血症*.

擬一次反応 [pseudo-first-order reaction] 複数の化合物が反応する場合に, 反応速度*がそのうちの一つの物質の濃度にのみ比例する反応. その比例定数が擬一次反応速度定数である. 反応中の溶媒が反応物として関与する場合や, 一つの物質を除いてその他の物質の濃度が大過剰の場合にみられる. 酢酸エチルの水溶液中での加水分解やスクロースの加水分解が典型例.

擬一次反応速度定数 [pseudo-first-order rate constant] → 擬一次反応

既往歴 [anamnesis, past history] → お薬手帳

記憶障害 [memory disorder] 記憶の形成の3段階である記憶内容の登録, 把持, 再生のいずれかの段階に機能的, 器質的障害をきたし, 記憶が形成されない状態, 物忘れの状態. 言葉に表せる陳述記憶には, 辺縁系が関与し, 意味の記憶には大脳皮質の特定部位が関与する.

飢餓 [starvation] 長期の絶食により生体に必要な水や栄養素が欠乏しつつある状態. このとき多くの臓器がエネルギー源として遊離脂肪酸とケトン体*を優先的に使う. これによりグルコースの消費を抑えて血糖*を確保し, 脳の機能維持を図る.

期外収縮 [extrasystole, premature contraction] 洞調律より早期に生じる異常興奮. 上室(性)期外収縮(ほとんど心房性)の心電図では洞調律と異なるP波が正常のQRSを伴う. 心室(性)期外収縮ではP波を伴わず幅広のQRS(0.12秒以上)がみられ, 動悸を訴えることがある.

幾何異性体 [geometrical isomer] 比較対象としている置換基の相対的位置が異なる異性体. 環状炭化水素は *cis*-, *trans*-, C=C二重結合は *E*-, *Z*-, C=N二重結合は *syn*-, *anti*-の接頭語で区別される. (→ ジアステレオマー)

規格単位 [strength] 1製剤中に含まれる有効成分の含有量に基づいて示される数値. 医療用医薬品*については, 医療事故防止対策の観点から販売名の中にその情報が入っている.

気管 [trachea] → 呼吸器系

気管支 [bronchus] 気道は気管(→ 呼吸器系)の分岐部で左右の主気管支に分かれ, 肺門から肺に入った後さらに分岐して葉気管支となり, さらに区域気管支, 細気管支と分岐を繰返して末端の肺胞に至る. 右主気管支は左に比べ短く太く, より垂直に近い走行をしている. 気管支のうち比較的気管に近いものでは, 気管軟骨を伴い, 内面は線毛をもつ多列線毛上皮細胞や杯細胞などに覆われている.

気管支炎 [bronchitis] 下気道に限局して起こる炎症疾患. 急性と慢性があるが, 急性気管支炎はウイルスによって粘膜が炎症を起こした状態であり, 二次的に細菌感染を生じることがある. 一方, 慢性気管支炎は喫煙などで肺・気管支が慢性的に炎症を起こし組織変性を生じ, 気道が閉塞し呼吸に障害が生じた病態である.

気管支拡張薬 [bronchodilator] 気管支喘息*に代表される閉塞性の呼吸器疾患の治療薬. 気管支拡張作用のあるおもな薬物は β_2 受容体刺激薬*(プロカテロール, サルブタモールなど), 抗コリン薬(イプラトロピウム*, チオトロピウム*など), キサンチン系薬(テオフィリン*, アミノフィリン*など. 構造は付録VII参照)などである. (→ 気管支喘息治療薬)

気管支喘息 [bronchial asthma] 略号BA. 単に喘息ともいう. 気道の反応性の亢進(過敏症)に基づく広範囲な気道の狭窄によって起こる, 呼吸困難を主徴とし, 多くの場合喘鳴や咳を伴う. 気道狭窄は主として, 1)気管支平滑筋の痙攣性収縮, 2)血管の拡張および透過性の亢進による気管支粘膜の浮腫, 白血球などの遊出粘膜の腫脹, 3)粘液腺細胞の分泌活動亢進による気管支内腔への粘液分泌物の貯留(粘液栓形成), によって発生する.

気管支喘息治療薬 [drugs for bronchial asthma] 気管支喘息*の治療に用いる薬物の総称.

気管支喘息は，気道の慢性炎症と可逆的な気管支閉塞を特徴とする疾患であり，多くはアレルギー性である．したがってその治療には$β_2$受容体刺激薬*，抗コリン薬*，キサンチン系薬などの気管支拡張薬*，ステロイド薬*に代表される抗炎症薬*，抗アレルギー薬*が用いられる．

疑義照会 [reconfirmation] 調剤の流れのすべての時点において，処方せんに記載された内容に疑問が生じ，処方医に確認する行為．薬剤師法第23条，24条で規定されており，疑問が解決しない場合はけっして調剤を行わないこと．この場合調剤拒否には当たらない．調剤拒否とは，その処方せんに記載上の不備や疑問がないにもかかわらず，在庫がないなどの理由で受付を拒否する場合などをさす．

気逆 [qi counterflow] ⇌ 気虚

気虚 [qi deficiency] 気の流れが阻害された状態の一つ．活動力が鈍化し，疲れやすい，動く意欲がない，息切れ，自汗などの症状が表れる．ほかに気が突き上げるものを**気逆**，鬱滞するものを**気滞**とよぶ．(⇌ 気血水)

キキョウ(桔梗) [platycodon root] キキョウ(キキョウ科)の根．主要成分としてプラチコジン A，C，D などのトリテルペン配糖体*およびキキョウ科の多糖体を含む．漢方では鎮咳去痰薬や消炎排膿薬として用いられる．

気胸 [pneumothorax] 胸膜の間に空気が入り込んだ状態．その原因から**自然気胸**と非**自然気胸**に分けられる．さらに自然気胸は原発性気胸と慢性閉塞性肺疾患*(COPD)などの肺疾患に関連して起こる二次性気胸に分類される．また，非自然気胸は医療行為を含む外的障害によって起こる気胸の総称である．

気血水 (きけつすい) [qi, blood and water, the three vital substances of the human body] "気"は身体の活動エネルギー，"血"は血液のように身体の恒常性維持をつかさどる機能をもつもの，"水"は水分をさし滋潤，滋養の機能をもつものをそれぞれさし，これらが絶えずよどむことなく循環し生命活動を支えるという概念．循環が阻害されると気虚*，気滞，気逆，瘀血*，血虚，水毒*(水滞)などの変調が起こる．(⇌ 補剤)

危険因子 [risk factor] リスク因子ともいう．疫学研究において，疾病の起こりやすさ，あるいは死亡の起こりやすさ(危険度，リスクともいう)を増加させる要因のこと．脳卒中の場合には，過食，運動不足，喫煙などの生活習慣が関連するが，最大の危険因子は高血圧である．

基剤 [base] 主薬を混合分散させ，適用部位へ定着させるための媒体．軟膏剤，眼軟膏剤，貼付剤，坐剤，クリーム剤などの半固形製剤に用いられる．軟膏基剤はミツロウ，植物油，パラフィン，ワセリンなどの油性基剤，これに水を加え乳化した親水軟膏，吸水軟膏などの乳剤性基剤，マクロゴール*などの水溶性基剤に大別され，基本処方は日本薬局方に規定されている．基剤は主薬の配合性や放出性に加えて，塗布面の生理的条件を考慮して選択される．

起坐呼吸 [orthopnea] 仰向けに寝ると呼吸困難が増強するため，座位にて努力性呼吸をする状態．左心不全，肺水腫など肺うっ血が起きる疾患や重症な気管支喘息などにみられる．座位は肺への静脈還流を減少させ，上記病態による症状を改善させる．

キサンチン系薬 [xanthines, xanthin drug] ⇌ 気管支拡張薬

基質(酵素反応の) [substrate] 酵素*の触媒作用を受けて変化する物質．反応に際しては，その構造が特異的に認識されて酵素と結合するため，特定の物質が特定の酵素の基質となる．酵素名には，その特定の基質の名前を頭に付したものが多い．

キジツ(枳実) [immature orange] ダイダイまたはナツミカン(ミカン科)の未熟果実をそのまま，または半分に横切したもの．成分は精油(d-リモネン*)，ヘスペリジン，ナリンギン(フラボノイド*配糖体)，シネフリンなど．抗アレルギー，セロトニン拮抗作用．漢方では芳香性健胃薬*として配合される．

基質阻害 [substrate inhibition] 酵素*の基質自身による酵素反応の阻害．基質が高濃度になるとミカエリス・メンテンの式*から逸脱し反応速度が低下する現象で，酵素・基質複合体にさらに基質が結合すると活性を失うというモデルで説明できる．

基質特異性 [substrate specificity] ⇌ 酵素

基質レベルのリン酸化 [substrate-level phosphorylation] 基質準位のリン酸化ともいう．エネルギーレベルの高い化合物のエネルギーを利用して ADP をリン酸化し，ATP*を生成する反応様式．呼吸鎖との共役で起こる酸化的リン酸化(⇌ ATP 合成酵素)による ATP の産生とは別個のもので，解糖*系やクエン酸回路*でみられる．

希釈散 [trituration, triturated powder] かつて倍散とよばれていた．0.1 g 以下の秤量を要する医薬品で，それ自体は薬効をもたない賦形剤*を加えて適当な濃度に希釈した散剤*のこと．調剤用天秤で散剤を量ることができ，患者が飲みやすい量になる．また，調剤時間の短縮になる．

希釈法 [dilution method] 抗生物質に対する感受性試験の一つ．定量的方法であり，最小発育阻止濃度(MIC*)の測定が目的である．菌の発育を完全に抑制する MIC を知ることができるので，各種抗菌剤の病原菌に対する抗菌力の詳細な比較ができる．(⇒ 拡散法)

記述疫学 [descriptive epidemiology] 正確な記述に基づき，集団における疾病分布の特徴など疫学的な特性を明らかにしたり，疾病の発生要因に関する仮説を立てる学問．ただし，記述疫学だけでは単なる仮説に過ぎず，信頼性はきわめて低い．

基準人口 [standard population, population criteria] 年齢構成を同一にするために基準として用いるモデル人口．現在は昭和 60 年モデル人口を基準人口として各集団の年齢構成の影響を除いた年齢調整死亡率*を算出しており，これにより地域間の死亡率を比較できる．

基準振動 [normal vibration] 自由度が 2 以上の線形振動系が自由振動しており，かつつねに共通の振動数で単振動をしている場合を正規モードといい，この振動を基準振動という．多原子分子のさまざまな原子間振動も，伸縮振動*，変角振動*などの基準振動に分解して，その和として考えることができる．赤外吸収*の波数から振動モードを解析したり，分子の構造から吸収波数を推定するのに利用できる．

基準電極 = 参照電極

基準ピーク [base peak] 質量スペクトル(⇒ 質量分析)において，各イオンの相対強度を表すときの基準として用いるピーク．通常，スペクトル中で最大の強度を示すものを基準ピークとよび，これの強度を 100 として他のピークを相対強度で表す．

基準薬局 [accredited pharmacy] 薬剤師会がつくった制度で，日本薬剤師会が制定し，都道府県薬剤師会が認定した薬局機能に関して，基本的機能および基準薬局としてもつべき機能をクリアした薬局を認定する制度．認定された薬局は"基準薬局"の表示を店頭に行うことができる．

希少疾病用医薬品 = オーファンドラッグ

規制区分 薬理作用の強さや毒性の面から，その取扱いに特別な法的規制がある医薬品の添付文書に記載される項目．毒薬，劇薬，麻薬，向精神薬，覚せい剤，覚せい剤原料，習慣性医薬品，処方せん医薬品が該当する．

寄生虫 [parasite] 他の動物や植物などの多種多様な宿主に寄生して生活する動物．

気相 [gas phase] ⇒ 相

帰属 [interpretation] 核磁気共鳴スペクトル*上に観測されたシグナルの由来を明らかにすること．化学シフト*，分裂様式，結合定数などにより同定することをいう．各種の化合物の ^1H, ^{13}C NMR スペクトルのデータベースを基に経験的に知られた情報からスペクトルを解釈し，化合物の同定に用いられる．現在では多次元 NMR 測定法(⇒ 二次元 NMR)の普及や，大型コンピューターに予想される構造を入力することで NMR スペクトルを提示することが可能になり，シグナルの帰属が驚くほど容易に，正確になった．

既存添加物 [existing additive] 食品衛生法*によって規定される食品添加物*のうち，以前は天然添加物とよばれ長年使用され，そのなかでも安全性が確認され使用実績があるものとして厚生労働大臣がひきつづき使用を認めたもの．安全性に問題のあるもの，使用実態のないものは名簿から削除される．(⇒ 指定添加物)

気滞 [qi stagnation] ⇒ 気虚

気体定数 [gas constant] 記号 R で表す．ボイル・シャルルの法則*が成立する理想気体 1 mol で圧力と体積の積を温度で除した値．$8.314 \text{J K}^{-1} \text{mol}^{-1}$．

気体分子運動論 [kinetic theory of gases] 理想気体*の運動を物理学の理論に基づき，定量的に解釈するものである．気体分子はたえず乱雑な運動をし，大きさは無視でき，相互作用はなく，圧力は壁への完全弾性衝突の結果生じると仮定している．

キチン [chitin] 節足動物などの外骨格の主要な構造多糖で，N-アセチル-D-グルコサミン(⇒ グルコサミン)が β1→4 結合で直鎖状に縮合重合した．脱アセチル体はキトサン．

拮抗 [antagonism] ある薬物 A に加えてほかの 1 種またはそれ以上の薬物を併用するときの相互作用において，併用することにより A の薬理効果が A を単独で用いる場合よりも減弱されること．

拮抗阻害 = 競合阻害

拮抗薬 = アンタゴニスト

基底状態 [ground state]　原子・分子・固体などの微視的(⇌巨視的)な系において，系のエネルギーが最低となる定常状態*．通常，有機化合物の基底状態は一重項*である．等核二原子分子では，酸素分子が例外的に基底状態三重項である(⇌ 酸素，三重項)．

基底層 [basal layer]　⇌ 表皮

基底膜 [basement membrane]　⇌ 細胞外マトリックス，ラミニン

起電力 [electromotive force]　二つの半電池*を組合わせて化学電池*を構成すると，二つの電極間に電位差を生じ，アノード(負極)からカソード(正極)に向かって電子が流れ，電流はカソードからアノードに向かって流れる．この電位差のことを電池の起電力とよぶ．電池で起こる酸化還元反応のギブズエネルギー$\Delta_r G$と起電力Eとの間には$\Delta_r G = -nFE$という関係が成り立つ．ここで，nは電池で起こる酸化還元反応に関与する電子数，Fはファラデー定数*である．また，反応物と生成物が標準状態にあるときの起電力を標準起電力$E^{\ominus}$という．

気道 [airway, respiratory tract]　⇌ 呼吸器系

キトサン [chitosan]　⇌ キチン

キナ [cinchona bark]　アカキナノキ(アカネ科)またはその他同属植物の樹皮．主要成分はキニーネ*，キニジン*などのキノリンアルカロイド*．抗マラリア作用，抗不整脈作用，解熱作用，苦味健胃作用．キニーネ塩酸塩(抗マラリア薬*)やキニジン硫酸塩(抗不整脈薬*)の原料．

キナーゼ [kinase]　ホスホキナーゼともいう．リン酸化酵素．ATPなどのヌクレオシド$5'$-三リン酸の末端リン酸基を水以外の基質に転移させる酵素．

キナーゼ関連受容体 [kinase-related receptor]　⇌ 酵素型受容体

キニジン [quinidine]　キナ*に含まれるキノリンアルカロイド*の一種で，主成分であるキニーネ*の立体異性体である．抗不整脈薬として使用されるキニジン*硫酸塩の原料．生合成的にはトリプトファン由来のインドールアルカロイド*とみなされる．

キニーネ [quinine]　抗マラリア薬*．キナの樹皮に含まれるアルカロイド*として発見された．(⇌ マラリア)

機能性食品 [functional food]　食品のもつ機能は，栄養素としての一次機能，旨味などの嗜好性を与える二次機能，生体調節の三次機能がある．食品の生体機能には免疫賦活，抗酸化機能，肥満予防などさまざまな機能が知られており，これら機能をもつ食品を機能性食品とよぶ．国が機能を認定した食品が特定保健用食品*であり，その機能を表示することができる．三次機能に関する成分については，本来食品に含まれるが微量なため効果が出にくいような場合，有効成分を添加したり吸収されやすくするなどの工夫が加えられる．

機能的拮抗 [functional antagonism]　= 生理学的拮抗

キノホルム [chinoform]　クリオキノールともいう．ハロゲン化キノリン化合物．金属キレート作用により殺菌作用を示す．アメーバ赤痢に限定使用されていたが，わが国では一般の下痢に適用拡大された結果スモン*をひき起こした．(⇌ 薬害)

キノリン [quinoline]　ベンゼンとピリジン*の縮合環*(構造：付録Ⅲ)．芳香族複素環化合物．

キノリンアルカロイド [quinoline alkaloid]　分子内にキノリン*骨格をもつアルカロイド*の総称．

キノロン系抗菌薬 [quinolones, quinolone antibacterial drug]　⇌ ニューキノロン系抗菌薬

キノン [quinone]　ベンゼン環に通常オルト位またはパラ位で二つのカルボニル基をもつ芳香族化合物の総称．

揮発性麻酔薬 [volatile anesthetic]　⇌ 吸入麻酔薬

揮発性有機化合物 [volatile organic compound]　略号 VOC または VOCs．常温常圧で大気中に容易に揮発する有機化学物質の総称．トルエン，ベンゼン，フロン類，ジクロロメタンなどが，洗浄剤，溶剤，燃料として多量に使用されている．大気中に放出されると光化学スモッグの原因となる(⇌ 光化学オキシダント)．ホルムアルデヒド，エチルベンゼン，キシレン，スチレン，パラジクロロベンゼンなどはシックハウス症候群*をひき起こす室内空気中化学物質として濃度指針値が定められている．土壌，水質の汚染原因にもなる．

ギブズエネルギー [Gibbs energy]　ギブズ自由エネルギーともいう．ギブズエネルギーG

は，$G = H - TS$ で定義され，定温・定圧下での(物理的)状態変化や化学反応の進む方向を判定するうえで基礎となる状態関数である．ギブズエネルギー変化 ΔG の符号によって，化学反応の正方向，逆方向いずれが有利になるかが判定される．$\Delta G < 0$ では正方向，$\Delta G > 0$ では逆方向，$\Delta G = 0$ では化学平衡*の状態になる．G の圧力変化から $\Delta G = -RT\ln K$ の関係（K は平衡定数），温度変化からギブズ・ヘルムホルツの式*が導かれる．(⇒ 反応ギブズエネルギー，化学ポテンシャル，質量作用の法則)

ギブズ吸着式［Gibbs adsorption equation］J. W. Gibbs によって導かれた，溶液の表面張力*γ と溶質活量 a_2 との関係を表す式．

$$\Gamma_2 = -\frac{1}{RT}\left(\frac{\partial \gamma}{\partial \ln a_2}\right)_{T,p}$$

この式から表面に吸着された溶質の量 Γ_2 を求めることができる．表面張力が低下する場合を表面活性，変化しないか上昇する場合を表面不活性という．

ギブズ自由エネルギー［Gibbs free energy］= ギブズエネルギー

ギブズ・ヘルムホルツの式［Gibbs-Helmholtz equation］ ギブズエネルギー*の温度依存性を示す関係式，

$$\left[\frac{\partial(\Delta G/T)}{\partial T}\right]_p = -\frac{\Delta H}{T^2}$$

で表現される．ここで，$\Delta G = -RT\ln K$ の関係を代入すると平衡定数の温度依存性を示すファントホッフの式*が導かれる．

気分安定薬［mood stabilizer］= 抗躁薬

気分障害［mood disorder］ 感情障害ともいう．病的な抑うつ気分や興味・関心・楽しみの喪失を示すうつ病相のみを繰返す単極性(気分)障害(うつ病*)，うつ病相と気分高揚や易怒性の亢進を示す躁病相を繰返す双極性(気分)障害(躁うつ病*)などに分類される．

起泡試験［foaming test］ 日本薬局方医薬品各条に記載されている生薬のうちサポニン*を含有している生薬に規定されている確認試験．生薬粉末に水を加えて激しく振り混ぜるとき，持続性の微細な泡が生じることを確認する．

基本振動［fundamental vibration］ 多原子分子の原子間の自由振動で，各原子がつねに同位相で振動を続けるような振動のうち，振動エネルギーが最小の振動．

基本転写因子［basal transcription factor］真核生物遺伝子の転写*において基本的に必要なタンパク質．RNA ポリメラーゼ II(⇒ RNA ポリメラーゼ)による転写の場合，TATA ボックス*結合タンパク質や TFIIA,B,D,E,F,H などが該当する．これらが複合体を形成してプロモーター*に結合する．(⇒ 転写因子)

偽膜性大腸炎［pseudomembranous colitis］抗生物質投与によって正常の腸内細菌叢が破壊され，腸内の常在細菌である *Clostridium difficile* (CD) が増殖して発生する腸炎．症状は抗生物質投与後数日から数週間後の水溶性下痢である．内視鏡所見では大腸に白色の偽膜が多発する特徴的な所見を呈する．確定診断には便中の CD 毒素検出が有用である．治療は原因となった抗生物質の中止とバンコマイシンの経口投与である．

気密容器［tight container］⇒ 容器

帰無仮説［null hypothesis］ 対立仮説を否定する作業仮説．実験において研究者が宣言したい要因の間に違いがある，あるいは差があるという仮説を対立仮説といい，その対立仮説を否定する，要因の間に違いがない，あるいは差がないという仮説を帰無仮説という．

義務接種［compulsory vaccination］⇒ 勧奨接種

キメラマウス［chimeric mouce］ 異なる系統の遺伝形質が混在してできたマウスのこと．遺伝子ターゲッティング(⇒ ノックアウトマウス)の技術を応用して作製した組換え胚性幹細胞*をマウス胚盤胞に注入し，これを仮親の子宮に移植して個体を発生させる．

キモトリプシン［chymotrypsin］ 小腸で働くタンパク質分解酵素*．膵臓で前駆体キモトリプシノーゲンとして合成され(⇒ チモーゲン)，小腸で活性型のキモトリプシンとなる．最適 pH は弱アルカリ性で，芳香族アミノ酸残基のカルボキシ基側でペプチド結合を切断する．(⇒ トリプシン)

逆アゴニスト = 逆作動薬

逆位［inversion］⇒ 染色体異常

逆合成［retrosynthesis］ 合成計画を立てる際，標的分子から原料へと単純化する一連の操作のこと．目的の分子から前の中間体へ，さらにその前の中間体へと合成ルートを順次のぼっていき，それぞれの合成段階に適した反応剤と反応条件を当てはめて合成経路を組立てる合理的な方法論である．標的分子中の結合を，仮想的に切断して合成成分に分解することを結合切断とよぶ．また結合切断により生じる分子の

断片をシントンとよぶ.

逆作動薬［inverse agonist］ 逆アゴニストともいう. 作動薬(アゴニスト*)が結合しなくても定常的に活性化して反応を起こしている薬物受容体に結合することで, その定常的活性化を阻害する化合物.

逆性石けん［invert soap］ 陽イオン界面活性剤, 殺菌剤. 塩化ベンザルコニウム*, 塩化ベンゼトニウム*などがある. 通常の石けんとは逆に正の荷電をもつ.

逆説睡眠［paradoxical sleep, parasleep］＝REM 睡眠

逆相クロマトグラフィー［reversed phase chromatography］ 疎水性の液相(オクタデシル基 $n-C_{18}H_{37}-$ やオクチル基 $n-C_8H_{17}-$)をもつ固定相*と極性の移動相*溶液との組合わせによって行われる分配クロマトグラフィー*.

逆相分配クロマトグラフィー［reversed phase partition chromatography］⇀ 分配クロマトグラフィー

逆対称伸縮振動［antisymmetrical stretching vibration］⇀ 伸縮振動

逆耐性［reverse tolerance］ 増感現象ともいう. 麻薬や覚せい剤を断薬し薬物が生体から完全に消失した後, 投与薬物に対する感受性が増大する現象. (⇀ 耐性[1])

逆ターゲティング【reverse targeting】 通常のターゲティングは薬物側が標的を認識できるようにキャリアー修飾されるが, 逆ターゲティングは標的とする組織, 疾患部位や細胞にキャリアー*を認識させる標的指向化である. (⇀ ターゲティング)

逆転写酵素［reverse transcriptase］ 略号 RT. HIV(⇀ 後天性免疫不全症候群)や B 型肝炎*ウイルスゲノムにコードされている RNA を鋳型にして DNA を合成する酵素(RNA 依存性 DNA 合成酵素). 遺伝子工学の分野では, mRNA に対する相補的な塩基配列をもつ DNA 合成(cDNA*合成)が必要な cDNA ライブラリー(⇀ 遺伝子ライブラリー)の作成には欠かせない.

逆転写酵素阻害薬［reverse transcriptase inhibitor］ 略号 RTI. 逆転写酵素*をもつ HIV (⇀ 後天性免疫不全症候群)や B 型肝炎ウイルス感染症の治療に用いられる. 化学構造の違いからおもに DNA 合成を拮抗阻害するヌクレオシド系逆転写酵素阻害薬(NRTI)と逆転写酵素活性近傍に結合する非ヌクレオシド系逆転写酵素阻害薬(NNRTI)に大別される. AIDS 患者の治療にはプロテアーゼ阻害薬*やインテグラーゼ阻害薬と併用して用いられる.

逆転層［inversion layer］ 垂直気温分布が通例とは逆に上空の方が高くなっている気層. この層は大気がきわめて安定な状態であり, とりわけ下層部では大気の乱流運動が抑制されるため, 地上の大気汚染物質*が拡散せず, 大気汚染は悪化する. 濃霧あるいは激しいスモッグによる健康被害をひき起こす場合がある.

脚ブロック［bundle branch block］ 刺激伝導系の His 束から分岐した左脚と右脚に生じた伝導遅延や伝導途絶を脚ブロックとよぶ. 心電図上 QRS の変形と幅の拡大がみられる. 右脚ブロックは若年健康者にもみられ, 左脚ブロックは器質的心疾患に多い.

逆ミセル［reversed micelle］⇀ ミセル

逆輸送＝対向輸送

逆流性食道炎［reflux esophagitis］ 胃液や十二指腸液などの食道内逆流により生じる食道粘膜の炎症(食道炎). 下部食道括約筋の機能低下や胃酸量の増加, 食道や胃排出能の低下, 胃切除後に合併する. 胸焼け, 胸部の灼熱感, 痛みなどの症状を呈し, 食道下部粘膜に発赤やびらん*, 潰瘍*などが認められる. 胃酸の逆流による自覚症状あるいは内視鏡的に認められる炎症所見をすべて逆流という一つの病態で考える胃食道逆流症という疾患概念もある.

キャッピング［capping］⇀ 打錠障害

ギャップ結合［gap junction］⇀ 細胞接着, チャネル

キャップ構造［cap structure］⇀ mRNA

GABA(ギャバ)［GABA, γ-aminobutyric acid］＝γ-アミノ酪酸

GABA 受容体［GABA receptor］ GABA (γ-アミノ酪酸*)の結合により抑制性シナプス後電位*(IPSP)を発生させて神経興奮を抑制する. 塩化物イオンチャネルと共役する $GABA_A$ 受容体と, G タンパク共役型受容体である $GABA_B$ 受容体に分類される.

キャピラリーゾーン電気泳動［capillary zone electrophoresis, CZE］⇀ ゾーン電気泳動

キャピラリー電気泳動［capillary electrophoresis］ 略号 CE. 内径 100 μm 以下の毛細管(キャピラリー)を用いる電気泳動*法で, 高電圧をかけることにより, 低分子から高分子(タンパク質, DNA など)までの広範囲の化合物を高速に, かつ高分解能で分離することがで

きる．(→ ゾーン電気泳動)

キャピラリー電気泳動質量分析法 [capillary electrophoresis-mass spectrometer] 略号 CE-MS．キャピラリー電気泳動*で分離された成分の検出法として質量分析*を用いる分析法．

キャプシド [capsid] → ウイルスの構造

キャリア [carrier] 保因者ともいう．細菌やウイルスなど伝染性病原体を体内に保有している者．病原体を体内に保有しているが特別な症状を呈さず，感染力をもつものを無症候性キャリアという．B型やC型肝炎ウイルスの持続感染者がその代表である．

キャリアー [carrier] 担体，薬物キャリアーともいう．タンパク質や多糖などの高分子物質，リポソームやリピッドマイクロ(ナノ)スフェア*などの人工微粒子物質，また，赤血球などの細胞で，毒性や免疫原性をもたず，薬物を結合できる官能基や封入できる空間をもつ物質．薬物に標的部位への指向性を付与する，また，薬物の体内動態を変化させ標的部位での薬物濃度を高める目的で用いられる．(→ ターゲティング，輸送体)

キャンディン系抗真菌薬 [candin antifungal drug] → 抗真菌薬

吸エルゴン反応 [endergonic reaction] → 発エルゴン反応

救援活動 [rescue-activity] → 災害時医療

嗅 覚 [olfactory sense] → 鼻

求核試薬 [nucleophile, nucleophilic reagent] → 求核置換反応，求核付加反応

求核置換反応 [nucleophilic substitution reaction] 電子不足の反応点をもつ化合物に対して電子豊富な求核試薬が攻撃し，脱離基が外れて置き換わる反応．脱離基が先に外れて求核試薬が結合する反応(S_N1反応*)と，求核試薬の接近に伴って脱離基が取れる反応(S_N2反応*)がある．(→ 置換反応)

求核付加反応 [nucleophilic addition reaction] 電子求引基*の結合によってπ電子不足となった二重結合または三重結合に対して，電子豊富な求核試薬が攻撃し，不飽和度*が低下する反応．(→ 付加反応)

吸 気 [inspiration] → 呼吸

救急医療 [emergency medical-care, emergency care, emergency medical service] 耐えがたい苦痛，生命の危機が迫っているなどの緊急性に対応して行われる病気や怪我の治療．医療機関などでは必要な医薬品・医療器具などを救急カートにまとめ，速やかに患者のもとへ運べるようにしている．日本における救急医療体制は，医療法に定める医療計画*に基づいて医療圏ごとに整備されている．重症度に応じて，入院や手術を伴わない**一次救急医療**，入院や手術を要する**二次救急医療**，二次救急医療機関では対応できない重篤の救急患者に対応する**三次救急医療**があり，これらに対応する医療機関を総称して救急医療機関とよぶ．救急医療に関する診療可否情報や空床情報などは救急医療情報センターで問い合わせを受ける．こうした救急医療体制により，子供の発熱から大規模災害，事故の救援活動までを支えている．

究極発癌物質 [ultimate carcinogen] 前駆型発癌性物質(二次発癌物質*)が生体内で代謝的に活性化され，最終的にDNAなどの生体成分と反応する代謝活性体のことをさす．たとえば，ベンゾ[a]ピレン*から生じるBPDE(7,8-ベンゾ[a]ピレン-9,10-ジオールエポキシド)，ニトロソアミン*から生じるアルキルカチオンなど．

球 菌 [coccus] 形が球状である菌．完全な球形だけではなく，半球形，腎臓形(そら豆形)，ランセット形(円錐形)なども含まれる．

球 茎 [corm] 地下茎の一形態．茎の下端が肥大し(→塊茎)，翌年に地上へ出る芽を1個もつ越冬器官．サトイモ，カラスビシャク(生薬ハンゲ*の基原植物)などが球茎をつくるが，ハンゲの薬用部位は日本薬局方では塊茎とされている．

吸光光度法 [absorptiometry] ＝ 紫外可視吸光度測定法

吸光度 [absorbance] 単色光が試料溶液を通過する前後の強度を I_0 および I とすると，この両者の比を透過度 t といい，これを百分率で表したものが透過率 T である．この透過度の逆数の常用対数を吸光度 A という．

$t = I/I_0$，$T = 100t$，$A = -\log t = -\log I/I_0$

試料溶液が希薄な範囲では，吸光度 A は試料濃度 c に比例し(ベールの法則)，また，溶液層の長さ l に比例する(ランベルトの法則)．この両者を合わせたものがランベルト・ベールの法則であり，次の式で表される．

$$A = -\log I/I_0 = acl$$

ここで，a は比例定数で吸光係数とよばれる．

吸 収 [absorption] ADME*の一つ．

吸収極小 [absorption minimum] → 吸収スペクトル

吸収極大 [absorption maximum] → 吸収スペクトル

吸収スペクトル [absorption spectrum] 一般に，試料に対して波長を連続的に変化させながら電磁波を照射して得られる波長と吸光度との関係を示す曲線のこと．多くの場合，紫外可視光を用いて得られるものをいう．この吸収スペクトルから，その物質の吸収極大および吸収極小を与える波長を知ることができる．吸収スペクトルは物質の化学構造を反映しており，助色団*の存在などにより吸収帯が長波長側に移動することを深色効果（レッドシフト）とよび，モル吸光係数*が増加することを濃色効果という．逆に吸収帯が短波長側に移動することを浅色効果（ブルーシフト）とよび，モル吸光係数が減少することを淡色効果という．

吸収率（薬物の）[absorption rate, fractional absorption] 胃，口腔，小腸，大腸，直腸，呼吸気道，鼻腔，角膜，皮膚，筋肉などの部位から薬物が全身循環系に吸収された割合．

嗅神経 [olfactory nerve] 第Ⅰ脳神経．（→脳神経）

求心性神経 [afferent nerve] 末梢から中枢へ向けて神経インパルスを伝える，いわば"上り"の神経．遠心性神経に対する語．求心性神経の線維を求心性線維という．

吸水性基剤 [absorption base] 軟膏基剤（→基剤）のうち，水を吸う特性をもつもの．水相をもつものとして吸水軟膏，水相を欠くものとして親水ワセリン，精製ラノリンなどがある．

吸水軟膏 [absorptive ointment] 親水性の水相をもつ油中水型の乳剤*性軟膏基剤．白色ワセリンなどの基剤に界面活性剤を加えて調製する．

急性 [acute] 病気や症状などが急激に短期間に進行することをさす．

急性胃炎 [acute gastritis] → 胃炎

急性胃粘膜病変 [acute gastric mucosal lesion] → 胃炎

急性灰白髄炎 [poliomyelitis] ポリオともいう．ポリオウイルスの経口感染後，中枢神経系に達したウイルスが脊髄前角の運動神経を破壊して手足に麻痺をひき起こす疾患．麻痺が起こるのは感染者の1％以下であり，ポリオウイルス感染の多くは無症状である．2011年現在，わが国ではポリオウイルスの弱毒生ワクチン*がポリオの予防として用いられている．

急性肝炎 [acute hepatitis] 正常な肝臓に肝炎ウイルスなどの外来因子の負荷がかかることによって起こる肝臓の急性炎症性疾患．全身倦怠感や発熱，食欲不振，黄疸*などをきたす．原因によっては慢性肝炎*や劇症肝炎*に移行することがある．

急性気管支炎 [acute bronchitis] → 気管支炎

急性期タンパク質 [acute-phase protein, acute-phase reactant] 感染，外傷，癌，自己免疫疾患などによる急性，慢性の炎症時に肝臓から大量に産生される一群のタンパク質．C反応性タンパク質*，α_1-アンチトリプシン，α_2-マクログロブリン，補体成分などがある．

急性拒絶反応 [acute rejection] 移植数日後に起こる拒絶反応*のこと．同種間の移植後にみられる．宿主のヘルパーT細胞*やキラーT細胞*が，移植片の非自己MHC抗原*をT細胞受容体*によって認識し，細胞性免疫によって移植片の細胞を攻撃することによる．シクロスポリンをはじめとする免疫抑制薬*の進歩によって制御が可能になってきた．

急性骨髄性白血病 [acute myeloid leukemia, AML] → 急性白血病

急性糸球体腎炎 [acute glomerulonephritis] → 糸球体腎炎

急性心不全 [acute heart failure] 心臓の器質的，機能的異常のために心ポンプ機能が急激に低下をきたし，循環動態を維持できなくなった状態で，心拍出量の低下とうっ血による症状を示す．重症では心原性ショック*や肺水腫*に陥る．急性心不全では代償機構は機能せず重篤に陥りやすい．原因として，急性心筋梗塞に伴う僧帽弁逆流や心室中隔穿孔，感染性心内膜炎に伴う弁破壊による大動脈弁や僧帽弁の閉鎖不全などがあり，高血圧症による左室肥大など拡張機能障害を伴う疾患で後負荷*の急激な増加による急性肺水腫を起こす．心タンポナーデ*では心臓への血液環流入が妨げられ，不整脈，徐脈，頻脈も急性心不全の原因となる．また慢性心不全*も急性増悪し急性心不全を発症する．

急性腎不全 [acute renal failure, acute kidney injury] 腎自体あるいは腎以外の原因によって，急激な腎臓機能低下をきたした結果生じた症候群をいう．乏尿*，無尿*に至ることも多いが，通常血清クレアチニン*や尿素窒素*の上昇により発見される．病因の部位により腎前

性，腎性，腎後性の三つに分けて鑑別診断する．**腎前性急性腎不全**とは腎臓への血流が減少することによる虚血性の腎障害である．原因としては脱水，出血，ショック，心不全，腎動脈血栓症，過量の降圧薬，NSAID（非ステロイド性抗炎症薬*）などがあげられる．**腎性急性腎不全**とは腎実質に急性病変があるときで，原因としては糸球体腎炎*，血管炎，間質性腎炎*，尿細管壊死などがある．**腎後性急性腎不全**は尿路系に閉塞が起こることによるもので，腫瘍，尿路結石*，神経因性膀胱*などがある．

急性膵炎［acute pancreatitis］⇒ 膵炎

急性毒性［acute toxicity］ 単回投与直後から数日以内に現れる毒性．以前は究極の毒性である死亡を指標とした50%致死量（LD50*）が重視されたが，最近は動物愛護の面から概略致死量が用いられている．

急性毒性試験［acute toxicity test］ 一般毒性試験の一つ．致死量をはじめ，その他の急性毒性が発現する用量を求めることを主目的に行われる．医薬品，食品添加物，化粧品，農薬，化学物質などが対象となる．

急性白血病［acute leukemia］ 白血病*のうち，おもな増殖白血病細胞が幼若型（骨髄芽球，リンパ芽球など）であるものをいう．腫瘍の起源となった細胞が骨髄系細胞かリンパ球系細胞かにより，**急性骨髄性白血病と急性リンパ性白血病**に分類する．骨髄で白血病細胞が増加すると，正常な造血が抑制され，白血球減少に伴う感染症，赤血球減少に伴う貧血症状，血小板減少に伴う出血症状がおもな症状となる．リンパ節腫脹，肝腫，中枢神経浸潤などもみられる．FAB分類は，白血病細胞の形態学的特徴を中心に，急性骨髄性白血病を8種類（M0〜M7），急性リンパ性白血病を3種類（L1〜L3）に分類したもので広く用いられてきたが，その後，染色体・遺伝子検査などをふまえ，造血器腫瘍全体を網羅したWHO分類が提唱されている．

急性リンパ性白血病［acute lymphoblastic leukemia, ALL］⇒ 急性白血病

吸着［adsorption］ 二つの相が接するときに，第三の物質がこれらの相の内部から界面に濃縮される現象．界面にある分子は分子間力の不飽和により内部よりも不安定であるので，他物質を吸着したり，活性化させたりする．一定の温度における，吸着量と溶液の濃度（気体では分圧）の関係を**吸着等温線**という．固体表面に気体が吸着されるとき，まず単分子層吸着が起こる．このとき結合部位が等価で独立な場合，ラングミュアの吸着等温式*が適用できる．蒸気分圧がさらに高くなると多分子層吸着が起こり，BETの式が適用できる場合がある．（⇒ 界面）

吸着クロマトグラフィー［adsorption chromatography］ 試料中の各成分と固定相*の充填剤との物理吸着現象を利用するクロマトグラフィー*．物理吸着には水素結合やπ-π相互作用などがある．充填剤にはシリカゲルやアルミナなどがあり，担体そのものが固定相である．移動相*にはおもにヘキサン，クロロホルムなどの無極性溶媒が用いられる．

吸着指示薬［adsorption indicator］⇒ ファヤンス法

吸着等温線［adsorption isotherm］⇒ 吸着

求電子試薬［electrophile, electrophilic reagent］⇒ 求電子置換反応，求電子付加反応

求電子置換反応［electrophilic substitution reaction］ おもにベンゼンなどの芳香環に対して求電子試薬が攻撃し，芳香環に結合していた水素と置き換わる反応（芳香族求電子置換反応）．求電子試薬には，陽イオン，分極により正の部分電荷をもつ分子などがある．ベンゼンの誘導体を合成するのに広く用いられ，ニトロ化，ハロゲン化，アシル化などがある．（⇒ フリーデル・クラフツアルキル化反応，フリーデル・クラフツアシル化反応，置換反応，配向性）

求電子付加反応［electrophilic addition reaction］ 求電子試薬との反応によって有機化合物中のπ結合が開裂し，二つの共有結合が生成する反応．（⇒ 付加反応）

吸入エアゾール剤［metered-dose inhaler］⇒ エアゾール剤

吸入剤［inhalation］ 有効成分をエアゾール*として吸入し，気管支または肺に適用する製剤．吸入粉末剤*，吸入液剤，吸入エアゾール剤（⇒ エアゾール剤）がある．

吸入ステロイド［inhalational steroid］ 吸入に用いるステロイド薬*で，経口ステロイドに比べ副作用が非常に少ない．抗炎症作用の強いステロイド薬が使われる．吸入ステロイドの使用は気管支喘息*の薬物療法のなかで最も重要な位置を占める．

吸入粉末剤［dry powder inhaler］ 略号DPI．適切に設計された吸入容器に封入された

吸入麻酔薬［inhalational anesthetic］　外科手術などを可能な状態にする全身麻酔薬*のうち，気道から吸入させる麻酔薬のこと．常温で気体でそのまま用いるガス性麻酔薬と常温で液体で揮発させて用いる揮発性麻酔薬がある．前者には亜酸化窒素*(笑気)，後者にはハロタン，イソフルラン，セボフルランがある．

医薬品を，吸気により直接吸入する製剤．薬物が気管支，肺胞に到達するためには粒子径が1〜7μmであることが必要．フロンの使用禁止により，エアゾール剤*(吸入エアゾール剤)に代わる吸入製剤として盛んに開発されている．

吸熱過程［endothermic process］　熱を吸収して進行する過程．

吸熱反応［endothermic reaction］　⇒ 発熱反応

救命救急士［emergency medical technician］　医師の指示のもと病院への搬送途上に限り，傷病者に対し救急車などにて救急救命処置を施す国家資格者．

QALY　⇒ QALY(クオーリー)

QMS［QMS, quadrupole mass spectrometer］　＝ 四重極型質量分析計

QOL［QOL, quality of life］　QOL(生活の質)は患者の日常生活上の機能と能力，およびそれらを総合した人としての満足感を意味しており，患者の身体的機能，心理的状態，社会的役割を遂行する能力などを総合した患者の状態を意味する．心身とも健康な人はQOLが良好な状態といえる．ターミナルケア*においては，QOLは延命*治療などに関連した"生命の質"，患者が最期まで人間らしく生きることの意味で用いられ，患者の死生観も深くかかわる．(⇒ 医療，患者中心の医療，ホスピス，緩和ケア)

QT延長［long QT syndrome］　QT時間(QT_c 0.36〜0.44秒)は，心室筋細胞の活動電位持続時間に対応している．延長すると，不応期の延長や早期後脱分極によりリエントリー*が発生，トルサード・ド・ポアンツ*を生じ失神発作や心室細動による突然死を起こす危険がある．

Qテスト［Q test］　測定値の中にかけ離れた値(異常値)がある場合に，原因不明の異常値を棄却していいかどうかの検定を行う方法(棄却検定法)の一種．$Q_0 = |$異常値−最近接値$|/$(最大値−最小値)でQ_0を求め，その臨界値と等しいときあるいは大きいときに異常値として棄却できる．その他の棄却検定法には，平均誤差による方法，標準偏差*による方法などがある．

Qマス［Q mass］　＝ 四重極型質量分析計

橋［pons］　脳幹*の一部で，中脳*の下方に続き，左右の小脳半球をつなぐ橋のように見える部分(⇒ 中枢神経系)．青斑核，橋核や，いくつかの脳神経*核などがある．青斑核にはノルアドレナリン含有神経の細胞体があり，広範な部位に投射している．

強オピオイド［strong opioids］　⇒ WHO方式癌疼痛治療

境界［boundaries］　⇒ 系

強化インスリン療法［intensive insulin therapy］　インスリン*の頻回注射あるいは持続的な皮下インスリン注入(CSII)により良好な血糖コントロールを目指す治療法である．インスリン頻回注射では，毎食(直)前の速効型(あるいは超速効型)インスリンと眠前の中間型(あるいは持効型)インスリンを皮下注射する1日計4回の投与法が用いられることが多い．患者は自己血糖測定*を行い，インスリン投与量を適切に調節することで，より厳格な血糖管理が可能となる．

胸管［thoracic duct］　胸部に存在するリンパ管*の一つ．リンパ液を血管系に流出させる輸出リンパ管として機能する．二次リンパ組織でさまざまな免疫応答が行われた結果生じた細胞や分子が運ばれる．

共感的繰返し［empathic reflection］　話の中で感情のこもったポイントを非言語面も含めて繰返すこと．鏡に映したような繰返しにより，話を受け止めてもらえている安心感から，話し手には内省化(ミラーリング効果)が生じやすい．

共感的態度［empathic attitude］　相手の言語的・非言語的表現に含まれている感情的，情緒的な内容を正確にくみ取り，その人自身にとってその感情と情緒はどんな意味をもつのか，聞き手の評価を交えずに理解しようとする態度．

狂牛病［mad cow disease］　⇒ プリオン病

胸脇苦満［fullness in the chest and hypochondrium, epigastric distress］　胸から季肋下および脇にかけて膨満し，圧迫感があり苦しいもの．他覚的には，この部分(肋骨弓下)に抵抗や圧痛がある．すなわち肋骨弓の下縁から指を入れ，内上方へ押し上げるようにすると，患者は抵抗を感じ苦痛を訴える．一般的には，この腹証を呈する場合には柴胡剤(サイコ*を含む漢方処方*)が適応する徴候であるとされる．

胸腔 [thoracic cavity] → 肺

凝固 [solidification, freezing] 液体から固体への変化．液相から固相への相転移*で発熱過程．一般に自由エネルギーの温度依存性が液相と固相で異なるため，それらが交差する温度(すなわち凝固点，融点*)で生じる．標準凝固点(標準融点)は1気圧での凝固点．

競合阻害 [competitive inhibition] 拮抗阻害ともいう．阻害剤*分子が基質*分子と競合して酵素*の基質結合部位に可逆的に結合することにより起こる阻害．阻害剤の添加により V_{max} は変わらず K_m が増大(→ ミカエリス・メンテンの式)，ラインウィーバー・バークのプロットでは元の直線と縦軸($1/v$ 軸)上で交差する直線が得られる．(→ 非競合阻害，不競合阻害，ラインウィーバー・バークの式)

競合的拮抗 [competitive antagonism] 作動薬(アゴニスト*)と拮抗薬(アンタゴニスト*)が同一の受容体を競り合い，それが可逆的な反応で，質量作用の法則に従うような拮抗．競合的拮抗薬が単独で存在する場合，受容体に結合しても反応は生じないが，そこに作動薬を加えると両者の濃度比に応じて受容体に結合する比率が変化し，作動薬が結合した割合に応じて反応が生じる．競合的拮抗薬存在下では用量-反応曲線*が高濃度側へ平行移動する．(→ 非競合的拮抗)

競合法 [competitive assay] 競合型アッセイともいう．イムノアッセイ*の測定原理の一つ．さまざまな量の測定対象抗原を，一定量の標識抗原と共に，一定量の抗体に対して競争的に反応させるもの．この原理は受容体など抗体以外の結合タンパク質を用いる分析法でも利用されている．(→ 非競合法)

凝固促進薬 [coagulation accelerator] = 血液凝固促進薬

凝固点 [freezing point, solidifying point] → 凝固

凝固点降下 [depression of the freezing point] 氷点降下ともいう．理想溶液とみなせる希薄溶液の凝固点は溶質の質量モル濃度に比例して低下すること．溶質の種類には無関係である．比例定数がモル凝固点降下(定数)であり，水では $1.858\text{ K kg mol}^{-1}$. (→ 束一的性質)

凝集反応 [agglutination] → 直接凝集反応，間接凝集反応

強縮 [tetanus] 活動電位*の不応期に入らない程度の短い間隔で刺激を繰返した際，筋肉の弛緩が起こらずに収縮しつづける状態．骨格筋*は不応期が短いため強縮が起こるが，心筋は不応期が長いので起こらない．(→ 絶対不応期)

凝縮 [condensation] 気体が液化すること．蒸発の逆．気相から液相への相転移*で，発熱過程．

共晶 [eutectic crystals, eutectic] → 共融混合物

共焦点レーザー走査顕微鏡 [confocal laser scanning microscope] 試料の蛍光画像を観測し，三次元像を構築する顕微鏡．重なりや厚みのある試料に対しても鮮明な像を得ることができ，細胞小器官の観察などに用いられる．微小サイズに絞ったレーザー光を用いて，蛍光標識した試料の1点を励起すると共に，焦点面以外からの蛍光をピンホールによって排除することで高解像度の像を得る．ある焦点距離のまま測定点を走査して二次元画像を得た後，異なる焦点距離の画像を重ねることで立体像を構築する．

狭心症 [angina, angina pectoris] 略号AP．心筋壊死に至らない段階の一過性心筋虚血による発作性の胸部不快感や胸痛(狭心痛)を主症状とする症候群．狭心痛は前胸部の漠然とした絞扼感や圧迫感で，ときに肩，首，上肢に放散し安静やニトログリセリン舌下投与で数分から30分以内に消失する．器質的な冠動脈狭窄があると，運動などで心筋の酸素需要増加時に労作性狭心症を発症する．運動負荷心電図でST下降を誘発できる．冠動脈造影で狭窄部位が見いだされる．**安静時狭心症**(異型狭心症，冠攣縮性狭心症)では，夜間などに心表面の比較的太い冠動脈が攣縮(→ スパズム)を起こす．壁貫通性の虚血のため心電図ではST上昇を示す．過換気負荷やアセチルコリンなどの冠動脈注入により冠攣縮を誘発できる．

強心配糖体 [cardiac glycoside] トリテルペン*をアグリコン*とする配糖体で，心臓の収縮力を増強させる天然物の総称．アグリコンの17位に不飽和ラクトン環が結合，14β位に酸素原子が結合，A/B, C/D環が cis 配置で結合することが構造上の特徴．医薬品として使用されるのはジギタリス製剤のジゴキシン，ジギトキシン，メチルジゴキシン，デスラノシドである．心収縮力増強の作用機序は，心筋細胞膜の Na^+, K^+-ATPアーゼ*阻害とされる．細胞質 Na^+ 濃度を上昇させ，Na^+/Ca^{2+} 交換系を介

した Ca^{2+} の細胞内流入促進による細胞質 Ca^{2+} 濃度上昇が心筋の収縮力を増大させると考えられている．心不全治療のほかに，副交感神経(迷走神経)を刺激し心拍数を減少させるので，上室性の頻脈性不整脈治療にも用いられる．加えて，腎での血液汚過量も増加させるので利尿効果も発揮し，浮腫の改善にも用いられる．この浮腫の改善は，心不全治療にも寄与する．

強心薬 [cardiac stimulant, cardiotonic, cardiotonic drug] 心臓の収縮力を増大させ，心臓の血液ポンプ機能を上昇させる薬物．交感神経系のアドレナリン β_1 受容体は，アデニル酸シクラーゼ*の活性化による細胞内サイクリック AMP(cAMP)の増加を介して心臓の収縮能を上昇させる．アドレナリン β_1 受容体アゴニスト，アデニル酸シクラーゼ活性化薬および cAMP を異化するホスホジエステラーゼ阻害薬*がある．そのほか，心筋細胞の細胞質 Ca^{2+} 濃度を上昇させる強心配糖体*および収縮タンパク質に直接作用する薬物がある．

胸髄 [thoracic spinal cord] → 脊髄

行政薬剤師 [administrative pharmacist] 国あるいは地方自治体に勤務する薬剤師の総称．薬務課や保健所などに所属し薬事法に基づき指導監視を行う薬事監視員*や毒物劇物監視員，食品衛生法に基づいた食品衛生監視員*，理容師法，美容師法，公衆浴場法などで規定され，環境衛生に注意が求められる施設に対して立ち入り調査を行う環境衛生監視員，ほかに特殊な例として麻薬取締官*など．

凝析 [coagulation] 疎水コロイド*に少量の電解質を加えると，分散しているコロイド粒子の表面電荷が中和され，コロイド粒子が集合(凝集)して，より密な集合状態をとる現象．表面電荷と反対符号の価数の高いイオンほどこの作用は強い．

胸腺 [thymus] 胸腔内で心臓にかぶさる位置に存在する臓器で，T 細胞*の分化成熟に不可欠な一次リンパ器官*．T 細胞が成熟する過程で，MHC*拘束性が確立し，自己反応性の T 細胞が除去される．(→ クローン選択説，正の選択)

鏡像異性体 [mirror image isomer, antipode] エナンチオマー，光学異性体ともいう．分子が自身の鏡像と重ね合わせることができないとき，二つの分子を鏡像異性体とよぶ．旋光性*以外の物理的性質(融点，沸点など)は同じである．

鏡像異性体過剰率 [enantiomeric excess, ee value] 略号 ee．エナンチオマー過剰率ともいう．一方の鏡像異性体*の他方に対する過剰率として定義され，全体に対する百分率で表す．80：20 の混合物の場合，60% となる．ラセミ体*は 1 組の鏡像異性体の 1：1 混合物なので，鏡像異性体過剰率は 0% である．

競争反応 [competitive reaction] = 並発反応

蟯(ぎょう)虫 [pinworm, *Enterobius vermicularis*] 経口摂取された虫卵から孵化成熟した雌成虫は就寝時に肛門周囲に産卵する．虫卵とそれを包むゼラチン状のものがかゆみをひき起こす(蟯虫症)．蟯虫症はわが国で最も感染率の高い寄生虫症であり，集団感染に注意が必要である．(→ 線虫)

胸痛 [chest pain] 胸部の痛みで，原因として心臓，大血管，呼吸器，消化器，胸壁疾患など多くの疾患がある．痛みの部位(前胸部か側胸部か)，持続時間，性状が診断上の重要点となる．鑑別すべき疾患として，狭心症，急性心筋梗塞，胸部大動脈瘤解裂，肺血栓塞栓症，肺炎，肺膿瘍，自然気胸，食道炎，食道癌，肋骨骨折，帯状疱疹などがある．

共通イオン効果 [common ion effect] 難溶性塩の溶液に，その塩を構成するイオンを添加することによって，難溶性塩の溶解平衡が沈殿生成方向に移動し，溶解度が著しく減少する効果．

共通 γ 鎖 [common γ-chain] IL-2*受容体は α 鎖，β 鎖，γ 鎖から成るが，γ 鎖は IL-4，IL-7，IL-9 および IL-15 の受容体のサブユニットとしても共通に使用され，共通 γ 鎖とよばれる．共通 γ 鎖は免疫系細胞の発達にきわめて重要で，これを先天的に欠損すると重症複合免疫不全症*をきたす．

共通配列 = コンセンサス配列

強電解質 [strong electrolyte] → 電解質

協同性 [cooperativity] → アロステリック酵素

京都議定書 [Kyoto Protocol] 1997 年 12 月に京都で開かれた第 3 回気候変動枠組条約締約国会議(地球温暖化防止京都会議 COP3)で決された議定書．正式名称は "気候変動に関する国際連合枠組条約の京都議定書"(Kyoto Protocol to the United Nations Framework Convention on Climate Change). 地球温暖化*を防止するため，温室効果*ガス〔二酸化炭素，

メタン,亜酸化窒素*,ハイドロフルオロカーボン類(⇌フロンガス),パーフルオロカーボン類,六フッ化硫黄]の削減をめざし,締結国ごとに排出量削減目標が設けられた.

キョウニン(杏仁)[apricot kernel] ホンアンズまたはアンズ(バラ科)の種子.主要成分としてアミグダリン*(青酸配糖体*)を含み,鎮咳去痰作用をもつ.

強迫性障害 [obsessive-compulsive disorder] 神経症性障害*の類型で,本人が無意味,不合理と認識している強迫思考(意志に反して繰返し浮かぶ考え)や強迫行為(何度も繰返す常同行為,儀式)を反復して苦悩し,正常な生活が損なわれる.強迫行為は強迫思考による不安を打ち消すための行為も多い.手が汚れているという強迫思考で,手洗いを繰返す.外出の際に忘れたという強迫思考で,何度も家に戻り鍵やガス栓を確認するなど.性格要因が強く,SSRIの適応となる.(⇌抗不安薬)

胸部X線検査 [chest X-ray radiograph] 胸部にX線を透過させ,フィルムに映し出す検査で,肺や筋肉などX線が通りやすい部分は黒く写り,骨,水,肺の腫瘍や炎症などは白っぽく写る.心臓,肺,肋骨,縦隔,気管,気管支などの多くの情報を得ることができる.

恐怖症性障害 [phobic disorder] ⇌パニック障害

共沸混合物 [azeotropic mixture, azeotrope] 液体混合物の沸点が特定の組成のときに極大点あるいは極小点を示す場合がある.この組成の溶液を共沸混合物という.共沸混合物の組成は圧力一定の場合同じであるためそれ以上の分離はできない.(⇌蒸留)

莢膜 [capsule] 一部の細菌において細胞壁*の外側に形成される粘液層.莢膜を産生する菌は抗食菌作用をもち,病原性が高い.

矯味剤 [corrective] 不快な味をもつ主薬の服用性を改善する目的で,その味を矯正するための添加物.糖類,サッカリンなどの甘味剤*や有機酸類などの酸味剤がある.咀嚼錠,トローチ剤,ドライシロップなどに配合される.(⇌芳香剤)

共鳴 [resonance] 一つのルイス式では分子の性質をうまく表現できず,複数のルイス式を用いるとその性質をよく表せる場合がある.このような現象を共鳴といい,それぞれのルイス式を極限構造式とよぶ.ある分子の正しい構造式は,これらの極限構造式をすべて含む共鳴混成体として考えなければならない.また極限構造式同士は電子対の移動のみで相互変換できる.このとき移動に関与する電子は"非局在化している"という.分子は共鳴によって単独のルイス式から想定される以上に安定化すること(共鳴安定化)が知られており,この安定化分を共鳴エネルギーとよぶ.

共鳴安定化 [resonance stabilization] ⇌共鳴

共鳴エネルギー [resonance energy] ⇌共鳴

共鳴効果 [resonance effect] 共鳴*による電子の非局在化によって生じる分極*のことをいう.

共鳴混成体 [resonance hybrid] ⇌共鳴

共鳴周波数 [resonance frequency] ⇌核磁気共鳴分光法

共鳴ラマン効果 [resonance Raman effect] ラマン効果において,入射光として試料の電子遷移による吸収波長(またはそれに近い波長)の電磁波を用いたときに,ラマン散乱光がきわめて強く観察される現象.これを利用して測定されたスペクトルを共鳴ラマンスペクトルとよぶ.ヘムタンパク質やレチノイドタンパク質などの色素タンパク質の構造研究に利用される.用いる入射光は蛍光*の励起条件と同じであるため,蛍光性の物質ではバックグラウンドが強くなる.(⇌ラマン散乱)

共鳴ラマンスペクトル [resonance Raman spectrum] ⇌共鳴ラマン効果

共役 [conjugation] ⇌共役系

共役エノン [conjugated enone] ⇌共役二重結合

共役塩基 [conjugate base] 酸(HA)の脱プロトンで生じたアニオン(A^-)のこと.一般に強酸の共役塩基は弱塩基であり,弱酸の共役塩基は強塩基である.

共役系 [conjugated system] 多重結合と単結合とが交互に結ばれた系をいう.1,3-ジエン構造などの共役系ではπ電子が非局在化しており(⇌共鳴),単独二重結合とは異なった物性・反応性を示す.共役系が長く伸びたβ-カロテン*などを共役ポリエンという.

共役酸 [conjugate acid] 塩基(B)がプロトン(H^+)を受け入れて生じたカチオン(BH^+)のこと.一般に強塩基の共役酸は弱酸であり,弱塩基の共役酸は強酸である.

共役ジエン [conjugated diene] 炭素-炭素

二重結合を二つもつ構造単位または化合物(ジエン)のうち，二つの二重結合が一つの単結合を挟んで隣接しているもの．孤立した二重結合と比較してその結合距離は少し長く，二つの二重結合に挟まれた単結合は少し短く，やや不飽和性を帯びている．(→ 1,2付加)

共役二重結合 [conjugated double bond] 二重結合が単結合と交互に存在する結合．この形は p 軌道*の重なり合いにより安定化する．二重結合が，2個の C=C の場合を共役ジエン*，1個の C=C と1個の C=O の場合を共役エノンという．

共役反応 [coupled reaction] 【1】二つの反応がギブズエネルギー*の授受を伴って同時に起こる場合，共役反応という．狭義には，単独では自発的でない反応(反応ギブズエネルギー $\Delta_r G > 0$)が，別のきわめて自発的な反応と組合わされることにより，自発的に進行するような一組の反応をいう．生体反応で多くみられ，たとえば ATP の加水分解反応と共役するリン酸基転移反応は ATP の分解により放出されるギブズエネルギーを利用している．
【2】= 指示反応

共役付加 [conjugate addition] ジエン，エノンなどの共役化合物に対し，隣合わない原子上に反応剤が付加する反応．共役系の1位と4位への付加は，1,4-付加(→ 1,2-付加)とよばれる．(→ マイケル付加)

共役ポリエン [conjugated polyene] → 共役系

共有結合 [covalent bond] 結合に関与する原子が電子を共有してつくる化学結合．おもに，互いに電子を出し合い，共有することによって生じる化学結合のことをいい，結合力は強い．分子は原子間に共有結合ができることにより生成する．

共有結合半径 [covalent radius] → 原子半径

共融混合物 [eutectic mixture] 固相-液相の二成分二相系で，溶液状態では完全に混和しているが，このような混合物を冷却していくと，まず一つの成分が析出し，液相の組成が変化すると共に固相の折出する温度が低下する．さらに冷却を続けると液相と同じ組成の混合物が一定の温度で折出する．この混合物を共融混合物(または共晶)という．共融混合物は一定の組成と融点(共融点)を示すが，分子間化合物とは異なり，それぞれの成分が結晶を形成し，混合している状態である．

共融点 [eutectic point] → 共融混合物

共有電子対 [shared electron pair] 分子中の原子がもっている価電子のうち，結合に関与する電子対のこと．

共輸送 [symport, cotransport] シンポート，等方輸送ともいう．生体膜を横切るある溶質の輸送に共役して，他の溶質が同じ向きに輸送されること．輸送体をシンポーターあるいは共輸送体とよぶ．グルコースが小腸から吸収されたり，尿細管から再吸収されるのは，Na^+-グルコースシンポーター(Na^+/SGLT1)が Na^+ の濃度勾配に依存して細胞内にグルコースを能動輸送し濃縮するからである(→ 二次性能動輸送)．

巨核球 [megakaryocyte] 血小板*の前駆細胞．骨髄中に存在する大型の細胞で，大きな核をもち，分化に伴い細胞質が変形して断片化し血小板となる．一つの巨核球から数千個の血小板が産生される．

局外生規 = 日本薬局方外生薬規格

極限構造式 [canonical structure] → 共鳴

極限粘度数 [limiting viscosity number] → 粘度

極限モル伝導率 [limiting molar conductivity] → モル伝導率

局在化シグナル [localization signal] → 小胞輸送

局所作用 [local action] 薬物の作用が適用された限定的な部位のみでみられる場合の作用．

局所性てんかん [localized epilepsy] = 部分発作

局所ホルモン [local hormone] = オータコイド

局所麻酔 [local anesthesia] 患者の意識を消失させることなく，痛覚伝導路の一部を可逆的に遮断することで無痛を生じさせる麻酔法のこと．局所麻酔薬*を皮膚や粘膜の表面に塗布または噴霧する表面麻酔，手術する組織内に注射する浸潤麻酔，神経が走行している部位に注射する伝導麻酔，硬膜外腔に注入する硬膜外麻酔などがある．

局所麻酔薬 [local anesthetic] 局所麻酔に用いられる薬物．電位依存性ナトリウムチャネル*孔内の特異的結合部位に結合してイオンの細胞内への流入を遮断し，活動電位の発生を抑制することで神経伝導を抑制する．コカイン*やプロカインなどのエステル型とリドカイ

極性 [polarity]　分子内に存在する電子密度の偏り．分子をつくっている原子間の電気陰性度*の差や，共鳴*によって生じる．

局 方 = 日本薬局方

虚血性心疾患 [ischemic heart disease]　略号 IHD．冠動脈疾患ともいう．心筋への酸素供給量は冠血流量に依存している．粥状硬化や攣縮（→スパズム）の冠動脈病変によって冠動脈が狭窄し心筋代謝に必要な量の血液が供給されないと酸素欠乏と代謝物の蓄積を生じる．心筋虚血が一過性の場合は狭心症にとどまるが，冠動脈が完全閉塞すると心筋が壊死に陥り心筋梗塞*に進展する．心不全，心原性ショック*，不整脈*を合併すると致死的である．高度の虚血を起こす不安定狭心症，急性心筋梗塞，虚血性心臓性突然死を急性冠症候群という．

虚 実 [deficiency and excess, hypofunction and hyperfunction]　傷寒論*，金匱要略では病邪に侵襲された場合に，気が不足しているためなどで，十分対抗できないでいる状態を虚あるいは虚証と言表し，病邪が盛んで，気もある程度充実しているために生体反応が盛んなときを実あるいは実証と言表する．（→証，随証治療）

巨視的 [macroscopic]　マクロともいう．多数の分子から成る系を集合体として扱う場合に用いる用語．一つ一つの分子を扱う場合は微視的（ミクロともいう）という．

虚 証 [deficiency pattern/syndrome]　→虚実

拒食症 [dietary nagativism]　→摂食障害

巨人症 [gigantism]　→先端巨大症

巨赤芽球性貧血 [megaloblastic anemia]　造血細胞における DNA 合成阻害などの結果，巨赤芽球が骨髄に出現する貧血の総称．大球性正色素性貧血を示す貧血の代表的疾患である．おもな原因はビタミン B_{12}*の欠乏（ビタミン B_{12} 欠乏性貧血），あるいは葉酸の欠乏（葉酸欠乏性貧血）である．ビタミン B_{12} の吸収には，胃の壁細胞から分泌される内因子が必要であり，内因子の分泌不全が原因となるものとして，自己免疫性の萎縮性胃炎による貧血（悪性貧血*），胃切除後による貧血（胃切除後巨赤芽球性貧血）がある．葉酸欠乏性貧血の原因として，アルコール依存症，偏食などによる摂取不足が代表的である．治療は，ビタミン B_{12} の投与や葉酸の投与が行われるが，吸収障害が原因の場合は注射剤で投与を行う．

拒絶反応 [rejection reaction]　臓器移植*において，臓器供与者（ドナー）と臓器受容者（レシピエント）間の遺伝的背景が異なる場合に，移植片の細胞を非自己と認識し拒絶しようとするさまざまな免疫反応のこと．（→急性拒絶反応，慢性拒絶反応）

居宅介護 [home help service]　施設介護に対応するもので高齢者・障害者などに対し，居宅において介護に関する専門的な知識や技術を提供すること．訪問介護*などの居宅サービス，介護支援専門員による居宅介護支援，医師，歯科医師，薬剤師などによる居宅療養管理指導があり，その評価として居宅療養管理指導料がある．

居宅療養管理指導 [home care management and guidance]　在宅医療における訪問指導の一つ．通院が困難で在宅で療養を行っている患者に対して，医師による指示に基づいて薬剤師が策定した薬学的管理指導計画に基づき，患家を訪問した在宅患者訪問薬剤管理指導*と同様の薬学的管理を行う介護保険上の居宅サービス．保険薬局はみなし指定となる．

去痰薬 [expectorant]　気道疾患に伴い，気道分泌物が粘稠となり気道内腔に密着した痰の喀出を促進する薬物．気道液，特に漿液の分泌を促進する分泌促進型（サポニン類など），痰の主成分である糖タンパク質を分解，低分子化する粘液溶解型（セラペプターゼ*，アセチルシステイン*，リゾチーム*，痰の産生細胞の分化を抑制すると共に漿液の分泌を促進する粘液修復型（カルボシステイン*など），肺サーファクタント（→肺胞）の分泌を促進して気道壁を潤滑にし，痰の粘着を無効化する粘膜潤滑型（アンブロキソール*など）に大別される．

許容遷移 [allowed transition]　→電子遷移

キラー細胞 [killer cell]　ウイルス感染細胞や癌細胞などを破壊する活性をもつ白血球の総称．キラー T 細胞*，ナチュラルキラー細胞*，K 細胞*，活性化マクロファージなどが相当する．

キラー T 細胞 [killer T cell]　細胞傷害性 T 細胞ともいう．CD8 のマーカーをもち（→$CD8^+$ T 細胞），ウイルスなどの感染細胞や，移植片の細胞あるいは癌細胞などに対し細胞傷害活性を発揮する T 細胞．その標的となる細胞は，細胞内にある異物抗原の断片を MHC ク

ラスⅠ分子*を介してキラーT細胞に提示する．キラーT細胞はインターフェロンγ*やインターロイキン2*によって活性化され，パーフォリン*やグランザイム*を分泌し，標的細胞を特異的に破壊する．

キラル［chiral］ 鏡像体と重ならないような空間配置になるように置換基をもつ原子をキラル中心といい，キラル中心をもつ化合物はメソ形*を除いてキラルである．キラル中心だけでなくキラル軸，キラル面，らせん軸などをもつ場合もあり，立体配置の表示は IUPAC 命名法*に定められている．(⇨ R/S 表示法)

キラル中心［chiral center］⇨ キラル

キラルプール法［chiral pool strategy］ 不斉プール法ともいう．純粋な鏡像異性体*である出発物を使って目的物を合成する方法．キラルプールとは，アミノ酸や糖のように安価かつ光学的に純粋な形で容易に入手できる天然物などをいい，望みのキラル中心を生成物へ組込むことができるものをさす．

キラル補助剤［chiral auxiliary］ 不斉補助剤ともいう．プロキラル*な出発化合物に結合させることによって，出発化合物の反応性に影響を及ぼす光学活性な反応剤．キラル補助剤を導入した出発化合物にジアステレオ選択的反応*を行うと，キラル補助剤が鏡像異性体*として純粋であるために，単一のジアステレオマー*が生成物として得られる．得られたジアステレオマー中のキラル補助剤を加水分解などで除去することにより，単一の鏡像異性体が得られる．

ギラン・バレー症候群［Guillain-Barré syndrome］ 急性炎症性脱髄性多発根神経炎，急性上行性多発ニューロパチーともいう．先行感染により産生された抗体が，末梢神経根の髄鞘，まれに軸先を破壊することによって脱髄または軸索損傷をきたし，急性の運動および知覚神経障害を呈する病態．大量γ-グロブリン静注療法，血漿交換療法が病期を短縮する効果がある．

起立性低血圧［orthostatic hypotension］ 臥位から立位への体位変換で収縮期血圧が 20～30 mmHg 以上低下すること．ふらつき，めまい，動悸，眼前暗黒感，ときには失神をきたす．血圧を調節する代償機構異常により起こり，高齢者でよくみられる．

キレート［chelate］ 多座配位子(⇨ 配位子)が金属イオンへ配位し錯体*を生成すること，あるいは生成した錯体をキレートという．多座配位子によって生成した錯体は，単座配位子による錯体と比べ，安定性が非常に高い．これは，多座配位子が金属アクア錯イオン(⇌ 錯イオン)に配位する際の，複数の自由水の放出によるエントロピー*の増大が主因であり，キレート効果とよばれる．キレート効果はキレート滴定*に応用されている．

キレート効果［chelate effect］⇨ キレート

キレート滴定［chelatometric titration］ 金属イオンとエチレンジアミン四酢酸*(EDTA)などのキレート試薬とのキレート*生成反応を利用した滴定．アルカリ金属以外のほとんどすべての金属イオンが対象となる．金属イオン-EDTA キレートの安定度は非常に大きいので，当量点*付近の金属イオン濃度は大きく変化し，終点検出が明瞭である．終点検出には金属指示薬(金属イオンとキレートを形成すると変色するキレート試薬)が一般的に利用されている．金属指示薬のキレートの安定度は EDTA キレートの安定度に比べ小さい．(⇨ 指示薬)

キロミクロン［chylomicron］ 略号 CM．食事性脂質が消化管内で消化され，腸管で吸収後，腸管粘膜上皮細胞で再合成される比重 0.94 mg mL^{-1} 未満のトリグリセリド(トリアシルグリセロール*)に富む大粒子のリポタンパク質．リンパ管を経て循環血流に合流し肝臓に運ばれる．

キロミクロンレムナント［chylomicron remnant］ キロミクロン*の主成分であるトリグリセリド(トリアシルグリセロール*)が，末梢組織の毛細血管に存在するリポタンパク質リパーゼにより加水分解され，粒子が小さくなったリポタンパク質*．その血流中濃度の増加は動脈硬化の原因となる．

筋萎縮性側索硬化症［amyotrophic lateral sclerosis］ 原因不明で，中年以降の男性に多く，進行性の上位および下位運動ニューロンに限局した系統的変性・脱落をきたす疾患．下位運動ニューロン症状として，筋萎縮，線維束性れん縮，上位運動ニューロン症状として，筋痙縮，腱反射亢進，病的反射出現などがある．

均一系［homogeneous system］ 成分の数にかかわらず，液相のみ，気相のみ，または単一の固相から成る系．これ以外を不均一系とよぶ．

均一法［homogeneous assay］ 均一系測定法ともいう．イムノアッセイ*のうち，B/F 分離*の必要がない方法のこと．操作が簡便，迅

近位尿細管 [proximal kidney tubule] → 尿細管

銀-塩化銀電極 [silver-silver chloride electrode] → 参照電極

禁煙補助薬 [stop-smoking drug, stop-smoking aid, quit smoking medicine]　禁煙時のニコチン離脱症状を軽減する薬物で，ニコチン補充薬とニコチン受容体の部分刺激薬がある．

禁忌 [contraindication]　医薬品添付文書*の項目で，患者の症状，原疾患，合併症，既往歴，家族歴，体質，併用薬剤などからみて投与すべきでない患者について，赤枠内に赤字以外を用いて記載される．

緊急安全性情報　イエローペーパー，イエローレター，ドクターレターともいう．安全性に関する緊急かつ重要な情報がある場合に，厚生労働省の指示によって製薬企業が作成し配布する．製薬企業は指示があってから4週間以内に作成し，医薬情報担当者が医療機関に直接配布することを原則とする．米国のDear Health Care Provider Letterに相当する．

緊急医薬品 [disaster medicine] → 災害時医療

筋強剛 [rigidity] → パーキンソン病

銀鏡反応 [silver mirror reaction]　トレンス反応ともいう．アルデヒド，ヒドラジンなど還元性基をもつ医薬品の確認に用いられる．試料溶液にアンモニア性硝酸銀溶液(トレンス試薬)を加えるとき，金属銀が析出することによる銀鏡を生じる反応である．

金匱要略(きんきようりゃく) [Kinkiyoryaku, Jinguiyaolue, Synopsis of prescriptions of the Golden Chamber] → 傷寒論

菌血症 [bacteremia] → 敗血症

[6]-ギンゲロール [[6]-gingerol]　ショウキョウ*に含まれる辛味成分．確認試験の標準物質として用い，4-ジメチルアミノベンズアルデヒド試液で緑色を呈する．鎮吐作用をもつ．加熱によりカンキョウ*の標準物質[6]-ショーガオールに変化．

近交系動物 [inbred strain, inbred animal]　20代以上兄妹交配された実験動物で，理論的にはまったく同一の遺伝的背景をもつ動物のこと．マウスやラットで多くの近交系がつくられている．

菌交代症 [super infection]　交代菌症ともいう．感染症の原因菌あるいは腸管などに常在している微生物が，広域スペクトル(→ 抗菌スペクトル)をもつ抗菌薬の長期使用によって減少あるいは消失し，生き残った薬剤抵抗性の細菌や真菌が異常増殖すること(菌交代現象)で生じる感染症のこと．芽胞*を形成する *Clostridium difficile* による偽膜性大腸炎や腸内常在の真菌による消化管カンジダ症などがある．また易感染性患者*では緑膿菌*や黄色ブドウ球菌*などの薬剤耐性菌(→ 耐性菌)も菌交代症の原因となる．

近紫外線 [near ultraviolet ray]　波長10〜400 nmまでの電磁波を紫外線*といい，このうち可視光線に近い波長315〜400 nmのものをいう．この波長の紫外線は20%程度が真皮まで到達し，基底膜に浸透してメラニン色素の色素沈着を起こす．

筋弛緩薬 [muscle relaxant]　骨格筋を弛緩させる薬物．全身麻酔による手術時などに筋弛緩を得るのに用いられる．末梢性のもの(→ 末梢性筋弛緩薬)と中枢神経に作用するもの(→ 中枢性筋弛緩薬)がある．

筋ジストロフィー [muscular dystrophy]　筋線維の壊死・再生を主病変とし，進行性の筋力低下・筋萎縮がみられる遺伝性筋疾患．X連鎖劣性遺伝形式を示すデュシェンヌ型，常染色体劣性遺伝を示す肢帯型，常染色体優性遺伝を示す顔面肩甲上腕型などがある．多くは，慢性進行性であり，**進行性筋ジストロフィー**とよぶ場合もある．

筋収縮* [muscle contraction]　筋原線維はアクチン*が重合したアクチンフィラメント*とトロポミオシン，トロポニン*から成る細い線維と，ミオシン*が重合したミオシンフィラメントから成る太い線維で構成され，骨格筋および心筋ではZ線に細い線維が結合して規則正しく配列し，縞模様を呈する．収縮時には2種の線維がATPのエネルギーによりスライドする(滑り現象)．平滑筋では数本の細い線維の一端がZ線ではなくデンスボディに集約され，太い線維とスライドして収縮する．

筋収縮の制御 [muscle contraction control]　筋収縮*は細胞質内のCa^{2+}の濃度変化によって制御されるが，その機構は筋によって異なる．骨格筋*の場合，筋細胞膜にあるT管に活動電位が伝導するとL型電位依存性カルシウムチャネルの構造が変化し，それによって筋小胞

体膜に存在するカルシウムチャネルの一種であるリアノジン受容体が活性化され，Ca^{2+} が細胞質に放出される．Ca^{2+} 濃度の上昇により Ca^{2+} がトロポニン*に結合し，アクチン-ミオシン間のスライドが起こり，収縮する．心筋*では電位依存性カルシウムチャネル*を介する細胞外からの Ca^{2+} の流入が，小胞体からの Ca^{2+} 遊離の引き金になる．平滑筋*では外部からの流入と筋小胞体からの放出によって細胞内 Ca^{2+} 濃度が上昇し，カルモジュリンが Ca^{2+} 受容体となり，ミオシンL鎖キナーゼ*を活性化し，収縮が起こる．平滑筋にはイノシトール1,4,5-トリスリン酸*(IP_3)やリアノジン受容体によって開くカルシウム放出チャネル(Ca^{2+} 放出チャネル)がある．

筋小胞体 [sarcoplasmic reticulum] ⇒ 筋収縮の制御

金製剤 [gold preparation]　金が主成分の抗リウマチ薬*であり，関節の炎症部位に蓄積された金が免疫系に抑制的に作用し，関節リウマチの腫れや痛みなどの症状を緩和する．作用は遅効性で効果発現に時間を要する．比較的多い副作用として下痢，発疹，口内炎などがある．

禁制遷移 [forbidden transition] ⇒ 電子遷移，スピン禁制

近接場光 [near-field light] = エバネッセント光

ギンセノシド [ginsenoside]　ニンジン*に含まれるトリテルペン配糖体*の総称．ダンマラン型とオレアナン型の2種に分けられ，中枢神経系に対するさまざまな作用を示す．ギンセノシド Rg_1 はニンジン，コウジンにおける確認試験の標準物質である．

金属結合 [metallic bond]　金属の固体・液体状態でみられる化学結合．陽性元素(⇒ 陰性元素)が規則的に配列すると，荷電子が放出され陽イオンと自由電子とになる．非局在化した自由電子と陽イオンとの間のクーロン力*によって互いに強く結合している．

金属酵素 [metalloenzyme]　補因子*として特定の金属を含む酵素．金属の役割は，酵素の活性中心を形成し触媒反応にかかわる，酵素タンパク質の活性構造の保持に寄与する，基質・金属複合体が真の基質となる反応において複合体の構成員として働くなどである．

金属指示薬 [metal indicator] ⇒ キレート滴定

金属ヒドリド [metal hydride] ⇒ テトラヒドリドアルミン酸リチウム

禁断症状 [withdrawal symptom, abstinence syndrome] = 退薬症候

緊張型頭痛 [tension-type headache]　一次性(機能性)頭痛の一つのタイプ．精神的ストレス，心身症，うつ状態などの精神的要因，姿勢異常，うつむき姿勢，OA作業，顎関節症，頸椎症などの身体的要因により生ずる，持続的な両側性の頭部全体あるいは後頭部の鈍痛で，締めつけ感，圧迫感を伴う頭痛．(⇒ 頭痛)

緊張線維 = ストレスファイバー

銀滴定 [argentometric titration, argentometry]　硝酸銀標準液を用いてハロゲン化物イオン，シアン化物イオン，チオシアン酸イオンなどを定量する沈殿滴定*の総称．終点検出に，指示薬法としてファヤンス法*，フォルハルト法*などがあり，電気化学的な検出法として指示電極に銀電極を用いる電位差滴定法*も採用されている．

筋肉 [muscle]　運動，姿勢の維持，熱の産生を行う器官．骨格筋*，心筋*および平滑筋*に分けられる．骨格筋と心筋は顕微鏡で観察すると明帯と暗帯が交互に並んだ縞模様がみられ，横紋筋とよばれる．骨格筋は意識的に収縮が調節できる随意筋であるが，心筋は意識的に収縮が調節できない不随意筋である．平滑筋は横紋のない不随意筋で，血管，胃腸管などに存在する．また，収縮速度が速く疲労しやすい白筋(速筋)と，持続的でゆっくりした運動を行う赤筋(遅筋)に分類される．

筋肉組織 [muscular tissue]　動物の運動をつかさどる組織で，骨格筋*組織，心筋*組織，平滑筋*組織に分けられる．骨格筋と心筋には横紋が見えるので，横紋筋*組織ともいう．平滑筋組織は消化管や気道，泌尿生殖器や血管など，体内の広い範囲に存在する．

筋肉内注射 [intramuscular injection]　略号 i.m. 筋肉内に注入する方法．皮下注射*と同様に吸収過程を考慮する必要があり，投与された薬は結合組織内を拡散して毛細血管リンパ管に入るが，吸収速度は速く吸収率は100%に近い．門脈を経ないで直接循環血中に移行するので初回通過効果*を受けないのが特徴である．(⇒ 注射投与)

ク

クアゼパム[quazepam] 長時間型のベンゾジアゼピン系催眠薬*. ベンゾジアゼピン受容体サブタイプの一つであるω2受容体に作用しないので弛緩作用はない.

グアニジノ基[guanidino group] 塩基性の強い官能基で, その構造は -NHC(=NH)NH$_2$ である. アミノ酸ではアルギニン*に含まれる. グアニジン(NH$_2$)$_2$C=NH の pK_a は約 13.5.

グアニル酸シクラーゼ[guanylate cyclase] 略号 GC. グアニリルシクラーゼ, グアニルシクラーゼともいう. GTP からセカンドメッセンジャー*として作用するサイクリック GMP*とピロリン酸の生成反応を触媒する酵素. 細胞膜貫通型と可溶性型があり, 前者は心房性ナトリウム利尿ペプチド*(ANP)によって, 後者は一酸化窒素*(NO)によって活性化される.

グアニン[guanine] 略号 G. DNA, RNAに含まれるプリン塩基(構造: 付録Ⅵ).

グアノシン[guanosine] ⇒ ヌクレオシド

Quin2[Quin2] ⇒ 蛍光プローブ

空気感染[aerial infection, airborne infection] 空気中で水分が蒸発して 5μm 以下の微粒子(飛沫核)となった病原体やウイルスが空気中を浮遊し, 呼吸によって吸い込むことによって感染すること.

偶然誤差[accidental error, random error] 同一試料を繰返し分析して, ランダムに生じる予測できない誤差*. 同一試料を繰返し分析し, 得られた測定値の平均をとることにより, 偶然誤差の影響を小さくできる.

空腸[jejunum] ⇒ 小腸

クエチアピンフマル酸塩[quetiapine fumarate] 非定型抗精神病薬*(ジベンゾチアゼピン系). ドーパミン D$_2$ 受容体に比べセロトニン 5-HT$_2$ 受容体に親和性が高く, D$_1$ 受容体, 5-HT$_1$ 受容体, アドレナリン α$_1$, α$_2$ 受容体などにも弱い親和性をもつ.

クエン酸[citric acid] ⇒ クエン酸回路

クエン酸回路[citric acid cycle] トリカルボン酸(TCA)回路, クレブス回路ともいう. さまざまな生体成分の代謝中間体であるアセチル CoA*が, ミトコンドリア*のマトリックスにおいて, 脱水素反応によって 3 mol の NADH*と 1 mol の FADH$_2$*を生成しながら 2 mol の CO$_2$ へと酸化される過程. アセチル CoA がオキサロ酢酸と縮合してトリカルボン酸であるクエン酸を生じる反応で始まり, イソクエン酸, コハク酸, リンゴ酸などを経て, 再びオキサロ酢酸を生じ, 最初の反応に再び利用できる.

クエン酸カリウム・クエン酸ナトリウム配合剤[mixture of potassium and sodium citrate] 高尿酸血症・痛風治療薬*(尿アルカリ化薬*).

駆瘀(お)血剤[anti-Oketsu formula, blood-activating medicinal, stasis-resolving medicinal] ⇒ 瘀(お)血

QALY(クオーリー)[QALY, quality adjusted life year] 生活の質を考慮した生存年. 完全な健康状態で過ごす 1 年を 1 QALYとする. 生存年の QALY への変換は, 生存状態の効用値を生存年にかけることによって行われ, 効用値は完全な健康を 1, 死を 0 としている. たとえば効用値=0.9 の状態で 2 年, その後, 効用値=0.7 の状態で 3 年生存した場合は, 0.9×2+0.7×3=3.9 QALYs と計算され, ここでの 5 年は, 満足度としては健康な状態での 3.9 年と同等であるとされる.

区間推定[interval estimation] データのばらつきを考慮に入れ, ある信頼度をもって真値を含むと確信される数値の範囲を推定すること. その区間を信頼区間*とよぶ.

クジン(苦参)[sophora root] クララ(マメ科)の根で, しばしば周皮を除いたもの. 主成分としてアルカロイド*のマトリン(1〜2%)などを含む. 苦味健胃薬*. 外用で皮膚瘙痒症などに用いられる.

くすりのしおり 医療現場において, 医療提供者(医師, 薬剤師)が医薬品使用に関するインフォームドコンセント*の実践に利用することを目的として, くすりの適正使用協議会が開発した医薬品の説明文書. 患者にわかりやすい表現が用いられている.

駆虫薬 [antiparasitic drug] 抗蠕(ぜん)虫薬ともいう. 蠕虫*に含まれる条虫*類(包虫など), 吸虫類(住血吸虫*など), 線虫*類〔蟯(ぎょう)虫*, 回虫*, 鞭虫など〕に対する治療薬の総称で, 俗に"虫くだし"ともよぶ. 作用機序は病原体の代謝阻害と麻痺である.

クッシング症候群 [cushing syndrome] 糖質コルチコイド*の慢性的な過剰分泌により, 中心性肥満(満月様顔貌*), 糖尿病, 高血圧などのさまざまな症状が現れる疾患. 原因は副腎皮質の腫瘍以外にさまざまあり, 特に下垂体*の腫瘍による副腎皮質刺激ホルモン*(ACTH)分泌過剰が原因で起こる場合, クッシング病とよばれる.

屈折 [refraction] 媒質の内部を進む波が境界面を越えて他の媒質中へ進む際に, 進行方向が変化する現象. 分子量 M, 密度 d, 屈折率* n の物質について, モル屈折(分子屈折)は

$$R = \frac{n^2 - 1}{n^2 + 2} \cdot \frac{M}{d}$$

で定義される. R は体積の次元をもつ. 電磁波の振動数領域における分極率 α, アボガドロ定数 N_A, 真空の誘電率 ε_0 を用いると $R = \alpha N_A / \varepsilon_0$ となる.

屈折率 [refractive index, index of refraction] 原光が媒質Ⅰから媒質Ⅱへ入るときの屈折*において, 媒質Ⅰ, Ⅱ中の光の速度をそれぞれ c と v, 入射角を i, 屈折角を r とすると, $\sin i/\sin r = c/v = n$ が成り立ち(スネルの法則), n を媒質Ⅰに対する媒質Ⅱの(相対)屈折率という. この値は, 光の波長, 温度および圧力が一定のとき物質に固有の値となる. 媒質Ⅰが真空の場合の n を絶対屈折率という. したがって(相対)屈折率は, それぞれの媒質の絶対屈折率の比となる.

グッドパスチャー症候群 [Goodpasture syndrome] 自己免疫疾患*の一つで, 糸球体基底膜と肺胞基底膜に対する共通の抗体が産生されて基底膜に結合し, さらに補体が結合して補体系が活性化し, これによって細胞の融解が起こるとき(Ⅱ型アレルギー反応*), 腎, 肺の出血をひき起こす. 症状は腎出血による血尿, タンパク尿, 肺出血による血痰, 喀血, 呼吸困難などが出現する.

クマリン [coumarin] 2H-1-ベンゾピラン-2-オン(構造: 付録Ⅲ), またはそれを基本骨格とする化合物. 高等植物中, 特にセリ科, ミカン科, マメ科に数多くの誘導体として多く含まれる. 7位に酸素官能基をもつものが多く, 紫外線下で蛍光を発する.

組換え医薬品 [recombinant DNA-derived product, biotechnology product] 遺伝子組換え医薬品ともいう. 組換え DNA 技術を用いてホルモン, 酵素, サイトカインなどの遺伝子DNA を大腸菌などの細胞内に導入し, 大量に製造されたバイオ医薬品*. 生理活性タンパク質やペプチド自体だけではなく, それらのアミノ酸配列を入替えて作用の持続性や特異性を改善した医薬品も開発されている.

組換え DNA 技術 [recombinant DNA technique] 遺伝子組換え技術ともいう. 目的とする DNA をプラスミド*などに組込み, 制限酵素* や DNA リガーゼ*などの酵素を用いて切断・再結合して任意の組換え体を作製し, 最終的には細胞に導入してタンパク質やRNAを発現させる技術のこと.

苦味健胃薬 [bitter stomachic] 味覚刺激反射により唾液, 胃液などの消化液を分泌させる, また胃壁刺激反射により胃運動を促進する薬剤.

クメン [cumene] 化学式 $C_6H_5CH(CH_3)_2$. クメンを酸化してクメンヒドロペルオキシドとし, 酸触媒による分解反応を行うとフェノールとアセトンが合成できる(クメン法).

くも膜 [arachnoid, arachnoid mater] → 髄膜

くも膜下出血 [subarachnoidal hemorrhage] くも膜と軟膜の間, すなわちくも膜下腔に出血する状態. 突発する激しい頭痛, 髄膜刺激症状, 血性髄液, 局所神経症候, 意識障害などをきたす. 前触れの軽い発作, 再発が多い. 高血圧を伴い, 脳動脈破裂によるものが多い.

クライゼン縮合 [Claisen condensation] α水素(→ α位)をもつエステルが, 塩基との反応によりエステルエノラートを生成したのち, もう1分子のエステルと縮合し, アルコキシドイオンの脱離を伴って β-ケトエステルを生成する反応. クライゼン縮合のうち, 同一分子内の反応はディークマン縮合とよばれる.

クラインフェルター症候群 [Kleinfelter syndrome] 過剰な X 染色体をもつ染色体異常で, 多くは 47,XXY. 外生殖器は男性型であるが, 精巣萎縮, 無精子症(→ 不妊), 女性化乳房*, 血中テストステロン低値を示す. 身長は高く, 手足が長い. 知的障害はあっても軽度.

クラウンエーテル［crown ether］　エチレングリコール*単位が環状になった環状ポリエーテル化合物．18-クラウン-6 は六つの酸素が環の内側を向くことで，アルカリ金属イオン(Na^+, K^+)やアンモニウムイオンと錯体を生成できる．内孔の大きさに合うカチオンとの親和性が高く，金属カチオンを取込んで，通常水にしか溶けない金属イオンを有機溶媒に溶かすことができる．

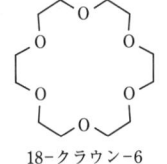

18-クラウン-6

クラス［class］　アイソタイプともいう．免疫グロブリン H 鎖の種類で 5 種類あり，それぞれ，IgG*, IgM*, IgA*, IgE*, IgD* に対応する．クラスごとに生物機能が異なる．H 鎖をコードする遺伝子領域では，可変部*を構成するエキソン*の下流に異なるクラスのエキソンが並んでいて，同じ可変部すなわち同じ抗原特異性を共有しつつ異なるクラスがつくられうる．この現象をクラススイッチ*という．

クラススイッチ［class switch］　B 細胞*によって産生される抗体*は，抗原刺激を受ける前の分化段階では膜結合型の IgM* であるが，抗原刺激を受けることによって C_H 遺伝子間に再構成が誘導され，他のクラス(おもに IgG*)を産生するように変化する．これをクラススイッチという．(⇌ アイソタイプ)

クラスター情報［cluster information］　クラスター解析では，関連のあるデータから類似した成分をグループ化し(クラスタリング)，そのグループ(クラスター)を形成している条件・関連性を成分解析などの方法により明らかとする．そのクラスターたらしめている条件・関連性のこと．

クラスレート化合物［clathrate compound］= 包接化合物

グラデュメット型［gradumet］　多孔性プラスチックの細孔内に薬剤を詰め，その表面を高分子などでコーティング*し，薬物放出速度を制御したシングルユニット*製剤．

グラニセトロン塩酸塩［granisetron hydrochloride］　制吐薬*．セロトニン 5-HT$_3$ 受容体遮断薬*．

グラファイト = 黒鉛

クラブラン酸カリウム・アモキシシリン水和物［potassium clavulanate・amoxicillin hydrate］略号 AMPC・CVA. β-ラクタマーゼ阻害薬配合薬*．経口用クラブラン酸カリウムとアモキシシリン水和物が配合された薬剤．配合比が 1:2 のものと 14:1 のものが市販されている．

グラーフ卵胞［Graafian follicle］⇌ 卵巣

クラペイロン-クラウジウスの式［Clapeyron-Clausius equation］　物質の液相または固相と平衡にある蒸気の分圧(蒸気圧*)と，温度とを関係つける式．

$$\frac{dp}{dT} = p \cdot \frac{\Delta_{\text{trs}}H}{RT^2} \quad \text{または} \quad \frac{d(\ln p)}{dT} = \frac{\Delta_{\text{trs}}H}{RT^2}$$

のように表記される．ここで $\Delta_{\text{trs}}H$ は転移エンタルピーすなわち蒸発熱または昇華熱の値．

クラミジア［Chlamydia］　グラム陰性偏性細胞内寄生性細菌．エネルギー産生系をもたず，ATP などは宿主細胞から調達する．感染能をもつ基本小体が宿主細胞内に取込まれた後，増殖能をもつ網様体となり二分裂増殖する．網様体は薄い細胞壁をもつが，基本小体は細胞壁をもたないため，β-ラクタム系抗生物質では完全に増殖を阻止できない．病原体としてはオウム病クラミジア，トラコーマクラミジア，性病クラミジア，肺炎クラミジアなどがある．(→ トラコーマ，オウム病)

グラム陰性菌［Gram-negative bacteria］グラム染色*により陰性と判定される細菌．その細胞壁構造は内側から内膜(細胞質膜)，間隙であるペリプラズム，薄いペプチドグリカン*層，外膜で構成されている．外膜にはリポ多糖*の基部であるリピド A が存在する．また外膜には親水性物質の透過に関与するポリンとよばれる孔が存在する．ペニシリンの作用で細胞壁のほとんどが除かれるとスフェロプラストとよばれる浸透圧に脆弱な球状細胞になる．

グラム染色［Gram-staining］　細菌形態観察の最も基本的な方法で，細菌検査，感染症診断に欠かせない重要な迅速検査法である．細胞壁の構成成分の違いにより，グラム陽性菌*とグラム陰性菌*に染め分けることができる．デンマークの H.C. Gram によって発明された．

グラム陽性菌［Gram-positive bacteria］グラム染色*により陽性と判定される細菌．その細胞壁は主としてペプチドグリカン*とテイコ酸から成る．ペプチドグリカン層はグラム陰性菌*に比べ多重層で，はるかに厚い．

クラリスロマイシン［clarithromycin］　略号 CAM．マクロライド系抗生物質*．エリスロマイシンよりも胃酸に安定な半合成薬剤．

クラーレ [curare] *Chondodendron tomentosum* Ruiz et Pavon(ツヅラフジ科)を主とする木質のつる.クラーレは南米アマゾンのインディアンが使用していた矢毒の総称で,主要成分は *d*-ツボクラリン*などのイソキノリンアルカロイド*.ツボクラリン塩化物(骨格筋弛緩薬)の原料.

グランザイム [granzyme] 活性化したキラーT細胞*やナチュラルキラー細胞*が分泌するセリンプロテアーゼで,パーフォリン*の形成した小孔を通して標的細胞内に入り,カスパーゼを活性化してアポトーシス*を誘導する.

グリア細胞 [glia cell] ⇒ 神経組織

クリアランス [clearance] 略号 CL.薬物が生体または組織(臓器)から除去される速さを示すために用いられる値.単位時間に生体または組織(臓器)から除去される薬物量がどれだけの容積の血液や血漿分に相当するかを示す指標であり,単位の次元は容積/時間である.実際には単位時間内に生体または組織(臓器)から除去される薬物量を,そのときの血液や血漿中薬物濃度で除して得られる.クリアランスの値が大きいほど薬物を除去する能力が大きい.

クリアランス比 [clearance ratio] 腎クリアランス*と糸球体沪過速度*の比.クリアランス比が1より大きい場合には,その物質の腎排泄過程に分泌が関与しており,1より小さい場合には再吸収が関与していることが推測される.

グリオキシル酸回路 [glyoxylate cycle] 植物やある種の細菌がもつ,アセチル CoA*をクエン酸回路*の中間体に変換する経路.さまざまな生体成分の代謝中間体であるアセチル CoA をエネルギー産生に利用するためには,クエン酸回路の中間体の十分な確保が必要となるため,この回路が存在する.

クリオキノール [clioquinol] = キノホルム

繰返し投与 [repeated administration] = 連続投与

グリクラジド [gliclazide] 経口血糖降下薬*.(第二世代)スルホニル尿素系薬*.血小板機能抑制作用もある.

グリコーゲン [glycogen] 動物の貯蔵多糖で,肝臓と筋肉に多く,D-グルコースが α1→4 結合と α1→6 結合で分枝状に縮合重合したもの.

グリコーゲン顆粒 [glycogen granule] 肝臓や筋肉の細胞質に存在するグリコーゲン貯蔵のための顆粒.グリコーゲン分子が密に会合して形成されたもので,顆粒中にはグリコーゲンの合成・分解にかかわる酵素も含まれている.

グリコサミノグリカン [glycosaminoglycan, GAG] ⇒ プロテオグリカン

グリコシド結合 [glycosidic linkage] 環状構造の単糖*あるいはその誘導体のアノマー*ヒドロキシ基と,他の化合物(単糖およびその誘導体を含む)のヒドロキシ基との間で水分子を失って生じる -C-O-C- の結合.オリゴ糖*や多糖*はグリコシド結合により形成される.

グリコシル化 [glycosylation] ⇒ 糖タンパク質

グリコペプチド系抗生物質 [glycopeptides, glycopeptide antibiotic] 細胞壁構成成分であるペプチドグリカン*の末端に結合して,細胞壁合成を阻害する大きな分子量の抗生物質.強い腎毒性をもつがグラム陽性菌に強い抗菌活性をもつため,抗 MRSA 薬として汎用される注射用薬剤.

グリコヘモグロビン [glycated hemoglobin] 略号 HbA1.糖化ヘモグロビンともいう.ヘモグロビン*A の β 鎖の N 末端に糖が非酵素的に結合したものをグリコヘモグロビンといい,このなかで,グルコースと結合しているものを HbA1c という.いったん糖化すると赤血球の寿命までその状態であることから,赤血球の半減期は約 120 日であるため,1〜2 カ月前の血糖の状態を反映する.日本糖尿病学会ガイドラインでは,6.5% 以上であり,1 回でも糖尿病型(空腹時血糖値が 126 mg dL^{-1} 以上,75 g 経口ブドウ糖負荷試験(⇒ ブドウ糖負荷試験)で 2 時間値が 200 mg dL^{-1} 以上,あるいは随時血糖値が 200 mg dL^{-1} 以上)であれば,糖尿病*と診断される.

グリコール [glycol] = ジオール

グリシン [glycine] 略号 Gly.不斉炭素原子*のない唯一のアミノ酸*.構造は付録IV参照.

クリステ [crista, (*pl.*) cristae] ⇒ ミトコンドリア

グリセオフルビン [griseofulvin] 抗真菌薬*(グリサン系).白癬の治療に用いる.わが国では販売中止となっている.

グリセリン [glycerin] = グリセロール

グリセルアルデヒド 3-リン酸 [glyceraldehyde 3-phosphate] ⇒ 解糖

グリセルアルデヒドリン酸デヒドロゲナーゼ [glyceraldehyde-phosphate dehydrogenase] ⇒ 解糖

グリセロリン脂質 [glycerophospholipid] グリセロール骨格をもつリン脂質*の総称. グリセロールの3位にリン酸が結合したグリセロール3-リン酸に脂肪酸がエステル結合し, さらにリン酸にコリン*, エタノールアミン, セリン, イノシトールが結合している. (⇒レシチン)

グリセロール [glycerol] 化学式 $HOCH_2-CH(OH)CH_2OH$ で表される三価アルコール(構造：付録Ⅱ). グリセリン, プロパン-1,2,3-トリオールともいう. 無色の液体(融点17.8℃, 沸点290℃)で甘味がある. 浣腸薬*として使用され, 直腸内の水分を奪取することにより直腸の粘膜を刺激して蠕動運動を促進し, また便の軟化潤滑作用により排便を促進する. そのほか, 浸透圧性利尿作用により組織から血液への水の移動を促すため, 急性緑内障や水頭症に対しても用いられる.

グリセロールリン酸シャトル [glycerol phosphate shuttle] 細胞質のNADH*をミトコンドリア*でのATP産生に利用するため, 直接NADHを送り込むのではなく, 電子だけを送り込む巧妙な仕掛けをシャトルという. グリセロールリン酸シャトルでは, 細胞質のNADHの電子をミトコンドリア内のFADに渡し, $FADH_2$へ還元する. 一方, リンゴ酸-アスパラギン酸シャトルでは, オキサロ酢酸の還元と再酸化を介して, 細胞質のNADHの電子をミトコンドリア内のNAD^+に渡し, NADHへ還元する. (⇒電子伝達系)

グリチルリチン [glycyrrhizin] グリチルリチン酸ともいう. カンゾウ*の主成分で, トリテルペノイド配糖体. ショ糖 (スクロース*) の150倍の甘味がある. 糖質コルチコイド様作用(抗炎症作用, 抗アレルギー作用)のほか, インターフェロン誘起作用, ナチュラルキラー細胞活性増強作用をもつ.

グリチルリチン・グリシン・システイン配合剤 [combination of glycyrrhizin, glycine and cysteine] 強力ネオミノファーゲンC. 肝庇(ひ)護薬*.

クリティカルシンキング [critical thinking] 略号CT. 物事をうのみにせず根拠に基づいて慎重に考慮, 評価し, 論理的に結論に達する過程. 批判的に熟慮すること.

クリティカルパス [critical pathway] = クリニカルパス

クリニカルパス [clinical pathway] クリティカルパスともいう. 診療指針に基づき, 特定の疾患や手術・検査ごとに治療の日常業務を一覧表にまとめたもの. 医師をはじめとする医療従事者, 患者が治療経過の情報を共有し, 必要なケアを適切に患者に提供するために用いる.

クリニカルファーマシー [clinical pharmacy] 臨床薬学ともいう. 1960年代に米国で誕生した患者志向の薬学. 調剤中心から薬物治療計画への参画や服薬指導*などの薬物治療を強調した用語. (⇒ファーマシューティカルケア)

グリニド系薬 [glinides, glinide drug] = 速効型インスリン分泌促進薬

グリニャール反応剤 [Grignard reagent] グリニャール試薬ともいう. ハロゲン化アルキルまたはアルケニルと金属マグネシウムから調製される有機マグネシウム反応剤. マグネシウムが炭素-ハロゲン結合に挿入する. 金属が正に, 炭素原子が負に分極し, 炭素が高い求核性をもつ. アルデヒド, ケトン, エステルなどのカルボニル化合物と反応して対応するアルコールを与える.

クリプトコックス [Cryptococcus] 単細胞で出芽増殖する酵母である. *C. neoformans*と*C. gattii*が病原性を示す. 細胞壁の外側に厚い莢膜*をもつことから, 食細胞の貪食に抵抗する. 本菌による感染症の大部分は髄膜炎*である.

クリプトスポリジウム [Cryptosporidium] 胞子虫類に属する原虫*. ヒトを含む脊椎動物の腸管上皮細胞の微絨毛に侵入して寄生体胞を形成する. 本菌に罹患した場合, 水様下痢をひき起こす.

グリベンクラミド [glibenclamide] 経口血糖降下薬*.(第二世代)スルホニル尿素系薬*. 最も強力かつ作用時間が長い薬物.

グリメピリド [glimepiride] 経口血糖降下薬*.(第三世代)スルホニル尿素系薬*. インスリン抵抗性*改善作用もある.

クリーンアップ [clean up] = 前処理

グリーン径 [Green diameter] ⇒ 粒子径

グリーンケミストリー [green chemistry, green sustainable chemistry] 環境に負荷を

かけない化学．副生成物や廃棄物の少ない効率的反応，環境を汚染しない原料，試薬，溶媒などの開発を目標にしている．

クリンダマイシン [clindamycin] 略号 CLDM．アミノ酸と糖がアミド結合したリンコマイシン系抗生物質の一つ．作用機序と抗菌性はマクロライド系と類似している．マクロライド系抗生物質*と交差耐性*を示す．特に嫌気性菌に有効である．

クリーンベンチ [clean bench] 実験材料に対する汚染を防ぐために，外部からの雑菌や浮遊物の混入を防ぐよう工夫した空間をもった実験台．HEPA フィルター(→ 除菌)を通した無菌的な空気を送り，内部を陽圧状態にして，外部から空気の流入を防止する．

クリーンルーム [clean room] 無菌室ともいう．空気清浄度が担保された部屋．空気清浄度は1立方フィート当たりの粒子径 0.5μm 以上の粒子の個数で示されることが多い．部屋の用途によって求められる空気清浄度は異なる．

グルカゴン [glucagon] 膵 α 細胞より分泌される糖代謝に重要なペプチドホルモン*であり，その分泌は低血糖で促進され，高血糖では抑制される．肝でのグリコーゲン*分解や糖新生*を促進することで血糖値を上昇させる．また脂肪分解を促進して遊離脂肪酸の放出を増加させ，肝でのケトン体産生の促進作用を示す．グルカゴン製剤は経口摂取が不可能な低血糖時の応急処置や，インスリン分泌能を調べるための検査目的に使用される．(→ インスリン)

クルクミン [curcumin] → ウコン

グルクロン酸抱合 [glucuronic acid conjugation] フェノール性ヒドロキシ基，アルコール性ヒドロキシ基，チオール基，アミノ基，カルボキシ基などにグルクロン酸が転移する反応．UDP グルクロン酸転移酵素(UGT)により触媒され，UDP グルクロン酸(ウリジン 5'-二リン酸グルクロン酸)を補酵素として進行する．シトクロム P450*による反応についで多くみられる薬物代謝反応である．UGT にも多型(→ 多型性)が知られ，抱合能の個人差の要因となる．(→ 第Ⅱ相反応)

グルココルチコイド = 糖質コルチコイド

グルコサミン [glucosamine] アミノ糖の一種で，グルコースの2位のヒドロキシ基がアミノ基になったもの．アミノ基がアセチル化された N-アセチルグルコサミンはキチン*の構成成分．

α-D-グルコシダーゼ [α-D-glucosidase] = マルターゼ

α-グルコシダーゼ阻害薬 [α-glucosidase inhibitor] αGI薬ともいう．小腸粘膜上皮細胞に存在する二糖類加水分解酵素(α-グルコシダーゼ)を阻害し，グルコースの吸収を遅延することにより食後の過血糖を改善する経口血糖降下薬*(食後過血糖改善薬)．食直前の服用が必要である．

グルコシド [glucoside] → 配糖体

グルコース [glucose] 略号 Glc．ブドウ糖ともいう．代表的な単糖*で，ヘキソース*であり，アルドースである．天然にあるのは D 体である．二つの六員環構造(α-アノマーと β-アノマー)と一つの鎖状構造の3種の構造をとりうる．水溶液中ではそれぞれ 36%，64%，0.003% の割合で存在する．D-グルコースはデンプン*，グリコーゲン*，セルロース*などの多糖や，スクロース*，マルトース*，ラクトース*などのオリゴ糖の構成成分である．

グルコース-アラニン回路 [glucose-alanine cycle] 筋肉と肝臓の間で起こるアンモニアの無毒化とグルコース再生のための回路．筋肉での解糖で生じたピルビン酸がアミノ基転移*反応でアラニンとなり，血液を介して肝臓に運ばれてグルコースと尿素に変換される．

グルコース依存性インスリン分泌刺激ポリペプチド [glucose-dependent insulinotropic polypeptide] = 胃抑制ペプチド

グルコース輸送体 [glucose transporter] 糖輸送体の一つで，細胞膜を横切ってグルコースを運ぶ膜タンパク質*．赤血球など多くの細胞にはグルコースの促進拡散(→ 受動輸送)を行うグルコースのユニポーター(→ 単輸送)が存在する．一方，Na^+ の濃度勾配を利用しグルコースを濃縮するシンポーター(→ 共輸送)が，グルコースの小腸での吸収と腎臓での再吸収に働いている．

グルコン酸クロルヘキシジン [chlorhexidine gluconate] ビグアニド基をもつ毒性の低い消毒薬．皮膚や器具の消毒に広く用いられる．結核菌，芽胞，ウイルスには無効．

グルタチオン [glutathione] 5-L-グルタミル-L-システイニルグリシン．トリペプチドであるが，グルタミン酸がその側鎖でペプチド結合している点が普通のペプチドと異なる．メルカプト基(-SH)をもち，生体内では2分子がジスルフィド結合*した酸化型と共存し酸化還

元反応に重要な役割を果たす.

グルタチオン抱合 [glutathione conjugation] 還元型グルタチオン*を補酵素として, グルタチオン S-転移酵素 (GST) により触媒される. ハロゲン化合物, ニトロ化合物, エポキシド, α, β-不飽和カルボニル化合物などにみられる反応である. グルタチオン抱合体が, 最終的に腎臓でメルカプツール酸抱合体に変換されて排泄されることからメルカプツール酸合成ともよばれる. GST には分子多様性と多型 (→ 多型性) が知られる. (→ 第II相反応)

γ-グルタミルトランスペプチダーゼ [γ-glutamyltranspeptidase] 略号 γ-GTP. γ-GTP は肝臓の解毒作用に関連している酵素で, 肝臓や胆道の細胞が壊れると血液中に逸脱する. 肝炎, 脂肪肝あるいは胆石や胆道癌で胆道が詰まったときに高値を示す. アルコール性肝障害の指標であり, アルコールに対し比較的短期的に反応するため1週間程度の禁酒でも下がりだす. 正常値は男性 70 IU L^{-1}, 女性 30 IU L^{-1} 以下であり, アルコール性の場合 100 以上になったら節酒あるいは禁酒が必要である. 尿, 胆汁, 唾液などでも検出される.

グルタミン [glutamine] 略号 Gln. アミノ酸*. 脳では尿素回路*とは別にアンモニアの処理に関与. 構造は付録IV参照.

グルタミン酸 [glutamic acid] 略号 Glu. アミノ酸*. 神経伝達物質*の一つ. 脱炭酸によりγ-アミノ酪酸*になる. 構造は付録IV参照.

グルタラール [glutaral] = グルタルアルデヒド

グルタルアルデヒド [glutaraldehyde] グルタラールともいう. 強力な消毒薬. すべてのウイルスや芽胞にも有効で, 化学滅菌できる. 毒性が強く人体には用いられない.

グルチルリチン酸 [glycyrrhizic acid] = グリチルリチン

くる病 [rachitis, rickets] → 骨軟化症

グループ振動 [group vibration] 官能基*に特徴的な振動(特性振動)のこと. グループ振動による吸収を特性吸収(帯)という. グループ振動による吸収は赤外スペクトル*上で類似の波数 (→ 赤外線) に現れるので, 官能基の有無を判定するのに利用できる. たとえばニトロ基 (-NO$_2$) の原子団としての振動に基づく吸収は, 脂肪族, 芳香族化合物ともに, 1650~1500 cm^{-1} と 1370~1250 cm^{-1} に強い2本の吸収を示す. 芳香族ケトンの C=O による吸収 (約 1690 cm^{-1}) が脂肪族ケトンの吸収 (約 1715 cm^{-1}) よりも低波数なのは, 共鳴*による.

クルムバイン径 [Krummbain diameter] → 粒子径

クレアチニン [creatinine] 略号 Cr. 筋肉におけるエネルギー源であるクレアチン*の代謝物. 一部尿細管分泌があるが, ほとんどが糸球体沪過*により排泄されるため, 腎機能マーカーとして用いられる. また筋肉量により変動を受ける.

クレアチニンクリアランス [creatinine clearance] 略号 CL_{cr}. 腎機能の指標であり, 生体内物質であるクレアチニン*のクリアランス*を算出することで得られる. 血清濃度, 尿中濃度および尿量からの計算法と血清中濃度からコッククロフト-ゴールト式*などの推算式により算出できる. 同様な腎機能の指標としてイヌリンを用いた GFR (糸球体沪過速度*) がありどちらも良好な相関を示すが, クレアチニンの方がより簡便である.

クレアチン [cleatine] アルギニンとグリシンからグリコシアミンを経てそのメチル化により生成する. クレアチンキナーゼ*の作用で ATP からリン酸基を受けてホスホクレアチンになり, 筋肉のエネルギー代謝に重要な役割を果たす.

クレアチンキナーゼ [creatine kinase] 略号 CK. クレアチンホスホキナーゼ (略号 CPK) ともいう. 心筋, 骨格筋, 平滑筋, 脳細胞に存在する酵素で, それらの細胞に損傷があると高値になる. 臓器や血球などの細胞にはほとんど含まれない. 3種類のアイソザイムがあり, CK BB は脳や脊髄, CK MB は心筋に, CK MM は骨格筋に多い.

クレアチンホスホキナーゼ [creatine phosphokinase, CPK] = クレアチンキナーゼ

グレアムの法則 [Graham's law] 理想気体*の流出に関する法則. 定温定圧下, 気体の流出速度は, 気体の分子量の平方根に反比例する.

グレイ [grey] 記号 Gy. 放射線の吸収線量の単位. 1 kg 当たり 1 J のエネルギーが放射線から物質に与えられたときの吸収線量が 1 Gy である. → シーベルト, ベクレル

Craig プロット [Craig plot] ドラッグデザイン*で化合物の置換基を選択するために使われる手法の一つ. 置換基の物理化学的性質 (疎水性, Hammett 置換基定数, かさ高さなど) のパラメーターを二次元プロットしたもの.

クレゾール [cresol]　ヒドロキシ基とメチル基を各1個もつベンゼン誘導体の総称. o-(オルト), m-(メタ), p-(パラ)の3種の位置異性体が存在する. 消毒薬として用いられる.

クレチン病 [cretinism]　クレチン症ともいう. 先天的な要因により甲状腺*の発生異常と甲状腺ホルモン*の産生低下が起こる疾患. 早期にホルモンを補充しないと低身長や精神発達遅滞となるため, 新生児スクリーニング*が行われる.

クレブス回路 [Krebs cycle] ＝クエン酸回路

グレーブス病 [Graves disease] ＝バセドウ病

クレーム(特許の) [claim(s)]　特許*請求の範囲, 請求項ともいう. 特許出願書類の一つ(ほかに願書, 明細書, 要約書, 図面). 特許発明の範囲を特定するための範囲を箇条書きしたもので, 通常, 発明の総括的な概念の項から具体的な個別の項まで複数の項から成る.

クロイツフェルト・ヤコブ病 [Creutzfeldt-Jakob disease, CJD] ⇒プリオン病

クロキサシリンナトリウム水和物 [cloxacillin sodium hydrate]　ペニシリン系抗生物質*. β-ラクタム環を加水分解するβ-ラクタマーゼに安定な半合成経口薬剤. β-ラクタマーゼ阻害薬*としてアンピシリンと合剤で使用される.

クロキサゾラム [cloxazolam]　抗不安薬*(ベンゾジアゼピン系). 不安障害に特に有効. 半減期が長い(24時間以上).

クロスオーバーデザイン [cross-over design]　同一の患者に対して時期を変えて異なる試験薬剤を投薬し, バイオアベイラビリティー(生物学的利用能*)の違いや効果の違いなどを検証することを目的とした試験デザイン.

クロチアゼパム [clotiazepam]　抗不安薬*(ベンゾジアゼピン系). 不安を伴うめまい症状を軽減する. 半減期が短い(数時間).

クロトリマゾール [clotrimazole]　アゾール系抗真菌薬*(イミダゾール系). 白癬, 皮膚・膣カンジダ症, 癜風の治療に用いる.

クロナゼパム [clonazepam]　抗てんかん薬*.

クロニジン塩酸塩 [clonidine hydrochloride]　降圧薬*. 交感神経$α_2$受容体刺激薬. 当初, 交感神経終末部の$α_2$受容体刺激によるノルアドレナリン遊離抑制が降圧作用の機序と考えられたが, 現在では中枢の$α_2$受容体刺激による末梢交感神経抑制が降圧作用の機序とされている.

クローニング [cloning]　クローン化ともいう. 多様な集合体の中から, 同一の起源をもち, 均質な遺伝情報をもつ細胞や個体などを単離することをいう. また遺伝子の場合は, 特定の遺伝子配列を単離することをいう. (⇒遺伝子クローニング)

クロピドグレル硫酸塩 [clopidogrel sulfate]　抗血栓薬*. 血小板凝集阻害薬*.

クロベタゾールプロピオン酸エステル [clobetasol propionate]　外用ステロイド*(最強). 強力な抗炎症作用があり, 湿疹, 皮膚炎などに適用する. 大量を長期連用すると全身作用が現れる.

クロベタゾン [clobetasone]　外用ステロイド*(中等度). 全身作用および局所への影響共に少ない. アトピー性皮膚炎, 顔面・頸部・腋窩・陰部の湿疹・皮膚炎に適用.

クロマチン [chromatin]　ゲノムDNAが細胞核内にある状態で, 色素により染色されることから染色質ともいう. クロマチンの基本構成単位はヌクレオソームで, ヌクレオソームはヒストンH2A, H2B, H3, H4それぞれ2分子から成るヒストン八量体にDNAが巻きついたものである. ヌクレオソームは6個で1巻きすることにより太さ30 nmの線維を形成する. 分裂期に出現する染色体*はこの30 nmの線維がさらに高度に凝集したものである.

クロマトグラフィー [chromatography]　固定相*に移動相*を流して, 固定相と移動相との相互作用の差により, 各成分を分離する方法の一つ. 相互作用の小さいものほど先に溶出される. 各成分の検出された時間(保持時間)や濃度を記録した曲線がクロマトグラムである. 固定相の充填剤の種類により, 吸着型と分配型(順相型, 逆相型)に大別される(⇒吸着クロマトグラフィー, 分配クロマトグラフィー). 液体クロマトグラフィー*では, 逆相分配型充填剤を用いると一般的に高極性物質から順に溶出する. 極性物質で相互分離が難しい場合には, イオン対を形成する物質を移動相溶液に添加し, 相対的に極性を下げて行うイオン対クロマトグラフィーも有効である. 一方, 順相分配型充填剤のカラムでは低極性物質ほど先に溶出し高極性物質は遅い.

クロマトグラム [chromatogram] ⇒クロマトグラフィー

クロミフェンクエン酸塩 [clomifene citrate]　排卵誘発薬*. 抗エストロゲン薬*であり, エスト

ロゲンによるフィードバック抑制を除き, 卵胞刺激ホルモン*と黄体形成ホルモン*の分泌を促し卵巣を刺激して排卵を起こす. 排卵障害による不妊症に用いる.

クロミプラミン塩酸塩 [clomipramine hydrochloride] 三環系抗うつ薬*.

クロム [chromium] 六価 (Cr^{6+}, 例: 二クロム酸カリウム)と三価(Cr^{3+}, 例: 三塩化クロム)の安定な化学形態があり, 毒性は六価の方が強い. 慢性中毒(クロム中毒)として皮膚炎, 鼻中隔穿孔等のほか, 肺癌の発症が報告されている.

クロム中毒 [chromate poisoning] ⇌ クロム

クロモグリク酸ナトリウム [sodium cromoglicate] 抗アレルギー薬*. ケミカルメディエーター遊離抑制薬. 抗ヒスタミン作用なし.

クロラムフェニコール [chloramphenicol] 50Sリボソームサブユニットに結合し静菌的に作用する抗生物質*. グラム陽性菌, グラム陰性菌をはじめ細胞内寄生菌に対しても高い有効性を示し, 広い抗菌スペクトル*をもつ. 主要な副作用として骨髄抑制*がある.

クロルフェニラミンマレイン酸塩 [chlorpheniramine maleate] 抗アレルギー薬*. 抗ヒスタミン薬*. H_1拮抗薬のなかでは最も強力なものの一つ.

クロルマジノン酢酸エステル [chlormadinone acetate] 黄体ホルモン薬*. 黄体ホルモン作用は強力. 高用量で前立腺に対し抗アンドロゲン作用を示す.

***m*-クロロ過安息香酸** [*m*-chloroperbenzoic acid] 略号 mCPBA または MCPBA. 化学式 $ClC_6H_4CO_3H$ で表される過酸*. 酸化剤であり, アルケンからエポキシド*への変換やケトンからエステルへのバイヤー・ビリガー酸化*などに用いられる.

クロロキン [chloroquine] ハロゲン化キノリン化合物. マラリア*の特効薬であったが抗炎症作用が見いだされ抗リウマチ薬へ適応拡大された. わが国では一般用医薬品*として乱売され, クロロキン網膜症による失明が多発した結果, 発売禁止となった. (⇌ 薬害)

クロロクロム酸ピリジニウム [pyridinium chlorochromate] ⇌ コリンズ試薬

***N*-クロロスクシンイミド** [*N*-chlorosuccinimide] ⇌ *N*-ブロモスクシンイミド

クロロフィル [chlorophyll] 葉緑素ともいい, Mgを中心金属にもつ緑色の錯体. 環構造や置換基の種類によりクロロフィル *a, b, c* などが存在する. 光合成*では光増感剤(⇌ 光増感反応)として機能している.

クロロフルオロカーボン [chlorofluorocarbon, CFC] ⇌ フロンガス

クロロホルム [chloroform] 化学式 $CHCl_3$ (構造: 付録II). 過去に使用された吸入麻酔薬*で, 爆発性があり現在は使用されていない.

クローン [clone] クローン細胞の場合は単一の細胞に由来する細胞集団, 遺伝子の場合は均一のDNA配列の集団をクローンという. (⇌ クローン選択説)

クローン化 = クローニング

クローン技術 [clone technology] クローン植物あるいは動物を作製する技術のこと. クローンとは遺伝的に同一である個体や細胞(の集合)をさす. ヒトを含む動物でのクローン技術には, 受精後発生初期の卵細胞を使う方法(受精卵クローン)と成体の体細胞を使う方法(体細胞クローン)がある. 一般にクローン技術と称した場合, 体細胞クローン技術をさす場合が多い. 体細胞クローンは体細胞からその中の遺伝子を取出し, 元の細胞とまったく同じ性質をもった子孫をつくり出す技術.

クローン除去 [clonal deletion] ⇌ クローン選択説

クローン選択説 [clonal selection theory] 免疫反応において, 個々の抗原に対する受容体(免疫グロブリン*)をもつ免疫応答細胞が生じ, 免疫学的記憶が成立する機構を説明するための説. 生体内には, 個体発生の過程で免疫に関与する幹細胞から体細胞突然変異を経て, あらゆる抗原に対し免疫応答をする細胞が形成される. 個々の抗原に特異的に応答する細胞をクローンとよぶ. クローンが対応する抗原で選択的に刺激されると, その抗原に対する特異的な免疫グロブリンを大量に産生する細胞, ついで免疫反応を保持する記憶細胞ができてくる. 自己抗原反応性のクローン(禁止クローン)は, 免疫系が未熟な時期に多量の抗原にさらされて除去されてしまう. これをクローン除去とよぶ. 自己抗原反応性のB細胞クローンは脾臓で, T細胞クローンは胸腺内で除去される.

クーロン相互作用 [Coulomb interaction] = 静電的相互作用

クーロンの法則 [Coulomb's law] ⇌ クーロン力

クローン病［Crohn disease］ 略号CD. 全消化管に発生しうるが下部小腸（回腸末端）に好発する原因不明の炎症性腸疾患. 発症は若年者が多い. 難治性であり再燃を繰返す. おもな症状は, 腹痛, 下痢, 体重減少である. 治療は軽症例ではサリチル酸製剤を用い, 中等症にはステロイドや免疫抑制剤, または成分栄養剤による栄養療法を行う. 重症例には中心静脈栄養や抗TNF-α抗体療法（インフリキシマブ）を用いる. 腸管の狭窄をきたした場合は手術適応となる.

クーロン力［Coulomb force］ 電荷をもつ粒子間に働く力で, 静電的相互作用*の源となる力. 同種電荷間では斥力, 異種電荷間では引力となる. クーロン力はクーロンの法則に従い, その大きさは電荷の積に比例し, 媒体の誘電率と電荷間の距離の2乗に反比例する. また, 相互作用エネルギーは電荷間の距離に反比例する. 他の分子間相互作用*の源となる力は粒子間の距離の3乗から6乗に反比例するとされているので, クーロン力は分子間力*としては最も遠方まで働くものである.

ケ

毛 [hair]　額，手掌，足底を除くほとんどの皮膚の表面にあり，表皮*から発達した器官．ケラチン*を主成分とする．

ケアマネジメント [care management]　さまざまな専門領域を越えた生活課題を総合的に把握し，課題解決に向けて具体的達成目標を定め，計画的にチームで取組む方法．介護保険法*では，介護支援専門員*による課題分析（アセスメント），サービス計画作成，サービス担当者会議，サービス提供，モニタリング，再評価という循環サイクルをいう．このことにより保健医療福祉サービスを含む社会資源が効率的・効果的に利用され費用対効果が上がるねらいもある．

ケアマネージャー [care manager] = 介護支援専門員

系 [system]　観察の対象になっている特定部分をいい，仮想的部分でもよい．系の外側をすべて外界といい，系と外界を合わせた全体を宇宙という．また，系と外界を別ける境を境界といい，その性質により系を区分できる．系と外界の間で物質もエネルギーも移動できる系を開放系(開いた系)，エネルギーは移動できるが物質は移動できない系を閉鎖系(閉じた系)，両方とも移動できない系を孤立系，閉鎖系において熱的なエネルギー移動が許されない系を断熱系という．

経管栄養(法) [tube feeding, tubal feecling] ⇒ 経腸栄養

経眼投与 [administration of ocular route]　眼に適用する投与方法．薬は結膜および角膜を透過して眼内部に移行するが，角膜の透過が最大の障壁となる．角膜の構造上の特徴から，薬は親水性および親油性の両者の性質をもっているものが吸収良好である．(→ 非経口投与)

軽金属 [light metal] ⇒ 重金属

経験的治療(感染症の) [enpiric therapy]　感染症の治療において，患者の年齢や症状，疾患の部位や流行微生物の状況から原因微生物を推定して行う初期治療のこと．一方，その後の原因微生物や薬剤感受性などの検査結果をもとに治療を選択することを最適治療とよぶ．

蛍光 [fluorescence]　有機化合物が外部からのエネルギーを吸収して励起状態*となった後，そのエネルギーを光子*として放出(発光)する際，蛍光またはりん光*が観測される．励起一重項状態から基底一重項状態への発光遷移を蛍光，励起三重項からの発光遷移をりん光と定義する(⇒ 電子遷移)．芳香族化合物などの蛍光強度が，溶媒以外の第三物質(I^- など)の添加により低下する現象を消光とよぶ．無機化合物の発光では，励起エネルギーの投入をやめるとただちに発光が止まるものを蛍光という．

蛍光イムノアッセイ [fluorescence immunoassay, fluorescent immunoassay, fluoroimmunoassay]　略号 FIA．フルオロイムノアッセイ，蛍光免疫測定法ともいう．抗原または抗体を蛍光性物質で標識するイムノアッセイ*．不均一法*の場合，抗原抗体反応の後，B/F 分離*を行い，B 画分あるいは F 画分の蛍光強度を測定することにより定量値を得る．標識にはフルオレセイン誘導体やユウロピウムキレートなどが用いられる．抗体が結合すると蛍光特性が変化する標識抗原を利用した均一法*も利用されている．

蛍光 in situ ハイブリッド形成法 [fluorescence in situ hybridization]　略号 FISH．染色体上の目的遺伝子の遺伝子座*を特定する手法．蛍光標識した DNA プローブを染色体中 DNA とハイブリッド形成*させて蛍光顕微鏡で観察し，染色体上の目的遺伝子の存在部位を検出する．

経口感染症 [oral infectious disease]　水や食品と共に病原体が口から侵入して感染する感染症．下痢症などの消化器感染症が主体であるが，A 型あるいは E 型のウイルス性肝炎*や敗血症*などを起こす場合もある．

蛍光共鳴エネルギー移動 [fluorescence resonance energy transfer]　略号 FRET．2 種類の蛍光分子が近接して存在するときに，光励起された一方の蛍光分子(ドナー)から無輻射的に

エネルギー移動が生じる結果，別の蛍光分子（アクセプター）が励起され，この分子からの蛍光が観測される現象．この現象は2種類の蛍光分子間の距離や分子の配向の影響を受けるため，分子間相互作用の解析などに利用される．一方，生物発光分子がドナーとなって，近接する蛍光分子が励起されて蛍光を発する場合は，生物発光共鳴エネルギー移動とよばれる．

経口血糖降下薬 [oral hypoglycemic drug] 経口抗糖尿病薬ともいう．2型糖尿病*において食事療法と運動療法を続けても十分な血糖制御が得られない場合に，血糖を下げるために使用される経口薬．膵臓β細胞からのインスリン*分泌を促進するスルホニル尿素系薬*と速効型インスリン分泌促進薬*，ブドウ糖の吸収を阻害するα-グルコシダーゼ阻害薬*，インスリン抵抗性*改善作用のあるビグアナイド系薬*とチアゾリジン誘導体(ピオグリタゾン)，DPP-4阻害薬*などがある．

蛍光検出器 [fluorometric detector] 略号 FL．蛍光をもつ物質の検出器．高速液体クロマトグラフィー*の検出器をさすことが多い．適切な励起波長と蛍光波長を選択できるため，物質を選択的かつ高感度に測定できる．光源にはキセノンランプ，レーザー，アルカリハライドランプなど，フローセルには石英製の細管が使われる．

蛍光抗体法 [fluorescent antibody technique] → 蛍光標識法

経口抗糖尿病薬 [oral antidiabetic drug] = 経口血糖降下薬

蛍光光度法 [fluorophotometry] 蛍光物質の溶液に励起光を照射し，放射される蛍光の強度を測定する方法．測定には蛍光分光光度計が用いられる．蛍光物質の希薄溶液では，その濃度と蛍光強度に比例関係が成り立つことを利用して定量分析を行うことができる．また，励起スペクトル*および蛍光スペクトル*の測定から定性分析が可能となる．被検試料が蛍光性の強い物質であれば，紫外可視吸光度測定法*と比較して高感度であり，また，励起および蛍光波長を選べることから選択性も高い．

蛍光収量 [fluorescence yields, fluorescence efficiency] 物質に光を照射してN個の励起分子を生成させ，そこからM個の光子が蛍光として放出されたとき，(M/N)を蛍光収量とよぶ．光の代わりに放射線(粒子線)を照射しても，同様に定義される．

蛍光スペクトル [fluorescence spectrum] 蛍光発光スペクトルともいう．励起光の波長を固定して試料に入射し，放出される蛍光の波長を走査して得られる蛍光波長と蛍光強度との関係を示す曲線のこと．蛍光スペクトルは物質に固有の形を示す．(→ 蛍光光度法)

蛍光性カルシウム指示薬 [fluorescent calcium indicator] → 蛍光プローブ

経口投与 [administration of oral route, oral administration, non-parenteral administration] 略号 p.o. 口から薬を入れる投与方法．最も簡便な投与方法で，患者の精神的・肉体的・経済的負担が少ない．経口投与後の吸収部位はおもに十二指腸，空腸，回腸となる．(→ 非経口投与，投与経路)

蛍光発光スペクトル [fluorescence emission spectrum] = 蛍光スペクトル

経口避妊薬 [oral contraceptive] 略号 oc. ピルともいう．合成卵胞ホルモンと合成黄体ホルモンの配合剤で，子宮を擬似妊娠状態にし，排卵を抑制することで避妊の効果を得る．確実に服用すれば避妊率はほぼ100％．日本ではエチニルエストラジオール含量の最も少ない(50μg以下)低用量ピルが承認されている．副作用は含有成分それぞれの含有量に依存する．

蛍光標識法 [fluorescent labeling method] 対象に蛍光色素を導入し，その蛍光発色を観測することで目的物を検出する手法．蛍光の観測には蛍光顕微鏡などが用いられる．蛍光抗体法では，蛍光標識した抗体を用いて抗原抗体反応*を行い，標本中の抗原を検出する．抗原に特異的に反応する第一抗体を標識する直接法と，その第一抗体を抗原とする第二抗体を蛍光標識する間接法とがあり，一般に間接法の方が感度が高い．

経ロブドウ糖負荷試験 [oral glucose tolerance test, OGTT] → ブドウ糖負荷試験

蛍光プローブ [fluorescent probe] 蛍光*を利用することによって生体物質の構造・運動・分布あるいはそれを取巻く環境の性質を調べることに用いる物質．たとえば細胞内のカルシウムイオン*の動態を調べるカルシウム蛍光プローブ(蛍光性カルシウム指示薬)としてはFura2やQuin2があげられる．細胞が生成する一酸化窒素*を画像化するためのNOプローブも利用されている．

蛍光分光光度計 [spectrofluorometer, fluorescence spectro(photo)meter] → 蛍光光度法

蛍光偏光イムノアッセイ [fluorescence polarization immunoassay, polarization fluoroimmunoassay] 略号 FPIA. 蛍光偏光免疫測定法，蛍光偏光解消イムノアッセイともいう．蛍光イムノアッセイ*の手法の一つで，低分子抗原の測定に用いられる均一法*．蛍光性物質で標識した抗原を用いて競合反応を行った後，平面偏光を照射して励起し，蛍光の偏光度を測定する．遊離の標識抗原はブラウン運動などにより偏光を解消する作用をもつが，抗体と結合すると運動性が弱まり，偏光の解消作用が低下する．この差により，B/F 分離*を行うことなく測定することができる．(→ 競合法)

蛍光免疫測定法 = 蛍光イムノアッセイ

蛍光量子効率 [fluorescence quantum efficiency] = 蛍光量子収率

蛍光量子収率 [fluorescence quantum yield] 蛍光量子効率ともいう．記号 ϕ_f で表す．吸収された励起光量子数に対する放出された蛍光量子数の比のこと．

警告 [black box warning] 致死的またはきわめて重篤かつ非可逆的な副作用が発現する場合，または副作用が発現する結果きわめて重大な事故につながる可能性があって，特に注意を喚起する必要がある場合があって，医薬品添付文書*に記載される項目．添付文書の本文冒頭に赤枠・赤字で内容を記載し，添付文書の右上縁には赤色の帯を表示する．

経細胞輸送 [transcellular transport] 上皮細胞膜の脂質二重層(→ 細胞膜)を横切る輸送様式．受動輸送*(単純拡散，促進拡散)と能動輸送*および膜動輸送(サイトーシス*)に大別される．

形質細胞腫 [plasmacytoma] = 骨髄腫

形質転換 [transformation] 【1】異なる遺伝形質をもつ細胞の DNA を取込むことで遺伝形質が転換する現象．大腸菌ではプラスミド* DNA を取込めるよう処理をしたコンピテント (DNA 取込み能をもつ細胞状態)セルを用いて形質転換する．DNA 組換え実験では重要な手法となっている．
【2】→ 癌化

形質転換生物 = トランスジェニック生物

形質導入 [transduction] バクテリオファージ*により遺伝形質を他の細菌に伝達する現象．バクテリオファージが増殖する際，ランダムな宿主 DNA 断片を取込み伝達する普遍形質導入と，λファージにみられる限定された宿主遺伝子を伝達する特殊形質導入がある．

形質膜 [plasma membrane] = 細胞膜

桂枝湯 [keishito] けいしとうと読む．桂皮(ケイヒ)，芍薬(シャクヤク)，甘草(カンゾウ)，生姜(ショウキョウ)，大棗(タイソウ)から成る．比較的体力が低下した人で，発汗を伴うかぜの初期の悪寒，発熱，頭痛などに用いる．汗がなく，比較的体力がある場合は葛根湯*や麻黄湯*の適応となる．

頸髄 [cervical spinal cord] → 脊髄

計数調剤 [dispense by counting, countable dispensation] 処方薬と患者の症状との関連を薬学的に確認し，処方せんに記載された錠剤やカプセル剤など数量を数えて薬を取揃える行為．(→ 計量調剤)

経胎盤感染 [transplacental infection] 妊娠中の母親から胎盤を通じて胎児に感染する垂直感染*で，梅毒*，風疹*，トキソプラズマ*症などがあり，それぞれ新生児に先天性の疾患をもたらすことがある．

経腸栄養(法) [enteral nutrition] 略語 EN. 消化管に挿入した管を経由して流動食を吸収させる栄養療法で経管栄養(法)のこと．短期間 (2〜4 週間)なら経鼻栄養チューブを胃などに留置する．長期間なら胃瘻*(いろう)や空腸瘻を増設する．経静脈栄養に比べて敗血症発生率が低い．

系統誤差 [systematic error] 繰返しの実験時に一定の方向に生じる誤差*(正の誤差あるいは負の誤差)であり，原因が解明できる誤差のこと．バイアス*ともいう．計量器の不正確さによる誤差(器差)，分析操作の未熟さによる誤差(操作誤差)，測定者の癖により起こる誤差(個人誤差)などがある．

けい(珪)肺症 [silicosis] 粉じん吸入によってひき起こされる塵(じん)肺*症の一つ．鉱山，石切り場，ガラス製造工場，製鉄所などの労働者が，空中に浮遊しているケイ酸の粉塵を吸入することによって結節性の肺線維症をひき起こすことがある．この結節はガラス化，石灰化することが知られており，けい肺症という．

経肺投与 [administration of pulmonary route] 肺内に吸入する投与方法．肺胞の吸収表面積は小腸上皮細胞の吸収表面積に匹敵し，吸収された薬は初回通過効果*を受けずに循環血中に入るため，経口投与*による初回通過効果を受けやすい薬，あるいは消化管の消化酵素で分解されやすい薬の新規投与経路として注目

されている．吸収機構にはpH分配仮説*，経細胞輸送*がある．(→ 非経口投与)

ケイヒ(桂皮) [cinnamon bark] *Cinnamomum cassia* Blume(クスノキ科)の樹皮または周皮の一部を除いたもの．主成分としてシンナムアルデヒド，ケイヒ酸などのフェニルプロパノイド*から成る精油(1～3％)やタンニン*を含む．抗アレルギー，発汗解熱，消炎鎮痛作用．漢方では芳香性健胃薬*，感冒薬として配合される．

経鼻栄養チューブ [nasoesophageal feeding tube] → 経腸栄養

経皮吸収治療システム = 経皮治療システム

経皮治療システム [transdermal therapeutic system] 略号TTS．経皮吸収治療システムともいう．皮膚に適用する外用剤で，皮膚を通して薬物が持続的に吸収され，全身に作用を及ぼすことを期待した製剤あるいは治療システムのこと．肝臓での初回通過効果*を回避できる，長時間の連続投与が可能である，目的の部位に適量の薬物を効果的に与えられる，必要に応じて投与を中止できるなどの利点がある．一方，角質層が物理的障壁となり薬物の速やかな透過を妨げる，皮膚内の酵素により代謝を受け薬効が失活する可能性がある，有効血中濃度に達するのに時間がかかるなどの欠点がある．ニトログリセリン，エストラジオール，ツロブテロールなどのTTSが市販されている．

経皮投与 [administration of transdermal route] 皮膚を通して薬を入れる投与方法．たとえば経皮吸収型製剤とは，皮膚に適用したとき，有効成分が皮膚を通して全身循環血流に送達すべく設計された製剤である．また皮膚を通して薬物を持続的に吸収させ，全身作用を期待する製剤を経皮治療システム*(TTS)という．(→ 非経口投与)

経鼻投与 [administration of nasal route] 鼻腔内に適用する投与方法．経肺投与*と同様に，吸収された薬は初回通過効果*を受けずに循環血中に入るため，経口投与*による初回通過効果を受けやすい薬，あるいは消化管の消化酵素で分解されやすい薬の新規投与経路として注目されている．吸収機構にはpH分配仮説*，経細胞輸送*がある．(→ 非経口投与)

経絡 [meridian and collateral] 全身を巡る気の運行する経路をさす．直行する主要な幹線を経脈，経脈からわかれて身体各部にわたる支脈を絡脈という．(→ 鍼灸)

ゲイリュサックの法則 [Gay-Lussac law] = シャルルの法則

計量調剤 [dispense by weigh or volumetric, weigh or volumetric dispensation] 散剤や液状製剤など，重量あるいは容量を量って調製すること．(→ 計数調剤)

痙攣 (けいれん) [convulsion, cramp, spasm] 大きな随意筋の不随意的収縮をいう．痙攣は過興奮状態をきたした中枢神経細胞による自発的，反復性過剰放電によって生じる．部分発作では意識が維持されるが，大発作では痙攣と同時に意識を失うことが多く痙攣の記憶を保持していない．脳・神経疾患だけでなく，低血糖，高浸透圧性脳症，尿毒症，薬物などでもみられる．

経路関数 [path function] → 状態関数

K_a [K_a] → 解離定数

K_m [K_m] → ミカエリス・メンテンの式

K殻 [K shell] → 電子殻

劇症肝炎 [fulminant hepatitis] 肝炎ウイルス感染，薬物アレルギー，自己免疫性肝炎などにより，正常な肝臓に短期間で広汎な壊死が生じ，進行性の黄疸*，出血傾向，肝性脳症*などの肝不全症状が出現する病態．わが国では，"症状発現後8週以内に肝性昏睡II度以上の脳症をきたし，プロトロンビン時間*が40％以下を示す肝炎"と定義され，急性型と亜急性型に分類される．予後不良であり集学的治療が必要．欧米では同様な病態を劇症肝不全とよぶ．

劇症肝不全 [fulminant hepatic failure] → 劇症肝炎

劇物 [deleterious substance] 毒物及び劇物取締法*で規制されている化学物質で，実験動物に摂取させたときの急性毒性(1回の摂取による致死量が2～20 g程度)や皮膚などに接触したときの刺激性が著しく強いもの．

劇薬 [powerful drug, poison schedule B] 医薬品*のうちで，急性毒性の半数致死量が経口投与で300 mg (kg体重)$^{-1}$以下，皮下注射で200 mg (kg体重)$^{-1}$以下のもの．白地に赤枠，赤字でその品名および"劇"の文字を表示する．他のものと区別して貯蔵および陳列する必要がある．

ケーキング [caking] サスペンション(→ 懸濁剤)において分散*している粒子が沈降し密で強固な凝集体を形成すること．振とうによる再分散は容易ではないので，懸濁剤では界面活性剤や高分子などの懸濁化剤*(分散剤)を添加してケーキングを防ぐ．

下剤 [laxative, purgative] ＝瀉下薬

K細胞 [K cell] 癌細胞やウイルス感染細胞などに結合した抗体にFc受容体を介して結合し，傷害する作用(抗体依存性細胞介在性細胞傷害作用，ADCC)を示すリンパ球のこと．Kはkillerに由来する．

化粧品 [cosmetic] 人の身体を清潔にし，美化し，魅力を増し，容貌を変え，または皮膚・毛髪をすこやかに保つために，身体に塗擦，散布などの方法で使用されることが目的とされているものであって人体に対する作用が緩和なもの．ただし作用緩和の度合いや使用目的いかんでは，医薬品*や医薬部外品*に分類される．(→ 薬事法)

下水道 [sewerage] → 下水道法

下水道法 [Sewerage Act] 家庭排水や工場排水，および雨水を処理することによって公共用水域の水質保全に資するとともに，下水道の整備を図り，都市の健全な発達および公衆衛生の向上に寄与することを目的として1958年に制定された法律．流域別下水道整備総合計画の策定に関する事項ならびに公共下水道，流域下水道および都市下水道の設置，その他の管理の基準などが定められている．

ケースコントロール研究 ＝症例対照研究

ゲスト [guest] → 包接化合物

ケタミン塩酸塩 [ketamine hydrochloride] 静脈麻酔薬*．麻薬*．麻酔下の大脳皮質脳波は徐波化，大脳辺縁系脳波は速波化することから解離性麻酔薬ともよばれる．

血(けつ) [blood] → 気血水

血圧 [blood pressure] 略号 B.P. 血管内壁のことで，通常は動脈内圧をさす．血圧は水銀圧(mmHg)で表される．血圧は主として三つの因子，心臓の収縮力，循環血液量，血管壁の弾力性により決定される．心収縮が最大になったときの圧を収縮期血圧または最高(最大)血圧という．また，心拡張が最大になり血圧が最も低下したときの圧を拡張期血圧または最低(最小)血圧という．(→ 至適血圧)

血圧降下薬 ＝降圧薬

血圧の調節 [control of blood pressure] 血圧*は心拍出量と総末梢血管抵抗の積と規定され，神経性因子，液性因子，腎性因子が両者に影響する．神経性の調節には，延髄の血管運動中枢からの自律神経インパルスによる全身血管抵抗の変動，神経ペプチドなどが関与する．また，頸動脈洞や大動脈弓にある圧受容器と延髄の孤束核を介した圧受容器反射や，O_2分圧・CO_2分圧の変化による化学受容器刺激も血圧の調節に働く．生理活性物質による液性調節では，カテコールアミン*やアンギオテンシンⅡなどは昇圧性に，プロスタグランジン*や一酸化窒素*などは降圧性に働く．腎性の調節として，Na^+動態を介した体液量の調節は重要な血圧調節因子となる．

血液 [blood] 動物の血管内を循環する体液で血液細胞(赤血球*，白血球*，血小板*)と液体成分(血漿)から成る．個体の内部環境維持に重要．(→ 造血器，骨髄)

血液/ガス分配係数 [blood gas partition coefficient] 血液に対する気体の溶解度を表す．吸入麻酔薬*は，肺胞-血液-脳組織間でガス分圧が平衡に達して作用が発現する．血液/ガス分配係数が高いほど麻酔作用は強いが，肺胞濃度低下が速く麻酔導入は遅くなる．(→ 脳/血液分配係数)

血液凝固 [blood coagulation, blood clotting] 血液凝固因子と血小板が関与する連鎖反応により，流動性の血液が固まる現象．その機構には組織の障害がなく，血中由来の血液凝固因子である XII 因子(ハーゲマン因子)の活性化により開始される内因系凝固機構と，外傷により分泌される組織因子(トロンボプラスチン，第Ⅲ因子)が，血中の第Ⅶ因子を活性化することで始まる外因系凝固機構がある．両機構ともに，Xa因子を形成し，ついで共通の経路を経て，最終的に活性化されたプロトロンビンが，トロンビンを形成し，フィブリノーゲンをフィブリンに変換して血液凝固が完了する．採血後の血液の凝固を防ぐためにヘパリンや EDTA(エチレンジアミン四酢酸)などの抗凝固剤が使用される．(→ 線溶系)

血液凝固因子 [blood coagulation factor, blood clotting factor] → 血液凝固

血液凝固因子製剤 [human blood coagulation factor product] 血液凝固異常症は各血液凝固因子の欠損または低下などによるもので，第Ⅷ因子欠乏症が血友病A，第Ⅸ因子欠乏症が血友病Bであるが，これらの患者では出血時の治療として各凝固因子の補充が必要となる．しかし，これらの製剤を繰返し投与された患者のなかにはまれに各因子に対する抗体が惹起されて，これら製剤による治療が困難になる場合がある．このような場合，これらの凝固因子を介さない経路で血液凝固を促進する第Ⅶ因子製

剤がある．また，フィブリノーゲン，トロンビンなどを組合わせたフィブリン糊(→ 血液凝固促進薬)は生体組織接着剤として術後の出血部の閉塞に適用される．第Ⅷ因子製剤や第Ⅸ因子製剤などには，遺伝子組換え製剤もある．(→ 血漿分画製剤)

血液凝固阻害薬 [anticoagulant] 抗凝固薬ともいう．抗血栓薬*のうち，おもに凝固系に作用する薬剤で，播種性血管内凝固症候群*(DIC)や血栓症などの治療・予防，カテーテルの閉塞防止や輸血・検査用血液などの凝固防止に用いられる．ヘパリン，低分子ヘパリン，抗トロンビン薬*などが点滴静注で用いられる．ビタミン K 代謝拮抗物質のワルファリンが経口で用いられる．輸血・検査用血液の凝固防止にはクエン酸やエデト酸塩などの Ca^{2+} 拮抗薬が用いられる．

血液凝固促進薬 [blood coagulation accelerator] 凝固促進薬ともいう．止血薬*の一種．凝固因子の生成に必要なビタミン K(フィトナジオン，メナテトレノン)，トロンビン様作用をもつ精製蛇毒製剤(メモコアグラーゼ)，血液製剤がある．フィブリン糊製剤は手術後の縫合用接着剤で，血液凝固作用を利用した血液製剤．

血液浄化 [blood purification] 体内に有害物質，毒物，病因物質が正常濃度以上に蓄積し，体液の恒常性が保てない状態に対して，体外循環技術を用いて，血液からこれらの物質を除去，正常化すること．除去される対象は尿毒症*物質，サイトカイン*(全身性炎症症候群)，抗体(自己免疫疾患)，エンドトキシン(内毒素*)など広範にわたり，対象物質により血液透析(人工透析*)，腹膜透析，持続的血液瀘過・瀘過透析，二重瀘過血漿交換，血液吸着などの技法を選択利用する．

血液新法 [Act on Securing a Stable Supply of Safe Blood Products] 正式には"安全な血液製剤の安定供給の確保等に関する法律"．"採決及び供血あっせん業取締法"いわゆる血液法が改正施行された．これを血液新法と称し，日本における血液製剤*が献血による貴重な血液を原材料としているため，血液の有効利用，適正な保管管理，血液製剤の国内自給と安定供給，さらには適正使用などについて規制している．

血液製剤 [blood product] ヒトの血液を原料とした医薬品の総称．全血製剤*，成分製剤*，血漿分画製剤*に大別されるが，通常はアルブミン，免疫グロブリン，血液凝固因子などを分離精製した血漿分画製剤をさす．不特定多数から採血した血液を一括処理するため，ウイルスなどのキャリアが含まれていた場合，同一ロットがすべて汚染される危険がある．現在はタンパク質を失活させずにウイルスを失活させる加熱技術が開発されている．

血液胎盤関門 [blood placenta barrier] 母体血液中の薬は，絨毛外層の合胞体性栄養膜細胞を横切り，基底膜，絨毛間質から透過性に富む胎児毛細血管内皮細胞を経て胎児血液中に至る．合胞体性栄養膜細胞は，母体血に面した刷子縁膜と，胎児側に面する基底膜側細胞膜とに機能分化した分極細胞であり，これが血液胎盤関門の実体である．胎盤は母体と胎児との間での栄養物や老廃物の交換を調節するほか，胎児を母体の免疫系から保護している．さらに性腺刺激ホルモン*，エストロゲン*，プロゲステロン*の合成や代謝を行っている．輸送機構として単純拡散*，促進拡散(→ 受動輸送)，能動輸送*，膜動輸送(サイトーシス*)が存在する．胎児の生育に必要なグルコースはグルコース輸送体*(GLUT1)によって輸送される．アミノ酸輸送や脂肪酸輸送体，ヌクレオシド輸送体などが存在し，それぞれ効率的な輸送に寄与している．また胎盤での生体膜輸送は母体と胎児の薬物療法を安全に行ううえでも重要である．

血液透析 [hemodialysis] = 人工透析

血液脳関門 [blood brain barrier] 略号 BBB．脳内移行に関する関門の一つであり，循環血液中の薬の中枢組織への移行を制限している．脳毛細血管を構成する内皮細胞が実体であり，循環血液と脳組織を隔てている．BBB の表面積は血液脳脊髄液関門*の5千倍も大きいことから，多くの場合脳組織の薬の濃度は BBB を介した薬の透過速度に支配されている．BBB を介した薬の透過機構として単純拡散*，担体輸送*，能動的排出輸送(→ 一次性能動輸送)，トランスサイトーシス*などが知られている．担体輸送としては，ヘキソース輸送系としてグルコース輸送体*(GLUT1)が促進輸送系としてグルコースを濃度勾配に従って循環血液中から脳内に輸送している．また，P 糖タンパク質*とよばれる輸送体によって薬を脳から循環血液中に排出する能動的排出輸送機構も存在している．(→ 血液脳脊髄液関門)

血液脳脊髄液関門 [blood cerebrospinal fluid barrier] 略号 BCSFB．脳内移行に関する関門の一つであり，循環血液中の薬の中枢組織へ

の移行を制限している．脈絡叢を構成する上皮細胞が実体であり，循環血液と脳脊髄液を隔てている．脳脊髄液から脳組織中への拡散は非常に制限されており，血液脳関門*(BBB)の表面積がBCSFBの5千倍であることを考慮すると，脳組織の薬の濃度は実質BBBに支配されている．BCSFBの輸送には，ベンジルペニシリンなどのβ-ラクタム系抗生物質が有機アニオン輸送系*によって脳脊髄液から循環血液方向に排出されることが知られている．脈絡叢上皮細胞の脳脊髄液側の細胞膜上には有機アニオン輸送体(OAT3)が発現し，ベンジルペニシリンの輸送に関与している．またジペプチド輸送系PEPT2も発現し輸送にかかわっている．

結核 [tuberculosis]　結核菌(*Mycobacterium tuberculosis*)による非定型抗酸菌症．喀痰塗沫結核菌陽性の患者が感染源となる経気道的感染症である．浸襲部位が肺の肺結核が多いが，肺以外の髄膜，腎臓，副腎，皮膚，眼など他の部位への浸襲もみられる．主症状は咳，痰，血痰，胸痛，発熱，食欲不振，体重減少，全身倦怠感があり，診断はツベルクリン反応*陽性，胸部X線写真，結核菌検査で行う．3～4剤(リファンピシン，イソニアジド，エタンブトール，ピラジナミドなど)による併用療法が基本で，排菌患者は隔離治療が原則である(→抗結核薬)．多剤耐性結核菌とHIV(→後天性免疫不全症候群)との二重感染が問題となっている．

結核予防法 [Tuberculosis Prevention Act]　当時の死亡原因の第1位であった結核*の制圧をめざして1951年に制定され，さまざまな対策が行われた．1996年に廃止され，結核は感染症法*の二類感染症*に編入され，予防接種法*の対象になった．

結果変数 [outcome variable] → 回帰分析

血管 [blood vessel]　循環系*の基盤的要素．血球，血小板の移動路であり，さまざまな物質の運搬を行う．拍動の有無により動脈と静脈に大別され，心臓*の収縮により血液を拍出させる血管を動脈，心臓に血液を流入させる血管を静脈という．動脈は心臓を出発点として，大動脈→中動脈→小動脈→細動脈→毛細血管(網)→細静脈→小静脈→中静脈→大静脈と移行し，心臓に戻る．いずれも管腔面は血管内皮細胞により覆われており，動脈系と静脈系ではかかる血圧に応じて壁の厚さ，特に中膜の構造に大きな違いがある．

血管運動中枢 [vasomotor center, VMC] → 血圧の調節

血管拡張薬 [vasodilator]　血管を拡張させる薬物の総称．抵抗血管を拡張させ，血圧を下降させる高血圧症治療薬，末梢循環改善薬，冠血管拡張薬，肺高血圧症治療薬が含まれる．いずれもおもに，動脈血管を拡張させる．

血管強化薬 [capillary stabilizer]　止血薬*の一種．作用点が明らかでないものが多く，効果も特に強くない．副作用の少ないアドレノクロムが，各種出血や紫斑病などに経口および静注で用いられている．

血管作動性腸管ポリペプチド [vasoactive intestinal polypeptide, VIP] → セクレチン

血管収縮薬 [vasoconstrictor]　血管収縮作用をもつ薬物．α受容体刺激薬*などで昇圧薬として用いられる．α受容体刺激薬のほかに，ドーパミン，アンギオテンシンⅡ，グルカゴンなども昇圧薬として用いられることがある．

血管神経性浮腫 [angioneurotic edema] ＝ 血管浮腫

血管新生 [angiogenesis]　既存の血管から新たに分岐して血管を構築する現象．創傷治癒過程などの正常反応に加えて，特に，悪性腫瘍の場合，低酸素・低栄養状態から脱するために血管が新たに形成され，血流を確保する．

血管造影 [angiography]　アンギオグラフィーともいう．血管に造影剤*を注入してX線撮影を行い，コンピューター処理後血管だけを描出する方法のことで，血管内の血流状態を調べることができる．磁気共鳴画像法*(MRI)を用いて撮影される血管の画像はMR血管造影(MRアンギオグラフィー)という．

血管内皮細胞増殖因子 [vascular endothelial growth factor]　略号VEGF．血管内皮増殖因子，血管内皮細胞成長因子ともいう．血管新生に関与する一群のポリペプチド．血管内皮細胞表面の受容体(VEGFR)に結合し，細胞分裂や遊走，分化を刺激する．正常の血管新生にかかわるほか，腫瘍*の血管形成や転移など，悪性化の過程にも関与する．

血管(性)浮腫 [angioedema]　血管神経性浮腫ともいう．毛細血管の拡張や透過性亢進による局所的な浮腫．おもに深部皮膚，皮下，粘膜下組織に生ずる．遺伝性と後天性に分類され，後者には薬剤性のものがある．解熱鎮痛薬，抗生物質*，降圧薬(アンギオテンシン変換酵素阻害薬*，アンギオテンシンⅡ受容体拮抗薬*な

血球中薬物濃度 [blood corpuscle drug concentration] 血球(赤血球)中に取込まれた薬物濃度のこと．脂溶性薬物など血球中に蓄積する薬物(シクロスポリン，タクロリムスなど)は，治療薬物モニタリング*を行うときに定量感度や精度の問題から全血液中薬物濃度を測定する必要がある．

月経 [menstruation, menses, menorrhea] → 月経周期

月経異常 [menstrual irregularities] 無月経(原発性：18歳まで月経なし，続発性：3カ月以上月経が停止)，月経周期の異常(稀発月経：周期39日以上，頻発月経：周期25日未満)，出血量の異常(過多月経：>150 mL，過少月経：<20 mL)，月経以外に子宮内膜からの出血が生じる機能性子宮出血，下腹部痛や腰痛，いらいら感，頭痛などの症状が月経前〜中期に生じる月経困難症，同様な症状が月経前3〜10日に生じる月経前症候群などがある．

月経周期 [menstrual cycle] 卵巣*と子宮*の機能における周期性のこと．月経周期はヒトの場合28日で，月経の開始日を第1日として数え，最初の14日間を卵胞期，つぎの1日を排卵期，その後の13日間を黄体期とよぶ．また子宮の状態に応じて，周期の前半を増殖期，後半を分泌期とよぶこともある．月経は子宮内膜の剝脱に伴う出血で，通常5日程度続く．一般に月経時かその数日前から腹部に不快な張り・痛みを感じることが多い(生理痛)．

結合エネルギー [bond energy, binding energy] 【1】結合エンタルピー，原子化エンタルピーともいう．分子内のすべての化学結合を切断し原子状態にするのに要するエネルギー．分子内の特定の化学結合を切断するのに要するエネルギーは，結合解離エネルギー(結合解離エンタルピー)という．結合解離エネルギーの総和が結合エネルギーである．
【2】原子核を，それを構成する陽子と中性子に分離させるのに要するエネルギーで，質量欠損として表される．

結合エンタルピー [bond enthalpy] ＝ 結合エネルギー

結合解離エネルギー [bond dissociation energy, atomization enthalpy] → 結合エネルギー

結合解離エンタルピー [bond dissociation enthalpy] → 結合エネルギー

結合剤 [binder] 顆粒剤*や錠剤*などの固形製剤を構成する原料粒子同士を結合させるための添加物．剤形の維持や輸送時の破損防止のために製剤の強度を高める働きがある．一般に，水溶性高分子類(セルロース誘導体など)が用いられる．

結合次数 [bond order] 化学結合の多重度のことで結合の強さを表す．整数とは限らず，たとえばベンゼン*やスーパーオキシド*では1.5(1.5重結合)となる．等核二原子分子では，(結合性軌道*の電子数−反結合性軌道の電子数)/2から計算できる．

結合水 [bound water] → 水分活性

結合性軌道 [bonding orbital] 分子軌道のうち結合に関与し，原子核同士を結びつける働きをする軌道(σ, π)をいう．逆に節が多く原子核同士を引離す働きをする軌道を反結合性軌道(σ^*, π^*)という．一般に$2n$個の原子軌道からは，エネルギー準位の低いn個の結合性軌道とエネルギー準位の高いn個の反結合性軌道が生成する．構成原理に従い電子を収容するとき，結合性軌道のみに電子が二つ収容されれば結合が生成し，対応する反結合性軌道にも二つの電子が収容されると結合は生成しない．

結合組織 [connective tissue] 体内に広く分布して他の組織や器官内にもあり，細胞をつなぎ合わせたり細胞の間を埋めている無定形の支持組織*．皮下や粘膜下にある疎性結合組織，真皮のような密性結合組織などのほか，膠様組織，細網組織などがある．

結合組織病 [connective tissue disease] → 膠原病

結合モーメント [bond moment] → 双極子モーメント

結合率 [binding percentage] → タンパク結合率

欠失 [deletion] → 染色体異常

結晶 [crystal] 原子(または分子，イオン)が三次元周期的に並んでいる固体．(→結晶系，単位格子)．

血漿 [plasma] 血液の赤血球*，白血球*，血小板*を除いた部分．体重の5%を占め，その約90%が水で，タンパク質(アルブミン，グロブリンなど)が約8%，低分子物質(Na^+やK^+などのイオン類，グルコース，ビタミンなど)が約2%含まれる．

結晶系 [crystal system] 結晶格子をなす単位格子*は七つの型に分類できる．これを結

結晶格子［crystal lattice］⇌ 結晶系

血漿増量剤［plasma expander］= 膠質輸液

結晶多形 = 多形

血漿タンパク結合［plasma protein binding］　薬物と血漿タンパク質*との結合．薬物は体内で遊離した型（非結合型）もしくは血漿タンパク質と結合した型（結合型）で存在している．非結合型が組織へ移行し薬効を示すため，血漿タンパク結合は薬物動態や薬力学へ影響する．

血漿タンパク質［plasma protein］　血漿*に含まれるタンパク質．ヒトでは100種以上の存在が知られており，ほとんどは糖タンパク質*である．運搬にかかわる輸送タンパク質（アルブミン*など），免疫グロブリン*，血液凝固因子（⇌ 血液凝固）などが含まれる．

血漿中薬物濃度［plasma drug concentration］　血球成分などを除いた血液中の薬物濃度のこと．血漿*中にはタンパク質に結合している（結合型）薬物と結合していない（非結合型）薬物がある．一般的には結合型と非結合型を合わせた血漿（血清*）中薬物濃度の測定が行われている．

血小板［platelet］　無核で小型の血液細胞で，止血に働く．内皮細胞が損傷された部位で，基底膜成分と接触した血小板が凝集し血液凝固*が開始される．骨髄系前駆細胞由来の巨核球*が，骨髄中で細胞質を断片化し血小板として血中に放出する．

血小板活性化因子［platelet-activating factor］　略号 PAF．特異的受容体を介して細胞活性化作用をもつ生理活性リン脂質．構造は，グリセロリン脂質*の1位に脂肪族アルコールがエーテル結合し，2位にアセチル基をもつ1-アルキル-2-アセチルグリセロホスホコリンである．血小板以外に種々の血液細胞や組織細胞を活性化させる．

血小板凝集阻害薬［antiplatelet aggregation drug］　抗血小板薬ともいう．抗血栓薬*の一種．一般に動脈硬化に基づく血栓に用いられる．アデノシン二リン酸（ADP）受容体拮抗薬，プロスタノイド関連薬，ホスホジエステラーゼ阻害薬，5-HT$_2$ 受容体（⇌ セロトニン受容体）遮断薬がある．

血小板血栓［platelet thrombus］　白色血栓ともいう．血栓*の成分がおもに血小板であるものをいう．血管内皮に損傷があると，血小板凝集塊ができて応急的な止血がなされる．これを一次止血とよび，この血栓を血小板血栓という．動脈系血栓の主体は血小板血栓であり，動脈系血栓症の予防および治療に血小板凝集阻害薬*が用いられる．

血小板減少（症）［thrombocytopenia, thrombopenia］　末梢血の血小板が基準範囲以下に減少した状態をいう．出血傾向となり，皮膚・粘膜の出血斑，鼻出血や消化管出血，血尿，脳出血などの臓器出血を主症状とする．原因は，血小板産生の障害（再生不良性貧血*など），血小板の破壊や消費の亢進（ヘパリンなどの薬剤性免疫性血小板減少症，播種性血管内凝固症候群*など），血小板分布の異常（脾機能亢進など），血小板の喪失または希釈などにより生じる．

血小板製剤［human platelet cells］　人全血液から採血後6時間以内に血小板を分離して製剤化した成分製剤*．血小板の減少などによる出血傾向の改善，または出血の予防の処置として適用される．

血小板由来増殖因子［platelet-derived growth factor］　略号 PDGF．血清中にある因子で，線維芽細胞や平滑筋細胞など間葉系細胞の増殖を促進する．血小板のα顆粒中に存在する分子量2万7千〜3万3千の糖タンパク質で，A, B のポリペプチドがあり，ホモおよびヘテロ二量体をつくっている．

血漿分画製剤［human plasma derivative］　大量の人血漿プールを原料として，工業的な血漿タンパク質分離法および他の物理化学的方法により分離精製した各成分を製剤化したもの．アルブミン製剤*，免疫グロブリン製剤*，血液凝固因子製剤*などがある．第Ⅷ因子製剤は，採血後6時間以内に凍結された新鮮凍結血漿を原料として調製される．（⇌ 血液製剤）

血漿リポタンパク質［plasma lipoprotein］⇌ リポタンパク質

欠伸発作［absence epilepsy］　急激に10〜30秒くらいの意識消失を反復するてんかん発作のタイプ．発作時には手に持っているものを落としたりするが他人にはなかなか気づかれないことが多い．20歳までにほとんど自然消失する小児期欠伸てんかんと思春期に発症し，まれに強直・間代発作*やミオクロニー発作*を

伴う若年性欠伸発作がある．(→ 全般発作)

血清［serum］　血漿*からフィブリノーゲンを除いたもの．血液を血管外に取出すと凝固を起こすが，この凝固した血液を遠心分離して得られる上清が血清である．

血清アルブミン［serum albumin］→ ヒト血清アルブミン

血清型［serovar, serotype］　細菌の抗原構造の違いに基づいた型別であり，菌種より下位の細分類法の一つである．大腸菌などのグラム陰性菌*では，リポ多糖*のO抗原，鞭毛のH抗原，莢膜*のK抗原などによる型別がある．

血清クレアチニン［serum creatinine］　略号SCr．血中の非タンパク質性窒素化合物の一つで，腎糸球体から沪過されてほとんど再吸収されることなく尿中に排泄される．したがって腎機能が低下すると血液中のクレアチニン濃度が高値になる．筋肉運動の代謝産物であり，筋肉量に比例した量になる．

血清中薬物濃度［serum drug concentration］→ 血中薬物濃度，血漿中薬物濃度

血清病［serum sickness, serum disease］　異種の血清やその成分（アルブミン，グロブリンなど）に対して抗体が産生され，抗原抗体複合物が組織に沈着してさらに補体が活性化され（Ⅲ型アレルギー反応*），腎炎，血管炎，関節炎などが出現する．発熱，リンパ節腫脹，皮疹，関節痛などの症状を呈する．薬物（ペニシリンなど）によっても同様の症状が出現することがある．

血栓［thrombus］　血管内の血液成分が何らかの原因で凝固したもの．おもに血管壁が傷害されることにより起こる．血小板の凝集が主体となったものを血小板血栓*（白色血栓）といい，血小板に加えてフィブリン網に赤血球を取り込んだ血栓をフィブリン血栓（赤色血栓）という．静脈系では赤色血栓が多く，動脈系では白色血栓が多い．一般に，静脈系血栓では血液凝固阻害薬*，動脈系血栓では血小板凝集阻害薬が用いられることが多い．

血栓症［thrombosis］　心腔，血管内で血液が凝固する病的な現象をいう．血栓により血管が狭くなり，または完全に塞がれることにより，血液の流れが滞り，組織や臓器に障害をひき起こす．

血栓性血小板減少性紫斑病［thrombotic thrombocytopenic purpura, TTP］→ 紫斑病

血栓溶解薬［thrombolytic drug］　血栓を溶解するために用いられる薬剤．フィブリンはプラスミンによって溶解除去される（→ 線溶系）．血栓溶解薬として，プラスミノーゲン活性化因子である血管内皮細胞由来の組織プラスミノーゲン活性化因子（t-PA）と尿由来のウロキナーゼ（u-PA）がある．

血中滞留性リポソーム［long circulating liposome］　PEG化リポソーム，ステルスリポソームともいう．通常，リポソーム*は静脈内注射すると肝臓，脾臓や腫瘍部位などに集積するため，肝臓，脾臓への集積性を回避し，腫瘍部位への薬物ターゲティングを目的にPEG化*した血中滞留性リポソームが開発された．

血中濃度-時間曲線下面積［area under the blood concentration-time curve］= AUC

血中非結合型薬物濃度［blood unbound drug concentration］→ 組織血液間分配係数

血中薬物濃度［blood drug concentration］　血液中の薬物濃度には全血液中薬物濃度，血球中薬物濃度*，血漿中薬物濃度*そして血清中薬物濃度の使い分けがある．一般に血中薬物濃度といえば，血液を遠心分離し，血球成分（血球中薬物濃度）を取除いた上清に含まれる薬物濃度（血漿中薬物濃度および血清中薬物濃度）をさす．

結腸［colon］→ 大腸

結腸癌［colon cancer］→ 大腸癌

血沈 = 赤血球沈降速度

厥陰（けっちん）病［reverting yin, third stage of three yin disease stages］→ 六病位

血糖［blood glucose, blood sugar］　血液中のグルコース*を血糖といい，その濃度は健常人で，通常 $70〜110\ \mathrm{mg\ dL^{-1}}$ の範囲に調節されている．血糖調節には，膵臓ホルモンのインスリン*とグルカゴン*が重要な役割を果たす．インスリンは血糖値が上昇すると分泌され，グルコースの細胞への取込み，グルコースからのグリコーゲン*や脂肪の合成などを促進し血糖値を下げる．グルカゴンは血糖値が低下すると分泌され，肝臓グリコーゲンの分解や糖新生*などを高めて血糖値を上げる．

血糖降下薬［hypoglycemic drug］= 糖尿病治療薬

ゲット・ジ・アンサーズ運動［get the answers campaign］　1983年に米国で始まった市民運動．医療者から情報を手に入れて患者自身が医療に参加しようとする考え方が根底にある．わが国では1996年から日本薬剤師会*が提

血尿 [erythruria, erythrocyturia, hematuria, sanguine urine]　尿に赤血球が排泄されている状態のことで，顕微鏡的血尿と肉眼的血尿に分けられる．出血は，腎臓，尿管，膀胱などで起こる炎症，結石，腫瘍などに起因している．

結膜 [conjunctiva] → 角膜

結膜炎 [conjunctivitis]　目の表面を覆う結膜の炎症で，直接外界にさらされているため，細菌などの異物による炎症を起こしやすい．細菌性，クラミジア性，アレルギー性，ウイルス性に分類され，結膜充血，異物感，めやになどを主症状とする．

ケツメイシ(決明子) [cassia seed]　エビスグサ(マメ科)または Cassia tora Linné の種子．主要成分としてエモジン(主成分)，クリソファノールなどのアントラキノン*類．緩下薬として用いる．

血友病 [hemophilia]　血液凝固因子の第Ⅷ因子または第Ⅸ因子の欠損または活性が低下し，出血傾向をきたす疾患である．多くは，第Ⅷ因子欠乏による血友病 A，第Ⅸ因子欠乏による血友病 B であり，伴性劣性遺伝性疾患である．関節内，筋肉内など深部出血が特徴的である．欠損している血液凝固因子を体内に注入する補充療法が行われる．補充療法を繰返すことにより，補充因子に対する抗体(インヒビター)ができて効果が不十分ないし無効になった場合や，後天的に凝固因子に対する抗体ができる後天性血友病の治療には，第Ⅶ因子製剤などが用いられる．

血流速度依存性薬物 [flow-limited drug] = 肝血流依存性薬物

血流律速 [blood flow limited]　薬物の見かけの消失クリアランスが組織血流速度に近似する場合をいう．組織内移行クリアランスや代謝クリアランスが血流速度より著しく大きい場合は，見かけのクリアランス*は血流速度に依存して変化する．(→ 膜透過律速)

ケテン [ketene]　化学式 $CH_2=C(=O)$ で表される化合物．反応性が高く，ヒドロキシ基あるいはアミノ基と容易に反応して，相当するアセチル化体を与える．

ケトアシドーシス [ketoacidosis]　体内で生成するケトン体であるアセト酢酸，β-ヒドロキシ酪酸，アセトンのケト酸の蓄積(アシドーシス*)によって発症する代謝性アシドーシスのこと．重要なものに糖尿病性アシドーシスがあり，ほかにも運動，強い空腹，妊娠時などにもみられる．

ケト-エノール互変異性 [keto-enol tautomerism] → 互変異性

解毒 [detoxication]　医薬品はじめ化学物質による急性や慢性中毒時に，原因となっている物質を体外へ排泄または毒性発現部位で拮抗作用して，毒性を軽減ないし除去すること．その方法を解毒法，用いられる物質を解毒薬*と称する．

解毒法 [detoxication method] → 解毒

解毒薬 [antidote]　解毒に用いる薬剤．金属類のキレート剤として EDTA(エチレンジアミン四酢酸*)やジメルカプロール，麻薬にはナロルフィン，ベンゾジアゼピン系薬にはフルマゼニルが拮抗薬として用いられる．

ケト原性アミノ酸 [ketogenic amino acid]　代謝されてケトン体*を生じるがピルビン酸には変換されないアミノ酸．一方，ピルビン酸などを経てグルコースに変換されうるアミノ酸は糖原性アミノ酸という．ロイシン，リシンはケト原性アミノ酸であり，芳香族アミノ酸やイソロイシンはケト原性かつ糖原性アミノ酸，その他のアミノ酸は糖原性アミノ酸である．

ケトコナゾール [ketoconazole]　アゾール系抗真菌薬*(イミダゾール系)．白癬，皮膚カンジダ症，癜風(でんぷう)，脂漏性皮膚炎の治療に用いる．

ケトーシス [ketosis]　体内にケトン体が増加すること．ケトン体とはアセト酢酸，β-ヒドロキシ酪酸，アセトンの総称で，脂肪がエネルギーとして利用されるときに出現する．遊離脂肪酸がアシル CoA となり，アセチル CoA を経てケトン体となる．ケトン体はインスリンの作用不足，ストレス，飢餓などにより増加する．

ケトース [ketose] → 単糖

ケトライド系抗生物質 [ketolides, ketolide antibiotic] → テリスロマイシン

ケトン [ketone]　一般式 $R^1-C(=O)-R^2$ で表される化合物の総称．R^1，R^2 はアルキル基*またはアリール基*．片方の置換基 R が水素原子の化合物はアルデヒド*．$-C(=O)-$ をカルボニル基*あるいはケトン基という．

ケトン体 [ketone body]　アセチル CoA* の代謝産物であるアセト酢酸(CH_3COCH_2COOH)，3-ヒドロキシ酪酸 [$CH_3CH(OH)CH_2COOH$] およびアセトン(CH_3COCH_3)の総称．

糖尿病*や長期の飢餓あるいは高脂肪食などの結果，血液や尿中に多量排泄される．臨床検査に利用される．

ゲニポシド［geniposide］⇒サンシシ

ゲニン［genin］＝アグリコン

解熱鎮痛薬［antipyretic analgesic］　非ステロイド性抗炎症薬*と異なり，シクロオキシゲナーゼ(COX)阻害作用がないことから，胃腸，腎，血液障害や心血管障害などの副作用を示さない．アセトアミノフェンが代表の薬物であり，低用量で解熱，中・高用量で鎮痛を示す．

ゲノム［genome］　生物が固有にもっている一組の完全な遺伝情報（遺伝子のセット）のこと．遺伝子(gene)からの合成語．すなわち，細胞の核に含まれる染色体 DNA のすべて．一組の完全な遺伝情報を含む DNA（ゲノム DNA）のことも広義にはゲノムといい，"ヒトゲノムは約 30 億塩基対から成る"という言い方をする．ゲノム DNA はタンパク質をコードする領域とそれ以外の未知な DNA 領域を含む．

ゲノム解析［genome analysis］　遺伝子を構成する DNA の塩基配列を決定して解析すること．決定した塩基配列から，種の進化，病気の原因，個人の識別などさまざまな情報が得られる．

ゲノム創薬［genom-based drug discovery］　ヒトゲノム情報や疾患関連遺伝子*などから標的分子*を決めて進める創薬のこと．標的分子が決まった後の進め方は従来の創薬と変わらない．ゲノム創薬により，従来の創薬では考えられないような多種多様な，かつ安全性の高い薬剤が開発されることが期待されている．たとえば GPCR（G タンパク質共役型受容体*，最大の受容体ファミリー）のなかで，機能やリガンドのわからない受容体（オーファンレセプター）は標的分子の宝庫である．疾患関連遺伝子の情報からつくられた制癌剤は，癌細胞だけに殺細胞効果をもつので，従来の細胞毒性に基づく薬剤よりも副作用が少ない．さらに個々の患者の遺伝子情報を考慮したテーラーメイド医療*もゲノム創薬の目指すところである．

ゲノム DNA クローニング［genomic DNA cloning］⇒遺伝子クローニング

ゲノムライブラリー［genomic DNA library］⇒遺伝子ライブラリー

K_b［K_b］⇒解離定数

ゲフィチニブ［gefitinib］　商品名イレッサ．抗腫瘍薬*．チロシンキナーゼ阻害薬*．

ケミカルシフト＝化学シフト

ケミカルハザード［chemical hazard］　化学物質の毒性による人体に対する障害と危険性．有害な化学物質が環境中に漏洩することにより，人体や環境が化学物質で汚染される災害．

ケミカルメディエーター［chemical mediator］　炎症のケミカルメディエーターにはアミン類としてヒスタミン*，ペプチド類としてブラジキニン*，インターロイキン*，TNF-α*など，脂質類としてアラキドン酸*代謝物がある．アラキドン酸代謝物のうち，シクロオキシゲナーゼ*により産生されるプロスタグランジン E_2 は痛みを増強させる作用および血管透過性亢進作用がある．リポキシゲナーゼ*により産生されるロイコトリエン B_4 には好中球遊走作用があり，ロイコトリエン C_4, D_4, E_4 には気管支平滑筋収縮作用がある．

ケミカルメディエーター遊離抑制薬［chemical mediator antireleaser］⇒抗アレルギー薬

ゲムシタビン塩酸塩［gemcitabine hydrochloride］　抗腫瘍薬*．代謝拮抗薬*．フッ素含有ヌクレオシド*（シチジンのリボース環にフッ素が置換された構造）．シチジンと同様に DNA 鎖に取込まれ作用する．

ケモカイン［chemokine］　G タンパク質共役型受容体*を介して細胞遊走にかかわるサイトカインの一群．走化性を示すサイトカインをさす．よく保存された四つのシステイン残基をもち，構造上の違いにより CXC ケモカイン，CC ケモカイン，C ケモカイン，CX_3C ケモカインの四つのサブファミリーに分類される．機能的に，白血球に作用し炎症局所に迅速に集中させるための炎症性ケモカインと，リンパ球や樹状細胞に作用しホーミング*や免疫応答の場への移動などを担う恒常性（免疫系）ケモカインに分類される．

ケモタキソノミー［chemotaxonomy］　化学的系統分類学．主として二次代謝物の化学構造の特徴を指標とした分類学．近縁の植物は同様の生合成遺伝子をもち，類似した構造の化合物を生合成すると考えられる．たとえばトロパンアルカロイド*はナス科の一部の属の植物に分布する．

ケラチン［keratin］　上皮細胞にみられる中間径フィラメント*を構成するタンパク質．細胞および組織に物理的強度を与え，上皮組織の形態維持に寄与する．表皮細胞では細胞が死滅しても残り，角質層（⇒表皮）の主成分とな

ケラチン細胞 [keratinocyte] ⇌ 表皮

下痢 [diarrhea, loose bowel] 便の液状化と定義されるが，臨床的には便通回数，便重量の増加を伴い，腹痛・発熱などの症状を伴うこともある．原因により浸透圧性下痢(下剤使用)，分泌性下痢[細菌エンテロトキシン(⇌ 病原性大腸菌)，エンテロウイルスなど]，粘膜障害(潰瘍性大腸炎*，クローン病*，腸感染症)および腸管運動異常(過敏性大腸症候群*)に分類される．

下痢性貝毒 [diarrhetic shellfish poison] ホタテガイなどの二枚貝に含まれ，ヒトが摂取すると下痢や嘔吐などを発症させる毒．有毒プランクトンが毒素を産生し，それを二枚貝が摂食して毒素が蓄積される．ジノフィシストキシンやオカダ酸などがある．

下痢止め [anticathartic] ＝ 止瀉薬

ゲル [gel] コロイドが凝集し，固相が連続相となった半固体状態の物質．液体が水の場合をハイドロゲル，水以外の場合をリオゲルという．錠剤や顆粒剤表面上に高分子ゲルを形成させ，薬物放出制御などにも利用されている．(⇌ ゾル)

ゲル浸透クロマトグラフィー [gel permeation chromatography, GPC] ⇌ サイズ排除クロマトグラフィー

ゲル電気泳動 [gel electrophoresis] ゲルの両端に電圧をかけてDNAやタンパク質などの生体高分子を分子量の違い(分子ふるい効果)によって分離する電気泳動*法．ゲルにはポリアクリルアミドやアガロースが用いられる．タンパク質では，ドデシル硫酸ナトリウム(SDS)で一様に負に帯電させ分離するSDS-ポリアクリルアミドゲル電気泳動(SDS-PAGE)が用いられる．これに対しDNAでは一般にアガロースゲルを用いるが，より精密な分離にはポリアクリルアミドゲルを用いている．

ケルビン [kelvin] ⇌ 絶対零度，絶対温度

ゲル濾過クロマトグラフィー [gel filtration chromatography] 略号GFC．分子ふるい効果*を利用するクロマトグラフィー*の一種．水に可溶な物質を対象とする．充塡剤の細孔内に高分子が浸透する程度によって分離される．一般に分子量の大きな分子が先に溶出される．

腱 [tendon] 骨格筋*の収縮を伝える白いひも状の結合組織*で，平行して走る多くの腱束から成る．

減圧蒸留 [vacuum distillation] 大気圧より低い圧力下での蒸留*．物質の平衡蒸気圧が低くなるので低温で蒸留できる．熱に不安定な物質に適する．

限外濾過法 [ultrafiltration, ultrafiltration method] 限外濾過膜(半透膜)を用いた濾過の方法．水やイオンなどの低分子と高分子を分離する．薬物のタンパク結合率*を算出するために用いられたり，透析による脱塩などにも使用される．

原核細胞 [procaryotic cell, prokaryotic cell] 細胞は原核細胞と真核細胞*に分けられ，核膜をもたないものが原核細胞である．核膜がないためゲノムDNAが直接細胞質と接している．原核細胞から成る真正細菌*や古細菌*が原核生物である．

原核生物 [procaryote, prokaryote] ⇌ 原核細胞

幻覚薬 [psychedelic drug] 中枢神経系に作用し現実には存在しない感覚をもたらす薬物．古来より幻覚成分を含むサボテンやキノコが宗教儀式に用いられており，これらの植物にはメスカリンやサイロシビン(シロシビン)などの幻覚成分が含まれている．合成幻覚薬にはリゼルグ酸ジエチルアミド*(LSD)があり，感覚，感情，記憶，時間などが拡張・変化する体験をひき起こす．

原価算定方式 [cost calculation method, cost accounting method] ⇌ 薬価基準

減感作療法 [hyposensitization therapy, desensitization therapy] 気管支喘息*やアレルギー性鼻炎*などの即時型アレルギー疾患に用いられる免疫学的治療法．感作閾値を決定後，低濃度のアレルゲンの定期的皮下注射を行い，濃度を漸増する．機構として，IgE抗体の産生抑制，遮断抗体としてのIgG産生亢進，肥満細胞からのヒスタミン遊離抑制が考えられている．

嫌気性菌 [anaerobic bacteria] 酸素非存在下で生育できる細菌．破傷風菌(⇌ 破傷風)，ボツリヌス菌(⇌ ボツリヌス中毒)，ウェルシュ菌*，バクテロイデス菌など酸素存在下ではまったく生育できない偏性嫌気性菌と，大腸菌*，赤痢菌(⇌ 赤痢)，黄色ブドウ球菌*など酸素存在下，非存在下のどちらの環境でも生育できる通性嫌気性菌に分類される．偏性嫌気性菌は嫌気的な代謝によってエネルギーを獲得し，通性嫌気性菌は酸素が存在するときは呼吸によ

り，無酸素状態では発酵によりエネルギーを獲得する．

嫌気的［anaerobic］　酸素のない状態．あるいは酸素を利用しない状態．(⇒ 好気的)

現金給付方式 ⇒ 保険給付

原形質膜［plasma membrane］＝細胞膜

健康［health］　WHO*が1948年に提案した健康の定義"身体的・精神的・社会的に完全に良好な状態であり，単に病気あるいは虚弱でないことではない"は有名だが，"霊的"という言葉の付加，および"状態"を"動的状態"とするという提案もなされている．一般的には病気などがなくて心身共に健やかな状態ととらえられているが，心身の不調と対比することなく健康を定義づけるのは難しい．

健康障害非発現量 ⇒ 最大無毒性量

健康食品［health food］　通常の食品に比べ栄養素などを多く含んだり，特定の保健の用途に適する成分を含むものとして販売される食品．保健機能食品*(特定保健用食品*，栄養機能食品*)が制度的に認められているが，健康食品は一般食品として扱われる．

健康増進法［Health Promotion Act］　高齢化の進展や疾病構造の変化に伴い，健康づくりや疾病予防を積極的に推進するため，2000年に国民健康づくり運動として"健康日本21"が開始された．さらに健康日本21の法的基盤として2002年に健康増進法が制定された．従来の栄養改善法(廃止)に代わるもので，第一～四章までの条文は新たに設けられた．国民は生涯にわたって健康の増進に努めなければならない(自助)とし，国，地方自治体，健康保険者，医療機関などに協力義務(公助，共助)を課している．多数の者が利用する施設の管理者に，受動喫煙の防止措置を求めている．健康診断事業の再編により，2008年度から特定健康診査・特定保健指導を健康保険者に義務づけている．

健康手帳［health card, health pocket book］　老人保健法第13条に規定されている手帳である．現在投与されている薬を把握できるのみならず，アレルギー歴や副作用歴なども把握できる．類似の目的で，老人以外の患者にはお薬手帳*が使用されている．

健康日本21 ⇒ 健康増進法

言語障害［language disorder］　言語の機能のうち，表出面(話す，書く)および受容面(聞く，読む)の一部ないしは全部が障害されて，言語を介した意思疎通に障害をきたした状態．言語の表出および受容の中枢，文字および意味記憶の中枢の機能障害によるタイプと，これらの言語中枢を連絡する神経線維の離断によるタイプがある．脳血管障害によるものが圧倒的に多く，失語症ともよばれる．

言語的コミュニケーション［verbal communication］ ⇒ コミュニケーション

検索エンジン［search engine］　インターネット上に存在する情報を検索するためのプログラム・ソフトウエアなどの総称．与えられた検索式(キーワード)により，目的の情報を得ることに利用される．

原子［atom］　物質を構成する粒子．化学で扱う最小の単位であり，分子を構成する．原子は原子核と電子から成り，原子核は正の電荷をもつ陽子と電荷をもたない中性子から成る．大きさはおよそ10^{-10} m で，その質量の大部分は原子核が占める．

原子化エンタルピー［enthalpy of atomization］＝結合エネルギー

原子核［nucleus, atomic nucleus］ ⇒ 原子

原子価結合法［valence bond method］　VB法と略す．化学結合ができるとき電子は結合を形成する原子の各原子軌道*に所属していると考え，1個1個の電子がどの軌道に入っているか(極限構造)を原子の波動関数*の積の形で記載し，その線形結合が結合の状態を表しているとする考え方．化学結合をイメージ的にはとらえやすいが，電子数が増えると分子軌道法*に比べて計算が複雑になるので現在はあまり用いられていない．

原子価状態［valence state］　ある原子が特定の幾何構造で他の原子と結合し，分子を組立てるのに都合がよい仮想的なエネルギーの高い電子配置のこと．原子価結合法*で使われる用語で，基底状態を原子価状態にすることを昇位という．

原子軌道［atomic orbital］　略号AO．原子の中の1個の電子の状態を表す波動関数*のうち，スピン*部分を除いた空間部分をさす．古典的にはボーアの原子模型で電子が回っている定まった半径の軌道であるが，現在では波動関数を用いて電子雲のイメージで確率論的に表す．波動方程式(⇒ シュレーディンガー方程式)を解くときに出てくる量子数*を用いて示される．方位量子数$l=1,2,3,\cdots$のものをs軌道*，p軌道*，d軌道*，…とよび，主量子数をつけて1s軌道，2p軌道のように表示する．

原子吸光光度法 [atomic absorption spectrophotometry] 金属をフレーム，電気炉などの方法で加熱して原子化し，これに発光スペクトル*に相当する光(共鳴線)を照射して励起状態*とする．このとき原子に吸収される光の量を測定し，目的元素の濃度を定量する分析法．定量には紫外可視吸光光度法*と同じくランベルト・ベールの法則*が適用される．光源には中空陰極ランプを用いる．

原子半径 [atomic radius] 元素半径ともいう．原子を球体とみなしたときの半径．小さな原子核を取囲んだ電子雲が原子の実体で，その大きさを正確に定義することはできない．しかし単体結晶のX線回折で測定した原子間距離の半分として定義した原子半径は，原子の大きさを表す一つの指標となる．原子間に結合がないときをファンデルワールス半径，原子同士が単結合で結合したときを共有結合半径，原子同士が金属結合で結合したときを金属結合半径，イオン結合で結合したときをイオン半径とよぶ．

原子番号 [atomic number] 原子核内の陽子の数．原子*の種類は陽子の数によって決まるので，元素*は固有の原子番号をもつ．

検 収 [acceptance inspection] 薬品管理業務のうちの一つ．医薬品卸業者に発注した医薬品の納品に際して行う．薬品名，規格，包装単位，使用期限，ロット番号，納品数などを確認し，適正な医薬品が納品されているか検査すること．

研修認定薬剤師制度 [study and training accreditation system] 認定薬剤師制度，薬剤師認定制度ともいう．薬剤師としてふさわしい資質を維持するために生涯学習*を支援し，その成果を客観的に判断し認定する制度(1992年4月制定)．日本薬剤師研修センター*が実施要項を定めており，研修の形態として，集合研修を中心として実習・通信講座・特定講座・インターネット・グループ研修および自己研修がある．このほか，薬剤師認定制度評価機構の認証(第三者評価)を受けた生涯学習プロバイダーが実施する生涯学習認定制度や，日本臨床薬理学会，日本医療薬学会による学会認定薬剤師制度，日本病院薬剤師会，日本医療薬学会による専門薬剤師制度などがある．

検出限界 [detection limit] 試料中に含まれる分析対象物質(目的物質)の検出可能な最低の量または濃度．検出限界付近の検量線*の傾きおよびブランク試料の測定値の標準偏差*から算出できる．

検証的試験 [confirmatory trial] 探索的試験*で得られた結果を検証するために，明確に仮説を立て適切に比較対照をおいて実施される臨床試験．おもに医薬品開発の第Ⅲ相に実施する治験*をさす．主要な評価項目や統計解析方法はあらかじめ計画されていなければならない．また，製造販売承認後に適用される患者集団への一般化可能性を考慮した試験デザインが必要．

減数分裂 [meiosis] 生殖母細胞から生殖細胞*ができる際に染色体数を半減させる細胞分裂．始原生殖細胞から生殖祖細胞，生殖母細胞などへは体細胞分裂をして二倍体*の娘細胞をつくるが，生殖細胞をつくる最後の過程で減数分裂が起こる．DNA複製後，続けて2回の細胞分裂が起こり，一倍体の生殖細胞が四つできる．1回目の分裂の際，相同染色体(→染色体)の対合が起こって4本の染色分体が一つに束ねられ，高頻度でDNAの相同組換え*が起こる．

顕性感染 [apparent infection] → 感染症

元 素 [element] 同じ原子番号をもつ原子の種類のこと．

元素半径 [elementary radius] = 原子半径

懸濁液 [suspension] → 懸濁剤

懸濁化剤 [suspending agent] 難溶性の粉末薬品を液中へ均一に分散させ，その状態を維持するための添加物．液の粘度を上げて沈降を抑制するもの，固液二相の界面張力*を低下させるもの，粒子間に静電的反発力を与えて凝集を防ぐものがある．(→乳化剤)

懸濁剤 [suspension] 医薬品を液体中に微細均等に懸濁して製した液状の製剤．サスペンション(懸濁液)とは，懸濁化剤*により液体中に不溶の固体の微粒子が安定に分散した懸濁剤である．

懸濁(性)注射剤 [suspension for injection] 固体微粒子とした薬剤を溶媒中に分散させて製した注射剤．用時振り混ぜて使用する．懸濁(性)注射剤中の粒子は，通例150μm以下とされ，血管内または脊髄腔内に投与できない．(→乳濁性注射剤)

ゲンタマイシン硫酸塩 [gentamicin sulfate] 略号GM．アミノグリコシド系抗生物質*．緑膿菌に有効．

ゲンチオピクロシド [gentiopicroside] → リュウタン

原 虫 [protozoa] 原生生物のうち，自由

見当識障害［disorientation］ 年月日，季節などの時間に関する見当，住まい，現在地などの場所に関する見当，誰が誰であるかの人物に関する見当などの一部分あるいは全体があいまいになり，混乱した状態．時系列に沿った連続した記憶の障害・欠落，形態，視空間に関する過去の記憶内容の想起障害が関与する．認知症*における中核症状である．

限度試験［limit test］ 医薬品の純度試験における不純物の混入限度を規定する試験法．

原尿［glomerular filtrate, primitive urine］ 糸球体濾液のこと．糸球体*の毛細血管において，タンパク質を除く血漿成分が限外濾過され，ボーマン嚢内で原尿が生成される．原尿は尿細管*において再吸収・分泌され，集合管において濃縮される．尿となって腎門から排泄されるのは原尿の 1% である．

ゲンノショウコ［geranium herb］ ゲンノショウコ(フウロソウ科)の地上部．主要成分としてゲラニインなどのタンニン*類(葉：約 20%，全草：約 5%)およびクエルセチンなどのフラボノイド*類．ジュウヤク*，センブリ*と共に日本三大民間薬の一つで，止瀉整腸薬として用いる．

原発性肝癌［primary hepatic cancer, primary liver cancer］ → 肝癌

原発性高血圧(症)［primary hypertension］ ＝ 本態性高血圧

原発性免疫不全症［primary immunodeficiency syndrome］ おもに遺伝的素因によって起こる免疫不全症候群．抗体欠乏症を主とする免疫不全症，複合免疫不全症，補体欠損症，食細胞機能異常症，その他の大きな欠損を伴う免疫不全症の五つに分類される．(→ 免疫不全，続発性免疫不全症)

現物給付方式 → 保険給付

検量線［working curve, calibration curve］ 被検試料の測定値(吸光度，ピーク面積など)からその濃度(存在量)を決定するために，あらかじめ標準物質の種々の濃度(存在量)と測定値の関係をグラフ化したもの．

コ

コアクチベーター [coactivator] DNA結合活性はもたないが、エンハンサー*結合タンパク質などの転写活性化因子に結合し、転写活性化を行うタンパク質の総称。多くはヒストンアセチル化酵素活性をもち、クロマチン*の構造変換を行う。

コアグラーゼ試験 [coagulase test] ウサギ血漿などを用いて菌株のコアグラーゼ産生能を調べる試験。コアグラーゼは血漿凝固作用をもつ酵素であり、フィブリノーゲンをフィブリンに変化させる。黄色ブドウ球菌*などが産生する外毒素*の一つであり、凝固した血漿で自身を包むことにより宿主の免疫反応から逃れる。

コア構造 [core structure] 生物応答を起こすのに必要で、立体的にも静電的にも薬物受容体に適合できる構造をさす。薬物は受容体と三次元的な相互作用(静電的相互作用*、水素結合*、ファンデルワールス力*、疎水性相互作用*など)の適合性を満足して結合する。(→ファーマコフォア)

コアバッテリー試験 [core battery test, core battery study] → 安全性薬理試験

コアリング [coring] バイアルから注射液を注射筒に移す際、ゴム栓に針をさす場合、ゴム栓の一部が取れて異物として混入すること。

抗悪性腫瘍薬 [antineoplasmic agent] → 抗腫瘍薬

高圧液体クロマトグラフィー [high-pressure liquid chromatography] = 高速液体クロマトグラフィー

降圧薬 [hypotensive drug, hypotensive] 血圧降下薬ともいう。血圧を下げる薬物のこと。高い血圧は下げるが正常の血圧は下げない薬物もあることなどから、抗高血圧薬または高血圧治療薬とよぶべきであるという意見もあるが、実際にはこれらの用語は同義語として用いられる。現在用いられているおもな薬物はα_1受容体遮断薬*、β受容体遮断薬*、カルシウム拮抗薬*、アンギオテンシン変換酵素阻害薬*、アンギオテンシンII受容体拮抗薬*などであるが、利尿薬*(降圧利尿薬)やヒドララジン系の薬物もある。

抗アルドステロン薬 [aldosterone receptor antagonist] = アルドステロン拮抗薬

抗アレルギー薬 [antiallergic drug] アレルギー反応にはI〜IV型の4種類が存在するが、抗アレルギー薬とはI型の反応(→I型アレルギー反応)を抑制する薬物をさす。狭義には肥満細胞中に貯蔵されているヒスタミンなどのアレルギー反応の引き金となるケミカルメディエーターの遊離を抑制するケミカルメディエーター遊離抑制薬を抗アレルギー薬と称するが、広義には抗ヒスタミン薬*、トロンボキサンA_2合成酵素阻害薬、ロイコトリエン受容体拮抗薬(抗ロイコトリエン薬)、Th_2サイトカイン阻害薬を含める。

抗アンドロゲン薬 [anti-androgen drug] アンドロゲン拮抗薬ともいう。アンドロゲン受容体に選択的な競合拮抗薬。男性ホルモン依存性前立腺癌に用いられる。前立腺癌細胞のアンドロゲン受容体に直接作用してアンドロゲン*の結合を阻害する。

膠衣 [gelatin coating] → コーティング

抗インフルエンザウイルス薬 [anti-influenza virus drug] インフルエンザウイルスの宿主細胞での増殖や放出を阻害する抗ウイルス薬。脱殻を阻害するアマンタジン塩酸塩やノイラミニダーゼ阻害薬であるザナミビル水和物、オセルタミビルリン酸塩が知られている。

抗ウイルス薬 [antiviral drug, antiviral agent] ウイルスの宿主細胞への吸着や侵入、または感染宿主細胞内での複製や宿主細胞から子孫ウイルスの拡散を抑制する薬。ウイルス核酸合成に核酸合成(連鎖)停止法(チェーンターミネーション)を起こして子孫ウイルスのゲノム複製を抑制するDNAポリメラーゼやRNAからDNAを合成する逆転写酵素*の阻害薬として核酸誘導体が知られている。またノイラミニダーゼ阻害薬のように、子孫ウイルスの感染細胞からの出芽を抑制して、ウイルス拡散を抑える抗ウイルス薬もある。ウイルスの増殖は宿

抗うつ薬［antidepressant, antidepressant drug］　シナプス間隙のセロトニンやノルアドレナリンの濃度を上昇させる薬物．うつ病*の治療に用いる．作用機序により三環系抗うつ薬*，四環系抗うつ薬*，選択的セロトニン5-HT再取込み阻害薬（SSRI*），選択的セロトニン5-HT・ノルアドレナリン再取込み阻害薬（SNRI*），ノルアドレナリン作動性・特異的セロトニン作動性抗うつ薬（NaSSA），モノアミンオキシダーゼ阻害薬*などに分類される．

抗エストロゲン薬［antiestrogen, antiestrogen drug］　エストロゲン*受容体の選択的拮抗薬で，エストロゲン受容体陽性乳癌や無排卵性不妊症に対して用いられる．前者に対してはエストロゲン受容体とエストロゲンの結合を阻害することによりエストロゲンの刺激を遮断して乳癌の成育を遅らせる．後者に対してはゴナドトロピン（性腺刺激ホルモン*）分泌を増加して排卵を誘発する．

高エネルギー化合物［high-energy compound, energy-rich compound］→アデノシン5'-三リン酸

高LDLコレステロール血症［hyper-LDL cholesterolemia］→脂質異常症

好塩基球［basophil］→白血球

抗炎症薬［antiinflammatory drug］　炎症を抑える医薬品の総称．生体のひき起こした炎症が過剰に人体を傷つけているアレルギー疾患や，外部から炎症をひき起こす生理活性物質が注入されることによって起こるスズメバチ刺傷などの治療に用いられる．ステロイド性抗炎症薬と非ステロイド性抗炎症薬*に大別され，後者はさらに酸性および塩基性薬剤に分類される．

コウカ（紅花）［safflower］　ベニバナ（キク科）の管状花．紅色色素のカーサミン（主成分），黄色色素のサフロールイエロー，および脂肪油（サフラワー油）を含む．漢方では駆瘀血を目的に婦人病に用いる．食品あるいは化粧用色素としても広く用いられる．

公害［public nuisance, enbironmental pollution］　事業活動などによって，環境が破壊されて生じる人為的な社会的災害．この災害とはおもに，大気の汚染，水質の汚濁，土壌の汚染，騒音，振動，地盤の沈下，および悪臭のことをいい，これらを典型七公害*という．また，日照などの光による害も公害に含まれる．大規模な公害に，四大公害*がある．

抗潰瘍薬［antiulcer drug］＝消化性潰瘍治療薬

光化学オキシダント［photochemical oxidant］　窒素酸化物*（NO_x）や炭化水素類〔揮発性有機化合物*（VOC）〕などの一次汚染物質から光化学反応により生成する二次汚染物質，特に酸化性物質の総称．オキシダント（oxidant）は酸化剤（oxidizing agent）の略．大気汚染物質*であり，光化学スモッグの原因．大部分はオゾン*で，その生成はVOCの一種である非メタン炭化水素（特に不飽和炭化水素類）によって加速される．さらに，オゾンは不飽和炭化水素類やNO_2と反応してホルムアルデヒドや過酸化アシルナイトレート（PAN，多くは過酸化アセチルナイトレート）を生成する．これらはいずれも光化学スモッグの生体影響原因物質である．

光化学スモッグ［photochemical smog］→光化学オキシダント

光学活性物質［optically active compound］→旋光度

光学分割［optical resolution］　鏡像異性体*混合物をそれぞれの異性体に分離する操作．結晶化を用いる方法，酵素反応を用いる方法，クロマトグラフィーを用いる方法などがある．

高額療養費制度　わが国では医療保険で医療の給付を受けた際には，要した費用の全額ではなく年齢や所得に応じて10～30％の範囲で費用の一部を負担する．しかし個人に過大な経済的負担をかけぬよう，1カ月の負担が一定額を超えた場合，その超えた額を公費で負担する制度．

口渇［thirst］　口渇感は水分を摂取しようとする感覚のこと．血漿浸透圧の上昇や循環血流量の低下により視床下部の口渇中枢が刺激されて生じ，患者の多くはのどの渇きを訴える．水分摂取不足（食欲不振，嚥下困難），水分喪失（糖尿病，尿崩症，利尿薬，嘔吐，下痢，発汗など），血管外への水分移行（低タンパク血症）や口渇中枢異常（視床下部付近の腫瘍）で起こる．

高カリウム血症［hyperkalemia, hyperpotassemia］　通常の血漿K^+濃度の約5 mM（mEq L^{-1}）よりも血漿K^+濃度が上昇している状態を高カリウム血症とよぶ．細胞膜電位に直接影響し，脱分極障害による心電図波形の異常を誘発する．特にQRS間隔を延長し，不整脈の誘因

となる．腎不全でネフロンでのK$^+$排泄能が低下状態で発症する．理論的にレニン-アンギオテンシン-アルドステロン系*の活性を抑制する薬物は，アルドステロン*の機能を低下させるため，本症を発症しやすくする．(⇒低カリウム血症)

高カルシウム血症［hypercalcemia］ 血液中のカルシウム濃度が異常な高値を示すようになった状態．副甲状腺ホルモン*を過剰分泌する副甲状腺機能亢進症*，カルシウムやビタミンD$_3$の過量摂取，癌による骨破壊，長期間の安静化などが原因で出現する．(⇒低カルシウム血症)

高カロリー輸液［hyperalimentation］ ⇒中心静脈栄養法

抗癌剤［anticancer drug］ ⇒抗腫瘍薬

交感神経系［sympathetic nervous system］ 副交感神経系*と共に自律神経系*を構成する神経系．交感神経の節前ニューロンの細胞体は，脊髄の第1胸髄から第3あるいは第4腰髄の側角にある．その節前線維は前根を通って脊髄より出て，脊柱の両側を縦走する交感神経幹の自律神経節(交感神経節)に入る．ここで節後ニューロンとシナプス結合し，節後線維が付近の脳脊髄神経に加わって効果器に向かう．一部の節前線維は交感神経幹を通過し自律神経叢の神経節で節後ニューロンに交代して，腹部の内臓を支配する．交感神経の節前線維と節後ニューロン間の伝達物質はアセチルコリン*であり，ニコチン受容体*と結合し，節後ニューロンを興奮させる．多くの節後神経終末の伝達物質はノルアドレナリン*であり，効果器にあるα，β受容体を介して作用を発揮する．

交感神経興奮薬［sympathomimetic drug］ 交感神経作動薬，交感神経刺激薬，交感神経作用薬，アドレナリン作動薬ともいう．交感神経興奮時と同様の効果をひき起こす薬物．交感神経系は激しい運動や緊急事態のときに優位となり，活動に必要なエネルギーを有効に利用できるように働く．交感神経系に作用する薬物は，交感神経興奮薬と交感神経抑制薬*に大別される．交感神経興奮薬はアドレナリン受容体に結合し直接効果器の興奮を起こすもの〔直接型交感神経興奮薬(⇒α受容体刺激薬，β受容体刺激薬)〕，アドレナリン作動性神経終末に作用してノルアドレナリン*を遊離させ，間接的に効果器の興奮を起こすもの(間接型交感神経興奮薬)，両者の作用を併せもつもの(混合型交感神経興奮薬)に分類される．

交感神経節［sympathetic ganglion］ ⇒交感神経系

交感神経抑制薬［sympatholytic drug］ 交感神経を抑制したときと類似の効果を示す薬物．アドレナリンαおよびβ受容体を直接遮断するアドレナリン受容体遮断薬と交感神経節後線維の機能を抑制するアドレナリン作動性神経遮断薬に分類される．アドレナリン受容体遮断薬はα受容体遮断薬，β受容体遮断薬，αおよびβ両受容体を遮断する薬物(α, β受容体遮断薬)に分類される．アドレナリン作動性神経遮断薬は，おもに交感神経節後線維終末に作用してノルアドレナリン*の枯渇を起こしたり，ノルアドレナリンの遊離を抑制する．高血圧，不整脈，狭心症，心不全などの治療に汎用される重要な薬物．

交換輸送［exchange transport］ =対向輸送

交換容量［exchange capacity］ イオン交換容量ともいう．イオン交換樹脂の単位量あたりのイオン交換にかかわるイオン交換基数．通常，湿潤状態の樹脂1 mL当たりの目的イオンのミリ当量(meq mL^{-1})または樹脂1 L当たりの交換可能なCaCO$_3$のグラム数(g CaCO$_3$ L^{-1})で表す．

後期高齢者［elderly aged 75 and over］ 高齢者を65歳以上と定義する場合，そのうち75歳以上を後期高齢者という．また，65歳以上75歳未満は前期高齢者という．後期高齢者では要介護者*の発生率が高まる．

好気性菌［aerobic bacteria］ 偏性好気性菌ともいう．増殖に酸素が必須な細菌．好気的な代謝(呼吸)によってエネルギーを獲得している．結核菌(⇒結核)，緑膿菌*，百日咳菌(⇒百日咳)などが代表例．大気下で発育できる細菌には好気性菌のほかに通性嫌気性菌(⇒嫌気性菌)もいる．

好気的［aerobic］ 酸素の存在下．あるいは酸素を必要とする状態．(⇒嫌気的)

抗凝固薬 =血液凝固阻害薬

抗胸腺細胞グロブリン［anti-thymocyte globulin］ 略号ATG．抗ヒトリンパ球グロブリンともいう．ヒトリンパ球またはヒト胸腺細胞を抗原とし，ウサギなどに免疫して得られた抗血清から分離精製された免疫グロブリンで，おもにT細胞を抑制する免疫抑制薬*である．抗ヒト胸腺細胞ウサギ免疫グロブリン，抗ヒト

Tリンパ球ウサギ免疫グロブリンなどがある．再生不良性貧血*の治療や造血幹細胞移植*の前治療，造血幹細胞移植後の急性移植片対宿主病の治療などに用いられる．

抗菌スペクトル［antibacterial spectrum］抗菌薬*などの化学療法薬*が有効性を示す微生物の範囲．薬剤によって抗菌スペクトルは異なる．ベンジルペニシリンはグラム陽性球菌とグラム陰性球菌に有効であるが，テトラサイクリンは細菌からマイコプラズマやクラミジアにも抗菌活性を示す．この場合，ベンジルペニシリンは有効な微生物範囲が狭いため狭域スペクトルをもつ薬剤あるいは抗菌スペクトルが狭い薬剤，一方，テトラサイクリンは広域スペクトルをもつ薬剤あるいは抗菌スペクトルが広い薬剤と表現される．

抗菌薬［antibacterial drug, antimicrobial drug］ヒトや動物に危害を与えずに，細菌に対して殺菌作用あるいは増殖抑制作用をもつ薬剤．細菌感染症の治療や予防に使用される．化学合成によって発見された抗菌性物質は抗生物質*と区別するため，合成抗菌薬*とよばれる．広義では，合成抗菌薬も抗菌性抗生物質も抗菌薬に含まれる．

口腔［oral cavity］口の内腔で，上下の口唇で外界と連絡する（⇒消化管）．側壁となる頬の粘膜には耳下腺の導管が開き，上部は口蓋で下部には舌がある．上下の口蓋と舌の前後左右が歯肉に覆われ，歯肉から発生した歯が上下に並ぶ．舌と歯肉との間の粘膜下に舌下腺があり，顎下腺の導管と共に口腔内に唾液を分泌している（⇒唾液腺）．口腔の奥は咽頭口部と連絡する．口腔は摂取した食物を噛み砕き，唾液で消化し，舌で味覚をとらえ，食道に送る．また気道としての役割を果たす．

口腔剤［buccal］＝バッカル錠

口腔投与［administration of sublingual route, administration of buccal route］口腔粘膜へ適用する投与方法．口腔粘膜下は豊富な毛細血管が走行しており，構造的には消化管より皮膚に近い構造をとる．口腔から吸収された薬は毛細血管から内頸静脈を介して直接心臓に入るため，経肺投与*，経鼻投与*と同様の利点をもっている．投与剤形としては舌下錠*とバッカル錠*に大別される．（⇒非経口投与）

口腔内崩壊錠［oral disintegrating tablet, orodispersible tablet］口腔内で少量の水，あるいは，水なしでも速やかに崩壊する内用の錠剤．その特性を明示するため口腔内速崩壊錠ともいう．

抗グルタミン酸デカルボキシラーゼ抗体［anti-glutamic acid decarboxylase antibody］抗GAD抗体と略す．グルタミン酸脱炭酸酵素（GAD）はおもに中枢神経系と膵島に存在する酵素で，抗GAD抗体は分子量6万5千のGAD65に対する自己抗体*である．1型糖尿病*の発症初期での陽性率は80％を超える．（⇒インスリン自己抗体）

合計特殊出生率［total fertility rate］粗再生産率ともいう．1人の女性が一生の間に産む平均男女児（子供）数．生産可能年齢（15～49歳）の女性について，母親の年齢別に，男女出生数の合計をその年齢の女子人口で割った値を合計したもの．2.0を上回ると人口は増加し，下回ると減少する．

抗痙攣薬［anticonvulsant］＝抗てんかん薬

攻撃因子抑制薬［aggressive factor suppressive drug］⇒消化性潰瘍治療薬

高血圧［hypertension, hypertonia］略号HYT．140/90 mmHg（収縮期血圧/拡張期血圧）以上を高血圧とし，160/100，180/110を境にしてI度，II度，III度に重症度分類し，原因により本態性高血圧*と二次性高血圧*に分ける．持続する血圧上昇は，脳，心臓，腎，大動脈ならびに末梢動脈に種々の合併症をきたす．血圧が急上昇して重篤な高血圧性病変に進展することもある（高血圧緊急症，悪性高血圧）．食塩制限などの非薬物療法により生活習慣を修正し段階的に降圧薬*を用いる．

高血圧治療薬［drug for high blood pressure］⇒降圧薬

抗結核薬［antituberculosis drug, antiphthisic］結核*症治療に使用される抗菌薬．厚労省の省令"結核医療の基準"に基づいて，初回治療はイソニアジド（INH），リファンピシン（RFP），ストレプトマイシン（SM），エタンブトール（EB），ピラジナミド（PZA）の主要5剤で行われる．耐性菌の発生予防のため，初めの2カ月はINH，RFP，PZAの3剤にEBまたはSMの4剤で2カ月間治療後，さらにINH，RFPで4カ月間治療する方法，もしくはINH，RFP，EBまたはSMで6カ月間治療後，さらにINH，RFPで6カ月間治療する方法がある．単剤では治療しない．耐性菌に対してはニューキノロン系抗菌薬*も近年使用されている．次世代新薬の開発も活発に行われている．

抗血小板薬 [antiplatelet drug] ＝血小板凝集阻害薬

抗血清 [antiserum]　毒素や病原体の機能を中和(→中和抗体)するために用いられる血清. あらかじめ毒素(トキソイド*)や病原体(弱毒菌, 死菌)で動物を免疫して作製する. 感染経験のあるヒトの血清からも作製することができる. さらに広義には, 抗原特異的な検査にも用いる. 代表例はまむし抗毒素, ボツリヌス抗毒素など.

抗血栓薬 [antithrombotic drug]　血栓形成の予防や進行を防止あるいは血栓を溶解するために用いられる薬剤. 血小板凝集阻害薬*, 血液凝固阻害薬*, 血栓溶解薬*に分類される. 血小板凝集阻害薬にはアデノシン二リン酸(ADP)受容体拮抗薬, プロスタノイド関連薬, ホスホジエステラーゼ阻害薬, 5-HT$_2$受容体(→セロトニン受容体)遮断薬, 血液凝固阻害薬にはヘパリン, ワルファリン, アンチトロンビンⅢ*, 抗トロンビン薬*, 血栓溶解薬にはプラスミノーゲン活性化因子(組織プラスミノーゲン活性化因子*, ウロキナーゼ)がある.

高血糖 [hyperglycemia]　インスリン*の作用不足により血中のグルコース濃度が過剰な状態であること. 軽症では自覚症状に乏しい場合が多いが, 中等度以上の高血糖が持続すると, 口渇, 多飲, 多尿, 体重減少, 易疲労などの自覚症状を呈する. 血糖値が著しく上昇すると, ケトアシドーシス*や高度脱水をひき起こし, 糖尿病性昏睡*に至ることがある. 慢性的に高血糖が持続すると, 糖尿病性網膜症*や糖尿病性腎症*などの細小血管合併症や動脈硬化の発症と進展を促進する.

抗　原 [antigen]　一般には動物に免疫応答*をひき起こすものをいう. 厳密には免疫応答を誘導する抗原を免疫原, 免疫寛容*を誘導する抗原を寛容原として区別する. また, それ自体で免疫応答を誘導できなくても, できた免疫系に反応する性質(免疫反応性)をもつものも抗原であり, ハプテン*がこれにあたる.

抗原決定基 [antigenic determinant] ＝エピトープ

抗原抗体反応 [antigen-antibody reaction]　特異的な抗体*と抗原*が反応すること. その結果できた複合体を免疫複合体*という. 抗原と抗体の間には水素結合, 静電気力, ファンデルワールス力, 疎水結合などの分子間引力が働き, それらの総合的な力が強いほど抗体の結合力(親和性)が強い. ある抗原に特異的に反応する抗体が他の抗原に対しても結合力をもつことがあり, このような性質を交差反応性*という. 抗原抗体反応は中和反応(→中和抗体), 沈降反応*, 溶菌反応, 溶血反応, 凝集反応(→直接凝集反応, 間接凝集反応)などの様式に分けられる. (→免疫複合体, アフィニティー, アビディティー)

抗原抗体複合体 [antigen-antibody complex] →免疫複合体

抗原受容体 [antigen receptor] →B細胞受容体, T細胞受容体

膠原線維 [collagen fiber] →コラーゲン

抗原虫薬 [antiprotozoal drug]　原虫*感染症の治療に用いる医薬品. わが国では, マラリア*に対するキニーネ, メフロキン, スルファドキシン・ピリメタミン合剤, 膣トリコモナス症(→トリコモナス原虫)に対するメトロニダゾールとチニダゾールがある.

抗原提示 [antigen presentation]　T細胞*が抗原特異的に活性化されるためには, T細胞受容体*を介した抗原刺激が重要である. T細胞受容体はMHC抗原*上に提示された抗原を認識するので, 抗原提示細胞*が抗原をプロセッシングしてMHC抗原に結合させる必要がある. 自己成分やウイルス感染に基づき合成された抗原は細胞質において, プロテアソーム*によって部分的に切断された後にTAP*分子を介して粗面小胞体内に運ばれ, MHCクラスⅠ分子*に結合して細胞表面に提示される. 一方, 外来性の抗原は貪食後にファゴリソソーム(→ファゴソーム)で断片化され, MHCクラスⅡ分子*に提示される. クラスⅡ分子は対応する抗原ペプチドと結合するまでに結合部位を保護するために, インバリアント鎖とよばれるポリペプチド鎖と複合体を形成している.

抗原提示細胞 [antigen presenting cell]　略号 APC. 抗原提示*機能をもつ細胞. 樹状細胞, マクロファージ, B細胞など.

抗原特異性 [antigen specificity]　T細胞*やB細胞*に発現している受容体(T細胞受容体*, B細胞受容体*)は1種類だけの抗原を認識し, 他の抗原は認識されない. したがって, ある抗原によって誘導される抗体やキラーT細胞は, 別の抗原を認識できない. そのような特異性を, 抗原特異性という.

膠原病 [collagen disease, connective tissue disease]　1942年にP. Klempererが, 全身臓

器の細胞間にある膠原線維にフィブリノイド変性を伴う病理組織学的病変を認める疾患群を膠原病とよんだのが始まりである。古典的には，全身性エリテマトーデス*，関節リウマチ*，リウマチ熱，強皮症，皮膚筋炎*，結節性多発動脈炎をいうが，膠原線維ばかりでなく結合組織（膠原線維以外に弾性線維，細網線維，酸性ムコ多糖類などを含む）にも変化を認めるため，結合組織病ともよばれる。また，膠原病が重複して発症する場合は重複症候群という。シェーグレン症候群*，ベーチェット病*，ウェゲナー肉芽腫症，大動脈炎症候群（高安病），側頭動脈炎（巨細胞動脈炎），硬直性脊椎炎，再発性多発軟骨炎，ウェーバー・クリスチャン病などは膠原病に類似することから，膠原病類縁疾患ともよばれる。

抗高血圧薬 [antihypertensive, antihypertensive drug] ⇒ 降圧薬

硬膏剤 [plaster] プラスター剤ともいう。布，紙またはプラスチック製フィルムなどに延ばし，皮膚に粘着させて用いる外用剤．貼付剤*（テープ剤*）の一種である．

抗甲状腺薬 [antithyroid drug] 甲状腺ホルモン*の過剰に起因するバセドウ病*などの甲状腺機能亢進症*に用いられる薬物．甲状腺ホルモンの合成，分泌を抑制し，またそのホルモン作用にも拮抗する．

光合成 [photosynthesis] 光のエネルギーを利用して CO_2 と H_2O から糖と酸素分子を合成する過程．明反応と暗反応に分けられる．明反応ではクロロフィル*が光増感剤（⇒ 光増感反応）として機能している．

抗好中球細胞質抗体関連腎炎 [antineutrophil cytoplasmic antibody associated glomerulonephritis] 抗好中球細胞質抗体（antineutrophil cytoplasmic antibody, ANCA）が腎炎の病態に関与していると推測される腎炎である．ANCAにはミエロオキシダーゼ（MPO）に対するMPO-ANCAとプロテイナーゼ3（PR3）に対するPR3ANCAとがある．いずれも血管炎をひき起こし，腎臓以外の臓器にも特徴ある病変をつくりうる．MPO-ANCA関連腎炎は急速進行性糸球体腎炎（RPGN）を高頻度に起こす．逆にRPGNのなかでMPO-ANCA関連腎炎は大きな比率をもつ．PR3ANCAはWegener肉芽腫症と大きな関連がある．

交互禁制 [mutual exclusion] 一つの化合物について，その赤外スペクトルとラマンスペクトル（いずれも振動スペクトル）とで，一方のスペクトルで観察される活性な振動モードによる吸収は，他方のスペクトルでは原理的に禁制なモードとなり観察されないこと．（⇒ ラマン活性）

抗コリンエステラーゼ薬 [anticholinesterase] ＝ コリンエステラーゼ阻害薬

抗コリン薬 [anticholinergic drug] 抗ムスカリン様作用および抗ニコチン作用をもつ薬物を示し，抗ムスカリン作用薬，副交感神経遮断薬，副交感神経抑制薬ともよばれる．副交感神経節後線維支配下の器官に存在するムスカリン性アセチルコリン受容体（ムスカリン受容体*）を遮断することにより，抗ムスカリン作用として口渇，嚥下障害，皮膚発赤，心悸亢進，呼吸障害，粘膜乾燥，瞳孔散大などが生ずる．また自律神経系節のニコチン性アセチルコリン受容体（ニコチン受容体*）を遮断することにより，抗ニコチン作用として自律神経節遮断効果が生ずる．（⇒ アセチルコリン受容体）

高コレステロール血症 [hypercholesterolemia] 血液中の総コレステロール値が高値を示す脂質異常症*である．現在は，心筋梗塞などの虚血性心疾患との相関性が高いLDLコレステロール値が，総コレステロール値より脂質異常症の診断基準として重視されている．

交差 [crossing over] ⇒ 相同組換え

虹彩 [iris] 眼球組織の一つ．ドーナツ型の有色部分で，輪状と放射状の平滑筋から成り，中心の穴（瞳孔）から入る光量を調節する．（⇒ 眼）

合剤 [combination of drugs, drug combination] 2種以上の薬を混ぜ合わせた（配合した）製剤のこと．単剤よりも効果を高めるため，もしくは副作用を抑え安全性を高める目的で配合される．

交差（交叉）耐性 [cross resistance, cross tolerance] 薬剤（化学構造または作用機序）の耐性獲得により，類似薬剤への耐性を示すこと．類似構造の抗生物質剤，オピオイド（麻薬性鎮痛剤）の連用による他の麻薬性鎮痛薬に対する耐性の獲得などがあげられる．一方，タキソイド系悪性腫瘍薬のドセタキセル，およびパクリタキセルの化学構造および抗腫瘍活性は高い類似性を示すが，パクリタキセル耐性の転移性乳癌患者に対してドセタキセルを投与しても交差耐性を示さない報告もある．

交差反応性 [cross reactivity] ある抗原に

対する抗体が別の抗原とも反応すること.細胞性免疫*でも同じである.二つの抗原のエピトープ*がよく似ているときに起こる.

抗酸化剤[antioxidant] 製品中の成分の酸化を抑制するために添加される物質.一般に製品の成分の代わりに酸化されることによって抗酸化作用を発揮する.ビタミンC,ビタミンE,亜硫酸水素ナトリウムなどが注射剤に用いられる.食品に用いる添加物は酸化防止剤*ともいう.

好酸球[eosinophil] ⇒ 白血球

光子[photon] 光量子ともいう.素粒子の一つで,そのエネルギーは$h\nu$で与えられる.光の粒子性を説明するために導入された概念.

格子エネルギー[lattice energy] 結晶をその構成要素に分解するに必要なエネルギー.分子結晶ではファンデルワールス力*が起源でその大きさは小さく,イオン結晶では陰イオンと陽イオンとのクーロン力*が起源で分子結晶よりかなり大きい.

高脂血症[hyperlipidemia, hyperlipemia] ⇒ 脂質異常症

高次構造(タンパク質の)[higher-order structure] タンパク質の構造には一次構造*,二次構造*,三次構造*という階層があり,広義には二次構造以上を高次構造という.限定して三次構造をさすこともある.1本のポリペプチド鎖がつくる立体構造には,数十~数百残基から成る構造的にまとまった領域があり,これをドメイン*という.ドメインやモチーフ*はタンパク質の機能に対応することが多い.

鉱質コルチコイド[mineral corticoid] ミネラルコルチコイドともいう.副腎皮質の球状層から分泌されるステロイドホルモン(アルドステロン*とデオキシコルチコステロン*が代表).レニン-アンギオテンシン系*の調節を受ける.腎尿細管でNa^+再吸収とK^+の放出を促し,水分を維持する.

膠質輸液[colloid infusion] 血漿増量剤ともいう.膠質成分であるデキストラン40(低分子デキストラン)またはヒドロキシエチルデンプンを配合した輸液.血管内の循環血漿量を増加させる目的で投与される.使用が制限される血漿成分であるアルブミン製剤*の代用としても使用される.

格子定数[lattice constant] ⇒ 単位格子

高磁場シフト[high field shift] ⇒ 化学シフト

高周波誘導結合プラズマ[inductively coupled plasma] 略号ICP.発光分析法*での原子化に,高温で安定な加熱法として誘導結合プラズマを用いる方法.プラズマ炎は5,000~10,000度と高温であるため,ほとんどの金属元素の測定が可能である.

抗腫瘍抗生物質[antitumor antibiotic] 抗生物質*のうち,DNAに直接結合(二本鎖間へのインターカレーション*),DNAポリメラーゼ阻害,RNA合成阻害など比較的選択的に作用し,癌細胞の発育・増殖を抑制する薬剤のこと.おもな分類にはアクチノマイシン類(アクチノマイシン),マイトマイシン類(マイトマイシンC),アントラサイクリン系抗生物質(ドキソルビシン),ブレオマイシン類(ブレオマイシン)などがある.

抗腫瘍薬[antitumor drug] 腫瘍細胞に作用する医薬品の総称で,特に癌細胞を殺す,あるいはその増殖を抑える作用をもつ医薬品を抗悪性腫瘍薬(抗癌剤)という.抗悪性腫瘍薬にはアルキル化薬*,代謝拮抗薬*,抗腫瘍抗生物質*,植物アルカロイド,白金製剤*,分子標的薬*などがある.

恒常性 = ホメオスタシス

甲状腺[thyroid gland] 首の前側で気管にくっついたように存在し,蝶が羽を広げたような右葉と左葉から成る臓器.球状の濾胞から成る小葉が集まった構造をしている.2種類の甲状腺ホルモン*(チロキシン,トリヨードチロニン)とカルシトニンを分泌する.

甲状腺機能亢進症[hyperthyroidism] 甲状腺ホルモン*の分泌が過剰となり,全身性に代謝が亢進した状態になる疾患.甲状腺ホルモンの産生が亢進する病態をさすが,甲状腺中毒症とよばれる甲状腺の破壊で起こる一過的な甲状腺ホルモン過剰状態を含めることもある.

甲状腺機能低下症[hypothyroidism] 甲状腺*での甲状腺ホルモン*の産生が低下するなどして,甲状腺ホルモン作用の低下が起こる疾患.橋本病*(橋本甲状腺炎)によって起こる場合が大半である.クレチン病*という先天性の疾患もある.寒がり,皮膚の乾燥,緩慢な動作などの症状以外に,粘液水腫とよばれるムコ多糖(⇒ プロテオグリカン)の沈着による浮腫*がみられる.

甲状腺刺激ホルモン [thyroid stimulating hormone, thyroid stimulatory hormone, thyrotroin] 略号TSH.下垂体*前葉で産生される

二本鎖のポリペプチドである．甲状腺の受容体に結合すると甲状腺ホルモン*の産生や分泌を亢進させる．甲状腺刺激ホルモン放出ホルモン*によって産生が増加する．

甲状腺刺激ホルモン放出ホルモン［thyrotropin-releasing hormone, thyrotropic hormone-releasing hormone］ 略号 TRH．視床下部*で産生され，3個のアミノ酸から成るペプチドホルモン*．下垂体前葉での甲状腺刺激ホルモン*とプロラクチン*の分泌を促進させる．

甲状腺中毒症［thyrotoxicosis］⇒ 甲状腺機能亢進症

甲状腺ホルモン［thyroid hormone］ 甲状腺*でつくられるホルモンであり，沪胞からはチロキシン(T_4)とトリヨードチロニン(T_3)が，傍沪胞細胞からはカルシトニンが分泌される．一般的に T_4 と T_3 のみをさす場合が多い．T_4 と T_3 はいずれも分子内にヨウ素を含む．生体内で T_3 に代謝されたのち，核内の受容体に結合し，全身に作用して代謝の亢進をひき起こす．カルシトニンは血中カルシウム濃度を低下させることができるが，生理的に実際に働いているかは不明である．

コウジン（紅参）［red ginseng］⇒ ニンジン

抗真菌薬［antifungal drug］ カンジダ症，アスペルギルス症，クリプトコックス症，接合菌症や皮膚糸状菌症などの真菌症に対する治療薬のこと．真菌はヒトと同じ真核細胞であるため，抗真菌薬の作用点となる部位を見いだすことが抗細菌薬に比べて困難である．作用機序から分類すると，細胞膜成分であるエルゴステロールに結合するポリエンマクロライド系抗真菌薬，エルゴステロールの生合成を阻害するアゾール系抗真菌薬*，アリルアミン系抗真菌薬，チオカルバミン酸系抗真菌薬，ベンジルアミン系抗真菌薬，モルホリン系抗真菌薬，細胞壁成分である β-1,3-D-グルカンの生合成を阻害するキャンディン系抗真菌薬，核酸合成を阻害するフッ化ピリミジン系抗真菌薬や微小管を阻害するグリサン系抗真菌薬に大別される．

構成原理［Aufbau principle］ 原子軌道*や分子軌道*に電子を収容するとき，エネルギー準位の低い軌道から順に電子を収容することをいう．構成原理に従うと基底状態の電子配置ができる．（⇒ パウリの排他原理，フントの規則）

合成抗菌薬［synthetic antibiotic, synthetic antibacterial drug］ 化学的に合成した構造を骨格にもつ抗菌薬のこと．微生物の代謝産物に由来する骨格をもつペニシリン*，β-ラクタム系抗生物質*，アミノグリコシド系抗生物質*とは区別するよび方．具体例はピリドンカルボン酸系（キノロン系，ニューキノロン系抗菌薬*）やサルファ薬*，リネゾリドなど．

抗精神病薬［antipsychotic drug, neuroleptic drug］ 精神科領域で統合失調症*，躁病，中毒性精神病，器質性精神病などの治療に用いられる薬物．精神機能だけでなく神経機能にも強い作用をもつことから神経遮断薬あるいはその鎮静作用から強力精神安定薬（メジャートランキライザー）とよばれることもある．ドーパミン D_2 受容体遮断作用が強く幻覚・妄想などの陽性症状に用いられる定型抗精神病薬*と，ドーパミン D_2 受容体遮断作用は比較的弱いが抗セロトニン作用を併せもち陰性症状によく用いられる非定型抗精神病薬*に分類される．

向精神薬［psychotropic, psychotropic drug］ 抗精神病薬*，抗うつ薬*，抗躁薬*，抗不安薬*の総称．または麻薬及び向精神薬取締法*において，向精神薬として指定されるもの．

合成ステロイド薬［synthetic steroid］ 天然コルチコイドを基に構造式を化学修飾して，抗炎症作用を強め，副作用となる鉱質コルチコイド作用を減弱するように合成された薬物．血中半減期が長く，剤形も多様である．ヒドロコルチゾン*（コルチゾール）の作用を1とした場合の力価比では糖質コルチコイド作用（抗炎症作用）は4〜30倍にも増強され，鉱質コルチコイド作用（電解質代謝に関する作用）は多くはほぼ0である．

合成着色料［synthetic dye］⇒ 着色料

合成等価体［synthetic equivalent］ シントン源として用いられる実際の反応剤のこと．逆合成解析ではシントンという概念を用いるが，シントンは実際の化合物ではないことが多い（⇒ 逆合成）．

高性能液体クロマトグラフィー ＝ 高速液体クロマトグラフィー

高性能薄層クロマトグラフィー［high-performance thin-layer chromatography］⇒ 薄層クロマトグラフィー

抗生物質［antibiotic］ 微生物が産生する微生物や癌細胞の増殖を阻止する化学物質の総称．放線菌からストレプトマイシンを発見したS.A. Waksmanにより考案された．A. Flemingが発見したベンジルペニシリンを最初として，テトラサイクリン，エリスロマイシン，バンコ

マイシン，マイトマイシンCなど数多くの抗生物質が発見されている．抗菌薬，抗真菌薬，抗腫瘍薬などの化学療法薬において，化学合成あるいは化学修飾された薬剤でも基本骨格が微生物由来のものはすべて抗生物質に含まれ，その多くは抗菌薬*である．

厚生労働省［Ministry of Health, Labour and Welfare］　社会福祉，社会保障，公衆衛生の向上・増進および労働者の働く環境の整備，職業の確保を図ることを任務とする．国民生活に幅広く関与し，医療の普及・向上，医療の指導・監督のほか，医師，薬剤師などの資格，医薬品などの生産・流通・研究開発，麻薬取締りなど，薬学関係者にも関係が深い．

光線過敏症［photodermatosis］　健常人では異常を起こさない量の光線によって，皮膚症状をひき起こす状態．光線過敏症以外に明確な疾患名をもたない．すなわち全身性エリテマトーデス*のような光線過敏性をもつ疾患は含まない．光線過敏性をもたらす光感作物質の作用機序に従って，すべての個体に反応をひき起こす場合を光毒性反応*といい，特定の個体にのみ皮疹を生じる場合を光アレルギー反応*とよぶ．光過敏を伴う先天性疾患として，色素性乾皮症やポルフィリン症がある．

抗蠕虫薬 = 駆虫薬

抗線溶薬［antifibrolytic agent］　止血薬*の一種で抗プラスミン薬が用いられる．トラネキサム酸はプラスミノーゲンのリシン結合部位に結合することにより，プラスミノーゲンとフィブリンとの結合を阻害して線溶活性を抑制する．手術時や腎出血などの一次線溶亢進による出血にきわめて有用であるが，敗血症性DIC（播種性血管内凝固症候群*）などの場合には血栓溶解を阻害するので禁忌である．（⇒ 線溶系）

酵素［enzyme］　生体内化学反応の触媒*としての機能を担うタンパク質．酵素は無機触媒などの非酵素触媒と比べ，触媒作用の対象（基質*および反応）を選択する性質が高く，特に基質に対する選択性は基質特異性とよばれる．酵素分子上には触媒作用に関与する活性部位があり，反応速度はそれを構成するアミノ酸のイオン化状態に依存するため，通常，反応の最適pH（至適pH）が存在する．また，温度の上昇に伴い酵素は変性し活性を失うので，反応の最適温度が存在する．（⇒ 補酵素）

構造異性体［structural isomer］　組成式が同じで，分子内の原子の結合順序が異なるもの．官能基異性体*，位置異性体*，骨格異性体*などがある．（⇒ 立体異性体）

構造遺伝子［structural gene］⇒ オペロン

構造化抄録［structured abstract］　内容が適切に理解でき，吟味できるように工夫された論文要約の形式．記載する項目は，治療に関する論文では，objective（目的），design（研究デザイン），setting（研究の実施場所，設定），patients（対象患者），intervention（治療法），main outcome measures（主要な判定項目と転帰），main results（おもな結果），conclusion（結論）など．

構造活性相関［structure-activity relationship］　略号SAR．薬物（リード化合物*）の構造の一部を連続的，系統的に変えて合成した際に，生物活性，薬理活性，毒性にどのような変化が生じるかの相関関係をさす．

構造生物学［structural biology］　生体高分子の立体構造の解明を通じて生命現象を理解することを目指した生物学の一分野．X線結晶解析*法，核磁気共鳴*分光法，電子顕微鏡が主たる研究手法である．

構造タンパク質［structural protein］　生体内の構造や形態などを形成・保持するために働くタンパク質．つめや毛の成分（ケラチン*），筋肉タンパク質（アクチン*，ミオシン*），細胞骨格タンパク質（チューブリン*），結合組織タンパク質（コラーゲン*）など．

抗躁薬［antimanic drug］　気分安定薬ともいう．双極性障害（⇒ 躁うつ病）のうち，そう病相に適用される薬剤．症状沈静化だけでなく，再発予防の目的で使用される．ある種類の薬剤が無効であっても，他の抗躁薬が有効な場合がある．また，他の抗躁薬との併用が有効な場合もある．規則的な服薬によって，血中濃度を有効域に保つことが重要である．

酵素型受容体［enzyme-linked receptor］　酵素連結型受容体ともいう．受容体*の細胞質側に酵素活性をもつもの．リガンドとの結合により酵素が活性化して情報を伝達する．プロテインキナーゼ*をもつキナーゼ関連受容体では二量体間で互いにリン酸化*する自己リン酸化が活性化となる．（⇒ 細胞膜受容体）

高速液体クロマトグラフィー　［high-performance liquid chromatography］　略号HPLC．高圧液体クロマトグラフィー，高性能液体クロマトグラフィーともいう．液体クロマトグラフィー*のうち高圧に耐えられるカラムを用い，

高速で移動相*を送液できる装置を使用するもの．固定相*である充塡剤を詰めたカラムに試料を注入後，ポンプなどで加圧してカラムに液体を送液し，各成分の固定相に対する保持力の差を利用して分離し，適当な検出器で測定する．

高速液体クロマトグラフィー質量分析法
[liquid chromatography-mass spectrometry] 略号 LC-MS．高速液体クロマトグラフィー*で分離された成分の検出法として質量分析*を用いる分析法．溶液状の試料の分析が可能であるため，ガスクロマトグラフィー質量分析法*よりも分析対象の範囲が広い．難揮発性物質，高極性物質，高分子化合物の分析にも用いることができる．イオン化にはエレクトロスプレーイオン化*，大気圧化学イオン化(→大気圧イオン化)が用いられることが多い．

高速原子衝撃イオン化[fast atom bombardment ionization] 略号 FAB．質量分析*法におけるイオン化法の一種．高い運動エネルギーをもった Ar や Xe などの中性重原子粒子を金属板上の試料に当てて試料をイオン化する方法．難揮発性の試料や熱に不安定な試料の分析にも用いることができる．

酵素前駆体[enzyme precursor] ⇌ チモーゲン

酵素センサー[enzyme sensor] ＝酵素電極

酵素阻害[enzyme inhibition] 酵素機能の障害あるいは酵素競合により，本来の酵素活性が抑制される現象．薬物代謝酵素においては，薬物同士が同一の酵素を競り合うことによる酵素阻害が一般的である．併用薬による酵素活性の低下は薬物間相互作用として問題になることがある．

酵素阻害物質[enzyme inhibitor] ＝阻害剤

酵素的分析法[enzymatic assay] 酵素法，酵素的測定法ともいう．測定対象物質に，それを基質とする酵素を作用させて定量する分析法．反応に伴う基質，生成物，あるいは補酵素の濃度変化を吸光度測定法などにより追跡する．グルコースをはじめ重要な生体成分の臨床検査*に汎用されている．反応条件の違いによりエンドポイント測定法*と速度分析法に分類される．

酵素電極[enzyme electrode] 酵素センサーともいう．固定化酵素*や酵素の溶液を電極上に保持させた装置で，基質となる物質の定性・定量分析に用いる．酵素反応により電極表面で生成あるいは消費される物質(酸素，アンモニアなど)をガラス電極*，イオン選択性電極*，白金電極*などにより電気信号として検出する．(⇌ 酵素的分析法)

酵素の分類[enzyme classification] 国際生化学分子生物学連合の酵素委員会によって定められた酵素の系統的分類と命名の方法．酵素をその反応形式に従って，1)酸化還元酵素(オキシドレダクターゼ)，2)転移酵素(トランスフェラーゼ)，3)加水分解酵素(ヒドロラーゼ)，4)脱離酵素(リアーゼ)，5)異性化酵素(イソメラーゼ) 6)連結酵素(リガーゼ) の六つのクラスに分類し，4個の数字で表示される**酵素番号**(EC 番号)，推奨名，および系統名を定めている．EC 番号の最初の数字は六つのクラス番号のどれかに相当し，2番目および3番目の数字は，反応をさらに細かく分類したサブクラス番号およびサブ-サブクラス番号，4番目の数字はサブ-サブクラスの通し番号に相当する．

酵素番号[enzyme number] ⇌ 酵素の分類

酵素反応[enzymatic reaction] 酵素は基質に起こる反応の活性化エネルギーを低下させ，温和な条件でその反応を著しく促進する．酵素の活性部位(活性中心)に基質は結合し，触媒作用を受ける．活性部位に存在するアミノ酸残基は，基質との結合に関与し，あるいは触媒的な反応機構に関与する．酵素と基質が結合する過程には誘導適合(⇌ 鍵と鍵穴説，誘導適合モデル)による動的な状態が続き，酵素の構造変化に伴って結合している基質の構造も変化し，反応の遷移状態*の構造へ至る．酵素-基質間の結合相互作用を最大にしようとする酵素の立体構造変化は，取込まれた基質側にも特定の結合の回転，伸長があり，結合力の減弱化を誘起し，弱くなった結合点で目的とする反応が容易に進行する．

酵素反応速度論[enzyme kinetics] 酵素反応動力学ともいう．酵素反応速度の解析から反応機構を推定するための方法論．データに基づく反応式の誘導やグラフ解析により，単基質反応のみならず複基質反応の解析，阻害剤*の阻害様式などを推定することができる．(⇌ ミカエリス・メンテンの式)

酵素反応動力学 ＝ 酵素反応速度論

酵素命名法[enzyme nomenclature] 酵素を命名するための規則．(⇌ 酵素の分類)

酵素免疫測定法 ＝ エンザイムイムノアッセイ

酵素誘導[enzyme induction] 薬物や環境因子などの外来異物により酵素量が増大する現

象.おもに代謝酵素遺伝子の転写活性の上昇により起こる.当該異物自身あるいはその酵素の基質の代謝が促進されるため,薬物併用時に問題となる場合がある.

酵素連結型受容体 =酵素型受容体

抗体[antibody] 免疫系で働く最も重要な糖タンパク質で,抗原*と特異的に結合する免疫グロブリン*のこと.

交代菌症 =菌交代症

好中球[neutrophil] ⇒白血球

好中球減少症[neutropenia] ⇒白血球減少症

抗 DNA 抗体[anti-DNA antibody] 自己の DNA に対する自己抗体*.抗一本鎖 DNA 抗体(抗 ssDNA 抗体)は多くの膠原病*で出現するが,抗二本鎖 DNA 抗体(抗 dsDNA 抗体)は,全身性エリテマトーデス*に比較的特異的で,抗体価はその疾患活動性と相関する.

抗てんかん薬[antiepileptic, antiepileptic drug] 抗痙攣薬ともいう.てんかん*発作を抑制する薬物のことを示す.その作用機序のおもなものとして,てんかん焦点部位のニューロンの過剰発射を抑制する作用とその発射のほかの部位への伝播を抑制することが知られている.

光電効果[photoelectronic effect] 金属に光を照射すると金属の表面から電子が飛び出す現象.光子*のエネルギーが,電子が金属から飛び出すのに必要なエネルギーと電子の運動エネルギーに変化する.光が波動性だけでなく粒子性を併せもつことの証拠となる.

後天性[acquired] 特定の性質(病気,欠陥など)が生後に備わること.

後天性免疫不全症候群[acquired immunodeficiency syndrome] 略号 AIDS(エイズ).免疫細胞が破壊されたり,あるいは機能不全となり後天的に起こる免疫不全症.ヒト免疫不全ウイルス(HIV)感染により起こるエイズでは,免疫が低下すると日和見感染症*であるカポジ肉腫,ニューモシスチス・カリニ肺炎などが起こる.

喉頭[larynx] 咽頭*の奥で,吸入した空気が通る最初の場所.気道保護,咳,喀出などの機能をもつ.内腔には声帯がある.

喉頭炎[laryngitis] 上気道のうち喉頭の感染による炎症で,嗄声(させい:声のかすれ)や咳嗽(がいそう:咳)がおもな症状である.呼吸器ウイルスが喉頭炎の原因となる病原微生物である.

抗糖尿病薬[antidiabetic drug] =糖尿病治療薬

高度管理医療機器[specially controlled medical device] ⇒医療機器

抗毒素製剤[antitoxoid drug] ⇒中和抗体

高度先進医療 保険制度の範囲で給付の対象となっている平均的な治療上必要な医療技術と異なり,きわめて先進的で高度な技術や適応患者が少なく特殊な技術や機器を必要とする医療行為で,保険給付の対象とされていない医療の総称.なかには保険給付との併用が認められているものもあり,患者負担を軽減する措置が講じられている.

抗ドーパミン薬[anti-dopaminergic drug] ⇒胃腸運動調整薬

高トリグリセリド血症[hypertriglyceridemia] ⇒脂質異常症

抗トロンビン薬[antithrombin agent] 血液凝固阻害薬*の一種.トロンビンやXa因子などを阻害する急性膵炎治療薬のナファモスタットやガベキサート,トロンビンの活性部位に立体的に結合するアルガトロバンなどがある.いずれもアンチトロンビンⅢ*非依存性に抗凝固作用を示す.

口内炎[stomatitis] 口の中や舌の粘膜に起こる炎症の総称.細胞障害性抗癌剤の多くは細胞分裂が活発な組織に作用するため,粘膜などは障害を受けやすく,口内炎を呈することがある.

口内炎用薬[drug for oral mucositis] 口内炎*は症状に合わせた対症療法が主であり,含嗽および口腔ケアは予防から治療において重要である.口腔内の保清,保湿,疼痛がある場合は消炎鎮痛薬を使用し,激しい疼痛にはオピオイドを組合わせて口腔ケアを継続し,特に感染症に注意する.代表の薬剤にアズレン含嗽剤(ハチアズレ),アロプリノール含嗽液(±リドカイン),アセトアミノフェン,非ステロイド性抗炎症薬がある.

高内皮細静脈[high endothelial venule] 略号 HEV.免疫応答の開始の場である二次リンパ器官のうち,リンパ節*やパイエル板*に存在する立方体状の特殊な血管内皮細胞で構成される細静脈.リンパ球の再循環において,リンパ球が血液中からリンパ器官に入る部位.

高尿酸血症[hyperuricemia] 性や年齢を問わず,血清尿酸値が $7\,mg\,dL^{-1}$ を超える.頻度は成人男性では約20%,女性では閉経前

1%，閉経後3～5%と推定される．病因として，原発性と続発性があり，前者が全体の95%を占める．原発性高尿酸血症には遺伝と環境要因が関与し，レバーなどの動物の内臓や魚の干物などにはプリン体を多く含み，また，アルコールはプリン体の分解を亢進し尿酸排泄を低下させて尿酸値を上昇させる．通常は無症状であるが，急性期には痛風関節炎をひき起こし，慢性的に高尿酸血症が持続すると，尿酸結石，痛風結節，痛風腎を生じる．さらに，脂質異常，高血圧，耐糖能異常，肥満などの生活習慣病を高頻度に合併する．(⇌ 痛風)

高尿酸血症・痛風治療薬［drug for hyperuricemia and gout］ 痛風の原因となる血清尿酸値を下げる痛風発作予防薬と，痛風発作前兆期または発作時に用いる痛風発作治療薬のこと．

更年期障害［menopausal disorder］ 45～55歳の閉経前後を更年期という．この時期に卵巣機能の減退による女性ホルモン(特にエストロゲン*)の低下を基盤として，さらに心理社会的因子，加齢の影響も加わり生じるさまざまな不定愁訴を更年期症状といい，日常生活の障害となる場合を更年期障害という．症状は，ほてり，発汗，手足の冷え，動悸，不眠，いらいら感，抑うつ感，頭痛，肩こり，疲労感など．

抗パーキンソン(病)薬［antiparkinson drug］ パーキンソン病治療薬ともいう．パーキンソン病は黒質-線条体ドーパミン神経系における神経細胞が変性脱落する神経変性疾患であり，振戦，無動，固縮などの錐体外路症状を呈する(⇌ 錐体外路障害)．神経細胞の変性脱落に伴って欠乏しているドーパミン*を補う方法であるドーパミン補充療法やドーパミン受容体作動薬が治療薬の主流になっている．またドーパミンの代謝酵素であるMAO_B(⇌ モノアミンオキシダーゼ)を阻害する薬物も有効である．一方，本病態時には中枢性コリン作動性神経が相対的に活性化されることから，中枢性抗コリン薬*も治療薬として使用される．

後発医薬品 ＝ ジェネリック医薬品

紅斑［erythema］ 皮膚病変の一種．炎症などにより皮膚表層の毛細血管が拡張し，皮膚表面が赤みを帯びた状態．圧迫により減弱することが特徴．紅斑性狼瘡，多形滲出性紅斑，結節性紅斑，慢性遊走性紅斑などがある．

抗ハンセン病薬［anti-Hansen drug, anti-leprotic drug, antileprosy drug, leprostatic agent］ ハンセン病*の原因菌であるらい菌に対する抗菌薬．ジアフェニルスルホン，リファンピシン，クロファジミン，オフロキサシンの4剤がある．作用増強，耐性菌出現防止，副作用軽減のため2～3剤併用療法を行う．

抗ヒスタミン薬［antihistamine, antihistaminic drug］ ヒスタミン受容体拮抗薬ともいう．ヒスタミン*と特異的に拮抗する薬物．ヒスタミンの受容体にはH_1およびH_2受容体があるが，単に抗ヒスタミン薬とよぶのはヒスタミンH_1受容体拮抗薬(クロルフェニラミン，ジフェンヒドラミンなど)であり，Ⅰ型アレルギーに対する抗アレルギー薬*として利用されている．一方，H_2受容体の拮抗薬(シメチジンなど)は消化性潰瘍治療薬*として利用されている．(⇌ Ⅰ型アレルギー反応)

抗ヒトリンパ球グロブリン［anti-lymphocyte globulin, ALG］ ＝ 抗胸腺細胞グロブリン

公費負担制度 いわゆる難病や感染症の一部など国が指定する疾患について，国民健康保険*，被用者保険*で給付を受けた後支払う，一部負担の全部または一部を公費で負担する制度．

抗不安薬［anxiolytic, antianxiety drug］ 不安，焦燥，恐怖，興奮を取除くために用いる薬物をいう．抗精神病薬*をメジャートランキライザーとよぶのに対して，抗不安薬は作用が穏和であることからマイナートランキライザーとよぶこともある．その多くは鎮静作用，催眠作用，中枢性筋弛緩作用，抗痙攣作用を併せもつ．大量を連用すると身体的依存を生ずる危険性がある．多くの薬物が向精神薬に指定され，麻薬及び向精神薬取締法*の規制を受ける．ベンゾジアゼピン系薬剤が代表例．

後負荷［afterload］ 末梢血管抵抗の増加，動脈の弾性低下，血液粘稠度の上昇など心臓から末梢側が原因となって駆出時に心筋にかかる負荷．後負荷が増加すると1回心拍出量(⇌ 心拍出量)は低下する．(⇌ 前負荷)

降伏値［yield value］ ある特殊な物質では，せん断応力(⇌ ニュートン流動)がある値になるまでずれ速度が0で，この値以上ではずれ速度が増加する．この限界の応力のこと．このような物質中では粒子や高分子が絡まり合って強固な構造をつくっている．

抗不整脈薬［antiarrhythmic drug］ 不整脈*の治療に用いられる薬物の総称．不整脈は大きく頻脈性不整脈*と徐脈性不整脈*に分類され，本薬物の大半は頻脈性の不整脈の治療に使用される．

高分子化医薬 [polymer drug] 薬物を天然もしくは合成の高分子に化学結合して調製した複合体. おもに体内動態の制御を目的として合成される. 結合体が薬理活性を示すアナログ（類似物）と, 結合体から薬物が分離することで活性を示すプロドラッグ*がある.

高分子プロドラッグ [polymer prodrug] 作用持続化, 副作用軽減の目的で薬物に高分子を修飾した物質. それ自体は薬理活性を示さないが体内で分解され活性が発現する. PEGインターフェロン（⇒ PEG 化）やジノスタチンスチマラマー*（スマンクス）などがある.

興奮性シナプス [excitatory synapse] シナプス*前膜から放出された神経伝達物質*がシナプス後膜上の特異的受容体に結合した結果, 脱分極（⇒ 膜電位）性のシナプス後電位を発生するシナプスのこと. 逆に過分極性のシナプス後電位を発生するシナプスを抑制性シナプスとよぶ.

興奮性シナプス後電位 [excitatory postsynaptic potential] ⇒ 抑制性シナプス後電位

興奮伝導(1) [propagation of action potential, conduction of action potential] 軸索膜上などでつぎつぎと活動電位*（興奮）が伝わっていく状態のこと. 活動電位発生部位とその周囲の静止膜との間で電位差が生じ, 局所電流が流れる. これが隣接する膜を脱分極させ, 活動電位を発生させる. 有髄神経軸索では髄鞘（ミエリン）とよばれる絶縁体が軸索を覆っており, 髄鞘と髄鞘の間の細い隙間（ランビエ絞輪）で活動電位が発生すると, 局所電流は次のランビエ絞輪を脱分極し, 活動電位を発生させる（跳躍伝導）. このため興奮伝導速度は無髄神経に比べてはるかに速い.

興奮伝導(2) [excitation conduction] = 刺激伝導

抗ヘルペス薬 [anti-herpes drug] 単純ヘルペスウイルス 1, 2 型や水痘・帯状疱疹ウイルス感染症に有効な抗ウイルス薬. 多くはアシクロビル, ガンシクロビルやバラシクロビル塩酸塩のように核酸誘導体で DNA ポリメラーゼ阻害薬である.

酵 母 [yeast] ⇒ アルコール発酵

後方類似(医薬品名の) [back part alikeness] 医薬品名称の末尾部分の文字（特に 2～3 文字）が同一で, 後方部分が似ていること. 医薬品の取違いのおもな原因の一つである.（⇒ 前方類似）

コウボク(厚朴) [magnolia bark] ホオノキ（モクレン科）の樹皮. 精油（約 1%）, フェニルプロパノイド*のホノキオール, アルカロイド*のマグノクラリンなどを含む. 鎮静, 鎮痛, 抗痙攣, 抗胃潰瘍作用. 漢方では芳香性健胃薬*として配合される.

硬 膜 [dura mater, pachymeninx] ⇒ 髄膜

硬膜外麻酔 [epidural anesthesia] ⇒ 局所麻酔

抗マラリア薬 [antimalarial drug] マラリア*に対する治療薬. 現在, わが国で使用可能な抗マラリア薬はキニーネ, メフロキン, スルファドキシン・ピリメタミン合剤（SP 合剤）である. キニーネとメフロキンは赤血球内のマラリア原虫の増殖を阻害し, SP 合剤は葉酸代謝を阻害する. メフロキンは予防投与が可能.

高密度リポタンパク質 [high-density lipoprotein] 略号 HDL. 高比重リポタンパク質ともいう. 小腸や肝臓で合成・分泌される比重 $1.063 \sim 1.21 \, \text{g mL}^{-1}$ の最も重いリポタンパク質*. 血管壁など末梢組織から余分のコレステロールを回収し, 肝臓へ逆転送して処理する役割を担っており, 動脈硬化を抑える働きがある.

肛 門 [anus] 消化管*末端の体外への開口部で, 平滑筋の内肛門括約筋と骨格筋の外肛門括約筋から成る. 上皮は重層扁平上皮*である. 肛門の静脈叢に発生する静脈瘤*を痔（⇒ 痔疾）という.

鉱油試験法 [mineral oil test] 植物性脂肪油中に混入される鉱物性油の混在を試験する方法. 注射剤*や点眼剤*をつくるために用いる油の品質を試験する.

交 絡 [confounding] 曝露と結果の間の真の関連をゆがめるバイアス*. 結果と関連する第三の因子をもつ被験者の割合が曝露群と非曝露群で異なる場合に交絡が生じる. この第三の因子を交絡因子という.

交絡因子 [confounding factor] ⇒ 交絡

抗リウマチ薬 [antirheumatic drug] リウマチに対する治療薬. 免疫調節薬, 免疫抑制薬, 生物学的製剤の三つに分類される.

抗利尿ホルモン [antidiuretic hormone] 略号 ADH. バソプレッシンともいう. 脳下垂体後葉から分泌されるホルモンで腎集合管の V_2 受容体に結合し水の再吸収を促進する.

向流分配 [countercurrent distribution] 互いに混ざらない液相間での物質の分配係数（⇒ 分配平衡）の差を利用して分離を行うこと.

光量子〔photon, light quanta〕= 光子

高リン(酸)血症〔hyperphosphatemia〕 血清のリン濃度が 5 mg dL^{-1} 以上程度の高い状態. 腎不全*や副甲状腺機能低下症*などが原因であり, 組織への石灰沈着が起こりやすい. (→低リン血症)

高齢化社会〔aging society, society on aging〕 人口の高齢化は出生率*の低下と死亡率*の低下(平均余命*の延長)が要因となり, 年齢別人口が加齢することにより徐々に進行する. 人口の高齢化の一般的な指標は老年人口割合であり, 7 % を超えると高齢化, 20 % を超えると超高齢化しているという. 日本は 2008 年では 22.1 % となり超高齢化時代に突入している. 欧米諸国に比べ日本は 20〜30 年と非常に短い間に高齢化しており, 急速な高齢化に備えた社会への施策が必要である.

高齢者の医療の確保に関する法律〔Act on Assurance of Medical Care for Elderly People〕 国民の高齢期における適切な医療の確保を図るため, 医療費の適正化を推進するための計画の作成および保険者による健康診査などの実施に関する措置を講ずると共に, 高齢者の医療について, 国民の共同連帯の理念などに基づき, 前期高齢者にかかる保険者間の費用負担の調整, 後期高齢者*に対する適切な医療の給付などを行うために必要な制度を設け, もって国民保健の向上および高齢者の福祉の増進を図ることを目的として制定された法律. 老人保健法が改正され制定された.

抗ロイコトリエン薬〔antileukotriene〕→ 抗アレルギー薬

CoA(コエー)〔CoA, coenzyme A〕= 補酵素 A

5-HT〔5-HT, 5-hydroxytryptamine〕= セロトニン

誤嚥性肺炎〔aspiration pneumonia〕 鼻腔咽頭からの異物誤飲によって起こる肺感染症. 原因は, 薬物による神経筋障害あるいは咽頭反射異常, 基礎疾患として筋萎縮性側索硬化症(ALS)や脳梗塞などの神経疾患, 食道癌や気管支癌などによる瘻形成, 過剰な胃酸逆流, 医原性として経管の気管支への誤挿入などがある.

ゴオウ(牛黄)〔oriental bezoar〕 ウシ(ウシ科)の胆嚢中に生じた結石. 胆汁酸類(デオキシコール酸, コール酸)およびビリルビン系色素を含む. 抗高血圧, 鎮静, 鎮痙作用. 強心薬として生薬製剤などに配合される.

コカイン塩酸塩〔cocaine hydrochloride〕 エステル型の局所麻酔薬*. コカ葉中に含まれるアルカロイドで, その毒性と麻薬性のために適用は表面麻酔に限られる. 5〜10 % 液を用い, 多くの場合は効果の持続の目的でアドレナリン*を併用する.

コカノキ〔coca〕→ コカヨウ

コカヨウ〔coca leaf〕 コカノキまたは *Erythroxylon novogranatense* Hieronymus (コカノキ科)の葉. 主要成分はトロパンアルカロイド*(コカイン). コカイン塩酸塩*は局所麻酔作用があり, 表面麻酔薬として適用される. コカインは中枢神経系に強い興奮作用があり, 劇薬・麻薬として扱われる.

呼気〔exhalation, expiration〕→ 呼吸

CoQ(コキュー)〔CoQ, coenzyme Q〕= ユビキノン

呼吸〔respiration〕 外界から酸素を取入れる一方, 代謝により産生された二酸化炭素を排出する一連の過程. 外呼吸(肺呼吸)と内呼吸(組織呼吸)に大別される(→ガス交換). 外呼吸では吸気と呼気を交互に繰返して換気(呼吸運動)を行うが, 肺*は収縮して呼気を排出する機能をもつが, 拡張して吸気を行う機能はもたない. そのため, 安静吸気時には, 胸腔(胸郭)はおもに横隔膜(一部は外肋間筋)により拡大し, 内部を陰圧にして吸気を行う. 一方, 内肋間筋は運動時などの努力呼気時に機能する.

呼吸器系〔respiratory system〕 鼻腔から咽頭, 喉頭, **気管**, 気管支*(主気管支と肺内の細気管支), 肺*, 肺胞まで, 呼吸*によって外気を取入れて末端の肺胞に達するまでの組織. このうち外界から取入れた空気の通路を特に気道という. 呼吸器系の役割にはガス交換*のほか, 水分や熱の発散, 発声, においの感知などがある.

呼吸曲線〔pneumogram, spirogram〕→ スパイロメトリー

呼吸曲線測定 = スパイロメトリー

呼吸興奮薬〔respiratory stimulant〕 呼吸促進薬, 呼吸刺激薬ともいう. 重症疾患や麻酔薬, 麻薬などの薬物中毒で呼吸中枢が抑制され, 呼吸機能の低下が起こったときに, 呼吸運動を促進する目的で用いる薬物. 中枢神経系に作用して延髄の呼吸中枢を刺激する中枢性のもの(ジモルホラミン, ジメフリンなど)と, 頸動脈小体と大動脈小体の化学受容器を刺激し, 反射性に呼吸を興奮させる末梢性のもの(ドキサプ

ラム*，ロベリンなど)がある．また麻薬の過剰投与および分娩時麻薬投与によって起こる新生児の呼吸抑制の治療および予防には，ナロキソン*やレバロルファンなどの合成麻薬拮抗薬が用いられる．

呼吸困難 [dyspnea, difficulty of breathing, respiratory difficulty, respiratory distress] 呼吸運動に努力を要する主観的な症状で，定量的な評価は患者への問診のみである．呼吸機能が障害され，血液中のガス交換に障害がある状態は呼吸不全といい区別する．呼吸器疾患(慢性閉塞性肺疾患，拘束性肺機能障害，肺梗塞など)および心疾患(心不全，心筋梗塞，狭心症)に起因することが多く，貧血も鑑別診断上重要である．

呼吸鎖 [respiratory chain] ⇌ 電子伝達系

呼吸鎖阻害剤 [respiratory chain inhibitor] ミトコンドリアの電子伝達系(呼吸鎖)の電子伝達を妨げることによって，ATP*産生を阻害する物質．代表的なものにアミタール(複合体I阻害)，アンチマイシンA(複合体III阻害)，シアン化合物(複合体IV阻害)などがある．

呼吸数 [respiratory rate] 成人の正常な呼吸数は $14〜20\ min^{-1}$ である．年齢が下がるに従い呼吸数は増加し，乳幼児では $25\ min^{-1}$ 以上となる．

呼吸性アシドーシス [respiratory acidosis] ⇌ アシドーシス

呼吸性アルカローシス [respiratory alkalosis] ⇌ アルカローシス

呼吸調節中枢 [pneumotaxic center] 橋にある吸息と呼息の無意識下の中枢．睡眠時などの無意識下の呼吸は延髄にある吸息中枢と呼息中枢(呼吸中枢)によって調節され，このうち吸息中枢はつねに興奮状態にあり，これを呼息中枢が制御することで吸息が中断し呼息となる．安静時における自動的・周期的な吸息と呼息の切替えは，上位の中枢として橋にある呼吸調節中枢により調節されている．一方，息こらえのときなど意識下の呼吸中枢は大脳皮質運動野にある．

呼吸不全 [respiratory failure, respiratory insufficiency] ⇌ 呼吸困難

黒鉛 [graphite] グラファイトともよばれ，炭素の同素体の一つ． sp^2 炭素同士の共有結合により形成される六角形の網目状の平面層が積み重なった共有結合結晶．熱および電気伝導性が高く，電極，鉛筆などに使用されている．

国際一般名 [International Nonproprietary Name, INN] ⇌ 一般名

国際感染症 [international infectious disease] エボラ出血熱やラッサ熱などはきわめて致死率が高い危険な感染症であるが，国内に存在しないので，伝染病予防法の時代には法の対象になっておらず，国際感染症として渡航者などへの注意が促されていたが，感染症法*の制定により一類感染症*に指定された．

国際疾病分類 [International Statistical Classification of Diseases and Related Health Problems] 世界保健機関*(WHO)が作成した国際的な疾病分類であり，10回目の修正版がICD-10である．

国際純正応用化学連合 [International Union of Pure and Applied Chemistry] ⇌ IUPAC命名法

国際単位系 [International System of Units] 略号SI．MKSA単位系が発展したもので，付録Iに示した七つのSI基本単位と，SI組立単位，接頭語などから成る．

国際ハーモナイゼーション会議 = 日米EU医薬品規制調和国際会議

国際薬剤師・薬学連合 [International Pharmacy Federation] = FIP

告示 [Public Notice, Ministerial Notification] 法律，政令*，省令*の条文に基づいて各省庁の大臣が定めるもの．定められる内容が規則という性格のものではなく，処方せん医薬品を指定するなど，ある事柄を定めて告知する性格のもの．"放射性医薬品の製造及び取扱規則"は省令，"放射性物質の数量等に関する基準"は告示である．

黒質-線条体系 [nigrostriatal system] ⇌ 中脳

国勢調査 [population census] 国の最も基本的な統計調査であり，国内の人口，世帯，産業構造などの現在の状況を明らかにし，国や地方公共団体における各種の行政施策を立案するための基礎資料を得ることを目的として行われる．また，財政，学術研究，企業においても幅広く利用される．大規模調査(10年ごと)と中間年の簡易調査に大別される．前者は基本的属性(氏名，性別など)，経済的属性(世帯主との続柄，就業状況など)，住宅，人口移動，教育に関する事項，後者は基本的属性，経済的属性，住宅に関する事項のみを調査する．調査は，10月1日午前零時現在日本に常住(3カ月以上)し

告知 [disease notification]　病名告知ともいう．患者に病名を告げること．告知により，診断や治療の選択肢が複数ある場合に患者が冷静に判断でき，また積極的に治療に取組む姿勢を奨励できるという，本来のインフォームドコンセント*が可能となる．

国民医療費 [national medical expenditure]　厚生労働省によって年度ごとに推計される医療機関などにおける医療保険の対象となる傷病の治療に要する費用．診療費，調剤費，入院時食事・生活医療費，訪問看護医療費などのほか，健康保険で支給される移送費などを含む．一方，傷病の治療に該当しない正常な妊娠や分娩，健康診断・予防接種，義眼・義肢などの費用は含まない．

国民皆保険　わが国では社会保障の根幹ともいえる医療保険制度を整備し，1961年以降すべての国民はその勤務する職場に応じて，義務的に医療保険へ加入することとされており，すべての国民が被用者保険もしくは国民健康保険のいずれかに加入する．一方でさまざまな理由から職に就けないなどの理由で給与収入のない者については，憲法25条の精神のもと，公費による扶助が行われ，医療保険に関しても生活保護による医療給付が行われる．諸外国には公的保険をもたず個人の自由な意思で医療保険などに加入する制度をもつ国もあるが，わが国ではすべての国民がいずれかの医療保険に必ず加入しているので，この制度を"国民皆保険制度"とよぶ．

国民健康保険　地域保険ともよばれる．国民健康保険法によって規定される医療保険の制度．保険者は原則市町村が当たる．加入者は自営業者が加入する地域国保(保険者は市区町村)と医師，薬剤師などの同業職種が集まって保険者となる職域国保(組合国保)の2種類に大別される．(→ 被用者保険)

国民健康保険団体連合会 [Fedration of National Health Insurance]　国民健康保険の保険者をもって構成される組織で，診療報酬明細書(→ レセプト)にかかる審査を行うと同時に，各医療機関，薬局に保険診療に要した費用の支払いを行う．各都道府県に一つずつ，計47の国民健康保険団体連合会があり，介護保険にかかる請求の窓口としても機能している．47団体のまとめ役として国民健康保険中央会がある．

国民保護法 [Act concerning the Measures for Protection of the People in Armed Attack Situations, etc]　→ 災害時医療

コクランライブラリー [Cochrane Library]　臨床上重要な疾病の診断や治療法について，系統的な方法で網羅的に収集したランダム化比較試験*をメタアナリシス*した"システマティックレビュー"を中心に臨床決断の根拠となる質の高い6種類のデータベースを提供している．

国立医薬品食品衛生研究所 [National Institute of Health Sciences]　略号NIHS．医薬品や食品のほか，生活環境中に存在する多くの化学物質について，その品質，安全性および有効性を正しく評価するための試験・研究や調査を行う機関．

国立感染症研究所 [National Institute of Infectious Diseases]　略号NIID．感染症を制圧し，国民の保健医療の向上を図る予防医学の立場から，広く感染症に関する研究を先導的・独創的かつ総合的に行う機関．

固形注射剤 [solid injection]　注射剤のうち薬剤が固体であるもの．製造過程で凍結乾燥を行う場合が多い．使用時に溶解液で溶解または懸濁して用いる．

誤差 [error]　実験値と真の値との差．誤差は，絶対誤差(=実験値−真の値)あるいは相対誤差(%)〔=(絶対誤差/真の値)×100〕により評価する．系統誤差*と偶然誤差*に分類される．

古細菌 [domain Archaea, Archaebacteria]　真正細菌*および真核生物(→ 真核細胞)と共に全生物を三分するドメインの一つである．真正細菌と同様，原核生物であるが，細胞壁組成，生息環境などで多くの相違点がある．

ゴーシュ形 [gauche form]　→ 立体配座

50% 効果量 = ED_{50}

50% 致死量 = LD_{50}

50% 有効量 = ED_{50}

ゴシュユ(呉茱萸) [euodia fruit]　ゴシュユ，*Euodia officinalis* Dode または *E. bodinieri* Dode(ミカン科)の果実．主要成分はインドールアルカロイド*(エボジアミン，ルテカルピンなど)，変形苦味トリテルペン*(リモニン)，精油としてモノテルペン*(オシメン)．止嘔，鎮痛作用．漢方で胃腸を温め，水分代謝を促進することにより，冷え症に伴う諸症状に応用される．

個人情報保護法 [Act on the Protection of Personal Information]　正式名称は"個人情報の保護に関する法律". 個人情報を保護するための個人情報の取扱いに関する法律である. 2003年に成立し, 2005年に全面施行された. 個人情報を保護する法律というより, 薬事法と同様に個人情報取扱事業者を取締る法律である.

コスミド [cosmid]　プラスミド*ベクターに cos 部分（付着末端）を含む λ ファージ DNA 断片を組込んだ DNA のこと. ベクターとしてプラスミドベクターや λ ファージベクターよりも大きい（35〜45 kb）外来 DNA を運搬できる.

ゴセレリン酢酸塩 [goserelin acetate]　黄体形成ホルモン放出ホルモン作動薬*. 作用持続型. 前立腺癌, 閉経前乳癌, 子宮内膜症に用いる.

固相 [solid phase] ⇒ 相

枯草菌 [*Bacillus subtilis*]　自然環境中に広く分布し, 芽胞*を形成するグラム陽性好気性桿菌（⇒ グラム陽性菌, 好気性菌, 桿菌）. 芽胞*は強固な休眠性を維持しており, 熱や消毒薬などに強い抵抗性を示す. 芽胞の完全除去には滅菌*が必要.

固相合成 [solid-phase synthesis]　多数の化合物を短期間に製造するために使われる方法. 特にコンビナトリアルケミストリー*で用いられる. ポリスチレンなどの固相担体にスペーサーとリンカーをつけ, リンカー上で目的とする化合物の合成を行う. 固相上で反応させるので過剰試薬を洗浄だけで容易に除去できる利点がある. スペーサーは反応が円滑に進むように反応場を担体から遠ざける役目をし, リンカーは最終生成物を担体から切離すときに使われる.

固相抽出 [solid-phase extraction]　ある種の化合物を選択的に保持する固定相（シリカゲルや化学修飾シリカゲル）を用いて試料中の分析対象物質を抽出・濃縮する操作. シリンジ型のミニカラムを利用することが多い. 液-液抽出に比べて溶媒の使用量が少なく, 一般に抽出率も優れている.（⇒ 溶媒抽出, 前処理）

五臓論 [five viscera theory]　身体の各部は相互に関連しているとし, 五臓とは肝, 心, 脾, 肺, 腎をさしている. これらは現代の解剖学的臓器とは異なり機能の単位を示している. 一つの臓器の機能失調が他の臓器にも影響するという考え方であり, 生理機能を統括した機能系の分類. 思弁的な側面があるが, 病態の把握に利用されている.

孤束核 [solitary nucleus] ⇒ 血圧の調節

姑息的治療 [palliative treatment] = 対症療法

個体間分散 [inter-individual variance] ⇒ 個体間変動

個体間変動 [inter-individual variability]　個体間に観測される母集団薬物動態パラメーター（クリアランス*CL, 分布容積*V_d など）の変動で, 変量効果 η に伴う個体間分散 $ω^2$ で表し, 個体差の指標となる.（⇒ 個体内変動）

個体内変動 [intra-individual variation]　測定誤差, 測定時間や投与量の誤差, 薬物動態モデルに依存する誤差 ε で, 個体内変動の指標となる. 誤差は等誤差, 比例誤差モデルなどで表し, 残差分散 $σ^2$ で示される.（⇒ 個体間変動）

五炭糖 = ペントース

骨格 [skeleton]　骨格は約 200 個の骨から成り, 大部分は関節によって連結している. 骨は, 長骨（大腿骨など）, 短骨（手根骨など）, 扁平骨（頭蓋骨など）, 不規則骨（椎骨など）に分けられる. また, 含気骨（上顎骨や側頭骨）や腱にある種子骨（大腿四頭筋の膝蓋骨）がある. 骨格は脊椎動物の体の軟部組織を支え, 骨格筋の付着部になることによって, 体の枠組みになっている. また, 内臓を外部から保護し, 骨格筋が骨に付着することによって, 筋と共同して運動を起こす. さらに骨組織は数種のミネラル, 特にカルシウムやリンを貯蔵している. 限られた骨の中には赤色骨髄が含まれ, 造血を行っている.

骨格異性体 [skeletal isomer]　構造異性体の一種*. 組成式が同じで, 骨格となる炭素原子の結合順序が異なるもの.

骨格筋 [skeletal muscle]　一つの関節をまたいで二つの骨に付いている随意筋（⇒ 筋肉）. 長い円筒状で横紋をもつ筋線維から成る. 筋線維の細胞膜と運動神経*の神経末端との間に形成される神経筋接合部*の作用によって, 中枢神経系からの随意運動の指令が伝えられて, 収縮する.

骨芽細胞 [osteoblast, osteoblastic cell]　造骨細胞ともいう. 骨組織において骨形成*を担当する細胞. 血漿中のカルシウムを骨に沈着させて骨を形成する. 骨髄内に存在する間葉系幹細胞由来で, 骨形成促進因子（BMP-2）や転写因子（Runx2）の働きで間葉系幹細胞から分化す

る．骨芽細胞は，破骨細胞*が骨吸収*を行った部位に誘導され，Ⅰ型コラーゲンを主体とする骨基質を産生・分泌することで骨形成を行いながらその中に埋入していき，骨基質を石灰化してその一部は骨細胞に分化する．骨基質に埋入しなかった骨芽細胞の一部は壁細胞になる．骨芽細胞による骨形成は数カ月を要する．副甲状腺ホルモン*に骨形成亢進作用が見いだされていて，海外では骨粗鬆症*の治療薬に用いられている．

骨・カルシウム代謝［bone and calcium metabolism］ 骨吸収*と骨形成*が繰返される骨リモデリング*の過程で行われる骨と血液間でのカルシウムの移動．骨吸収ではカルシウムが血液中へ放出され，骨形成では血液中のカルシウムが骨に沈着する．すなわち体の支持組織である骨は，カルシウムの貯蔵場所，血液中へのカルシウムの供給源として重要な役割を果たす．なお骨吸収は副甲状腺ホルモン*(PTH)により促進され，カルシトニン(⇒甲状腺ホルモン)により抑制される．

骨吸収［bone absorption, bone resorption］ 破骨ともいう．破骨細胞*の働きで，弾力や強度が低下した古い骨が分解・破壊されて減少し，骨組織がカルシウム源として血液中に放出されること．破骨細胞による骨吸収は数週間単位で行われる．骨吸収は副甲状腺から分泌される副甲状腺ホルモン*により促進され，甲状腺傍濾胞細胞から分泌されるカルシトニン(⇒甲状腺ホルモン)により抑制される．骨吸収量が骨形成量を上回ると骨が減少し，骨粗鬆症*などの原因になる．(⇒骨リモデリング)

骨吸収抑制薬［bone resorption depressant, bone resorption inhibitor］⇒骨粗鬆症治療薬

コッククロフト-ゴールト式［Cockcroft-Gault formula］ 血清クレアチニン*値(mg dL^{-1})と年齢，体重(kg)などを用いることで，クレアチニンクリアランス*を予測する計算式．簡便に腎機能を評価できる．

COX（コックス）［COX, cyclooxygenase］＝シクロオキシゲナーゼ

骨形成［bone formation］ 造骨ともいう．骨芽細胞*の働きで，弾力や強度がある新しい骨がつくられること．骨芽細胞は骨基質タンパク質の主成分であるコラーゲン*を産生・分泌すると共に，血漿中のカルシウムを取込んでカルシウム塩として沈着させて石灰化し，骨基質を骨組織にする．正常な状態では，破骨細胞*により骨吸収*された部分は骨形成によって修復される．(⇒骨リモデリング)

骨形成細胞［osteogenic cell］⇒骨組織
骨細胞［osteocyte］⇒骨組織

骨　髄［bone marrow］ 骨の内部の柔組織で，造血器である．線維芽細胞*，脂肪細胞*，マクロファージから構成される支持細胞(ストローマ細胞)の網の目と，造血幹細胞*およびそれらが分化した血球前駆細胞で構成される．

骨髄異形成症候群［myelodysplastic syndrome］ 略号 MDS．造血幹細胞*に異常があり，成熟血球への分化・成熟が正常に行われず，形態異常と無効造血を示す疾患群．末梢血は赤血球，白血球，血小板のうち2系以上が減少するが，再生不良性貧血*とは異なり，血液細胞の形態が異常であり，骨髄は正形性～過形成である．白血病に移行することが多いため，前白血病状態ともよばれる．

骨髄移植［bone marrow transplantation］ 略号 BMT．白血病*や再生不良性貧血*などによって，正常な造血が行われなくなった患者の骨髄幹細胞を，提供者(ドナー)の骨髄幹細胞と入れ替えることにより，造血機能を回復させる治療法で造血幹細胞移植*法の一つ．骨髄中に存在する造血幹細胞*を全身麻酔下にドナー骨髄から採取し，患者の骨髄造血細胞に強い傷害を与える強力な治療(前処置)を行った後に，ドナー骨髄液を輸注する．

骨髄腫［myeloma］ 形質細胞腫ともいう．B細胞*が最終的に分化した抗体産生細胞(形質細胞)が悪性化し，骨髄内で増殖した癌細胞．IgG*やIgA*クラスの単一クローン由来の抗体を分泌する場合が多い．H鎖のクラススイッチ*の過程で起こった遺伝子異常が原因とされる．

骨髄腫タンパク質［myeloma protein］ 骨髄腫*が産生する免疫グロブリン*や免疫グロブリンの一部を構成するタンパク質．後者の例としては骨髄腫患者の尿に検出されるベンス・ジョーンズタンパク質があげられる(⇒ベンス・ジョーンズタンパク尿)．これは免疫グロブリンのL鎖であり，抗体のタンパク質化学研究に大きく貢献した．たとえば一次構造の解析により抗体には可変部*と定常部*があること，可変部には3カ所の超可変部*があることが示された．骨髄腫由来のモノクローナル抗体*は，一次構造の解析や抗原結合部位の構造解析に役立った．抗体の遺伝子領域が骨髄腫と他の体細

胞とで異なることが見いだされ，体細胞レベルでの遺伝子再構成*が発見された．

骨髄抑制［bone marrow suppression］　骨髄の造血機能が低下している状態で，白血球，赤血球，血小板の数が減少する状態を示す．骨髄の造血，口腔粘膜，および毛髪などは細胞分裂(増殖)が活発な組織であり，特に，骨髄は細胞傷害性抗癌剤の影響を受けやすい．細菌感染，動悸，息切れ，出血傾向などの症状を呈す．

骨組織［bone tissue］　骨組織には，炭酸カルシウムおよびカルシウムとリン酸の複雑な塩であるヒドロキシアパタイトを主とした無機塩と，おもにコラーゲンから成る膠原線維束でできている基質があり，細胞間が広くなっている．細胞には，骨形成細胞，骨芽細胞*，骨細胞，破骨細胞*がある．骨形成細胞は細胞分裂を繰返し，骨細胞をつくり出す．骨芽細胞から骨組織の主要な細胞である成熟した骨細胞へと分化し，血管との間で骨代謝が行われる．破骨細胞は，強力な加水分解酵素をもち，骨の吸収・破壊を担当する．骨芽細胞と破骨細胞の働きのバランスによって骨の新旧の入替えが行われている．

骨粗鬆(しょう)症［osteoporosis］　骨密度*と骨の質によって骨の強度が低下したために骨折のリスクが高まった状態．骨は常に骨吸収*と骨形成*により新陳代謝され新しい骨が形成される．骨吸収によって失われた骨量*を，骨形成によって十分に補うことができなくなると骨量の減少が生じる．閉経後の女性に発症したものが閉経後骨粗鬆症で，女性ホルモン(エストロゲン*)が欠乏することによって骨吸収が亢進する．70歳以上の高齢者に発症したものが老人性骨粗鬆症で，老化による骨形成の低下が原因であり，女性に限らず男性にも発症する．骨粗鬆症に関連する老人骨折は脊椎圧迫骨折，橈骨末端骨折，大腿骨頸部骨折などが多い．

骨粗鬆(しょう)症治療薬［anti-osteoporosis drug］　骨粗鬆症*の予防と治療に用いられる薬物．骨形成促進薬(活性型ビタミンD_3*，カルシウム製剤*など)と骨吸収抑制薬(カルシトニン製剤*，ビスホスホネート製剤*，選択的エストロゲン受容体調節薬*，イプリフラボン，ビタミンK，副甲状腺ホルモン薬など)に大別される．

骨代謝［bone metabolism］　骨が吸収・破壊と再生を繰返して新生する新陳代謝．骨の強度，血中ミネラル濃度の調節に深くかかわる．(⇒骨・カルシウム代謝，骨リモデリング)

コットン効果［Cotton effect］⇒旋光分散

骨軟化症［osteomalacia］　色々な原因により骨の質が異常になった病気の総称で，カルシウムやリンなどのミネラルが沈着できず，石灰化していない骨組織(類骨)が多量にみられる．小児の場合をくる病，成人の場合を骨軟化症という．ビタミンD不足が原因の一つ．

コッホの三原則［Koch's postulates］　ドイツの病理学者 R. Koch(1843~1910)が提唱した感染症の原因菌を特定するうえでの原則．患者における菌の存在の証明，その菌の培養，培養した菌による感染の再現の三つから成る．

骨密度［bone density］　単位容積当たりの骨量*のこと．骨粗鬆症の検査や骨の強さを示す指標として用いられる．一定以下まで減少するとすかすかのもろい骨となり，骨折の原因となる．

骨リモデリング［bone remodeling］　骨再形成，骨再構築ともいう．骨で繰返される新陳代謝のサイクルで，骨の弾力性と強度の維持に寄与する．破骨細胞*により古い骨が吸収され(骨吸収)，骨芽細胞*により同じ量の新しい骨がつくられて(骨形成*)，骨量が一定に保持される．(⇒骨・カルシウム代謝)

骨量［bone mass］　骨の中のミネラル量を測定した値で，カルシウムとリンが多く，マグネシウムなども含まれる．20~30代が最も多く，その後，加齢やホルモンの低下で減少していく．

固定化酵素［immobilized enzyme］　不溶化酵素ともいう．酵素を，触媒活性を保持させたまま，アガロースや合成高分子などの不溶性担体に固定するか，ゲルの細孔やマイクロカプセルに包括したもの．反応後に回収して再使用できるため経済性に優れ，効率のよい物質変換システムを構築するうえで有用である．

固定効果［fixed effect］⇒混合モデル

固定相［stationary phase］　クロマトグラフィー*で用いられる充填剤の総称．シリカゲルなどの担体そのものの場合もあるが，担体表面分子に特定の物質を物理的にコーティングしたものや，オクタデシル基(n-$C_{18}H_{37}$-)やオクチル基(n-C_8H_{17}-)，イオン交換基などを化学的に結合させたものなど，多種存在する．順相クロマトグラフィーではシリカゲルそのものが固定相であり，逆相クロマトグラフィーでは疎水性のオクタデシル基やオクチル基などの液相

コーティング［coating］　剤皮ともいう．医薬品製剤の表面を適当な物質で覆って皮膜を形成させる方法．顆粒剤*，カプセル剤*，錠剤*などの表面に皮膜をつくることにより，外観をよくする，湿度や光による医薬品の分解を防ぐ，不快な臭いや苦味を低減させる，放出制御を行うなどが可能である．ショ糖（スクロース）などで皮膜された糖衣，軟カプセルのようなゼラチンを用いた膠衣，腸溶性基剤や徐放性基剤などで皮膜されたフィルムコーティングなどがある．（→ 放出制御型製剤，腸溶性製剤）

コーティング剤［coating agent］　固形製剤の表面に施す皮膜（剤皮）の材料のこと．一般に，コーティング剤の溶液または分散液を適当な方法で製剤表面に成膜させると剤皮を形成できる．白糖（糖衣用），水溶性のヒプロメロースなど（フィルムコーティング用），酢酸フタル酸セルロースなど（腸溶性被膜），水不溶性のエチルセルロースやアクリル系ポリマー類（徐放性被膜）などがあり，コーティング*の目的や用途に応じて使い分けられる．

コデインリン酸塩水和物［codeine phosphate hydrate］　中枢性鎮咳薬*（麻薬性）．薬理作用はモルヒネとほぼ同様だが，薬理活性はモルヒネより弱い．鎮咳作用は保たれており，鎮咳薬として広く用いられる．

古典経路［classical pathway］　補体活性化*経路の一つ．抗体が抗原と結合して生じた抗原抗体複合体がC1を活性化することから始まる．C1の活性化によりC4，C2が切断され，C3転換酵素やC5転換酵素ができる．その結果生じたC3aやC5aはアナフィラトキシン*として炎症を誘導し，C3bは抗原のオプソニン化*に重要な役割を果たす．また，標的細胞膜上で膜攻撃複合体が形成されると細胞溶解が起こる．

コード鎖［coding strand］　=＋（プラス）鎖

コドン［codon］　タンパク質のアミノ酸配列および翻訳*終結を規定するmRNA*上の連続した3塩基（トリプレット）．コドンはすべての生物に共通であるが，ミトコンドリアやテトラヒメナの繊毛では2, 3の例外がみられる．コドンは4種類の塩基からつくられ$4^3 = 64$種類あり，20種のアミノ酸のうちメチオニンとトリプトファン以外は複数のコドンをもつ．これを縮重*とよぶ．翻訳終結を規定する終止コドンにはUAA，UAG，UGAの3種がある．

ゴナドトロピン［gonadotropin］　=性腺刺激ホルモン

ゴナドレリン酢酸塩［gonadorelin acetate］　黄体形成ホルモン放出ホルモン作動薬*．黄体形成ホルモン（LH）および卵胞刺激ホルモン（FSH）放出ホルモン．下垂体LH分泌機能検査に用いる．

コハク酸［succinic acid］　→ クエン酸回路

コプラナーPCB［coplanar PCB］　ポリ塩素化ビフェニル*（PCB）のうち，基本骨格となる2個のベンゼン環に結合している塩素の位置によって平面構造となるものをいう．PCBのそれ以外の構造をとる化合物より毒性が強く，ダイオキシン類*として位置づけられている．

個別セット　［unit-dose drug distribution system, unit-dose dispensing］　1本渡しともいう．注射剤処方せんに基づき，1日分の注射薬を1施用ごとにセットとしてまとめて病棟に渡す方式．

互変異性［tautomerism］　2種の異性体が容易に変化し合う異性現象をさす．たとえばα炭素上に水素原子をもつカルボニル化合物（ケト形）は対応するエノールと速い速度で平衡状

$$H_3C-\underset{\parallel}{C}-CH_3 \rightleftharpoons H_3C-\underset{|}{C}=CH_2$$
$$O-H$$

　　　ケト形　　　　　　　エノール形
　99.9999999%　　　　　0.0000001%

態にある．これはケト-エノール互変異性とよばれ，両者では水素原子の結合位置が変わる．一般に，ケト-エノール互変異性ではほとんどケト形に平衡が偏っている．

コホート研究［cohort study］　要因対象研究ともいう．要因のある集団（曝露群）と無い集団（非曝露群）に分け，それぞれの集団（コホート）の罹患率などを調べる研究．将来にわたって追跡調査をする前向き研究*の場合を，特にコホート研究という．過去に発生した要因の有無で分けた人間集団間の現在までの罹患率などを調べる場合は後ろ向きコホート研究（→ 後ろ向き研究）という．

五味［five flavors, the five tastes of medicinals, representing the basic actions of the medicinals］　生薬の味のことで，酸，苦，甘，辛，鹹（塩辛い）の五味に分類したもの．それぞれに次のような作用が想定される．酸は収斂，

止血, 止瀉, 苦は清熱, 瀉下, 鎮静, 甘は緩和, 強壮, 補薬, 辛は発汗, 解表, 理気(気を巡らす), 鹹は軟堅(堅くこっているものを柔軟にする), 瀉下. (→ 薬味, 薬性)

ゴミシ(五味子) [schisandra fruit] チョウセンゴミシ(マツブサ科)の果実. 主要成分は, 精油のほか, リグナン*類(シザンドリン, ゴミシン A~J など). リグナン類に中枢抑制作用. 漢方で鎮咳去痰, 鎮静薬として応用される.

コミュニケーション [communication] 意志や感情を含めた情報を伝達し, それが共有される過程のこと. コミュニケーションにより, 情報は伝達され, 他者の行動や態度に影響をもたらし, 相互に作用し合うことから社会化が進む. 伝達手段によって, 言葉を媒介とする言語的コミュニケーションと, 言葉以外の表情や身振り手振りなどを媒介とする非言語的コミュニケーションに大別される. 二者間のコミュニケーションを基本とする個人間コミュニケーションはパーソナルコミュニケーション(対人コミュニケーション)とよばれ, テレビや新聞などのマスメディア(媒体)を用いたマスコミュニケーションとは異なり双方向的な情報伝達が特徴的である.

コメディカル [co-medical] 医師*, 歯科医師*と協働して医療を実践するさまざまな職業の総称. 薬剤師*, 看護師*, 臨床検査技師*, 衛生検査技師*, 診療放射線技師*, 理学療法士*, 作業療法士*, 救命救急士*, 管理栄養士*など. 以前はパラメディカルとよんでいたが, パラ=補助, すなわち医師がすべての命令を下すものとし, ほかのスタッフはこれに従う, という意味が時代にそぐわなくなったため, 新たにつくられた名称である. 最近は医師も含めた医療従事者全員をメディカルスタッフとよぶのが好ましいとされる.

固有粘度 [intrinsic viscosity] → 粘度

固溶体 [solid solution] 2種類以上の元素が溶解し合い, 均一な状態になっている固体混合物のこと. 金属合金は代表的な固溶体である. 非金属元素同士の固溶体は混晶ともよばれる.

コラーゲン [collagen] 細胞外マトリックス*を構成する主要な線維状タンパク質. グリシンやプロリンの含量が高く, ヒドロキシプロリンおよびヒドロキシリシンを含み, 三重らせん構造をもつ. 骨, 軟骨, 靱帯, 腱, 真皮などに多量に含まれ, ヒトでは総タンパク質の約30%を占める. コラーゲン線維(膠原線維)は力学的な強度に優れ強靱かつ弾力性に富む. ヒトでは約30種類が知られている.

コリ回路 [Cori cycle] 筋肉と肝臓の間で起こる乳酸の代謝回路. 本回路により, 筋肉での解糖*で生じた乳酸を, 血液を介して肝臓に運び, 糖新生*系でグルコースに変換でき, 筋肉で再びグルコースを利用可能となる.

孤立系 [isolated system] → 系

孤立電子対 [lone pair] = 非共有電子対

コリン [choline] 化学式$(CH_3)_3N^+CH_2$-CH_2OH. 細胞膜リン脂質*のレシチン*やスフィンゴミエリン*および, 神経伝達物質のアセチルコリン*の原料となる.

コリンエステラーゼ [cholinesterase] 略号 ChE. 血清中のコリンエステラーゼは, 大部分が肝細胞で合成されて血中に分泌される酵素であり, アセチルコリン*を含むさまざまなコリンエステル類を分解する. 肝疾患により肝細胞が障害されると合成できなくなり検査値は低値になる. 脂質代謝と関連しているため, 栄養の取過ぎや肥満により高値となる.

コリンエステラーゼ阻害薬 [cholinesterase inhibitor] 抗コリンエステラーゼ薬ともいう. コリンエステラーゼを阻害することによりシナプス間隙のアセチルコリン濃度を高めて間接的にアセチルコリン受容体*刺激によるムスカリン様作用およびニコチン様作用を示す.

コリン作動性受容体 [choligergic receptor] = アセチルコリン受容体

コリン作動薬 [cholinergic drug] コリン作動性神経およびその支配下の効果器に作用し, 副交感神経刺激時と同様の効果をひき起こす薬物.

コリンズ試薬 [Collins reagent] ピリジンと無水クロム酸の錯体〔$(C_5H_5N)_2·CrO_3$〕で, アルコールの酸化に用いられる試薬. 第一級アルコールはアルデヒドへ, 第二級アルコールはケトンへ酸化される. 同様の試薬に, クロロクロム酸ピリジニウム(PCC)やニクロム酸ピリジニウム(PDC)がある.

五類感染症 [type 5 infectious disease] 発生動向を把握して情報を提供することにより感染予防につながると考えられる感染症. 後天性免疫不全症候群*(AIDS)やB型肝炎*, C型肝炎*などはすべての医師が届出を行い, インフルエンザ*や麻疹*, 風疹*などはそれぞれ指定された定点医療機関が届出を行う. (→ 感染症法)

ゴルジ体 [Golgi body] 円盤状の嚢が数枚層状に積み重なる細胞小器官*. 小胞体*から運ばれたタンパク質や脂質が小胞輸送*により嚢を移る間に修飾・選別され, 分泌のための小胞や他の細胞小器官へ送る小胞に詰め込まれる.

コルチコステロン [corticosterone] 副腎皮質の球状層から分泌される鉱質コルチコイド*. アルドステロン生成における中間生成物. 17α-OH 酵素を欠くげっ歯類では主要な糖質コルチコイド*となる.

コルチゾール [cortisol] = ヒドロコルチゾン

コルチゾン [cortisone] 糖質コルチコイド*. 体内ではコルチゾール(ヒドロコルチゾン*)に変化して作用する. 糖, 脂質, アミノ酸, タンパク質の各代謝系に対してインスリン*と拮抗的な異化作用を示す. 抗炎症作用や免疫抑制作用を示す.

コルヒクム [colchicum seed] イヌサフラン(ユリ科)の種子. りん茎をコルヒクムコン, 種子をコルヒクムシと別称することもあり, 共に主要成分はトロポロンアルカロイド(コルヒチン). コルヒチン*は好中球遊走阻害に基づく抗炎症作用をもち, 痛風*発作の寛解および予防に用いるほか, 有糸分裂阻害作用を利用して倍数体植物育種などに用いられる.

コルヒチン [colchicine] イヌサフランの成分で, 痛風発作の前兆期に服用すると効果のある痛風発作予防薬*. 好中球のチューブリンに結合して微小管形成を阻害し, 好中球の関節炎症部位への走化を抑制することにより発作を予防する.

コールラウシュの法則 [Kohlrausch's law] = イオン独立移動の法則

コレカルシフェロール [cholecalciferol] ⇒ ビタミンD

コレシストキニン [cholecystokinin] ペプチドホルモン*の一つで, 胆嚢収縮や膵液分泌促進, オッディ筋弛緩, 胃幽門括約筋収縮, 視床下部に作用して満腹感誘発などの働きをもつ消化管ホルモン*. 脂肪摂取などにより十二指腸粘膜細胞より放出される.

コレスチミド [colestimide] 脂質異常症治療薬*. 陰イオン交換樹脂製剤で, 胆汁酸を吸着して糞中排泄を促進し, 肝コレステロールの異化を促進する.

コレスチラミン [colestyramine] 脂質異常症治療薬*. 陰イオン交換樹脂製剤で, 胆汁酸を吸着して糞中排泄を促進し, 肝コレステロールの異化を促進する.

コレステロール [cholesterol] 3位にヒドロキシ基(ここで脂肪酸とのエステルが形成されるとコレステロールエステル*), 5位に二重結合をもつ炭素数27のステロイド*. 動物細胞膜構成成分. 胆汁酸*, ステロイドホルモン, 脂溶性ビタミンの前駆体. (⇒ リポタンパク質)

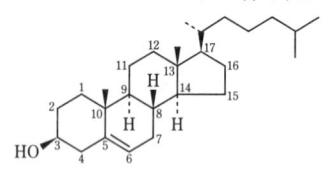

コレステロールエステル [cholesterol ester] コレステロール*の3位のヒドロキシ基に脂肪酸がエステル結合した化合物. エステル化は, 血中ではレシチン:コレステロールアシル CoA トランスフェラーゼ(LCAT)により, 組織細胞ではアシル CoA:コレステロールアシル CoA トランスフェラーゼ(ACAT)により触媒される. 生体では, 血清リポタンパク質の LDL や HDL 中に存在し, 肝臓から組織へ, または組織から肝臓へのコレステロールの輸送源となる.

コレステロールの生合成 [biosynthesis of cholesterol] コレステロール*はアセチル CoA*を出発物質とし, 主として肝臓で, 20段階以上の複雑な過程を経て合成される. アセチル CoA の縮合により生成されるヒドロキシメチルグルタリル CoA(HMG-CoA)からメバロン酸*への反応を触媒する HMG-CoA レダクターゼ*は生合成反応の律速酵素であり, この段階で生合成が調節されている. さらにいくつかの反応を経て最終的に炭素数27のコレステロールが合成される. (⇒ メバロン酸経路)

コレラ [cholera] コレラ菌を病原体とする経口感染症. ビブリオ科に属する通性嫌気性グラム陰性桿菌であるコレラ菌は, 患者の排泄物で汚染された飲食物を介して経口感染し, 小腸下部で定着・増殖する. その後, 感染局所で菌が産生したコレラ毒素が小腸上皮細胞における水と電解質の放出を促進することで, 米のとぎ汁様の白い水様の下痢を起こし, 急速な脱水症状をひき起こす. 治療は失われた水分や電解質の補給のため輸液療法が中心となる.

コロイド [colloid]　コロイド次元(1 nm～1 μm 程度)の大きさの微粒子が分散*した系のこと．縦，横，高さいずれもがコロイド次元にあるものを粒状コロイドといい，エマルション(→乳剤)やサスペンション(→懸濁剤)などの分散コロイド，ミセル*溶液などの会合コロイド，高分子溶液などの分子コロイドに分類される．ほかに繊維状コロイド，膜状コロイドがある．分散質の水に対する親和性の大小により，親水コロイドと疎水コロイド*に大別できる．

コロナウイルス [coronavirus]　かぜ症候群*の原因ウイルスである．また SARS コロナウイルスは，新興感染症*である重症急性呼吸器症候群*をひき起こす．有効な抗ウイルス薬はない．

コロニー [colony]　集落ともいう．固形培地上で原則として1個の細菌から分裂して100万から数億個になり，肉眼で確認できる程度まで増殖し形成した集落のこと．大腸菌の場合，最適条件下では半日でコロニーを形成する．

根拠に基づく医療 ＝ EBM

根茎 [rhizome]　地下茎の一形態．細長く地下を横にはう．先端または側枝が地上に出て，茎葉を展開する．シダ植物のなかには葉のみを地上に出すものもある．生薬オウレン*，チクセツニンジン*の薬用部位．

混合エンタルピー [enthalpy of mixing] ＝ 混合熱

混合酸無水物 [mixed acid anhydride]　→酸無水物

混合診療　保険診療(保険調剤を含む)とそれ以外の給付(別途認められている場合を除く)を同時に行うこと．わが国の国民は疾病に際し，国民皆保険制度によって必要な医療を，医療保険に基づく保険診療として受けることができる．諸外国には混合診療を積極的に取入れている国も少なくないが，わが国の医療保険制度では，原則として保険診療とそれ以外の給付を同時に受けることを認めていない．

混合熱 [heat of mixing]　定温定圧下，二つ以上の物質を混合したときに系に出入りする熱量をいう．その熱量はエンタルピー変化に等しいので，これを混合物中の全体質量で割ったものを混合エンタルピーという．特に理想気体同士の混合では，分子間力が存在しないため，混合熱は0である．

混合モデル [mixed effect model]　固定効果と変量効果で母集団薬物動態を記述するモデル．たとえばクリアランス*(CL)が，クレアチニンクリアランス*(CL_{cr})と一次の関係式で説明でき，個体間変動*が正規分布$(0,\omega^2)$すると仮定すれば，$CL=\theta_1+\theta_2 \cdot CL_{cr}+\eta$と示され，$\theta$が固定効果，$\eta$が変量効果を表す．

コンサルテーション [consultation]　自らの判断に加えて，他の医療従事者に第二第三の専門的意見を求めること．判断の精度を高めると共に，患者の治療に役立つ多くの情報を共有することができる．

根治的治療 [curative treatment]　治癒を目指す治療のこと．症状を緩和する，応急の手当をする，延命を図るのではなく，当該患者からその疾患が完全に消え去る状態を目指す．(→対症療法)

混晶 [mixed crystal]　→固溶体

混成軌道 [hybrid orbital]　原子価結合法*を使って分子の幾何構造を説明するのに導入された仮想的な軌道．以下炭化水素を例に説明する．炭素の基底状態の電子配置は$(1s)^2(2s)^2(2p_x)^1(2p_y)^1$で原子価は2なので，この電子配置で水素化物をつくると結合角が90°のCH_2となるはずだが，実際には結合角が109°の正四面体構造のCH_4である．エネルギー準位が近い2s軌道と三つの2p軌道を混ぜ合わせ，新たに四つのsp^3混成軌道をつくって水素と結合させ，CH_4の構造を説明できる．混ぜ合わせるp軌道の数により結合角が180°のエチン(sp混成軌道)，結合角が120°のエテン(sp^2混成軌道)を説明できる．より複雑な構造をもつ錯体においては，d軌道も含めた混成軌道(正八面体のd^2sp^3混成軌道など)が考えられている．

コンセンサス配列 [consensus sequence]　共通配列ともいう．DNAやRNAの特定の領域において高頻度に検出される類似の塩基配列．原核生物RNAポリメラーゼ*の結合部位である-35領域や-10領域，真核生物遺伝子の転写因子が結合するTATAボックス*などが代表例．

昆虫媒介感染 [insect-borne infection]　蚊，ハエ，ノミ，シラミ，ダニなどの昆虫によって運ばれた細菌，ウイルスや寄生虫などの病原体に接触して感染すること．

コンパートメント解析 [compartment analysis]　薬物の体内動態を定量的に解析する方法の一つ．コンパートメントとは薬物を投与した後，生体内に薬物が分布する領域を意味し，

生体全体を数個のコンパートメントの組合わせで表現する．この解析法は生体での薬物の動きを比較的単純な形で数式化できるため，薬物の用法用量に科学的裏づけを与えるのみならず，個々の患者に対する投与計画を考えるうえで欠かせない重要な解析法である．解析には適切なコンパートメントモデル*が用いられる．

コンパートメントモデル[compartment model]　コンパートメント解析を行うときの解析モデルを意味する．線形コンパートメントモデル，非線形コンパートメントモデル，1-コンパートメントモデル*，2-コンパートメントモデル，3-コンパートメントモデル，薬効コンパートメントモデルがある．どのモデルを選択するかは投与量と血中濃度の時間的推移から決定される．投与量と血中濃度に線形性があれば線形を，なければ非線形を用い，生体を1個のコンパートメント，2個のコンパートメント，3個のコンパートメントとして考えるのであれば，それぞれ1-コンパートメントモデル，2-コンパートメントモデル，3-コンパートメントモデルを用いる．仮想の作用部位を表すコンパートメントを想定する場合は，薬効コンパートメントモデルを用いる．

コンピテント[competent]　→形質転換

コンビナトリアルケミストリー[combinatorial chemistry]　文字どおり，組合わせ理論(combinatorial)の化学という意味であって，多種多様な部分構造(ビルディングブロック)を組合わせることによって膨大な数の化合物を一気に合成する技術のことである．ロボット技術とコンビナトリアルケミストリー特有の合成化学の進歩により実用化され，ハイスループットスクリーニング*と並んで現代の創薬を支えている．もともとは化合物ライブラリー*を構築するために開発されたが，現在はリード化合物*の最適化にも用いられる．

コンピューター断層撮影[computerized tomography]　略号CT．X線を身体の周囲を回転させながら照射して得られた透過率などの情報をコンピューター処理して断層画像に変換し，体内の病変を調べる検査．頭蓋内，頭頸部，胸腔および腹腔内構造などの画像診断における標準的な検査となっている．

コンプトン効果[Compton effect]　コンプトン散乱ともいう．X線を物質に当てたとき，散乱されるX線のなかに入射X線より波長の長いものが含まれている現象．波動性だけでなく粒子性を併せもつX線が物質内の電子と衝突し，運動量保存則を満たしながらエネルギーの一部を電子に与える現象である．

コンプトン散乱[Compton scattering]　＝コンプトン効果

コンプライアンス[compliance]　一般には法律や命令に従うことを意味し，医療現場においては指示された用法・用量どおりに正しく服用することをさす．何らかの理由で用法・用量どおり服用できていない場合，ノンコンプライアンス(服薬不履行)という．医療現場では一般に患者が医療従事者の指示に従うという概念で使用されるが，ノンコンプライアンスの最大の原因は患者自身の治療への参加意識の低下に基づく"飲み忘れ"であるため，遵守させることより治療への執着心をもたせる意味で近年ではアドヒアランス*を用いている．

根平均二乗速度[root-mean-square velocity]　各分子の速度の大きさを2乗し，平均をとり，その平方根で表した値である．気体分子運動論*から得られる速さであり，通常の平均値より約8％大きい．

サ

最外殻電子 [outermost electron]　原子核を取巻く電子軌道の集まりを電子殻(K殻，L殻，M殻など)とよび，そのうち最も外側にある電子殻に属する電子を最外殻電子という．最外殻電子がL殻の場合，その電子数が8個の状態が最も安定であり，これをオクテット則(八電子則)とよぶ．

災害時医療 [disaster medical]　自然現象や人為的な事故などにより被害を受けた地域や人々に対する病気や怪我の治療をいう．救援活動は災害対策基本法に定められている．武力攻撃やテロなどの恣意的かつ悪意による災害の場合は"武力攻撃事態等における国民の保護のための措置に関する法律"通称，国民保護法に規定され，一定の範囲で緊急医薬品の保管が指示され，従わなかった場合には罰則が科せられる．

災害対策基本法 [Basic Act on Disaster Control Measures]⇒災害時医療

サイカシン [cycasin]　ソテツの種子に含まれる配糖体*．腸内細菌のβ-グルコシダーゼで加水分解されてメチルアゾキシメタノールを生成し，さらに非酵素的に分解され，メチルジアゾヒドキシドを経由してメチルカチオンを生じ，発癌性を発揮する．

催奇形性 [teratogenicity]　発生段階において，胎児の臓器形成に異常をもたらす作用(催奇作用)をもつこと．

催奇形性試験 [teratogenicity test, teratogenic test]　特殊毒性試験に属する生殖発生毒性試験のうちの一つ．げっ歯類と非げっ歯類の2種の哺乳類を用い，薬物を着床から硬口蓋閉鎖期まで投与し，分娩予定日の前日に剖検して胎児の奇形の有無を調べる．

細菌 [bacterium, (pl.) bacteria]　真正細菌*と古細菌*の総称として使われることもあるが，一般には真正細菌のことをさす．

細菌ウイルス [bacterial virus]＝バクテリオファージ

細菌感染 [bacterial infection]　細菌*を病原体とする感染症．感染症法*では一類感染症にペスト*，二類感染症にジフテリア*，結核*，三類感染症にコレラ*，細菌性赤痢*などがあげられている．治療には抗生物質を用いるが，耐性菌*が多く出現しており，使用には注意が必要．

細菌性食中毒　細菌が原因となる食中毒．その細菌が産生した毒素で起こる毒素型(黄色ブドウ球菌*による食中毒やボツリヌス中毒*など)と増殖した細菌で起こる感染型(カンピロバクター感染症*，サルモネラ感染症*，腸炎ビブリオ*による食中毒など)に分けられる．

細菌性赤痢 [shigellosis, bacillary dysentery]　膿性粘血便などを伴う細菌感染症．原因菌である赤痢菌属(シゲラ属菌)は病原性が強い順に，志賀毒素を産生する志賀赤痢菌(ディゼンテリー菌)，フレキシネリ菌，ボイド菌，日本で多いゾンネ菌の4種に分類される．(→赤痢)

細菌の構造　細菌の基本構造は外側を取囲む細胞壁*，その内側にある細胞膜*とこれに囲まれた細胞質から成る．細胞質には凝縮した染色体DNAである核様体，タンパク質合成に働くリボソーム*，菌によっては染色体外DNAであるプラスミド*などが存在する．細胞壁の主要成分はペプチドグリカン*である．菌種により細胞壁の外側に多糖体から成る莢膜*，運動に関係する鞭毛，付着に関係する線毛などの構造物をもつものがある．

細菌の増殖機構 [mechanisms of bacterial growth]　分裂を主とした細菌の繁殖方法．培養時間と菌数(対数)の関係は増殖曲線によって表すことができる．増殖曲線は分裂せずにエネルギーを蓄える誘導期(遅滞期ともいう)，最も速い速度で指数関数的に増殖する対数増殖期(指数増殖期，対数期ともいう)，細菌の分裂と死滅が同じ割合で起こり生きている細菌数が一定となる静止期，栄養不足や老廃物の蓄積により分裂が停止し生きている細菌数が減少する死滅期から構成される．

サイクリックAMP [cyclic AMP]　略号cAMP．サイクリックアデノシン3′,5′-リン酸．環状AMPともいう．グルカゴン*などの

血糖上昇作用を仲介するセカンドメッセンジャー*．アデニル酸シクラーゼ*によってアデノシン 5′-三リン酸*(ATP)から生成され，ホスホジエステラーゼにより 5′-AMP に分解される．プロテインキナーゼ A*を活性化して作用する．

サイクリック AMP 依存性プロテインキナーゼ［cyclic AMP-dependent protein kinase］＝プロテインキナーゼ A

サイクリック GMP［cyclic GMP］　略号 cGMP．サイクリックグアノシン 3′,5′-一リン酸．環状 GMP ともいう．サイクリック AMP*と同様に，ホルモン作用を仲介するセカンドメッセンジャー*の一つ．グアニル酸シクラーゼ*によってグアノシン 5′-三リン酸(GTP)から生成され，ホスホジエステラーゼにより 5′-GMP に分解される．プロテインキナーゼ G を活性化して作用する．

サイクリン［cyclin］　サイクリン依存性キナーゼに結合し，細胞周期*を調節するタンパク質．S 期への移行に関与するサイクリンを $G_1(S)$ サイクリン，M 期への移行を調節するサイクリンを $G_2(M)$ サイクリンという．(→チェックポイントコントロール)

サイクリン依存性キナーゼ　[cyclin-dependent kinase]　略号 CDK．サイクリン*と複合体を形成することが機能発揮のために必要なプロテインキナーゼ*．サイクリン・CDK 複合体が標的タンパク質をリン酸化*するとさまざまな過程が開始し細胞周期の進行をひき起こす．(→チェックポイントコントロール)

サイクロセリン［cycloserine］　抗結核薬*．D-アラニンの類似構造体．ペプチドグリカン*の合成を阻害する．

剤　形［dosage form］　医薬品を治療の目的や投与経路に応じて適切な形に製した投与形態，すなわち医薬品の最終的な形．剤形に仕立て上げられた医薬品は製剤*とよばれる．剤形，製剤は適用に便利で目的とする治療効果が効率よく発現されるように製造される．医薬品製剤の剤形を選択し，製剤添加物*との組合わせなど製剤処方，製法を計画する作業を製剤設計といい．剤形，製剤の性質は，一般に薬物の吸収や分布の過程に大きな影響を及ぼし，投与後の作用発現部位への薬物分子の到達性ひいては治療効果を支配する重要な因子である．

サイコ(柴胡)［bupleurum root］　ミシマサイコ(セリ科)の根．主要成分はサイコサポニン a～f．漢方において，胸脇苦満*などの炎症熱に用いられる小柴胡湯*などに配剤される．

再興感染症［re-emerging infectious disease］　WHO により "既知の感染症で，すでに公衆衛生上問題とならない程度にまで患者数が減少していたが，再び流行し始め，患者数が増加したもの" と定義される．結核*はその一つである．

在郷軍人病　[legionnaire disease, legionnaires' disease]　＝レジオネラ肺炎

最高血中濃度　[maximum blood concentration]　記号 C_{max} で表す．薬物の投与後，最も高い血中濃度．

最高被占軌道　[highest occupied molecular orbital]　略号 HOMO．ある分子の分子軌道のうち，電子が入っている最もエネルギーの高い軌道．求電子試薬は HOMO に対して反応すると考えると反応の選択性を説明できることが多い．

サイコサポニン［saikosaponin］→サイコ

歳差運動［precession］　自転している物体の回転軸が円を描くように振れる現象．典型的な例は回転するコマの首振り運動である．(→核磁気共鳴)

最終産物阻害　[end product inhibition]　＝フィードバック阻害

最小殺菌濃度　[minimum bactericidal concentration]　＝MBC

最小二乗法［least square method］　線形重回帰分析で未知母数を推定する方法．観測された結果変数(→回帰分析)と仮定した線形回帰モデル*から得られる推定値との差を残差と定義し，残差の二乗和を最小にするように未知母数を推定する．

最小致死量　[maximal lethal dose, minimum lethal dose]　一定の条件のもとで動物を死亡させる薬物または物質の最小の用量．最大耐量*とほぼ一致する．動物実験で推定値を求めることは可能であるが，概念的なものである．

最小発育阻止濃度　[minimum inhibitory concentration]　＝MIC

最小有効量［minimum effective dose］　略号 MED．薬物が作用を発現する用量を有効量とよぶが，その最低値を表す概念．無効量の最大値とほぼ一致する．動物実験で推定が可能である．なお有効量の範囲内で，実際の治療に利用される用量を治療量とよぶ．

サイシン(細辛)［asiasarum root］　ウスバサイシンまたはケイリンサイシン(ウマノスズ

クサ科)の根および根茎.主要成分は,精油としてフェニルプロパノイド*(メチルオイゲノール,サフロール)のほか,リグナン*類(アサリニン),ベンジルイソキノリンアルカロイド(ヒゲナミン)など.地上部にはアリストロキア酸*含有.エキスに抗アレルギー作用,鎮咳去痰,鎮痛作用.漢方で鎮咳去痰,鎮痛薬に応用される.

再審査制度 [reexamination of drugs]　新医薬品などの製造販売承認後一定期間(4〜10年)の使用成績の調査結果に基づき有効性・安全性などについて再度審査する制度.新医薬品などが薬事法の承認拒否事由*に該当しないことを確認する.(⇌ 再評価制度)

サイズ排除クロマトグラフィー [size exclusion chromatography]　略号 SEC.分子ふるいクロマトグラフィーともいう.分子ふるい効果*を利用するクロマトグラフィーの総称.水に溶解しない高分子を対象とするゲル浸透クロマトグラフィーと,水に可溶な高分子を対象とするゲル沪過クロマトグラフィー*に分類される.分子サイズの浸透性の差を利用し,おもに高分子の分子量分布の測定に用いられる.

サイズバリアー [size barrier]　糸球体沪過*には基底膜および上皮細胞で構成される沪過障壁が存在する.そのうちの一つが分子量に依存するサイズバリアーである.通常は分子量6万以上の分子は透過できないためヒト血清アルブミン*は沪過されない.

再生医療 [regenerative medicine]　再生という概念に基づいた医療.ヒトの組織や器官を構成する細胞や細胞機構が失われることによって起こる疾患が多種類存在する.たとえばパーキンソン病*はドーパミン神経細胞が変性脱落することによって起こる疾患であり,心筋梗塞*は心臓の筋肉が,1型糖尿病*ではインスリンをつくる細胞が失われる.このほか,脊髄損傷,外傷も"細胞が失われる疾患"である.体内に存在する幹細胞*を活性化したり,体外から幹細胞を移植することなどによって目的とする器官や組織を再生できるという考えに基づいている.

再生不良性貧血 [hypoplastic anemia, aplastic anemia]　白血病*などの悪性疾患がないにもかかわらず,末梢血中の赤血球,白血球,血小板のすべてが減少(汎血球減少)する疾患.造血幹細胞*の持続的な減少により骨髄は低形成となる.汎血球減少により,貧血,易感染性,出血傾向となる.先天性と後天性(放射線,化学物質など)があるが,ほとんどは原因不明(特発性)である.治療法は重症度と年齢によって異なり,免疫抑制療法(抗胸腺細胞グロブリン*,シクロスポリンなど),造血幹細胞移植,タンパク質同化ホルモン療法,支持療法(赤血球輸血,血小板輸血,G-CSF 製剤*投与など)などがある.

臍(さい)帯血 [cord blood, umbilical cord blood]　母体と胎児をつなぐ臍(へそ)の緒の中に含まれる血液.造血幹細胞*を含むことから,細胞移植療法の細胞供給源として期待されている.

最大効果モデル [E_{max} model]　薬物-受容体複合体濃度に比例して薬理効果 E が発現し,すべての受容体が占有されたときに最大効果 E_{max} が得られるとするモデル.薬物濃度の指数項にヒル係数 γ を含む場合をシグモイド型最大効果モデル, $\gamma=1$ では最大効果モデルとよぶ.(⇌ 薬力学的パラメーター)

最大速度 [maximum velocity]　⇌ ミカエリス・メンテンの式

最大耐量 [maximal tolerated dose, maximum tolerated dose]　生体に有害な反応を起こすことなく投与可能な薬物の最大量.動物では死をきたさない薬物の最大投与量ともみなすことができ,最小致死量*とほぼ一致する.

最大無影響量 [no-observed effect level]　略号 NOEL.最大無作用量ともいう.実験動物などを用いて行う化学物質の安全性試験において,対照群に対して統計的に有意な変化の現れない最大用量のことであり,化学物質の安全性評価の基準の一つとする.現れた影響が有害事象である場合は最大無毒性量*(NOAEL)とよばれる.

最大無作用量 ＝ 最大無影響量

最大無毒性量 [no-observed adverse effect level]　略号 NOAEL.最大無有害量ともいう.実験動物などを用いて行う化学物質の安全性試験において,統計的に有意な毒性の現れない最大用量のこと."日本人の食事摂取基準(2010年版)"では,健康障害非発現量とよばれている.(⇌ 最大無影響量)

最大無有害量 ＝ 最大無毒性量

在宅医療 [home medical care]　病院や診療所に通院せず,患者の自宅で行う医療.広義にはインスリンなどの自己注射なども含むが,通常は往診,薬剤管理指導,訪問看護などに代

表されるように医師，薬剤師，看護師などの医療従事者が患家を訪問し，必要な治療や処置および指導を行う行為全般をさす．薬剤師が行う薬剤管理指導には医療保険で行う在宅患者訪問薬剤管理指導*と介護保険で行う居宅療養管理指導があるが，指導内容は同じである．近年，高齢者の増加に伴い，切れ目のない医療提供の必要性が求められており(地域クリニカルパス，チーム医療*)，薬物治療に関する薬剤師の積極的な参加が求められている．

在宅患者訪問薬剤管理指導 [home pharmaceutical care management and guidance]　在訪と略す．訪問指導の一つ．通院が困難で在宅で療養を行っている患者に対して，医師による指示に基づき，患家を訪問し薬歴管理，服薬指導，服薬支援，服薬状況および保険状況の確認など薬学的管理にかかる一連の管理を行う業務．調剤報酬における薬学管理料*に含まれている．地方厚生(支)局長への届け出が必要である．介護認定患者の場合は介護保険が優先となる(→居宅療養管理指導)．

催胆薬 [choleretic]　→利胆薬

ザイツェフ則 ＝セイチェフ則

最低空軌道 [lowest unoccupied molecular orbital]　略号 LUMO．ある分子の分子軌道のうち，電子が収容されていない最もエネルギーの低い軌道．求核試薬はLUMOに対して反応すると考えると化学反応の選択性を説明できることが多い．

最適温度 [optimal temperature]　→酵素
最適治療(感染症の) [definitive therapy]　→経験的治療
最適pH [optimum pH, optimal pH]　→酵素
サイトカイン [cytokine]　細胞から分泌される比較的低分子のタンパク質で，細胞間の情報伝達を行う．当初，免疫細胞から産生されるのでリンホカインやモノカインとよばれたが，その後多くの細胞が産生することがわかり，サイトカインとよばれるようになった．感染，免疫，炎症時に産生され，細胞の増殖，分化，細胞死，創傷治癒など多彩な作用をもつ．サイトカイン同士で誘導や抑制の機能をもち，複雑なネットワークを構成する．サイトカインには重複性と多能性という特徴がある．**重複性**とは複数のサイトカインが同じ機能を示すことで，たとえばIL-1(→インターロイキン)とTNF-α*の生理活性には重なる部分があり，産生制御機構も類似している．重複性は，特定のサイトカ

インが産生されなくてもほかが肩代わりするという，生体のフェイルセーフの機序とも考えられる．一方，**多能性**とは単独のサイトカインが複数の生理活性作用を示すことで，多くのサイトカインは一つの分子が多彩な生理活性作用をもつ．たとえばIL-1は免疫系の賦活作用以外に，白血球や破骨細胞，血管内皮細胞，滑膜細胞，線維芽細胞などさまざまな細胞に働き，活性化をひき起こしたり，発熱作用など多彩な作用を示す．

サイトカイン受容体 [cytokine receptor]　1回膜貫通型受容体であり，サイトカインが結合すると二量体の形成とJanusキナーゼ(JAK)によるチロシンリン酸化によってシグナル伝達が開始される．これにより特定の遺伝子発現を制御して生体反応をもたらす．

サイトーシス [cytosis]　膜動輸送ともいう．細胞膜の形態変化を伴いながら，タンパク質や多糖などの高分子物質を細胞の外側から内側へ取込む輸送をエンドサイトーシス*とよび，内側から外側への輸送をエキソサイトーシス*とよぶ．両者を総称してサイトーシスという．

催吐薬 [emetic]　嘔吐を誘発させることによって胃の内容物を吐かせることを目的とした薬剤．おもに異物や毒物を飲み込んでしまった場合の対処として使用される．

剤皮 ＝コーティング

再評価制度 [reevaluation of drugs]　既承認医薬品などの品質，有効性，安全性を現時点での医学・薬学などの学問レベルに照らして再度評価する制度．見直しを必要とする医薬品などの範囲を厚生労働大臣が指定することにより実施される．(→再審査制度)

細胞 [cell]　脂質でできた細胞膜*に覆われた1〜100μm程度の小胞で，生物の基本単位．

在訪 ＝在宅患者訪問薬剤管理指導

細胞外液補充液 [extracellular fluid]　血漿の電解質組成に類似するように製した輸液*．血漿の浸透圧と等張である．出血や脱水などにより失われる体液中の細胞外液の補充に用いられる輸液で，生理食塩液，リンゲル液*，乳酸リンゲル液(ハルトマン液)などの製剤がある．急性出血，熱傷，手術など，細胞外液が欠乏した場合に用いる．

細胞外基質 ＝細胞外マトリックス
細胞外マトリックス [extracellular matrix]　略号 ECM．細胞外基質ともいう．動物組織の

細胞周囲に存在する安定な構造体の総称. 組織により多様な物性をもつ. 細胞間の間隙を埋めると共に細胞の生存を支持する環境を形成する. 主要成分はコラーゲン*, プロテオグリカン*, エラスチン*, フィブロネクチン*, ラミニン*など. 結合組織*に多くみられる. 上皮組織*に存在する基底膜も細胞外マトリックスの一種であり上皮細胞の足場となる. 増殖・分化因子なども含み細胞機能の調節にもかかわる. (⇒細胞接着)

細胞間コミュニケーション [intercellular communication] ⇒細胞接着

細胞骨格 [cytoskeleton] 真核細胞内のタンパク質性線維構造. 細胞形態や細胞集団としての構造を内側から支え, 細胞周期*や細胞の状況に反応する動的構造. 細胞内での細胞小器官の移動・配置, 分裂・運動の際に起こる細胞の変形も行う. (⇒微小管, ミクロフィラメント, 中間径フィラメント)

細胞質分裂 [cytokinesis] ⇒細胞分裂

細胞周期 [cell cycle] 細胞が増殖する際に, DNA複製, 染色体分配, 細胞質分裂などの過程を経て, 娘細胞として出発点に戻る周期. 分裂期(M期)とそれ以外の間期とに大別され, 間期はさらにG_1期, DNA合成期(S期), G_2期に分けられ, M期→G_1期→S期→G_2期→次のM期の順に進行する. 増殖停止期をG_0期という. 細胞周期を先へ進行してよいかを細胞が判断するチェックポイントが, G_1/S期, S期, G_2/M期, M期などに存在する. (⇒チェックポイントコントロール)

細胞傷害性T細胞 [cytotoxic T cell, CTL] =キラーT細胞

細胞小器官 [organelle] オルガネラ, 細胞内小器官ともいう. 真核細胞の細胞内に存在し一定の機能をもつ膜に囲まれた構造体. 核*, 小胞体*, ゴルジ体*, リソソーム*, エンドソーム*, ミトコンドリア*, ペルオキシソーム*などがある. 分泌細胞にはホルモン, 粘液や消化酵素などを貯蔵した分泌小胞*もある. 植物の細胞には葉緑体, 白色体, 有色体などの色素体や, 液胞も存在する. 広義にはリボソーム*やプロテアソーム*など膜構造をもたない細胞内の巨大分子複合体を含めてさすことがある.

細胞性免疫 [cellular immunity] 免疫系*において, 免疫機能が発揮されるときに, おもにキラーT細胞*, マクロファージ(⇒白血球), ナチュラルキラー細胞*などの細胞によって起こるものをさす. 細胞内寄生をする細菌やウイルス, あるいは癌細胞や移植臓器に対して抗体*は効果を発揮しにくい. それらを排除するために, 感染した細胞や組織全体を排除することで宿主を守る仕組みである. (⇒体液性免疫)

細胞接着 [cell adhesion] 多細胞生物において細胞同士が結合, あるいは細胞が周囲の細胞外マトリックス*に付着すること. 前者を細胞間接着, 後者を細胞-マトリックス(基質)接着と区別することもある. 細胞接着は組織の構築に不可欠であり, 生物機能発現を調節するための細胞間コミュニケーションにも重要な役割をもつ. 上皮組織では, 細胞膜に密着結合(タイトジャンクション), 接着結合(アドヘレンスジャンクション), デスモソーム(接着斑), ギャップ結合(ギャップジャンクション)などの接着装置が存在し上皮細胞間の接着を担う. 上皮細胞の基底膜への接着にはヘミデスモソーム(半接着斑)がかかわる. 血液細胞のような浮遊細胞においても細胞接着が細胞の移動や機能を制御する. (⇒細胞接着分子)

細胞接着分子 [cell adhesion molecule] 略号CAM. 接着分子ともいう. 細胞接着*にかかわる細胞膜タンパク質の総称. 構造的な類似性から, カドヘリン*ファミリー, インテグリン*ファミリー, セレクチン*ファミリー, 免疫グロブリンスーパーファミリー*などに分類される. 細胞内でさまざまなシグナル伝達*分子や細胞骨格*系と結合し, 細胞内情報伝達, 細胞形態の維持, 細胞運動などにかかわる. 広義にはフィブロネクチン*やラミニン*など, 細胞外マトリックス*の接着タンパク質も含む.

細胞増殖因子受容体 [cell growth factor receptor] 細胞増殖因子が特異的に結合することでシグナル伝達が始まり, 特定の細胞の増殖や分化を促進する. 多くは1回膜貫通型受容体であり, 受容体の会合と受容体内のチロシン残基のリン酸化によりシグナル伝達が進行する.

細胞内シグナル伝達経路 [intracellular signal transduction pathway] 細胞が外から刺激を受容すると, これに応答して細胞内ではさまざまな反応が進み, 細胞の応答が発揮される. この一連の過程を細胞内シグナル伝達経路とよぶ. この経路には, 細胞外シグナルと結合する細胞膜受容体*や核内受容体*, 受容体刺激のシグナルを細胞内に伝達するGタンパク質*, 細胞内で作用するセカンドメッセンジャー*の生

成酵素，プロテインキナーゼ*やプロテインホスファターゼ*，さらに遺伝子発現に向かう転写因子*など，多くのタンパク質が介在している．

細胞内受容体［intracellular receptor］⇒核内受容体

細胞内小器官［intracellular organelle］＝細胞小器官

細胞分裂［cell division］　親細胞が二つの娘細胞に分かれること．核分裂と細胞質分裂の過程がある．真核細胞の核分裂(有糸分裂)では，中心体倍加，クロマチン*凝集，核膜消失，染色体*形成が起こり，中心体から紡錘糸(分裂間期の微小管*と同じ)が伸びて各染色体の動原体に結合し，染色体が赤道板に集合して紡錘体ができる．ついで各染色分体が両極にひき寄せられ，染色体脱凝縮と核膜再生が起こる．細胞質分裂は，動物細胞では娘細胞の間が収縮し，植物細胞では間に細胞膜の仕切りが形成されて起こる．親細胞と同じ二倍体*の娘細胞をつくる体細胞分裂と，染色体数を半減させる減数分裂*がある．

細胞壁［cell wall］　細菌や菌類，植物細胞の細胞膜の外側にある構造物．非常に強固で，細胞に剛性を与えている．（⇒細菌の構造）

細胞膜［cytoplasmic membrane, cell membrane］　細胞質膜，原形質膜，形質膜ともいう．原核生物および真核生物の細胞質を囲み，外界と仕切る生体膜のこと．厚さ約5 nmで，両親媒性のリン脂質分子(⇒レシチン)が脂肪酸とグリセロール部分から成る疎水性尾部を内側に向け，リン酸とそれに結合する親水性の極性頭部を外側に向けた二重層(脂質二重層)構造をとる．細胞膜には膜タンパク質*が存在し，真核生物では脂質やタンパク質に結合した糖鎖が細胞膜の外側に向き，膜内にコレステロール類も存在する．流動モザイクモデルが提唱されたように細胞膜は流動性に富み，膜タンパク質や脂質は二重層の平面内を側方拡散しやすい．

細胞膜受容体［membrane receptor］　細胞膜を貫通し，ホルモンなどの細胞外分子を選択的に受容して細胞内にシグナルを伝達するタンパク質の総称．構造とシグナル伝達様式の違いから，Gタンパク質共役型受容体*，イオンチャネル型受容体*，キナーゼ関連型受容体(酵素型受容体*)に分類される．

細胞膜透過性［cell-membrane permeability］＝生体膜透過性

細胞膜の構造［structure of cell membrane］リン脂質二重層を基本構造とする細胞膜はモデル膜と異なり均質ではなく，コレステロールとスフィンゴ脂質に富むカベオラやラフトとよぶ膜ドメインのほか，デスモソームのような細胞接着*装置が存在する．上皮細胞や内皮細胞では，密着結合を境に頂端膜と基底側膜に細胞膜が分かれる．このため，脂質や膜タンパク質の側方拡散は抑制される．細胞の移動時には，アクチンフィラメントの働きで葉状仮足や糸状仮足が細胞膜から突出する．

最密構造［close-packed structure］＝最密充填

最密充填［closest packing］　最密構造ともいう．同じ大きさの球を最も隙間なく詰めた構造．金属結晶では原子を球として扱うことができ，この構造をとるものが多い．この構造には立方最密充填構造(ccp)と六方最密充填構造(hcp)の二つの型があり，充填率は0.740．

催眠薬［hypnotic］　睡眠薬ともいう．中枢神経抑制作用をもち，正常な睡眠に似た鎮静状態を発現する薬物で，不眠症の治療に用いられる．ベンゾジアゼピン系催眠薬*，非ベンゾジアゼピン系催眠薬，バルビツール酸系催眠薬*，非バルビツール酸系催眠薬があるが，副作用の観点からベンゾジアゼピン系および非ベンゾジアゼピン系がおもに用いられる．また，作用持続時間によって，超短時間型，短時間型，中間型，長時間型の4群に分類される．

細網内皮系［reticuloendothelial system］網内系ともいう．脾臓，肝臓，リンパ組織など体のさまざまな部位に分布し，網内細胞，内皮細胞，組織球，マクロファージなどから成る．血液中や組織に侵入した異物や，老化した赤血球を取込んで処理する役割を果たす．

最尤法［maximum likelihood method］　尤度関数(データが従うと考えられる母集団分布の確率密度関数*を未知パラメータの関数とみなしたもの)が最大となるパラメータを最も確からしい推定値と考える推定方法．

細粒剤［fine granule］　顆粒剤*のなかで，製剤の粒度の試験法に従って試験を行い，18号(850 μm)のふるいを全量通過し，30号(500 μm)ふるいに残留するものは全量の10％以下であるもの．

再利用経路＝サルベージ経路

柴苓湯［saireito］　さいれいとうと読む．小柴胡湯*［柴胡(サイコ)，黄芩(オウゴン)，人

参(ニンジン),半夏(ハンゲ),生姜(ショウキョウ),大棗(タイソウ),甘草(カンゾウ)]と五苓散〔沢瀉(タクシャ),猪苓(チョレイ),朮(ジュツ),茯苓(ブクリョウ),桂皮(ケイヒ)]の合方(二つの処方を合わせたもの).吐き気,食欲不振,口渇,尿量減少などを伴う下痢,悪心,嘔吐に用いる.

サイレンサー[silencer] 転写開始点の上流または下流に存在し,転写活性を低下させるDNA領域.この領域に特異的な転写抑制因子(リプレッサー*)が結合し,他の転写因子との相互作用により転写活性が抑制される.(⇌ エンハンサー)

サーカディアンリズム [circadian rhythm] ⇌ 日周リズム

サキナビル[saquinavir] 略号 SQV. AIDS治療薬*.プロテアーゼ阻害薬*.リトナビルとの併用により,経口投与による体内吸収が促進される.

作業療法士[occupational therapist] 略号OT.身体や精神に障害のある者に対し手芸,工作などの作業を通じて基本的動作能力や社会適応能力の回復を図る国家資格者.

錯イオン[complex ion] 中心金属の電荷と配位子の電荷が打ち消し合っておらずイオンとして挙動する錯体*.その電荷を中和するだけの対イオンとイオン結合して錯塩として存在する.配位子が水分子(配位子名をアクアという)のときはアクア錯イオンまたはアクアイオン(古くはアコイオン)とよぶ.水溶液中や金属塩水和物中の金属イオンは,水分子が金属イオンに一定の比で配位したアクア錯イオンとして存在する.

錯 塩[complex salt] ⇌ 錯イオン

酢酸-マロン酸経路[acetate-malonate pathway] ポリケチド経路ともいう.酢酸およびマロン酸が前駆体となる二次代謝産物*の生合成経路.多くの場合アセチル CoA*を出発単位として,マロニル CoA*が脱炭酸を伴うクライゼン縮合*によってポリケトメチレン鎖(⇌ ポリケチド)が生成する.これが還元,脱水,アルドール縮合(⇌ アルドール反応),クライゼン縮合などの反応を受け,多種多様な化合物が生合成される.ポリケトメチレン鎖が基本的に炭素一つおきにカルボニル基をもつことから,生成する芳香族化合物の炭素骨格の一つおきの炭素に,酢酸に由来する酸素原子がみられることが多い.生薬ダイオウ*,センナ*などに含まれるセンノシド*類がこの経路で生合成される典型的な化合物.

錯 体[complex] 配位子が配位結合した化合物の総称.たとえば芳香族求電子置換反応における π 錯体や σ 錯体*,中心金属原子に配位子が配位した金属錯体などがある.BF_3 の B(ホウ素)にエーテルの酸素原子が配位した BF_3-エーテラート,$Pt(II)$ に NH_3 二つと Cl^- 二つが配位したシスプラチンなど.配位数(中心金属原子への配位基の数)に応じて平面四角形(四配位),正四面体(四配位),正八面体(六配位)などの形をとる.

坐 剤[suppository] 直腸内に適用する一定の形状の半固形製剤*.投与後は,体温により溶けるか,分泌液で徐々に溶けて薬物を放出する.

サザンブロット法[Southern blotting] 核酸プローブを用いてDNAを検出する方法.制限酵素で切断したDNA断片をアガロースゲルを用いて電気泳動後,ナイロン膜やニトロセルロース膜に移し,標識した核酸プローブとハイブリッド形成*させて特定DNAを検出する.(⇌ ノーザンブロット法,ウェスタンブロット法)

左心室[left ventricle] ⇌ 心臓

左心房[left atrium] ⇌ 心臓

SARS(サーズ)[SARS, severe acute respiratory syndrome] = 重症急性呼吸器症候群

サスペンション[suspension] ⇌ 懸濁剤

左旋性[levo-rotatory] ⇌ 旋光性

殺 菌[sterilization, disinfection, pasteurization] 微生物を殺滅すること.加熱や放射線などの物理的方法,化学薬品による方法がある.(⇌ 滅菌,静菌,除菌)

殺菌消毒薬[sterilization antiseptic] 広義には病原微生物や有害微生物を殺滅するかその有害作用を阻止する化学物質をいう.用途において医薬品,農薬,工業での食品などの添加物に分けられる.医薬品では皮膚・粘膜などの外用に用いるほか,医療器具やプールなど環境の消毒に用いる.

刷子縁[brush border] ⇌ 尿細管

刷子縁膜[brush border membrane] 頂側膜ともいう.小腸の吸収上皮細胞,腎臓の近位尿細管細胞,胆管を構成する上皮細胞の管腔側表面の微絨毛*が密に形成される領域.光学顕微鏡で観察したとき,歯ブラシのように見えることから名づけられた.

殺鼠剤［rodenticide］ ネズミ駆除の目的で用いられる農薬．有機フッ素剤，ワルファリン*やクマリン系化合物がある．

殺虫剤［insecticide］ 農作物に寄生する害虫を防御ないし除去する目的で用いられる農薬*である．繁用されているものに有機リン系殺虫剤*やカルバメート系殺虫剤*があり，これらはアセチルコリンエステラーゼ*阻害作用をもつ．たばこに含まれるニコチンも殺虫剤として用いられる．

サテライトDNA［satellite DNA］ 断片化したDNAを密度勾配遠心分離したとき，大部分のDNAとは離れたところにバンドを形成するDNA．繰返し配列を含むDNAで，その代表はセントロメアDNAである．このDNAの領域に染色体の動原体が形成される．一方，密度勾配遠心でサテライトバンドを形成することはないが，25塩基対以下の配列の繰返しを含むDNAをミニサテライト，4塩基対以下の配列の繰返しを含むDNAをマイクロサテライト*という．

サテライトファーマシー［satellite pharmacy］ 病棟や外来などに置く薬剤師の駐在する部屋もしくは場所．薬剤管理指導業務のための作業場としてだけでなく，注射剤の混注や患者入院時持参薬の確認などを行う．また必要に応じ患者あるいは直接看護にあたっている方への個別の服薬説明に使用する場合もある．

作動薬 ＝アゴニスト

サードスペース［third-space］ 血管透過性の亢進により血管内の水分が間質に流出し，局所的に水分が貯留した状態になる．この部分を一般的にサードスペースという．

サナダムシ ＝条虫

ザナミビル水和物［zanamivir hydrate］ 抗インフルエンザウイルス薬*．世界で初めて開発されたノイラミニダーゼ阻害薬．噴霧で使用する．（→抗ウイルス薬）

サブクラス［subclass］ 免疫グロブリン*はH鎖の抗原性から五つのクラス*に分けられるが，IgG*とIgA*にはさらに細分化されたサブクラスがある．ヒトIgGはIgG1, IgG2, IgG3, IgG4の4種，IgAはIgA1, IgA2の2種がある．IgGの4種のサブクラスに属する抗体はその機能に違いがある．

サブスタンスP［substance P］ →生理活性ペプチド

サブユニット［subunit］ 四次構造*を形成している各ポリペプチド鎖のこと．

サブユニット相互作用［subunit interaction］ →アロステリック効果

サフラン［saffron］ サフラン（アヤメ科）の柱頭．主要成分はカロテノイド*類（クロシン），モノテルペン*類（ピクロクロシン）など．鎮静，通経薬．料理などにも用いる．

サプリメント［supplement］ 栄養補助食品あるいは健康補助食品として，特定のビタミン，ミネラルなどの栄養素を主成分あるいはハーブなどの効能の発揮を目的とした食品．一般に通常の食品の形状ではなく，錠剤，カプセルなどの形状のものの総称．（→健康食品）

サプレッサーtRNA［suppressor tRNA］ 終止コドン（→コドン）をアミノ酸コドンとして認識し，A部位にアミノアシルtRNA*となって結合するtRNA．したがって終止コドンでタンパク質合成が終了せずに継続する．

サーベイメーター［survey meter］ 放射線防護の目的で，放射線の種類や量の測定，放射性物質による汚染の検査に使用する携帯用放射線測定器．放射線検出に用いる計数管の種類に応じて，**電離箱式**，ガイガー・ミュラー計数管*式，比例計数管式，シンチレーション計数管式などのサーベイメーターがある．また，半導体検出器を使用したものもある．

サーベイランス［surveillance］ 感染症領域で使用する場合は，感染症サーベイランスという用語が使用され，感染症の発生状況を調査・集計することにより，感染症の蔓延と予防に役立てるシステムのこと．院内でのサーベイランスを日常化することにより，院内感染の早期検出と拡大防止が可能になる．

サポゲニン［sapogenin］ →サポニン

サポニン［saponin］ トリテルペン*またはステロイド*をアグリコン*とする配糖体*．一般に水溶液を振とうすると持続性の微細な泡を生じる．溶血作用，魚毒作用を示すものが多い．強心配糖体*はサポニンと区別して扱う．サポニンのアグリコンをサポゲニンという．

サーモスプレー［thermospray］ 略号TSP．試料分子を含む溶液を，適当な温度に加熱したキャピラリーから噴霧することにより，試料分子をイオン化させる方法．高速液体クロマトグラフィー質量分析法*におけるイオン化法として用いられている．

作用薬 ＝アゴニスト

さらし粉［chlorinated lime］ 次亜塩素酸

カルシウムを主成分とする白色粉末．感染症患者の汚物，使用器具の消毒やプールの消毒に用いられる．

サラセミア [thalassemia]　地中海貧血ともいう．ヘモグロビンの合成量低下によってひき起こされる，先天性の溶血性貧血*である．グロビン鎖の合成の不均衡により異常なヘモグロビンをもつ赤血球が，骨髄内で破壊（無効造血），または脾臓で破壊（溶血）される．グロビン鎖の種類によりいくつか種類があるが，α鎖が生成できないαサラセミアとβ鎖が生成できないβサラセミアの頻度が高い．

サラゾスルファピリジン [salazosulfapyridine]　略号 SASP．抗リウマチ薬*，潰瘍性大腸炎*治療薬．免疫細胞からの抗体やサイトカインの異常な産生を抑制する．腸内細菌によってスルファピリジンと5-アミノサリチル酸（5-ASA）に分解され，前者は副作用の原因となるが，後者は抗炎症作用をもつ．

サリドマイド [thalidomide]　1957年，旧西ドイツで催眠薬として開発されたが，未認可であった米国以外の諸国で奇形（特に四肢の発育不全）が多発し発売禁止となった．その後，種々の難病に対する有効性が見いだされ，厳重な管理を前提に認可されるに至っている．（⇒薬害）

サリン [sarin]　神経毒ガスの一種．アセチルコリンエステラーゼ*を強力に阻害し，神経伝達物質アセチルコリンの薬理作用が持続する．阻害された酵素は急速に老化と称される構造となり，その機能をほぼ完全に消失する．松本市（1995年）や東京地下鉄サリン事件（1996年）でオウム真理教の信者により行われ，数多くの死傷者を出し，国内外を震撼させた．

サルコイドーシス [sarcoidosis]　原因不明の肉芽腫疾患．全身性の疾患だが特に肺や縦隔のリンパ節組織中に活性型マクロファージとTリンパ球の慢性的上昇が認められることが多い．疾患の経過は幅広く無症状の人から，臓器不全をひき起こす人，ときには死に至ることもある．20代から30代にかけて発症する症例が多く，わずかに男性より女性に多くみられる．

サルファ薬 [sulfa drug]　スルホンアミド系抗菌薬ともいう．スルホンアミド（-SO_2-NR_2）構造をもつ化学療法薬のこと（構造：付録Ⅶ）．葉酸合成を阻害することによって静菌的に作用する．ヒトでは葉酸*の生合成系を欠いているため，サルファ薬は細菌に選択的に作用する．

サルブタモール硫酸塩 [salbutamol sulfate]　$β_2$受容体刺激薬*．気管支拡張薬*．

サルベージ経路 [salvage pathway]　再利用経路ともいう．細胞内の代謝や，食物として摂取した核酸*の消化により生じた核酸塩基やヌクレオシド*を用いてヌクレオチド*を合成する経路．たとえばアデニンはアデニンホスホリボシルトランスフェラーゼによりリボース5-リン酸が結合され，アデノシン5′-一リン酸（AMP）に変換される．またチミジンはチミジンキナーゼによりリン酸基が一つ付加されチミジン5′-一リン酸（dTMP）に変換される．一方，アミノ酸から多段階の反応を経てヌクレオチドを新規に合成する経路のことを de novo 経路（新生経路）という．

サルポグレラート塩酸塩 [sarpogrelate hydrochloride]　抗血栓薬*．血小板凝集阻害薬*．

サルモネラ感染症 [Salmonella infection]　腸内細菌科に属する通性嫌気性グラム陰性桿菌であるサルモネラ属菌によってひき起こされる感染症の総称．チフス症（腸チフスおよびパラチフス）とサルモネラ食中毒の2種類に分けることができる．腸チフスおよびパラチフスはそれぞれチフス菌とパラチフス菌が原因菌であり，段階的発熱（～40℃）やバラ疹（淡紅色の発疹や脾腫）につづいて，腸管出血や腸穿孔をひき起こすこともある．サルモネラ食中毒はネズミチフス菌や腸炎菌などによってひき起こされ，発熱，嘔吐，頭痛，水様性下痢などに加え，小児や高齢者では細菌が血液中に侵入した菌血症を起こすなど重症化しやすく，回復も遅れる傾向がある．

三陰三陽 [three yin and three yang] ＝六病位

酸塩化物 [acid chloride]　一般式 R(C=O)Cl で表される化合物の総称．カルボン酸塩化物，アシルクロリドともいう．

酸塩基指示薬 [acid-base indicator]　pH指示薬，中和指示薬ともいう．中和滴定の終点検出に用いる指示薬*．指示薬自身は弱酸または弱塩基であり，溶液中の水素イオン濃度変化により指示薬がプロトンを授受し，共役酸と共役塩基型の色調が異なる．

酸塩基触媒 [acid-base catalyst]　酸や塩基は化学反応の触媒として非常に重要である．エステルの加水分解反応は酸や塩基によって加速される．酸塩基触媒のなかでも水溶液中でオ

キソニウムイオン H_3O^+ や水酸化物イオン OH^- のみが働く場合を特殊酸塩基触媒とよぶ.また,反応系中のすべての酸や塩基が触媒作用をする場合を一般酸塩基触媒とよぶ.一般に,特殊酸触媒が働く場合,pHが1下がると反応速度定数は一桁大きくなる.

酸塩基滴定 [acid-base titration] 酸と塩基の中和反応を利用した滴定で,中和滴定ともいう.酸標準液あるいは塩基標準液を用いて塩基あるいは酸の目的物質を定量する.酸標準液には硫酸と塩酸,塩基標準液には水酸化ナトリウム液と水酸化カリウム液が使用される.滴定の終点は,当量点付近のpH飛躍を酸塩基指示薬*で検出する指示薬法と,ガラス電極を用いる電位差滴定法*がある.

酸塩基平衡(1) [acid-base equilibrium] 共役酸$_1$+共役塩基$_2$ ⇌ 共役塩基$_1$+共役酸$_2$ で表される平衡関係のこと.(→ 共役酸,共役塩基).

酸塩基平衡(2) [acid-base balance] 生体のpHを7.36~7.44の狭い範囲で一定に保つ緩衝機構.H^+ を与える酸(H_2CO_3 や H_3PO_4 など)と H^+ を受け取る塩基(HCO_3^- や $H_2PO_4^-$ など)との平衡関係により緩衝系を維持している.(→ 緩衝作用)

酸 化 [oxidation] 基質から水素原子が除去されたり,酸素原子が付加されたり,あるいは電子を奪われる反応.ラジカル的水素原子の引き抜き,酸素による酸化,クロム酸酸化などがある.

酸解離定数 [acid dissociation constant] → 解離定数

酸化オスミウム(Ⅷ) [osmium (Ⅷ) oxide] 四酸化オスミウムともいう.OsO_4 で表される酸化剤.アルケンにシン付加*し,cis-1,2-ジオールを与える.過ヨウ素酸ナトリウム*を共存させれば,アルケンからケトンやアルデヒドへ酸化できる.

酸化還元酵素 [oxidoreductase] → 酵素の分類

酸化還元指示薬 [oxidation-reduction indicator] 酸化還元電位*の変化により指示薬自身が酸化還元反応を受け変色する物質.酸化型と還元型の色が明瞭に異なり,酸化還元滴定の当量点付近の電位飛躍を検知する.(→ 指示薬)

酸化還元滴定 [oxidation-reduction titration, redox titration] 酸化還元反応を利用した滴定.標準液に酸化剤を用いて還元性物質を定量する酸化滴定と,還元剤を標準液にして酸化性物質を定量する還元滴定に大別される.酸化滴定には過マンガン酸塩滴定,ヨージメトリー(→ ヨウ素滴定),ヨウ素酸塩滴定*などがある.還元滴定にはヨードメトリーなどがある.

酸化還元電位 [oxidation-reduction potential, redox potential] レドックス電位ともいう.Fe^{3+} と Fe^{2+} のような酸化体と還元体とを含む溶液に白金やグラファイト(黒鉛*)など,それ自身の反応が起こらない不活性電極を浸してできる電極系(酸化還元電極という)を用いて電気化学測定を行ったときに観測される電極電位のこと.標準水素電極を基準にして決定される.n個の電子が関与する酸化還元平衡 Ox+ne ⇌ Red の酸化還元電位は,ネルンスト式*で表される.

酸化還元電極 [oxidation-reduction electrode, redox electrode] → 酸化還元電位

酸化還元反応 [oxidation-reduction reaction, redox reaction] レドックス反応ともいう.電子の授受を伴う反応のことで,電子を与える物質を還元剤,電子を受けとる物質を酸化剤とよぶ.反応系中に2種の化学種が存在するとき,より低い標準電極電位をもつ物質が還元剤として,もう一方の物質が酸化剤として働く.

酸化還元平衡 [oxidation-reduction equilibrium, redox equilibrium] レドックス平衡ともいう.n個の電子が関与する酸化還元平衡 Ox(1)+Red(2) ⇌ Red(1)+Ox(2) の平衡定数 K は,この反応の標準起電力 E がわかれば,ネルンスト式*を使って

$$K = \exp\left(\frac{nFE^\ominus}{RT}\right)$$

から求めることができる.

Ⅲ型アレルギー反応 [type Ⅲ allergic reaction] 免疫複合体*が組織に沈着し,補体*を活性化してC3aやC5aなどが産生される.これらの活性化された補体成分は,細胞膜を破壊したりマスト細胞からヒスタミン*などのケミカルメディエーター*を放出させて血管透過性を亢進させる.また,好中球の浸潤も起こり,リソソーム酵素が放出されて損傷が増強され,免疫複合体が沈着した組織に炎症性傷害を生じさせる.Ⅲ型アレルギー反応にはアルツス反応*と血清病*型反応がある.細菌性心内膜炎,免疫複合体型糸球体腎炎,関節リウマチ*,全身性エリテマトーデス*,血清病などの病態形成に関与する.

酸化的脱アミノ反応 [oxidative deamination] アミノ酸のアミノ基が取られら，遊離のアンモニアになる反応．アンモニアは尿素回路*で尿素（H_2NCONH_2）となり排泄される．この反応を受けるアミノ酸のなかでは，グルタミン酸が最も重要である．

酸化的リン酸化 [oxidative phosphorylation] ⇒ ATP 合成酵素

酸化二窒素 [dinitrogen oxide] = 亜酸化窒素

酸化防止剤 [antioxidant] 食品が酸化・変質される反応を防ぐために用いられる食品添加物*．水溶性酸化防止剤には還元剤であるL-アスコルビン酸（ビタミンC^*），エリソルビン酸，酸化を触媒する金属を封鎖するエチレンジアミン四酢酸*塩，油溶性酸化防止剤にはラジカル捕捉剤のジブチルヒドロキシトルエン（BHT），ブチルヒドロキシアニソール（BHA），dl-α-トコフェロールや没食子酸プロピルがある．また，クエン酸イソプロピルには金属封鎖作用がある．（⇒ 抗酸化剤）

酸化マグネシウム [magnesium oxide] 消化性潰瘍治療薬*．制酸薬*．

三環系抗うつ薬 [tricyclic antidepressant] モノアミントランスポーターを阻害して，セロトニンやノルアドレナリンの神経終末への再取込みを抑制する薬物（構造：付録Ⅶ）．そのほかにもシナプス後部のヒスタミン H_1 受容体，ムスカリン M_3 受容体，アドレナリン α_1 受容体なども遮断するため副作用が多い．第二級アミン三環系抗うつ薬と第三級アミン三環系抗うつ薬に分類される．（⇒ 抗うつ薬）

産業廃棄物 [industrial waste] 産廃と略す．おもに企業などの事業活動に伴って生じた廃棄物や船舶および航空機の航行に伴い生じる廃棄物またはわが国に入国する者が携帯する廃棄物のうち定められたもののことをいう．なお産業廃棄物に該当しない事業活動に伴う廃棄物は一般廃棄物として扱われ，処理方法が異なる．

残気量 [residual volume] 略号 RV．努力性排気を行った際に肺内や気道に残る気量．ヘリウム平衡法や窒素洗い出し法により求められる．RV の低下は拘束性の肺機能障害を示唆する．（⇒ スパイロメトリー）

3号液 ⇒ 維持液

3-コンパートメントモデル [3-compartment model] ⇒ コンパートメントモデル

残差 [residual error, residual] 【1】実際の測定値と平均値との差．標準偏差*を求めるときに，いくつかの測定値に対して，残差を2乗した和（残差二乗和）を求める．
【2】⇒ 最小二乗法

散剤 [powder] 医薬品を粉末または微粒状に製したもの．粉砕，混合のみで製する場合と造粒をする場合がある．ふるい分けによる粒子サイズの規定がある．以前は固形製剤のうち散剤の形態をとるものも多かったが，調剤時や服用時の薬剤の飛散など問題点も多く，顆粒剤，錠剤あるいはカプセル剤へと剤形は変化している．

三叉(さ)神経 [trigeminal nerve] 第Ⅴ脳神経．（⇒ 脳神経）

三叉(さ)神経痛 [trigeminal neuralgia] 通常，一側の三叉神経領域に起こる激しい痛み発作．中高年女性に多く，数秒から2～3分持続し，反復・再発を繰返す．三叉神経第二枝，ついで第三枝領域に多い．発作後に熱感，局所発赤，流涙，鼻閉などの自律神経症状を認めることがある．口周囲に誘発点が存在．特発性と症候性があり，特発性は微小血管による圧迫が原因で，椎骨・脳底動脈系，静脈系に病変がある．症候性は後頭蓋窩腫瘍，帯状ヘルペス，多発性硬化症，三叉神経鞘腫などによる．

残差分散 [residual variance] ⇒ 個体内変動

三次医療圏 ⇒ 医療計画

三次救急医療 [tertiary emergency medical care] ⇒ 救急医療

三次構造(タンパク質の) [tertiary structure] さまざまな二次構造が特定の構造に折りたたまれたもの．（⇒ 高次構造）

サンシシ(山梔子) [gardenia fruit] クチナシ（アカネ科）の果実．主要成分はイリドイド*配糖体（ゲニポシド，ガルデノシド）と黄色色素（クロシン）など．胆汁分泌促進作用，緩下作用がある．ゲニポシドは大腸内で加水分解されてアグリコン*（ゲニピン）となり作用を発現する．漢方で消炎，止血，利胆，鎮静薬として応用される．

三次資料 [tertiary source] 医薬品情報*などにおいて，一次資料*などの内容を特定の観点によって整理したり，集大成したもの．専門書，辞書・辞典，教科書，医薬品集，医薬品添付文書*などが該当する．情報の加工度が高い．（⇒ 二次資料）

三次ターゲティング [third targeting] 疾

患の原因となっている細胞内の標的部位へ薬物を指向化すること．キャリアー*として，血中滞留性，標的組織親和性，薬物放出制御能などの機能を併せもつことが考慮される．(⇌ ターゲティング，一次ターゲティング，二次ターゲティング)

三重項 [triplet]　磁場存在下で三つに分裂する常磁性の状態．電子は α か β のスピン*をもち，2電子系は四つのスピン状態(一重項*と三重項)をとる．2個の α スピン，2個の β スピン，特殊な配向をもつ α スピンと β スピンが三重項になる．

三重項酸素 [triplet oxygen]　⇌ 酸素，活性酸素

三重点 [triple point]　一成分系で，固・液・気の三相が互いに平衡を保ち共存可能な特定の温度と圧力を示す状態図*上の点．昇華曲線と蒸気圧曲線との交点にあたる．一意的に定まるため，水の三重点(274.16 K，610.6 Pa)は熱力学温度の基準となっている．

サンショウ(山椒) [zanthoxylum fruit]　サンショウ(ミカン科)の成熟果皮で，果皮から分離した種子をできるだけ除いたもの．主成分は，精油としてモノテルペン*(リモネンなど)，辛味成分として不飽和脂肪酸アミド類(α-サンショオール，ヒドロキシα-サンショオール)など．精油成分に駆虫，抗菌作用．芳香性苦味健胃薬の原料．漢方で鎮痛鎮痙，駆虫薬に応用される．

参照スペクトル [reference spectrum]　日本薬局方(局方)に規定(収載)された高純度の医薬品のスペクトル(赤外スペクトル*測定法，紫外可視吸光度測定法*による)を参照スペクトルという．試料医薬品について，局方に記載された方法でスペクトルを測定し，これを参照スペクトルと比較して確認試験を行う．

参照電極 [reference electrode]　基準電極，照合電極ともいう．電位の基準となる電極．電極電位は標準水素電極(NHE)の電極電位を0としたときの相対値で表すが，NHEの取扱いが煩雑なため，安定した電位を示す飽和カロメル電極(飽和甘コウ電極)や銀-塩化銀電極が用いられる．

三次予防 [tertiary prevention]　疾病の治癒後に，適切な処置を行うことによって再発を防ぎ，機能の損失の回復訓練を行って社会復帰を図ること(リハビリテーション*)を意味する．

酸性アミノ酸 [acidic amino acid]　⇌ アミノ酸

酸性雨 [acid rain]　pH 5.6(飽和状態の二酸化炭素を溶かした純水の pH)以下の雨．化石燃料の燃焼などにより発生した硫黄酸化物*(SO_x)や窒素酸化物*(NO_x)から硫酸や硝酸を生じて酸性化する．湖沼の酸性化による水生生物の生育阻害，土壌の酸性化によるイオンの溶解がひき起こす水質汚染，森林の枯死などの自然への影響のほか，文化財や建造物の腐食をひき起こす．

酸性度 [acidity]　ブレンステッド・ローリーの酸・塩基説*に基づいて，ある化合物(カルボン酸，フェノール，リン酸，スルホン酸など)のプロトン(H^+)放出能，すなわち酸性を示す指標．酸解離定数 K_a(⇌ 解離定数)の常用対数に負の符号をつけた pK_a の値によって表される．pK_a 値が小さいほど酸性が強く，pK_a が大きいほど酸性が弱い．

$$HA + H_2O \rightleftharpoons A^- + H_3O^+$$

$$K_a = \frac{[A^-][H_3O^+]}{[HA]}$$

$$pK_a = -\log K_a$$

酸性尿 [aciduria]　尿の pH が持続的に5.0より低くなる病態で，代謝性アシドーシス，呼吸性アシドーシス，肉類など酸性食品の摂取やアスコルビン酸やサリチル酸などの薬剤の投与で生じる．(⇌ アシドーシス)

酸素 [oxygen]　原子番号8の元素で，単体は酸素分子(O_2)として存在し，オゾン*(O_3)は同素体である．酸素分子の基底状態の電子配置は，最高被占軌道*が二重に縮退($\pi^*_{2p_x}$と $\pi^*_{2p_y}$)し，フントの規則*により電子は $\pi^*_{2p_x}$，$\pi^*_{2p_y}$ に一つずつスピンが平行になるように収容されるためビラジカル(2個の不対電子をもつラジカル)となる．そのスピン多重度は3なので三重項酸素($^3O_2$)ともよばれる．スピンが逆平行に収容された電子配置は励起状態*であり，**一重項酸素**($^1O_2$)とよばれ活性酸素*の一つである．

酸素フラスコ燃焼法 [oxygen flask combustion method]　有機化合物中のハロゲンおよび硫黄の定量法．酸素を満たしたフラスコ中で有機化合物を燃焼させ，その中に含まれているハロゲンおよび硫黄をハロゲン化物イオンおよび硫酸イオンとして測定する．

酸素分圧(臨床検査値の)　= 動脈血酸素分圧

酸素分子 [oxygen molecule]　⇌ 酸素

三段階除痛ラダー［the three-step analgesic ladder］ WHO方式癌疼痛治療*法における鎮痛薬の使い方を示している．第一段階では非オピオイド鎮痛薬（非ステロイド性抗炎症薬*またはアセトアミノフェン），第二段階では弱オピオイド鎮痛薬（コデインなど）±非オピオイド鎮痛薬，第三段階では強オピオイド鎮痛薬（モルヒネ，オキシコドンなど）±非オピオイド鎮痛薬を用いる．常に第一段階から開始するのではなく，癌疼痛の強度に対応した段階から開始する．(⇒オピオイド)

酸中和薬［acid neutralizing drug］＝制酸薬

サンドイッチ型イムノアッセイ［sandwich immunoassay］ サンドイッチアッセイ，サンドイッチ法，two-siteイムノメトリックアッセイともいう．非競合法*に基づくイムノアッセイ*の代表例で，2種類の抗体を使用する．タンパク質など高分子抗原の超高感度測定に用いられる．抗原を，固定化した抗体と反応させて固相上に捕捉し，酵素や放射性同位体で標識した別の抗体を反応させて検出する．(⇒イムノラジオメトリックアッセイ)

産道感染［birth canal infection］ 出産時に母親から産道を介して新生児に感染する垂直感染*で，単純ヘルペスウイルス感染症(⇒ヘルペスウイルス感染症)，B型肝炎*，パピローマ，B群溶血性連鎖球菌感染症などがある．

散瞳薬［mydriatic］ 瞳孔散大を誘発する薬物．抗コリン薬*が瞳孔括約筋の収縮を抑制し，瞳孔を散大させる．網膜や他の眼深部構造の診断や有痛性毛様体痙攣の緩和に用いる．

α-サントニン［α-santonin］ シナカ*に含まれるセスキテルペン*で駆虫薬*として用いる．特に回虫*に対し効果を発揮する．

ザンドマイヤー反応［Sandmeyer reaction］ 一価の銅塩を用いて芳香族ジアゾニウムイオンをハロゲン化あるいはシアン化芳香族化合物に変換する反応．一電子移動により反応が進行すると考えられている．

酸無水物［acid anhydride］ 一般には，カルボン酸が脱水縮合*して生成するカルボン酸無水物．広義には硫酸，硝酸，リン酸などのオキソ酸が脱水縮合した化合物を示す．異なる酸が脱水縮合した酸無水物を混合酸無水物とよぶ．

サンヤク（山薬）［dioscorea rhizome］ ヤマノイモまたはナガイモ（ヤマノイモ科）の周皮を除いた根茎（担根体）．主要成分はステロイド類（ジオスゲニン），デンプン，マンナンなど．エキスに男性ホルモン様作用．漢方で滋養強壮，止瀉，鎮咳，止渇薬に応用される．

散　乱［scattering］ 一定方向に進行している粒子線（または波）が標的または障害物により，運動状態を変化させられる現象．原子・分子に束縛された電子が光の電場により強制振動を起こすと，二次的な光（散乱光）が放出される．散乱光の波長が入射光と等しいとき，レイリー散乱*とよぶ．散乱光の波長が入射光と異なる光散乱としてラマン散乱*が知られている．

残留塩素［residual chlorine］⇒塩素消毒

残留性有機汚染物質［persistent organic pollutant］ 略号POPs．難分解性で環境中に長期間残留し，食物連鎖*を通して生物に蓄積され，人体や生態系に有害性のある汚染物質．長距離を移動して広範囲に影響を及ぼし，最終的には極地に集積しやすい．ダイオキシン類*，ポリ塩化ビフェニル*(PCB)，DDT*などがある．

三量体Gタンパク質［trimeric G protein］ α，β，γサブユニットから成るヘテロ三量体のGタンパク質*．GDP結合αサブユニットは不活性型で，GTP結合型になると，βγサブユニットは解離し，活性化型となる．αサブユニットはGTP加水分解(GTPアーゼ)活性をもつ．(⇒Gタンパク質共役型受容体)

三類感染症［type 3 infectious disease］ コレラ*，細菌性赤痢*，腸管出血性大腸菌感染症(O157*など)，腸チフス(⇒サルモネラ感染症)，パラチフスが感染症法*で定められている．いずれも消化器感染症で，下痢症状がなければ入院の必要はないが，保菌者を含めて食品を扱う特定の職種への就業は制限される．

CI［CI, chemical ionization］＝化学イオン化

次亜塩素酸［hypochlorous acid］　化学式 HClO．不安定であり水溶液中で徐々に分解する．次亜塩素酸塩は比較的安定で，酸化剤，消毒剤として利用される．

次亜塩素酸ナトリウム［sodium hypochlorite］　化学式 NaClO．医療現場で，汚物や汚染された器具などの殺菌消毒に用いられる塩素系殺菌消毒薬．

ジアシルグリセロール［diacylglycerol］　略号 DAG．ジグリセリドともいう．グリセロールのヒドロキシ基に二つの脂肪酸がエステル結合した単純脂質．脂肪酸がグリセロールの 1,2 位，または 1,3 位に結合したものをそれぞれ 1,2- または 1,3- ジアシルグリセロールという．

ジアステレオ選択的反応［diastereoselective reaction］　複数のジアステレオマーの生成が可能であるが，特定のジアステレオマーが優先して生じる反応のこと．複数のキラル中心をもつ立体異性体を生じる反応においてはつねに，特定の異性体が過剰に生成する可能性がある．

ジアステレオマー［diastereomer］　立体異性体のうち，鏡像異性体*でないものをいう．複数のキラル中心をもつ化合物に存在することが多い．幾何異性体*もこれに含まれる．

ジアゼパム［diazepam］　抗不安薬*（ベンゾジアゼピン系）．

ジアゾ化［diazotization］　脂肪族または芳香族第一級アミンと亜硝酸との反応でジアゾニ

$$R-NH_2 \xrightarrow[0℃]{NaNO_2, \ HCl} [R-N^+\equiv N \ Cl^-]$$

R＝アルキルまたはアリール　　ジアゾニウム塩

$$\rightarrow R-N=N-Ar$$

ジアゾカップリング
R＝アリールの場合
Ar＝フェノール，アニリンなど

ウム塩が生成する反応（図）．芳香族ジアゾニウム塩は氷冷下では比較的安定なので，単離することなく，ジアゾカップリングやジアゾ化合物の置換反応であるザンドマイヤー反応*などに用いられる．脂肪族ジアゾニウム塩は不安定であるので，合成的利用には制限がある．

ジアゾカップリング［diazo coupling］⇀ ジアゾ化

ジアゾ滴定法［diazotization titration］　亜硝酸塩滴定ともいう．芳香族第一級アミンの定量に用いる滴定法．亜硝酸ナトリウムを塩酸酸性で反応させると定量的にジアゾニウム塩が生成する．終点の検出には電位差滴定法*（指示電極*は白金電極*）または電流滴定法*を用いる．

ジアゾニウム塩［diazonium salt］⇀ ジアゾ化

ジアゾメタン［diazomethane］　化学式 CH_2N_2 のジアゾ化合物．きわめて反応性が高く，爆発性がある．フェノールあるいはカルボン酸の O- メチル化剤として用いられ，N_2 を発生しながらメチルエーテル誘導体やメチルエステル誘導体を生成する．

シアノ基［cyano group］⇀ ニトリル

シアノコバラミン［cyanocobalamin］＝ビタミン B_{12}

シアノバクテリア［cyanobacterium］　ラン（藍）色細菌ともいう．光合成によって酸素を生み出す真正細菌の一群．かつては藻類の一種と考えられラン（藍）藻とよばれていた．細胞壁と脂質を含む外膜をもち，グラム陰性菌*に分類される．

シアノヒドリン［cyanohydrin］　シアノ基（-CN）とヒドロキシ基（-OH）を同じ炭素原子にもつ化合物の総称．カルボニル化合物にシアン化水素が付加することで生成する．通常，シアノヒドリンの生成反応は可逆的である．シアノ基はカルボキシ基への変換が可能なことから，有用な合成中間体である．

ジアフェニルスルホン［diaphenylsulfone］　抗ハンセン病薬*．病原菌のらい菌の葉酸代謝阻害．持久性隆起性紅斑，ジューリング疱疹状皮膚炎，天疱瘡，類天疱瘡，色素性痒疹にも有

効.副作用はDDS症候群(発熱,発疹,顔のむくみ,リンパ節腫脹),血液障害など.

CRC[CRC, clinical research coordinator]＝治験コーディネーター

ジアルジア症[giardiasis]⇒ランブル鞭毛虫

CRP[CRP, C-reactive protein]＝C反応性タンパク質

CE-MS[CE-MS, capillary electrophoresis-mass spectrometer]＝キャピラリー電気泳動質量分析法

JMEDPlus[JMEDPlus] ジェイメドプラスと読む.独立行政法人科学技術振興機構が作成する医学,薬学,歯学,看護学などの医学系の文献データベース.日本語の文献を中心に,収録文献数はこの分野で日本最大.

cAMP[cAMP, cyclic AMP]＝サイクリックAMP

シェーグレン症候群[Sjögren syndrome] 1933年にスウェーデンの眼科医 H. Sjögren が最初に報告したもので,慢性炎症(CD4陽性細胞やB細胞が病態の形成にかかわる)によって特に外分泌腺の唾液腺と涙腺が分泌障害をきたし,眼の乾燥(ドライアイ)や口腔内乾燥(ドライマウス)が出現する.

GSP[GSP, Good Supplying Practice] 日本医薬品卸業連合会が作成した医薬品の供給と品質管理に関する実践規範.医薬品流通に携わる卸業者が業務を適切に行うための自主的なガイドラインである.

***J*断片**[*J* gene fragment] *J*遺伝子断片ともいう.抗体*(B細胞受容体*)やT細胞受容体*の遺伝子再構成*の際に可変部に組込まれる遺伝子断片の一種.それぞれの遺伝子に3〜7個存在し,多様性形成に役立っている.(⇒*D*断片)

ジエチルエーテル[diethyl ether] 化学式 $CH_3CH_2OCH_2CH_3$.単にエーテル*とよぶこともある.

ジエチルスチルベストロール[diethylstilbestrol] 略号DES.エストロスチルベンともいう.かつて流産防止剤などに用いられていた合成女性ホルモン.1970年代以降,胎児期にDESの曝露を受けた女性に,通常まれな女性器障害が発生するなどの健康被害に関する報告が相次ぎ,現在は使用されていない.

四エチル鉛[tetraethyl lead]＝テトラエチル鉛

GH[GH, growth hormone]＝成長ホルモン

ChE[ChE, cholinesterase]＝コリンエステラーゼ

CHOP療法[CHOP chemotherapy] 造血器腫瘍(血液癌)に用いられる化学療法レジメン*の一つ.シクロホスファミド(Cyclophosphamide),ヒドロキシダウノルビシン(Hydroxydaunorubicin,⇒ドキソルビシン),オンコビン(Oncovin®:ビンクリスチンの商品名),プレドニゾロン(Prednisolone)を使用し,おもに非ホジキンリンパ腫*の治療に用いられる.

ジェネリック医薬品[generic drug] 後発医薬品ともいう.先発医薬品の独占期間が過ぎた後,これと同じ有効成分の薬剤をジェネリック医薬品として製造販売することができる.先発医薬品は市場独占期間の間に,有効性や安全性は確立されたと考えられることから,ジェネリック医薬品の承認申請があった場合には,主として製品の品質・規格と生物学的同等性*(人に投与したときの血中濃度が先発品と同一であること)の確認だけで審査される.したがって研究開発費はあまりかからないが,薬価が低く設定される.ジェネリック医薬品が現れると,先発医薬品の薬価引き下げ率も大きくなり,全体として医療費の削減に寄与する.

JP[JP, the Japanese Pharmacopoeia]＝日本薬局方

GABA[GABA, γ-aminobutyric acid]＝γ-アミノ酪酸

GFR[GFR, glomerular filtration rate]＝糸球体濾過速度

GFP[GFP, green fluorescent protein]＝緑色蛍光タンパク質

ジェミナル[geminal] 同一の炭素に結合した複数の置換基.(⇒ビシナル)

GM計数管[GM counter]＝ガイガー・ミュラー計数管

GMP[GMP, Good Manufacturing Practice] 医薬品及び医薬部外品の製造管理及び品質管理規則.医薬品などの品質確保のため,原料の受け入れから最終製品の出荷に至る全製造工程において遵守すべき事項を定めた基準として省令化されている.医薬品などの製造販売の承認要件であり,書面および実地調査によって遵守が確認される.

CL[*CL*, clearance]＝クリアランス

GLP[GLP, Good Laboratory Practice] 医

薬品の安全性に関する非臨床試験の実施の基準. 医薬品の製造販売承認申請などのために実施される安全性に関する非臨床試験データの信頼性を確保するために定められた基準として省令化されている. 各種の毒性試験や安全性薬理試験に適用される.

GLP-1 アナログ〔GLP-1 analog, glucagon-like peptide-1 analog〕　インクレチン*の一つである GLP-1 の構造の一部を変更した遺伝子組換えヒト GLP-1 アナログ製剤. 膵臓 β 細胞の GLP-1 受容体に結合し, 血糖値依存的にインスリン分泌を促進する. 1 日 1 回の自己皮下注射により良好な血糖制御が得られる. 低血糖の発現リスクが低く, 体重を増加させず, 膵臓 β 細胞の機能を改善するという特徴がある. リラグルチドが代表例.

ジエン〔diene〕→ 共役ジエン

シェーンライン・ヘノッホ紫斑病〔Schönlein-Henoch purpura〕　アレルギー性紫斑病ともいう. アレルギー性機序により血管が障害を受け, 下肢を中心とした紫斑*, 関節痛, 急性腹症を主症状とする疾患. 上気道炎などの先行感染を伴うことが多く, 3〜7 歳の小児に多い. 血小板や凝固系に異常はなく, IgA*を主体としたアレルギー反応によって, 血管の脆弱性, 透過性亢進により, 紫斑, 浮腫などを生じるとされる. IgA 腎症に類似した腎炎を起こすことがある.

ジオウ(地黄)〔rehmannia root〕　アカヤジオウまたは *Rehmannia glutinosa* Liboschitz(ゴマノハグサ科)の根またはそれを蒸したもの. 主要成分はイリドイド*配糖体(カタルポール, レーマニオシド A)など. 強壮, 解熱, 止瀉, 緩下薬. 漢方で尿路疾患, 糖尿病を中心に応用される.

COSY〔COSY, correlated spectroscopy, correlation spectroscopy〕　最も基本的な二次元 NMR*スペクトル測定法. スピン-スピン結合している隣合った核間, 通常隣接プロトン間の相関ピークが現れる. 二量子フィルターを用いて COSY スペクトルから一重線の相関ピークを消した DQF (double quantum filtered)-COSY も複雑なスペクトルを示す化合物に汎用される.

COX〔COX, cyclooxygenase〕= シクロオキシゲナーゼ

COX-2 選択的阻害薬〔selective COX-2 inhibitor〕　シクロオキシゲナーゼ 2 (COX-2)に選択的な阻害薬であり, 解熱・鎮痛・抗炎症作用をもつ. COX-1 に対してほとんど作用を示さず, 炎症組織に発現している COX-2 のみを選択的に阻害するため, 非ステロイド性抗炎症薬*(NSAID)の副作用である消化管障害が軽減される. (→ シクロオキシゲナーゼ)

ジオスゲニン〔diosgenin〕　メキシコヤムを代表とするヤマノイモ科 *Dioscorea* 属植物に多量に含まれるステロイドサポニンのアグリコン*(サポゲニン). ステロイドホルモンの合成原料として用いられる.

COD〔COD, chemical oxygen demand〕化学的酸素要求量の略. 水中の有機物量を表す指標の一つ. 水中に含まれる被酸化性物質を酸化剤による化学反応で酸化し, 酸化剤の消費量を酸素量に換算したもの. 測定対象はおもに有機物であるが, 酸化鉄(Ⅱ)や亜硝酸イオンなどの還元性無機物質も酸化剤によって酸化される. 二クロム酸法, 高温酸性過マンガン酸法, アルカリ性過マンガン酸法があり, それぞれ酸化剤の種類や測定条件が異なり有機物が酸化剤を消費する程度が異なるので, 得られる値は異なる. 環境基本法*による湖沼や海域の公共用水域に対する環境基準, 水質汚濁防止法*による湖沼や海域へ排出される排水に対する排水基準では COD 規制がなされており, 測定法としては酸性高温過マンガン酸法が採用されている. (→ BOD)

COPD〔COPD, chronic obstructive pulmonary disease〕= 慢性閉塞性肺疾患

ジオール〔diol〕　グリコールともいう. ヒドロキシ基(-OH)を二つもつ化合物の総称.

磁化〔magnetization〕　一般に金属の棒を磁石でこすると, その棒は磁石の性質をもつようになる. このように物質が磁気的性質をもつことを磁化とよぶ. 核磁気共鳴*現象においては, ある一方向の外部静磁場中にスピン量子数(→ 量子数)が 0 でない核をおくと, それまでランダムな方向を向いて巨視的*には磁気を示さなかった一つ一つの核が, ある一定の割合で外部磁場と平行あるいは逆平行に整列し, 状態エネルギーのより低い平行に整列した核の割合が多いために, 全体として磁気を帯びるようになる. この現象を磁化とよぶことが多い.

紫外可視吸光光度法〔ultraviolet-visible absorption spectrophotometry〕= 紫外可視吸光度測定法

紫外可視吸光光度測定法 [ultraviolet-visible spectrophotometry] 紫外可視吸光光度法，または単に吸光光度法ともいう．試料による紫外線または可視光線の吸収を利用し，試料物質の定性および定量を行う方法．紫外(185～370 nm)および可視(370～780 nm)吸収スペクトルから試料物質の同定が可能となる．また，試料溶液が希薄な範囲では，ランベルト・ベールの法則(⇌吸光度)を利用して物質の定量が行える．試料のモル吸光係数*を増大させる目的で，誘導体化を行う場合もある．測定には，光源，分光部，試料部，測光部，記録部から構成される分光光度計が一般的に用いられる．光源として，紫外部では重水素放電管，可視部ではタングステンハロゲンランプがおもに用いられる．

紫外吸収スペクトル [ultraviolet absorption spectrum] ＝紫外スペクトル

歯科医師 [dentist] 歯学に基づいて傷病の予防，診断および治療，公衆衛生の普及を責務とする医療従事者．

紫外スペクトル [ultraviolet spectrum] 紫外吸収スペクトル，UVスペクトルともいう．試料に波長を連続的に変化させながら紫外線を照射して得られる波長と吸光度との関係を示す曲線のこと．UVスペクトルは物質の構造に応じて固有の形を示すので，紫外可視吸光光度測定法*における試料物質の定性に用いられる．

紫外線 [ultraviolet rays, ultraviolet radiation] 略号UV．紫外光ともいう．可視光より短波長で，X線より長波長の電磁波．分光学，光化学，光生物学，気象学，照明学などの学問領域により紫外線の分類波長が微妙に異なっている．光生物学ではUV-A (400～320 nm)，UV-B (320～290 nm)，UV-C (290 nm以下)と分類する．酸素分子の吸収が始まる195 nmより短波長側を真空紫外域とよぶ．紫外線の照射により光化学反応が進行したり，生体に影響が現れる．

紫外部検出器 [ultraviolet absorbance detector, UV detector] 紫外部に吸収のある物質の検出器．高速液体クロマトグラフィー*の検出器をさすことが多い．試料に紫外線を照射し，通過後の紫外線の強さを測定する．紫外線の吸収の度合いは波長により異なるため，試料の種類により通常195～370 nmの範囲で適切な波長を選択する．

視覚 [visual sense] ⇌ 網膜
痔核 [hemorrhoid] ⇌ 痔疾
視覚サイクル [visual cycle] ⇌ ロドプシン
視覚的アナログスケール [visual analog scale] 略号VAS．感覚や感情の強度の客観的評価法．鎮痛薬の適正用量評価の補助としても用いる．水平な直線において痛みが"ない"から"耐えられない"として患者が直線上の痛みのレベルに印をつけ，端からの長さを測定する．(⇌ フェイススケール)

耳下腺 [parotid gland] ⇌ 唾液腺

C型肝炎 [hepatitis C] C型肝炎ウイルス(HCV)が血液などを介して感染することによるウイルス性肝炎*．わが国では輸血用血液のスクリーニングが開始された1989年以前は輸血後肝炎の主たる原因であった．感染予防に有効なグロブリンやワクチンはなく，成人で初感染した場合でも50～80％が慢性化する．C型慢性肝炎は15～25年の経過で約40％が肝硬変*に進展し，肝線維化が進むほど肝細胞癌の合併が高率になる．感染診断にはまず血中HCV抗体*を検査し，HCV-RNA検査などで確定診断する．HCVの駆除にはインターフェロン製剤やリバビリンなどの抗ウイルス療法が行われるが，血中のウイルス量や遺伝子型によって著効率に差がある．

地固め療法 [consolidation therapy] 寛解*の程度を深めたり，再発の可能性を少なくするために行う治療法．

磁化ベクトル [magnetic vector potential] 物質が磁化*したときに，物質がもつ単位体積当たりの磁気モーメント*のことを磁化ないしは磁化ベクトルとよぶ．その物理的な意味は，磁石としての強さであり，どれだけ磁場に引きつけられるかという程度を表している．

子癇 [eclampsia] 妊娠20週以降に，初めて痙攣発作(強直間代発作)を起こし，てんかん*や二次性痙攣が否定されるもの．妊娠高血圧症候群*の一型であり，重症例で生じやすい．急激な血圧上昇による脳血流調整の破綻が原因とされる．硫酸マグネシウムが第一選択薬．

時間治療 [chronotherapy] 疾患の日周リズムに合わせて投薬タイミングを適切に選択することで，薬効発現をより高め，副作用を軽減し，QOL*や延命効果を高める薬物療法をさす．

しきい値 ＝ 閾(いき)値

磁気異方性 [magnetic anisotropy] 磁性体がもつ磁気モーメント*の向きによって，その内部エネルギーが異なる性質をいう．核磁気共鳴スペクトル*においては，隣接する電子密

度が異なる置換基は，外部磁場によって局所的な磁場を形成する(⇌ 環電流)．この磁場の効果が，隣接する核の位置によって外磁場と平行，あるいは逆平行に作用すると低磁場側，あるいは高磁場側にシフトして観測されることになる．この効果を磁気異方性効果とよび，化合物の構造を核磁気共鳴スペクトルから推定する場合の重要な情報となる．棒磁石が長軸に沿ってのみ強い磁力を生じることは磁気異方性効果による．

磁気異方性効果［magnetic anisotropic effect］⇌ 磁気異方性

磁気共鳴［magnetic resonance］　略号 MR．スピン共鳴ともいう．磁気モーメントをもつ粒子(たとえば電子や原子核)を磁場の中に置くと，ゼーマン効果によって異なるエネルギー状態に分岐する．適当な周波数の電磁波を吸収すると，これらの状態間で遷移が起こる．この現象を磁気共鳴といい，原子核の回転(スピン)による共鳴は核磁気共鳴*，電子のスピンによる共鳴は電子スピン共鳴*とよばれる．

磁気共鳴画像法［magnetic resonance imaging］　略号 MRI．磁気共鳴映像法ともいう．被検者へのダメージが少ない画像診断法．核磁気共鳴*現象を利用して，体内の水素原子核の位置*環境の情報をコンピューター処理し画像化する方法．被検者に強い磁場を加え，パルスラジオ波を照射して原子核の共鳴現象を起こさせた後，ラジオ波を遮断して起こる緩和*現象に伴って発せられる信号を検出する．この信号が原子核の周りの環境によって異なるため体内組織の情報が得られる．また，磁場が位置によって異なる傾斜磁場を加えることで，原子核の位置情報が得られる．

磁気共鳴分光法［magnetic resonance spectroscopy］　略号 MRS．磁気共鳴現象を起こす電磁波の周波数を測定する手法．核磁気共鳴*分光法と電子スピン共鳴*分光法があり，物質の化学構造や運動状態の情報が得られる．

磁気遮へい効果［magnetic shielding effect］物質に対して外部磁場を加えたとき，物質の内部に外部磁場を打ち消す方向に磁場が生じる．これを磁気遮へいとよぶ．磁気遮へい効果は原子核周辺の電子密度に依存し，電子密度が高いほど大きい．

色素性乾皮症［xeroderma pigmentosum, XP］⇌ ヌクレオチド除去修復

ジギタリス［digitalis］　ジギタリス(ゴマノハグサ科)の葉．主要成分は強心配糖体*類(ジギトキシン，ギトキシン)．強心利尿薬．ジギトキシン製造原料．ラナトシドCはケジギタリスより製造される．

ジギトキシン［digitoxin］⇌ ジギタリス

シキミ酸経路［shikimic acid pathway, shikimate pathway］　シキミ酸を前駆体とする生合成経路．この経路でケイ皮酸誘導体，クマリン類などのフェニルプロパノイド*，リグナン*，リグニン*のほか，L-チロシンやL-フェニルアラニン，没食子酸，サリチル酸，p-ヒドロキシ安息香酸などの芳香族カルボン酸も生合成される．シキミ酸経路と酢酸-マロン酸経路*の複合経路*で生合成されるものとしてフラボノイド*がある．

磁気モーメント［magnetic moment］　磁気双極子の強さのこと．荷電粒子が回転運動(スピンまたは軌道をもって回転)するとき，その周りに磁場を生じる．荷電粒子である電子と陽子には磁気モーメントがあるが，中性子も磁気モーメントがある．(⇌ ゼーマン分裂，電子スピン共鳴，核磁気共鳴)

子宮［uterus］　妊娠時に胎児成育の場を提供する器官．上端部を子宮底，下部を子宮頸管とよび，子宮頸管はその下側では膣とつながり，子宮底の上端は卵管につながる(⇌ 生殖器系)．子宮断面のほとんどは平滑筋*で，妊娠時には分裂・肥大化する．子宮壁の最内層は子宮内膜とよばれる粘膜層で，卵巣ホルモンの影響を受けて月経周期*に伴い周期的に変化する．受精卵が子宮内膜に着床すると，子宮は胎児全体を包んで大きく拡張し，内部に胎盤が構築される(⇌ 受精)．

子宮外妊娠［ectopic pregnancy］　異所性妊娠ともいう．子宮腔以外の場所に受精卵が着床し発育した状態．卵管妊娠(大部分)，卵巣妊娠，腹膜妊娠，頸管妊娠があり，卵管破裂や腹腔内への大出血を起こすため，早期に胎児組織を摘出する．保存的にはメトトレキサート療法．

子宮癌［uterine cancer］　子宮の上皮性悪性腫瘍は，子宮の頸部に発生する子宮頸癌*と体部に発生する子宮体癌(子宮内膜癌)に分けられる．頸癌が途上国で多く，体癌は欧米先進国で多い傾向がある．日本では子宮頸癌が多かったが，近年は減少～横ばい(20歳代では増加)，子宮体癌は増加している．両者は多くの異なった特徴をもち，頸癌は扁平上皮癌*，体癌は腺癌*が多い．頸癌はヒトパピローマウイルス，体癌はエストロゲン*が関与する．

子宮筋腫 [uterine leiomyoma, uterine fibroid] 頻度の高い(生殖年齢女性の20%以上)子宮平滑筋の良性腫瘍.女性ホルモン反応性で,大部分は子宮体部から発生し,粘膜下,筋層内,漿膜下のいずれからも進展する.多くは無症状だが,過多月経,腹痛や不妊症の原因ともなる.(⇒ 子宮内膜症)

子宮頸管 [cervical canal] ⇒ 子宮

子宮頸癌 [cervical cancer, cervical carcinoma] 子宮頸部から発生する悪性腫瘍.減少傾向から,近年は横ばい〜増加(特に若年者)に転じた.性行為によるヒトパピローマイルス感染が関与する.大部分が扁平上皮癌*で,早期は無症状〜不正性器出血,進展により腰痛など.検診(細胞診)が行われる.(⇒ 子宮癌)

子宮腺筋症 [uterine adenomyosis] ⇒ 子宮内膜症

糸球体 [glomerule] 糸玉状の毛細血管がボーマン嚢の中に陥入したもの.腎動脈から分かれた輸入細動脈がさらに絡み合った毛細血管網である.血液は糸球体で沪過された後,まとまって輸出細動脈を流れ,原尿*として尿細管*に送られる.輸出細動脈の直径は輸入細動脈の直径より小さく,糸球体の血圧を上昇させるのに役立っている.(⇒ ネフロン)

子宮体癌 [uterine body cancer] ⇒ 子宮癌

糸球体腎炎 [glomerulonephritis, glomerular nephritis] 糸球体腎炎には急性糸球体腎炎と慢性糸球体腎炎とがあり,糸球体内の炎症と細胞増殖を特徴とする.急性糸球体腎炎では,A群β溶連菌感染などの先行感染後に,発症が明らかで,血尿*,タンパク尿*,高血圧,糸球体沪過量の急激に出現する(⇒ 溶連菌感染後急性糸球体腎炎).慢性糸球体腎炎はIgA腎症,慢性増殖性糸球体腎炎,膜性増殖性糸球体腎炎*など多くの疾患を含む.タンパク尿,血尿,高血圧があり,徐々に腎不全に進行するものと非進行例とがある.

糸球体沪過 [glomerular filtration] 血液中に含まれる各種成分や薬が糸球体毛細血管内からボーマン嚢内へとこし出される現象.糸球体の毛細血管壁は血管内皮細胞,基底膜および上皮細胞から成り,これら三つの障壁を通過することで糸球体沪過となる.糸球体沪過にはサイズバリアー*とチャージバリアー*の二つがあげられる.(⇒ 尿中排泄)

糸球体沪過速度 [glomerular filtration rate] 略号GFR.糸球体が単位時間に沪過する血漿量のこと.腎機能の指標であり,イヌリン*によるクリアランス*を測定することで算出する.健常人での正常値は 120 mL min^{-1}.同様な指標としてクレアチニンクリアランス*があるが,クレアチニン*は厳密には尿細管からの分泌があるため腎機能低下時にはGFRの方がより精度が高い.

子宮内膜癌 [endometrial cancer] ⇒ 子宮癌

子宮内膜症 [endometriosis] 子宮内膜組織が骨盤腔内,卵巣,子宮筋層などに異所性に存在し,エストロゲン*に反応して増殖や脱落,月経様出血を繰返す疾患.子宮筋層内のものは**子宮腺筋症**という.月経時の下腹部痛や腰痛,不妊症の原因となる.(⇒ 子宮筋腫)

GQP [GQP, Good Quality Practice] 医薬品などの製造販売業者の品質保証部門が遵守すべき品質管理の基準として省令化されている.GQPの遵守は製造販売業許可の要件となる.

示強性 [intensive property] ⇒ 状態関数

四極子 [quadrupole] ⇒ 四重極型質量分析計

式量 [formula weight] 化学式量ともいう.組成式に含まれる原子の原子量の総和.おもに無機塩類について使われ,分子の場合は分子量*とよぶ.

磁気量子数 [magnetic quantum number] ⇒ 量子数

シークエンサー [sequencer] = 配列分析装置

軸索 [axon] ニューロン*の突起の一種.細胞体から1本出て,その後枝分かれすることが多い.長さは1 mm未満から1 m以上までさまざまである.軸索末端(神経終末)は他のニューロンや効果器(筋細胞,腺細胞)と隣接してシナプス*をつくる.軸索末端に興奮が伝わると神経伝達物質*が放出され,シナプス後細胞に情報が伝わる.

軸性キラリティー [axial chirality] = 軸不斉

シグナル伝達 [signal transduction] 情報伝達ともいう.細胞において,あるシグナルが別種のシグナルに変換されて情報が伝達される過程をさし,さまざまな反応経路を含む.(⇒ 細胞内シグナル伝達経路)

シグナル認識粒子 [signal recognition particle, SRP] ⇒ 小胞輸送

シグナル配列 [signal sequence] ⇒ 小胞輸送

軸不斉［axial asymmetry］ 軸性キラリティーともいう．キラル*な軸が存在することで生じる不斉のこと．この場合不斉中心（キラル中心）がなくても鏡像異性体*が存在する．回転が制限されている結合が軸となる．例としてアレン誘導体などがあげられる．

σ軌道［σ orbital］ 分子軌道*のうち，二つの原子を結ぶ結合軸の周りに回転対称な軌道で，σ結合が生成し分子の骨格を決める軌道である．s軌道*同士の重なりからつくられるのでσ軌道とよばれるが，結合軸上の重なりであれば，s軌道とp軌道*（C-H結合など），p軌道同士（フッ素のF-F結合など），s軌道とd軌道*（ヒドリド錯体のM-H結合など），p軌道とd軌道（配位結合*など）からもσ軌道が生成する．結合性軌道*をσ軌道，反結合性軌道をσ*軌道という．（→π軌道）

σ結合［σ bond］→σ軌道

σ錯体［σ-complex］ 一般には，二つ以上の分子種がσ結合によって結合した錯体の総称．芳香族求電子置換反応*では，求電子試薬（E$^+$）がベンゼン環のπ電子と相互作用してπ錯体を形成する．ついでE$^+$はπ電子と反応し，ベンゼン環炭素-E間にσ結合を結び，σ錯体を形成する．このσ錯体は共鳴安定化したカルボカチオン中間体で，電荷は非局在化しているが芳香族性は失われている．

σ-σ*遷移［σ-σ* transition］→電子遷移

シグマトロピー転位［sigmatropic rearrangement］ 一つまたは数個のπ電子系に隣接するσ（シグマ）結合（→σ軌道）が分子内で移動する反応で，ペリ環状反応*の一種．コープ転位やクライゼン転位などが知られている．

シグモイド型最大効果モデル［sigmoid E_{max} model］→最大効果モデル

シグモイド曲線［sigmoid curve］ 横軸に薬物の用量あるいは濃度の対数をとり，縦軸に薬物の作用の強さをプロットしたときに得られるS字状の曲線であり，薬物の用量-反応関係を示す．50％反応の点で点対称となる．（→用量-反応曲線）

ジグリセリド［diglyceride］＝ジアシルグリセロール

シクロアルカン［cycloalkane］ C_nH_{2n}の化学式をもつ環状アルカンで，アルカン名の前にシクロを付して命名する．五員環のシクロアルカンはシクロペンタン，六員環のシクロアルカンはシクロヘキサンである．

シクロオキシゲナーゼ［cyclooxygenase］ 略号COX．プロスタグランジン*（PG）やトロンボキサン*生合成の律速酵素．アラキドン酸やエイコサペンタエン酸*などに2分子の酸素を添加し，15位にヒドロペルオキシド結合をもつプロスタグランジンGを生成する脂肪酸シクロオキシゲナーゼ反応と，15位のヒドロペルオキシドを切断し，プロスタグランジンHを生成するヒドロペルオキシダーゼ反応の2種類の反応を触媒するヘム酵素である．定常的に発現しているCOX-1と，誘導されて生じるCOX-2がある．非ステロイド性抗炎症薬*により阻害を受ける．（→アラキドン酸カスケード）

シクロスポリン［ciclosporin］ 略号CsA，CYA．免疫抑制薬*．作用機序はタクロリムス水和物*と同様．シクロスポリンの登場によって臓器移植の成績は飛躍的に向上した．しかし毒性については腎毒性（血圧上昇，乏尿など）をもっており，腎移植ではこの腎毒性が問題となる．毒性発現は血中濃度と相関しているため，血中濃度モニタリングを必ず行う．

シクロピロロン系催眠薬［cyclopyrrolone hypnotic drug］ 催眠薬*（非ベンゾジアゼピン系）．ベンゾジアゼピン系催眠薬*とは化学構造が異なるが，ベンゾジアゼピン受容体のω1/ω2受容体に非選択的に作用する．筋弛緩作用は弱く，苦味を感じる．入眠障害の治療に用いられる．ゾピクロンなどがある．

ジクロフェナクナトリウム［diclofenac sodium］ 非ステロイド性抗炎症薬*（フェニル酢酸系）．

シクロヘキサン［cyclohexane］→シクロアルカン，アキシアル結合

シクロホスファミド水和物［cyclophosphamide hydrate］ 略号CPA，CPM．抗腫瘍薬*．アルキル化薬*．ナイトロジェンマスタード*系に属するアルキル化薬のプロドラッグ*であり，生体内で活性化されて抗腫瘍作用を示す．

2,4-ジクロロフェノキシ酢酸［2,4-dichlorophenoxyacetic acid］＝2,4-D

刺激伝導［impulse conduction］ 興奮伝導ともいう．正常心臓においては，心拍のリズムは右心房に存在する洞房結節で自発的に発生する．洞房結節細胞は安定した静止膜電位（→膜電位）をもたず，しだいに脱分極して活動電位*を自発的に発生する．これをペースメーカー電位とよび，その活動電位は心房筋を経由して房

室結節へ到達する．心房と心室は電気的に絶縁されているが，唯一房室結節からヒス束とよばれる部分が心房の活動電位を心室側へ伝導できる．心室側へ伝わった活動電位は左右に分かれて広がるプルキンエ線維を介して心室全体に伝導される．これらの伝導にかかわる洞房結節，房室結節，ヒス束，プルキンエ線維を特殊心筋とよび，特殊心筋による活動電位の伝導を刺激伝導とよぶ．(→ 心筋)

止血薬[hemostatic] 血管壁脆弱化，血小板や凝固系の異常，線溶系亢進などによる出血傾向の改善に用いる薬剤．血管強化薬*，血液凝固促進薬*，抗線溶薬*，その他に分類される．血管強化薬は副作用の少ないアドレノクロムが各種出血や紫斑病などに用いられる．凝固促進薬は，プロトロンビンと第Ⅶ，Ⅸ，Ⅹ因子の生成に必要なビタミンKが，低トロンビン血症やビタミンK欠乏が推定される出血に用いられる．抗線溶薬として，線溶亢進による出血に抗プラスミン薬が用いられる．

時限放出型製剤[time controlled release preparation] 薬物放出が始まるまでに一定の時間(ラグタイム)があり，その後に速やかに薬物を放出する製剤．大腸に薬物を選択的に送達する場合などに有効と考えられている．

事後確率密度関数[posterior probability density function] ベイジアン法*により最適化された母集団パラメーターの確率分布である．事前確率密度関数*に薬物投与後の血中濃度測定値が情報として加わると，ベイジアン法により事後確率密度関数が求まる．

自己寛容[self tolerance] 自己成分に対しては免疫応答が起こらないようになっている状態．すなわち，自己を構成する成分を認識するB細胞やT細胞は分化途上で死滅(クローン除去(→クローン選択説))あるいは無力化(アネルギー)する．自己抗原*に対する免疫寛容*が生じることをいう．

ジゴキシン[digoxin] 強心薬．強心配糖体*．うっ血性心不全(慢性心不全)および上室性頻脈(発作性のものを含む)の治療に用いられる．

自己血糖測定[self measurement of blood glucose] 略号SMBG．患者が血糖測定器を用いて自身の血糖値を測定すること．日常の血糖値を知ることで，インスリンの投与量を適切に調節し，より良好な血糖コントロールを目指すことができる．

自己抗原[autoantigen, self antigen] 自己免疫現象の対象となる自己構成成分．通常は自己寛容*が成立しており，自己に対する免疫応答は起こらないが，自己寛容が破綻すると自己抗原に対する免疫応答が起こり，自己免疫疾患*を発症する．

自己抗体[autoantibody] 正常な自己構成成分(自己抗原*)と反応する抗体．自己抗体の測定は自己免疫疾患*の診断に有用である．また，重症筋無力症*でみられる抗アセチルコリン受容体抗体のように，病態形成にかかわる自己抗体もある．

自己注射[self-injection] ⇒ ペン型注射器

仕事[work] 古典力学では力と動いた距離の積で表される．代表的な経路関数(→ 状態関数)の一つ．化学熱力学では，電気，重力，体積変化による仕事などがある．体積変化による仕事以外は有効仕事といわれ，可逆過程*のとき，系は外界に対して最大の仕事をする．

シコニン[shikonin] ⇒ シコン

自己防衛の帰属[self-protective attribution] 自己防衛バイアスともいう．自分の失敗を状況や運などの外的要因に帰属させることで，自尊感情を維持する傾向．帰属とは，結果に至った原因を推測する過程のこと．

自己防衛バイアス[self-protective bias] = 自己防衛的帰属

自己免疫疾患[autoimmune disease] 自己の生体成分(各臓器の細胞，核，DNA，RNAなど)に対する抗体(自己抗体)が出現したり，自己反応性T細胞の出現によって異常な免疫反応が起こり，自己の細胞や臓器が障害される疾患をいう．膠原病*，膠原病類縁疾患(シェーグレン症候群*，ベーチェット病など)，グッドパスチャー症候群*，重症筋無力症*，アジソン病*，類天疱瘡などがある．

自己免疫性溶血性貧血[autoimmune hemolytic anemia, AIHA] ⇒ 溶血性貧血

シコン(紫根)[lithospermum root] ムラサキ(ムラサキ科)の根．主要成分はナフトキノン系色素(シコニン，アセチルシコニン)など．主要成分に抗炎症，肉芽増殖促進，抗菌，抗腫瘍作用．漢方で消炎，解熱，解毒を目標におもに外用青膏として応用される．

示差屈折計 = 示差屈折率検出器

示差屈折率[differential refractive index] 略号RI．組成の一定な溶液での試料物質の有無における屈折率*の差．

示差屈折率検出器 [differential refractive index detector, differential refractometer]　RI検出器，示差屈折計ともいう．光の屈折率*の変化を検出する機器．ガラスのセルを二つに仕切り，一方にカラムからの溶離液を流し，他方には溶離液のみを封入する．試料成分が含まれていると光は直進せず屈折する．紫外線を吸収しない試料にも使用できる．

示差走査熱量測定 [differential scanning calorimetry, DSC] → 示差熱分析

示差熱分析 [differential thermal analysis]　略号DTA．種々の物理的性質のうち，結晶などの固相/液相転移（融解，凝固）あるいは多形転移（→ 多形）などの相変化，熱分解または化学反応などに伴う発熱または吸熱の熱的挙動を観測する方法．試料と基準物質とを一定速度で加熱または冷却し，試料の熱的変化を両者の温度差（ΔT）として検出する．類似の方法として示差走査熱量測定（DSC）があるが，DSCでは試料の熱的挙動を熱量（エンタルピー）変化（ΔH）として検出する点が異なる．

死産 [foetal death, fetal death, stillbirth]　妊娠満12週以降の死児の出産．自然死産および人工死産（人工妊娠中絶*）が含まれる．死産率は出産数（出生数＋死産数）に対する死産数の割合で表す．

四酸化オスミウム [osmium tetraoxide] ＝ 酸化オスミウム（Ⅷ）

持参薬 [medicine brought to the hospital]　患者が入院時に持込む薬．入院施設で採用されていない持参薬の使用については，経済面をはじめとする利点，管理面をはじめとする問題点の両面がある．施設における持参薬の使用可否を問わず，薬剤師による持参薬管理は薬剤違いの防止，代替薬*の選定など，患者の安全性を保つうえで重要な意味をもつ．

GC [GC, gas chromatography] ＝ ガスクロマトグラフィー

G-CSF [G-CSF, granulocyte colony-stimulating factor] ＝ 顆粒球コロニー刺激因子

G-CSF製剤 [granulocyte colony-stimulating factor product]　G-CSF（顆粒球コロニー刺激因子*）は，サイトカインの一種で顆粒球産出を促進し，好中球の機能を高める．細胞障害性抗癌剤の使用により起こる好中球減少症に適応があり，重篤な感染症の合併症発症率を低下させる．遺伝子組換えヒトG-CSF製剤には，フィルグラスチム，ナルトグラスチム，レノグラスチムなどがある．

GC-MS [GC-MS, gas chromatography-mass spectrometry] ＝ ガスクロマトグラフィー質量分析法

cGMP [cGMP, cyclic GMP] ＝ サイクリックGMP

ジシクロヘキシルカルボジイミド [dicyclohexylcarbodiimide]　略号DCC．化学式C_6H_{11}=C=NC_6H_{11}．脱水縮合剤の一つ．カルボン酸とアミンやアルコールの脱水反応により，アミドやエステルを合成する際に用いられる．

支持組織 [supporting tissue]　多細胞動物を構成する4組織の一つで（→ 上皮組織，筋肉組織，神経組織），おもに間葉系細胞に由来する細胞成分と，その間を埋める細胞間成分から成る．線維性結合組織（狭義の結合組織*）と，軟骨組織*，骨組織*，脂肪組織，血液，リンパを含む．細胞成分には，線維芽細胞*，軟骨細胞，骨細胞，破骨細胞，脂肪細胞，色素細胞，組織マクロファージ，マスト細胞，形質細胞などのほか，血球やリンパ球が含まれる．

脂質 [lipid]　生体成分の一つで，水にはほとんど溶けず有機溶媒に溶ける有機化合物．単純脂質，複合脂質，誘導脂質に分類される．単純脂質はアルコールと脂肪酸*のエステルで，トリアシルグリセロール*やコレステロールエステル*などである．複合脂質はアルコールと脂肪酸のエステルにリン酸や窒素，または糖を含む脂質で，リン脂質*と糖脂質*がある．誘導脂質は単純脂質や複合脂質の加水分解により生じる脂質で，脂肪酸やコレステロール*などがある．

痔疾　痔疾患およびその類縁疾患には痔核（内痔核，外痔核），裂肛，肛門周囲膿瘍，痔瘻がある．最もよくみられる痔核は肛門*周囲の静脈が圧排などにより拡張した状態で，直腸と肛門を分ける歯状線より口側に生じたものが内痔核，肛門側に生じたものが外痔核と称される．治療は外用痔疾治療薬による保存的療法が基本で，治療抵抗性のものは痔の結紮，切除を行う．裂肛は硬い便などにより肛門が裂ける状態であり，治療はおもに痔治療薬*と便秘の制御を行う．肛門周囲膿瘍は肛門の陰窩に細菌が入り，化膿した状態をさす．肛門周囲膿瘍が肛門周囲に排膿を起こすことで痔瘻を形成する．治療は抗生物質投与か，切開排膿が行われる．

脂質異常症 [dyslipidemia]　空腹時採血で高LDLコレステロール血症（≧140 mg dL^{-1}），

低 HDL コレステロール血症（<40 mg dL^{-1}），高トリグリセリド血症（≧150 mg dL^{-1}）のいずれかを呈した場合に診断される．高脂血症から呼称変更され，診断基準として総コレステロール値は用いられなくなった．遺伝素因，食生活の欧米化，運動不足などを原因とし，他の基礎疾患を否定できる脂質異常症は原発性高脂血症としてI型からV型に表現系分類される．また甲状腺機能低下症などの基礎疾患や副腎皮質ステロイド使用時などに起因する場合は続発性高脂血症に分けられる．脂質異常症は動脈硬化の危険因子であり，その治療は冠動脈疾患や脳血管障害の発症や進展の予防のために重要である．

脂質異常症治療薬 [dyslipidemia drug] 動脈硬化の原因とされる脂質異常症*，すなわち高 LDL コレステロール血症（空腹時 140 mg dL^{-1} 以上），低 HDL コレステロール血症（空腹時 40 mg dL^{-1} 未満），高トリグリセリド血症（空腹時 150 mg dL^{-1} 以上）を改善する薬物のこと．

脂質二重層 [lipid bilayer] ⇌ 細胞膜

指示電極 [indicator electrode] 試料物質の濃度に応じた電位を示す電極．滴定の種類によって適切な電極を選択する．酸塩基滴定でガラス電極*，沈殿滴定で銀電極，酸化還元滴定で白金電極*，キレート滴定で水銀-塩化水銀（II）電極が使用される．

指示反応 [indicator reaction] 共役反応ともいう．酵素的分析法*において，測定する基質に直接働く酵素反応の進行を追跡することが難しい場合，その生成物を基質とする第二の酵素反応を連続的に行って検出が容易な物質へ変換する．この第二の反応を指示反応という．NAD(P)H（紫外吸収をもつ）を生成する反応や過酸化水素を消費して発色体を生成する反応が多用される．

GCP [GCP, Good Clinical Practice] 医薬品の臨床試験の実施の基準．医薬品の製造販売承認申請などのための臨床試験が倫理的・科学的に実施されるように医療機関（医師など），製薬企業などが遵守すべき基準として省令化されている．被験者のインフォームドコンセント*の取得が定められている．

指示薬 [indicator] 滴定における当量点*を判定するために用いる試薬．指示薬を被滴定液に加え，目的物質との反応が完了し，わずかに過量となる標準液中の物質の存在で指示薬の色調が変化して滴定終点が検出される．滴定の化学反応により，酸塩基指示薬*，吸着指示薬（⇌ ファヤンス法），金属指示薬（⇌ キレート滴定），酸化還元指示薬*などの名称が使用されている．指示薬の選択により滴定終点を当量点に近づけると滴定の誤差が少なくなる．

止瀉薬 [antidiarrheal drug] 下痢止めともいう．腸運動抑制薬，腸粘膜のタンパク質と結合して炎症を鎮める収斂薬，吸着薬，そして乳酸菌製剤の4種類に大別される．食中毒などの感染症に伴う下痢は，本来は病原体を速やかに排出する防禦作用であり，むやみな下痢止め処置は好ましくないが，毒素がないのに下痢が起こる場合は積極的に用いるべきである．激しい下痢では電解質代謝異常や脱水症状も起こるので抗菌薬，輸液，食事も併せて考える．

四重極型質量分析計 [quadrupole mass spectrometer] 略号 QMS．Qマスともいう．平行した4本の電極（四重極，四極子ともいう）に直流と高周波交流を重ね合わせた電圧を加えて電場をつくり，その電場を通過するイオンを質量電荷比*（m/z）に応じて分離する質量分析計．高い真空度を必要とせず装置も比較的小型であるため，高速液体クロマトグラフィー質量分析法*あるいはガスクロマトグラフィー質量分析法*において繁用されている．

歯周病菌 [periodontal bacteria] 歯周病の原因菌．歯垢中の細菌のうち，歯面と歯肉の境にできる歯肉溝の縁上や内部で増殖し，炎症などを惹起する細菌．ジンジバリス菌など複数の嫌気性グラム陰性桿菌（⇌ 嫌気性菌，グラム陰性菌，桿菌）が相互作用して歯周病をひき起こすと考えられる．

視 床 [thalamus] ⇌ 間脳

視床下部 [hypothalamus] 脳の最底部に位置し，第三脳室の側壁や下壁をつくる間脳*の一部分．本能や怒りなどの情動行動を制御している．自律神経系*や内分泌系*の中枢としても働く．

視床下部ホルモン [hypothalamic hormone] 視床下部*の細胞で合成されて下垂体*門脈へと分泌され，下垂体前葉のホルモン合成や分泌を調節するホルモン．下垂体前葉ホルモン*の分泌を促進させる働きがあるものとして，成長ホルモン放出ホルモン（GRH），甲状腺刺激ホルモン放出ホルモン*（TRH），副腎皮質刺激ホルモン放出ホルモン（CRH），性腺刺激ホルモン（ゴナドトロピン）放出ホルモン（GnRH）があり，抑制するものとしてソマトスタチン*がある．

いずれもペプチドホルモン*である．ドーパミン*を含める場合もある．

市場実勢価格加重平均値調整幅方式 [ingredients weighted average price method] ⇌ 薬価改定

Sicilian Gambit 分類 [Sicilian Gambit classification] 抗不整脈薬の分類方法の一つ．1990年イタリアのシチリア島で開催されたSicilian Gambit 会議で提唱されたことに由来する．抗不整脈薬を，心筋細胞膜のイオンチャネル，受容体などの薬物の作用点で分類する．(⇌ Vaughan Williams 分類)

支持療法 [supportive care, supportive therapy] 抗悪性腫瘍薬(⇌抗腫瘍薬)による副作用の予防と治療．

四診 [four examinations, four diagnostic procedure] 漢方医学*の病態把握のための診察法．望診(望見の意味，舌診も含まれる)，聞診(聴覚および嗅覚による診察)，問診(愁訴や自覚症状をただすこと)，切診(脈診，腹診など手で触れて行う診察)の4種．診断機器などのない時代より経験的に用いられた病気の徴候を確認する方法であり，医療者の五感による診察法を便宜的に4種に分類したもの．個々に独立したものではなく，治療方針の決定にはこれらを総合して判断する．

視神経 [optic nerve] 第Ⅱ脳神経．(⇌ 脳神経)

シーズ [seeds] 医薬品の種，医薬品開発の源となる化合物．医薬品として開発が期待される薬理活性をもつ化合物．(⇌ リード化合物)

指数増殖期 [exponential growth phase] ⇌ 細菌の増殖機構

シス形 [cis form] ⇌ シス-トランス異性体

ジスキネジア [dyskinesia] 非律動性の不随意運動の総称．薬物の副作用として誘発されるものが多い．抗パーキンソン(病)薬*によるジスキネジア，抗精神病薬による遅発性ジスキネジアなどがある．しばしば，口周囲や舌に限局して出現し口舌ジスキネジアとよばれる．高齢者では非薬物性のジスキネジアもときにみられる．

シス脱離 [cis elimination] = シン脱離

ジスチグミン臭化物 [distigmine bromide] 重症筋無力症治療薬*．可逆的なコリンエステラーゼ阻害薬*で，経口にて，重症筋無力症，手術後および神経因性膀胱による排尿障害に用いられる．半減期は70時間ときわめて長い．

シスチン [cystine] ⇌ システイン

システイン [cysteine] 略号 Cys．アミノ酸*．二つのシステインがジスルフィド結合*するとシスチンとなる．構造は付録Ⅳ参照．

システマティックレビュー [systematic review] あるテーマに関して一定の基準を満たした質の高い臨床研究を集め，そのデータを統合してまとめること．システマティックレビューした結果をまとめた論文の情報源としては，コクランライブラリー*が代表的．

ジストニア [dystonia] 舌の突出捻転，斜頸，眼球上転などにみられる筋緊張の異常な亢進によってひき起こされる症状の一群．(⇌ 錐体外路障害)

シス-トランス異性体 [cis-trans isomer] 立体異性体の構造を定義する方法の一つ．二重結合のように，回転が制限されている炭素-炭素結合において，二つの置換基が同じ側にあるものをシス形，反対側にあるものをトランス形とよぶ．

シスプラチン [cisplatin] 略号 CDDP, DDP．抗腫瘍薬*．白金製剤*．白金製剤の代表的薬剤．腎機能障害の合併が多く，十分な水分負荷を実施する必要がある．

ジスルフィド結合 [disulfide bond] S-S結合ともいう．タンパク質を構成するアミノ酸のうち，立体的に近くに存在するシステイン残基のチオール基(-SH)同士がつくる共有結合(-S-S-)．特に細胞外に存在するタンパク質に存在し，タンパク質の安定化に寄与する．

ジスルフィラム様作用 [disulfiram effect] アンタビュース様作用ともいう．嫌酒薬ジスルフィラムを代表とするアルコール代謝阻害活性をもつ薬剤がアルコール摂取時にアルデヒドを体内に蓄積させ，心悸亢進，頭痛，嘔吐，悪心などの症状を誘発する作用．一部のセフェム系抗生物質*などがこの作用をもつ．

G_0 期 [G_0 phase] ⇌ 細胞周期

事前確率密度関数 [prior probability density function] ベイジアン法*では対象母集団における各パラメーターに関し，平均と分散で示されるある分布が事前情報として必要となる．このセットを事前確率密度関数とよぶ．(⇌ 事後確率密度関数)

自然環境保全法 [Nature Conservation Act] 1972年，自然環境の適正な保全を総合的に推進するために制定された．いくつかの自然環境に対して"保全地域"を指定し，保全計画に基づ

自然気胸 [spontaneous pneumothorax] ⇒ 気胸

自然増加 [natural increase] 一定期間内での出生数(出産数から死産*数を差し引いた値)と死亡数の差. この値から測定期間内の人口変動を把握できる. 自然増加率は出生率*から死亡率*を差し引いたもの.

自然毒 [natural poison]

自然毒食中毒 [food poisoning due to naturally occurring toxins] 天然に存在する生物を摂取した際に発生する急性食中毒の総称. 植物性と動物性に大別される. 代表的な毒素として,植物性毒素にはタマゴテングタケのアマニチン(⇒アマトキシン)などキノコ(菌類)や,高等植物では青梅のアミグダリン*,ジャガイモのソラニンなど,動物性毒素にはフグのテトロドトキシン*,二枚貝のサキシトキシン(⇒麻痺性貝毒)などがある. 発生数は少ないが致命率が高い.

自然免疫 [natural immunity] 先天性免疫ともいう. 病原体などの外来異物の排除において,第一線の防御機構を担う免疫の働き. 非特異的とされてきたが,宿主細胞には応答せず外来異物に応答する分子機構として,宿主細胞と異物の分子パターンを識別するパターン認識受容体*による異物認識様式があることが明らかになった. これ以外の典型的な自然免疫の働きとして,貪食*作用,ナチュラルキラー細胞*によるウイルス感染細胞の排除,インターフェロン*による抗ウイルス作用,補体*系などがあげられる.

ジソピラミド [disopyramide] 抗不整脈薬*. ナトリウムチャネル遮断薬*. Vaughan Williams分類*でのクラスIa群に属する薬物. 期外収縮,発作性上室性頻拍,心房細動の治療に用いられる. 抗コリン作用が強い.

シソーラス [thesaurus] 用語の上下関係や,同義,類義の関係などを体系づけ,データベースの検索において効率的で質のよい検索ができるようにつくられた辞書のこと. たとえば癌を連想する用語として cancer, neoplasms, tumor などがあるが,MEDLINE*のシソーラスでは neoplasms を優先し,cancer が入力されても同時に neoplasms でも検索されるような工夫がされている.

舌 [tongue] ⇒ 口腔

シタラビン [cytarabine] 略号 Ara-C. 抗腫瘍薬*. 代謝拮抗薬*. DNA 合成阻害および DNA 複製酵素を阻害する. 血液脳関門*も通過するため,中枢神経系白血病にも使用される.

Gタンパク質 [G protein] GTP 結合タンパク質ともいう. 細胞内でグアノシン5′-三リン酸(GTP)またはグアノシン5′-二リン酸(GDP)と結合してシグナルを伝達するタンパク質ファミリーの総称. 1)ポリペプチド鎖の開始・伸長・終結にかかわる因子群, 2)細胞膜受容体*刺激の情報を細胞内に伝達する三量体型, 3)細胞の増殖やタンパク質の輸送・分泌に介在する分子量約2万の低分子量型の三つに分類される. 不活性(GDP結合)型から活性(GTP結合)型への転換はGタンパク質上でのGDP-GTP交換反応により,他方,活性型から不活性型への復帰はGタンパク質がもつGTPの加水分解(GTPアーゼ)反応により調節される.

Gタンパク質共役型受容体 [G protein-coupled receptor] 略号 GPCR. 三量体Gタンパク質*を介して細胞内にシグナルを伝える受容体*. 細胞外シグナルを受け取った受容体は三量体Gタンパク質と複合体を形成し,三量体Gタンパク質αサブユニットに結合している GDP を GTP と交換することを促進する. これによりαサブユニットはβγサブユニットおよび受容体から解離し,セカンドメッセンジャー*合成・分解酵素活性やイオンチャネル*の開閉を制御し,結果として細胞応答が起こる. (⇒ 細胞膜受容体, 7回膜貫通型受容体)

シチジン [cytidine] ⇒ ヌクレオシド

市中感染 [community-aquired infection] ⇒ 医療関連感染

市中肺炎 [community-acquired pneumonia, CAP] ⇒ 肺炎

痔治療薬 [hemorrhoidal preparation] 痔核や裂肛に対する保存的治療に用いられる薬剤をさす. 一般的には坐剤や軟膏の形態であり,肛門内に挿入する. 作用機序としては抗炎症作用を示すもの,末梢循環改善作用を示すもの,肉芽形成促進作用を示すものなどがある. (⇒ 痔疾)

疾患関連遺伝子 [disease-related gene] ヒト疾患に関連する遺伝子. 心筋梗塞*,関節リウマチ*,変形性関節症*,糖尿病性腎症*などをはじめとした数多くの遺伝子が同定されている.

室間再現精度 [reproducibility] 試験を行

う場所を変えて，試験を行う人，試験を行う日，装置，器具などの分析条件の一部またはすべてを変えて，検体から採取した複数の試料を繰返し分析するときの精度*.（→併行精度，室内再現精度）

疾患修飾性抗リウマチ薬［disease modifying antirheumatic drug］　略号 DMARD．免疫異常を是正することにより関節リウマチの進展を抑え，骨の破壊や運動障害を予防する抗リウマチ薬*．効果の発現が遅いことから，遅効性抗リウマチ薬ともよばれ，効果が発揮されるまでの間は速効性の消炎鎮痛薬などが併用される．金製剤*，SH化合物，サルファ薬*，免疫抑制薬*などがある．

疾患特異的尺度　［disease-specific scale］　健康関連のQOL*を測定するための尺度．評価法としてHAQが繁用されている．疼痛や身体機能障害，それに伴う社会的，精神的，経済的困難の評価尺度をもち，一般的QOL評価法のSF-36などに比して疾患特異性が高い．

G_2期［G_2 phase, gap 2 phase］→細胞周期

シックハウス症候群［sick house syndrome］　シックビル症候群ともいう．新築や改装住宅およびビルにおいて，揮発性化学物質による室内空気汚染が発生してひき起こされる慢性的な体調不良の症状（頭痛，眼・のどの刺激，息切れ，めまいなど）．住宅の機密性が向上したことと，合板建材や内装材に化学物質が含まれていることから起こる．原因物質としてホルムアルデヒド*，トルエン*，キシレン，p-ジクロロベンゼン，クロルピリホスなど13物質に室内濃度指針値が定められている．

シックビル症候群［sick building syndrome］＝シックハウス症候群

実効線量［effective dose］　実効線量当量ともいう．吸収線量に放射線荷重係数を乗じた等価線量に，臓器や組織の感受性やリスクを考慮した組織荷重係数を乗じて求めた線量当量．放射線被曝による生物学的影響の尺度として用いられる．単位はシーベルト*(Sv)．（→被曝線量）

失語症［aphasia］→言語障害

実質安全量　［virtually safe dose］　略号VSD．一生涯食べても100万人に1人の影響しかみられないと推定される投与量のこと．発癌性物質のように遺伝子毒性をもつ化合物には，閾値（確実に安全といえる量）が存在しないため，摂取してもほとんどリスクがなく実質的に安全と推定されるとして算出される．

実証［excess pattern/syndrome］→虚実

湿疹［eczema］　皮膚炎ともいう．皮膚疾患で最も多い．ほとんどに搔痒がある．急性症状として，浮腫性紅斑が出現し，紅斑上に丘疹を生じ，小水疱，膿疱，びらん，痂皮，鱗屑を形成して治癒に向かう．慢性化の場合，皮膚の肥厚，苔癬化，色素沈着が起こる．

湿性咳［wet cough］→咳

室内再現精度［intermediate precision］　試験を行う場所を変えずに，試験を行う人，試験を行う日，装置，器具などの分析条件の一部またはすべてを変えて，検体から採取した複数の試料を繰返し分析するときの精度*.（→併行精度，室間再現精度）

失認［agnosia］　視覚，聴覚，嗅覚，味覚，および体性感覚からの刺激を受容し，その刺激の意味，性質を正常に認知する機能の障害．たとえば眼前に提示された物品の形態認知は可能であるが，そのものが何であるか理解できない視覚失認などがある．

CYP（シップ）［CYP, cytochrome P450］＝シトクロムP450

シッフ塩基［Schiff base］→イミン

疾病［disease］　心身に発生する異常な機能的，器質的変化をいい，患者が自覚する不快感や機能不全などの症状と，客観的に証明される臨床病像の両面を併せもつ．"異常"をどう定義するかは難しいが，客観的なデータが正常値から大きく外れている場合や，心身の異常な変化を生じる原因が明らかな場合には，疾病の存在を認めるのが医学的および一般的社会的通念である．（→病気）

質量均衡則［mass balance］　略号 m. b．電解質溶液に成り立つ法則の一つで，電離平衡などの溶液内化学平衡により生成した化学種の濃度の総和は，加えた電解質の初期濃度（分析濃度）に一致するという法則．

質量作用の法則［law of mass action］　化学反応 $aA + bB \rightleftharpoons cC + dD$ が化学平衡*に到達したとき，各成分の活量* a_A, a_B, a_C, a_D の間には次の関係式が成立する．

$$\frac{a_C{}^c a_D{}^d}{a_A{}^a a_B{}^b} = K$$

これを質量作用の法則とよぶ．希薄溶液では活量の代わりに濃度を用いる．K は平衡定数*とよばれ，特定の温度で一定の値となる．化学平衡においては反応物と生成物の化学ポテンシャ

質量数［mass number］ 原子核を構成する陽子の数と中性子の数の和. $A=Z+N$ (A: 質量数, Z: 陽子数, N: 中性子数). (⇒ 原子)

質量スペクトル［mass spectrum］⇒ 質量分析

質量対容量百分率［weight per volume percentage, w/v %］⇒ 濃度

質量電荷比［mass-to-charge ratio］ イオンの電荷数当たりの質量の値. 通常, m/z が用いられる. 質量分析*では, イオンは m/z に応じて分離される. 質量スペクトルの横軸は m/z で表されている.

質量分析［mass spectrometry］ 略号 MS. 試料分子をさまざまな方法でイオン化し, 生じたイオンを質量電荷比*すなわち電荷数当たりの質量の値(m/z)に応じて分離・検出する分析法. 試料分子の分子量および構造に関する情報を与える. 測定結果は, 横軸に m/z, 縦軸にイオン強度を示す質量スペクトル(マススペクトル)として表される. イオンの種類とイオン強度からそれぞれ定性分析, 定量分析を行うことができる. ガスクロマトグラフィー*, 高速液体クロマトグラフィー*などの検出法としても広く用いられている.

質量分析計［mass spectrometer］ 質量スペクトル測定に用いる装置. (⇒ 質量分析)

質量平均分子量［mass-average molecular weight］⇒ 平均分子量

質量モル濃度［molality］⇒ 濃度

CT［CT, computerized tomography］= コンピューター断層撮影

CD(1)［CD, circular dichroism］= 円二色性

CD(2)［CD, Crohn disease］= クローン病

CD4⁺ T 細胞［CD4⁺ T cell］ CD4 陽性 T 細胞ともいう. CD4 を細胞表面にもつ T 細胞*のこと. CD4 分子は, 抗原提示細胞*上の MHC クラス II 分子*に提示された抗原を認識するときに, T 細胞受容体*を補助する役割をもつ. ヘルパー T 細胞*は代表的な CD4⁺ T 細胞であり, 産生するサイトカイン*の種類によって機能を分担している(⇒ Th1 細胞, Th2 細胞).

CD8⁺ T 細胞［CD8⁺ T cell］ CD8 陽性 T 細胞ともいう. CD8 を細胞表面にもつ T 細胞*で, キラー T 細胞*が含まれる. CD8 分子は, MHC クラス I 分子*に提示された抗原を認識するときに, T 細胞受容体*を補助する役割をもつ.

cDNA［cDNA, complementary DNA］ 相補的 DNA の略. mRNA*に相補的な一本鎖 DNA のことであるが, 一般に mRNA 配列に相当する二本鎖 DNA をさすことが多い. mRNA を鋳型として逆転写酵素*により合成できる.

cDNA クローニング［cDNA cloning］⇒ 遺伝子クローニング

cDNA サブトラクション［cDNA subtraction］ 細胞や組織に特異的に発現している遺伝子を調べ, クローニング*する方法. 機能や形質が異なった細胞間における発現量の違う cDNA*を濃縮し, それらを単離する. (⇒ ディファレンシャルディスプレイ)

cDNA ライブラリー［cDNA library］⇒ 遺伝子ライブラリー

指定感染症［designated infectious disease］ 一類～三類感染症および新型インフルエンザ等感染症(⇒ 感染症法)以外の既知の感染症で, 上記と同様な措置を講じなければ国民の生命・健康に重大な影響が生じる恐れがある感染症. 厚生労働大臣が指定し, 特別の対策を講じる. 2003 年に重症急性呼吸器症候群*(SARS)が新感染症に指定された後, 一時これに指定され, その後, 一類感染症*に指定され, さらに二類感染症*に移された.

CDK［CDK］= サイクリン依存性キナーゼ

CDK インヒビター［CDK inhibitor］⇒ チェックポイントコントロール

CD 抗原［CD antigen］ CD 分類*によって番号をつけられた抗原のこと. 現在 300 種以上が登録されている.

CDC = 米国疾病管理予防センター

CD スペクトル［CD spectrum］⇒ 円二色性

CTZ［CTZ, chemoreceptor trigger zone］= 化学受容器引金帯

指定添加物［designated additive］ 食品衛生法*によって規定される食品添加物*のうち, 安全性と有効性を確認して厚生労働大臣が指定したもの. 以前は化学的合成品は指定の対象として規制し, 天然添加物は指定の対象外であったが, 現在は化学的合成品および新たな天然添

加物は指定の対象となる指定添加物，以前の天然添加物は指定の対象とならない既存添加物*，天然香料，一般食品として扱われている．

GTP [GTP, guanosine 5′-triphosphate] グアノシン 5′-三リン酸の略．G タンパク質*などタンパク質の機能調節や RNA 合成の前駆体として重要な役割をもつ．

GDP(1) [GDP, guanosine 5′-diphosphate] グアノシン 5′-二リン酸の略．G タンパク質*の不活性化状態などで重要な役割をもつ．

GDP(2) [GDP, Good Dispensing Practice] 薬局や医療機関での医薬品の調剤領域における品質管理に関する基準．調剤領域に GMP の考え方を導入するものである．

GTP 結合タンパク質 [GTP-binding protein] ＝ G タンパク質

CD 分類 [CD classification, cluster of differentiation classification] ヒト血液細胞上の分子(抗原)の国際的な分類法．当初は同一の抗原を認識するモノクローナル抗体*を群別に分け，それらの群に CD 番号をつけたもので，モノクローナル抗体の分類だった．しかしその後，抗体の分類よりも抗体が認識する分子(抗原)の解析が研究の主流となったため，CD 番号は単に抗原分子の名称として利用されている．たとえば CD4 は CD4 抗原のことをさし，CD4 抗原を認識する抗体を抗 CD4 抗体とよぶ．

ジデオキシ法 [dideoxy method] 酵素反応を用いた DNA 塩基配列決定法．配列を決定したい DNA を鋳型として，DNA ポリメラーゼ*と 4 種のジデオキシヌクレオチド(ddNTP)を用いて相補鎖合成すると，ddNTP が取込まれたところで鎖の伸長が止まる．こうしてそれぞれの塩基の位置まで鎖が伸長した DNA 鎖のプールを作製後，隣接して電気泳動し，鎖長の比較により配列を決定する．DNA シークエンサーは，ジデオキシ法で反応させた蛍光標識 DNA サンプルをキャピラリー電気泳動*などを用いて分離し，順次蛍光を自動的に検出することで塩基配列を読みとる装置である．

至適血圧 [optimum blood pressure] 115/75 mmHg(収縮期血圧/拡張期血圧)以上の血圧では，血圧値と心血管疾患発症リスクとの間に正相関があり，130/85 未満でも発症リスクは増加する．米国では脳梗塞，心臓病，腎臓病を起こすリスクが最小の 120/80 mmHg 未満を至適血圧とすることを提唱した．わが国の高血圧治療目標は，米国の至適血圧より高く設定し高齢者 140/90 未満，若年・中高年者 130/85 未満，糖尿病や腎障害患者では 130/80 未満である．

至適 pH [optimum pH, optimal pH] ⇒ 酵素

ジテルペン [diterpene] テルペノイド*のうち，イソプレン単位 4 個より成る炭素数 20 の化合物群．ゲラニルゲラニル二リン酸を生合成前駆体とする．

指導経過記録 [patient pharmaceutical record, pharmaceutical record after consulting patients] 保険薬局において，患者が薬局に来局するごとにその状況と薬学的分析・評価と指導内容を具体的に記載する．あらかじめモニタリング項目を記載しておくと，次回来局時の統一的な薬学的管理が実施しやすくなる．

自動分包機 [automatic machine dividing powder or internal preparation] 散剤調剤の能率化，合理化などのために，分包を自動化した機械を自動散剤分包機という．また，錠剤，カプセル剤などの 1 包化調剤*のための分包機を自動錠剤分包機という．これらをあわせて自動分包機という．

シトクロム [cytochrome] 電子伝達能をもつヘムタンパク質の総称．

シトクロム c [cytochrome c] 略号 cyt c．ミトコンドリア内膜に存在する電子伝達系*の構成成分の一つ．

シトクロム P450 [cytochrome P450] 略号 CYP．NADPH*と分子状酸素の存在下でおもに酸化的代謝を触媒するヘムタンパク質．薬物代謝に関与するシトクロム P450 は基質特異性(⇒酵素)が低いため，同一分子種による複数の薬物の代謝，同一の薬物の複数の分子種による代謝，同一分子種による同一薬物の異なる部位の代謝を行う．複数の薬物の同一分子種の競合による酵素活性の低下は薬物間相互作用として問題になることがある．また薬物や環境因子による酵素誘導*も特徴であり，その薬物自身あるいは併用薬の代謝が促進される．活性変化を伴う遺伝的多型(⇒多型性)を示す複数の分子種が存在し，薬物の代謝能における個人差の要因の一つとなっている．

シトシン [cytosine] 略号 C．DNA, RNA に含まれるピリミジン塩基(構造：付録Ⅵ)．

ジドブジン [zidovudine] 略号 AZT．AIDS 治療薬*．逆転写酵素阻害薬*．チミジンの構造類似体で HIV 逆転写酵素を拮抗阻害する．

シトルリン [citrulline] ⇒ 尿素回路

シナカ [santonica, wormseed] *Artemisia*

cina Berg(キク科)のつぼみ期の頭花.主要成分はセスキテルペン*(α-サントニン*),精油(おもにモノテルペン*のシネオール).回虫*の頭部神経麻痺作用.駆虫薬*サントニンの製造原料.

シナプス [synapse]　ニューロン*(神経細胞)同士あるいは効果器(筋細胞,腺細胞)との間の情報伝達のために特殊に分化した領域.化学シナプスと電気シナプスに大別される.電気シナプスはギャップ結合による細胞接着*構造で,イオン(電流)が直接細胞間を移動でき,両方向性に情報伝達される.シナプス遅延はない.化学シナプスではシナプス前膜と後膜の間に狭いシナプス間隙があり,シナプス前膜のシナプス小胞から放出された神経伝達物質*がシナプス間隙内を拡散し,シナプス後膜上の受容体に結合することで情報が伝達される.化学シナプスの情報伝達はつねに一方向性で,シナプス遅延がある.

シナプス間隙 [synaptic cleft]　⇒シナプス

シナプス小胞 [synaptic vesicle]　⇒シナプス

シナプス伝達 [synaptic transmission]　シナプスを介した情報の伝達.伝達は異なる細胞間,伝導(⇒興奮伝導)は一つの細胞内における情報の移動を示す.哺乳類の神経系のシナプス伝達は,大部分が神経伝達物質*(化学物質)とその受容体を介した化学シナプスによって行われる.

死の五段階 [five stages of dying]　精神科医 E. Kübler-Ross が発表した末期患者が体験する心の過程.多くの人がたどる"死の受容への過程"を,(1)否認→(2)怒り→(3)取引→(4)抑うつ→(5)受容という段階的モデルで示したもの.

死の三徴候 [triad of death]　心拍停止,呼吸停止,瞳孔散大・対光反射消失の3所見で,その確認により死(心臓死*)と判定される.心機能停止とそれに伴う肺・脳機能停止を反映する.脳死*は死の三徴候とは異なる脳死判定基準*で判定される.

ジノスタチンスチマラマー [zinostatin stimalamer]　スマンクスともいう.タンパク質抗癌剤のネオカルシノスタチンに2分子のスチレン・マレイン酸共重合体をアミド結合させることで血中滞留性の向上と固形癌への集積を向上させた複合体.リピオドール*に懸濁して肝動脈投与することで患部に集積し,肝癌に対して顕著な抗腫瘍効果が認められる.

ジノプロスト [dinoprost]　プロスタグランジン $F_{2\alpha}$.子宮筋に作用する子宮収縮薬として,妊娠末期における陣痛誘発,陣痛促進による分娩促進を目的に,静脈内投与される.規則的,協調的な子宮収縮が得られるとともに,頸管熟化作用もある.

磁場 [magnetic field]　磁石または磁気モーメント*に対して力を及ぼす能力をもった空間.

磁場型質量分析計 [magnetic sector mass spectrometer]　セクター型マスともいう.磁場を用いてイオンを質量電荷比*(m/z)に応じて分離する質量分析計*.一般に,四重極型質量分析計*よりも分解能が高い.特に二重収束質量分析計は分解能が高い.質量の大きなイオンを分離するためには磁場の強い大型の装置が必要になる.

支払基金　=社会保険診療報酬支払基金

紫斑 [bruising, purple spot, purpura]　真皮,皮下組織内の出血により生じる紫色を帯びた皮疹.出血部位,出血量,出血後の時間的推移に従って,ヘモグロビン,ヘモシデリン,ビリルビンなどへの変化により,赤紅色,紫赤色,青色など色調が変化する.圧迫による退色はない.出血の大きさにより,点状出血,斑状出血,血腫に区別される.

市販後調査 [post marketing surveillance]　略号 PMS.医薬品の製造販売業者などが承認を受けた医薬品の品質,有効性,安全性に関する情報の収集および検討を行い,その結果に基づき必要な措置を講ずること.広義には再審査制度*,再評価制度*,副作用・感染症報告制度などを含む.市販前の限られたデータでは予測できない未知の副作用などの検出,真のエンドポイント*による評価などが可能となる.GVP*,GPSP*に従って行われる.

市販後臨床試験　⇒製造販売後臨床試験

C反応性タンパク質 [C-reactive protein]　略号 CRP.肺炎球菌*のC多糖体と沈降反応を示す血漿タンパク質として見いだされた物質.組織の壊死や炎症などにより,炎症性サイトカインである IL-6(⇒インターロイキン)などの刺激により血液中のC反応性タンパク質が速やかにかつ鋭敏に増加する.疾患の特異性は乏しいものの,急性の感染症では特に高値を示す.また最近では,脳卒中や心筋梗塞などの動脈硬化性疾患との関連が注目されている.

紫斑病［purpura］ 皮内，皮下，粘膜下の出血によって生じる帯紫色の皮疹．血小板の異常，凝固線溶系の異常，血管壁や結合組織の異常，タンパク質代謝異常などの成因がある．特発性血小板減少性紫斑病(ITP)は，免疫学的に血小板の破壊が亢進した結果，血小板減少と出血傾向をきたす疾患で，診断は他の血小板減少をきたす疾患の除外診断により行う．急性ITPは上気道炎などのウイルス感染後の小児に多くみられ，6カ月以内に治癒する．慢性ITPは20〜40歳代の女性に多くみられ，自然に寛解することはほとんどない．**血栓性血小板減少性紫斑病**(TTP)は，フォンヴィルブランド因子*切断酵素の活性低下により，超高分子フォンヴィルブランド因子が分解されず，血小板血栓を多発させ，血小板減少*，赤血球破壊による溶血性貧血*，発熱，精神神経症状，腎機能障害の5徴候を示す疾患である．

CPR［CPR, connecting peptide］＝ C-ペプチド

GPSP［GPSP, Good Post-Marketing Study Practice］ 医薬品の製造販売後の調査及び試験の実施の基準．2005年厚生労働省より施行された医薬品の市販後の調査および試験の実施基準．市販前の臨床試験*などで得られなかった日常診療での適正使用についての情報や安全性，有効性を確認するために設けられた．

CPN［CPN, central parenteral nutrition］＝中心静脈栄養法

GPMSP［GPMSP, Good Post-Marketing Surveillance Practice］ 1997年に定められた医薬品の市販後の調査の実施基準を定めた旧厚生省令．2005年，改正薬事法により廃止され，代わりにGPSP*とGVP*が施行された．

自費処方せん［own expense prescription］ → 処方せん

ジヒドロエルゴタミンメシル酸塩［dihydroergotamine mesilate］ 片頭痛薬*．エルゴタミン系薬でセロトニン受容体への結合を介して強い血管収縮作用があり，片頭痛の頓挫薬または予防効果をもつ．

o-ジヒドロキシベンゼン［o-dihydroxybenzene］＝ カテコール

ジヒドロコデインリン酸塩［dihydrocodeine phosphate］ 中枢性鎮咳薬*(麻薬性)．

ジヒドロ葉酸レダクターゼ［dihydrofolate reductase］ 略号DHFR．核酸合成においてテトラヒドロ葉酸は酸化され，ジヒドロ葉酸となる．これを還元して再びテトラヒドロ葉酸にする酵素がジヒドロ葉酸レダクターゼである．代表的な代謝拮抗薬*で葉酸類似薬のメトトレキサートは，ジヒドロ葉酸レダクターゼをジヒドロ葉酸と競合して阻害し，ピリミジンおよびプリンの生合成を阻害して癌細胞の増殖を抑制する．

GPP［GPP, Good Pharmacy Practice］ 薬局および薬剤師業務のあり方に関する基本理念，規範を示したガイドライン．WHO専門家委員会および国際薬剤師・薬学連合(FIP*)が作成・改訂に関与している．

ジピベフリン塩酸塩［dipivefrin hydrochloride］ 緑内障治療薬*．

ジピリダモール［dipyridamole］ 抗血栓薬*．血小板凝集阻害薬*．

しびれ［numbness］ 麻痺の一種で，血管内の血流が滞ると中枢神経・末梢神経障害が起こり，患者によりジンジン，ピリピリと表現される感覚異常．与えた刺激を異常と感じる場合と，刺激がなくても自発的に異常と感じる場合がある．原因として，脳血管障害などの重篤なものから正座などの機械的圧迫による末梢神経障害，糖尿病性神経障害がある．

CV［CV, coefficient of variation］＝ 変動係数

GVP［GVP, Good Vigilance Practice］ 医薬品・医薬部外品・化粧品及び医療機器の製造販売後安全管理の基準．医薬品の製造販売業者などが市販後の安全性情報の収集，評価，対応を行う際に従うべき基準として省令化されている．GVPに従った市販後の安全管理体制をもっていることは製造販売業者が業許可を受けるための要件の一つである．

ジフェニルヒダントイン［diphenylhydantoin］＝ フェニトイン

ジフェンヒドラミン［diphenhydramine］ 抗アレルギー薬*．抗ヒスタミン薬*．代表的なH_1拮抗薬．

ジブカイン塩酸塩［dibucaine hydrochloride］ 局所麻酔薬*．注射麻酔によく用いられる．効力，持続性，毒性は局所麻酔薬のなかで最も強い薬物の一つ．

ジフテリア［diphtheria］ ジフテリア菌による細菌感染症．ジフテリア菌は上気道粘膜に飛沫感染して偽膜を形成し，のどの痛み，咳などを誘発する．産生されたジフテリア毒素は神経細胞や心筋に親和性が高く，筋力の低下，心

筋障害などをひき起こす.

シフト試薬 [shift reagent] 試料のNMRシグナルを低磁場または高磁場にシフトさせる試薬. ランタノイド系列の常磁性イオンは試料と錯体を形成して不対電子対スピンと核スピン間で相互作用を起こし, 試料の化学シフト*や緩和時間 (⇌ 緩和) が大きく変化する. 高磁場シフトするプラセオジウム (Pr), 低磁場シフトするユウロピウム (Eu) が汎用される. またモッシャー試薬 [α-メトキシ-α-(トリフルオロメチル)フェニル酢酸 (MTPA)-Cl] は第二級アルコールまたはα-第三級アミンと縮合し, MTPAエステルのジアステレオマー*間の化学シフト値の変化から化合物の絶対配置を決定できる.

ジフルコルトロン吉草酸エステル [diflucortolone valerate] 外用ステロイド*(かなり強力). 湿疹, 皮膚炎, 紅皮症, 慢性円板状エリテマトーデスなどに適用する.

ジプロフィリン [diprophylline] 気管支拡張薬*. キサンチン系薬. 薬理作用はテオフィリン*とほぼ同様.

シプロフロキサシン塩酸塩 [ciprofloxacin hydrochloride] 略号CPFX. 経口のニューキノロン系抗菌薬*. 注射用製剤もある.

自閉症 [autistic disorder] 小児自閉症ともいう. 社会性やコミュニケーション能力に困難が生じる広汎性発達障害の一つで, 多くは3歳までに発症し男子に多い. コミュニケーションの質的な障害 (視線を合わさない, 他者の気持ちを理解できない, 注意や興味を共有できない, 表情や非言語行動が不自然など), 意思伝達の質的な障害 (言葉の発達の遅れ, オウム返しなど), 興味の限局 (こだわり) と同一性保持の強迫的な欲求, などの特徴を示す.

C-ペプチド [connecting peptide] 略号CPR. 膵β細胞内でつくられるプロインスリンが分解され, インスリン*と共に生成される物質. このため, インスリンとC-ペプチドが等モル生成され血中に分泌される. C-ペプチドを測定することで, 内因性のインスリン分泌能を評価できる.

ジペプチド [dipeptide] ⇌ ペプチド

シーベルト [sievert] 記号Sv. 人体への放射線の吸収線量の単位で, 電離放射線の生物学的効果を考慮したもの. 等価線量, 実効線量に用いられる. (⇌ グレイ, ベクレル)

ジベレリン [gibberellin] 幼若細胞の伸長や分裂の促進に関与するジテルペン*系の植物成長ホルモン. 単為結実を促進するため, 種なしブドウの栽培に用いられる. 現在, 130種以上のジベレリンが見いだされている.

シベンゾリンコハク酸塩 [cibenzoline succinate] 抗不整脈薬*(ナトリウムチャネル遮断薬*). Vaughan Williams 分類*でのクラスIa群に属する薬物.

脂肪肝 [fatty liver] 肝細胞内に脂肪 (おもに中性脂肪) が過剰に蓄積された状態. 生化学的には肝湿重量の5%以上脂質を含有する場合をさし (正常では2〜5%), 組織学的には5% (20個に1個) 以上の肝細胞が脂肪を含んでいるものをいう. 原因はアルコール多飲や肥満 (過栄養性) によるものが多く, ほかに糖尿病, 吸収不良症候群などの栄養障害, クッシング症候群などの内分泌疾患, 副腎皮質ステロイドなどの薬物, ライ症候群などがある.

脂肪細胞 [adipocytes] 細胞質内に脂肪滴をもつ細胞.

脂肪酸 [fatty acid] 長く連なった炭化水素をもつカルボン酸*. 分子内に二重結合をもたない飽和脂肪酸と, 二重結合をもつ不飽和脂肪酸に大別される. (⇌ 脂肪酸の生合成, 不飽和脂肪酸の合成)

脂肪酸合成酵素 [fatty acid synthase] ⇌ 脂肪酸の生合成

脂肪酸シクロオキシゲナーゼ [fatty acid cyclooxygenase] ⇌ シクロオキシゲナーゼ

脂肪酸の生合成 [biosynthesis of fatty acid] 長鎖飽和脂肪酸の合成は細胞質で行われ, アセチルCoA*を出発物質として脂肪酸合成酵素複合体による2炭素単位の炭素鎖延長反応の繰返しで炭素数16のパルミチン酸*が合成される. 反応は酵素複合体中のアシルキャリヤータンパク質に反応中間体が結合して進行する. さらに長鎖の脂肪酸はパルミチン酸を原料とする炭素鎖延長反応で合成され, 不飽和脂肪酸の合成*は飽和脂肪酸の不飽和化による.

脂肪族アミノ酸 [aliphatic amino acid] ⇌ アミノ酸

脂肪族炭化水素 [aliphatic hydrocarbon] ⇌ 炭化水素

脂肪乳剤 = リピッドマイクロスフェア

死亡率 [death rate, mortality rate, lethality] 粗死亡率ともいう. ある集団の1年間の死亡数をその年の人口で割り, 人口千対の数値で表す. 市町村, 都道府県, 国の人口が人口

集団として使用され，人口数は年の中間期の人口（年央人口）を分母とする．年齢構成に大きく影響されるので年齢構成の異なる人口集団の死亡率の比較には適していない．死亡率にはこのほか，年齢の影響を補正した年齢調整死亡率*，50歳以上死亡割合（PMI），乳児・早期新生児・新生児・周産期死亡率などがある．

ジボラン［diborane］ ホウ素の水素化物であるボランの一種で，モノボラン（BH_3）の二量体（B_2H_6）．モノボランは不安定でありジボランとして存在する．

耳鳴（じめい） ＝ 耳鳴り

シメチジン［cimetidine］ 消化性潰瘍治療薬*．H_2受容体遮断薬*．

ジメチルアルシン酸［dimethylarsinic acid］ 化学式$(CH_3)_2As(O)OH$．カコジル酸ともいう．無機ヒ素（As）が体内に摂取されメチル化を受けて生じる．ヒ素*のメチル化は一種の解毒反応と考えられているが，最近ヒ素発癌と本化合物とのかかわりが疑われている．

ジメチルスルホキシド［dimethyl sulfoxide］ 略号DMSO．化学式$(CH_3)_2SO$．多くの有機化合物や無機塩を溶解する優れた非プロトン性極性溶媒*として用いられる．また，スワン酸化*の試薬としても用いられる．

***N,N*-ジメチルホルムアミド**［*N,N*-dimethylformamide］ 略号DMF．化学式$(CH_3)_2NCHO$．非プロトン性極性溶媒*の一種．

死滅期［death phase］ ⇒ 細菌の増殖機構

ジャイレース［gyrase］ DNAに負の超らせん*を導入するⅡ型のDNAトポイソメラーゼ*．真核生物，原核生物いずれにおいてもジャイレース以外のⅡ型DNAトポイソメラーゼは，超らせんを解消するだけで，形成することはできない．

シャイン・ダルガーノ配列［Shine-Dalgarno sequence］ SD配列と略す．原核生物mRNAの開始コドンから10塩基程度上流に存在するコンセンサス配列*．AGGAGGUに類似した塩基配列であり，この部分が16S rRNAの相補的配列領域に結合して翻訳が開始される．

社会保険診療報酬支払基金 ［Health Insurance Claims Review and Reimbursement Services］ 単に支払基金ともいう．国民健康保険団体連合会*（国保連）と類似の機能をもっており，もっぱら被用者保険にかかる診療報酬の審査支払業務を担当する．国保連と異なり組織的には保険者とは関連がなく，国の外郭機関と考えてもよい．また国保連は都道府県それぞれ独立した組織であるが，支払基金は全国組織で，各都道府県には支払基金の支部が設置されている．

弱オピオイド［mild opioids］ ⇒ WHO方式癌疼痛治療

弱電解質［weak electrolyte］ ⇒ 電解質

弱毒生ワクチン［live attenuated vaccine］ 生ワクチンの一種で，毒性が弱い変異株が用いられる．（⇒ ワクチン療法）

シャクヤク（芍薬）［peony root］ シャクヤク（ボタン科）の根．主要成分はペオニフロリン（変形モノテルペン配糖体類）とその同族体．鎮痙作用．鎮痛鎮痙薬，婦人病薬などとみなされる漢方処方に配剤．

芍薬甘草湯［shakuyakukanzoto］ しゃくやくかんぞうとうと読む．芍薬（シャクヤク）と甘草（カンゾウ）から成る．こむらがえり，過労性筋肉痛，急性腰痛，胃痙攣，胆石や腎結石発作など骨格筋や平滑筋の急激な痙攣を伴う疼痛に用いる．カンゾウの配合量が多く，偽アルドステロン症*に注意が必要．

瀉下薬［laxative, cathartic］ 下剤，抗便秘薬ともいう．便秘を治療する薬ではなく，その効果により一時的に便秘症状の原因である滞留便の排泄を促す薬剤．便秘症状および，便秘に伴う肌荒れなどの諸症状および薬剤の副作用による不快な症状を改善する．腸管を直接刺激するものや，腸内細菌の働きによって生成した物質が腸管を刺激するもの，糞便のかさや水分量を増し糞便を柔らかくし流動性を高め，排便を促すものなどがある．

ジャコウ（麝香）［musk］ ジャコウジカまたはその近縁動物（シカ科）の雄のジャコウ腺分泌物を乾燥したもの．主要成分は，香料成分として15員環の環状ケトン（ムスコン）．強心作用，中枢興奮作用，抗炎症作用，男性ホルモン様作用，抗ヒスタミン作用．かつては局方医薬品であったが，ワシントン条約で商業取引が原則禁止された．

遮光容器［light-resistant container］ ⇒ 容器

瀉剤［purgative formula］ 実証のヒトの体内に蓄積している病的なものを除き，虚実の均衡を保ち，健康な状態に復帰させることを

"瀉"と称する．それに用いられる漢方処方の総称．瀉の方法には発汗させる，嘔吐させる，下剤あるいは利尿剤により体外に排出するなど"汗・吐・下"の方法がある．(⇒ 補剤, 発表剤)

シャゼンシ(車前子) [plantago seed] ⇒ シャゼンソウ

シャゼンソウ(車前草) [plantago herb] オオバコ(オオバコ科)の花期の全草．主要成分はイリドイド*配糖体(アウクビン)，フラボノイド*配糖体(プランタギニンなど)．プランタギニンに鎮咳作用．去痰薬．民間薬として煎じて鎮咳，去痰の目的で使用される．種子(シャゼンシ)の主要成分は粘液性の多糖(プランタサン，プランタゴ-ムチラゲA)，フラボノイド配糖体(プランタゴシド)．多糖成分に血糖下降作用，免疫賦活作用．漢方で，鎮咳，止瀉薬に応用される．

遮断薬 [blocker] = アンタゴニスト

シャープレス不斉エポキシ化 [Sharpless asymmetric epoxidation] アルケン(アリルアルコール)の不斉エポキシ化反応．チタンと不斉配位子(酒石酸ジエチル)から調製した錯体を使用する．この反応の発明により，2001年，K. B. Sharplessはノーベル化学賞を受賞した．

遮蔽(へい)効果 [shielding effect] ⇒ 化学シフト

遮蔽(へい)定数 [shielding constant] 核が受ける外部磁場の大きさが，周辺の電子によって一定の割合で減衰するときの比例定数．原子核の周囲にある電子に外部静磁場が作用すると，電子が加えた外部静磁場の大きさに比例して外部磁場とは逆の誘起磁場を生じる．この誘起磁場の強さは，電子密度や電子の自由度*が大きくなると強くなる．

シャペロン [chaperone] 分子シャペロンともいう．タンパク質のフォールディング*(折りたたみ)やアンフォールディング(ほどけ)に関与するタンパク質の総称．未成熟のポリペプチドに一過性に結合し，フォールディングやアンフォールディングを助けた後，成熟したポリペプチドから乖離する．また，細胞がストレスを受けたときに変性*したタンパク質の再生を行い，変性後凝集したタンパク質の除去に関与する．代表的なものとして，熱ショックタンパク質が知られている．

シャルルの法則 [Charles' law] ゲイリュサックの法則ともいう．理想気体の体積は熱力学的温度に単純に比例することを述べた法則．

自由エネルギー [free energy] ギブズエネルギー*Gとヘルムホルツ自由エネルギー*Aの2種類がある．エンタルピー*，エントロピー*，絶対温度*，内部エネルギー*をそれぞれH, S, T, Uとすると$G = H - TS$, $A = U - TS$で定義される．

収穫後農薬 [postharvest pesticide, postharvest agrochemical] ポストハーベスト農薬ともいう．柑橘類などを収穫した後の農産物が，倉庫保管中や輸送中にカビや害虫に汚染されることを防ぐために使用する防かび剤や殺菌剤などの農薬．おもに輸入品に用いられている．オルトフェニルフェノール，ビフェニル，チアベンダゾールなどがある．

臭化シアン [cyanogen bromide] 化学式CNBr．臭化シアンはペプチド鎖のメチオニンのカルボニル基のところでのみ鎖を開裂し，メチオニンはC末端ホモセリンラクトンに変換される．アミノ酸配列を決定するのに先立ち，ペプチド断片への特異的分解に用いられる．

重金属 [heavy metal] 比重が4.0以上のものを重金属といい，軽金属(アルカリ金属，アルカリ土類金属，アルミニウム*)と区別する．労働環境における鉛*，水銀(⇒ 水俣病)，クロム*などの重金属の過剰摂取による健康障害が問題となっていた．体内に微量存在し，欠乏すると健康に影響が出る重金属を必須微量金属といい，鉄，亜鉛，銅，コバルト，セレンなど十数種類の金属が報告されている．シスプラチン*，オーラノフィン*など，重金属を含む医薬品もある．

重金属試験法 [limit test for heavy metals, heavy metals limit test] 医薬品中に混在する重金属の限度試験*．酸性(pH 3〜3.5)で硫化ナトリウム試液によって呈色するPb, Hg, Cuなどの有害性重金属を対象とする．重金属(Pbとして)の限度をppmで表す．

重クロロホルム [deuterated chloroform] 重水素化クロロホルムともいう．重水置換*したクロロホルム($CDCl_3$)のこと．溶液中の核磁気共鳴(NMR)スペクトル*の測定では，プロトンを含む溶媒を用いると試料のシグナル強度が溶媒由来のプロトンのシグナルに比べて不足し，高感度でスペクトルを測定することができない．そこでNMR測定では重水素(^2HまたはD)化した溶媒が用いられ，重クロロホルムは最も汎用される溶媒の一つである．また重水素はスピン量子数が0でなく，よって共鳴周波数

終結因子［release factor, termination factor］　略号 RF. タンパク質合成の終結に関与するタンパク質因子. クラス I（原核細胞：RF1, RF2, 真核細胞：eRF1）とクラス II（原核細胞：RF3, 真核細胞：eRF3）に大別される. 原核細胞では RF1 が UAG, RF2 が UGA, RF1 と RF2 が UAA の終止コドン（→ コドン）を認識し, A 部位に結合する. （→ 翻訳）

住血吸虫［*Schistosoma*］　吸虫（→ 蠕虫）の一種. 淡水性巻貝中の幼虫がヒトに経皮感染し, 膀胱や腸の壁に大量に産卵する. 虫卵が細血管を塞栓し, 発熱, 頭痛, 腹痛, 肝臓やリンパ節肥大, さらに組織壊死を起こす. 代表例は日本住血吸虫, マンソン住血吸虫など.

集合管［collecting duct］→ 尿細管

周産期［perinatal period］　国際疾病分類*第 10 版（ICD-10）では妊娠満 22 週以後の胎児期から出生後 7 日未満の早期新生児期と定義している（→ 新生児）. わが国では 1995 年から ICD-10 の定義を採用している. 1994 年までは妊娠 28 週以後, 生後 7 日未満を用いていた.

^{13}C NMR［^{13}C NMR］　炭素 13 NMR ともいう. ^{13}C の原子核を対象とする核磁気共鳴分光法*.

修治［processing of medicinals, processing of drugs］　炮製（ほうせい）ともいう. 漢方薬*に用いられる生薬*とするための加工方法. 天然物から薬用になる部分に簡単な加工が加えられて生薬となる. 乾燥などのほか, 炙（しゃ, 火であぶる）, 炮（ほう, 焙じる）, 蒸（じょう, 蒸す）, 浸（しん, 湯・水・酒などに浸す）などの調製や, 減毒処理や植物性のものでは去皮, 去心（芯）, 去節, 去毛など不要部分の除去などがある.

終止コドン［termination codon, stop codon］→ コドン

収縮環［contractile ring］　動物細胞で細胞質分裂時の赤道面に形成されるミクロフィラメント*. 細胞膜直下にアクチンフィラメント*の束が環状に付着し, ミオシン*との相互作用による収縮によって細胞膜を内側に引っぱり込んで細胞をくびり切る.

収縮期血圧［systolic blood pressure］→ 血圧

重症急性呼吸器症候群［severe acute respiratory syndrome］　略号 SARS. SARS コロナウイルス感染により新型肺炎がひき起こされる新興感染症*. 2002〜2003 年に中国, 香港を発生地として世界的なアウトブレイク*を起こした.

重症筋無力症［myasthenia gravis］　運動神経終末から遊離されるアセチルコリンまたは神経アグリンの筋肉側にある受容体が, 自己免疫性病因により障害され発症する疾患. 患者血清中の抗アセチルコリン受容体抗体, 抗筋特異的チロシンキナーゼ抗体測定が診断に役立つ. 自己抗体産生に胸腺が関与し, 患者では胸腺腫, 過形成などがみられる. 外眼筋, 顔面筋, 咬筋, 球筋, 四肢・体幹, 呼吸筋の筋力低下があり, 繰返しの労作で疲労性を示し, 夕方から夜にかけて増悪する日内変動を伴う. 副腎皮質ステロイド, 免疫抑制薬, 血漿交換療法, 胸腺摘除術などを組合わせて治療を行う. 対症療法として, コリンエステラーゼ阻害薬*が使われる.

重症筋無力症治療薬［anti-myasthenia gravis drug］　筋力低下, 易疲労性に対して, 神経筋接合部のアセチルコリン濃度を高める目的で使用される各種コリンエステラーゼ阻害薬, 自己免疫機序の制御として使用される副腎皮質ステロイド, 免疫抑制薬がある.

重症複合免疫不全症［severe combined immunodeficiency］　略号 SCID. X 連鎖型〔T 細胞の欠損と B 細胞はあるが機能不全（免疫グロブリン産生不全を呈する）〕と常染色体劣性型（T 細胞の欠損と B 細胞の機能不全または欠損）がある. ウイルス, カンジダなどに対して易感染性で, 生後間もなく気道感染症, 肺炎, 皮膚カンジダ症, 下痢, 敗血症などを繰返し, 最も重症となる免疫不全症である.

修飾塩基［modified base］　DNA や RNA に含まれる塩基が DNA 複製後や転写後に修飾を受けたもの. tRNA*にはシュードウリジン, ジヒドロウリジンなど多種類の修飾塩基が含まれている. また, DNA の特定の配列中にはメチル化*されたシトシン*やアデニン*が含まれている.

自由水［free water］→ 水分活性

重水［heavy water］　一般的に D_2O をさす. 重水を NMR 測定溶媒に加えると -OH や -NH_2 などの交換性プロトンが D 化（重水素置換*）され, ピークが消失する.

重水素化［deuteration］＝重水素置換

重水素化クロロホルム [heavy hydrogen chloroform] = 重クロロホルム

重水素置換 [deuterium replacement, deuterium substitution] 重水素交換，重水素化ともいう．交換可能な水素(^{1}H または H)を重水素(^{2}H または D)で置換すること．核磁気共鳴分光法*において，たとえばアルコール性ヒドロキシ基*，アミノ基，イミノ基，アミド基*，カルボキシ基*の水素は，重クロロホルム*のような交換可能な水素を含まない非プロトン性溶媒中では観測することができる．しかしこれに重メタノール，重水*など交換可能な重水素を含む溶媒を少量添加すると，これら置換基由来のシグナルがスペクトルから消失するため，信号の帰属が容易になる．

重水素同位体効果 [deuterium isotope effect] 化合物内のCH，NH，OHなどの水素を重水素置換*すると，分子振動の零点振動エネルギーに同位体効果が現れる．零点振動エネルギーの影響は反応の活性化エネルギーの変化を通して，反応速度に反映される．

重水素放電管 [deuterium lamp] ⇒ 紫外可視吸光度測定法

重層扁平上皮 [simple squamous epithelium] 細胞の高さが幅よりも大きな扁平細胞から成る上皮(扁平上皮)が複数の層で重なって配列した上皮．表皮，口腔，食道，肛門などにみられる．

臭素酸塩滴定 [bromate titration] = 臭素滴定

臭素滴定 [bromometry] 臭素酸塩滴定ともいう．臭素標準液を利用する酸化還元滴定*．臭素酸イオンと臭化物イオンの混液である臭素標準液に酸を加え，発生する臭素により目的物質を酸化し，過量の臭素をヨードメトリー(⇒ヨウ素滴定)で滴定する．

縦断的研究 [longitudinal study] 疾病に関連する要因の有無で分けた人間集団(コホートという)を対象に将来に向けた追跡調査を行い，罹患率などと要因の関係を観察すること．一方，疾病関連要因と疾病の有無に関する情報を同時に集める方法が横断的研究である．(⇒前向き研究，追跡研究，コホート研究)

自由電子 [free electron] 原子核に束縛されずに，真空中あるいは金属などの物質中を自由に動き回ることができる電子．原子内の電子のエネルギーは量子化されており，とびとびの値しかとれないが，自由電子のエネルギーは連続した値がとれる．

充填性 [packing property] 錠剤やカプセル剤などの固形製剤を製造するときに，打錠機やカプセル充填装置での製剤操作における粉末や顆粒の充填のしやすさを表す用語．粒子の形状，分布，密度，表面物性などの影響を受ける．充填性の良否は粉体の安息角*，流動性などに影響する．充填状態を表す指標として，見かけ密度，空隙率などがある．一般的に見かけ密度が大きいほど，また空隙率が小さいほど，充填性はよい．

自由度 [degree of freedom] 力学系では，独立に変化できる座標の数．相律*を扱う際には，独立に変化できる示強性の状態変数(温度，組成など)の数．たとえば気体の状態方程式*では温度と圧力が共に変化でき，自由度は2となる．

重篤度分類基準 [classification criteria of severity level] 厚生労働省が作成した医薬品などの副作用の重篤度を判断する際の目安となる具体的で簡便な基準のこと．本基準では，副作用などを，次の三つのグレードに分類している．グレード1：軽微な副作用と考えられるもの．グレード2：重篤な副作用ではないが，軽微な副作用でもないもの．グレード3：重篤な副作用と考えられるもの(患者の体質や発現時の状態などによっては，死亡または日常生活に支障をきたす程度の永続的な機能不全に陥る恐れのあるもの)．

十二指腸 [duodenum] 胃*と空腸(⇒小腸)をつなぐ長さ約25〜30 cmの管状器官(⇒消化管)．名称は指12本を横に並べた長さに由来する．十二指腸内に流入する胆汁*，膵液*により，タンパク質，炭水化物，脂肪が消化される．

十二指腸潰瘍 [duodenal ulcer] 十二指腸壁の粘膜筋板を越える深さの組織欠損．十二指腸球部が好発部位である．胃液による自己消化により生じるが，その原因としてヘリコバクター・ピロリ*感染や非ステロイド性抗炎症薬*の関与が大きい．

終脳 [endbrain, telencephalon] ⇒ 大脳半球

重複 [duplication] ⇒ 染色体異常

終末期医療 = ターミナルケア

ジュウヤク(十薬) [houttuynia herb] ドクダミ(ドクダミ科)の花期の地上部．主要成分はフラボノイド*配糖体(クエルシトリン，イソクエルシトリン)．新鮮植物の特異臭成分とし

て脂肪族アルデヒド(デカノイルアセトアルデヒド). 利尿, 緩下, 解毒薬として民間薬として使用される. ゲンノショウコ*, センブリ*と共に日本三大民間薬の一つ.

自由誘導減衰 [free induction decay, FID] ⇒ フーリエ変換NMR

収率 [yield] ある反応において, 理論上得ることが可能な生成物の最大量に対する実際に得られた生成物量の比率.

重量分析 [gravimetric analysis] 重量を量ることにより目的物質の量を知る方法. 試料から目的物質を分離し, 直接あるいは一定の組成となる化合物に変換し, 重量を測定して目的物質量を求める定量分析法である.

重量平均分子量 [weight-average molecular weight] ⇒ 平均分子量

重量モル濃度 [molality] ⇒ 濃度

重力加速度 [gravitational acceleration] 重力による加速度. 地球上では質量 m の物体に $F = mg$ の重力がはたらく. このときの比例定数 g のこと. g の値は場所により少しずつ異なるがほぼ 9.8 m/s^2 という値になる.

収斂(れん)薬 [astringent] ⇒ 止瀉薬

縮合環 [fused ring, condensed ring] 複数の環構造が二つの原子を共有している分子. たとえばナフタレン*.

宿主 [host] ウイルス, 細菌, 寄生虫が栄養素を獲得し増殖することを可能とする生命体のこと. 寄生虫などは生活環の中で宿主を変えることが知られている. たとえばマラリアはシマダラ蚊を中間宿主としてヒトを終宿主とする.

縮重 [degeneracy] 【1】⇒縮退 【2】1種類のアミノ酸に対して複数のコドン*が対応すること. メチオニンとトリプトファン以外の18種類のアミノ酸が縮重性をもつ. 逆に, 1種類のコドンに対しては必ず1種類のアミノ酸のみが対応する(非曖昧性). (⇒ ゆらぎ)

宿主対移植片反応 [host-versus-graft reaction] 移植片拒絶反応ともいう. 臓器移植を受ける側の個体(宿主)が, 移植片を非自己と認識し, それを排除しようとする免疫応答のこと. (⇒ 拒絶反応)

縮退 [degeneracy] 縮重ともいう. いくつかのエネルギー準位が同じ値をもつこと. たとえば三つの2p軌道は縮退している. 多電子原子の電子配置*を考えるとき, 縮退している軌道があれば, フントの規則*が適用される.

樹状細胞 [dendritic cell] 樹状あるいは樹枝状の形態を呈する細胞の総称. 略号DC. 免疫学分野では, その機能性から抗原提示*を行うさまざまな細胞のうち, 最も機能的に抗原提示に特化した細胞を示す.

受診勧奨 [recommendation to visit a clinic] ⇒ 受診勧奨

受診勧奨 [recommend to visit a clinic] 医師への受診を積極的に勧めること. 一般用医薬品*などを使用してセルフメディケーション*を行う場合に, 安易な使用を続けることで重大な病気が発見されない危険性がある. 薬局薬剤師が一般用医薬品を販売する際に, 患者からの話をよく聞き, また症状を観察し, 問題などが発見されたときに医師への受診を強く進める必要がある. なお, 日本語では同じような意味で"受診勧告"という場合があるが, 勧告はきつい言葉にとらえられ, あまり推奨されない.

受精 [fertilization, fecundation] 精子が卵子の中に入り込んで細胞分裂によって成長可能な状態になること. 卵管内で起こる. 受精卵(受精した卵子)は卵管の線毛運動により子宮に運ばれた後, 子宮内膜中に引き込まれる(着床). 着床が起こると妊娠が成立し, 子宮内膜は脱落膜とよばれる器官に分化し, 一部は胎児組織と融合して胎盤を形成する. 胎盤は酸素と二酸化炭素や栄養分と老廃物の交換を行う.

酒精剤 [spirit] 揮発性医薬品をエタノールまたはエタノールと水の混液で溶かした液状の製剤.

出血性大腸炎 [hemorrhagic colitis] 偽膜性大腸炎*にならび, 抗生物質により起こる代表的な腸炎である. 抗生物質投与数日後に比較的急激な出血を伴う下痢と腹痛で発症する. 原因はペニシリン系の抗生物質が多く, 発生機序としてアレルギー反応や, 腸管粘膜の虚血, 菌の交代現象(菌交代症*)が考えられている. 病変は深部大腸(横行結腸から上行結腸)に好発する. 治療は抗生物質の中止や補液で軽快することが多い.

術後回復液 [postoperative recovery fluid] 4号液ともいう. 維持液*や脱水補給液*より電解質濃度が低く製した低張性複合電解質輸液. 電解質濃度が低いため細胞内へ水分が供給される. 術後の尿量が不十分な場合やカリウムの貯留が考えられる場合に, 水分や電解質の補給を目的に投与される. (⇒ 輸液)

術後化学療法 [adjuvant chemotherapy] 手術後の再発予防のために行う化学療法*.

出生前診断[antenatal diagnosis]　母体内にいる胎児の状態を正確に把握するために,妊娠中に行われる検査および診断.超音波による胎児検査(エコー検査)などは,一般的に広く行われている.このほか胎児に異常がないかを出生前に調べる検査として,トリプルマーカーテスト(血清マーカーテスト),絨毛検査,羊水検査,羊水細胞を用いた遺伝子診断*などが行われている.これらの出生前診断は義務的なものではなく,患者側の意向に従って行われる.

出生率[birth rate, fertility rate]　粗出生率ともいう.ある集団の1年間の出生数をその年の人口で割り,人口千対の数値で表す.人口集団のなかで子供を産む年齢(生産可能年齢,15~49歳)の女性人口に影響される.これが加味されたものに合計特殊出生率*,総再生産率(平均女児出生率の合計),純再生産率(平均母となる女児出生率の合計)がある.前者は2,後の二つは1を上回ると人口は増加する.

術前化学療法[neoadjuvant chemotherapy]　手術のために腫瘍を小さくし,転移病変を減らすために行う化学療法*.

出版バイアス[publication bias]　⇒ バイアス

シュート[shoot]　一つの茎頂組織に由来する茎と葉のまとまりのこと.植物の組織は大きく根とシュートに分けられる.シュートは茎と葉以外に花,肉芽,塊茎*,鱗茎*などさまざまな機能や形態をもつ組織になりうる.

受動拡散[passive diffusion] = 単純拡散
受動喫煙[passive smoking] ⇒ 副流煙
受動的ターゲティング[passive targeting]　本来備わっている生理機能を生かし,微粒子や高分子のキャリアー*を用いて薬物の体内動態を変化させ,標的部位や組織へ薬物を指向化すること.(⇒ ターゲティング,能動的ターゲティング)

受動輸送[passive transport]　膜を横切る濃度勾配に従った分子の輸送.輸送の駆動に外部からのエネルギーは必要としない.CO_2, O_2, NOなどの気体,弱酸や弱塩基の非解離型,脂溶性低分子が濃度勾配に従い細胞膜をそれ自身で拡散移動するような場合,単純拡散*とよぶ.一方,単輸送*やチャネル*を介する輸送が促進拡散で,単純拡散より速く輸送基質に対して特異性がある.また,輸送体やチャネルの存在量が律速になるので最大速度が観察される.(⇒ 能動輸送)

授乳[lactation]　乳児が母親の胸に吸いつく搾乳刺激により脳下垂体前葉からのプロラクチン*分泌が促進され,これが乳腺に作用して母乳が分泌される現象である.乳腺はエストロゲン*の作用によって発達し,プロゲステロン*はこれに協調的に働く.

ジュネーブ宣言[Declaration of Geneva]　1948年にスイスの都市ジュネーブにおいて第2回世界医師会総会が開かれ,患者の健康を第一に考慮する,患者の秘密を厳守するなどの医師としての倫理に関する規範が初めてつくられた.これが後になって修正され,有名なヘルシンキ宣言*につながった.世界医師会は1947年,パリにおいて第1回総会を開き設立された.

GUP[GUP, Good Using Practice]　医療機関における医薬品の品質管理に関する考え方.設備の適切性などのハード面に加えて,正しい服薬・保管方法にかかる患者への情報提供も含めたソフト面もあわせて品質管理を図るものである.

守秘義務[confidential duty]　業務を行ううえで知り得た他人の情報を正当な理由なく漏洩してはならないこと.薬剤師法ではなく,刑法第134条秘密漏示罪第1項で,薬剤師・医薬品販売業者に求められている.

主薬[principal agent, base component]　医薬品の薬効の主となる成分.または化学反応において中心的役割を担う薬剤.

腫瘍[tumor]　新生物ともいう.生体内の制御に反して自立的に過剰増殖してできた組織.細胞の分化度(分化形質の程度)が高く,増殖が穏やかで宿主に悪影響を起こさないものを**良性腫瘍**という.細胞の異型性(正常と異なる形態)が強く,周囲の組織に浸潤し,遠くまで転移*して増殖し,宿主に大きな影響を与えて死に至らせるものを**悪性腫瘍(広義の癌)**という.組織学的には,上皮性の悪性腫瘍を癌腫,非上皮性の悪性腫瘍を肉腫という.外部刺激によって過剰増殖が起こっても,細胞としての自律増殖能がない場合は過形成*という.

腫瘍壊死因子[tumor necrosis factor]　略号TNF.もともと癌を壊死させる因子として発見されたもので,TNF-α*,TNF-β(リンホトキシン-α,LT-α)およびLT-βの3種類がある.同一の受容体に結合し,類似の生理作用を示す.TNF-αは広く感染や炎症時に産生誘導される炎症性サイトカインの一種である.TNFファミリーにはFasリガンドやCD40リ

腫瘍関連抗原［tumor-associated antigen］略号 TAA．癌関連抗原ともいう．個体発生の時期などにおいては正常細胞にも発現していたが，成体においてはふつう正常細胞には発現がみられず，癌細胞に特別に発現する抗原．(⇌ 腫瘍特異抗原，癌胎児性抗原)

主要族元素［main group element］ 水素を除く，周期表の 1,2 族と 13～18 族に属する元素の総称．同一軌道においては s 軌道，p 軌道の電子数のみが変化し，d 軌道の電子数は変化しない．族ごとに特有の性質を示すことが多い．(⇌ 遷移元素，典型元素)

主要組織適合遺伝子複合体［major histocompatibility gene complex］= MHC

主要組織適合抗原［major histocompatibility antigen］= MHC 抗原

受容体［receptor］ 細胞への物理的刺激やリガンドを特異的に認識し，その情報を受け取るタンパク質．この際に受容体分子に構造変化が起こり，細胞内に分子変換や化学反応の形で情報を伝達し，細胞応答を誘起する．リガンドは一般的には機能タンパク質に特異的に結合し機能する物質である．シグナル伝達の場合には，リガンドは受容体に特異的に結合しシグナルを伝える分子で，ホルモン，増殖因子，神経伝達物質などがこれに相当する．(⇌ 細胞内シグナル伝達経路)

腫瘍特異抗原［tumor-specific antigen］ 略号 TSA．癌特異抗原ともいう．癌細胞は，遺伝子の変異や遺伝子発現の異常によって，正常細胞には発現しないタンパク質を発現することがある．これらを宿主の免疫が抗原として認識した場合，腫瘍特異抗原という．これらの抗原は，癌特異的な免疫療法におけるワクチンとしての応用が期待されている．(⇌ 腫瘍関連抗原)

主要評価項目［primary endpoint］⇌ エンドポイント

腫瘍マーカー［tumor marker］ 腫瘍細胞から高い特異性をもって産生されるものから，周辺組織の壊死や崩壊で血中に出現するものである．腫瘍の診断補助や臨床経過，予後の判定などに有用であり，保険診療では約 40 種類が認められている．しかし多くの腫瘍マーカーで偽陽性も多く，確定診断には適していない．

主量子数［principal quantum number］⇌ 量子数

ジュール［joule］ エネルギーの SI 組立単位（⇌ 国際単位系）．記号は J．

シュレーディンガー方程式［Schrödinger equation］ 波動方程式ともいう．電子のような粒子性と波動性を併せもつミクロな対象について記述する微分方程式．解は波動関数*とよばれ，解とともにエネルギーも決まる．電子のエネルギーが不連続になることもこの方程式に基づく．

準安定相［metastable phase］⇌ 相

順位則［sequence rule］ IUPAC 命名法*で絶対配置*を示すとき，分子中の置換基の順位づけを行うための規則．原子番号の大きい基が優先する．同じ元素が結合している場合は，その先に結合している元素の順位を比較する．

循環型社会形成推進基本法［Basic Act on Establishing a Sound Material-Cycle Society］ 循環型社会基本法，循環基本法と通称される．廃棄物・リサイクル対策を総合的，計画的に進めるための基本法として制定された．2000 年 6 月施行．再生資源利用促進法，建設資材リサイクル法，食品リサイクル法，グリーン購入法，廃棄物処理法などが一体的に整備された．

循環基本法 = 循環型社会形成推進基本法

循環系［circulatory system］ 全身に血液を供給する機能を果している心臓と血管系をあわせて循環系（心血管系）とよぶ．

準静的変化［quasi-static change］⇌ 可逆過程

順相分配クロマトグラフィー［normal phase partition chromatography］⇌ 分配クロマトグラフィー

純度試験［purity test］ 医薬品中の混在物を試験する方法．医薬品の純度を規定する試験でもある．通例，混在物の種類およびその量の限度を規定する．医薬品の製造過程または保存の間に混在が予想されるもの，または有害な重金属，ヒ素などが対象となる．

証［pattern/syndrome］ 漢方医学*における薬方を決定する際に決め手となる一群の症候．身体に現れている症状（症候群）を気血水*，陰陽*，虚実*，寒熱*，表裏*，五臓（⇌ 五臓論），六病方（⇌ 六病位）などの基本概念を通じ認識し，症候を捉えて総合的に得られる診断であり，治療の指示をいう．(⇌ 随証治療)

昇圧薬［vasopressor, hypertensor］ 血圧を上昇させる薬物．ショック時や手術時の異常な血圧低下の際に一過性に，または低血圧症に対して持続的に血圧を上昇させる目的で用いる．

一般に末梢血管抵抗を増大させるとより大きな昇圧効果が得られるので，α受容体刺激薬*など末梢血管収縮作用をもつ薬物が用いられる．

小員環 [small ring]　三員環，四員環化合物．ひずみが大きく反応性に富む．(⇒ 中員環, 大員環)

少陰病 [lesser yin, second stage of three yin disease stages]　⇒ 六病位

昇華 [sublimation]　固体から気体またはその逆に，物質が液相を経ず変化または転移する現象．その出入りする熱の絶対値(モル当たり)は等圧条件下では昇華エンタルピー(昇華熱，昇華の潜熱)であり，蒸発エンタルピーと融解エンタルピーの和となる．

生涯学習 [life-long learning]　自身の職業や社会におけるさまざまな活動を目的として，自らが計画を立て継続的に学んでいくこと．趣味なども含めた自己研鑽など，その範囲は広い．大学では，社会人入学制度や卒後研修制度などで支援している．(⇒ 研修認定薬剤師制度)

昇華エンタルピー [enthalpy of sublimation]　⇒ 昇華

消化管 [gastrointestinal tract, alimentary tract, digestive tract]　口腔*，食道*，胃*，

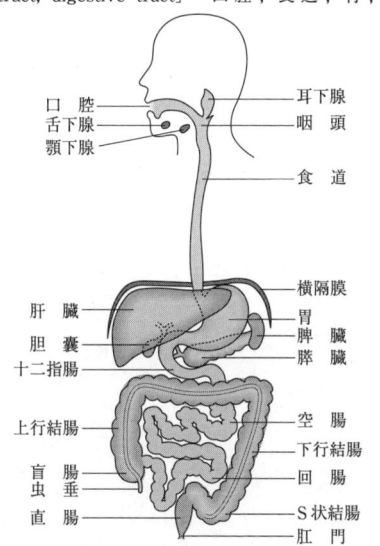

口腔　　　　　　　　　　　耳下腺
舌下腺　　　　　　　　　　咽頭
顎下腺
　　　　　　　　　　　　　食道

　　　　　　　　　　　　　横隔膜
肝臓　　　　　　　　　　　胃
胆嚢　　　　　　　　　　　脾臓
十二指腸　　　　　　　　　膵臓
上行結腸　　　　　　　　　空腸
　　　　　　　　　　　　　下行結腸
盲腸　　　　　　　　　　　回腸
虫垂
直腸　　　　　　　　　　　S状結腸
　　　　　　　　　　　　　肛門

小腸*，大腸*，肛門*に至るまでの管状器官で，食物の消化・吸収・排泄に使用される．

消化管ホルモン [gastrointestinal hormone]　胃腸ホルモンともいう．消化管粘膜から分泌されるペプチドホルモン*の総称．ガストリン*，コレシストキニン*，セクレチン*，モチリン*などがある．消化管の分泌や運動に影響を及ぼす．

消化器系 [digestive system]　摂取した食物を胃液，腸液などで消化し，栄養分を吸収後，老廃物を体外に出す一連の器官のこと．

消化酵素薬 [digestant]　炭水化物，タンパク質および脂肪を分解する胃液や腸液などに含まれる酵素と同じような消化酵素を含み，食物の消化・吸収を促進することにより，消化不良や食欲不振などを改善する薬剤．

消化性潰瘍 [peptic ulcer]　消化管粘膜が胃液中の塩酸やペプシン*による自己消化により，侵され潰瘍*が生じるもの．胃潰瘍*と十二指腸潰瘍*がその代表である．そのおもな原因として粘液，血流などの防御因子の低下と塩酸，ペプシンなどの攻撃因子の増強が考えられてきた．さらにヘリコバクター・ピロリ*感染の関与が大きいことがわかってきたため，治療には酸分泌を抑制することに加えてヘリコバクター・ピロリ除菌療法*が標準的治療法として勧められている．

消化性潰瘍治療薬 [antipeptic ulcer drug]　潰瘍治療薬，抗潰瘍薬ともいう．攻撃因子抑制薬と防御因子賦活薬*の二種類に大別される．攻撃因子抑制薬には胃酸分泌抑制薬*や制酸薬*が，防御因子賦活薬には粘膜抵抗増強薬や粘液分泌促進薬などがある．

松果体 [pineal body, pineal gland]　松果腺，上小体ともいう．脳梁の端にあり，第三脳室の背面にある小さな内分泌腺．メラトニン(⇒ 松果体ホルモン)を合成し，体内時計の調節にかかわる．

松果体ホルモン [pineal hormone]　松果体*で合成，分泌されるホルモンであり，メラトニンがその代表．メラトニンはセロトニン*から合成され，夜に増加し昼に低下するという日内変動を示す．両生類では皮膚を白くさせる作用があるが，ヒトでは催眠作用や体内時計の調節作用がある．

傷寒論 [Shokanron, Shanghanlun, Treatise on Cold Damage Diseases]　後漢の張仲景の著書とされる医学書．湯液*(煎じ薬)を中心とした薬物治療書であった傷寒雑病論が，後に傷寒論と金匱(き)要略に分かれたとされる．傷寒(急性熱性疾患)の病気の進行と治療方法を六病

位*に分けて扱った医学書．一方，金匱要略は傷寒(急性熱性疾患)以外の慢性疾患(雑病)を扱った医学書．

笑気 [laughing gas] ＝ 亜酸化窒素

蒸気圧 [vapor pressure] 　液相または固相と平衡にある物質蒸気の分圧．温度に依存してクラペイロン-クラウジウスの式*で定まる物質固有の量．液相や固相と平衡状態にない蒸気の圧力と区別するため，特に飽和蒸気圧とよぶことがある．

蒸気圧降下 [vapor pressure depression] 　理想溶液の蒸気圧は溶質のモル分率に比例して低下すること．理想溶液とみなせる希薄溶液では溶質のモル分率を質量モル濃度で近似できるため，その蒸気圧は溶質の質量モル濃度に比例することになる．(⇒ 束一的性質，ラウールの法則)

使用期限 [expiration date] 　医薬品，医薬部外品，医療機器が最終包装製品の形態で通常の流通下の保存条件で保存される場合，成分の含有量，性状，品質を保証しうる期限．薬事法第50条第12号でその表示について定めている．(⇒ 有効期間，有効期限)

上気道炎 [inflammation of the upper respiratory tract] ＝ かぜ症候群

ショウキョウ(生姜)[ginger] 　ショウガの根茎のコルク層を除き乾燥したもので，カンキョウ*とは修治*が異なる．(⇒ [6]-ギンゲロール)

条件回避反応 [conditioned avoidance behavior] 　実験的条件刺激に対する回避反応のこと．たとえば動物にブザー音が鳴ると電気ショックが与えられることを学習させると，以後はブザー音を聞いただけで回避行動をとるようになる．統合失調症治療薬(⇒ 抗精神病薬)で抑制される．

条件反射 [conditioned reflex] 　条件反応ともいう．反射を誘発する刺激と，その反射に無関係な刺激を，同時に繰返し与え，無関係な刺激だけでも反射が起こるようになること．たとえば犬にベルを鳴らすと同時に餌を繰返し与えると，ベルの音だけで唾液を流すようになること．

条件反応 [conditioned response] ＝ 条件反射

消光 [quenching] ⇒ 蛍光
上行大動脈 [ascending aorta] ⇒ 体循環
照合電極 ＝ 参照電極

猩(しょう)**紅熱** [scarlet fever] ⇒ 化膿レンサ球菌感染症

錠剤 [tablet] 　最も代表的な固形製剤．医薬品粉末をそのままあるいは造粒した後，加圧圧縮して成形した製剤．前者を直接圧縮法*，後者を間接圧縮法とよぶ．一般に薬物のみで成形することは少なく，形態を成すための賦形剤*のほか，崩壊剤*，滑沢剤*などの医薬品添加剤を配合する．平たい円柱状の形状が多いが，楕円形状などの変形錠もある．なお，口腔内崩壊錠*の製法として，溶媒で湿潤させた医薬品粉末を含む練合物を一定の形状にするか，型に流し込んで乾燥して成形する方法もある．

小柴胡湯 [shosaikoto] 　しょうさいことうと読む．柴胡(サイコ)と黄芩(オウゴン)を主薬に人参(ニンジン)，半夏(ハンゲ)，生姜(ショウキョウ)，大棗(タイソウ)，甘草(カンゾウ)から成る．体力中等度で上腹部が張って苦しく，白苔，口中不快，食欲不振などを伴う少し長引いたかぜや気管支炎などに用いる．重篤な副作用として間質性肺炎*が報告されている．

錠剤法 [tablet method] 　固体試料の赤外スペクトル*を透過法で測定する方法の一つ．赤外スペクトルの測定範囲で赤外線の吸収を示さないKBrやKClの粉末に，試料粉末を約1％の濃度に希釈し，高圧で成形打錠して測定する．空気中の湿気が入るとヒドロキシ基と同じ位置に水の吸収が出るので注意する．(⇒ ペースト法，薄膜法)

小細胞癌 [small cell carcinoma] 　小細胞癌は未分化型神経内分泌腫瘍で，肺門部に発生しやすい．喫煙との関連性が強く，細胞増殖速度が速く，化学療法や放射線療法への感受性が比較的高い．(⇒ 肺癌)

硝酸イソソルビド [isosorbide dinitrate] 　冠血管拡張薬*．硝酸薬*．本薬物のほかに

硝酸イソソルビド　　一硝酸イソソルビド

ONO_2基を一つもつ一硝酸イソソルビドもある．

硝酸薬 [nitrates] 　R-ONO_2構造をもち，生体内でONO_2基が還元反応を経て一酸化窒素(NO)を供与する薬物の総称．NOが血管平

滑筋細胞のグアニル酸シクラーゼを活性化し，サイクリックGMP*(cGMP)の産生亢進を介して血管を拡張させる．臨床ではおもに冠血管拡張薬*として狭心症の治療に用いられる．

常磁性［paramagnetism］　不対電子をもつ化合物(⇨ラジカル)や磁気モーメント*をもつイオンで構成される物質では，外磁場を与えると熱運動に抗して磁場方向に磁化される．この性質を常磁性という．(⇨反磁性)

上室(性)期外収縮［supraventricular extrasystole, supraventricular premature contraction, SVPC］⇨上室(性)不整脈，期外収縮

消失速度定数［elimination rate constant］記号 k_{el} で表す．薬物が体内から代謝や排泄などによって除去される場合の速度定数．この除去される過程が一次反応式で示されれば，一般に消失速度定数(k_{el})は時間-対数血中濃度プロットの直線勾配，またはクリアランス/分布容積から求めることができる．単位は min^{-1}, h^{-1} など，時間の逆数の単位をもっている．k_{el} は体内から薬物が消失する速度の指標となる．

消失能依存性薬物［capacity-limited drug］＝肝固有クリアランス依存性薬物

上室(性)不整脈［supraventricular arrhythmia］　洞結節，心房筋，房室結節などHis束(⇨刺激伝導)分岐部より上部が起源の不整脈．心電図上QRS波形は正常．上室(性)期外収縮，発作性上室頻拍，心房細動*，心房粗動は頻脈*に，洞停止，洞房ブロック，房室ブロック*は徐脈*になる．

小循環［lesser circulation］＝肺循環
上小体［epiphysic］＝松果体
常水［water］⇨注射用水
上水道＝水道

浄水法［water treatment method］　水道水など飲用に供する水を得るために浄化する方法で，最も簡単なものは塩素消毒*のみである．一般的な浄水場では，沈殿，沪過，消毒の3段階から成る．原水の種類によって，急速砂沪過や膜沪過，薬品凝集沈殿など物理的な操作によって汚濁物質を排除する物理的処理，塩素消毒やオゾン処理(⇨オゾン)などの化学反応に基づいて汚濁物質を分解する化学的酸化処理，微生物群による生物酸化を利用する生物学的処理などが行われる．

使用成績調査［post marketing survey］医薬品などの製造販売業者が行う製造販売後調査のうち，対象とする患者の条件をあらかじめ定めることなく使用実態下の副作用などを収集する調査．一方，小児，高齢者，腎・肝機能障害をもつ患者など，特定の条件の患者を対象としたものは特定使用成績調査という．

脂溶性ビタミン［fat-soluble vitamin］⇨ビタミンA，ビタミンD，ビタミンE，ビタミンK

小青竜湯［shoseiryuto］　しょうせいりゅうとうと読む．麻黄(マオウ)，桂皮(ケイヒ)，半夏(ハンゲ)，乾姜(カンキョウ)，芍薬(シャクヤク)，五味子(ゴミシ)，細辛(サイシン)，甘草(カンゾウ)から成る．体力中等度で水様性鼻汁やくしゃみを伴う鼻炎，結膜炎，気管支喘息などに用いる．マオウを配合しており，胃腸虚弱や循環器系の既往歴のある人は注意を要する．

常染色体［autosome］⇨染色体

状態関数［state function］　熱力学関数ともいう．現在の系*の状態のみで一義的に決まり，どのような経路でその状態ができたかによらない関数．温度，体積，圧力，内部エネルギー*，エンタルピー*，エントロピー*，ギブズエネルギー*がある．温度と圧力は物質量によらないので，示強性関数とよばれ，それ以外は物質量に依存するので示量性関数という．一方，経路によって異なる関数を経路関数といい，熱量と仕事がある．

状態図［phase diagram］　相図ともいう．物質の状態や相*に関係する示強性の変数を縦軸・横軸として選び，二相間の平衡の際に成立する関係をグラフ表示した図．多成分系では組成が変数となる．たとえば一成分系では，圧力と温度を縦軸および横軸に用いることで蒸気圧曲線，融解曲線などが示される．状態図では相と相との境界を曲線が示すため，曲線で囲まれた部分に着目することで，どの条件でどのような相がみられるかを明確に示すことができる．

状態方程式［equation of state］　気体の圧力 p，体積 V，物質量 n，熱力学的温度 T，気体定数 R の関係を示す式．(⇨理想気体の状態方程式)

条虫［cestode, tapeworm］　サナダムシともよばれ，頭節の先端には吸盤や鉤(かぎ)があり宿主の腸壁に付着して寄生し，4.5～9mもの長さに達する．キタキツネを感染源とするエキノコックス症の原因虫は条虫の一種である．(⇨蠕虫)

小腸［small intestine］　胃*と大腸*の間の

管状の器官(長さ約6〜7m)で,口側より十二指腸*,空腸,回腸とよばれる(→ 消化管).粘膜は微絨毛*をもつ単層円柱上皮*で覆われ,上皮細胞からは粘液,炭酸水素イオン HCO_3^- が分泌される.十二指腸にはブルンネル腺があり,回腸では集合リンパ小節(パイエル板*)が形成される.粘膜細胞の下には平滑筋層があり,筋層にアウエルバッハ神経叢,粘膜下層にマイスネル神経叢などの自律神経系*が存在し,蠕(ぜん)動運動(腸管輪走筋の収縮を順次肛門側へ移動させ,内容物を肛門側へ移送させる運動),分節運動(輪走筋の収縮により腸管にくびれや膨大部ができ,内容物が混和され,消化と吸収が促進される運動)を調節している.栄養素の吸収を行う.

小腸ターゲティング製剤 [small intestine-targeting drug] 経口投与された製剤が胃では溶解せず,胃を通過した後溶解して薬物の放出が起こるように設計された腸溶性製剤*のこと.腸溶性コーティングされた製剤も広義には小腸ターゲティング製剤とみなされる.(→ ターゲティング)

焦点性てんかん [focal epilepsy] = 部分発作

消毒 [disinfection] 人畜に対して有害な微生物,または対象とする微生物のみを,殺滅するか,毒力・感染力を失わせること.加熱などの物理的方法,化学薬品による方法(→ 消毒薬)がある.滅菌*と異なり定量的に微生物が検出されてはならないということではない.(→ 滅菌法)

消毒薬 [disinfectant, anticeptic] ウイルスや芽胞を含めた病原体や有害微生物を非選択的に殺滅したり,その毒力や感染力を失わせる化学物質.一般に抗生物質*や抗真菌薬*は含まない.英語では,生体に使用できる消毒薬をanticeptic,生体以外の器物や環境の消毒に使用する消毒薬をdisinfectantとよんで区別する.消毒薬の効力を測るには,石炭酸(フェノール)の殺菌力を基準として効力を比較決定する石炭酸係数法や,一定量の菌の発育を阻止する薬剤の最小濃度を求める最小発育阻止濃度法がある.(→ MIC)

衝突断面積 [collision cross-section] 衝突理論*における衝突に有効な断面積のこと.二分子反応で,ある分子が標的分子に衝突するためには,標的分子を中心におき,ある分子と標的分子の半径の和を半径とする円の中に,ある分子の中心が入っていく必要がある.この円の面積を衝突断面積とよぶ.

衝突誘起解離 [collision-induced dissociation] 略号CID.衝突活性化解離ともいう.タンデム質量分析法*において,ヘリウムやアルゴンなどの中性の不活性化ガスと衝突することにより起こるイオンの断片化.衝突前のイオンをプリカーサーイオン,衝突後のイオンをプロダクトイオンという.

衝突理論 [collision theory] 反応速度*を分子の衝突によって説明する理論.反応速度は,分子の衝突頻度とある最低限のエネルギー(活性化エネルギー*)をもつ分子の割合に比例する.さらに,分子同士がある相対的な向きで衝突する場合のみ反応すると考える(立体因子).(→ 衝突断面積)

小児医療 [pediatric care] 新生児,乳児,幼児から小児を対象とした病気や怪我の治療.小児が何歳までかは明確でないが,医薬品使用上の注意においては15歳未満とされる日本の制度医療では医療法に基づき,国および都道府県が医療計画*を策定し,小児救急医療拠点病院,小児救急医療支援病院を設置している.

小児自閉症 [childhood autism] = 自閉症

小児薬用量 [child dose, pediatric dosage] 小児に使用し薬物本来の薬効が期待される薬物の量.処方せん医薬品添付文書の約70%に小児薬用量の記載はなく,また,小児の特性を根拠とした確固たる計算式もないが,体表面積に基づき薬用量を算出するAugsberger式が繁用される.

承認拒否事由 [basic factor of approval rejection] 医薬品などの承認を絶対的に与えない要件であり,有効性,安全性,品質にかかわるものとしては,1) 効能,効果または性能をもつと認められない,2) 効能,効果または性能に比して著しく有害な作用をもつことにより使用価値がない,3) 性状または品質が保健衛生上著しく不適当な場合,が規定されている.

承認条件 医薬品の承認にあたって,さらなる調査や試験が市販後に必要と判断された場合につけられる条件.市販後に行った調査や試験によって承認条件が満たされた場合は削除される.

承認情報 → 医薬品医療機器情報提供ホームページ

承認審査 [review for regulatory approval] 医薬品などについて薬事法の製造販売承認の可

否を判断する手続き．申請資料に基づく有効性・安全性などの科学的評価，基準の遵守状況の調査などは医薬品医療機器総合機構*が実施する．

ショウノウ [camphor] = d-カンフル

小 脳 [cerebellum] 橋*・延髄*の背側に位置し，左右の小脳半球と，正中部の虫部から成る（⇒ 中枢神経系）．表面には多くのひだがある．表層は灰白質*から成る小脳皮質で，プルキンエ細胞や顆粒細胞などで構成される．内部は白質の小脳髄質（小脳白質ともいう）であり，深部には小脳核がある．白質の神経線維は中脳*，橋*，延髄*と連絡している．小脳は随意筋の運動と緊張を調整し，姿勢の保持や運動が円滑に行われるように制御している．

蒸 発 [evapolation, vaporization] 液体が気化すること．凝縮の逆．液相から気相への相転移*で，吸熱過程．

蒸発エンタルピー [enthalpy of vaporization] = 蒸発熱

蒸発熱 [heat of vaporization, heat of evapolation] 定圧下，1 mol の物質を沸点で蒸発させるのに必要な熱量をいい，蒸発エンタルピーともいう．

上皮小体 = 副甲状腺

上皮増殖因子 [epidermal growth factor] 略号 EGF．上皮成長因子，表皮増殖因子ともいう．上皮細胞の増殖を促進する分子量6千のポリペプチド．皮膚の細胞ほか，多くの細胞表面に受容体（EGFR）があり，細胞の分化や増殖を調節している．乳癌や胃癌などでは EGFR が過剰に発現している．

上皮組織 [epithelial tissue] 多細胞動物を構成する4組織の一つで（⇒ 支持組織，筋肉組織，神経組織），消化管等粘膜上皮，表皮，血管内皮など，体内外の表面を覆う．そのほか，肝臓などの臓器実質細胞や，外分泌や内分泌腺細胞も含まれ，形態的には円柱上皮，扁平上皮，線毛上皮など多くの種類がある．

商 標 [trademark] 製造販売業者などが競争者の商品と区別するため，自社の商品であることを示すための商品につける文字，記号などの標識をいう．

小胞体 [endoplasmic reticulum] 略号 ER．細胞質内に網目状に広がる細胞小器官*．滑面小胞体は表面が滑らかで，主要機能は脂質代謝である．粗面小胞体にはリボソーム*が結合しており，膜タンパク質や分泌タンパク質が合成される．タンパク質は小胞体内腔側でジスルフィド結合形成やアスパラギン結合型糖鎖付加などの修飾，ペプチド鎖の折りたたみ構造の変化を受け，小胞輸送によりゴルジ体*，リソソーム*，細胞膜へ輸送されたり，細胞外へ分泌される．

小胞体ストレス [endoplasmic reticulum stress, ER stress] 小胞体に変性タンパク質の蓄積をひき起こすストレスのこと．細胞の正常な生理機能を妨げる障害を回避し恒常性を維持する仕組みであり，小胞体ストレス応答により複数の小胞体シャペロン*が誘導され，変性タンパク質の折りたたみ（フォールディング*）を行う．変性タンパク質が過剰に蓄積し，小胞体ストレスが細胞の回避機能を超えると，アポトーシス*が誘導される．

情報伝達 = シグナル伝達

情報バイアス [information bias] ⇒ バイアス

小胞輸送 [vesicular transport, vesicular traffic] 物質を膜で包み小胞（輸送小胞）により細胞内輸送すること．輸送小胞の形成，輸送先および膜との融合には SNARE という膜貫通タンパク質がかかわる．タンパク質にはアミノ酸配列のなかに移行先を示す特徴的な配列（シグナル配列，移行シグナルまたは局在化シグナルともいう）をもつものがある．小胞体への移行のシグナル配列にはシグナル認識粒子（SRP）が特異的に結合し，小胞体膜へ導く．その後，小胞体内に移行した分泌タンパク質などは小胞輸送により細胞小器官あるいは細胞膜へと輸送される．

静 脈 [vein] ⇒ 血管

静脈栄養（法） [parenteral nutrition, intravenous nutrition] 略号 PN．栄養を摂取できない患者に栄養を直接血中に補給する栄養療法．カテーテル*留置部位により，短期用の末梢静脈栄養法*（PPN）と，中心静脈栄養法*（CPN，IVH，TPN）とがある．

静脈血 [venous blood] ⇒ ガス交換

静脈注入 [intravenous infusion] = 点滴静脈内注射

静脈内注射 [intravenous injection] 略号 i.v. 静脈内に薬を入れる投与方法．薬を直接血管内に注入できるため，急速かつ確実な方法である．吸収過程を考慮する必要がなく，生物学的利用能*の基準となるものである．（⇒ 注射投与）

静脈麻酔薬 [intravenous anesthetic] 静脈内に投与して麻酔状態を得る薬物をいう．血液中に直接投与するため血中濃度の調節が困難で，呼吸停止など事故につながる欠点がある．血中半減期が短い薬物が適しており，プロポフォール*，チオペンタール，ケタミン*がある．(→全身麻酔薬)

静脈瘤 [varicose vein, varix] 静脈内腔が限局性に拡張し瘤状になったもので下肢に多い．静脈弁不全で血液が逆流うっ滞し拡張したものを一次性，深部静脈閉塞による環流障害で表在静脈が拡張したものを二次性静脈瘤という．重症では潰瘍などを伴う．

生薬 [crude drug, herbal drug] 自然界から採取され，簡単な加工を施し原形に近い形で薬用に供される動植物，鉱物などのこと．日本薬局方では，動植物の薬用とする部分，細胞内容物，分泌物，抽出物または鉱物と定義されている．(→和漢薬，漢方薬)

生薬試験法 [test for crude drugs] 日本薬局方で生薬総則*に規定している生薬に適用する試験法．試料の採取，分析用試料の調製，鏡検，純度試験，乾燥減量，灰分，酸不溶性灰分，エキス含量，精油含量などが規定されている．

生薬総則 [general rules for crude drugs] 日本薬局方*で取扱う生薬について，その定義，すべての生薬の名称，規格，取扱い，保存などについて述べたおおもとの規則．

少陽病 [lesser yang, second stage of three yang disease stages] →六病位

常用量 [usual dose] 成人薬用量ともいう．小児薬用量*，高齢者薬用量，病態時薬用量などと同列におかれている薬用量の一つ．肝機能や腎機能の正常な大人に対して指示された適用と間隔で医薬品を投与した場合に治療効果を期待しうる量で，使用の参考となる．

蒸留 [distillation] 物質の分離精製法の一つ．混合溶液において，物質の沸点の差を利用して分離すること．溶液を穏やかに加熱すると，低沸点成分に富む蒸気が得られるので，これを凝縮させることで，低沸点成分と高沸点成分を分離する．

省令 [Ministerial Order, Ministerial Ordinance] 法律または政令の条文に基づいて制定される"各省庁の命令"と解釈すべきもの．閣議に諮られるものではなく，各省庁の大臣の責任で制定される．薬事法は法律，薬事法施行令は政令*，薬事法施行規則は省令である．(→告示)

症例対照研究 [case control study] ケースコントロール研究ともいう．患者対照研究ともいう．分析疫学の一つで，対象疾病に罹患した集団と罹患していない集団について，特定の要因への曝露状況を比較調査し，因果関係を検討する研究手法．コホート研究*と異なり罹患率を求めることはできず，要因と疾病の関係はオッズ比(→オッズ)で求められる．(→後ろ向き研究)

症例報告書 [case report form] 略号CRF．試験で得られた被験者のデータを記載し依頼者(製薬会社や医療機器会社)に報告する書類．インターネットを利用してデータをデータベースに直接入力する方法(電子症例報告書)もある．

初回アンケート表 [first patient interview form] 個々の患者に合わせた適切な薬物治療を行うために必要な事項について，初回来院時もしくは初回来局時の患者インタビューに使用する調査用紙のこと．一般的なインタビュー項目としては，氏名などの基本情報のほか，診療中の病気，服用中の医薬品(一般用医薬品*を含む)，嗜好品(アルコール，たばこ，健康食品)，過去のアレルギー歴(医薬品，食物)，妊娠・授乳の有無などがある．

除外基準 [exclusion criteria] 臨床試験*の被験者の選択に際して，有効性または安全性の評価に偏りを生じさせることが想定されるいくつかの項目に該当する被験者を，臨床試験の対象外にする基準．治験実施計画書*に規定される．臨床試験への参加によって安全性が保証できないような疾患あるいは身体的条件をもつ患者や，評価したい薬物の有効性に影響する薬を使用している患者などが対象となる．

初回通過効果 [first-pass effect] 薬物が投与された部位から全身循環血中に移行する前に，投与部位の組織や肝臓で起こる分解や代謝のこと．特に，薬物が投与部位から肝臓を経た後に全身循環血中に移行する場合，肝初回通過効果という．

初期症状 [initial symptom] 疾患や副作用の発症初期に生じる他覚所見や自覚症状，検査値異常などを示す．

除菌 [bacteria-elimination] 微生物を対象物から物理的に除去すること．対象物が液体の場合にはメンブランフィルターや磁製のフィルターが，対象物が気体の場合にはHEPAフィルター(0.3μm以上の粒子を除去)とよば

食塩価法 [sodium chloride equivalent method] 食塩当量法ともいう。医薬品の溶液を等張化するときに用いられる計算方法。ある医薬品1gと同じ浸透圧を示す食塩のg数を示す。(⇒ 等張容積法)

食塩当量法 = 食塩価法

職業病 [occupational disease] ある特定の職業に従事する労働者の作業環境が原因となってひき起こされる疾病。18世紀にはすでに煙突掃除夫に陰嚢癌が多発することが英国で報告されている。労働環境中の化学物質を体内に取込むことによって健康障害がひき起こされた例として、ベンジジン*、2-ナフチルアミン*による膀胱癌、塩化ビニルモノマーによる肝血管肉腫、ベンゼンによる白血病、アスベスト*による肺癌、悪性中皮腫、けい肺症*など各種粉塵による塵肺*症などがある。また、高圧・潜水作業による減圧症、チェーンソー操作によるレイノー症、パソコン作業に伴う頸肩腕症候群などの疾病がある。職業病の予防のために労働基準法*、労働安全衛生法*などが制定され、労働環境の改善が図られている。

食細胞 [phagocyte] 貪食細胞ともいう。単球、マクロファージや好中球など細菌、ウイルス、老化細胞、粒子などを細胞内に取込む能力が高い細胞のこと。取込んだものを消化したり、サイトカイン*を産生して、免疫や炎症反応の誘導に寄与している。

食作用 = 貪食

食事摂取基準 [dietary reference intake] 健康を維持するためのエネルギーおよび栄養素の摂取基準で、現在2010年版が使われている(2015年まで使用)。かつて"栄養所要量"とよばれていたものに近いが、策定の考え方はかなり異なり、栄養欠乏症のみではなく生活習慣病*や過剰摂取による健康被害の予防も目的として基準を策定している。

食事療法 [diet therapy, dietetic therapy] 疾患の病態により栄養素の摂取不足あるいは過剰などを補正するほか、適切な水分、ミネラル、摂取エネルギー量と血糖調節、タンパク質代謝、脂質代謝に合わせて各栄養素の量と内容を質的に調節する。食事箋(せん)に基づいて栄養士は献立をつくり、薬剤師は末梢静脈栄養法*、中心静脈栄養法*ならびに胃瘻*(いろう)や空腸瘻の栄養液を患者の状態に合わせ無菌的に調整する。肝、腎疾患、糖尿病、動脈硬化症、心不全のほかに、クローン病、癌などが対象。

褥瘡 (じょくそう) [decubitus] 床ずれともいう。自分で体の向きを変えられない場合、体の同じ部分が持続的に圧迫されると、骨と皮膚表皮の間の軟部組織の血流が低下あるいは停止されたままとなる。この状況が一定時間持続されると組織は不可逆的な障害に陥り褥創となる。骨が突出している後頭部、肩甲部、肘頭部、仙骨部、坐骨部、踵部などに好発する。褥瘡を予防するには、除・減圧(体位交換)、皮膚面の保湿と清潔、栄養管理が主体となる。

食中毒 [food poisoning] 有毒な細菌やウイルスを含む飲食物を摂取して起こる、下痢や腹痛を主症状とする中毒の総称。生カキが原因となるノロウイルス*、動物の糞尿に汚染された鶏卵や食肉が原因となるカンピロバクター(⇒ カンピロバクター感染症)、サルモネラ属菌(⇒ サルモネラ感染症)が上位三つであり、これらで全体の8割を占める。

食道 [esophagus] 口腔*、咽頭*の下部から横隔膜を貫通して胃*の噴門に続く、長さ約25～30cmの管状器官(⇒ 消化管)。口腔から嚥下*した食物が通る器官で、食道の壁は内腔側から重層扁平上皮、平滑筋(内輪、外縦)、外膜があり、蠕動運動をする。

食道炎 [esophagitis] ⇒ 逆流性食道炎

食道癌 [esophageal cancer] 食道上皮に発生した悪性新生物の総称である。高齢男性に多く、危険因子としては喫煙、飲酒があげられる。症状は進行すると嚥下(えんげ)困難や体重減少を呈する。診断には上部消化管内視鏡検査や透視検査が有用である。治療は粘膜内にとどまる早期のものには内視鏡治療が選択されることがある。進行癌に対しては切除可能であれば手術、手術適応でなければ放射線療法、化学療法を行う。リンパ節転移しやすいため進行癌の予後はよくない。

食道静脈瘤 [esophageal varix, esophageal varices] 門脈圧亢進症*の結果として血流障害部位を迂回する側副血行路が食道下部に発達したもの。同様の機序で胃に発達した側副血行路を胃静脈瘤という。静脈瘤*破裂により大出血をきたすことが、臨床上の問題となる。

触媒 [catalyst] 特定の反応の活性化エネルギーを低下させ、その反応を促進する物質。

化学反応では比較的少量を反応系に添加する．生体では酵素*が触媒として機能する．

食品安全委員会［Food Safety Commission］食品安全基本法*に基づいて食品安全行政を行う機関．国民の健康の保護が最も重要という基本的認識のもと，規制や指導などのリスク管理を行い，関係行政機関から独立して科学的知見に基づき客観的かつ中立公正に評価を行う．

食品安全基本法［Food Safety Basic Act］食品の安全性の確保に関する施策を総合的に推進することを目的として2003年に施行された法律．制定の背景には狂牛病問題，食品の偽装問題，無登録農薬による事故などがある．この法律では，食品に関するリスク評価を科学的根拠に基づき公正に行う機関として食品安全委員会*の設置が決められている．

食品衛生監視員［food sanitation inspector］食品衛生法*に基づき食品に起因する衛生上の危害防止のために営業施設の立入検査や食品に関する指導などを行う．検疫所では，食品衛生法に基づき，輸入食品の輸入届出書類の審査や化学的および微生物学的試験検査を行う．

食品衛生法［Food Sanitation Act］　食品の安全性確保のため，飲食に伴って起こる衛生上の危害発生を防止し，国民の健康の保護を図ることを目的とした法律．食品や食品添加物を製造，輸入，加工，調理，運搬，販売する者に安全性の確保を，また，国や県にも必要な対策をとることを義務づけている．ポジティブリスト制度に基づく農薬の残留基準，食品添加物公定書，アレルギー物質や遺伝子組換え食品および食品添加物の規格・基準を作成し，食品衛生監視員*を任命する．

食品汚染［food contamination］　食品が有害物質によって汚染されること．日本では，カドミウム汚染された米によるイタイイタイ病*，水銀汚染された魚介類による水俣病*などの公害，森永ヒ素ミルク事件，食用油にダイオキシン類*が混入したカネミ油症（⇒ポリ塩素化ビフェニル）が起こっている．このほか農薬や食品添加物*，放射能などにより汚染される場合もある．

食品残留物［food residue］　食品中に残存する物質のことで，目的があり使用された化合物が残存する．特に農薬の残留が問題となり，従来は基準のない農薬は規制できなかったが，新ポジティブリスト制度では一定量を超えた農薬が残留する食品の流通を禁止している．

食品添加物［food additive］　"食品の製造の過程において，また食品の加工若しくは保存の目的で，食品に添加，混和，浸潤その他の方法によって使用するもの"と食品衛生法*で定義されている．化学合成品，天然品いずれも指定制度があり，厚生労働大臣が指定しなければ食品添加物として使用および販売することができない（⇒指定添加物）．しかし既存天然添加物，天然香料，一般食品として扱われる添加物は指定の対象とはならない（⇒既存添加物）．食品添加物を指定するにあたっては，消費者に対する利点，使用目的においての効果，科学的なデータに基づき食品安全委員会*の行う食品健康影響評価（リスク評価）による安全性，および化学分析による確認の可否を判断基準としている．

植物ホルモン［phytohormone］　植物体内で生産され，微量で発生，生長，分化や恒常性の維持を調節する化合物群．動物のホルモン*と違い，生産・分泌する特定の器官はなく，種を超えて分布し，同一ホルモンが多彩な生理作用をもつ．代表的なものに根や茎の伸長生長を促進するジベレリン*やオーキシン，細胞分裂を促進するサイトカイニンなどがある．

食胞 ＝ファゴソーム

食物アレルギー［food allergy］　卵（卵黄，卵白），乳製品，米，大豆，そば，カニ，エビ，サバ，牛肉などの食物がアレルゲンとなってI型アレルギー反応*がひき起こされ，じん麻疹*，気管支喘息様発作，さらにひどくなるとアナフィラキシーショック*をひき起こすこともある．

食物繊維［dietary fiber］　食品成分のうちヒトの消化酵素で消化されない難消化性の多糖の総称．水に可溶な水溶性食物繊維（ペクチン，アルギン酸，コンニャクマンナンなど）と，難溶な不溶性食物繊維（セルロース，キチン，リグニンなど）に大別される．

食物連鎖［food chain］　生物群集内における生物の捕食・被食の関係．ヒトは食物連鎖の最上位に位置し，上位の生物ほど個体数は減少する．自然界では単一の食物連鎖が独立して存在することはまれで，通常は多くの連鎖が互いに交差し，相互関係ももち，複雑に関連しているため食物網ともよばれる．

除細動［defibrillation］　カルディオバージョン，電気的除細動ともいう．心室細動*の唯一の停止法で，電気的除細動器の瞬間的直流

通電により全心筋を興奮させ不応期を一致させる．心室波形の存在する薬物治療に抵抗性の心房細動*や不安定な上室(性)頻拍や心室(性)頻拍にも，通電治療することがある．

ジョサマイシンプロピオン酸エステル [josamycin propionate]　略号 JM．マクロライド系抗生物質*．エステル化により吸収を高めた薬剤．

除脂肪体重 [lean body mass]　略号 LBM．LBW ともいう．特に水溶性薬物の薬物投与設計*において重要な値となる．

助色団 [auxochrome]　発色団*をもつ有機化合物に結合して，吸収帯を長波長側に移動させたり，モル吸光係数*を増大させる原子団のこと．非共有電子対*をもつ原子を含む -OH や -NH$_2$ などがある．

女性化乳房 [gynecomastia]　女性型乳房ともいう．男性の乳房が一側性あるいは両側性に肥大し，女性の乳房に類似した状態となること．その大きさは親指大の腫脹からびまん性の肥大までさまざまである．乳腺およびその周辺の組織増殖が観察される．脂肪組織のみが増大する場合は，擬似女性化乳房として区別される．生理的には思春期にみられることが多い．先端巨大症*，甲状腺機能亢進症*などの疾患でも観察される．薬物の副作用としても観察されることがある．たとえば消化性潰瘍治療薬のシメチジンは，男性ホルモン受容体拮抗作用および女性ホルモン代謝抑制による血中エストロゲン*濃度上昇，利尿薬のスピロノラクトンは，アンドロゲン*受容体拮抗作用とプロゲステロン*促進作用で女性化乳房を誘発するとされる．

女性ホルモン [female sex hormone] → エストロゲン，プロゲステロン

女性ホルモン薬 [female sex hormone preparation]　卵胞ホルモン(エストロゲン*)薬および黄体ホルモン(プロゲステロン*)薬と，両者の配合剤がある．無月経，月経困難症，子宮内膜症，機能性子宮出血などの治療や，更年期・閉経後の女性のホルモン補充療法に用いるほか，特に配合剤は経口避妊薬*(ピル)としても用いられる．発癌性や血栓症のほか，さまざまな副作用があるので慎重に用いる．

除草剤 [herbicide, weed killer]　田畑に生える雑草を取除くために用いられる農薬*．パラコート*やアミノリン酸系化合物のグリホサートやグルホシネート，2,4-D*などがある．

初速度法 [initial velocity method]　ある反応の反応次数を反応初期の速度と初濃度との関係から決定する方法．初速度の対数と初濃度の対数の関係をグラフにするとその傾きから反応次数を求めることができる．中間体や生成物による影響の排除を目的とした解析法．

触覚 [tactile sense] → 皮膚

ショック [shock]　急激な組織循環不全のこと．ショック状態では低血圧に伴い意識レベルが低下する．救急対応を要する病態で，迅速な診断，治療が必要である．重症の場合，脳，心臓，腎臓などの機能障害を起こし死に至る．原因には心原性(心筋梗塞，僧房弁乳頭筋断裂，心筋炎，心タンポナーデ，肺塞栓)，循環血漿量低下(下痢，嘔吐，熱傷，脱水，出血)，末梢血管抵抗低下(細菌性ショック，アナフィラキシーショック*)がある．

ショ糖 [cane sugar] = スクロース

徐波睡眠 [slow wave sleep] = ノン REM 睡眠

処方 [prescribe]　医師が特定の患者の特定の疾病に対して，治療上医薬品を交付する場合に，必要な医薬品の選定，その分量*，用法*用量*，使用期間*を定める一連の行為．処方を文書化したものが処方せん*．

処方オーダリングシステム [prescription ordering system]　処方*にかかる情報伝達システムのこと．従来医師が紙に書いていた処方せん*を直接コンピューターに入力(発生源入力)し，その情報を基に各種医療業務を合理的・能率的に行うことを目的としたシステム．

処方鑑査 [checking prescription]　調剤を行う前に，薬歴*管理の記録やその場で患者から収集した情報に基づき，処方せんに記載された内容が妥当・適切であるか確認していく作業．収集した情報(重複投与，相互作用，薬物アレルギー，服薬中の体調の変化，服薬状況，他科受診・併用薬の有無，副作用が疑われる症状の有無など)と処方せんに記載されている内容を総合的に判断することで，薬物治療の有効性と安全性を担保する．疑問が生じた場合は，調剤の前に必ず疑義照会を行う．

徐放性コーティング剤 [controlled release base]　錠剤や顆粒剤の表面を，水に不溶性の高分子あるいはゲル*を形成する高分子でコーティング*し，医薬品の溶解する速度を制御し薬理効果の持続化を可能とした製剤．

徐放性製剤 [sustained release preparation]　薬物をゆっくり放出(徐放)できる製剤

のことで，経口剤，経粘膜製剤，点眼剤，注射剤などほとんどの製剤に利用されている．徐放することによって血中薬物濃度*を長時間一定に保ち，服用回数を減らし，有効性や安全性を高めることができる．1個の錠剤などに徐放性フィルムコートしたシングルユニット型*と複数の顆粒などを徐放化したマルチプルユニット型*がある．薬物を内封した表面膜で徐放するリザーバー型*と，分散されたゲルや固体中の拡散速度によって徐放されるマトリックス型*に分けられる．

処方設計［formulation study］ 処方を立案すること．

処方せん（箋）［prescription］ 医師・歯科医師・獣医師が，その患者の薬物治療のために必要な医薬品の名称，用法・用量を記載したもの．健康保険の診療により発行された処方せんは保険処方せん*，自由診療による処方せんは自費処方せんとよばれ区別される．いずれも患者の病状に合わせて処方されたものであるため，特に指定のない場合の有効期限は発行日から4日間である．また，病院内で注射剤を処方する場合には注射剤専用処方せんによる指示がされる．これを注射剤処方せんという．院外処方に用いる保険処方せんは健康保険法でその様式および記載内容が規定されており，医薬品名は原則として薬価基準*に収載されている名称を記載することとされているが，一般名による記載も認められており一般名処方という．近年，内服薬処方せんにおいて医師，医療機関の間で統一された記載がなされておらず，医療安全の観点から記載の標準化が報告されている（内服薬処方せんの記載方法の在り方に関する検討会報告書）．

処方せん医薬品［prescription drug］ 医師，歯科医師または獣医師から交付された処方せん*によって販売・授与される医薬品*．厚生労働大臣により指定される．薬事法第49条で規定されている．

徐 脈［bradycardia, infrequent pulse］ 脈拍数が60 min^{-1}以下を徐脈という．洞不全症候群などが原因疾患である．一般に50 min^{-1}以下になると，めまいや失神などが出現する．50〜40 min^{-1}が続くと心不全症状をきたす．40 min^{-1}以下の重篤なものはペースメーカー*の適応である．

徐脈性不整脈［bradyarrhythmia］ 刺激生成の低下や興奮伝導遅延などにより心拍数が50 min^{-1}以下に低下した状態．洞徐脈，洞不全症候群，徐脈性心房細動，房室ブロック*などがある．30 min^{-1}前後で失神を伴う完全房室ブロックや洞不全症候群では，ペースメーカー*植込みの適応となる．心室内伝導障害（左脚ブロック，右脚ブロック）も房室ブロックを生じる可能性があり，徐脈性不整脈に含める．

ジョーンズ試薬［Jones reagent］ 無水クロム酸を硫酸酸性溶液とした酸化試薬．アセトンを反応溶媒として用いる．第一級アルコールのカルボン酸への酸化，第二級アルコールからケトンへの酸化に利用される．

自律神経系［autonomic nervous system］ 意志とは無関係に平滑筋*，心筋*，腺などの効果器を支配し，主として遠心性神経*から成る神経系．体性神経系*と共に末梢神経系*に含まれる．交感神経系*と副交感神経系*の2系統から成り，多くの器官は両者の二重神経支配を受け，両者の拮抗的な作用のバランスにより各器官の活動が調節される．自律神経系は絶えずある程度の興奮を保ち，支配器官の緊張を維持している．自律神経は中枢神経から出て効果器に至るまでの途中にある自律神経節でニューロンを交代する．最初の節前ニューロンの神経線維*は有髄であり節前線維とよび，自律神経節から効果器に至る節後ニューロンの神経線維は無髄であり節後線維とよぶ．

自律性反射中枢［autonomic reflex center］ → 延髄

示量性［extensive property］ → 状態関数

視力障害［visual impairment］ 光は角膜を通って水晶体により網膜上に結像するが，視神経を介して脳（後頭葉）に伝達されるが，この視覚伝導路の異常により生じる．視覚をもたない盲と残存視覚をもつ弱視とに分けられる．原因として，眼の調節異常（近視，遠視，乱視），水晶体混濁（白内障*），網膜異常（糖尿病性網膜症*，網膜剝離），眼圧異常（緑内障*），視神経圧迫（特に下垂体腫瘍），脳梗塞などがある．

ジルチアゼム塩酸塩［diltiazem hydrochloride］ ベンゾチアゼピン系のカルシウムチャネル遮断薬（→ カルシウム拮抗薬）．高血圧症，狭心症の治療に用いられる．不整脈治療では上室性の頻脈性不整脈に用いられ，Vaughan Williams分類*ではクラスⅣの薬物である．高血圧症治療では軽度から中等度の高血圧症に適用される．心機能抑制作用はベラパミル*より弱い．心機能低下による心筋酸素消費

シンキン　213

量の減少と冠血管拡張作用を利用して狭心症治療にも用いられる.

シルデナフィルクエン酸塩 [sildenafil citrate]　勃起不全*治療薬として用いられるホスホジエステラーゼV (PDE V)阻害薬. 陰茎海綿体のPDE V活性を選択的に阻害し, サイクリックGMP*の分解抑制により濃度を高め, 海綿体血管が拡張して血流が増加する.

シロスタゾール [cilostazol]　抗血栓薬*. 血小板凝集阻害薬*.

シロップ剤 [syrup]　白糖の溶液または白糖, その他の糖類もしくは甘味剤を含む医薬品を比較的濃稠な溶液または懸濁液などとした液状の内用剤. 医薬品の性質により, 用時溶解または懸濁して用いるドライシロップ*などの製剤もある.

シロップ用材 [preparation for syrup]　ドライシロップともいう. 日本薬局方ではシロップ剤*に属しており, 用時溶解または懸濁して用いる製剤. 液剤では経時的に力価, 効力が低減するまたは再分散性が劣化するような場合に用いられる. 一般に, 散剤に白糖などを加えて粒状にし, 小児が服用しやすいように工夫した製剤である.

CYP [CYP, cytochrome P450] = シトクロムP450

G_1期 [G_1 phase, gap 1 phase] → 細胞周期

心因反応 [psychogenic reaction]　大きなストレスをもたらす特別な出来事(災害, 事故など)や重大な生活環境などの変化により生じる不適応反応で, 多彩な精神症状を呈する. 前者には急性ストレス反応と外傷後ストレス障害, 後者には適応障害がある.

腎盂 [renal pelvis] → 腎臓

腎盂腎炎 [nephropyelitis, pyelomephritis] 膀胱よりの上行性感染によることが多い. 単純性腎盂腎炎では急性, 複雑性では慢性になることが多い. 急性では悪寒・戦慄, 高熱などの症状があり, 敗血症*も起こしうる. 腎部痛や腰痛もみられる. 症状, 膿尿, 白血球増加, C反応性タンパク質*(CRP)上昇などで診断する. 重症なものは入院し, ペニシリン系, セフェム系, アミノグリコシド系抗生物質を点滴静注する. 慢性では症状は軽いが, 尿路結石, 尿路腫瘍, 水腎症, 膀胱尿管逆流などの有無の確認が必要.

心エコー図 [echocardiogram]　超音波診断法*において, Mモードとよばれる反射波(エコーという)の表示方法を基にして得られた心臓の超音波像. 心臓の断面画像, 心筋内の血流情報, 周辺組織の位置や動きを記録し, 心臓の機能解析に用いられる.

侵害受容器 [nociceptor] = 痛覚受容器

腎外排泄 [non-urinary excretion]　尿中排泄*(腎排泄)以外の排泄をさし, 胆汁(中)排泄*が代表例としてあげられる. 代謝臓器としてだけではなく排泄臓器としての機能をもつ肝臓は内因性物質, 生体異物またその代謝物を胆汁中へ排泄する. そのほか唾液中排泄, 乳汁中排泄, 呼気中排泄などがある.

真核細胞 [eucaryotic cell, eukaryotic cell] 細胞は真核細胞と原核細胞*に分けられ, ゲノムDNAが核膜によって包まれた構造をもつ細胞が真核細胞である. 動物と植物はすべて真核生物であり, 真核細胞から成っている.

真核生物 [eucaryote, eukaryote] → 真核細胞

新型インフルエンザ [novel influenza]　高病原性鳥インフルエンザなどが遺伝子交雑を起こしてヒトに感染しやすいウイルスとなりパンデミック*を起こす恐れがあるので, 2008年の感染症法*改正で一類〜五類感染症とは別に"新型インフルエンザ等感染症"という新類型を設け, まん延の防止のために必要な措置をとることができるようにした. (→鳥インフルエンザ, 豚インフルエンザ)

心カテーテル検査 = 心臓カテーテル検査

心窩部痛 [epigastralgia]　心窩(か)部とは"みぞおち"とよばれる部分で, へその上方で胸骨(前胸部正中上にある骨)の直下部をさす. 胃潰瘍, 急性胃炎, 十二指腸潰瘍, 急性膵炎などでみられる.

心悸亢進 = 動悸

新規性 [novelty] → 特許

鍼灸 [acupuncture and moxibusion]　鍼(はり)と灸(きゅう)という二つの治療法の総称. 鍼は針を用い, 皮膚の擦過, 刺入などで刺激する治療法. 現代の日本ではステンレス製のディスポーザルを用い, 管の中に鍼を入れて皮下に鍼先を入れる(管鍼法)が主であり, 無痛に近い. 灸はよもぎの葉裏の柔毛を集めた艾(もぐさ)を用い, それに点火して輻射熱で皮膚を温める治療法. (→経絡)

真菌 [fungus]　真核生物であり, カビ, 酵母, キノコを含む生物群をさす. 分岐性の菌糸をつくり, 有性あるいは無性生殖によりつく

られる胞子により増殖する．酵母のような一部の真菌は単細胞性で出芽により増殖する．細菌と異なりミトコンドリアなどの細胞小器官をもつ．細胞膜にはステロールが存在し，細胞壁はキチン*とβグルカンが含まれる．一部の真菌では細胞壁の外側に莢膜*が認められる．

心筋 [myocardium, cardiac muscle] 自律神経の支配下で不随意な自動運動を営む横紋筋 (⇌ 筋肉)．自発的に規則正しく興奮するペースメーカー細胞 (洞房結節) があり，そこで発生した興奮が心房に広がり，刺激伝導系を介して心室へと伝えられる．(⇌ 刺激伝導)

心筋梗塞 [cardiac infarction, heart infarction, myocardial infarction] 冠動脈の急性閉塞により灌流域心筋に重症の虚血と心筋細胞の壊死を生じると急性心筋梗塞とよばれる．胸骨前面や左右胸部を中心に痛みや圧迫感が30分以上から数時間持続し，安静やニトログリセリン舌下投与で消失しない．強い不安感，苦悶，手足の冷感を伴う．また壊死した心筋細胞からクレアチンホスホキナーゼ〔CPK (⇌ クレアチンキナーゼ)〕，アスパラギン酸アミノトランスフェラーゼ* (AST)，乳酸デヒドロゲナーゼ* (LDH) などの酵素が逸脱し血中で増加する．壁貫通性梗塞ではST上昇，T波異常，異常Q波などの心電図変化を示す．梗塞範囲や程度によって心不全*，不整脈*，心原性ショック*などの合併症が死因となることもある．発症早期の冠動脈の再灌流は有効なので，カテーテル治療や血栓溶解療法が行われる．

心筋症 [cardiomyopathy] 原因が不明の特発性心筋症と，虚血性心疾患，心臓弁膜症，高血圧症，サルコイドーシス，アミロイドーシスなど特定の原因による二次性心筋症がある．心筋変性が進行しリモデリング*によって心室の収縮力低下と拡張を示す拡張型心筋症と，心筋が肥大化し心室内腔が狭くなる肥大型心筋症がある．心不全を発症すると拡張型は肥大型より重症となる．心不全には，対症療法を行うが心臓移植を考慮する．特定心筋症には，原因疾患の治療を行う．

腎クリアランス [renal clearance] 腎臓が血漿中から種々の物質を除去する能力を示す特性値であり，薬物の尿中への排泄速度を血漿薬物中濃度で除したもの．単位はL hr^{-1}で表される．その次元がmLまたはLで示されることからわかるように，単位時間当たりに除去される薬を含む血漿容積を示す．

シングルユニット型 [single unit type] 一つの固まりのまま消化管を移動しその機能を発揮する製剤．薬物放出が制御しやすく，製造しやすい反面，マルチプルユニット型*に比べ個体間の胃内排出速度の影響を受けやすく，薬理効果のばらつきが大きくなりやすい．ワックスマトリックス型*，グラデュメット型*，レペタブ型*，ロンタブ型*，スパンタブ型*などがある．

神経 [nerve] ⇌ 神経系

神経因性膀胱 [neurogenic bladder] 膀胱は蓄尿機能と排出機能を併せもつ．これらの働きは神経系の支配下にあり，神経系が中枢神経 (脳梗塞など)，脊髄，末梢神経 (糖尿病など) など各レベルで障害されることによりひき起こされる排尿障害*を神経因性膀胱という．

神経栄養因子 [neurotrophic factor] ⇌ 神経成長因子

神経筋接合部 [neuromuscular junction] ⇌ 骨格筋

神経系 [nervous system] 脳，脊髄，その他の身体各部の神経から成り，身体内部や外界の変化を刺激として受取り，必要に応じて筋肉や臓器などに命令を伝える生体調節器官．

神経膠腫 [glioma] ⇌ 脳腫瘍

神経細胞 [nerve cell] ＝ ニューロン

神経遮断性麻酔 [neuroleptanalgesia] 略号NLA．強力な鎮痛薬と神経遮断薬を組合わせて，呼びかけに応答できる程度の意識レベルと体動は抑制されている鎮静状態を得る麻酔法．

神経症 [neurosis] ＝ 神経症性障害

神経症性障害 [neurotic disorder] 神経症ともいう．心理的原因 (心因) により発症する非器質性，可逆性の精神的あるいは身体的機能障害．精神的葛藤に対する防衛機制が過剰に働いたり破綻すると発症し，性格や環境も関与する．恐怖症性不安障害，パニック障害*，全般性不安障害，強迫性障害*，解離性 (転換性) 障害*，心気障害，離人障害 (⇌ 離人症) などの類型に分類される．反復する過度の不安が症状の中心で，類型によりパニック発作，恐怖症，強迫症状，ヒステリー症状などの症状を呈する．(⇌ 抗不安薬，SSRI)

神経性受容体 [neuroreceptor] ＝ 神経伝達物質受容体

神経性食思不振症 [anorexia nervosa] ⇌ 摂食障害

神経性食欲不振症 [anorexia nervosa] ⇌ 摂

食障害

神経性大食症 [bulimia nervosa] ⇒ 摂食障害

神経成長因子 [nerve growth factor]　略号NGF．神経細胞に外から働いて，その分化・成長を助ける神経栄養因子(ニューロトロフィン)の一種．分子量1万3千のポリペプチドで，通常二量体で存在する．神経栄養因子のうち最初に発見された．

神経性無食欲症 [anorexia nervosa] ⇒ 摂食障害

神経線維 [nerve fiber]　神経繊維とも書く．軸索ともよばれる神経細胞の突起．興奮伝導によって末端のシナプス部分から神経伝達物質を放出する．軸索がミエリン(髄鞘)で覆われた有髄神経線維と，覆われていない無髄神経線維に分類することができる．

神経組織 [nervous tissue]　神経細胞(ニューロン*)と，その支持細胞(グリア細胞，アストログリア細胞，シュワン細胞など)から成る組織．中枢神経系*(脳と脊髄)と末梢神経系*がある．神経興奮の細胞間の伝達は，シナプス*を介する．

神経伝達物質 [neurotransmitter]　化学伝達物質*ともいう．ニューロン*で生産され，神経終末のシナプス*から放出されて，シナプス後膜に直接作用し，標的細胞の応答反応をひき起こす物質．神経伝達物質が作用する標的細胞上の受容体がイオンチャネル型受容体*の場合は電気的な興奮または抑制が，Gタンパク質共役型受容体*の場合は一般にセカンドメッセンジャー*の産生または産生抑制が起こる．アミン類(ドーパミン*，ノルアドレナリン*，アドレナリン*，セロトニン*，アセチルコリン*など)，アミノ酸類(グルタミン酸，γ-アミノ酪酸*，アスパラギン酸，グリシンなど)，プリン誘導体(ATP，アデノシンなど)などの低分子量伝達物質と，ペプチド性伝達物質などがある．

神経伝達物質受容体 [neurotransmitter receptor]　神経性受容体ともいう．化学シナプスにおいて，放出された神経伝達物質とシナプス後膜上で特異的に結合し，シナプス後細胞内に情報を伝える特殊なタンパク質．イオンチャネル型とGタンパク質共役型(代謝調節型ともいう)の2種類に分類される．同じ神経伝達物質でも受容体との組合わせによってシナプス後細胞への影響が異なり，情報伝達に多様性をもたらす．

神経ペプチド [neuropeptide] ⇒ 血圧の調節

腎血管性高血圧(症) [renovascular hypertension]　腎動脈壁の粥状硬化や膠原線維と平滑筋の増殖で腎動脈が狭窄すると糸球体濾過率が低下し，レニン分泌が亢進し高血圧*となる．高血圧症患者の約1%を占める．

心原性ショック [cardiogenic shock]　心筋梗塞*の心筋壊死や乳頭筋断裂による僧帽弁閉鎖不全，心室中隔穿孔，心タンポナーデ*，急性心筋炎，心筋症*，心臓弁膜症*など心臓病変による心ポンプ作用の急激な低下により心拍出量が低下し急性循環不全をきたしたもの．

新興感染症 [emerging infectious disease]　1997年にWHOにより"かつて知られていなかった，新しく認識された感染症で，局地的にあるいは国際的に，公衆衛生上問題となる感染症"と定義されたもので，後天性免疫不全症候群*(AIDS)，病原性大腸菌O157*感染症，重症急性呼吸器症候群*(SARS)などが該当する．

信号雑音比 [signal-noise ratio] ＝ 信号対雑音比

人工授精 [artificial insemination, artificial fertilization] ⇒ 生殖医療

進行性筋ジストロフィー [progressive muscular dystrophy] ⇒ 筋ジストロフィー

進行性全身性硬化症 [progressive systemic sclerosis, PSS] ⇒ 全身性強皮症

人工臓器 [artificial organ]　工学的技術や組織生体工学を用いて各臓器機能の回復や代償をさせるために開発されたもので，義手・義足，補助人工心臓，人工弁，人工血管，人工膵臓，人工気管，人工関節，人工水晶体，人工硬膜，ペースメーカー*，セラミック製の人工骨や歯科材料などに相当する．また，生きた細胞[胚性幹細胞*(ES細胞)，iPS細胞*など]を用いた人工臓器の研究も進んでいる．

信号対雑音比 [signal-to-noise ratio]　信号雑音比，S/N比ともいう．必要な信号の強さと，無関係な信号(雑音)の強さの比のこと．この比が小さいほど信号を取出して情報を得ることが困難になる．核磁気共鳴*の信号は一般的に微弱であり，計測には雑音の非常に少ない磁場が必要で，磁場が強いほど明瞭な磁気共鳴画像が得られる．

人口統計 [population statistics, demography]　人口統計は人口静態と人口動態の統計に大別される．一定時点に(毎年)調査した人口

数，地理的分布，性別・年齢別構成，配偶・家族関係，職業構成(人口集団の状態)などに関する情報を人口静態という．これに対し，一定期間内(通常1年間)の人口の変動(出生，死亡，死産，移動)を人口動態という．人口静態統計には5年ごとに実施される国勢調査により得られた確定人口が，人口動態統計*には1年間に提出された出生届，死亡届，婚姻届，離婚届，死産届による推計人口が用いられる．人口の増減には自然増加率(出生率*－死亡率*)と社会増加率(移入率－移出率)が関与しており，前者は"人口動態統計"に，後者は"住民基本台帳"に記載される．

人工透析 [artificial dialysis]　血液透析(略号HD)ともいう．慢性腎不全における血液浄化療法の代表的治療法．人工透析の仕組みはバスキュラーアクセス(患者側で重要な要素，一般には内シャントにて拡大した静脈を用いる)，半透膜である透析膜でつくられたダイアライザー，除去すべき物質を含まず，体液の電解質，炭酸水素イオンを正常化する透析液より構成される．体内に蓄積する尿毒症物質ならびに過剰水分除去，酸塩基平衡異常の是正を目的に行われる．一般に透析というと人工透析をさす．

人口動態統計 [vital statistics of population, demographic]　人口の増減の基となる出生，死亡，死産，婚姻，離婚を対象とし，1年間の人口動態に関する統計．届出用紙によって市区町村に届けられ，保健所，都道府県を経由して厚生労働省統計情報部で集計される．毎年行われ，集計結果は"人口動態統計"として刊行される．人口の変動はおもに出生と死亡の差(自然増加*)によるが，地域移動の転入と転出の差(社会増加)による増減もある．後者は住民基本台帳に記される．(→ 人口統計)

人工妊娠中絶 [induced abortion]　単に妊娠中絶ともいう．人工的な手段(手術または医薬品)を用いて意図的に妊娠を中断させ，胎児およびその付属物を母体外に排出すること．胎児が母体外において生命を保続することができない時期(妊娠21週まで)に行われる．

人口ピラミッド [population pyramid]　年齢，性別ごとの人口構成を表したもので，縦軸に年齢を，横軸に性別人口(左：男子，右：女子)をとり，年齢別人口を性別に積み上げてヒストグラムで表した図．ピラミッド型は人口増加型(多産少死)であり，つり鐘型は人口静止型(少産少死)，つぼ型は人口減少型(超少産少死)，星型は都市型(若い年齢層が多い)，ひょうたん型は農村型(若い年齢層が少ない)となる．日本はピラミッド型(戦前)，つぼ型(戦後)，ひょうたん型(近年)と変遷している．

人工放射性核種 [artificial radionuclide]　⇒ 放射性核種

腎後性急性腎不全 [postrenal acute renal failure]　⇒ 急性腎不全

浸剤 [infusion]　生薬の有効成分を常水で熱時抽出した液状の内用製剤．生薬に常水50 mLを加え，15分間潤した後，熱した常水900 mLを注ぎ，数回かき混ぜながら5分間加熱し，冷後，布ごしして調製したもの．

診察 [clinical examination, somatoscopy]　患者の病状判断のため，質問をしたり体を調べたりすること．医師と歯科医師に限定される医療行為．

審査報告書　製造販売承認を受けた新医薬品について公開される承認審査関連資料のうち，医薬品医療機器総合機構*が作成する報告書．2004年4月以降の審議品目には厚生労働省医薬食品局による審議結果報告書も含まれる．

心室(性)期外収縮 [premature ventricular contraction, PVC, ventricular premature contraction, VPC]　⇒ 心室(性)不整脈，期外収縮

心室細動 [ventricular fibrillation]　略号VF．心室にリエントリー*による多数の渦巻き型で無秩序な電気的興奮が続いている状態．心電図は不規則で心室波形(QRS波やT波)がなく心室のポンプ作用は消失し，3～4分持続すると死亡する．直ちに心肺蘇生と電気的除細動*が必要である．

心室(性)頻拍 [ventricular tachycardia, VT]　⇒ 心室(性)不整脈

心室(性)不整脈 [ventricular arrhythmia]　不整脈の起源や持続に不可欠な部位が心室に存在する不整脈をいう．心室筋が刺激伝導系と無関係に興奮するため，心電図上QRS幅が広く(0.12秒以上)，心室波形異常がみられるのが特徴．心室(性)期外収縮ではP波を伴わず幅広のQRSがみられる．リエントリー*の関与する頻脈性不整脈*には，QRS波形が単一の単形性や，QRSが変化する多形性の心室(性)頻拍のほか，QRS波形を同定できない心室細動がある．徐脈性不整脈*には房室ブロック*や脚ブロック*などがある．

心周期 [cardiac cycle]　心臓*が弛緩した状態から収縮し，再び弛緩するまでの経過のこ

と，心周期は心房，右心室，左心室それぞれに現れ，機能的に連関するが，左心室の心周期が特に重要である．血液が充満している状態から収縮が開始し，血液が駆出され，ついで弛緩が始まり，心房から血液が流入し始め，心房の収縮により血液が充満する．心周期中に心臓の弁が開閉し，心音が発生する．

伸縮振動 [stretching vibration] 原子間の結合距離が変化する振動．水分子の二つの水素原子が同時に酸素原子に近づいたり離れたりするように，原子間の距離が対称的に変化する振動モードを対称伸縮振動とよび，水素原子の一方が酸素原子に近づくとき他方が遠ざかるように，原子間の距離が逆対称的に変化するような振動モードを逆対称伸縮振動とよぶ．振動のエネルギーは後者の方が高い．

浸潤 [infiltration] 原発巣で生じた癌細胞が，増殖によって受動的に周囲に広がるだけでなく，周囲の組織を破壊し，積極的に遊走することによって周囲へ広がること．浸潤性の獲得は癌細胞の特徴の一つ．(→ 癌化)

浸潤麻酔 [infiltration anesthesia] → 局所麻酔

腎小体 [renal corpuscle] 糸球体*とボーマン嚢から成り，腎皮質に存在し，血漿を濾過する．尿細管*と共にネフロン*を構成する．

腎静脈 [renal vein] → 腎臓

深色効果 [bathochromic effect] → 吸収スペクトル

心身症 [psychosomatic disease] 身体疾患のなかで，その発症や経過に心理社会的因子が強く関与し，器質的あるいは機能的障害が認められる病態をいう．気管支喘息*，消化性潰瘍*，片頭痛*，じん麻疹*など，心身相関の認められる身体疾患をまとめたもの．

親水基 [hydrophilic group] → 疎水基

親水(性)コロイド [hydrophilic colloid] → コロイド

腎髄質 [renal medulla, kidney medulla] → 腎臓

親水親油バランス ＝ 親水性-親油性バランス

親水性 [hydrophilicity] → 疎水基

親水性基剤 [hydrophilic ointment base] 軟膏を調製する際の乳剤性基剤，水溶性基剤，懸濁性(ゲル)基剤の総称．(→ 疎水性基剤)

親水性-親油性バランス [hydrophile-lipophile balance] 略号 HLB．親水親油バランス，親水親油性比ともいう．界面活性剤*分子における親水基と疎水基*の相対的な強さを表す尺度．HLBの値が大きいほど界面活性剤の親水性が高い．HLBの計算法としてグリフィン法，川上法，デイビス法などがある．

腎性急性腎不全 [renal acute renal failure] → 急性腎不全

新生経路 [de novo pathway] → サルベージ経路

真正細菌 [domain Bacteria, Eubacteria] 古細菌*および真核生物(→ 真核細胞)と共に全生物界を三分するドメインの一つである．病原細菌をはじめ，人間が生活する通常の環境で身近に接する細菌のほぼすべては，真正細菌の仲間である．

新生児 [neonate, neonatal infant, newborn] 生後0日(出生日)から28日(4週)未満の児のこと．生後7日未満を早期新生児，4週未満を新生児，1年未満を乳児，妊娠満22週以後の胎児と早期新生児の時期を周産期*とよび，これらの死亡率は衛生・健康指標となる．

新生児スクリーニング [newborn screening] 新生児期に，アミノ酸や糖の先天性代謝異常および甲状腺や副腎の内分泌異常について行う検査．フェニルケトン尿症，ガラクトース血症，メープルシロップ尿症，ホモシスチン尿症，先天性副腎過形成症，先天性甲状腺機能低下症(クレチン症)などの6疾患について検査が行われている．新生児スクリーニングは，これらの疾患やその疑いのある患者を早期に発見し，病気の進行の予防や治療を目的としている．

申請資料概要 製造販売承認を受けた新医薬品について公開される承認審査関連資料のうち，製造販売業者などの申請者が当該医薬品の承認申請を行う際に作成した資料の概要．

真正染色質 ＝ ユークロマチン

腎性貧血 [renal anemia] 慢性腎不全により，おもに造血を促すホルモンであるエリスロポエチン*の産生が不十分となり，赤血球の産生が抑制されて起こる貧血．エリスロポエチンの多くは腎臓によって産生されていることに起因する．続発性貧血(二次性貧血)の一つ．治療としてエリスロポエチンの注射が行われる．

新生物 [neoplasm] ＝ 腫瘍

振戦 [tremor] → パーキンソン病

腎前性急性腎不全 [prerenal acute renal failure] → 急性腎不全

心臓 [heart] 全身に血液を送り出すポン

プとして働く臓器．ヒトでは右心房，右心室，左心房，左心室の四つの部分から成る．全身循環（体循環*）から大静脈を経て戻ってきた血液はまず右心房に入り，ついで右心室から拍出され肺動脈を介して肺へ送られる．肺でガス交換

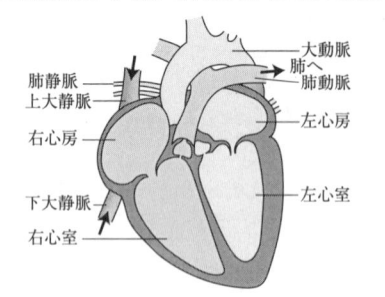

された血液は肺静脈を介して左心房へ入り，ついで左心室から大動脈を介して全身へ送られる．心臓に血液を供給する血管を冠状動脈（冠動脈）といい，大動脈から左右に分枝して心臓全体に血液を供給する．

腎臓［kidney］ 腹腔内に存在する一対の尿を産生する臓器．形はソラマメ状（重さ120～150 g）で，外側は被膜に覆われている．内側のくぼみを腎門といい，ここから尿管，血管（腎動脈，腎静脈），リンパ管および神経が出

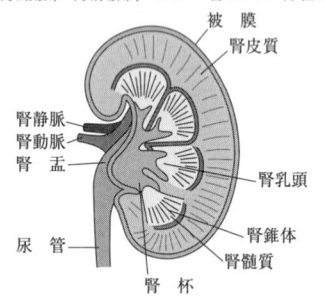

入りする．腎臓の内部は，表層部の腎皮質と筋縞のある赤褐色の腎髄質に分けられる．腎髄質は細管と血管から成る腎錐体が8～18個ある．産生された尿は腎乳頭に流れ込み，大きな漏斗型をした腎盂が受け止める．

心臓カテーテル検査［cardiac catheterization］ 心カテーテル検査ともいう．大腿部や手首などの血管から心臓にカテーテル*を挿入し，造影剤*を注入して冠状動脈狭窄を検出したり，心臓内腔圧や心拍出量，酸素飽和度などを測定して心機能を詳細に検査する．また，経皮的冠動脈形成術（PCI）などの治療も行われる．

腎臓癌［renal carcinoma］ 腎臓に発生する悪性腫瘍として，腎癌，腎芽細胞腫（ウイルムス腫瘍），腎盂腫瘍，腎肉腫，網膜小脳血管芽腫がある．腎癌が最も頻度が高い．腎癌は尿細管上皮より発生する．60歳代に発生のピークがあり，男性が女性より3倍多い．

心臓死［cardiac death］ 死の定義の一つで，心臓の機能が停止し，脳血流が止まることにより死亡すること．死の三徴候*（心拍停止，呼吸停止，瞳孔散大・対光反射消失）で判定される．通常は心臓死を人の死とする．脳死*と対比される．

心臓弁膜症［valvular heart disease, cardiac valvular disease］ 単に弁膜症ともいう．心臓の4カ所の弁膜の先天性異常や，後天性に心筋梗塞，心内膜炎，リウマチ熱，変性などで生じた弁口狭窄や逆流，閉鎖不全．弁の逸脱，疣贅，乳頭筋機能不全による弁閉鎖不全では逆流し心房や心室に容量負荷を生じる．弁の癒着による狭窄は流出障害のため圧負荷を生じる．心雑音が聴取される．長期的には代償性に心拡大や肥大を生じ，破綻すると肺高血圧，不整脈，うっ血性心不全が出現する．開心術や心臓カテーテル法で治療する．

身体依存［physical dependence］ ⇒ 依存性薬物

シン脱離［syn elimination］ シス脱離ともいう．隣接する炭素原子上の置換基XとYが脱離するとき，C-XとC-Y結合のなす二面角が0°を保ち，XとYが脱離して新たにπ結合が形成される反応．（⇒ アンチ脱離，β脱離）

心タンポナーデ［cardiac tamponade］ 炎症，外傷，大動脈解離*などにより心臓と心嚢の間に血液などが多量貯留し，心臓が巾着状に圧迫され拍動できなくなった状態．心拍出量が低下し，ショック，心不全に陥るので，迅速に心嚢穿刺し排液しないと死亡する．

シンチカメラ［scintillation camera］＝ガンマカメラ

シンチグラフィー［scintigraphy］ RIイメージングともいう．γ線放出核種あるいはその標識薬剤を体内に投与し，臓器や組織に集積した放射能を体外から計測して画像として表示する検査法の総称．得られた画像をシンチグラムという．骨疾患の検査は骨シンチグラフィー，

腫瘍の検出には腫瘍シンチグラフィーなど，対象臓器名や病変名をつけた使い方がされる．

伸長因子［elongation factor］　略号 EF．延長因子ともいう．タンパク質合成の伸長に関与するタンパク質因子．原核細胞では EF-Tu, EF-Ts, EF-G が存在し，まず GTP と結合した EF-Tu がアミノアシル tRNA*を A 部位に運ぶ．50S サブユニット中の転移酵素で P 部位のペプチドが A 部位に転移後，GTP と結合した EF-G により，A 部位の tRNA-ペプチドが P 部位に転移する．これを繰返して伸長する．（⇒ 翻訳）

慎重投与［careful administration］　医薬品添付文書*の項目で，患者の症状，原疾患，合併症，既往歴，家族歴，体質，併用薬剤などからみて，他の患者よりも副作用の発現や重篤化の危険性が高いため，投与可否の判断，用法用量の決定などに特に注意が必要である場合，または臨床検査の実施や患者に対する細かい観察が必要とされる場合に，対象となる患者が記載される．

シンチレーション［scintillation］　入射した放射線のエネルギーにより蛍光物質が励起され，閃光を発すること．

シンチレーション計数管［scintillation counter］⇒ サーベイメーター

心電図［electrocardiogram］　略号 ECG．心臓の興奮は右心房の洞結節から始まり，刺激伝導系を介して心房，心室中隔，心室へと伝播される．この際，興奮部位と未興奮部位の活動電位に差が生じる．一般的な心電図はこの電位差を体表面で記録した標準 12 誘導心電図である．P 波は心房の興奮で，QRS 波は心室の興奮で，その後 T 波は心室の興奮消退で生じる波形として描かれる．体表面心電図以外，電極の部位により食道内心電図，心腔内心電図，刺激伝導系の機能を診断するためのヒス束心電図などがある．

真度［accuracy］　正確さともいう．測定値の偏りの程度．真の値と測定値の平均との差で表され，測定値と真の値との一致の程度のことである．（⇒ 精度）

浸透圧［osmotic pressure］　半透膜*を隔てて濃度の異なる溶液が存在する場合，溶媒である水が溶質濃度の低い方から高い方へ拡散することを阻止しようとする圧力．ファントホッフの浸透圧の法則により希薄溶液の浸透圧は $\Pi = cRT$ で表され，温度 T と溶液のモル濃度 c に比例する．

浸透圧性利尿薬［osmotic diuretic］　糸球体で沪過されるものの，その後の尿生成過程で再吸収されないため，尿中の浸透圧を高める．この浸透圧上昇で水分再吸収を抑制し，尿量を増大させる．マンニトール，イソソルビド，グリセロールの水溶性非電解質が用いられる．消化管からの吸収効率が低く，経口摂取では薬効を期待できないため，薬物溶液を静脈内に直接投与する．

浸透圧輸液［high osmolality fluid］　浸透圧利尿や脳圧，眼圧などを下げるため用いられる高浸透圧輸液をいう．マンニトールやグリセロールを含有する輸液*で，血管内への水分の移行を促して利尿や脳圧を低下させる．

振動エネルギー準位［vibrational energy level］⇒ エネルギー準位

振動数［frequency］　波動や振動運動が単位時間に繰返される回数．

振動スペクトル［vibrational spectrum, vibration spectrum］　多原子分子の量子化された振動エネルギー準位（⇒ エネルギー準位）の間で起こる電磁波の吸収または放出について，その吸収強度を波数（または波長）の関数として描いたもの．赤外吸収*スペクトルとラマンスペクトル（⇒ ラマン散乱）の二つに大別される．

腎動脈［renal artery］⇒ 腎臓，糸球体

振動量子数［vibrational quantum number］化学結合がバネのように振る舞い，原子間距離が単振動を行うとき，振動エネルギー準位 E_v は，振動量子数 v を用いて $E_v = (v + 1/2)h\nu$ と書ける．

シントン［synthon］⇒ 逆合成

シンナムアルデヒド［cinnamaldehyde］⇒ ケイヒ

針入度計［penetrometer］　ペネトロメーターともいう．軟膏剤*などの半固形製剤の硬さ（粘稠度）を測定する機器．試料に二重円錐針を落下させ，進入の程度より評価する．

神農［Shinno, Shennong］⇒ 神農本草経

神農本草経［Shinnohonzokyo, Shennongbencaojing, Shennong's Classic of Materia Medica］　中国最古の薬物書（本草書）．伝説の医神である神農が百草をなめ薬効を伝えたの意で名づけられている．後漢時代(25〜219)にまとめられ 365 種の生薬が，上品(薬)，中品(薬)，下品(薬)に分類され，無毒な上品を重視した考え方が特徴的である．

真のエンドポイント [true endpoint] ⇒ エンドポイント

塵(じん)肺 [pneumoconiosis, coniosis] 肺に粉塵が堆積して，肺実質が炎症・線維化を起こす病態．多くの場合職業の粉塵吸入と関連がある．アスベスト*を蓄積した場合は石綿肺とよばれ，シリコンの場合はけい肺症*とよばれる．いずれも塵肺の一種である．

腎排泄 [renal excretion] ＝ 尿中排泄

腎排泄型薬物 [renally eliminated drug] 薬効本体(通常は未変化体)の全身からの消失が，おもに腎臓からの尿中排泄*に依存する薬物．

心拍出量 [cardiac output] 心室(左心室)が弛緩して血液が充満した状態(拡張終期容積)と心室が収縮して血液が駆出された状態(収縮終期容積)の差を1回心拍出量という．これをそのまま心拍出量とする場合もあるが，1回心拍出量と心拍数*との積を心拍出量(正確には毎分心拍出量)とする場合もある．交感神経系*の興奮により心拍出量は増加する(陽性もしくは正の変力作用)．心臓の拡張終期容積が大きくなると1回心拍出量も増大する．これをスターリングの法則(上行脚)といい，心室内血液が多くなれば多くのエネルギーを使って十分に拍出するようになることを示す．一方，心不全*状態となると拡張終期容積が増大しても1回心拍出量が低下することがある．この状態を下降脚といい，心室内に駆出できない血液が残る状態となる．

心拍数 [heart rate, cardiac rate] 1分間の心臓の拍動数．心拍数は洞房結節細胞のペースメーカー電位による自発的活動により決定されている(⇒ 刺激伝導)．交感神経系*の興奮により心拍数は増加し(陽性もしくは正の変力作用)，副交感神経系*の興奮では逆に心拍数は低下する(陰性もしくは負の変力作用)．

シンバスタチン [simvastatin] 脂質異常症治療薬*．HMG-CoA還元酵素阻害薬*．脂溶性が高く作用がやや強い．

真皮 [dermis] 皮膚*の下層をなし，皮下組織に密着している．膠原線維(⇒ コラーゲン)と弾性線維(⇒ エラスチン)を含む結合組織*から成り，皮膚に弾性と強度，伸展性，弾力性を与えている．

腎皮質 [renal cortex, kidney cortex] ⇒ 腎臓，腎小体

シン付加 [syn addition] アルケンなど不飽和結合への付加反応がπ結合の同じ側から起こる場合の反応機構．アルケンの接触水素化(⇒ 接触還元)，ヒドロホウ素化や四酸化オスミウム OsO_4 による酸化反応などにみられる．(⇒ アンチ付加)

深部静脈血栓(症) [deep vein thrombosis] 略号 DVT．おもに下肢の深部静脈に血栓を形成したもの．右総腸骨動脈による圧迫のため左下肢に発生しやすい．長時間の手術後に頻発する．血栓性静脈炎や，剝がれた血栓で急性肺血栓塞栓症(エコノミークラス症候群*)を起こすことがある．

心不全 [heart failure, cardiac failure] 心ポンプ機能低下により，心拍出量が低下し組織代謝に十分な量の血液を臓器や組織に供給できなくなった病態．急性心不全*と徐々に進行する慢性心不全*とに分類される．急性心不全では，すぐに心臓の代償機構が機能せず重症化しやすい．左室機能障害による左心不全では心拍出量低下による全身倦怠感，左房圧上昇による肺うっ血や肺水腫などの呼吸困難を生じる．右室機能障害による右心不全では，右房圧上昇による全身性浮腫と肝腫大を生じる．左心不全と右心不全を合併することが多い．先天性や後天性の心疾患のほかに肺疾患や甲状腺機能亢進症，貧血などの疾患でも組織の酸素需要が著しく増加した場合に心不全を生じる．慢性心不全も急性転化が起こる．

腎不全 [renal failure, kidney failure, renal insufficiency] 何らかの原因により腎臓機能が低下し，排泄されるべき窒素最終産物などの老廃物が体内に増加した状態．(⇒ 急性腎不全，慢性腎不全)

心房細動 [atrial fibrillation] 略号 AF．リエントリー*などによる心房筋の無秩序な興奮のため心電図に P 波を認めず $350〜600\ min^{-1}$ の f 波がみられる．房室結節への伝導が不整で脈拍間隔がすべて不規則なので絶対性不整脈を示す．心房内腔に血栓を生じやすい．

心房性ナトリウム利尿ペプチド [arterial natriuretic peptide, arterial natriuretic factor] 略号 ANP または ANF．心臓の心房から分泌されるペプチドホルモン*．腎臓に働いて利尿，ナトリウム利尿作用を，血管に働いて血管拡張，血圧低下作用を示す．また副腎皮質，傍糸球体においてはレニン-アンギオテンシン-アルドステロン系*と拮抗する作用，脳においては血圧調節作用をもつ．ANP と類似の作用を示すペプチドとして BNP (brain natriuretic peptide)，

CNP(C-type natriuretic peptide)がある.

心房粗動 [atrial flutter, AFL] → 上室(性)不整脈

進歩性 [inventive step] → 特許

シンポーター [symporter] → 共輸送

じん(蕁)麻疹 [urticaria, hives, nettle rash] 皮膚において,血管神経性浮腫が一過性の膨疹(炎症性の限局性浮腫)として,反復して生じる状態.個々の膨疹は30分〜2時間の経過で出現する.出現時に掻痒感がある.I型アレルギー反応*によると考えられるが,IgE抗体の証明は困難である.

新薬の承認審査に係る情報 医薬品医療機器総合機構*が行った医薬品を承認するための審査経過や審査報告書および,企業が提出した当該医薬品の非臨床・臨床試験成績などに関する資料などの情報.医薬品医療機器情報提供ホームページ*から閲覧できる.

親油性 [lipophilicity] → 疎水基

信頼区間 [confidence interval] 母集団*の平均値あるいは分散*値があると考えられる範囲.標本の平均値あるいは分散値から算出可能.

診療 [medical care, practice, healthcare] → 診療システム

診療ガイドライン [clinical guideline] 医療現場における診断,治療,予後予測などに推奨される方法,手順や根拠についての情報を専門家の手でまとめた指針.

診療システム [medical care system] 医師による疾病の診断・治療(診療)を円滑に行うためのシステム.

診療所 [clinic] → 病院

診療放射線技師 [radiological technologist] 医療機関において放射線を用いた検査・治療を業務とする医療従事者.国家資格をもつ.

診療報酬 保険診療の際に医療行為などの対価として計算される報酬のこと.診療報酬点数表に基づいて計算され,点数で表現される.1点=10円.

診療報酬明細書 → レセプト

診療録 [patient's case record] = カルテ

心理療法 [psychotherapy] = カウンセリング

親和性(抗原と抗体の) = アフィニティー

ス

水(すい) [water] ⇒ 気血水

随意筋 [voluntary muscle] ⇒ 筋肉

膵液 [pancreatic juice] 膵臓*の腺房細胞により成人で1日約1Lつくられ,多様な消化酵素を含む.また,十二指腸内容物の中和のために膵管細胞から多量の炭酸水素イオンが分泌されている.膵の外分泌は神経性,体液性に調節される.(⇒ 胆嚢)

膵炎 [pancreatitis] 急性膵炎と慢性膵炎に分けられ,いずれもアルコールが原因のことが多い.急性膵炎は,種々の原因により膵酵素が膵臓の自己消化を起こし,膵臓の炎症を呈する疾患.腹痛,背部痛,発熱を呈する.診断は腹部CTによる膵腫大,血中アミラーゼの上昇などを確認する.治療は絶飲食,十分な輸液,膵酵素阻害剤などで行う.軽症例が多いが,重症になるとショックや出血傾向をきたす.慢性膵炎は反復する膵の炎症により線維化や石灰化などの変化がみられ,膵機能障害をきたしている状態.進行すると消化不良や吸収障害を起こす.診断は腹部CTによる膵萎縮や石灰化の確認が有用である.治療は低脂肪食や禁酒,膵液の流出障害がある場合は手術を行うこともある.

膵炎治療薬 [drug used to treat pancreatitis] 急性膵炎においては膵消化酵素の活性化を抑制するタンパク質分解酵素阻害薬が該当し,慢性膵炎においては非代償期における対症療法薬(消化薬,インスリン*,グルカゴン*など)が該当する.(⇒ 膵炎)

水銀 [mercury] ⇒ 水俣病

水銀中毒 [mercury poisoning] ⇒ 水俣病

水剤用薬袋 [envelope for pharmaceutical solution] ⇒ 薬袋

水質汚濁 [water pollution] 事業や産業活動などの人間活動に伴って,汚染物質が河川,湖沼,海域などの公共用水域に排出され,水質が汚染された状態.湖沼や閉鎖性海域の富栄養化*による藻類の異常増殖および貧酸素による水生生物の死滅,有害物質による魚介類への汚染などをひき起こす.典型七公害*の一つで,昭和30~40年代の高度経済成長期に深刻化した.汚濁防止のため,環境基本法*で環境基準が,水質汚濁防止法*で排水基準が設定されている.

水質汚濁防止法 [Water Pollution Control Act] 政令で定められた有害物質を含む排水あるいは汚水を排出する特定施設を有する工場や事業所などに適用される.公共用水域に排出される排水や地下に浸透する排水を規制すると共に,生活雑排水対策の実施の推進などによって公共水域および地下水の水質汚濁の防止を図り,国民の健康の保護と生活環境の保全を行うことを目的として,1970年に制定された.

髄鞘 [myelin sheath] ⇒ 神経線維,興奮伝導

推奨栄養所要量 [recommended dietary allowance] 略号RDA.ある集団に属する人の必要量の分布に基づき,その集団に属するほとんどの人(97~98%)が必要量を満たすと推定されたある栄養素の摂取量.

水蒸気蒸留 [steam distillation] 相互に溶け合わない物質の混合物において,各物質は独立的に蒸発し,それぞれの蒸気圧の和が大気圧と等しくなったときに沸騰する.高温で分解しやすいものなどを低い温度で蒸留できる.

水晶体 [lens] 眼球組織の一つ.血管を含まない透明な凸レンズ状の器官.外界の像を網膜*に結像させる働きをもつ.(⇒ 眼)

随証治療 [treatment based on the pattern/syndrome, therapy based on Kampo Diagnosis] 患者の病態と身体状態を明らかにすることで"証*"を決めて,それに従って最も適する漢方処方を選択すること.

水素 [hydrogen] 原子番号1の元素で,単体としては水素分子(H_2)として存在する.

水素イオン指数 [hydrogen ion exponent] ⇒ 水素イオン濃度

水素イオン濃度 [hydrogen ion concentration] 溶液の酸性または塩基性度の尺度.一般に水素イオン濃度の常用対数の逆数($-\log[H^+]$)で示した**水素イオン指数(pH)**が用いられる.特に断らない場合は水溶液中の値をさし,

25℃のとき pH＝7 は中性，7 より小さくなるにつれ酸性が増し，7 より大きくなるにつれ塩基性が増す．（→ 水のイオン積）

膵臓 [pancreas] 胃*の後方にある細長い実質臓器で，中央を膵管が通る．多数の小葉に分かれ，その中に外分泌を行う腺房組織と，内

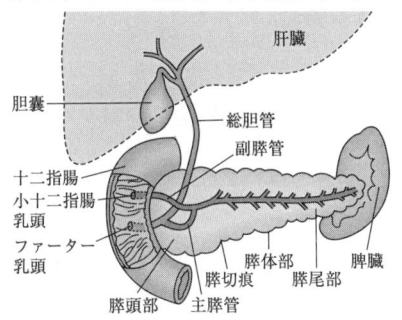

（図：肝臓，胆嚢，総胆管，副膵管，十二指腸，小十二指腸乳頭，ファーター乳頭，膵頭部，膵切痕，膵体部，膵尾部，脾臓，主膵管）

分泌に関与するランゲルハンス島*が混在する．腺房細胞はおもに消化酵素をつくり，膵液*として分泌する．膵管細胞は炭酸水素塩を分泌し，十二指腸内容物を中和する．（→ 胆嚢）

膵臓ホルモン [pancreatic hormone] 膵臓は，外分泌腺として消化液を分泌する働きに加え，膵臓内のランゲルハンス島*から膵臓内分泌ホルモンとして，α 細胞からはグルカゴン*が，β 細胞からはインスリン*が，δ 細胞からはソマトスタチン*が分泌される．

水素炎イオン化検出器 [hydrogen flame ionization detector] 略号 FID．C-H 結合をもつ有機化合物のためのガスクロマトグラフィー用検出器．水素と空気の混合気体の炎の中で有機化合物が熱分解すると，炭素がイオン化するので，このとき生じるイオン電流を検知する．

水素化アルミニウムリチウム [lithium aluminium hydride] ＝テトラヒドリドアルミン酸リチウム

水素化ジイソブチルアルミニウム [diisobutylaluminium hydride] 略号 DIBAL．化学式 (i-C$_4$H$_9$)$_2$AlH で表される化合物．種々の還元反応に用いられる．

水素化物イオン [hydride ion] → テトラヒドリドアルミン酸リチウム

水素化分解 [hydrogenolysis] 加水素分解ともいう．水素を付加することによって，C-X（ヘテロ原子）結合を開裂する反応．アルコールやアミンの保護基であるベンジル基の水素化分解が代表的反応である．通常，Pd 炭素（Pd/C）や Pd/BaSO$_4$（リンドラー触媒*）などを触媒として用い，高圧水素下で行う．（→ 還元）

水素化ホウ素ナトリウム [sodium borohydride, sodium boron hydride] ＝テトラヒドロホウ酸ナトリウム

水素結合 [hydrogen bond] 分子間相互作用の一つで，電気陰性度の大きい原子 X に結合した水素原子 H と，別の電気陰性度の大きい原子 Y の非共有電子対との間に形成される．方向性があり，X，H，Y が一直線上にあるときに最も強くなる．

水素原子スペクトル [atomic spectrum of hydrogen] 水素を低圧で封入した放電管に高電圧をかけて放電させると特有の発光がみられるが，その光を分光器で分光してみられる線スペクトル．電子遷移*に伴い放出されるエネルギーに対応する波長のところに現れる．励起状態*から $n＝2$ への遷移（バルマー系列）が有名である．それぞれの系列に対してリュードベリの式*が成立し，ボーアの原子模型によって説明できることが示された．

水素電極 [hydrogen electrode] 水素イオンを含む水溶液に白金電極を浸し，水素ガスを通じて構成した半電池*で，$2H^+ + 2e^- \rightleftharpoons H_2$ という酸化還元反応を含む．気相の圧力が 1 bar，H^+ の活量 $a_{H^+}＝1$ のものを標準水素電極（SHE）とよび，規約によってその電位を 0 とする．さまざまな物質の標準電極電位*は標準水素電極を基準にして求められる．

水滞 [water retention pattern/syndrome] ＝水毒

錐体 [cone] → 網膜

錐体外路障害 [extrapyramidal symptom] 黒質-線条体系などの大脳基底核の障害によって生じる不随意運動を中心とする運動障害．パーキンソン病*，ハンチントン病*，抗精神病薬*の副作用などで認められる．振戦，筋強剛，動作緩慢，小刻み歩行，アカシジア*，ジストニア*，ジスキネジア*などの錐体外路症状を示す．

錐体路 [pyramidal tract] 大脳皮質の運動野から発して，脳幹*，脊髄*へ下行する遠心性の伝導路．運動の意志を骨格筋に伝える随意運動の指令を伝達する．延髄*の腹側には錐体状の隆起部（錐体）があり，ここで大部分が左右に交叉（錐体交叉）する．

垂直感染 [vertical infection] 妊娠中の母親から胎児への感染を意味しており，通常は経

胎盤感染*をさすが，出産時の産道感染*や母乳からの感染などを含める場合もある．(→ 感染症)

スイッチOTC薬 [switch OTC drug] → 一般用医薬品

推定エネルギー必要量 [estimated energy requirement] 略号EER．ある集団に属する人の1日当たりのエネルギー摂取量がエネルギー消費量と等しくなる確率が最も高くなると推定される1日当たりのエネルギー摂取量．

推定平均必要量 [estimated average requirement] 略号EAR．ある集団に属する人の栄養素の必要量の分布に基づき，その集団の50%の人が必要量を満たすと推定されたある栄養素の摂取量．

水痘 [varicella, chickenpox] → ヘルペスウイルス感染症

膵島 [pancreatic islets] = ランゲルハンス島

水道 [waterworks, water supply system] 上水道ともいう．導管その他の工作物により，人の飲用に適する水として供給する施設の総体．

水毒 [disorders of the body's fluid metabolism] 水滞，痰飲ともいう．水(津液)が体内に貯留し滞った状態およびそれによりひき起こされる病症のこと．倦怠感，頭重，立ちくらみ，めまい，動悸，吐き気，食欲不振，小便不利，むくみなど．(→ 気血水)

随伴症状 [concomitant symptom, accessory symptom] 疾患に伴って同一の病因により二次的に生じた他の症状のこと．癌がつくり出したホルモンやサイトカイン，その他タンパク質などの物質が血流に入って体内を循環することで起こるさまざまな症状は腫瘍随伴症候群という．

水分活性 [water activity] 微生物が利用できる食品中の自由水(遊離水)の割合．食品の蒸気圧と水の最大蒸気圧の比で，細菌類は0.9，カビは0.8以上で増殖が活発になる．一方，栄養素と結合した水分を結合水という．

水分測定法 [water determination, determination of water] → カールフィッシャー法

水平化効果 [leveling effect] 溶媒に加えられた強酸や強塩基の強さが，溶媒によって決められてしまい，見かけ上強さの差がなくなること．たとえば塩酸と過塩素酸の水溶液では，共に強い酸なので，完全解離してH_3O^+となる．したがって強さが区別できない．同様に強塩基はOH^-となり，区別できなくなる．

水平感染 [horizontal infection] → 感染症

水疱 [blister, bulla] 皮膚や粘膜の上皮内，あるいは上皮直下に限局した解離が起こり，その空間に液体成分が貯留した状態．皮膚の場合，水疱の部位により，角層下水疱，表皮内水疱，表皮下水疱に分類される．水疱を形成する疾患にはヘルペス，水痘，天疱瘡，類天疱瘡などがある．

水疱症 [bullous dermatosis, bullosis] 原因が明らかにされていない水疱形成を主体とする皮膚疾患の総称．表皮内水疱性，表皮下水疱性，先天的遺伝子異常に分類される．表皮内水疱性のものは尋常性天疱瘡，落葉状天疱瘡，増殖性天疱瘡，紅斑性天疱瘡，腫瘍随伴性天疱瘡，IgA天疱瘡など天疱瘡の一群が含まれる．表皮下水疱性には疱疹状皮膚炎，類天疱瘡などが含まれ，先天的遺伝子異常には単純性先天性表皮水疱症，ヘミデスモソーム型表皮水疱症，接合型表皮水疱症，栄養障害型先天性表皮水疱症，家族性良性慢性天疱瘡が含まれる．

髄膜 [meninx] 脳脊髄膜ともいう．中枢神経系の表面を覆う膜様の組織．外側から硬膜，くも膜，軟膜の3種の被膜で構成される．硬膜は厚く強い膜であり，二層から成る．脳では，硬膜の2層は硬膜静脈洞部を除いて癒着している．くも膜は薄く，軟膜との間のくも膜下腔は脳脊髄液で満たされており，多数の血管が分布する．軟膜は脳や脊髄の表面に密着してそれらを覆う．

髄膜炎 [meningitis] 脳を包んでいる髄膜およびその内腔に存在する髄液における感染症．細菌性(急性化膿性)，ウイルス性，真菌性，結核性に大別される．

睡眠時無呼吸症候群 [sleep apnea syndrome] 略号SAS．多くの場合閉塞型睡眠時無呼吸症である．睡眠時に上気道閉塞性無呼吸(横隔膜や肋骨筋は呼吸動作に移ろうとしているにもかかわらず10秒以上呼吸が止まった状態)が生じる睡眠障害．そのほかに脳幹・自律神経の障害によって起こる中枢型，1回の睡眠で睡眠障害が神経要因で始まり閉塞型に移行する混合型があげられる．

睡眠障害 [sleep disorder] 睡眠障害とは正常な睡眠が得られないことによって生活に支障をきたす障害の総称．睡眠障害国際分類(ICSD)では大きく以下の四つに分類している．1)睡眠異常(不眠症，ナルコレプシー*，睡眠時

無呼吸症候群*など)，2)睡眠時随伴症(睡眠中にみられる異常な行動．夜尿症，睡眠麻痺など)，3)内科・精神科の睡眠障害(精神症，不安障害，うつ病などに伴う不眠や過眠)，4)その他(短時間睡眠者，長時間睡眠者など)．

睡眠薬 = 催眠薬

水溶性ビタミン [water-soluble vitamin] ⇌ ビタミンB_1，ビタミンB_2，ビタミンB_6，ビタミンB_{12}，ナイアシン，パントテン酸，ビオチン，葉酸，ビタミンC

水 和 [hydration] 【1】水中で溶質や金属イオンなどが水分子を引きつけていることをいう．(⇌ 溶媒和)
【2】⇒水和物

水和物 [hydrate] 【1】ケトン*に水が付加して生成する化合物の総称．一般式R^1-C$(OH)_2$-R^2で表される．また，無機化合物の生石灰(CaO)に水が付加した消石灰[$Ca(OH)_2$]なども水和物という．このような水和物が生成することを水和という．
【2】結晶状態で水分子を含む化合物の総称．化合物1分子当たりの水分子の数によって，一水和物，二水和物，三水和物などとよぶ．

スウェルチアマリン [swertiamarin] ⇌ センブリ

数平均分子量 [number-average molecular weight] ⇌ 平均分子量

スカベンジャー作用 [scavenger action] 不要になったものを取除く働き．体内では，酸化されたタンパク質や脂質などの老廃分子や，老化した細胞，紫外線，放射線，化学物質などにより傷害を受けた細胞などが除去の対象になる．また，ラジカルスカベンジャーなどの抗酸化物質が示す活性酸素*による障害を抑制する働きもさす．

スカベンジャー受容体 [scavenger receptor] 修飾LDL(低密度リポタンパク質*)などの老廃分子や老化細胞，傷害を受けた細胞などをマクロファージが細胞内に取込む際に用いる分子．細菌のリポ多糖やリポタイコ酸など負電荷を帯びた多くの分子と結合し，マクロファージの貪食を誘導する．肺胞内や唾液中の分泌型スカベンジャー受容体も細菌に結合し，マクロファージへの取込みを促進するとともに，インフルエンザウイルスに結合して凝集を起こし感染能を中和する．スカベンジャー受容体はファミリーを形成しているが，一部は内皮細胞にも発現されており，老廃物の取込みや細菌との結合に関与している．

スキサメトニウム塩化物水和物 [suxamethonium chloride hydrate] 末梢性筋弛緩薬*．脱分極時間の延長によって神経筋接合部でのアセチルコリン*の刺激伝達を遮断し，筋弛緩作用を現す．アセチルコリンと同様にコリンエステラーゼ*によって分解されるため，作用時間は短い．

スクアレン [squalene] スクワレンともいう．ツノザメ科*Squalus*属のサメの肝油から単離された鎖状トリテルペン*．2分子のファルネシル二リン酸がtail-to-tailで結合したもの．トリテルペン*やステロイド*の生合成前駆体．

スクラーゼ [sucrase] スクロース α-D-グルコシダーゼともいう．スクロース*をD-グルコースとD-フルクトースに加水分解する酵素．小腸粘膜上皮細胞の細胞膜に存在する．

スクラルファート水和物 [sucralfate hydrate] 消化性潰瘍治療薬*．胃や十二指腸潰瘍の表面タンパク質と結合して被膜を形成することによって潰瘍部を保護する．プロスタグランジン産生を高めることにより，粘膜保護作用も示す．

スクリーニング [screening] さまざまな化合物のなかから目的とする生物活性をもつ化合物をみつける方法．試験管内(*in vitro*)と実験動物(*in vivo*)を用いる方法があり，通常 *in vitro* 試験でみつかった化合物を *in vivo* 試験で調べる．天然化合物，合成化合物，既知医薬品などがスクリーニングにかけられる．膨大な数の化合物(化合物ライブラリー*)の処理には自動化されたハイスループットスクリーニング*(HTS)が使われる．またコンピューターを使って化合物の構造情報を基に薬理作用が期待される化合物の検索(バーチャルスクリーニング，*in silico* スクリーニング)も行われる．

スクロース [sucrose] ショ糖ともいう．グルコース*(α-D-グルコピラノース)とフルクトース*(β-D-フルクトフラノース)がアノマー*ヒドロキシ基間で縮合した二糖(構造：付録V)．

スクロース α-D-グルコシダーゼ [sucrose α-D-glucosidase] = スクラーゼ

スクワレン = スクアレン

スコポラミン臭化水素酸塩水和物 [scopolamine hydrobromide hydrate] 抗コリン薬*．気道分泌抑制の目的で麻酔の前投薬として用いる．

スタチン系薬 [statins, statin drug] = HMG-CoA 還元酵素阻害薬

スターリングの法則 [Starling's law] ⇒ 心拍出量

頭痛 [headache] 頭部，顔面，頸部に感じる痛みの総称．片頭痛*，緊張型頭痛*，群発頭痛，三叉神経自律性頭痛などは，脳に器質的な異常を認めない頭痛で一次性(機能性)と分類される．外傷，脳血管障害，脳腫瘍，脳炎などの感染症，精神疾患に伴う頭痛は，頭痛をきたす原因が存在する二次性(症候性)頭痛と分類される．頭部神経痛，中枢性あるいは一次性顔面痛および頭痛をもう一つのグループとして3群に分類し，診断，治療の指針としている．

スティッキング [sticking] ⇒ 打錠障害

スティーブンス・ジョンソン症候群 [Stevens-Johnson syndrome] 悪心，高熱を伴い，全身の皮膚，眼，口腔，陰部などに病変が出現する．皮膚症状は紅斑性丘疹，水疱，潰瘍形成が起こる．数週間の経過で治癒し，再発はまれである．原因は不明．

ステビオシド [stevioside] 南米原産のキク科植物 *Stevia rebaudiana* に含まれるジテルペン*配糖体の一種．甘味はスクロースの200～300倍．

ステルス化 [stealth] = PEG(ペグ)化

ステルスリポソーム [stealth liposome] = 血中滞留性リポソーム

ステロイド(薬) [steroid] ステロイドとは，ステロイド骨格(ペルヒドロシクロペンタノフェナントレン核を基本構造にもつ炭素環状化合物)をもつ化合物の総称．動植物においてはステロイド骨格をもつ物質が多く存在し，副

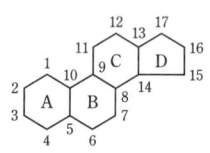

ステロイド骨格の基本構造と炭素の位置番号，環の名称

腎皮質ホルモン*などのステロイドホルモン，コレステロール*，胆汁酸*，ビタミンD*などがあげられる．ステロイドホルモンは，性ホルモン*，糖質コルチコイド*，鉱質コルチコイド*などに分類され，そのなかで抗炎症作用や免疫抑制作用をもつ糖質コルチコイドを薬とし，**糖質コルチコイド(代用)薬**とよぶ．通称としてステロイド薬ともいわれ，さまざまな炎症性疾患などの治療に用いられている．

ステロイド配糖体 [steroid glycoside] 強心配糖体*やステロイドサポニンなど，ステロイド*骨格をもつ化合物をアグリコン*とする配糖体*の総称．

ステロイドパルス療法 [steroid pulse therapy] 膠原病*，ネフローゼ症候群*，血管炎症候群などの治療目的に，短期間に大量のステロイド*を投与する治療法．少中等量を長期に投与するより総量が同じでも効果が得やすく，副作用も少ない．通常，鉱質コルチコイド作用の少ないメチルプレドニゾロン 1000 mg day^{-1} を1～2時間かけて点滴静注する．これを3日間続ける．効果が少なければ適切な間隔でこれを繰り返す．セミパルスと通称される 500 mg day^{-1} 投与法も用いられる．(⇒ パルス療法)

ステロイドホルモン [steroid hormone] ステロイド骨格をもつホルモンの総称．副腎皮質ホルモンと性ホルモンが該当する．(⇒ 副腎皮質ホルモン)

ステント [stent] 血管，気管，消化管，尿管などの狭窄部位に到達し，網目状構造や形状記憶により内腔を拡大，開存性を保つ．金属露出型，シリコン被覆型，薬剤溶出型，心臓生体吸収材などがある．考案した英国歯科医 C. R. Stent が語源．

ストークス線 [Stokes line] 【1】励起光よりも波長の長い蛍光*(またはりん光*)をストークス線，励起光よりも波長の短い蛍光またはりん光を反ストークス線という．

【2】ラマン散乱*で，照射光よりも波長の長い散乱光をストークス線，照射光よりも波長の短い散乱光を反ストークス線という．

ストークスの式 [Stokes equation] ⇒ ストークスの法則

ストークスの法則 [Stokes' law] 球形の粒子が静止液体中を移動するとき，液体と粒子の間に働く摩擦力 F は，液体の粘性率 η，粒子の半径 r および移動速度 v に比例し，$F = 6\pi r \eta v$ と表されるという法則．また，この関係をストークスの式という．

ストップトフロー法 [stopped-flow method] 高速攪拌の追跡法の一つ．シリンジなどで二液を急速に混合し，その混合溶液の流れを停止させて反応の経時変化を追跡する方法．この方法は少量の反応液で反応の様子を知ることが可能なため酵素反応*などに用いられている．

ストリキニーネ [strychnine] ホミカ*に含まれるインドールアルカロイド*．トリプト

ファンとセコロガニンから生合成される．苦味をもつ強直性痙攣毒．

ストリップ包装［strip package］　略号 SP．セロファンやアルミニウムはくに低密度ポリエチレンなどの熱可塑性高分子膜を貼り合わせたラミネートフィルムを用い，ポリエチレンを内側にして顆粒剤や錠剤などの医薬品を挟み周囲を加熱圧着して包装したもの．

ストレスファイバー［stress fiber］　緊張線維，張力線維ともいう．細胞に加わった張力により形成され，ミクロフィラメント*が密に束になった針状の収縮性の構造．培養線維芽細胞で顕著にみられ，有糸分裂（⇒細胞分裂）の際にはなくなる（細胞は丸くなる）．

ストレプトマイシン硫酸塩［streptomycin sulfate］　略号 SM．アミノグリコシド系抗生物質*．抗結核薬*．

G-ストロファンチン［G-strophanthin］＝ウワバイン

ストロン［stolon］　ほふく茎のこと．植物の占有範囲を拡大する目的で地上あるいは地下部を横走する．到達先でシュートを出しさらに発根することで栄養繁殖も行う．生薬カンゾウ*の薬用部位の一つ．

SNP（スニップ）［SNP, single nucleotide polymorphism］＝一塩基多型

スネルの法則［Snell's law］⇒屈折率

スパイクタイヤ禁止法［Studded Tires Regulation Act］　正式名称は"スパイクタイヤ粉じんの発生の防止に関する法律"という．スパイクタイヤの使用を規制し，スパイクタイヤによる粉じんの発生防止，国民の健康保護，生活環境の保全を目的として，1990年6月に施行された．

スパイロメトリー［spirometry］　呼吸曲線測定，肺気量測定ともいう．呼吸機能検査法の一つ．スパイロメーターを使い呼吸気量を曲線〔呼吸曲線（図）〕で表現し，被験者の肺活量*，努力性肺活量*，1秒率*を測定し肺機能を評価する．比較的簡易に測定できる．

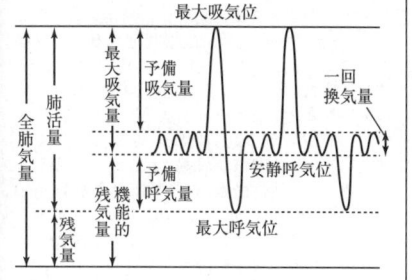

スーパーオキシド［superoxide］　大気中の三重項酸素（⇒酸素）が一電子還元され，反結合性π軌道に計3個の電子が入った活性酸素*の一つ．O_2^{-}と表す．ラジカルであり，かつアニオンでもあるためスーパーオキシドアニオンともいう．プロトン性溶媒中では2分子のスーパーオキシドが過酸化水素*と三重項酸素に不均化されやすい．生体内のNADPH酸化酵素で生成するスーパーオキシドは免疫系における殺菌作用で重要な働きもする．

スーパーオキシドアニオン［superoxide anion］＝スーパーオキシド

スーパーオキシドジスムターゼ［superoxide dismutase］　略号 SOD．細胞内で生成するスーパーオキシド*（O_2^{-}）を過酸化水素（H_2O_2）へと変換する金属含有の酵素．結合している金属により Fe-SOD，Mn-SOD，Cu/Zn-SOD などがあり，脊椎動物，植物には Cu/Zn-SOD が存在する．Cu/Zn-SOD 反応は $2O_2^{-} + 2H^{+} = H_2O_2 + O_2$ である．活性酸素*による細胞傷害を防御する働きをもち，細胞内での酵素異常は活性酸素傷害をまねく．

スーパー抗原［superantigen］　T細胞の抗原特異性とは無関係に多くのT細胞を非特異的に活性化する．過剰な活性化T細胞は大量のサイトカインを産生しさまざまな病態をひき起こす．黄色ブドウ球菌の外毒素のほか，化膿レンサ球菌の発赤毒素がある．

スパスタブ型［spacetab］　速溶性顆粒と徐放性顆粒を混合して圧縮成形し，錠剤化した製剤．消化管内で崩壊し，マルチプルユニット型*製剤として機能する．

スパズム［spasm］　スパスム，攣縮（れんしゅく）ともいう．広義には，痙攣*（けいれん）と同義であるが，不随意筋，特に平滑筋の持続的収縮をさすことが多い．内皮障害や平滑筋異常のある病的血管は，収縮性アゴニストに過剰に反応しスパズムを生じやすい．安静時にしかもST上昇を示す異型狭心症とよばれるものは冠動脈のスパズムによって生じる．

スパーテル＝薬匙（やくさじ）

スパンスル型［spansule］　速溶性顆粒と溶出速度を変えた数種の徐放性顆粒をカプセルに充填したマルチプルユニット型*製剤で，血中

濃度を一定に維持し，薬理効果が持続する．

スパンタブ型［spantab］　速放性層と徐放性層を2～3層上下に重ねた多層錠．一般に徐放性層はマトリックス型*の放出パターンを示す．（→ シングルユニット型）

スピル・キット［spill kit］　抗悪性腫瘍薬などがこぼれた場合の薬剤の汚染拡大防止，処理調製者の曝露抑制のための処理用具のセット．

スピロノラクトン［spironolactone］　カリウム保持性利尿薬*．アルドステロン拮抗薬*．チアジド系利尿薬*による低カリウム血症*の防止のほか，低カリウム血症によるジギタリス中毒の予防に用いられる．一方，アンギオテンシン変換酵素阻害薬*およびアンギオテンシンII AT_1 受容体遮断薬との併用は，高カリウム血症*を誘発しやすくする．

スピロヘータ［*Spirochaeta*］　細長いらせん状のグラム陰性細菌の総称．鞭毛を駆動することで菌体全体がコークスクリュー状の回転運動をする．病原菌としては梅毒トレポネーマ，ライム病ボレリア，黄疸出血性レプトスピラ（ワイル病病原体）などに分類される．

スピン［spin］　スピン角運動量ともいう．電子などの素粒子がもつ固有の角運動量で，自転運動の激しさに対応．原子核は素粒子ではないが，構成する核子の角運動量を合成した全角運動量をもっており，それを核スピンという．電子や核のスピンの状態を指定するには，角運動量の大きさに相当するスピン量子数（→ 量子数）および特定方向の成分に相当するスピン磁気量子数が用いられる（→ 電子スピン共鳴，核磁気共鳴）．

スピンエコー法［spin echo］　略号 SE．磁気共鳴画像法*(MRI)における基本的な撮像法の一つ．静磁場中に置かれた核スピンをもつ原子核に，共鳴する周波数のパルス状ラジオ波（90°パルス）を照射し，（回転座標系を使って説明すれば）静磁場と平行な z 軸方向の磁化ベクトルを90°パルスによって x 軸に倒す．その後このベクトルの向きは x-y 平面上に扇形に広がっていくが，つぎに180°パルスをかけて磁化ベクトルを x 軸を中心として180°反転させると，エコー信号が発生する．一連のパルスを繰返し，検出したエコー信号から画像を作成する．この繰返し間隔を繰返し時間(TR)，90°パルスからエコー信号を発生させるまでの時間をエコー時間(TE)という．

スピン共鳴［spin resonance］＝ 磁気共鳴

スピン禁制［spin-forbidden］　異なるスピン多重度の電子エネルギー準位の間では，電子遷移*の遷移確率が著しく小さい．これをスピン禁制という．有機化合物のりん光*はスピン禁制の電子遷移である．基底一重項から励起三重項への吸収も禁制である．

スピン結合［spin coupling］＝ カップリング

スピン-格子緩和［spin-lattice relaxation］→ 緩和

スピン磁気量子数［spin magnetic quantum number］→ 量子数

スピン-スピン緩和［spin-spin relaxation］→ 緩和

スピン-スピン結合定数［spin-spin coupling constant］→ カップリング

スピンデカップリング［spin decoupling］　スピン-スピン結合している化学シフト*の異なる核間の一方の核の周波数に合わせてラジオ波を照射(デカップリング)し，完全に励起した状態に保つと，それとスピン結合する核に観測された分裂が消失する．これを用いて隣接するプロトンを同定できる．二次元 NMR*測定法が確立されるまでは有効な手法であった．また，この手法でも核オーバーハウザー効果*が観測でき，NMR による構造解析法の発展にとって重要であった．同核種間，特にプロトン間のスピンデカップリングによりスペクトル解析が容易になった．一方，単にデカップリングという場合，異核種間を対象とする場合が多い．特に ^{13}C NMR や固体試料の NMR 測定(たとえば ^{29}Si NMR 測定)の場合，^1H の励起周波数で広域にデカップリングし近傍の ^1H による双極子効果などを消失させて高分解のスペクトルを得る．

スピントラップ試薬［spin-trapping agent］→ スピントラップ法

スピントラップ法［spin trapping］　ラジカル*は一般に不安定で，直接測定することは難しいので，ラジカルと反応する(トラップする，捕捉する)ことで，より安定(長寿命)なラジカルを生じるスピントラップ試薬を用いて，寿命の短いラジカルを電子スピン共鳴*で測定する方法．スピントラップ試薬には，ヒドロキシルラジカル(→ 活性酸素)などを捕捉する DMPO，PBN，POBN などがよく利用される．元のラジカルを一次ラジカル，スピントラップ試薬により生じたラジカルを二次ラジカルという．

スピン量子数［spin quantum number］⇒ 量子数

スフィンゴ糖脂質［sphingoglycolipid］ スフィンゴシン骨格をもつ糖脂質*. セラミド(⇒スフィンゴミエリン)に糖が結合したセレブロシド*のほか, 硫酸エステル化した糖が結合したスルファチド, N-アセチルガラクトサミンをもつ糖が結合したグロボシド, オリゴ糖が結合したガングリオシドがある.

スフィンゴミエリン［sphingomyelin］ スフィンゴシン塩基を骨格とするリン脂質*の一つ. スフィンゴシン塩基に脂肪酸*が酸アミド結合したセラミドに, さらにコリンリン酸が結合している. 脳や神経系の細胞に多い.

スフェロプラスト［spheroplast］⇒ グラム陰性菌

スプライシング［splicing］ RNA スプライシングともいう. 真核細胞の RNA 前駆体中のイントロン*を除去し, その前後のエキソン*を結合する反応. ほとんどの mRNA, rRNA, tRNA 合成過程でスプライシングが起こる.

スプレッドメーター［spreadmeter］ 軟膏などの外用剤の延び(展延性)を測定する機器. 試料をガラス板で挟んで測定する. 元はインクの粘性測定用に開発された.

スペクチノマイシン塩酸塩水和物［spectinomycin hydrochloride hydrate］ 略号 SPM. アミノグリコシド系抗生物質*. 淋菌に有効.

SPECT(スペクト)［SPECT, single photon emission computed tomography］= 単光子放射型コンピューター断層撮像法

スポーツファーマシスト［sports pharmacist］⇒ アンチドーピング

スマトリプタン［sumatriptan］ 片頭痛薬*. 第一世代のトリプタン系薬剤で脂溶性が低く, 髄液移行率が低い. 唯一の注射薬があり自己注射用のキットもある.

スマンクス［SMANCS］= ジノスタチンスチマラマー

スモン［SMON, subacute myelo-opticoneuropathy］ 1955〜1970 年ころにわが国で約 1 万名が罹患した Subacute Myelo-optico-Neuropathy(亜急性脊髄視神経症)の頭文字. ウイルス説もあったが, キノホルム*の中毒であることが確定している. 腹痛として初発し, 下半身から全身に神経麻痺が進み, 視力消失にいたる脳神経障害に進行する. 緑尿と緑色舌苔がみられるが, これはキノホルムの鉄キレート化合物である. (⇒ 薬害)

スルバクタムナトリウム・アンピシリンナトリウム［sulbactam sodium・ampicillin sodium］ 略号 SBT・ABPC. β-ラクタマーゼ阻害薬配合薬*. 注射用. スルバクタムナトリウムとアンピシリンナトリウムが 1:2 で配合された薬剤.

スルピリド［sulpiride］ ベンズアミド系抗精神病薬*, 消化性潰瘍治療薬*.

スルファニルアミド［sulfanilamide］ スルファニル酸(p-アミノベンゼンスルホン酸)から誘導されるスルホン酸のアミド(スルホンアミド). サルファ薬*の母核である. 葉酸生合成阻害活性がある.

スルファミン酸［sulfamic acid］= アミド硫酸

スルファメトキサゾール［sulfamethoxazole］ 抗菌薬*. サルファ薬*. テトラヒドロ葉酸(⇒ 葉酸)の生合成を阻害する(⇒ ST 合剤).

スルフィド［sulfide］ チオエーテルともよばれ, エーテルの酸素原子を硫黄原子に置き換えた化合物の総称(R-S-R′).

スルホニル尿素系薬［sulfonylureas, sulfonylurea drug］ SU 薬ともいう. スルホニル尿素(SU)構造をもつ経口血糖降下薬*. 膵臓 β 細胞膜の SU 受容体(SUR)に結合し, ATP 感受性 K^+ チャネル*を閉鎖して脱分極をひき起こし, 電位依存性 Ca^{2+} チャネル*を開口してインスリン*分泌を促進させる.

スルホンアミド［sulfonamide］⇒ スルファニルアミド

スルホンアミド系抗菌薬［sulfonamides, sulfonamide antibacterial drug］= サルファ薬

スルホン酸［sulfonic acid］ $-SO_3H$(スルホ基)をもつ化合物の総称.

ずれ応力［shearing stress］⇒ ニュートン流動

スワン酸化［Swern oxidation］ ジメチルスルホキシド*(DMSO)を酸化剤として用いる第一級アルコールのアルデヒドへの酸化反応. DMSO の酸素が酸化に関与する. DMSO を活性なスルホニウム塩へと変換するための活性化剤として塩化オキサリル(ClCOCOCl)がよく使用される.

セ

精液 [semen, seminal fluid] ⇒ 精巣
正確さ = 真度
生活習慣病 [lifestyle related disease] 日常の生活習慣，おもに食生活に基づく健康への影響が問題になっている．栄養素の偏った摂取，不規則な食事，夜間の飲食などによる肥満者の増加に伴い，脂質異常症*(高脂血症)，糖尿病*，高血圧*症などの患者が増加している．これらの疾患を生活習慣病という．放置すると癌，脳血管疾患，心疾患という重篤な疾患につながると考えられている．わが国の食生活は従来米飯を中心として魚介類や野菜を取入れた和食を腹八分程度とっていたが，欧米型の肉類，乳製品，脂質を多く含む食事が好まれるようになり，日常の運動不足と相まって肥満者が急激に増加している．肥満は生活習慣病の引き金になることから，その防止のために規則正しい食事時間を含む食生活の改善，適度な運動の継続などの推進が求められる．

生活の質 [quality of life] = QOL
性感染症 = 性行為感染症
正規分布 [normal distribution] 自然界や人間社会で広くみられる連続型の確率分布の一つ．平均と分散*の二つのパラメーターによって一意に定まる．その形状は平均を対称軸線とした釣鐘状であり，分散が大きいほど平均からの広がりの程度が大きくなる．

正極 [positive electrode] ⇒ 化学電池，アノード
制御性T細胞 = 調節性T細胞
静菌 [bacteriostasis] 微生物を死滅させることなく，その発育・増殖を阻止すること．化学薬品による静菌は微生物の代謝を阻害する作用によるものであるが，濃度によっては殺菌*作用を示すものもある．(⇒ 滅菌，除菌)

制限アミノ酸 [limiting amino acid] タンパク質のアミノ酸価*を求める際の指標で，アミノ酸評点パターン*と比較して必要量に満たない必須アミノ酸*のこと．複数ある場合，最も不足するアミノ酸を第一制限アミノ酸という．

制限酵素 [restriction enzyme] 二本鎖DNA上の特定配列を認識して，その内部あるいは近傍で二本鎖DNAを切断するエンドヌクレアーゼ*．切断された切り口には2種類あり，その形状により平滑末端，付着末端(突出末端)とよぶ．制限酵素によって認識される塩基配列の多くはパリンドローム*(回文構造)である．この酵素の発見によってDNAの加工が容易になり，組換えDNA技術*が可能となった．

制限酵素断片長多型 [restriction fragment length polymorphism] 略号RFLP．制限酵素*によって切断されたDNA断片の長さが個体間で異なる(多型)こと．この違いが疾患や体質と関連する場合があるため，診断や疾患原因遺伝子同定の目的に利用されている．

性行為感染症 [sexually transmitted disease] 略号STD．性感染症ともいう．性行為によって感染する病気の総称．ほとんどは性行為を通じて直接接触伝播するが，病変は生殖器だけでなく，口腔粘膜，皮膚などに及ぶ場合がある．梅毒*，淋病*，軟性下疳，非淋菌性尿道炎，AIDS(⇒ 後天性免疫不全症候群)，性器ヘルペス症，膣カンジダ症，膣トリコモナス症(⇒ トリコモナス原虫)などが代表例．

製剤 [pharmaceutical preparation] 医薬品(活性成分)を人に投与するために，その最終的な形をつくること，また，できた薬の形(剤形*)のこと．

製剤設計 [dosage form design] ⇒ 剤形
製剤添加物 [pharmaceutical excipient, pharmaceutical ingredient] 製剤に含まれる有効成分以外の物質で，製剤の性状や形態を調整したり，製剤化を容易にしたり，機能(製剤の安定化，品質保証，主薬の作用様式の調節や適用性の改善など)を付与する目的で用いられる添加物の総称．わが国では1200品目を超える添加物の使用実績がある．製剤添加物には，その製剤の投与量において，主薬の効果を妨げず，化学的に安定で，日本薬局方の試験に支障をきたさず，かつ生体に対して無害であることが求められる．

生産年齢人口 [production-age population, working-age population, population of working age] 青壮年人口ともいう。労働の担い手となる 15 歳以上 65 歳未満の人口のこと。実際に労働をしているかどうかは関係しない。1996 年から減少に転じ、この減少が続くと、将来の労働力の確保が難しくなり、経済成長にもマイナスの影響を与える。

青酸配糖体 [cyanogenic glycoside] 青梅・アンズ種子中のアミグダリン*やファゼオルナチンなど、シアン化物を含む糖。腸内細菌のβ-グリコシダーゼにより加水分解されシアン化水素(青酸)が発生し、シトクロムオキシダーゼを阻害し細胞呼吸が阻害される。

制酸薬 [antacid, antiacid] 酸中和薬ともいう。消化性潰瘍治療薬*の一種であり、胃酸を中和する用途として用いられる。胃内の pH を上昇させることにより、胃粘膜を保護し、胸やけなどの症状を解消させる。代表的なものとして水酸化アルミニウム、酸化マグネシウムや炭酸カルシウムなどがあり、アルカリ性の化合物が配合されている。

精子 [sperm, sperma] ⇒ 精巣

静止期 [stationary phase] ⇒ 細菌の増殖機構

静止電位 [resting potential] ⇒ 膜電位

静止膜電位 [resting membrane potential] ⇒ 膜電位

正四面体 [tetrahedral, regular tetrahedron] ⇒ 錯体

製錠 [tableting] 粉末や顆粒を一定の形状に圧縮するか、または湿潤させた練合物を一定の型に充填し乾燥させて錠剤にする操作。市販錠剤の大部分は圧縮成形(打錠)で製され、直接粉末圧縮法と顆粒圧縮法に大別される。(⇒ 単位操作)

生殖医療 [reproductive technique] 受精から出産までの過程で生じる疾患の予防、診断および治療法をさす。対象としては、卵、精子、幹細胞だけでなく、生殖腺、胎盤などにかかわる疾患なども含まれる。生殖医療の代表的なものとして、精子提供者の精液を直接子宮腔内へ注入する人工授精、精子と卵子を体外で受精させる体外受精などの不妊治療*がある。

生殖器 [genital organ, reproductive organ] ⇒ 生殖器系

生殖器系 [reproductive system] 生殖に広く関連する器官を含めて生殖器系とよぶ。男性生殖器は精巣*、精管、前立腺*、精嚢より成り、女性生殖器は卵巣*、卵管、子宮、膣より成る。配偶子を形成する生殖腺は、男性では精巣、女性では卵巣であり、それぞれ精子と卵子を産生する。

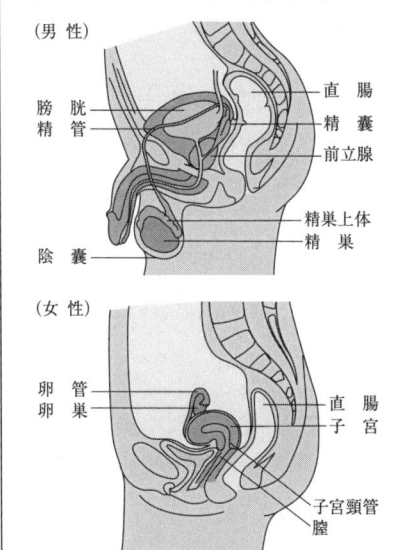

生殖細胞 [germ cell] 有性生殖のためにのみ機能する特別に分化した配偶子(卵子や精子)細胞。発生初期に体細胞系列と分かれて始原生殖細胞として誕生し、生殖祖細胞、生殖母細胞などを経て最後に減数分裂*によって一倍体(⇌ 二倍体)の生殖細胞になる。

精神依存 [psychic dependence] ⇒ 依存性薬物

精神疾患 [mental disease] 精神障害ともいう。病的(異常、不健康)な精神現象により、その精神状態の異常に自ら悩み、ときに自らを傷つけたり、他者を害するなどの影響を及ぼす状態。気分障害*、統合失調症*、神経症性障害*など。

精神障害 [mental disorder, psychosis, psychotic disorder] = 精神疾患

成人 T 細胞白血病/リンパ腫 [adult T cell leukemia/lymphoma] 略号 ATL. 1 型ヒト T 細胞白血病ウイルス(HTLV-1)感染により(⇒ ヒト細胞白血病ウイルス)、T 細胞が癌化

する血液癌(造血器腫瘍)の一つである．リンパ節腫脹，肝脾腫，皮膚症状，高カルシウム血症，日和見感染による重症感染症などを起こす．成人T細胞白血病と成人T細胞リンパ腫の病変部は，前者が骨髄・末梢血，後者がリンパ節と異なるものの，腫瘍細胞の性質は同じであるため，両者を区別せずに成人T細胞白血病/リンパ腫とよぶ．治療は，くすぶり型や慢性型で無症状の場合は経過観察とすることもあるが，リンパ腫型や急性型は予後不良であり，多剤併用化学療法，造血幹細胞移植*などを行う．

成人T細胞リンパ腫 [adult T cell lymphoma] → 成人T細胞白血病/リンパ腫

精神分裂病 = 統合失調症

成人薬用量 [adult dose, adult dosage] = 常用量

精製 [purification] 複数の分子を含む混合物を，単一の，あるいは高純度の目的物にする操作のこと．蒸留，再結晶，カラムクロマトグラフィーなどが用いられる．

生成エンタルピー [enthalpy of formation] = 生成熱

生成ギブズエネルギー [Gibbs energy of formation] 1 molの化合物を構成元素の単体からつくる反応のギブズエネルギー変化．標準状態*のものを標準生成ギブズエネルギーといい，記号 $\Delta_f G^\ominus$ で表す．

精製水 [purified water] → 注射用水

生成定数 [formation constant] → 安定度定数

生成熱 [heat of formation] 生成エンタルピーともいう．記号 $\Delta_f H$ で表す．定温定圧下，ある物質がその構成元素の安定な元素の単体(通常25℃)からつくられるときのエンタルピー変化をいう．特に，標準状態*のときは標準生成エンタルピー $\Delta_f H^\ominus$ という．ここで安定な同素体の $\Delta_f H^\ominus$ を0とする．

性腺刺激ホルモン [gonadotropin, gonadotropic hormone] ゴナドトロピンともいう．胎盤で産生され妊婦の尿から得られ，黄体形成ホルモン*(LH)類似作用をもつヒト絨毛性(胎盤性)性腺刺激ホルモン*(HCG)，卵胞ホルモン(エストロゲン)を分泌させて排卵を誘発する卵胞刺激ホルモン*(FSH)を多く含む下垂体性性腺刺激ホルモン(HMG)などがある．

性染色体 [sex chromosome] → 染色体

精巣 [testis] 精子を産生する生殖腺で陰嚢の中に存在する(→ 生殖器系)．精巣内には精細管が多数存在し，精細管内では精原細胞から精子への分化をセルトリ細胞が助けている．精細管の隙間にはライディッヒ細胞が存在し，テストステロン(→ アンドロゲン)を分泌している．精液は精子と前立腺液，精嚢液の混合液である．

精巣癌 [testicular cancer] 1～10歳と20～40歳に好発．生殖細胞由来のため多様な腫瘍が生じる．セミノーマ(精上皮腫)が最多で，胎児性癌，卵黄嚢腫瘍，絨毛癌，奇形腫など．精巣摘除に，セミノーマは放射線療法や化学療法，ほかは化学療法を追加する．

精巣上体炎 [epididymitis] 副睾丸炎ともいう．前立腺炎，膀胱炎，後部尿道炎などから波及し，急性に発症することが多い．症状は悪寒，戦慄，高熱と共に陰嚢内が有痛性に腫脹する．急激に発症するため，早期診断を必要とする精索捻転との鑑別が重要である．

製造販売後臨床試験 [post-marketing clinical trial] 俗に市販後臨床試験，第Ⅳ相試験ともよぶ．医薬品または医療機器の製造販売承認後にGPSP*に則って実施される臨床試験．治験あるいは使用成績調査の成績の検討から得られた推定などを検証し，または診療においては得られない品質，有効性，安全性に関する情報を承認された用法，用量，効能，効果に従い収集する．その結果は治療効果や安全性の情報として，厚生労働省に再審査の資料として報告される．製造販売承認後にGPSPに則って使用成績調査*，特定使用成績調査*，製造販売後臨床試験を実施する段階を，承認前の第Ⅰ相～第Ⅲ相(→ 治験)に対比して，第Ⅳ相と称する．

製造物責任法 [Product Liability Act] PL法ともいう．製造物の欠陥による被害者の保護を図り，国民生活の安定向上と国民経済の健全な発展に寄与するための法律．

生存時間解析 [survival analysis] 死亡や故障など興味のある事象が起こるまでの時間をデータとした解析の総称．事象が確認できない状況(打ち切り)も考慮に入れ，生存関数の推定と比較，さらには共変量との関連を解析する．

生体アミン [bio-amine] = 生理活性アミン

生体内分解性高分子 = 生分解性高分子

生体膜透過性 [membrane permeability] 細胞膜透過性ともいう．生体の細胞膜*に対する物質の膜透過の性質をいう．どの臓器の細胞膜も類似した構造をしており，その基本成分はリン脂質，コレステロール，タンパク質から成

り，流動モザイク構造とよばれる脂質二重層を基本構造としている．物質がこの生体膜を透過する機構(受動輸送*または能動輸送*)と膜内外のイオン，pH，電位差などの環境や透過物質の電荷，分子量，脂溶性に依存して透過の選択性，方向性，速度が決まる．

セイチェフ則 [Saytzeff rule] ザイツェフ則ともいう．脱離反応*によって2種以上のアルケンが生成する場合，熱力学的に安定な置換の度合いの高いアルケンが優先的に生成するという一般則．一方，逆により置換の度合いの低いアルケンを主生成物として与える反応をホフマン則(⇌ ホフマン脱離)に従った反応という．

成長ホルモン [growth hormone] 略号GH．ソマトトロピンともいう．下垂体*前葉から分泌されるペプチドホルモン*であり，直接あるいはインスリン様成長因子Ⅰの分泌を介して，成長促進作用を示す．分泌過剰により巨人症や先端巨大症*，分泌低下により小人症となる．

整腸薬 [drug for controlling intestinal function, intestinal remedy] 腸の機能を正常に整える医薬品．収斂・止瀉薬，吸着薬，腸内殺菌剤，乳酸菌製剤などがある．腸内殺菌剤としてはアクリノール，クレオソート，ベルベリンがあり，腸内異常発酵，食中毒，下痢などに対しておもに配合剤として使用される．乳酸菌製剤は腸内異常発酵を抑制し，腸内細菌叢を正常化する．また，抗生物質に耐性の乳酸菌を用いた製剤もある．吸着薬には薬用炭，収斂・止瀉薬にはビスマス製剤やタンニン酸アルブミンなどがある．

静電単位系 [electrostatic system of units] 記号esu．二つの電荷 Q, Q' が距離 r 離れたときに働くクーロン力*は，

$$F = k\frac{QQ'}{r^2} \quad (k は比例定数)$$

で表され，これを静電単位系では $k=1$ として電荷の単位を1 esuと決めている．MKSA単位系ではクーロン(C)が用いられる．(⇌ 国際単位系)

静電的相互作用 [electrostatic interaction] イオン-イオン相互作用，クーロン相互作用ともいう．イオン間に働く相互作用で，食塩などのイオン結晶中では共有結合*と同程度の結合力となるが，誘電率に反比例するため水の中では著しく弱くなる．異符号のイオン間では引力となるが，同符号のイオン間では斥力になる．(⇌ クーロン力，分子間相互作用)

精度 [precision] 精密さともいう．検体から採取した複数の試料を繰返し分析して得られる測定値の一致の程度(ばらつき*の程度)．測定値の標準偏差*または相対標準偏差(⇌ 変動係数)で表される．繰返し条件が異なる三つのレベルすなわち併行精度*，室内再現精度*および室間再現精度*で評価される．(⇌ 真度)

制動放射 [bremsstrahlung] 高いエネルギーをもつ電子が物質を通過するときに，そのエネルギーの一部を失ってX線を放射する現象．連続的な波長の制動(放射)X線が得られる．

制吐薬 [antiemetic] 化学受容器引金帯*(CTZ)，前庭器，嘔吐中枢のいずれかあるいはその複数に作用して悪心や嘔吐を抑制する薬物．CTZに存在する D_2 受容体(⇌ ドーパミン受容体)に拮抗するメトクロプラミド，求心性迷走神経とCTZに存在するセロトニン 5-HT_3 受容体(⇌ セロトニン受容体)に拮抗するグラニセトロンなどがある．特に後者は抗悪性腫瘍薬の投与に伴う悪心嘔吐に対して用いる．

清熱 [clear heat, therapeutic method of clearing pathogenic heat] 発熱，熱感，炎症などの熱邪の症状に対して，寒涼の性質をもつ薬物を用いて，それらを鎮めること．薬物としてはオウレン(黄連)，オウゴン(黄芩)，オウバク(黄柏)，サンシシ(山梔子)，セッコウ(石膏)，チモ(知母)，リュウタン(竜胆)，ボタンピ(牡丹皮)，ジコッピ(地骨皮)など．(⇌ 寒熱)

正の選択 [positive selection] 未熟T細胞は胸腺内で増殖，分化，アポトーシス*を繰返しながら成熟T細胞になる．その過程で，胸腺上皮細胞が発現する自己MHCと自己抗原ペプチドに弱いながらも反応する細胞のみが生き残る．これを正の選択という．一方，自己MHCと自己抗原ペプチドに強く反応する細胞はアポトーシスにより除去される．これを負の選択という．

製品情報概要 ⇌ 医療用医薬品製品情報概要
生物化学的酸素要求量 [biochemical oxygen demand] = BOD
生物学的製剤 [biological, biological product] 生物学的製剤基準に収載されているワクチン(⇌ ワクチン療法)，トキソイド*，抗毒素製剤(⇌ 中和抗体)および血液製剤などの医薬品をさす．これらは国立感染症研究所における国家検定に合格した製品が出荷されている．(⇌ 生物製剤)

生物学的測定法 ＝バイオアッセイ

生物学的等価性［bioisosterism］　構造活性相関*研究の一つの指標となる概念で，電子配置の同一性による等価性（一価の置換基：メチル基，アミノ基，ヒドロキシ基などを相互変換，二価の置換基：$-CH_2-$，$-NH-$，$-O-$などを相互変換）や，置換基の機能の同一性による等価性（カルボキシ基，スルホ基，スルホンアミド基，テトラゾール基などを相互変換）などから薬物の設計に役立てられる．

生物学的同等性［bioequivalence］　略号BE．同一薬物を含む銘柄の異なった同一の剤形を投与したときのバイオアベイラビリティー（→生物学的利用能）が製剤どうしで等しいとき，生物学的同等性とよぶ．BEが認められた製剤間では，一般的には治療的同等性が保証されるので，臨床試験によって先発医薬品との間にBEが確認されて承認された製剤が後発医薬品（ジェネリック医薬品*）である．

生物学的同等性試験［bioequivalence test］　生物学的同等性*を評価する試験．化学的に同一の有効成分が含有されていても，賦形剤などの違いにより吸収に差が生じれば，人に対して同等の有効性が期待できない．そのため，先発医薬品*と後発医薬品（ジェネリック医薬品*）の間で，投与後の血中濃度の推移を比較するなどの生物学的同等性試験が行われる．

生物学的半減期［biological half-life］　記号$t_{1/2}$で表す．単に半減期*ともいう．薬物の血中濃度がある値から半分に減少するまでの時間．この除去される過程が一次反応式で示されれば生物学的半減期（$t_{1/2}$）は常に同じ値となる．生物学的半減期は$t_{1/2} = 0.693/k_{el}$（k_{el}：消失速度定数*）から算出される．

生物学的標準電位［biological standard potential］→標準電極電位

生物学的封じ込め［biological containment］　遺伝子組換え実験で組換え体の環境への伝播，拡散防止と実験の安全性を確保するため，生物学的安全性が高いと認められた宿主-ベクター系を用いること．B1，B2の二つのレベルの系が認められている．

生物学的利用能［bioavailability］　略号BA．記号Fで表す．バイオアベイラビリティーともいう．"全身循環血中に到達した薬物量の投与された薬物量に対する比率および全身循環血中に到達するまでの速度"と定義される．一般に生物学的利用能（F）は経口剤に適用されることが多い．経口投与したときの血中濃度時間下面積（AUC_{po}）と同量を静脈内投与したときのAUC_{iv}から，$F = AUC_{po}/AUC_{iv}$で求められる．これを絶対的生物学的利用能とよび，静脈内投与以外の投与方法を基準とした場合の生物学的利用能とよび，両者を区別している．

生物製剤［biological product］　一般に，植物を除く生物を原材料として製剤化された医薬品をさす．ワクチンや血液製剤などの生物学的製剤*および遺伝子組換え製剤などのバイオ医薬品*などが含まれる．さらに，2003年には生物由来原材料による感染症に対する安全性を確保するための措置として，約170品目の医薬品が生物由来製品として厚生労働大臣により指定され，これらも包含する．

生物濃縮［biological concentration, bioconcentration］　外界から取込まれた化学物質が生物体内に濃縮され環境中よりも高い濃度で蓄積すること．脂溶性が高く難分解性のものは排泄されにくく，脂質などに蓄積される．濃縮経路には，直接化学物質が生体に吸収されて濃縮される直接濃縮と，食物連鎖*を経て濃縮される間接濃縮の二つがある．間接濃縮の場合，食物連鎖の高次に位置する生物はより高く濃縮されており，環境中の数千倍の濃度に達することもある．

生物発光［bioluminescence］　生物による発光現象をいい，細菌，担子菌，昆虫など多数の例がある．ホタルでは低分子量の基質（ルシフェリン）が酵素（ルシフェラーゼ）により酸化されて発光し，オワンクラゲではタンパク質（エクオリン）が低分子物質（Ca^{2+}）の作用により発光する．一般に量子収率がきわめて高く，発光に関与する物質を高感度に検出できるため，イムノアッセイ*などの微量分析法に利用されている．（→発光イムノアッセイ）

生物発光イムノアッセイ［bioluminescence immunoassay, bioluminescent immunoassay］→発光イムノアッセイ

生物発光共鳴エネルギー移動［bioluminescence resonance energy transfer, BRET］→蛍光共鳴エネルギー移動

生物由来製品［bio-derived product］　人その他の生物（植物を除く）に由来するものを原料または材料とする医薬品*，医薬部外品*，化粧品*，医療機器*のうち，保健衛生上特別の注意を要するものとして厚生労働大臣が指定する．そのうち，医療関係者に対し使用患者への説明

と理解を得るよう努めることを求め，使用患者の氏名などを記録し，その記録を20年間保存するなど特に保健衛生上の危害防止の措置が必要なものについては**特定生物由来製品**に指定される．血液製剤に混入したHIV(エイズ発症)や人硬膜製品に付着した異常プリオン(クロイツフェルト・ヤコブ病発症)を教訓に法制化された．

生分解性高分子［biodegradable polymer］ 生体内分解性高分子ともいう．生体内で酵素的あるいは非酵素的に分解される高分子．抜糸のいらない縫合糸やリュープリンの基剤として利用されているポリ乳酸・グリコール酸*や生体接着剤として利用されるシアノアクリレート系ポリマーが代表例．

成分製剤［human blood component product］ 人全血液から血漿，赤血球，血小板などの血液成分を分離してそれぞれ製剤化したもの．種々の疾患においてその病態に必要な血液成分が輸血される．(→ 血液製剤)

性ホルモン［sex hormone］ 男性ホルモンと女性ホルモン(卵胞ホルモンと黄体ホルモン)の総称．いずれもステロイド骨格をもつ．

精密さ ＝ 精度
生命徴候 ＝ バイタルサイン

生命表［life table］ ある期間の死亡状況(年齢別死亡率)が今後変化しないと仮定したとき，出生した10万人の人口が死亡により減少していく過程で，各年齢の者が1年以内に死亡する確率や平均してあと何年生きられるかという期待値などを死亡率*や平均余命*などの指標(生命関数)によって表わす．国勢調査人口と人口動態統計*の確定数に基づく5年ごとに作成される**完全生命表**と，人口動態統計と推計人口の概数に基づき毎年作成される**簡易生命表**がある．

生命倫理［bioethics］ バイオエシックスともいう．命に関して倫理を正しく理解することが大切であり，たとえ研究上のことであっても人の生命を第一に考慮しなければならないことをいう．語源はギリシャ語のbio(生命)，ethics(倫理)．

製薬企業［pharmaceutical industry］

精油［essential oil］ 植物の花，果皮，葉や茎の特殊な腺細胞や腺毛でつくられる芳香性物質．動物に対する誘引・忌避効果や植物ホルモン*様作用を示す．親油性で揮発性の各種低分子テルペノイド*やフェニルプロパノイド*などから成る．

セイヨウオトギリソウ［Hypericum perforatum］ セントジョーンズワートともいう．根茎性の多年草のハーブであり，ハーブティーとして古くから嗜好されている．近年，抗うつ効果が注目されている．しかし薬物代謝酵素の一つであるシトクロムP450*を誘導するため，医薬品との相互作用がある．

生理学的拮抗［physiological antagonism］ 機能的拮抗ともいう．細胞機能に対して逆方向の作用を惹起する二つの薬物が，互いの受容体と相互作用することなしに作用を打消し合うこと．例として，血糖値を上昇させる糖質コルチコイドと下降させるインスリンの関係があげられる．

生理活性アミン［biologically active amine］ 生体アミンともいう．デカルボキシラーゼ(脱炭酸酵素)反応によりアミノ酸から生成する，ヒスタミン*，セロトニン*，カテコールアミン*，ポリアミンなどのアミンの総称で，オータコイド*，ホルモン*，神経伝達物質*として働く．

生理活性ペプチド［biologically active peptide］ 細胞膜受容体と結合してホルモン，神経伝達，代謝調節，免疫，酵素活性調節に働くペプチド*．視床下部ホルモン*や下垂体ホルモン，神経伝達物質*のサブスタンスPやオピオイド*，腎でのナトリウム排泄作用のあるアンギオテンシン*，血圧降下作用のあるブラジキニン*，利尿作用のある心房性ナトリウム利尿ペプチド*などがある．

生理食塩水［physiological saline］ 0.9%塩化ナトリウム水溶液のこと．体液と浸透圧が等しく，点滴に用いられる．

精留［rectification］ ＝ 分別蒸留

政令［Cabinet Order, Government Ordinance］ 法律の条文に基づき，より細かな規定が法律から委任される"政府の命令"と解釈すべきもの．国会審議の必要な法律と異なり，国会の審議を経ずに，閣議に基づき内閣が制定する．薬事法は法律，薬事法施行令は政令である．(→ 省令，告示)

世界医師会［World Medical Association］ 略号WMA．各国の医師会から構成されている世界的な医師団体．1947年に27カ国が集まり第1回総会が開かれた．2010年現在，89カ国の医師会が参加している．総会では医の倫理を巡る議論がなされ，宣言や決議が採択されて

いる．有名なものにジュネーブ宣言*，ヘルシンキ宣言*などがある．

世界保健機関〔World Health Organization〕= WHO

セカンダリーエンドポイント〔secondary endpoint〕⇒エンドポイント

セカンドオピニオン〔second opinion〕　よりよい決断をするために当事者以外の専門的な知識をもった第三者に意見を求めること．医療の分野では，より適切な医療を選択するために，患者が主治医以外の医師に診断や治療法に関して意見を求めること．薬物治療については，患者が薬剤師に意見を求めることもある．

セカンドメッセンジャー〔second messenger〕　二次メッセンジャーともいう．刺激による受容体*活性化後，細胞内で急激に量が変化し，細胞内で情報を伝達する分子．サイクリックAMP*，サイクリックGMP*，ジアシルグリセロール*(DG)，イノシトール1,4,5-トリスリン酸*(IP_3)，Ca^{2+}，一酸化窒素(NO)など．

咳〔cough〕　気道内異物，喀痰の排泄のための反射による呼気と定義される．炎症(咽炎，気管支炎，肺炎)，機械的(塵肺吸入，腫瘍・異物による気圧圧迫)，化学的(たとえばたばこの煙)，温度の変化刺激により生じる．喀痰を伴う湿性咳と伴わない乾性咳(空咳)とに分けられる．前者は気道の炎症性病変や肺水腫*を示唆する．後者は間質性肺炎*，異型肺炎，胸膜炎など典型的な肺炎とは異なる肺炎を示唆し，アンギオテンシン変換酵素阻害薬*の有名な副作用でもある．

赤外活性〔infrared active〕　赤外線*の吸収が起こる原子間の振動モードの条件は，その振動によって分子内での双極子モーメント*の変化が起こることである．このような振動のモードでの振動を赤外活性な振動という．(⇒ラマン活性，交互禁制)

赤外吸収〔infrared absorption〕　赤外線*を化合物に照射すると，化合物を形成する原子間の振動数と等しい赤外線の一部が吸収される．このとき化合物は分子内の電気双極子モーメントの変化として赤外線のエネルギーを吸収する．赤外線の吸収波数はフックの法則*による式で近似的に説明できる．赤外スペクトル*は化合物に固有である．またグループ振動*は，たとえばヒドロキシ基に基づく赤外線の吸収は$3700 cm^{-1}$近くに現れるはずであるが，実測するとアルコールやフェノールでは$3400 cm^{-1}$付近に幅の広い吸収を示すことが多く，カルボン酸では$3000〜2500 cm^{-1}$にかけて吸収が広がる．これは分子間の水素結合によって振動数が変化するためである．(⇒赤外活性，ラマン活性)

赤外スペクトル〔infrared spectrum〕　IRスペクトルともいう．化合物による赤外線*(通常$400〜4000 cm^{-1}$)の吸収を記録したもので，横軸に赤外線の波数，縦軸に吸光度(または透過率)をとった図として示される．$1200〜900 cm^{-1}$にかけての吸収は人の指紋のように化合物の同定に利用されるため，指紋領域ともよばれる．測定装置である赤外分光光度計には，分散型の装置とフーリエ変換型の装置(FT-IR，フーリエ変換赤外分光光度計*)がある．現在はFT-IRが繁用され，反射法で良好なスペクトルが測定できる．日本薬局方では医薬品の確認試験に利用される．

赤外線〔infrared rays〕　略号IR．可視部の赤色光よりも長波長側(波長1mm程度まで)の電磁波の総称．波長$2.5 μm$よりも短波長の部分を近赤外光，$25 μm$よりも長波長部を遠赤外光とよぶことが多い．赤外線は，波長よりも波数〔波長をcmで表したときの波長の逆数で，単位はcm^{-1}(日本薬局方では毎センチメートルと読む)〕を用いることが多い．光源としては，グローバ灯とよばれるシリコンカーバイドを利用することが多く，検出には熱的検出器(ボロメータ，熱電対など)が用いられる．

赤外分光光度計〔infrared spectrophotometer〕⇒赤外スペクトル

赤芽球〔erythroblast〕⇒赤血球

赤芽球ろう〔pure red cell aplasia〕　略号PRCA．赤芽球やその前駆細胞が障害されることにより，強い貧血をきたす疾患．白血球系や血小板系には異常がみられないが，赤血球*，ヘモグロビン*の減少に加え，網状赤血球*数が著減する．骨髄では赤芽球系細胞はほとんどみられない．病因は先天性，後天性があり，後天性はパルボウイルスB19感染によるものを除けば大部分は自己免疫的な機序によって生じる．

赤色血栓〔red thrombus〕⇒血栓

脊髄〔spinal cord〕　わずかに扁平な円柱構造であり，延髄*の下方に続き，脳と共に中枢神経系*を構成する．中央部に中心管があり，その周りに横断面がH型(あるいは蝶型)をした灰白質*と，その周辺部の白質がある．灰白質は前角，中間質(側角を含む)，後角から成る．

脊髄には末梢からの情報を脳へ伝達する感覚性の上行経路，脳から末梢へ情報を伝達する運動性などの下行経路，脊髄内を連絡する伝達路がある．脊髄からは左右に31対の脊髄神経*(上方から8対の頸神経，12対の胸神経，5対の腰

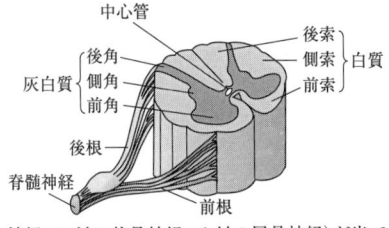

中心管
後索
後角／側索＼白質
灰白質／側角＼前索
前角
後根
脊髄神経
前根

神経，5対の仙骨神経，1対の尾骨神経)が出ており，これに対応して脊髄は頸髄，胸髄，腰髄，仙髄，尾髄(尾髄は仙髄に含めることがある)に区分される．

脊髄神経 [spinal nerve] 脊髄*から出る末梢神経の総称．脳神経*に対する語である．上方から，8対の頸神経，12対の胸神経，5対の腰神経，5対の仙骨神経，1対の尾骨神経の計31対から成る．脊髄の前角に運動ニューロンがあり，その遠心性線維は前根として脊髄から出る．また脊髄後角のニューロンは，後根として脊髄に入る求心性の感覚線維からの情報を受ける．前根と後根は1本に合流して混合神経となる．脊髄神経には自律神経系*の神経線維も含まれる．

脊髄反射 [spinal reflex] 反射とは，感覚受容器からの求心性の信号が，中枢神経系*内の反射中枢を経て遠心性線維に伝えられ，無意識のうちに特定の反応を起こすことであり，脊髄に反射中枢がある反射を脊髄反射という．一種の逃避反射である屈曲反射などの体性反射や，各種の自律性反射の中枢が脊髄内にある．

石炭酸 [carbolic acid] ＝フェノール

赤沈 ＝赤血球沈降速度

石綿 ＝アスベスト

石綿肺 [asbestosis] ⇌アスベスト

赤痢 [dysentery] 下痢・発熱・膿性粘血便などを伴う大腸感染症．赤痢菌が原因菌である細菌性赤痢*と，赤痢アメーバという原虫によってひき起こされるアメーバ赤痢*がある．赤痢菌は糞便などから飲食物を経由して少量菌数で経口感染し，大腸の上皮細胞を侵襲し破壊して，潰瘍を形成することで症状をひき起こす．赤痢アメーバはヒトやサルなどの大腸において糞便中にシスト(囊子)を排出し，このシストに汚染された飲食物の経口感染によって広がる．

赤痢アメーバ症 ＝アメーバ赤痢

セクレチン [secretin] ペプチドホルモン*の一つで，膵臓からの炭酸水素塩分泌促進作用，胃酸分泌抑制や胃・上部小腸運動の抑制作用をもつ消化管ホルモン*．酸性の胃内容物が十二指腸に入ることが刺激となり十二指腸粘膜のS細胞から分泌される．血管拡張作用に加え膵炭酸水素塩分泌促進や腸管平滑筋弛緩などの消化管機能の調節も行う血管作動性腸管ポリペプチドと構造的に似ている．

セコイリドイド [secoiridoid] イリドイドの7位と8位の結合が酸化的に開裂して生成する変形モノテルペン*の一種．アルカロイド*の生合成単位として重要なセコロガニンや，リンドウ科植物に含まれる苦味配糖体のアグリコン*などを含む化合物群の総称．

セスキテルペン [sesquiterpene] テルペノイド*のうち，イソプレン単位3個より成る炭素数15の化合物群．ファルネシル二リン酸を生合成前駆体とする．

セスタテルペン [sesterterpene] テルペノイド*のうち，イソプレン単位5個より成る炭素数25の化合物群．

ゼータ電位 [zeta potential] ⇌拡散電気二重層

セチリジン塩酸塩 [cetirizine hydrochloride] 抗アレルギー薬*．抗ヒスタミン薬*．

節 ＝節(フシ)

舌咽神経 [glossopharyngeal nerve] 第IX脳神経．(⇌脳神経)

舌下錠 [sublingual tablet] 舌の下に挿入して，粘膜からの速やかな吸収により全身循環に薬物を送達する錠剤．ニトログリセリン*錠などがある．

舌下神経 [hypoglossal nerve] 第XII脳神経．(⇌脳神経)

舌下腺 [sublingual gland] ⇌唾液腺

***sec*-ブチル** [*sec*-butyl] ⇌ブチル基

赤血球 [erythrocyte, red blood cell] 血液中で最も多数存在する血球(1μL中500万個)で，細胞質内にヘモグロビン*を含み，核をもたない．酸素と二酸化炭素の運搬を行う．骨髄中の前駆細胞である赤芽球が核を失って血液中に放出される．

赤血球凝集素 [hemagglutinin, HA] ⇌インフルエンザウイルス

赤血球凝集抑制試験 [hemagglutination inhibition test]　抗血清の希釈系列をつくり，赤血球を用いて凝集反応を行うことにより抗体価を測定する方法．一般にヒツジ赤血球が用いられる．

赤血球数 [red blood cell count, erythrocyte count]　略号 RBC．末梢血液の一般的検査の一つ．赤血球数が減少すると貧血になり，酸素の運搬能力が低下する．平均赤血球容積*(MCV)と平均赤血球色素濃度(MCHC)の数値を比較して貧血の種類を診断する．増加しすぎると多血症となり，血流が悪くなって血管が詰まる原因になる．

赤血球製剤 [human red blood cells]　人全血液から赤血球を分離して製剤化した成分製剤*で，赤血球濃厚液，洗浄赤血球浮遊液などがある．外傷などによる大量出血や慢性貧血などの治療に適用される．

赤血球沈降速度 [erythrocyte sedimentation rate]　略号 ESR．赤沈，血沈ともいう．抗凝固剤を加えた血液を細長い管に入れ垂直に立て，赤血球が時間と共に凝集し重力により沈降する速度．血漿中のグロブリンやフィブリノーゲンなどが増加すると速度は亢進するため，生体内で起こっている組織の破壊や炎症の指標とされる．基準値は，1時間値が男性で 10 mm 以下，女性で 15 mm 以下とされている．

接合 [conjugation]　2個の細菌が接して遺伝形質を伝達する現象．接合伝達性プラスミドの一つであるFプラスミドは性線毛(菌体表面にある毛状の構造体で，菌体と菌体をつなぐ)や遺伝子組換えに関する遺伝子群をもつ．これをもつ供与菌が産生する性線毛を介し，もたない受容菌に接合，Fプラスミドを複製しながら受容菌に伝達する．(⇌ プラスミド)

セッコウ(石膏) [gypsum]　天然の含水硫酸カルシウムで組成は $CaSO_4 \cdot 2H_2O$．漢方で解熱，止瀉，鎮静を目標とする処方に配合される．セッコウを 110～120 ℃に加熱して結晶水の 3/4 を失い，ほぼ 1/2 水和物の組成となったものを焼セッコウといい，固定・保護用包帯(ギプス)など医療材料として使用する．

接触角 [contact angle]　固体平面上に液体を置いたとき，液体が固体との接触面でなす角度．固体が液体にぬれやすいほど接触角が小さくなり，接触角が 0 のとき，完全にぬれるという．(⇌ ぬれ)

接触還元 [catalytic reduction]　触媒存在下で有機化合物に水素を添加する還元*反応．二重結合・三重結合に水素を付加する接触水素化と，炭素—ヘテロ原子結合などのσ結合の開裂反応(⇌ 水素化分解)すなわち接触水素化分解反応がある．(⇌ リンドラー触媒)

接触感染 [direct infection, contagious infection]　皮膚や粘膜の接触，または医療従事者の手や聴診器などの医療機器，手すりなど患者周囲の物体表面を介しての間接的な接触で病原体が付着することによって感染すること．

摂食障害 [eating disorder]　拒食症(神経性食思不振症，神経性食欲不振症，神経性無食欲症，神経性拒食症ともいう)と過食症(神経性大食症ともいう)に大きく分けられ，性差は女性に多い．前者では肥満や体重の増加に対する恐怖(肥満恐怖)や痩せ願望が強く，過度の食事制限により低体重や，無月経となり，重大な場合は入院治療が必要となる．後者ではむちゃ食いのエピソードを繰返し，不適切な行為(嘔吐，下剤の投与など)を繰返す．いずれも治療は薬物療法，認知療法が行なわれる．

接触水素化 [catalytic hydrogenation]　⇌ 接触還元

接触皮膚炎 [contact dermatitis]　皮膚疾患のなかで最も頻度の高いものの一つ．一次刺激性とアレルギー性に分類される．後者の場合，ある特定の物質に対して過敏になった特定の個体にのみ起こる．特定の物質が接触した部分に皮膚炎が現れるが，掻爬により炎症部位は拡大する．慢性に経過すると，皮膚の肥厚や色素沈着が起こる．

絶対エントロピー [absolute entropy]　⇌ 熱力学第三法則

絶対温度 [absolute temperature]　−273.15 ℃を基準点として設定された温度目盛〔単位：ケルビン(K)〕による温度．

絶対過敏期 [most sensitive period, most sensitive critical period]　絶対感受期ともいう．胎児の発生*時期のうち，薬物などの催奇形因子の影響を最も受けやすい時期．一般に妊娠 4～7 週(受精後 3～6 週)とされ，この時期に催奇形性*をもつ薬物にさらされると，重大な先天奇形を生じる恐れがある．(⇌ 相対過敏期)

絶対検量線法 [absolute calibration curve method]　あらかじめ測定対象物質標品のピーク面積またはピーク高さに対する濃度(量)の関係式(検量線)を求めておき，この検量線に基づ

き試料中の測定対象物質の濃度を測定する方法.ガスクロマトグラフィー*や液体クロマトグラフィー*において利用される.簡便であるが,全操作を厳密に一定に保たねばならず誤差を生じやすい.(→標準添加法,内標準法)

絶対配置 [absolute configuration] キラル*原子に結合した置換基の空間配置の表記.R/S表示法*により,すべての不斉中心の絶対配置がRまたはSで一義的に定義される.

絶対不応期 [absolute refractory period] いったん活動電位*が発生すると,刺激されても次の活動電位を発生できない時期がある.これを絶対不応期という.これに続き,強い刺激によってのみ活動電位が発生する期間を相対不応期とよぶ.生体内で心筋や神経軸索内をつねに一方向性に興奮が伝導するのは,不応期があるためである.

絶対零度 [absolute zero] 理論上到達できる最低温度.シャルルの法則*から理想気体の体積が0になる温度であり,$-273.15℃$に相当する.古典力学では,この温度ですべての運動は停止する.これを基準に絶対温度*目盛〔単位:ケルビン(K)〕が設定された.

接着結合 [adherens junction] ⇒細胞接着

接着斑 [desmosome] ⇒細胞接着

接着分子 [adhesion molecule] =細胞接着分子

Z形DNA [Z form DNA] プリンとピリミジンを交互に繰返す配列のときにとるDNAの立体構造で,左巻.らせん1回転当たりの塩基数は12,二本鎖の塩基対間距離3.7Å,らせんの直径18Åを示す.

セネガ [senega] セネガまたはヒロハセネガ(ヒメハギ科)の根.主要成分はサポニン*(セネギンⅡ,Ⅲなど).咽頭などの粘膜刺激作用.去痰薬として配合剤(鎮咳去痰薬)やセネガシロップの製造原料とする.

セファクロル [cefaclor] 略号CCL.第一世代セファロスポリン系抗生物質*.経口用.

セファゾリンナトリウム [cefazolin sodium] 略号CEZ.第一世代セファロスポリン系抗生物質*.注射用.

セファマイシン系抗生物質 [cephamycins, cephamycin antibiotic] ⇒セフェム系抗生物質

セファロスポリン系抗生物質 [cepharosporins, cepharosporin antibiotic] ⇒セフェム系抗生物質,第一世代セファロスポリン系抗生物質,第二世代セファロスポリン系抗生物質,第三世代セファロスポリン系抗生物質,第四世代セファロスポリン系抗生物質

セフェピム塩酸塩水和物 [cefepime dihydrochloride hydrate] 略号CFPM.第四世代セファロスポリン系抗生物質*.注射用.

セフェム系抗生物質 [cephems, cephem antibiotic] *Cephalosporium acremonium*という真菌から発見された7-アミノセファロスポリン酸(7-ACA)を母核とするセファロスポリンCは抗菌力が弱かったが,ペニシリン系抗生物質を分解するペニシリナーゼ(⇒β-ラクタマーゼ)で分解されない安定な薬剤であった.この7-ACAを母核として半化学合成により開発された薬剤をセフェム系抗生物質という(構造:付録Ⅶ).セフェム系は,セファロスポリン系抗生物質,セファマイシン系抗生物質とオキサセフェム系抗生物質*に大別される.開発時期と抗菌力によって第一から第四世代に分けられる.7α位にメトキシ基をもつセファマイシン系とオキサセフェム系はβ-ラクタマーゼに非常に安定性である.

セフォチアム塩酸塩 [cefotiam hydrochloride] 略号CTM.第二世代セファロスポリン系抗生物質*.注射用外膜透過性を高め,グラム陰性菌への抗菌スペクトル*を拡大した薬剤.

セフォチアムヘキセチル塩酸塩 [cefotiam hexetil hydrochloride] 略号CTM-HE.第二世代セファロスポリン系抗生物質*.経口用.注射用のセフォチアム*をエステル化して腸管からの吸収を高めた薬剤.

セフォペラゾンナトリウム [cefoperazone sodium] 略号CPZ.第三世代セファロスポリン系抗生物質*.注射用.緑膿菌に有効で,おもに胆汁に排泄される.

セフカペン ピボキシル塩酸塩水和物 [cefcapene pivoxil hydrochloride hydrate] 略号CFPN-PI.第三世代セファロスポリン系抗生物質*.経口用.エステル化により腸管からの吸収を高めた薬剤.

セフジトレン ピボキシル [cefditoren pivoxil] 略号CDTR-PI.第三世代セファロスポリン系抗生物質*.エステル化により腸管からの吸収を高めた薬剤.

セフジニル [cefdinir] 略号CFDN.第三世代セファロスポリン系抗生物質*.経口用.緑膿菌には無効.

セフスロジンナトリウム [cefsulodin sodium] 略号 CFS. 第四世代セファロスポリン系抗生物質*. 注射用. 緑膿菌にのみ優れた抗菌力を示す.

セフタジジム水和物 [ceftazidime hydrate] 略号 CAZ. 第三世代セファロスポリン系抗生物質*. 注射用. 緑膿菌に優れた抗菌力をもつ.

セーフティマネジメント [safety management] = リスクマネジメント

セフトリアキソンナトリウム水和物 [ceftriaxone sodium hydrate] 略号 CTRX. 第三世代セファロスポリン系抗生物質*. 注射用. 半減期が長く, おもに胆汁に排泄される. 緑膿菌には無効.

セフポドキシム プロキセチル [cefpodoxime proxetil] 略号 CPDX-PR. 第三世代セファロスポリン系抗生物質*. エステル化により腸管からの吸収を高めた薬剤.

セフメタゾールナトリウム [cefmetazole sodium] 略号 CMZ. セフェム系抗生物質*(セファマイシン系).

セボフルラン [sevoflurane] 吸入麻酔薬*. 揮発性麻酔薬.

ゼーマン分裂 [Zeeman splitting] 電子, 陽子, 中性子は, いずれも磁気モーメント*をもつ. このような粒子を磁場の中に置くと, 電子スピンまたは核スピン(I)の値によって$(2I+1)$のエネルギー準位*をとりうるようになる. 磁場によるエネルギー準位の分裂をゼーマン分裂という. このエネルギー差に相当するエネルギーの電磁波を与えると, その電磁波を吸収して安定なスピンの状態から, 不安定な状態に遷移する. この現象を利用した測定法が核磁気共鳴*(NMR), 電子スピン共鳴*(ESR)である.

セミミクロケルダール法 [semi-micro Kjeldahl method] = 窒素定量法

セラチア [Serratia] 水や土壌に広く分布するグラム陰性好気性桿菌(⇒グラム陰性菌, 好気性菌, 桿菌). 弱毒性のため健常人に対しては通常, 病原性を示さないが院内感染の原因となる. 多剤耐性を示す株が多い.

セラペプターゼ [serrapeptase] 去痰薬*. タンパク質分解酵素であり, 糖タンパク質を多量に含む粘性痰を酵素的に分解することで低分子化し, 痰の喀出を促す.

セラミド [ceramide] ⇒ スフィンゴミエリン

セリン [serine] 略号 Ser. アミノ酸*. エタノールアミンの原料, タンパク質中のリン酸化される残基, 糖タンパク質の糖鎖の結合部位. 構造は付録IV参照.

セルフメディケーション [self-medication] 自分自身の健康は自分で守るという考え方のことで, 自分で健康の維持・増進, 病気の予防・治療にあたることをいう. これには自助努力が大切であり, 普段からの体調管理が重要である. 食生活の見直しや生活習慣病の自己チェックだけでなく, 一般用医薬品*を上手に利用しての軽い疾患やけがへの自己対応が含まれる.

セルロース [cellulose] 植物細胞壁の主成分で, D-グルコースが$\beta 1 \to 4$結合で直鎖状に縮合生成される.

セルロプラスミン [ceruloplasmin] 血液中にみられる銅輸送タンパク質であり, 酵素. 四量体として存在する糖タンパク質. 血液中では血清, 赤血球にほぼ同量存在し, 血清銅の95%はセルロプラスミン銅. 鉄代謝にも関与し, Fe^{2+}をFe^{3+}とする.

セレウス菌 [Bacillus cereus] グラム陽性桿菌. 芽胞が食品中で発芽し毒素(セレウリド)を産生し, 嘔吐を主徴とする毒素型食中毒を起こす. また, 摂食により下痢を主症状とする感染型中毒を起こすこともある. わが国では毒素型中毒が多い.

セレギリン塩酸塩 [selegiline hydrochloride] 抗パーキンソン(病)薬*. MAO_B(⇒モノアミンオキシダーゼ)を阻害するため, ドーパミン*の代謝が阻害されドーパミン濃度を上昇させる. 黒質-線条体ドーパミン神経系における神経細胞が変性脱落しているパーキンソン病の治療薬である. 覚せい剤原料として規制されている.

セレクチン [selectin] 細胞接着分子*の一種. 糖鎖に結合するレクチン活性をもち, 相手の細胞表面の糖タンパク質や糖脂質に結合する. 発現部位より命名されたL-セレクチン(白血球), E-セレクチン(血管内皮細胞), P-セレクチン(血小板)の3種類が知られ, 白血球と血管内皮または血小板との相互作用に関与する. 炎症組織, 感染局所, 出血部位への白血球の体内移行にかかわる.

セレコキシブ [celecoxib] 非ステロイド性抗炎症薬*. COX-2選択的阻害薬*.

セレブロシド [cerebrosid] セラミド(⇒スフィンゴミエリン)に糖がグリコシド結合したスフィンゴ糖脂質*の一つ. 結合している糖はガラクトースやグルコースで, それぞれガラ

クトセレブロシド，グルコセレブロシドという．脳神経細胞に多い．

セロコンバージョン［seroconversion］　一般に，血清中のある特定の抗原が陰性化し，それに対する抗体が陽性になることをさす．B型慢性肝炎の場合はHBe抗原*が陰性化しHBe抗体が陽性となることをさす場合が多く，肝障害が鎮静化することが多い．

セロトニン［serotonin］　5-ヒドロキシトリプタミン（略号5-HT）．トリプトファンよりL-芳香族アミノ酸デカルボキシラーゼ反応によって生成する，中枢および末梢神経系の神経伝達物質*として働く生理活性アミン*の一種．細胞膜に存在する受容体を介して作用する．中枢神経系ではセロトニンニューロンの神経伝達物質，腸では腸管運動を促進するホルモン，血小板-血管系では毛細血管の収縮物質，松果体ではメラトニン生合成の中間体として作用する．このほか睡眠，食欲，血管拡張，性行動，痛覚，感情にもかかわる．

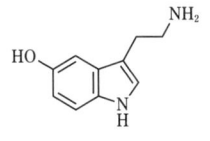

セロトニン含有神経［serotonin-containing nerve］ ⇒ 脳幹

セロトニン5-HT$_{1A}$受容体作用薬［serotonin 5-HT$_{1A}$ receptor agonist］　5-HT$_{1A}$受容体はG$_i$タンパク質共役型なので，受容体作用薬のほとんどはcAMP/PKA経路を抑制して過分極作用を示す（⇒ サイクリックAMP）．抗不安薬*として用いられるが，催眠作用や中枢性筋弛緩作用などがある．

セロトニン5-HT$_3$受容体遮断薬［serotonin 5-HT$_3$ receptor blocker］　セロトニン5-HT$_3$受容体拮抗薬ともいう．5-HT$_3$受容体（⇒ セロトニン受容体）でセロトニンと競合的に拮抗する薬剤．抗悪性腫瘍薬による嘔吐（腸クロム親和性細胞*から放出されたセロトニンが5-HT$_3$受容体に結合し，この刺激が延髄の嘔吐中枢に伝わることで起こる嘔吐）を抑制する際に用いる．（⇒ 制吐薬）

セロトニン作動薬［serotonergic agonist］ ⇒ 胃腸運動調整薬

セロトニン受容体［serotonin receptor］　オータコイドや腸神経・脳神経の伝達物質として機能するセロトニン*(5-HT)の受容体．5-HT$_1$～5-HT$_7$の七つに分類されるほか，5-HT$_1$, 5-HT$_2$, 5-HT$_5$はさらに細分類され，多様なサブタイプが存在する．

遷移確率［transition probability］　原子・分子などの微視的（⇒ 巨視的）な系において，量子化されたエネルギー準位*の間で単位時間に遷移が起こる確率．多原子分子のモル吸光係数*εは，電子遷移*の確率と結びつけられ，εの大きな物質ほど光を吸収する確率が高い．

線維芽細胞［fibroblast］　繊維芽細胞とも書く．動物個体内に広く存在する線維性結合組織の主要な構成細胞で，細胞間成分（細胞間基質）としてのコラーゲン*やフィブロネクチン*などの線維状タンパク質やムコ多糖（⇒ プロテオグリカン）を合成し分泌する．

線維芽細胞増殖因子［fibroblast growth factor］　略号FGF．線維芽細胞に作用して，その増殖を促進する分子量1万7千～1万9千の因子．線維芽細胞のほか，血管内皮細胞など多くの細胞に働く．酸性のaFGFと塩基性のbFGFほか，22種のFGFが存在する．

遷移元素［transition element］　周期表の3～12族に属する元素の総称で，すべて金属元素である（12族を含まない場合もある）．s軌道，p軌道は閉殻し，d軌道，f軌道の電子数が変化しており，同一周期であれば性質が似ていることも多い．（⇒ 主要族元素，典型元素）

遷移状態［transition state］　化学反応が進行する過程でのポテンシャルエネルギー*変化を考えるとき，最もエネルギーの高い状態のことをいう．ポテンシャルエネルギー変化曲線の極大点に相当する状態であるため，観測したり単離することはできない．反応の原系と遷移状態のエネルギーの差が活性化エネルギー*である．遷移状態の構造を考えることにより，反応の立体選択性が説明できることもある．

遷移状態理論［theory of transition state, transition state theory］　反応物が反応して生成物が生成する過程で，エネルギー最大の遷移状態〔活性錯（合）体〕を経由して反応が進行すると考える反応速度理論．アレニウス式*を熱力学パラメーターによって説明できる．反応物A，Bと活性錯（合）体C‡の間に平衡K‡=[C‡]/[A][B]が成り立ち，反応速度vはこの活性錯体の濃度[C‡]に比例すると考えると，活性化の定数K‡と反応の速度定数kとの間にk=（定数）・K‡の関係が得られる．平衡定数と標準ギブズエネルギー変化との関係$k=\exp(-\Delta G^{\ominus}/RT)$と$\Delta G^{\ominus}=\Delta H^{\ominus}-T\Delta S^{\ominus}$の

関係を遷移状態($\ddagger$で表示)に適用すると，原系と活性錯(合)体との間の活性化標準ギブズエネルギー変化 $\Delta G^{\ominus\ddagger}$ を用いて，アレニウス型の式 $k=$(定数)$\cdot\exp(-\Delta G^{\ominus\ddagger}/RT)=$(定数)$\cdot\exp(\Delta S^{\ominus\ddagger}/R)\cdot\exp(-\Delta H^{\ominus\ddagger}/RT)$ が得られる（$G^{\ominus\ddagger}$：活性化ギブズエネルギー，$H^{\ominus\ddagger}$：活性化エンタルピー，$S^{\ominus\ddagger}$：活性化エントロピー）．

線維素溶解系 繊維素溶解系とも書く．(=線溶系)

全か無かの法則 [all-or-none law] → 活動電位

腺癌 [adenocarcinoma] 腺組織への分化傾向をもつ癌，または腺を構成している細胞から発生した癌．癌組織は，発生母地に類似した管腔形成をとることが多い．消化管，外分泌腺，生殖器など広い範囲の腺臓器に生じる．

先願主義 [first-to-file principle, first-to-file system] 最初に特許*出願をした発明者に特許権を与える制度．米国を除いた国が採用．特許出願から18カ月後に内容が公開される制度（公開制度）と合わせ，先発明主義*と比べて特許出願日の先後が明確であることが利点．

前期高齢者 [elderly under 75] → 後期高齢者

センキュウ(川芎) [cnidium rhizome] センキュウ(セリ科)の根茎を通例湯通ししたもの．主要成分はフタリド類(クニジリド，センキュウノリドなど)．エキスに中枢抑制，鎮痛，抗血栓，免疫賦活作用．漢方で補血，強壮，鎮痛，鎮静薬として婦人病薬を中心に応用される．

前駆型発癌物質 [precarcinogen, procarcinogen] = 二次発癌物質

線形1-コンパートメントモデル [linear 1-compartment model] → 1-コンパートメントモデル

線形回帰モデル [linear regression model] 直線回帰モデルともいう．結果変数 Y と p 個の説明変数 $(x_1, x_2, \cdots, x_p)$ の間の関連を未知母数 $(\beta_0, \beta_1, \cdots, \beta_p)$ を用いて，$Y=\beta_0+\beta_1x_1+\cdots+\beta_px_p+e$ といった線形関係を仮定するモデル．ただし e は確率的に変動する誤差項を表す．特に説明変数の数が一つのモデルを(線形)単回帰モデル，二つ以上のモデルを(線形)重回帰モデルとよぶ．(→ 回帰分析)

線形コンパートメントモデル [linear compartment model] → コンパートメントモデル

線形モデル [linear model] 薬物の効果 E が濃度 C に直接比例する場合のモデルである．

$E=S\cdot C+I$ ここで S は直線の傾きを表す．最大効果モデル*において薬物濃度が EC_{50} より十分小さいとき，$S=E_{max}/EC_{50}$ と近似される．(→ 薬力学的パラメーター)

全血製剤 [whole human blood product] 人全血液ともいう．抗凝固剤を含む人全血液のことで，血液の全成分を含んでいる．これは保存血液として，4～6℃で採血後21日間有効とされている．通常，人全血液は採血後直ちに血漿と血球成分に分離されて成分製剤*として製剤化される．採血後6時間以内に分離・凍結された血漿は，新鮮凍結人血漿として，血液凝固異常疾患などに適用されるか，第Ⅷ因子製剤（→ 血液凝固因子製剤）の原料として使用される．採血後6時間以上経過して分離・凍結された血漿は，血漿分画製剤*の原料として使用される．(→ 血液製剤)

旋光計 [polarimeter] → 旋光度

旋光性 [optical rotatory power] 平面偏光が光学活性な物質を通過するとき，その偏光面が変化する現象(→ 偏光)．左右の円偏光に対する屈折率が異なるために起こる．通過してくる光に対して，偏光面が右に回転するとき右旋性，左に回転するとき左旋性で，前者は(+)または d，後者は(−)または l を化合物名の前につける．これを dl 表示法という．

旋光度 [angle of rotation, optical rotation] 平面偏光(→ 偏光)が光学活性物質を通過するときの偏光面の回転する角度．光学活性物質の確認や定量に利用される(→ 旋光性)．旋光度の測定には旋光計を用いる．光源にナトリウムD線のような単色光を用い，これをニコルプリズム(偏光子)を通して平面偏光を取出し，試料物質を通過させた後，検光子を通して透過光の偏光面の角度を測定する．リッピヒ旋光計では偏光子のつぎにリッピヒニコル(円視野を二等分するプリズム)を置き，視野の半分の偏光面をわずかに傾けておき，検光子を回転して両視野の明るさが等しくなる目盛りを読み取る．(→ 偏光)

旋光分散 [optical rotatory dispersion] 略号ORD．光の波長を変えると旋光度*が変化する現象．波長ごとに旋光度または比旋光度*をプロットして得た曲線を旋光分散スペクトル（ORDスペクトル）という．測定波長領域に吸収を示さない光学活性物質では，長波長から短波長にかけて旋光度の絶対値が大きくなる単純曲線となるが，吸収を示す光学活性物質では，

極大吸収波長を境に極大値(山)と極小値(谷)が現れる．この現象をコットン効果という．長波長側に山，短波長側に谷がある場合を正のコットン効果，その逆を負のコットン効果という．

旋光分散スペクトル [optical rotatory dispersion spectrum] ⇒ 旋光分散

煎剤 [decoction] 生薬の有効成分を常水で熱時抽出した液状の内用製剤．1日量の生薬に常水 400〜600 mL を加え，30 分以上かけて半量を目安として煎じ，温時，布ごしして調製したもの．

腺上皮 [glandular epithelium] ⇒ 単層円柱上皮

全静脈麻酔 [total intravenous anesthesia] 略号 TIVA．麻酔状態を得るのに必要な薬物をすべて静脈内投与し，最上な麻酔状態を得る方法．麻酔薬のプロポフォール*，麻薬性鎮痛薬*のフェンタニルまたはレミフェンタニル，末梢性筋弛緩薬*のベクロニウムが持続点滴される．

浅色効果 [hypsochromic effect] ⇒ 吸収スペクトル

染色質 ＝ クロマチン

染色体 [chromosome] 真核細胞の分裂時に現れる，核内のクロマチン*が凝集した構造体．DNA とヒストンをほぼ1：1(重量比)に含み，他の染色体タンパク質も含む．多くの動植物の体細胞は，雌雄の親に由来する2セットのゲノム*をもつ二倍体*細胞で，相同染色体が2本ずつ形成される．ヒトの染色体は 46 本あり，22 対(44 本)の常染色体と1対(2 本)の性染色体から成る．(⇒ 細胞分裂，相同組換え)

染色体異常 [chromosomal aberration] 染色体の数の増減や構造の異常．構造の異常には，染色体の一部がなくなった欠失，繰返しが起こった重複，染色体の一部が切断して別の位置につながった転座，切断部分が逆向きにつながった逆位などがある．ある種の癌では特定の染色体間での転座がみられる．数の異常では，性染色体や 21 番染色体の異常が知られており，その他の染色体数の異常は多くの場合致死になる．

染色体異常試験 [chromosome aberration test] 特殊毒性試験で変異原性試験の一つ．培養細胞(チャイニーズハムスターの線維芽細胞株やヒト末梢リンパ球など)を用いた in vitro 試験と，マウスなどの哺乳動物を用いた in vivo 試験がある．in vitro 試験は一次スクリーニングとして行われ，おもに染色体の構造的異常ならびに数的異常を調べる．in vivo 試験は二次あるいは三次スクリーニングとして行われ，優性致死試験や小核試験なども含まれる．

前処理 ⇒ 前(まえ)処理

先進医療 [advanced medical treatment] ⇒ 先端医療

全身クリアランス [total body clearance] 略号 CL_{tot}．クリアランスの考え方において，全身を一つの処理組織(臓器)とみなしたもので，身体全体の薬物除去能力を表している．原則として組織(臓器)クリアランス*の和であるが，大部分の薬物は，ほぼ肝クリアランス*と腎クリアランス*の和として表され，その値は薬物の血中濃度を定常状態に維持するための維持投与量(維持量)*の算出に用いられる．

全身性エリテマトーデス [systemic lupus erythematosus] 略号 SLE．膠原病*の一つで，原因は不明であるが，20〜30 歳代の女性に多い．何らかの自己抗体〔抗核抗体，抗 DNA 抗体，抗 Sm(スミス[人名])抗体など〕の出現によって，網内系のマクロファージによって処理しきれないほどの免疫複合体が産生される．これらが組織(腎臓，皮膚，関節，肺など)に沈着して，さらに補体との結合により補体系が活性化されて白血球走化性因子や血管透過性亢進因子が生成され，組織に好中球・好塩基球が遊走されてこれらの細胞がプロテアーゼやヒスタミンを遊離して，組織破壊が起こる(Ⅲ型アレルギー反応*)．したがって，SLE の病変は多臓器に出現して多症状を示す．全身症状として発熱・全身リンパ節腫脹，皮膚・粘膜症状として蝶形紅斑，光線過敏症，口腔内・外陰部アフタ性潰瘍，関節痛，消化器症状として腹痛，吐気，肝脾腫，循環器系・呼吸器系・腎泌尿器系として心膜炎，胸膜炎，間質性肺炎，タンパク尿・血尿，中枢神経症状として頭痛，めまい，痙攣などが出現する．

全身性強皮症 [systemic scleroderma] 各臓器における結合組織の線維化とそれによる血管内膜の肥厚によって末梢循環障害が生じ，皮膚の硬化を主症状として，末梢血管障害，レイノー現象(⇒ レイノー病)，心筋炎，肺線維症，関節炎，食道蠕動の低下などをひき起こす．皮膚病変のみでなく全身性の場合を**全身性硬化症**といい，進行性であることから**進行性全身性硬化症**ともよばれる．

全身性硬化症 [systemic sclerosis, SSc] ⇒ 全身性強皮症

全身性自己免疫疾患 [systemic autoimmune disease] 全身の多臓器に病変が生じる自己免疫性疾患のこと. 全身性エリテマトーデス*(SLE), 関節リウマチ*, 強皮症などが代表例.

全身麻酔薬 [general anesthetic] 局所麻酔薬*に対立する用語で, 一般的には意識を消失させることにより, 痛覚・知覚を消失させ外科的手術が可能な状態に導く薬物である. 投与経路により吸入麻酔薬*と静脈麻酔薬*に分けられるが, 結果として中枢神経系を抑制することによって作用を発現する. 過量投与の場合は呼吸中枢の抑制により呼吸停止を起こし死に至る.

仙髄 [sacral spinal cord] → 脊髄

センス鎖 [sense strand] = ＋(プラス)鎖

センソ(蟾酥) [toad cake] シナヒキガエルまたは *Bufo melanostictus* Schneider(ヒキガエル科)の耳腺の分泌物を集めたもの. 主要成分は強心性ステロイド(シノブファギン, レジブフォゲニン, ブファリン*など). 漢方では, 強心利尿, 鎮痛を目標に応用される. 毒薬として扱われる.

喘息 [asthma] = 気管支喘息

選択的エストロゲン受容体調節薬 [selective estrogen receptor modulator] 略号 SERM. エストロゲン受容体に対して, 組織特異的に刺激作用あるいは遮断作用を示す非ステロイド性薬物. 乳癌治療に用いられるタモキシフェンや骨粗鬆症治療薬*として用いられるラロキシフェンなどがある.

選択的スプライシング [alternative splicing] → mRNA

選択的セロトニン 5-HT 再取込み阻害薬 [selective serotonin reuptake inhibitor] = SSRI

選択的セロトニン 5-HT・ノルアドレナリン再取込み阻害薬 [serotonin-noradrenaline reuptake inhibitor] = SNRI

選択的ムスカリン受容体拮抗薬 [selective muscarinic receptor antagonist] ムスカリン受容体*サブタイプに選択性をもつ受容体拮抗薬. ムスカリン M_1 受容体選択的遮断薬のピレンゼピンが消化性潰瘍治療薬*として用いられている.

選択毒性 [selective toxicity] ヒトや動物などの宿主に対して毒作用は示さないが, 感染あるいは寄生している生物や腫瘍細胞に対してのみ強い毒作用を示すこと. 選択毒性をもつ薬剤として化学療法薬や農薬がある. その機序は細胞の構造(細胞壁やリボソーム)や代謝系(葉酸合成)の違いによる.

選択バイアス [selection bias] → バイアス

先端医療 [advanced medicine] 最先端の医薬品・医療機器など, 医学における先端的研究成果を利用した医療のこと. 研究段階にある医療であるため, 特定の医療機関において慎重に行われるべきである. 先端医療のうち厚生労働大臣の承認を受けたものを先進医療とよび, その種別ごとに実施可能な病院が承認されている.

せん断応力 [shear stress, shearing stress] → ニュートン流動

先端巨大症 [acromegaly] 末端肥大症ともいう. 成長ホルモン*の分泌過剰が原因でひき起こされる疾患. 手足が大きくなるなどの身体的な特徴を示す以外に, 代謝性疾患も起こる. 骨端線の閉鎖前に起これば, 巨人症とよばれる.

全窒素 [total nitrogen] 食品に含まれる窒素化合物の量を窒素量で表したもので, さまざまな食品の評価に利用される. 測定はケルダール法でアンモニア量を求め換算するか, デュマ法で直接定量する.

線虫 [Nematoda, nematode] 蠕虫*の一種で多くは自由生活を営み土壌中に生息している. 線虫類には回虫*, 鉤虫, 蟯虫*, 糸状虫(フィラリア), アニサキス*などが含まれ, ヒトや動物に寄生してさまざまな病態をひき起こす.

蠕(ぜん)虫 [helminth] 多細胞真核動物で線虫*, 吸虫, 条虫*などに分類される寄生虫. 寄生のための吸盤や鉤(かぎ)などが発達している. 虫卵が外界で幼虫となり, 宿主へ経口・経皮感染後, 成虫となり産卵する. 宿主に対してさまざまな病態をひき起こす.

先天性 [congenital, inborn] 特定の性質(病気, 欠陥など)が生まれたときにすでに身に備わっていること.

先天性代謝異常 [inborn error of metabolism] → 新生児スクリーニング

先天性免疫 [innate immunity] = 自然免疫

蠕(ぜん)動運動 [peristalsis] → 小腸

セントジョーンズワート [St. John's wort] = セイヨウオトギリソウ

セントラルドグマ [central dogma] F. H. C. Crick により 1958 年に提唱された分子生物学の一般原理で, DNA は自己複製(→ DNA 複製)と自身のもつ情報の RNA への転写*を指令し, つぎに RNA は自身のもつ情報のタンパク

質への翻訳*を指令するというもの．すなわち遺伝子の情報は DNA → RNA → タンパク質の順に流れるということ．

全 *trans*-レチノイン酸 [all-*trans* retinoic acid] = トレチノイン

セントロメア DNA [centromere DNA] ⇒ サテライト DNA

センナ [senna leaf] *Cassia angustifolia* Vahl または *C. acutifolia* Delile (マメ科) の小葉．主要成分はジアントロン配糖体類 (センノシド A) やアントラキノン*類 (クリソファノール, レイン)．緩下薬．

潜 熱 [latent heat] = 転移熱

センノシド [sennoside] 瀉下薬*．

先発医薬品 [brand-name drug, proprietary drug] 最初に薬価基準に収載された新薬のことを先発医薬品という．先発医薬品には特許の有効期間あるいは再審査期間 (発売後 4～10 年) のうち長い方が切れるまで市場独占権が与えられる．独占期間が過ぎると先発医薬品と同じ有効成分の薬を別の商品名でジェネリック医薬品*として製造・販売をすることができる．

先発明主義 [first-to-invent principle, first-to-invent system] 最初に発明した者に特許権を与える制度．米国が採用．同一の発明をした者が二人以上いた場合，出願日にかかわりなく先に発明した者が特許権をもつ．争いに備えて発明の着想日，実施化日を明確にする記録を残すことが重要．(⇒ 特許，先願主義)

全般発作 [generalized epilepsy] てんかん発作起始時から両側半球障害による症候を呈し，発作中の脳波変化も両側同期性左右対称性異常を呈するてんかん*，てんかん症候群．発作型として，短時間意識障害をきたす欠伸発作*，一部の筋肉が短時間，不随意収縮するミオクロニー発作*，持続して筋肉が収縮する強直発作，強直発作の後に律動的に筋肉が収縮する間代発作*，急に脱力して倒れてしまう脱力発作，などがある．通常年齢依存性の発作をみる特発性では，若年発症で遺伝の素因をもつが予後は比較的良好で，基礎疾患のある症候性では，乳幼児期発症で比較的難治性のものが多い．(⇒ 部分発作)

前負荷 [preload] 心筋の収縮開始直前に静脈環流量の増加があると，心室筋に負荷がかかり，拡張期に心室筋を伸展させる前負荷が増大する．左室拡張末期の容積または圧とほぼ同じ意味をもち，心拍出量*は前負荷の増加と共に増加する．(⇒ 後負荷)

潜伏期 [latent period, incubation period] ⇒ 感染症

センブリ [swertia herb] センブリ (リンドウ科) の開花期の全草．別名はトウヤク (当薬) で，適切な薬品であることを意味するわが国でつくった当て字．主要成分は苦味配糖体 (スウェルチアマリン)．主要成分に唾液，胆汁，膵液分泌促進作用．苦味健胃薬*として応用される．苦味チンキ製造原料．ゲンノショウコ*，ジュウヤク*と共に日本三大民間薬の一つ．

前方類似 (医薬品名の) [front part alikeness] 医薬品名称の前方部分の文字 (特に 2～3 文字) が同一で，前方部分が似ていること．医薬品の取違いのおもな原因の一つである．(⇒ 後方類似)

せん妄 [delirium] 錯覚，幻覚，精神運動興奮，注意力の低下，不安などが加わった意識障害．心理的・社会的ストレス，不眠，感覚遮断，身体的活動の欠如が誘因となる．発症は急激で，日内変動もあり夜間に症状の悪化をみることが多い．

専門薬剤師制度 [board certified pharmacy specialist] = 研修認定薬剤師制度

線溶系 [fibrinolytic system] 繊溶系とも書く．線維素溶解系ともいう．血液凝固系の最終産物であるフィブリン (線維素) が，タンパク質分解酵素であるプラスミンにより，可溶性のペプチド断片 (フィブリン分解産物) に分解される過程．(⇒ 血液凝固)

前立腺 [prostate] 男性生殖器の一つで，膀胱の下にあり，尿道を取囲む形で存在する (⇒ 生殖器系)．前立腺液を分泌し，精囊からの精囊液，精巣*からの精子を混合し精液をつくる機能をもつ．前立腺は尿道と射精管が合流する場所であり，射精や尿の排泄をつかさどる．

前立腺癌 [prostatic cancer, prostatic carcinoma] 前立腺外腺に発生し，大部分が腺癌．高齢男性に多く，男性ホルモンが発育に関与する．初期は無症状，進行すると尿道・膀胱などへの浸潤，リンパ節転移，遠隔転移 (多くは骨盤，脊椎への骨転移) により，排尿困難，膀胱刺激症状 (頻尿*)，転移部位の疼痛 (腰痛) が出現．血中の前立腺特異抗原* (PSA) が上昇する．早期は前立腺全摘，進行癌では内分泌療法 (ゴナドトロピン放出ホルモンアゴニストなど) を主体とした薬物療法．(⇒ 前立腺肥大症，尿閉，排尿障害)

前立腺特異抗原〔prostatic specific antigen〕 略号PSA.前立腺癌*の腫瘍マーカー.前立腺の腺上皮細胞が分泌する分子量約3万4千の糖タンパク質.前立腺癌細胞から著明に分泌され,癌の進展や再発により血中PSA値が上昇する.前立腺肥大症*では軽度の増加.

前立腺肥大症〔benign prostatic hyperplasia〕 前立腺内腺の過形成による結節が生じ,尿道を圧迫して排尿障害*をもたらす良性疾患.高齢男性に多く,加齢と男性ホルモンが関与する.尿道の機能的な閉塞とともに,尿道や膀胱に粘膜浮腫や炎症が生じ,頻尿*や尿意切迫などの刺激症状も起こる.初期の刺激症状から,しだいに排尿障害や残尿が生じるようになり,尿閉*へと進む.α_1遮断薬などの薬物療法のほか,重症例では手術(経尿道的前立腺切除術など)の適応となる.

前臨床試験〔preclinical test〕→ 非臨床試験

ソ

相〔phase〕 明瞭な物理的境界により他と区別できる，物理的に一様で化学的組成も均一な領域．最も安定な相は圧力と温度等を選べば唯一決定する．このため同一条件でみられる他の相は準安定相とよばれる．単一の相として気相(気体)，液相(液体)，液晶，固相(固体)，固溶体(混晶)など．同じ固体や液晶でも晶形が異なれば別のもので（→多形），共融混合物*(共晶)はきわめて微細な2種の結晶から成る多相系(不均一系)である．

躁うつ病〔manic depressive illness〕 双極性障害，双極性気分障害ともいう．うつ病相と躁病相または混合病相から成り，有病率はうつ病の10分の1である．躁病相では気分は爽快，上機嫌，誇大的であるが，突然怒り出したりする．頭に考えがつぎつぎと浮かびまとまらなく，注意が分散し，行動は無計画で落ち着かないことが多く，睡眠欲求が低下することもある．1年に4回以上の病相を繰返すものを急速交代型という．再発率が90％と高く，治療は薬物療法〔気分安定薬(抗躁薬*)が基本〕と心理療法である．（→気分障害）

造影剤〔contrast agent, contrast medium, enhancement agent〕 画像診断において，異なる部分の信号の違い(コントラスト)を高め，病巣や病変の診断精度を改善するために投与される薬剤．目的に応じてさまざまな造影剤や使用方法がある．硫酸バリウムやヨウ素製剤(イオパミドール，イオヘキソール)はX線診断法*の代表的な造影剤であり，磁気共鳴画像法*では主としてガドリニウム製剤が用いられ，超音波診断法*では安定な微小気泡を造影源としている．

相 加〔addition〕 ある薬物Aに加えてほかの1種またはそれ以上の薬物を併用する場合，Aおよびその他の薬物による薬理効果の単純な和として作用が増強されること．（→相乗）

増感現象〔sensitization〕＝逆耐性

臓器移植〔organ transplantation〕 1988年日本医師会が"脳死を人の死と認める"と公表し，1990年に臨時脳死及び臓器移植調査会が設置され，1997年に臓器移植法が施行された．この法律において臓器とは，ヒトの心臓，肺，肝臓，腎臓，その他厚生労働省令で定める内臓および眼球をいう(内臓は膵臓および小腸のことをさす)．したがって，以上の臓器〔非血縁者の生体または死体，血縁者(親子，兄弟・姉妹)の生体からの臓器〕を移植する場合をいう．臓器移植では，A・B・H の血液型物質が血管内皮細胞にも存在するため，血管縫合を行って血流を確保するうえでドナー(臓器提供者)とレシピエント(移植を受ける者)の血液型(ABO式)を一致もしくは適合させる必要がある．

臓器クリアランス〔organ clearance〕＝組織クリアランス

臓器固有クリアランス〔organ intrinsic clearance〕＝組織固有クリアランス

早期新生児〔early neonate, early neonatal infant〕→新生児

臓器特異的自己免疫疾患〔organ-specific autoimmune disease〕 特定臓器の細胞表面のみに存在する特異的な自己抗原*を標的とした免疫応答が起こり，その臓器にのみ病変が生じる自己免疫疾患．1型糖尿病*，重症筋無力症*，バセドウ病*，橋本病*，多発性硬化症*，特発性血小板減少性紫斑病(→紫斑病)などがある．これに対し全身の多臓器に病変が生じるものを全身性自己免疫疾患*とよぶ．

双極子〔dipole〕 分子内で電荷の偏りが生じている状態が双極子であり，極性分子は永久双極子である．希ガスなどの非極性分子でも，近くにイオンや永久双極子がある場合，電荷の偏りが誘起される．これが誘起双極子である．（→分極）

双極子-双極子相互作用〔dipole-dipole interaction〕→分子間相互作用

双極子モーメント〔dipole moment〕 電気双極子モーメントともいう．記号μで表す．電荷が完全に分離していない中性分子でも，その多くは構成する原子の電気陰性度の違いにより部分的に電荷が分離している状態となっている．この電荷の分離の程度と方向を示すものが双極

子モーメントであり，分離している電荷の大きさを±q，その距離をrとすると，$\mu = q \cdot r$で与えられる．個々の結合についての双極子モーメント(結合モーメント)のベクトル和をとると，分子全体の双極子モーメントを見積もることができる．

双極性気分障害 [bipolar mood disorder] ＝躁うつ病

双極性障害 [bipolar disorder] ＝躁うつ病

造血幹細胞 [hematopoietic stem cell] 赤血球*や白血球*(単球，好中球・好酸球・好塩基球などの多型核白血球，リンパ球*)，巨核球*などすべての血球細胞に分化する能力をもつ未分化な細胞．成体では骨髄に存在する．種々のコロニー刺激因子(＝顆粒球コロニー刺激因子，マクロファージ・顆粒球コロニー刺激因子)やインターロイキン*が作用してそれぞれの血球細胞へと分化，成熟する．(→幹細胞)

造血幹細胞移植 [blood stem cell transplantation] 造血幹細胞*(骨髄の幹細胞，末梢血幹細胞，臍帯血幹細胞など)を移植すること．使用する造血幹細胞が自己の場合は自家造血(骨髄，末梢血)幹細胞移植といい，両親・兄弟姉妹(血縁者)・非血縁者(骨髄バンクなどを利用)からの場合を同種造血幹細胞移植という(一卵生双生児間は同系造血幹細胞移植という)．

造血器 [hematopoietic organ] 造血器官ともいう．血液細胞(血球と血小板)をつくる器官．

造血薬 [hematopoietic] 赤血球の産生を促進する貧血治療薬と，白血球減少に用いる白血球減少症治療薬が含まれる．貧血の種類により，鉄剤(鉄欠乏性貧血*)，ビタミンB_{12}や葉酸(巨赤芽球性貧血*)，ビタミンB_6(鉄芽球性貧血)，タンパク同化ステロイド(再生不良性貧血*)，エリスロポエチン(腎性貧血*)，ステロイドや免疫抑制剤(溶血性貧血*)などが用いられる．白血球減少症治療にはコロニー刺激因子であるG-CSF(顆粒球コロニー刺激因子*)やM-CSF(マクロファージコロニー刺激因子*)が用いられる．

造骨 [bone morphogenesis] ＝骨形成

総コレステロール [total cholesterol] 略号 TC, T-Cho. 血中のコレステロール*は脂肪酸*が結合したコレステロールエステルと，脂肪酸が結合しない遊離型コレステロールの形で存在しており，これらをあわせて総コレステロールという．

早産 [premature delivery, premature birth, premature labor] 妊娠22週以降で37週未満の分娩．常位胎盤早期剝離や胎児仮死などで妊娠を中断する人工早産と，前期破水，頸管無力症などによる自然早産がある．子宮収縮，頸管開大などで早産となる可能性が高い状態が切迫早産．(→流産)

桑実期 [morula stage] →発生

ソウジュツ(蒼朮) [atractylodes lancea rhizome] ホソバオケラまたは*Atractylodes chinensis* Koidzumi(キク科)の根茎．主要成分はセスキテルペン*類(ヒネソール，β-オイデスモール)，ポリアセチレン類(アトラクチロジン)など．食欲不振，下痢，水腫などに適用する漢方薬に配剤．日本産のオケラの根茎は白朮(ビャクジュツ)．両者ともに朮として用いる．

相乗 [potentiation] ある薬物Aに加えてほかの1種またはそれ以上の薬物を併用する場合，Aおよびその他の薬物による薬理効果の単純な和以上に作用が増強される場合を示す．一般的に作用機序が異なり最終的な反応が同一な薬物間では相乗作用が現れることがしばしばある．(→相加)

増殖因子 [growth factor] 略号 GF. 局所の細胞により産生され，自身あるいは周囲の細胞の増殖や分化に関与する物質．多くはポリペプチドである．(→上皮増殖因子，線維芽細胞増殖因子，血小板由来増殖因子，血管内皮細胞増殖因子，神経成長因子)

増殖期 [proliferation stage] →月経周期

増殖曲線 [growth curve] →細菌の増殖機構

相 図 ＝状態図

双性イオン [zwitter ion] ＝両性イオン

相対過敏期 [relatively sensitive period] 相対感受期ともいう．胎児の発生*時期のうち，絶対過敏期*に続く時期で，いぜんとして催奇形性*に注意が必要な時期．一般に妊娠8〜15週(受精後7〜14週)とされ，前半を相対過敏期，後半を比較過敏期と分類することもある．

相対危険度 [relative risk] 略号 RR. 相対リスクともいう．異なる二つの介入における興味のある事象のリスクの比．ある処置の事象のリスクに対して別の処置の事象のリスクが何倍であるかを表す．相対危険度が1の場合には，事象のリスクは同じであることを意味する．相対危険度が1より大きい場合には，分母に対応する処置よりも分子に対応する処置の方が事象のリスクが高いことを意味する．

相対粘度 [relative viscosity] ⇒ 粘度

相対標準偏差 [relative standard deviation] = 変動係数

相対不応期 [relative refractory period] ⇒ 絶対不応期

相対分子質量 [relative molecular mass] = 分子量

相対リスク = 相対危険度

相転移 [phase transition] 一つの相*から別の相へ、物質の態様が一斉に変わり、物質のもつエンタルピー、エントロピーなどが温度、圧力などに対し不連続に変化する現象. 融解*, 沸騰*など. 転移点*とよばれる温度(圧力)で生じる.

相同組換え [homologous recombination] 異なる二本鎖 DNA の間で起こる鎖の切断と再結合による組換え現象のうち、塩基配列が等しい領域で起こる組換え. 減数分裂*では、相同染色体(⇒染色体)の DNA 鎖間で高頻度に相同組換えが起こり、光学顕微鏡像で交差として知られていた.

相同性検索 = ホモロジー検索

相同染色体 [homologous chromosome] ⇒ 染色体

増粘剤 = 粘稠化剤

総ビリルビン [total bilirubin] 略号 T-Bil. 間接ビリルビン*と直接ビリルビン*を併せたものを総ビリルビンという. 間接および直接ビリルビン分画測定は、きわめて重要な肝機能検査であり、各種肝・胆道疾患の診断、経過観察、予後判定や黄疸*の鑑別に用いられる.

増分費用効果比 [incremental cost effectiveness ratio] 略号 ICER. 複数の選択案(代替案)において費用効果性を判断するための指標の一つ. 一般には ICER(アイサー)とよばれており、対照案との比較において、分析対象案のアウトカム*を1単位増加させるのに必要な追加的な費用を表す(ICER=Δコスト/Δアウトカム). ICER による判断はあらかじめ決められた閾値(限界値)を用い、ICER<閾値となれば、分析対象を費用効果的と判断する. アウトカムを QALY*とした場合の閾値としては、米国では 5～10 万ドル/QALY、英国では 2～3 万ポンド/QALY が用いられている.

相平衡 [phase equilibrium] 二相の間、または多相間で、微視的にみれば物質の往来はあるが巨視的*な量(温度、圧力、濃度など)は変化しない平衡状態. 異なる相*の間で(多成分系では各成分それぞれについて)化学ポテンシャル*が等しいことが必要十分条件.

相補鎖 [complementary strand] ⇒ DNA

相補性決定領域 [complementarity determining region] 略号 CDR. 免疫グロブリン*や T 細胞受容体*の可変部*内にあり、抗原結合部位を直接構成する領域. アミノ酸配列の多様性が大きく、多様な抗原に対して特異的な結合を可能にしている. 各ペプチド鎖で CDR1, CDR2, CDR3 の三つの部位が存在する. CDR3 は体細胞レベルでの V(D)J 遺伝子再構成*によってリンパ球のクローンごとに生み出され、抗原結合多様性の獲得機構において重要である.

相補的 DNA [complementary DNA] = cDNA

創薬 [drug discovery and drug development] 疾病への治療薬としての医薬品を開発すること. 広い意味での新規の医薬品を創製することをいう. たとえば"ゲノム創薬"などと使われる.

創薬化学 = メディシナルケミストリー

相律 [phase rule] ギブズの相律ともいう. 系の中で共存できる(平衡にある)相*の数と状態変数との関係を述べた法則. 共存する相の数を P, 成分の数を C とすると、独立に動かせる示強性の変数の数(系の自由度)F が、$F = C - P + 2$ で定まる.

層流 [laminar flow] 隣合う液体部分が乱れない滑らかな流れ.

造粒 [granulation] 粉から粒をつくる操作. 粉末を顆粒状にすることで、粉が飛散しにくくなり調剤時の計量がしやすくなり、流動性が改善されることにより打錠機やカプセル内への充填性*が向上する. また、粉に含まれる医薬品成分のばらつきを抑えることができるため、含量均一性を保つことができる.

総量規制 [total volume control, total pollutant load control] 大気汚染や水質汚濁の防止対策として、汚染物質の濃度をもって規制する濃度規制に対し、排出される汚染物質の絶対量を規制するものをいう. 汚染物質の発生源が密集している場合、濃度規制のみでは環境基準の確保は困難である. このような場合、一定の地域において排出される汚染物質の総量(総量規制基準)をもって規制する.

阻害剤(酵素反応の) [inhibitor] 酵素阻害物質、インヒビターともいう. 酵素*の触媒部

位もしくはそれ以外の部位と結合することにより酵素反応速度を低下させる物質。酵素に可逆的に結合し，除去すれば活性が回復する可逆的阻害剤と，共有結合などで強く結合し，不可逆的に不活性化する不可逆的阻害剤とがある．(→ 活性化物質)

束一的性質 [colligative property]　溶質の種類には関係なく，溶媒の物性と溶質の物質量にのみ依存する性質のこと．理想溶液とみなすことができる希薄溶液で観察される．束一的性質には蒸気圧降下*，沸点上昇*，凝固点降下*，浸透圧*があり，いずれもその大きさは溶媒の種類によって変わるが，溶質側で関与するのは粒子の数すなわち濃度*のみである．

即時型アレルギー [immediate-type allergy] → アレルギー

促進拡散 [facilitated diffusion] → 受動輸送

塞栓症 [embolism]　血栓*や脂肪，腫瘍，空気，菌塊やその一部などが，血流によって運ばれ，小血管を閉塞して血流が遮断されたことにより発症したものをいう．心房細動*による脳塞栓症，深部静脈血栓*による肺血栓塞栓症*などがある．(→ エコノミークラス症候群)

速度支配 [kinetic control]　速度論支配ともいう．出発物質(原系)から生成物(生成系)となる反応過程で，支配的な要素が反応速度による場合をいう．つまり遷移状態のエネルギーがより低い方向へ反応が進行する場合である．逆に，生成物の安定性に依存して反応が進行する場合を熱力学支配の反応という．この場合は可逆反応となるために平衡状態での生成物の安定性に依存する．したがって低温条件下では速度支配の生成物を，高温では熱力学支配の生成物を与えることが多い．

速度定数 [rate constant] → 反応速度式

速度分析法 [rate assay, kinetic assay] → エンドポイント測定法

速度論支配 = 速度支配

速波睡眠 [fast wave sleep] = REM睡眠

即発型反応 [immediate-phase reaction]　Ⅰ型アレルギー反応*のうち，抗原に曝露してきわめて早い時期に発症するアレルギー反応．感作された状態のマスト細胞(肥満細胞)や好塩基球(→ 白血球)が特異抗体によって架橋されると，細胞内顆粒に貯えられていたヒスタミン*，各種酵素類，TNF-α*が放出され，血管透過性の亢進や平滑筋収縮が起こる．ヒスタミンによるくしゃみ，鼻水などの症状には抗ヒスタミン薬*が有効である．

続発性貧血 [secondary anemia] → 貧血

続発性免疫不全症 [secondary immunodeficiency syndrome]　ウイルス感染(ヒト免疫不全ウイルス)やある種の薬剤(抗ウイルス薬，抗悪性腫瘍薬，免疫抑制薬など)の使用によって起こる免疫不全症候群．(→ 免疫不全，原発性免疫不全症)

速溶性錠剤 [rapid release tablet]　速やかに薬物が溶解する錠剤であり，徐放性製剤*のように薬物の放出速度を制御していない錠剤の総称．通常，胃内に到達後，速やかに崩壊し，薬物の溶解が起こるように設計される．

粗再生産率 [gross reproduction rate] = 合計特殊出生率

組織移行性 [tissue penetration, tissue distribution of drug]　薬剤の病巣への行きやすさ．化学療法において，病巣に効率よく薬剤が移行すれば，少ない量で病原体の増殖を阻止でき，かつ副作用を回避することができる．そのため病巣への薬剤移行性は治療効果の重要な因子である．組織移行性は薬剤の種類や投与量，組織の炎症の程度によって異なる．また薬剤の排泄経路の組織は濃度が高くなる．β-ラクタム系やアミノグリコシド系の水溶性の薬剤よりもマクロライド系，テトラサイクリン系，ニューキノロン系など脂溶性の高い薬剤は肺や肝臓などの組織および細胞内への移行性が優れている．第三世代セファロスポリン系，カルバペネム系，ニューキノロン系抗生物質は血液脳関門*を通過し髄液への移行がよい薬剤である．

組織液 [tissue fluid] = 間質液

組織クリアランス [tissue clearance]　臓器クリアランスともいう．クリアランス*の考え方において，ある一つの組織(臓器)全体へ流入する薬物濃度を選択すれば，そのときのクリアランスは組織(臓器)クリアランスとよばれる値となる．すなわち薬物の組織中での処理速度を組織中の薬物濃度で除したものである．

組織血液間分配係数 [tissue-to-blood partition coefficient]　薬の組織分布の機構を理解する際，ある組織の出口側の血中濃度(血中非結合型薬物濃度)に対する組織中の濃度(組織中非結合型薬物濃度)の比として定義される．

組織固有クリアランス [tissue intrinsic clearance]　臓器固有クリアランスともいう．クリアランスの考え方において，ある一つの組織(臓器)全体へ流入する薬物濃度を選択すると

きに非結合型薬物*濃度を選択すると，組織(臓器)固有クリアランスとなる．すなわち薬物の組織中での処理速度を組織中の非結合型薬物濃度で除したものである．

組織中非結合型薬物濃度 [tissue unbound drug concentration] → 組織血液間分配係数

組織プラスミノーゲン活性化因子 [tissue plasminogen activator] 略号 t-PA．組織で生成されるプラスミノーゲン活性化因子(ウロキナーゼ，組織プラスミノーゲンアクチベーター，ストレプトキナーゼ)．プラスミノーゲンを活性化してプラスミンを生成するセリンプロテアーゼ．

組織分布速度定数 [tissue distribution rate constant] 組織中の薬の量に対する薬の組織流出速度の割合をさす．つまり，薬を投与してから効果の発現までには，投与部位から作用部位まで運ばれる(薬物速度論的)時間と作用部位で効果発現に要する(薬力学的)時間が主要な要因となる．

疎水基 [hydrophobic group] 水と水素結合*による相互作用ができない官能基が疎水基であり，代表的なものとしてアルキル基やフェニル基があげられる．分極*していない官能基でもある．長鎖アルキル基やステロイド*骨格などはきわめて疎水性が高い疎水基である．疎水基を多数もつ分子は，油脂との親和性(親油性)が高くなる．疎水基とは逆に，水と水素結合によって相互作用ができる親水性の官能基が親水基である．水の中では疎水基同士が凝集する傾向があり(疎水性相互作用*)，ミセル*や細胞膜*の形成に深くかかわっている．

疎水(性)コロイド [hydrophobic colloid] 水を分散媒とするコロイド*のうち，水とコロイド粒子(分散質)との親和性が低いもの．分散質としては金属，金属水酸化物，疎水性の有機物などがある．一般的に不安定で，少量の電解質の添加によって容易に凝集する．(→ 凝析)

疎水性 [hydrophobicity] → 疎水基

疎水性基剤 [hydrophobic ointment base] 油脂性基剤ともいう．親水性基剤*に対比して用いられる用語．ワセリンなどの鉱物性の油脂と，ダイズ油，豚脂，サラシミツロウなどの動植物性の油脂がある．

疎水性相互作用 [hydrophobic interaction] 水と油の分離のように，水の中で疎水性分子同士や疎水基*同士が凝集する現象を説明するための相互作用．実際には水の水素結合*と疎水性分子同士の分散力(→ ファンデルワールス力)によるものであるが，種々の分子間相互作用*のなかで唯一エントロピーの増大が駆動力となっており，分子間相互作用の一つにあげられている．

疎水性置換基定数 [hydrophobic substituent constant] 基準となる化合物の分配定数 P_H と，そこに置換基を導入した分子の分配定数 P_X の比の対数で，log P 値の変化を表す定数(π)である．$\pi = \log(P_X/P_H) = \log P_X - \log P_H$．水素(H)を基準とし，疎水性の置換基は正の，親水性の置換基は負の値をとる．

塑性 [plasticity] → レオロジー

塑性流動 [plastic flow] → 非ニュートン流動

ソタロール塩酸塩 [sotalol hydrochloride] 抗不整脈薬*．カリウムチャネル遮断薬*．Vaughan Williams 分類*でクラスIII群に属する薬物．K^+ チャネル遮断作用のほかにアドレナリン β 受容体遮断作用ももつ．

ソーチャック・ザスケの方法 [Sawchuk-Zaske method] 患者固有パラメーター*の算出法の一つ．薬物を反復静脈内投与中に，最高血中濃度と最低血中濃度を測定し，測定値と投与量，投与間隔*から，分布容積*と消失速度定数*を算出する方法．抗生物質を反復静注時の簡便な投与設計法として広く用いられる．

SO$_x$(ソックス) [SO$_x$] = 硫黄酸化物

速効型インスリン分泌促進薬 [rapid-acting insulin secretagogue, short-acting insulin secretagogue] グリニド系薬ともいう．スルホニル尿素系薬*と同様に膵臓 β 細胞に作用し ATP 感受性 K^+ チャネル*閉鎖を介してインスリン分泌を促進させる．吸収が速く，作用発現が迅速なので，食直前投与により食後高血糖を改善する．

ゾニサミド [zonisamide] 抗てんかん薬*．Na^+, Ca^{2+} 電流を遮断し，皮質焦点の発作放電の伝搬を抑制し，部分発作*，全般発作*，混合発作に有効である．他の抗てんかん薬が効きにくい難治性発作にも有効である．

素反応 [elementary reaction] 最も簡単な1段階の単純反応．(→ 複合反応)

ゾピクロン [zopiclone] シクロピロロン系催眠薬*．超短時間型．非選択的 $\omega 1/\omega 2$ 受容体作用薬で筋弛緩作用が弱い．

ソフトイオン化質量分析 [soft ionization-mass spectrometry] 試料分子の分解が起こ

ソフトドラッグ [soft drug] ＝アンテドラッグ

ソマトスタチン [somatostatin] 視床下部*, 膵δ細胞などから分泌されるペプチドホルモン*であり, 下垂体前葉での成長ホルモン*の分泌を抑制する. アミノ酸が14個あるいは28個連なった構造をしている.

ソマトトロピン [somatotropin] ＝成長ホルモン

ソマトメジンC [somatomedin C] インスリン様成長・増殖因子1(IGF-1)ともいう. 成長ホルモン(GH)の働きによりおもに肝細胞で産生・分泌され, GHの同化作用を促進する因子. 遺伝子組換え製剤にメカセルミンがある.

ソマトロピン(遺伝子組換え) [somatropin (genetical recombination)] 脳下垂体前葉ホルモン関連薬. 遺伝子組換えによる天然型ヒト成長ホルモン. 下垂体性小人症治療, 骨端線閉鎖を伴わない疾患の低身長症に用いる. 抗体出現率は低い. (→ 成長ホルモン)

粗面小胞体 [rough-surfaced endoplasmic reticulum, rough endoplasmic reticulum] → 小胞体

ソヨウ(蘇葉) [perilla herb] シソまたはチリメンジソ(シソ科)の葉および枝先. 主要成分は, 精油としてモノテルペン*(ペリルアルデヒド, リモネン, α-ピネンなど). 色素成分としてアントシアニン(シソニン). 漢方で鎮咳去痰, かぜ薬で応用される.

ソリブジン [sorivudine] チミジンアナログであり, ウイルスのDNAポリメラーゼを阻害する. 抗ヘルペス薬*として開発された. 代謝物がジヒドロピリミジンデヒドロゲナーゼを非可逆的に阻害するため, 併用した抗腫瘍薬*フルオロウラシルの血中濃度が中毒域に達し, 死亡例が続出して市場から消えた. (→ 薬害)

ゾル [sol] 分散媒(連続相)である液体中に, コロイド*次元(1〜数百nm)の固体, 液体もしくは気体が分散したコロイド溶液. 懸濁剤*や乳剤*もゾルの一種である. (→ ゲル)

ゾルピデム酒石酸塩 [zolpidem tartrate] シクロピロロン系催眠薬*. 超短時間型. 選択的ω1受容体作用薬で副作用が少ない.

ゾルミトリプタン [zolmitriptan] 片頭痛薬*. 第二世代のトリプタン系薬剤で, 脂溶性で中枢移行性がよく, 効果は比較的確実.

尊厳死 [death with dignity] 不治の末期患者や植物状態の患者が, 自らの意思に基づいて無意味な延命*のための措置(生命維持治療や侵襲的な方法による栄養・水分の補給など)を拒否し, 人間としての尊厳を保って安らかに自然死を迎えること. 意識があり正当な判断ができるうちにリビングウィル(不必要な延命*治療を望まないことを文書で示すこと)で尊厳死の意思表示をすることもある. (→ 患者中心の医療, 安楽死, ターミナルケア)

ゾーン電気泳動 [zone electrophoresis] 支持体として沪紙, セルロース膜, ゲル(アガロース, ポリアクリルアミドゲル)などを用い, バンド状に分離する電気泳動*法. 支持体を用いることで電圧により発生する熱の対流がなく, 分離能が高い. 現在利用されている電気泳動はほとんどがこの方法である. 一方, キャピラリー電気泳動*では熱対流が小さいため, 支持体を用いず泳動液のみを満たして分離するキャピラリーゾーン電気泳動が用いられる.

タ

対イオン [counter ion, gegen ion] コロイド粒子や高分子がもつ電荷と反対符号の電荷をもつ低分子イオンのこと.

第一次ベビーブーム [first baby boomer, Baby Boom I] ⇒ ベビーブーム

第一世代セファロスポリン系抗生物質 [first-generation cepharosporins] 初期に開発されたセフェム系薬. セファロスポリナーゼには不安定であるがペニシリナーゼ(⇌β-ラクタマーゼ)に安定であるため, メチシリン耐性以外のブドウ球菌およびグラム陰性の大腸菌, 肺炎桿菌に有効. セファロスポリナーゼを産生する細菌や緑膿菌には無効.

第Ⅰ相試験 [phase Ⅰ trial] 医薬品の臨床開発の第Ⅰ相に行われる試験の慣用的表現. 少数例の健常人(または患者)を対象に薬物の初期の安全性と体内動態を調べる臨床薬理試験という.

第Ⅰ相反応 [phase Ⅰ reaction] 薬物が生体内で受ける代謝反応のうち, 酸化反応, 還元反応, 加水分解反応を第Ⅰ相反応とよぶ. 第Ⅰ相反応により, 薬物にはヒドロキシ基, カルボキシ基, アミノ基などの官能基が生成あるいは導入されその極性が高まる. (⇒ 第Ⅱ相反応, 第Ⅲ相反応)

第1類医薬品 [Class Ⅰ drug] ⇒ 一般用医薬品

第一級アミン [primary amine] ⇒ アミン

第一種監視化学物質 [class 1 monitoring chemical substance] ⇒ 化審法

第一種特定化学物質 [class 1 specified chemical substance] ⇒ 化審法

第一種の過誤 [type 1 error, error of the first kind, α error] 要因間に違いがないという帰無仮説*を置き, 実際にも要因間に違いがないときに, 誤って違いがあると結論づける誤りのこと. 一方, 実際に要因間に違いがあるときに, 要因間に違いがないと結論づける誤りを第二種の過誤という.

大員環 [large ring] 13員環以上の化合物. 鎖状化合物と反応性に大きな差はない. (⇒ 小員環, 中員環)

太陰病 [greater yin, first stage of three yin disease stages] ⇒ 六病位

大うつ病性障害 [major depressive disorder] = うつ病

体液性免疫 [humoral immunity] 液性免疫ともいう. 免疫系*において免疫機能が発揮されるときに, おもに抗体*によって起こるものをさす. 抗体はIgM*, IgG*, IgA*, IgD*, IgE*から構成され, 血中, 組織中ならびに粘膜面を介して体表面でも生体防御にかかわる. 抗体の機能には中和(⇒ 中和抗体), 解毒, オプソニン化*などがある. (⇒ 細胞性免疫)

ダイオウ(大黄) [rhubarb] *Rheum palmatum, R. tanguticum, R. officinale, R. coreanum*(タデ科)またはそれらの種間雑種の根茎. 主要成分はジアントロン(センノシドA, Bなど)やアントラキノン*類. 緩下薬. 漢方では便通をはかり, 駆瘀血剤(⇒ 瘀血)として応用される.

大黄甘草湯 [daiokanzoto] だいおうかんぞうとうと読む. 大黄(ダイオウ)と甘草(カンゾウ)から成る. 便秘症に用いる. 一般にダイオウを含む処方は, 比較的体力があり硬い便が出る人に適応する. 体力が衰えた人や胃腸虚弱者に用いると, 腹痛や下痢を起こすことがあり注意を要する.

対応量 容量分析用標準液の単位体積が消費する目的物質の量. 日本薬局方では, 標準液1 mLが消費する標準試薬や目的物質の mg 数を記載している. たとえば 1 mol L^{-1} 塩酸 1 mL = 52.99 mg Na_2CO_3 である.

ダイオキシン [dioxin] ⇒ ダイオキシン類

ダイオキシン類 [dioxins] ジベンゾジオキシンやジベンゾフランの化学構造において, 塩素が各位置に異性体としてさまざまな数で置換した化合物の総称. 1999年施行のダイオキシン類対策特別措置法における, ポリ塩素化ジベンゾダイオキシン, ポリ塩素化ジベンゾフランおよびコプラナーポリ塩素化ビフェニルの総称である. 塩素の数や位置によって生体への影

響は異なる．これらのうち 2,3,7,8-テトラクロロジベンゾジオキシン（TCDD）が最も強力な毒性をもち，特に発癌性，生殖毒性，免疫毒性が問題となる．ごみ焼却場での発生と環境排出が大きな問題となった．現在は 1000 度以上での高温焼却を行うことで発生量が減少した．

ダイオキシン類対策特別措置法 [Act on Special Measures against Dioxins] ⇒ ダイオキシン類

体温 [body temperature]　身体深部の温度で，体温調節機構により一定に維持されている．

体温調節中枢 [heat regulatory center, thermoregulatory center]　体温を一定に保つ体温調節機構を制御している中枢．視床下部にある．代謝などによる熱産生と，皮膚の動静脈吻合での血流調節や発汗による熱放散とのバランスを調節することで，体温を一定に維持している．発熱性物質*は体温を上昇させる．

体外受精 [*in vitro* fertilization] ⇒ 生殖医療

体外衝撃波砕石術 [extracorporeal shock wave lithotripsy]　略号 ESWL．適度な大きさの腎臓結石，尿管結石が対象となる．体外衝撃波砕石術は衝撃波エネルギーを体内の結石に照射し，結石を細かく砕き尿路からの排泄を促す治療である．通常，1 時間～1 時間半の間に 3000 回から 4000 回の衝撃波を照射する．

大気圧イオン化 [atmospheric pressure ionization]　略号 API．大気圧下で行うイオン化の総称．エレクトロスプレーイオン化*，大気圧化学イオン化（⇒化学イオン化）などは大気圧イオン化の一種である．大気圧化学イオン化のことを単に大気圧イオン化という場合もある．

大気汚染物質 [air pollutant, air contaminant]　人間の活動により発生し，大気中に放出される物質．ヒトの健康や動植物に悪影響を与える．発生源から直接大気中に排出される一次汚染物質と，一次汚染物質から光化学反応などによって生成する二次汚染物質に分けられる．環境基準で定められたものとして，前者には二酸化硫黄，二酸化窒素，一酸化窒素，ベンゼン，トリクロロエチレン，ジクロロメタンなどの揮発性有機化合物*および浮遊粒子状物質*が，後者には光化学オキシダント*などが含まれる．特に有害性の高い化合物 200 以上が有害大気汚染物質としてリストアップされ，22 物質が優先的な規制対象とされている．

大気汚染防止法 [Air Pollution Control Act]　大気汚染防止対策を総合的に推進するために，1962 年制定の"ばい煙の排出の規制等に関する法律"を発展させて，1968 年に制定，1970 年に改正された．この法律では工場や事業場から排出・飛散する大気汚染物質*について種類ごと，施設の種類・規模ごとに排出基準などが定められており，大気汚染物質の排出者などはこの基準を守らなければならない．また，無過失であっても健康被害が生じた場合における事業者の損害賠償責任（無過失責任）を定めることにより，被害者の保護を図ることも規定している．

第IX因子製剤 [human blood coagulation factor IX product] ⇒ 血液凝固因子製剤

対向輸送 [antiport, counter transport]　アンチポート，逆輸送，交換輸送ともいう．生体膜を横切るある溶質の輸送に共役して，他の溶質が逆向きに輸送されること．輸送体をアンチポーター，対向輸送体，逆輸送体，交換輸送体などとよぶが，いずれも同義語．細胞膜 H^+/Na^+，心筋細胞膜 Na^+/Ca^{2+}，赤血球膜 Cl^-/HCO_3^-，ミトコンドリア内膜 ATP/ADP アンチポーターなどが機能的にも重要である．（⇒二次性能動輸送）

対向流交換系 [countercurrent exchanger system]　ヘンレ係蹄（⇒尿細管）の周囲にある直血管は，ヘンレ係蹄と同じようなヘアピン構造をもっているので，対向流系を成している．ヘンレ係蹄の上行脚や下行脚から間質中に再吸収された電解質や水は直血管中に受動輸送*される．この仕組みを対向流交換系という．対向流増幅系*と連動し，原尿の 99% が再吸収され，1% が尿として排泄される．

対向流増幅系 [countercurrent multiplier system]　ヘンレ係蹄（⇒尿細管）は，腎臓の皮質から始まり髄質中で折り返し（下行脚），皮質に戻る（上行脚）ヘアピン構造をしているので，尿が反対方向に流れる対向流系を成している．上行脚では，Na^+，Cl^- などの電解質が再吸収されるが，水に対する透過性がきわめて低いため，周囲の間質の浸透圧が上昇する．この浸透圧勾配により，下行脚では水が受動的に再吸収され尿が濃縮される．原尿*は，下行脚で高張となり，上行脚で低張になる．この仕組みを対向流増幅系という．間質の高浸透圧は，集合管における水の再吸収をもひき起こす．（⇒対向流交換系）

体細胞 [somatic cell]　多細胞生物を構成する細胞のうち，生殖細胞以外の細胞．多くの動物や植物の体細胞は，雌雄の親に由来する2セットのゲノムをもつ二倍体*であるが，藻類や菌類のなかには一倍体の体細胞をもつものも多い．

第三級アミン [tertiary amine] → アミン

第三世代セファロスポリン系抗生物質 [third-generation cephasporins]　β-ラクタマーゼに対する安定性と体内動態などを改善することで，第二世代よりもグラム陰性菌や嫌気性菌への抗菌力が拡大したセファロスポリン系抗生物質．

第Ⅲ相試験 [phase Ⅲ trial]　医薬品の臨床開発の第Ⅲ相に行われる試験の慣用的表現．おもにより多くの患者を対象に薬物の有効性と安全性を検証的に調べる試験（検証的試験*）をさす．

第Ⅲ相反応 [phase Ⅲ reaction]　第Ⅱ相反応*により生成した抱合代謝物がABC輸送体（→P糖タンパク質，一次性能動輸送）により能動的に細胞から排出される反応を第Ⅲ相反応とよぶことがある．代謝酵素がかかわる第Ⅰ相反応*，第Ⅱ相反応と異なる反応である．

第三法則エントロピー [third law entropy] → 熱力学第三法則

第3類医薬品 [Class Ⅲ drug] → 一般用医薬品

胎児循環 [fetal circulation]　胎児心臓による胎児と胎盤を含む血液の循環．胎児心拍により胎盤を介して母体から酸素と栄養を受け取った胎児血液は，胎盤より発する1本の臍静脈から始まり，胎児の臍より体内に入り，静脈管や肝静脈を通じて心臓に流れ込む．その後，右心房から右心室に入り（一部は，胎児期に開大している卵円孔を通じて左心房へ直接入る），ボタロー管（動脈管）を経てほとんどの血液は大動脈弓に合流し，全身へ分布する．静脈血は，臍動脈を経て胎盤に戻る．出生後，臍帯切断と呼吸開始により肺循環*に切り換わる．

胎児毒性 [fetal toxicity]　物質の胎児に対する毒性．薬物の胎児毒性には，催奇形性*をはじめ，羊水減少，胎児腎障害，動脈管収縮などがある．胎児毒性をもつ薬物は，妊婦などには投与しないなどの対処が必要である．

代謝 [metabolism]　生体内の酵素による物質の化学構造の変化．基質が薬物の場合，薬物代謝という．多くの薬物は脂溶性でありそのままの形では体外に排泄されにくい．そのため，おもに肝臓や小腸に存在する酵素により酸化，還元，抱合などの化学修飾を受け，水溶性が増すことにより体外へ排泄されやすくなる．代表的な薬物代謝酵素*にはシトクロムP450*，グルクロン酸転移酵素などがある．（→ADME，プロドラッグ）

代謝活性化 [metabolic activation]　薬物や化学物質が代謝を受けて薬理作用あるいは毒性を増大・獲得すること．

代謝拮抗薬 [metabolic antagonist, antimetabolite]　生物の細胞内において正常な代謝過程に拮抗する薬物．代謝物と化学構造が部分的に相違していることから，誤って代謝過程に繰込まれることにより細胞の分裂と機能に異常を起こす．葉酸拮抗薬のメトトレキサート，ピリミジンに拮抗するフッ化ピリミジン薬のフルオロウラシルなど．（→抗腫瘍薬）

代謝酵素 [metabolizing enzyme]　生体内で起こるさまざまな化学反応を触媒する酵素*の総称．薬物の生体内変化にかかわる一連の酵素を薬物代謝酵素*とよぶ．

代謝性アシドーシス [metabolic acidosis] → アシドーシス

代謝性アルカローシス [metabolic alkalosis] → アルカローシス

代謝制御発酵 [metabolish regulating fermentation]　微生物の代謝過程を人工的に制御して，目的の物質を大量に効率よく生産する発酵技術．以前は突然変異株を用いていたが最近の組換えDNA技術*では，物質生産株に遺伝子を導入することにより，さらに機能を強化し，安定的に生産させる．

代謝阻害剤 [metabolic inhibitor]　代謝酵素の活性を可逆的あるいは不可逆的に抑制する化合物のこと．

大衆薬 = 一般用医薬品

体循環 [systemic circulation]　大循環ともいう．左心室から右心房までの循環をさし，肺循環*（小循環）と対比される．体循環において血液は，左心室より上行大動脈を通り，左側へ弓なりに方向を変えて大動脈弓を経る間に頭部や上肢に分枝した動脈へ流出する．その後，下行大動脈を通り胸腔や腹腔の臓器や組織を栄養しながら下降し，仙骨前で分岐して総腸骨動脈に入り下肢へ下降する．さまざまな組織に毛細血管網として分布し，物質交換を行い静脈血となった後は，徐々に集合しながら下肢や

腹部組織より静脈を上行し下大静脈へ，頭部や上肢からは上大静脈へ集められ，いずれも右心房に注ぐ．

大循環［greater circulation］= 体循環

対称伸縮振動［symmetrical stretching vibration］⇒ 伸縮振動

帯状疱疹［herpes zoster, shingles］⇒ ヘルペスウイルス感染症

大静脈［venae cavae］⇒ 心臓

対症療法［symptomatic treatment］ 姑息的治療ともいう．苦痛の軽減，症状を一時的に和らげることを目標とした医療行為．(⇒ 根治的治療)

対人コミュニケーション［interpersonal communication］⇒ コミュニケーション

大豆イソフラボン［soybean isoflavone］ 大豆の胚芽に多く含まれるフラボノイド*類の一つで，骨からのカルシウムの溶出を防ぐ働きがあり，骨密度を維持する効果がある．特定保健用食品*の一つ．

対数期［logarithmic phase, log phase］⇒ 細菌の増殖機構

対数線形モデル［log-linear model］ 薬物効果 E が濃度 C の対数に比例する場合のモデルである．受容体理論に従う薬物の効果は，最大効果の 20〜80％ の範囲では対数薬物濃度に対してほぼ直線の関係を示す．そこで対数線形モデル $E = S \cdot \log C + I$ が利用される．(⇒ 薬力学的パラメーター)

対数増殖期［logarithmic growth phase］⇒ 細菌の増殖機構

耐　性［tolerance］【1】依存性薬物*を繰返し使用した際に，同じ効果を得るために必要な用量が増加すること．耐性の出現には薬物代謝酵素*や輸送体の誘導，受容体やセカンドメッセンジャー*の変化が関係している．耐性を起こす代表的な薬物にオピオイド類，バルビツール酸誘導体などがある．(⇒ 逆耐性)
【2】薬剤の対象となる生物が抵抗性をもち，薬効が得られない，あるいは効きにくくなる現象のこと．薬剤耐性菌，薬剤耐性ウイルス，薬剤耐性癌細胞などがあり，薬剤耐性または獲得耐性と称する．

体性幹細胞［somatic stem cell, adult somatic stem cell］ 成体のさまざまな組織や器官に存在する幹細胞*．血液細胞をつくり出す造血幹細胞*，神経やグリア細胞をつくり出す神経幹細胞などがある．胚性幹細胞*と対比される．

耐性菌［resistant bacterium, resistant bacteria］ 薬剤耐性菌ともいう．抗生物質に対して耐性をもつ菌．1)抗生物質を分解または修飾して不活化する，2)抗生物質の標的となる病原体側の分子を変異させる，3)抗生物質を細胞外へ排出する，などの仕組みにより耐性を獲得する．遺伝子に薬剤耐性遺伝子をもち抗生物質の存在下で発現する場合や，R プラスミド*のやりとりによって薬剤耐性を獲得する場合もある．(⇒ 多剤耐性)

体性神経系［somatic nervous system］ 感覚神経*と運動神経*から成る．自律神経系*とともに末梢神経系*に含まれる．解剖学的には末梢神経系の脳神経*と脊髄神経*(の自律神経を除く部分)から成る．

タイソウ(大棗)［jujube］ ナツメ(クロウメモドキ科)の果実．主要成分は糖類およびサポニン*など．特に漢方で用いられ，緩和作用や鎮静作用を示す．

代替医療［alternative medicine］ 代替医学，補完医学ともいう．その国の医療制度では正規とは認識されない医学であり，現代医学の代わりに用いられる医療という意味が込められた用語．国により異なり，漢方医学*は日本では正規な医学であるが，欧米では代替医療となる．(⇒ 漢方薬，漢方処方，伝統医学)

代替調剤［generic substitution］ 薬剤師が医師の処方した先発医薬品*を後発医薬品(ジェネリック医薬品*)に変更すること．欧米では従来から行われていたが，わが国では 2006 年 4 月の調剤報酬改定から実施された．原則として交付する医薬品は処方せんに従わなければならないが，"後発医薬品への変更不可" 欄に処方医の "記名と押印" または "署名" がなければ，患者の合意のうえ，処方医の許可なしに薬剤師が後発医薬品を選んでよい．2008 年 3 月までは "後発医薬品への変更可" 欄に処方医の "記名と押印" または "署名" がある場合に限られていた．

代替フロン［alternative for chlorofluorocarbon］ ハイドロクロロフルオロカーボン(ヒドロクロロフルオロカーボン，HCFC)やハイドロフルオロカーボン(ヒドロフルオロカーボン，HFC)をさす．オゾン層破壊効果がある特定フロン(CFC)に替えて広く普及したが，現在は温室効果*ガスとして規制の対象になっている．(⇒ フロンガス)

代替薬［alternate drug, comparable drug］ 同等の効果を示す，代わりとなる薬剤のこと．

採用薬品にない場合や副作用が生じた場合などに用いる.

大腸 [large intestine, large bowel]　小腸*と肛門*との間の管状器官(長さ約1.5～1.7 m). 盲腸, 結腸(上行, 横行, 下行, S状), 直腸*の三部から成る(→消化管). 結腸には縦走筋から成る結腸ひもがある. 粘膜には絨毛がなく, 杯細胞から粘液が分泌される. 大腸では食物の消化活動はなく, 主として水分の摂取を行い, 糞を形成する. 腸内細菌の大腸菌*が存在する.

大腸癌 [colorectal cancer]　結腸または直腸粘膜に発生する癌. 部位は直腸(直腸癌)が最も多く, ついでS状結腸, 上行結腸(結腸癌)と続く. 発生要因として, 遺伝的要因と, 高脂肪低残渣食などの環境要因が考えられており, 近年わが国で増加傾向である. 初期は無症状であるが, 進行すると下血, 腹痛, 腸閉塞(イレウス*)などをきたすことがある. 診断には下部消化管内視鏡検査や注腸造影が有用である. 早期の癌には内視鏡的治療を行うことがあるが, 進行した癌については手術や化学療法を行う.

大腸菌 [*Escherichia coli*]　動物の腸管内に常在するグラム陰性嫌気性桿菌(→グラム陰性菌, 嫌気性菌, 桿菌). 尿路など異所性感染の病原菌となる. 強い病原性を示すものは病原性大腸菌*とよばれる. 糞便による水の汚染の指標となる. モデル生物の一つとして研究に用いられる.

大腸送達プロドラッグ [colonic delivery prodrug]　薬物が消化管を移動中に大腸に到達するまでは分解を受けず, 大腸内の細菌叢に存在する特異的酵素によって薬理活性をもつ薬物に分解されるように化学修飾されたプロドラッグ.

大腸ターゲティング製剤 [colon-targeting drug]　大腸へ選択的に薬物を送達し, 大腸において薬物を放出するよう加工された製剤で, 炎症性大腸疾患の局所治療と, 小腸上部で酵素分解を受けやすいペプチド性薬物の消化管吸収改善を図る目的で期待されている. 大腸特異的な薬物放出を制御するための因子として, 消化管内のpH, 消化管内の移動時間, 大腸細菌叢の特異的な酵素活性などが検討されている. (→小腸ターゲティング製剤, ターゲティング)

大腸ポリープ [colonic polyp]　大腸粘膜に生じるポリープ*(隆起性病変)の総称. 腺腫など腫瘍性のものと, 炎症性や過誤腫など非腫瘍性のものに分けられる. 腺腫は径が5 mmを超えると癌が含まれることがあり, 内視鏡治療の適応となる.

耐糖能 [glucose tolerance]　全身のグルコースの利用能力のこと. インスリン*不足やインスリン抵抗性*によりグルコースの体内での代謝能力が低下する状態が耐糖能異常であり, 代表的な疾患として糖尿病*があげられる.

耐糖能検査 ＝ブドウ糖負荷試験

大動脈 [aorta] →心臓

大動脈解離 [aortic dissection]　大動脈壁の脆弱化により内膜の亀裂から中膜に血液が侵入し壁を剥離し壁内腔を生じる. 突然, 激烈な胸背部痛を生じる. 解離性大動脈瘤を形成したり大動脈破裂, 心タンポナーデ*, 冠動脈閉塞など致命的合併症を生じる.

大動脈弓 [aortic arch] →体循環

タイトジャンクション [tight junction] →細胞接着

体内動態 [disposition]　薬物の生体内での動き.

体内被曝 [internal exposure]　内部被曝ともいう. 消化管, 肺, 皮膚粘膜, 傷口などを介して体内に入った放射性物質から放出される放射線による被曝. 生体影響は取込まれた放射性物質の種類や量, 組織集積性, 排泄速度, 放出される放射線の種類によって異なる.

第Ⅶ因子製剤 [human blood coagulation factor Ⅶ product] →血液凝固因子製剤

第二級アミン [secondary amine] →アミン

第二経路 [alternative pathway]　補体活性化*経路の一つ. C3は液相中ではたえずわずかに加水分解し, C3bとC3aを生じる. C3bが不溶性の多糖, 非自己細胞や微生物の表面に結合すると, 血中のインヒビターの影響を受けにくくなり, B因子, D因子が作用してC3転換酵素が生じる. これにより多量のC3bが生じ, その結果C5転換酵素が生じ, 以降は古典経路*と同様の反応となる.

第二次ベビーブーム [second baby boomer, Baby Boom Ⅱ] →ベビーブーム

第二種特定化学物質 [class 2 specified chemical substance] →化審法

第二種の過誤 [type 2 error, error of the second kind, β error] →第一種の過誤

第二世代セファロスポリン系抗生物質 [second-generation cepharosporins]　第一世代よりもグラム陰性菌の外膜透過性あるいは

β-ラクタマーゼ*に対する安定性を高めることで，グラム陰性菌の抗菌スペクトル*を拡大したセファロスポリン系抗生物質．

第Ⅱ相試験［phase Ⅱ trial］ 医薬品の臨床開発の第Ⅱ相に行われる試験の慣用的表現．おもに限られた数の患者を対象に薬物の有効性と安全性を探索的に調べる試験(探索的試験*)をさす．

第Ⅱ相反応［phase Ⅱ reaction］ 薬物が生体内で受ける代謝反応のうち，グルクロン酸抱合*，グルタチオン抱合*，硫酸抱合*，アセチル抱合*，アミノ酸抱合*などを第Ⅱ相反応とよぶ．多くの場合，薬物の極性は増大して薬理作用は減弱するので解毒的である．(⇒ 第Ⅰ相反応，第Ⅲ相反応)

第二水俣病［Niigata Minamata disease］ 新潟水俣病ともよばれる．新潟県阿賀野川流域で水俣病*と同じ症状の患者が発生したことが，1965年に報告された．原因は昭和電工鹿瀬工場の工場排水に含まれていたメチル水銀であった．(⇒ 四大公害)

第2類医薬品［Class Ⅱ drug］ ⇒ 一般用医薬品

大 脳［cerebrum］ 狭義には終脳(大脳半球*)のみをいい，広義には終脳，間脳*および中脳*の総称である(⇒ 中枢神経系)．

大脳髄質［cerebral medulla］ ⇒ 大脳半球

大脳白質［cerebral white matter］ ⇒ 大脳半球

大脳半球［cerebral hemisphere］ 終脳に由来し，ヒトでは著しく発達し脳の大部分を占める(⇒ 中枢神経系)．正中の大脳縦裂により左右に分かれ，両者は脳梁の神経線維により連なる．各大脳半球は，表面を取巻く灰白質*から成る大脳皮質と，その深部の大脳髄質(大脳白質ともいう)および神経核群(大脳基底核の一部)から成る．大脳半球の表面には多数の溝があり，主要な溝を境として，前頭葉，頭頂葉，側頭葉，後頭葉の四つの部分に分けられる．大脳皮質の大部分は6層の細胞層をもつ新皮質から成り，各層の細胞構築は領域による違いがある．各領域にはたとえば運動野や感覚野など，それぞれに決まった役割(機能局在)がある．大脳半球の内側面には原皮質・古皮質などから成る大脳辺縁系*がある．

大脳皮質［cerebral cortex］ ⇒ 大脳半球

大脳辺縁系［cerebral limbic system］ 大脳半球*の内側面に位置し，大脳皮質の新皮質に対して，発生的に古く原始的な皮質構造から成る原皮質・古皮質およびそれらと新皮質との中間部分．海馬や扁桃体などが大脳辺縁系に含まれる．新皮質は高次の精神機能に関与するのに対し，大脳辺縁系は基本的な生命現象の維持・調節に関与する．本能，情動に関与するほか，自律中枢である視床下部*の統御や，記憶に関係する．海馬は短期記憶を長期記憶に転化する機能をもつ．

第Ⅷ因子製剤［human blood coagulation factor Ⅷ product, human antihaemophilic globulin product］ ⇒ 血液凝固因子製剤

胎盤性性腺刺激ホルモン ＝ ヒト絨毛性性腺刺激ホルモン

体表面積［body surface area］ ⇒ 小児薬用量

ダイフリクション［die friction］ ⇒ 打錠障害

大 麻［cannabis, hashish］ 麻の葉や花冠を乾燥または樹脂化させたもの．多幸感が得られるため乱用が問題となっている．大麻取締法で規制されている．作用の主成分はテトラヒドロカンナビノール*．

退薬症候［withdrawal syndrome］ 禁断症状，離脱症状ともいう．依存性薬物*の使用を断つことにより生じる精神的および身体的症状．麻薬の場合，あくび，瞳孔散大，流涙，鼻漏，嘔吐，腹痛，下痢などの症状が出現し，アルコールでは不眠，抑うつ，振戦，けいれんなどの症状がみられる．

耐容一日摂取量［tolerable daily intake］ 略号TDI．ヒトが日常生活では摂取することが本来意図されていないダイオキシンのような物質を生涯にわたって摂取したとしても，特に生体機能に影響がないと推定される1日当たりの摂取量のこと．1日および体重1kg当たりの化学物質の量で表される．

代用エンドポイント［surrogate endpoint］ ⇒ エンドポイント

太陽病［greater yang, first stage of three yang disease stages］ ⇒ 六病位

第四級アンモニウム塩［quaternary ammonium salt］ ⇒ アミン

第四世代セファロスポリン系抗生物質［fourth-generation cepharosporins］ 第三代の欠点であったグラム陽性菌の抗菌力を向上させたセファロスポリン系抗生物質．

第Ⅳ相試験［phase Ⅳ trial］ ⇒ 製造販売後臨床試験

ダイラタント流動 [dilatant flow] ⇒ 非ニュートン流動

対立遺伝子 [allele] アレル, アリールともいう. 染色体上の同じ遺伝子座*を占める遺伝子で, 突然変異などで生じた二つあるいはそれ以上の異なる遺伝子配列をもつ遺伝子のこと. 対立遺伝子が多数存在すると, 多型性*に富むことになる. 一組の染色体には, 両親から受け継いだ遺伝子座が一組あり, 一方が優性もしくは劣性の場合がある. たとえば赤血球型はA遺伝子, B遺伝子, O遺伝子の三つの対立遺伝子に支配され, A, B遺伝子はO遺伝子に対し優性である. A遺伝子とB遺伝子は互いに共優性である.

対立仮説 [alternative hypothesis] ⇒ 帰無仮説

ダイレクトOTC薬 [direct OTC drug] ⇒ 一般用医薬品

タウタンパク質 [tau protein] ⇒ アルツハイマー病

ダウノルビシン塩酸塩 [daunorubicin hydrochloride] 抗腫瘍薬*. 抗腫瘍抗生物質*.

唾液 [saliva] 唾液腺から分泌される粘液. 消化作用, 口腔内浄化作用, 抗菌作用, 粘膜保護作用をもつ.

唾液腺 [salivary gland] 唾液腺は耳下腺, 顎下腺, 舌下腺と, 口腔*から咽頭に分布する口唇腺などから成る (⇒ 消化管). 耳下腺が最も大きく, 耳介の前部から下部にかけて存在し, 頰の粘膜から漿液を分泌する. 顎下腺は下顎骨の内側の顎下三角にあり, おもに漿液を分泌する. 舌下腺は最も小さく, 口腔下部の粘膜下に存在し, おもに粘液を分泌する. 唾液腺は口腔粘膜への直接的刺激による無条件反射や, 条件反射などの間接的刺激で唾液を分泌する.

楕円偏光 [elliptically polarized light] ⇒ 円二色性

多価アルコール [polyhydric alcohol] ⇒ アルコール

タカルシトール水和物 [tacalcitol hydrate] 角化症・乾癬治療薬. 活性型ビタミンD_3*. 骨粗鬆症には適応なし.

ダカルバジン [dacarbazine] 略号DIC, DTIC. 抗腫瘍薬*. アルキル化薬*. 核酸合成阻害剤の研究過程で発見された薬剤. ジアゾメタン*のアルキル化により抗腫瘍効果を示す.

タキソイド [taxoid] ⇒ 微小管阻害薬

タキソール [taxol] イチイ科のタイヘイヨウイチイ Taxux brevifolia などに含まれるジテルペン*の一種. 紡錘体の機能を妨げ, 細胞分裂を阻害する. 医薬品としては, 一般名パクリタキセル(略号PTX)とよばれ, 抗腫瘍薬*, 微小管阻害薬*として卵巣癌, 非小細胞肺癌, 乳癌などに用いられる.

タキフィラキシー [tachyphylaxis] 薬物の反復投与によりその効果が短時間のうちに急激に減弱すること. チラミン*やエフェドリン*など神経終末から神経伝達物質の遊離を起こす薬物にみられる現象.

タクシャ(沢瀉) [alisma rhizome] サジオモダカ(オモダカ科)の塊茎. 主要成分はトリテルペン*類(アリソール A, B, C)など. 利尿, 清熱, 止渇作用がある. 漢方で利水薬として口渇, 胃内停水, 浮腫, 尿の減少などに応用される.

タクロリムス水和物 [tacrolimus hydrate] 免疫抑制薬*. 作用機序はT細胞から産生されるインターロイキン2*の産生を抑制することによって, 免疫担当細胞(キラーT細胞*, ナチュラルキラー細胞*など)の機能を抑制することで免疫抑制作用を示す. この作用はシクロスポリン*の200倍あるといわれる. シクロスポリンと同様に腎毒性が強いため, 血中濃度モニタリングを必ず行う.

多形 [polymorphism] 結晶多形ともいう. 化学組成は同一であるが, 結晶構造が異なる現象. 炭素〔グラファイト(黒鉛)*とダイヤモンド〕, ステロイド類, サルファ薬など多くの医薬品で認められる. 結晶化方法の違いなどにより出現し, 溶解性, 吸収性などに影響を与える. 固相生成時に最も安定であった相が選ばれ, 準安定状態として維持されることもあると考えられる. 多形間の転移を多形転移とよぶ.

多型性 [polymorphism] 多形性とも書く. 一つの遺伝子座*に規定される分子が, 個体によって異なる表現型をもつこと. 同種の集団のなかで, 一つの遺伝子座に支配される形質に二つ以上の表現型が存在し, それが突然変異の集積だけでは説明できないほど高い頻度(一般には1%以上)である場合を多型であるという. MHC*がその代表例で, ほかに赤血球型, 血清タンパク質, 薬物代謝酵素*として知られるシトクロムP450*などがある. 従来は表現型(タンパク質レベル)での多型(遺伝的多型)を取扱ってきたが, 近年, 遺伝子(DNA)レベルの多型性(制限酵素断片長多型*, 一塩基多型*など)が解析されている. この場合, 表現型に反

映される多型だけでなく，反映されない多型も存在する．(⇌ 多様性)

多形転移 [polymorphic transition] ⇌ 多形

ターゲットバリデーション [target validation] ゲノム情報などいろいろな方法で得られた標的分子*の候補について，それがスクリーニングの目標として適切であるか否かを確認する過程をいう．標的分子はほとんどの場合タンパク質であるから，抗体や RNA 干渉*によって標的分子を無力化したり，トランスジェニック動物を作製し表現型を解析するなどして，病態改善に繋がる薬効が期待できることを検証する．その後，標的分子の機能を変化させる化合物を目指してスクリーニングを開始する．

ターゲティング [targeting] 標的指向ともいう．薬物に標的指向性を付与し，標的部位での薬物濃度を高めようとすること．対象となる標的部位は，特定の臓器，癌や炎症などの病巣部，受容体，酵素，各種制御因子などである．ターゲティングの目的は，これらの標的部位へ薬物を効率的に送達し，薬物療法を有効的に行うと共に，標的の部位以外における薬物濃度を低下させて副作用の低減を図ることにある．標的部位に対する薬物の指向化をより積極的に図る能動的ターゲティング*と，生体に本来備わっている異物処理機能や疾患部位での生理的特性を利用して標的部位における薬物の集積性や滞留性を高める受動的ターゲティング*がある．

多元作用型受容体標的化抗精神病薬 [multi-acting receptor targeted antipsychotic] 略号 MARTA．セロトニン ($5-HT_{2A}$, $5-HT_{2C}$, $5-HT_6$)，ドーパミン (D_2, D_3, D_4) 受容体に加えて，$α_1$, H_1 受容体など多くの神経伝達物質受容体に対して抑制作用を示す向精神薬で非定型抗精神病薬に分類される．

多剤耐性 [multiple drug resistance] 作用機序が異なる複数種の薬剤に対して細菌が耐性をもつことがあり，このような性質を多剤耐性という．多剤耐性は複数の耐性機構によってもたらされるが，その仕組みの一つとして細菌膜に存在する多剤排出タンパク質があげられる．多剤排出タンパク質は複数の薬剤を認識することができるために細菌が多剤耐性化するものと考えられている．(⇌ 耐性菌，メチシリン耐性黄色ブドウ球菌)

多重遺伝子族 [multigene family] 遺伝子ファミリー*の一つのタイプ．進化の過程で遺伝子は重複・増幅する性質があり，その結果生じた類似性の高い塩基配列をもつ遺伝子群．その類似性の高いものから順に，多重遺伝子族，遺伝子ファミリー，スーパー遺伝子ファミリーと区別される．

多重比較法 [multiple comparison] 興味のある帰無仮説*に対して複数回の仮説検定を行ったとしても，実際の第一種の過誤*が 5% 以下になるように棄却限界値もしくは有意水準を調整する方法，もしくは検定手順を規定する方法の総称．

打錠障害 [tableting trouble] 粉末を圧力で押し固めて錠剤をつくるときに起こる障害の総称．錠剤が帽子のように上下にはがれるキャッピング，中間から層状になるラミネーション，杵に錠剤の一部が付着するスティッキング，錠剤側面にすり傷が入ってしまうダイフリクションなどが代表的なものである．打錠圧，打錠速度，造粒*した打錠用の顆粒の性質，添加剤の種類など複合的な要因が影響する．一般的にキャッピングやラミネーションは錠剤内の粒子同士の結合力が不足するときに起こりやすく，スティッキングは粒子の付着力が大きいときに起こりやすい．(⇌ 滑沢剤，結合剤)

ダスト = 粉じん

TATA(タタ)ボックス [TATA box] ホグネスボックスともいう．真核生物遺伝子の転写開始点から 25〜30 塩基対上流に存在する TATAAA に類似した塩基配列．この部位に結合した TATA ボックス結合タンパク質に他の転写因子や RNA ポリメラーゼⅡ (⇌ RNA ポリメラーゼ) が結合して転写が開始される．(⇌ コンセンサス配列)

TATA ボックス(タタ)結合タンパク質 [TATA-box binding protein, TBP] ⇌ TATA(タタ)ボックス

多段(階)抽出 [multistage extraction] ⇌ 溶媒抽出

脱カプセル [decapsulation] 固形剤を服用できない患者や微調節が必要な薬剤に対し，安定性・安全性などを検討したうえで粉末化すること．

脱共役剤 [uncoupler] 呼吸鎖 (⇌ 電子伝達系) と酸化的リン酸化 (⇌ ATP 合成酵素) 系の共役を解離し，ATP*産生を阻害する物質．本物質が存在すると電子の伝達 (酸素の消費) は起こるが，ADP のリン酸化は起こらない．代表的な脱共役剤にジニトロフェノールがある．

Taq(タック)ポリメラーゼ [Taq polymerase] 好熱菌 Thermus aquaticus が産生する DNA ポリメラーゼ．高熱の条件下でも安定であり，合成される DNA の鎖長が長いことから，PCR(ポリメラーゼ連鎖反応*)に利用される．プルーフリーディング活性(配列を校正する活性)をもたないため頻繁に読み間違いを起こす．

脱遮蔽(へい)効果 [de-shielding effect] ⇒ 化学シフト

脱水 [dehydration, exsiccation] 体液量の減少状態．血管内および血管外の細胞外液量は平行して減少するが，膠質浸透圧が低下すると血管内の細胞外液のみが低下する(血管内脱水)．水欠乏性脱水(高張性脱水)，ナトリウム欠乏性脱水*(低張性脱水)，両者の混合性に分類される．

脱水縮合 [dehydro-condensation] 2個の分子から水が脱離して，新たな結合ができる形式の反応．エステル化反応，アミド化反応，アルドール縮合(⇒アルドール反応)，イミン形成反応などがある．

脱水補給液 [intravenous rehydration fluid] 2号液ともいう．細胞内に多く含まれる電解質であるカリウム，マグネシウムを多く含む組織の低張性電解質輸液．脱水症および手術前後の水分・電解質の補給・補正に用いる．(⇒輸液)

脱炭酸酵素 [decarboxylase] デカルボキシラーゼともいう．カルボキシ基を CO_2 として脱離する酵素．アミノ酸はこの酵素によって CO_2 を脱離し(脱炭酸反応)，対応するアミンあるいは新しいアミノ酸に変化する．これらのアミンやアミノ酸は，生体内で神経伝達物質やホルモンのような生理活性分子となる．

TAP(タップ) [TAP, transporter associated with antigen processing] 細胞質に生じた不要なペプチドを小胞体*の中に移行させる分子．TAP1 と TAP2 のヘテロ二量体から成り，それぞれ ABC 輸送体(⇒一次性能動輸送，P糖タンパク質)ファミリーに属する．これらの遺伝子は *MHC** 内にある．

脱分極 [depolarization] ⇒ 膜電位

ダツラ [thorn apple leaf] ヨウシュチョウセンアサガオまたはシロバナヨウシュチョウセンアサガオ(ナス科)の葉．主要成分はトロパンアルカロイド*(アトロピン*，スコポラミン*など)．鎮静，鎮痙薬として用いられる．

脱離基 [leaving group] ⇒ 脱離反応，求核置換反応

脱離酵素 [lyase] ⇒ 酵素の分類

脱離反応 [elimination reaction] 化合物が原子団を放出してより原子数の少ない分子となる反応．不飽和結合または環状構造が生成する．脱離基が先に外れてカルボカチオン中間体を経由する場合(E1反応)と，二つの原子(団)が同時に外れて1段階で不飽和結合ができる場合(E2反応)がある．

脱リン酸 [dephosphorylation] ⇒ リン酸化

縦緩和 [longitudinal relaxation] ⇒ 緩和

多糖 [polysaccharide] 単糖*あるいはその誘導体が十数個以上縮合したもの．同じ単糖が縮合したホモ多糖と，2種類以上の単糖が縮合したヘテロ多糖がある．前者にはデンプン*，グリコーゲン*，セルロース*などがあり，後者にはコンニャクマンナン，グリコサミノグリカン〔ムコ多糖(⇒プロテオグリカン)〕などがある．構造的には直鎖状のものと分枝状のものがあり，分枝状多糖では多数の末端のうち還元末端(還元糖*としての性質をもつ糖単位)は一つのみで，ほかはすべて非還元末端である．(⇒糖)

ターナー症候群 [Turner syndrome] X染色体を1本欠く染色体異常(45, XO)．外性器は女性型だが小児様，卵巣は形成不全(索ären)で機能不全症となる．低身長，特異顔貌，翼状頸，幅広い胸，外反肘，原発性無月経などの第二次性徴の欠如を示す．

ダニエル電池 [Daniell cell] ⇒ 化学電池

多尿 [polyuria] 通常成人の1日尿量は1000〜2000 mL であるが，1日尿量が2500〜3500 mL 以上の状態をいう．多尿をきたす原因として，尿濃縮機能異常による水利尿と，尿細管管腔内に浸透圧物質が存在することにより水の再吸収が抑制される浸透圧利尿があげられる．

多能性(サイトカインの) [pleiotropy] ⇒ サイトカイン

多発性硬化症 [multiple sclerosis] 略号 MS．神経の髄鞘を抗原とする自己抗体や髄鞘に反応する T細胞が，細菌やウイルス感染，過労，外傷などを契機に産生・活性化されて，これらが血液脳関門を通過して髄鞘を攻撃し，脱髄が進行していく疾患である．中枢神経系の脱髄病変によって，視力低下，運動麻痺，歩行障害，感覚障害，深部反射亢進，バビンスキー反射などの症状を呈する．

多発性骨髄腫 [multiple myeloma] 略号 MM．免疫グロブリン*産生細胞である形質細

胞(Bリンパ球が分化した細胞)が腫瘍化した疾患で,血液癌(造血器腫瘍)の一つ.1種類の異常免疫グロブリン(Mタンパク質)を大量に産生し,タンパク質の種類によって,IgG型,IgA型,IgD型,IgE型,ベンスジョーンズタンパク質(→ベンスジョーンズタンパク尿)型の五つに分類されている.ベンスジョーンズタンパク質は,免疫グロブリンの軽鎖(L鎖)のみで構成されているタンパク質をいい,腎機能障害の原因となる.代表的な症状は,高カルシウム血症,腎障害,貧血,易感染性,骨病変などであるが,その他多彩な症状を呈する.治療は化学療法,造血幹細胞移植*などが行われる.

WHO[WHO, World Health Organization] 世界保健機関の略称.国際連合の専門機関の一つで,世界の保健水準の向上のために多角的な活動をしている.

WHO方式癌疼痛治療[WHO's cancer pain therapy] 癌疼痛治療はWHO*方式癌疼痛治療法に基づいて行う.WHO方式三段階除痛ラダーでは痛みの強さに応じた鎮痛薬の選択が行われており,第一段階では非ステロイド性抗炎症薬*かアセトアミノフェンのいずれかを定期的に投与,第二段階では第一段階の薬剤に弱オピオイド(コデインなど)を追加投与,第三段階では第一段階の薬剤+強オピオイド(モルヒネ,オキシコドン,フェンタニル)を追加投与する.(→オピオイド)

WBC[WBC, white blood cell count]=白血球数

タブン[tabun] 神経毒ガスの一種.アセチルコリンエステラーゼ*を強力に阻害する.

多分子層吸着[multimolecular layer adsorption, multilayer adsorption] →吸着

多変量解析法[multivariate analysis] 二つ以上の結果変数に対して統計的に解析する方法の総称.主成分分析,因子分析,正準相関分析,判別分析,クラスター分析などがある.

ターミナルケア[terminal care] 終末期医療,末期医療ともいう.回復の見込みがない末期癌などの病気や高齢などにより,死期が近い患者に行う身体的・精神的なケア(介護)中心の医療.治療*や延命*よりも,患者のQOL*をできるだけ良好に保ち人間らしく過ごすように支援する.(→緩和ケア,尊厳死,ホスピス,安楽死)

ターミネーター[terminator] RNAポリメラーゼが鋳型DNAから解離して転写が終結する領域.大腸菌のターミネーターは回文配列をもち,ρ因子依存性および非依存性の2種類に大別される.一方,真核細胞のターミネーターは不明な点が多い.

タミフル[Tamiflu] →オセルタミビルリン酸塩

タムスロシン塩酸塩[tamsulosin hydrochloride] 排尿障害治療薬*.アドレナリンα_{1A}受容体への選択性が高いアンタゴニスト*である.前立腺および尿路平滑筋の同受容体遮断を介して,尿路内圧を低下させ排尿を促進させる.

タム・ホースフォールムコタンパク質[Tamm-Horsfall mucoprotein] →横紋筋融解症

タモキシフェンクエン酸塩[tamoxifen citrate] 略号TAM.抗エストロゲン薬*.主としてエストロゲン依存性乳癌の治療,特に転移性乳癌の成育を遅らせる.

多様性[diversity] 一つの個体のなかで複数の表現型が存在することを多様性という.たとえば免疫系では抗体*(B細胞受容体*)やT細胞受容体*が非常に多様性に富み,ありとあらゆる抗原に対し特異的な反応性をもつ.このような性質は遺伝子再構成*によってつくりだされる.一方,同種の生物集団内に認められる多様な形質は多型性*といい,多様性とは区別されることに注意.

ダルテパリンナトリウム[dalteparin sodium] 抗血栓薬*.血液凝固阻害薬*.

単位格子[unit cell] 単位胞ともいう.結晶中で原子(または分子,イオン)の配列を表す最小単位の平行六面体.単位格子の軸の長さおよびその軸のなす角を格子定数という.

単位操作[unit operation] 医薬品の原料から最終製剤に至る一連の製造工程で行われる個々の操作.溶解,粉砕*,混合,造粒*,充填,乾燥,打錠,コーティング*などがある.一つの剤形の製造には複数の単位操作が順序よく組合わされる.

単位量包装=ユニットドーズパッケージ

単回投与毒性試験[single-dose toxicity test] 急性毒性試験*として行われる.用量の異なる被験物質(医薬品や化学物質など)を実験動物に単回投与し,その結果を基におもに50%致死量(LD_{50}*)などを求める.

炭化水素[hydrocarbon] 炭素と水素のみから成る化合物の総称.有機化合物の基本骨格となる化合物群である.脂肪族炭化水素と芳香

族炭化水素*に大別される．脂肪族炭化水素には鎖式のアルカン(⇌ アルキル基)，アルケン*，アルキン*およびそれぞれの環式化合物であるシクロアルカン*，シクロアルケン，シクロアルキンが存在する．アルカンにはπ電子(⇌ π軌道)が存在しないため，アルケンやアルキンに比べ反応性が低い．一方，アルケンやアルキンはπ電子をもつため，さまざまな求電子試薬とおもに付加反応を起こす．芳香族炭化水素にもπ電子が存在するため，多くの求電子試薬と置換反応を起こす．しかし，安定な芳香族性*を保つために付加反応は起こりにくい．

胆管 [bile duct] ⇌ 胆嚢
単球 [monocyte] ⇌ 白血球
単極性気分障害 [unipolar mood disorder] = うつ病
単極性障害 [unipolar disorder] = うつ病
タングステンハロゲンランプ [tungsten halogen lamp] ⇌ 紫外可視吸光度測定法
単光子放射型コンピューター断層撮像法 [single photon emission computed tomography] 略号 SPECT (スペクト)．^{99m}Tc のような単一のγ線を放出する放射性同位元素*で標識された放射性薬剤を人体に投与し，体内からのγ線信号を多方向から計測し，放射性同位元素の体内分布を断層像(断面で切り出した画像)として描出する医用画像診断法．検出器は回転型カメラあるいは環状に配列してある．陽電子放射断層撮像装置*(PET)に比べて測定感度は劣るが，核医学診療施設に多く普及している．

探索的試験 [exploratory trial] 比較的短期間の，限られた患者集団を対象にした代用もしくは薬理学的または臨床上の評価指標を用いた開発早期の臨床試験．おもに医薬品開発の第Ⅱ相(⇌ 治験)に実施され，対象疾患患者における初期の臨床評価と，検証的試験における用法・用量，試験デザインや評価指標などの探索を目的とする．(⇌ 用量反応試験)

炭酸ガス分圧(臨床検査値の) = 動脈血炭酸ガス分圧
炭酸水素ナトリウム [sodium bicarbonate] 消化性潰瘍治療薬*．制酸薬*．
炭酸脱水酵素 [carbonate dehydratase] ⇌ ガス交換
炭酸脱水酵素阻害薬 [carbonic anhydrase inhibitor] 炭酸デヒドラターゼ(炭酸脱水酵素)を阻害することを主たる作用機序とする薬物．エネルギー産生過程で生じた組織中のCO_2とH_2OからHCO_3^-を生じさせる．この反応でCO_2が可溶化され，組織からの搬出が可能となる．そのほかに酸・塩基平衡にも関与しており，体液のpHの維持，尿生成，眼圧維持でも重要な役割をもつ．(⇌ ガス交換)

炭酸デヒドラターゼ [carbonate dehydratase] ⇌ ガス交換
炭酸リチウム [lithium carbonate] 化学式 Li_2CO_3．抗躁薬*．
胆汁 [bile, gall] 水分，無機イオン，胆汁酸*，コレステロール*，ビリルビン*などから肝臓で生成され，胆嚢*で濃縮されて十二指腸に分泌される．ビリルビンを主とした胆汁色素によって黄色を呈する．小腸における脂肪の消化・吸収には胆汁中に含まれる胆汁酸が重要な役割を果たす．

胆汁クリアランス [biliary clearance] 薬の胆汁(中)排泄*の大きさの指標．
胆汁酸 [bile acid] コレステロール*の代謝産物で胆汁中にグリシンやタウリン抱合体として分泌され，脂肪の消化吸収に役立つ．
単収縮 [twitch contraction] 骨格筋*への閾値を超える単一の刺激によって一つの活動電位*を起こしたとき，一過性の収縮と弛緩が起こること．前の単収縮が終わらないうちに刺激を与えると，弛緩が起こる前に加重といわれる前より強力な収縮がみられる．

胆汁(中)排泄 [biliary excretion] 内因性物質，生体異物またはその代謝物が肝へ移行した後，胆汁中へ排泄される現象．胆汁排泄された物質は腸肝循環*に入ったり，腸管内で代謝を受けたり，糞中に排泄されたりする．胆汁排泄は肝実質細胞への取込み，細胞内での代謝や移動，肝細胞から毛細胆管への排泄という三つの過程の総合的な寄与の結果として観察される．(⇌ 腎外排泄)

単純拡散 [simple diffusion] 受動拡散ともいう．受動輸送*形式の一つ．膜内外の物質が濃度差や電位差(電気化学ポテンシャル差*)に比例してポテンシャルの高い方から低い方へ移動する輸送．膜透過速度はフィックの拡散法則*に従い，物質の膜への溶解性と膜内の拡散性により決定される．

単純脂質 [simple lipid] ⇌ 脂質
単純ヘルペスウイルス感染症 [herpes simplex virus infection, HSV infection] ⇌ ヘルペスウイルス感染症

単蒸留 [simple distillation]　蒸発と凝縮を一度だけ行わせる蒸留*. 多段階の蒸発と凝縮を連続で行うと分別蒸留*になる.

淡色効果 [hypochromic effect]　⇒吸収スペクトル

炭水化物 [carbohydrate]　＝糖

弾性 [elasticity]　⇒レオロジー

弾性線維 [elastic fiber]　⇒エラスチン

男性ホルモン [male sex hormone]　＝アンドロゲン

男性ホルモン薬 [male sex hormone preparation]　間質細胞刺激ホルモン(ICSH)の刺激により精巣の間質細胞から分泌されるステロイドホルモン(テストステロン)と同等の作用を示すもの. 男性生殖器機能の発達や維持作用, タンパク質同化作用, および ICSH の分泌抑制作用をもつ. (⇒アンドロゲン, タンパク質同化ホルモン)

胆石症 [cholelithiasis]　胆嚢または胆管に形成された結石で右季肋部痛を呈することもあるが, 無症状のことも多い. 結石の成分としては, コレステロール系結石, ビリルビン系結石, または両者の成分が混合しているものもある. 無症状のものは治療不要であるが, 疼痛や炎症が出現した場合は, 抗生物質や胆石溶解薬*(コレステロール結石に限る)の投与を行う. 内科的治療のみで制御できない場合は胆嚢摘出術を行う.

胆石溶解薬 [gallstone-dissolving drug]　胆石を溶かす薬物. 実際にはコレステロール系胆石を溶解し, 新たな結石形成を抑制する薬物をさす. ウルソデオキシコール酸やケノデオキシコール酸が該当する.

炭疽 [anthrax]　炭疽菌による細菌感染症. 土壌中の炭疽菌芽胞が皮膚から感染すると炭のような黒いかさぶたができる皮膚炭疽, 吸入感染すると肺炭疽, 経口感染すると腸炭疽をひき起こす. 芽胞は熱や乾燥に強く取扱いやすいため生物兵器としての使用が危惧されている.

単層円柱上皮 [simple columnar epithelium]　細胞の幅よりも高さが大きな円柱状の上皮細胞からなる上皮(円柱上皮)が一層に配列した上皮. 胃や腸などの粘膜上皮にみられる円柱上皮は分泌能をもち, 腺上皮ともよばれる.

断層撮影法 [tomography]　トモグラフィーともいう. 被験者のある特定の断面を取出して画像化する手法. 狭い意味では X 線管とフィルムを同時に反対方向に動かしながら撮影する方法. X 線 CT(⇒X 線診断法)や陽電子放射断層撮像法*(PET)などのほとんどの医用画像技術はコンピューターによる断層法(⇒コンピューター断層撮影)に基づいている.

炭素酸 [carbon acid]　炭素-水素結合の解離によってプロトンを放出しうる化合物. 共役塩基のカルボアニオンを安定化させる電子求引性置換基をもつものや, 共役塩基が芳香族性をもつことにより安定化されるものは, アルカンに比べて非常に高い酸性度を示す.

炭素 13 NMR [carbon 13 NMR]　＝ ^{13}C NMR

担体　＝キャリアー

担体輸送 [carrier-mediated transport]　輸送体介在輸送ともいう. 膜タンパク質が介在する溶質の生体膜輸送をいう. 生体は, 輸送体を介して外界から必要なイオンや栄養素を細胞内に取込み, 代謝老廃物を細胞外に排出し, あるいは薬物などの有機物質の細胞への侵入を防ぐことによって正常な生命活動を営んでいる. 担体輸送には, 促進拡散(⇒受動輸送), 一次性能動輸送*, 二次性能動輸送*などがある.

タンデム質量分析法 [tandem mass spectrometry]　略号 MS/MS. 複数個の質量分析計*を連結した装置(タンデム質量分析計)を用いて, 1段目の質量分析計で検出したイオンのなかからプリカーサーイオン(⇒衝突誘起解離)を選択し, これを適当な手段で開裂させ, 生じたフラグメントイオン(⇒電子イオン化)を解析する方法.

単糖 [monosaccharide]　アルデヒド基(-CHO)またはカルボニル基(〉C=O, ケトン基)をもつ多価アルコール. アルデヒド基をもつアルドースとカルボニル基をもつケトースがそれぞれ, 一部の例外を除いて, ヘミアセタール構造とヘミケタール構造という環状構造をおもにとる. 代表的な単糖にはアルドースのグルコース*やガラクトース*, ケトースのフルクトース*などがある. (⇒糖)

丹毒 [erysipelas]　化膿レンサ球菌感染症*の一つで, 表皮や真皮の急性化膿性炎症. 主として顔面, 下肢に発症し, 境界鮮明な硬い浮腫性の紅斑を形成する.

タンドスピロンクエン酸塩 [tandospirone citrate]　抗不安薬*. セロトニン 5-HT_{1A} 受容体作用薬*. 筋弛緩, 催眠, 依存症がないのが特徴.

ダントロレンナトリウム水和物 [dantrolene sodium hydrate]　末梢性筋弛緩薬*. 骨格筋

の興奮収縮連関に対する抑制作用をもち, 筋小胞体からのCa^{2+}の遊離を減少させる.

単軟膏［simple ointment］ ミツロウ(蜜蝋)におもにダイズ油などの植物油を混ぜて製した黄色の軟膏. 植物油の変敗を防ぐため, 抗酸化剤が添加される. 他の軟膏を製するための軟膏基剤, また, 皮膚保護剤としても用いる. (→軟膏剤)

タンニン［tannin］ タンパク質, アルカロイド*, 金属などと結合し, 難溶性沈殿を形成する植物性ポリフェノールの総称である. タンニン含有生薬は下痢止め, 便秘, 止血など多彩な薬効をもつ. 化学構造から加水分解型と縮合型に大別され, 前者は糖と没食子酸のエステルであり, 後者はカテキン*類の縮合物である.

タンニン酸アルブミン［albumin tannate］ 止瀉薬*.

断熱気温減率［adiabatic lapse rate of temperature］ 断熱減率ともいう. ある空気塊が上昇するときに, 気温が高度とともにどのように変化するかを表す. 乾燥断熱減率と湿潤断熱減率がある.

断熱系［adiabatic system］→系

断熱減率［adiabatic lapse rate］ = 断熱気温減率

断熱変化［adiabatic change］ 系が外界から熱的に隔離され, 外界との間に熱交換が起こらない変化をいう. 体積変化など, 仕事によるエネルギーの授受は起こる. このとき, $q=0$ なので, $\Delta U = w$ になる. (→熱力学第一法則)

胆嚢［gallbladder］ 肝右葉下部に位置する洋梨形の袋で, 肝臓*で生成, 分泌された胆汁*が貯留, 濃縮される. 濃縮された胆汁は胆嚢から胆嚢管, 総胆管を経てファーター乳頭部で十二指腸*の下行脚に排出される. 総胆管の下部は膵管と合流し, 十二指腸への開口部には平滑筋である**オディ括約筋**があって, 胆嚢の収縮とオディ括約筋の弛緩が協調して胆汁と膵液*の流れが調節される. (→膵臓)

タンパク結合能［protein binding strength］ ある薬物が血漿タンパク質*と結合できるかを示す指標. タンパク結合能をもつ薬物は, 結合するタンパク質の血漿中濃度やタンパク結合率*などにより, その薬物の体内動態や薬効に影響を受けることがある.

タンパク結合率［protein binding percentage］ タンパク結合能*をもつ薬物において, 薬物がタンパク質と結合している割合(結合率)を示す. 逆に結合していない割合は非結合率という. 血漿中において, 薬物は結合型と非結合型で平衡状態を保っている.

タンパク質［protein］ 20種類のL-アミノ酸が遺伝子配列に従ってペプチド結合でつながったポリペプチド (→ペプチド). 両末端にはアミノ基($-NH_2$)とカルボキシ基($-COOH$)が存在し, それぞれN末端, C末端とよぶ. アミノ酸残基の番号はN末端から始まる.

タンパク質検索エンジン［search engine for protein］ タンパク質のもつさまざまな情報(配列, 立体構造など)を検索するためのプログラム・ソフトウエアなどをさす. 代表的なものとして, BLAST(相同性検索), InterPro(モチーフ検索), Dali server(類似構造検索)などがあげられる.

タンパク質脱リン酸酵素 = ホスホプロテインホスファターゼ

タンパク質同化ホルモン［protein anabolic hormone］ 生体内窒素を蓄積させ, タンパク質合成を促進させるホルモン. 皮膚, 筋肉, 骨, 結合組織, 造血組織などでタンパク質同化作用を示し, 筋肉肥大, 体重増加, 骨重量増加, 基礎代謝増加などがみられる. 一般にアンドロゲンの性ホルモン作用を軽減して, タンパク質同化作用を増強したステロイドをさし, 酢酸メテノロン, エナント酸メテノロン, メスタノロンなどの薬物が含まれる. (→アンドロゲン, 男性ホルモン薬)

タンパク質分解酵素［proteolytic enzyme］ プロテアーゼともいう. タンパク質を加水分解する酵素. 生体内には多様なタンパク質分解酵素が知られており, 栄養としてのタンパク質の分解(→ペプシン, トリプシン, キモトリプシン), 不活性な前駆体タンパク質(チモーゲン*)の活性型や活性ペプチドへの分解, 不用になったタンパク質の分解(→プロテアソーム)などに働いている.

タンパク質分解酵素阻害薬［proteolytic enzyme inhibitor］→膵炎治療薬

タンパク質リン酸化酵素 = プロテインキナーゼ

タンパク尿［proteinuria］ 一般に, 1日150 mgを超える尿タンパク*がみられた場合, 臨床的にタンパク尿という. タンパク尿が陽性でも, それが一過性の病的意義をもたない生理的タンパク尿か, 持続的な病的タンパク尿であるかをまず鑑別する必要がある.

単分子層吸着［monomolecular layer adsorption, monolayer adsorption］⇌ 吸着

淡明層［stratum lucidum, clear layer］⇌ 表皮

単輸送［uniport］　ユニポートともいう．生体膜を横切る単一の溶質の輸送．輸送体をユニポーターとよぶ．通常は促進拡散を行うグルコース輸送体*のような受動輸送*をさすが，膜電位に従って電気泳動的にイオンが輸送濃縮される場合は能動輸送*になる．

チ

チアジド系利尿薬 [thiazides]　利尿薬*の一種で,おもに近位尿細管の Na^+/Cl^- 共輸送系を抑制し,Na^+ および Cl^- の尿中への排泄を促進させる.尿中の Na^+ 濃度が高まるので,遠位尿細管での Na^+/K^+ 交換反応を促進させ,結果として尿中の Na^+,K^+ および Cl^- 濃度を上昇させる.急激な血圧低下を起こし難いので,高血圧症治療での第一選択薬である.

チアゾール [thiazole]　五員環の芳香族複素環で,1位に硫黄原子,3位に窒素原子をもつ(構造:付録Ⅲ).

チアノーゼ [cyanosis]　動脈酸素飽和度の低下,血中還元ヘモグロビン増加($5\,\mathrm{g\,dL^{-1}}$ 以上)により,皮膚,粘膜が暗紫色になる状態で,息切れを主訴とする.貧血では出現しにくい.全身にみられる中枢性チアノーゼと末梢性チアノーゼに分類される.

チアマゾール [thiamazole]　略号 MMI.抗甲状腺薬*.甲状腺のペルオキシダーゼを阻害する.

チアミン [thiamine, thiamin]　= ビタミン B_1

チアミン硝酸塩 [thiamine nitrate]　ビタミン B_1 製剤.

チアラミド塩酸塩 [tiaramide hydrochloride]　非ステロイド性抗炎症薬*.塩基性抗炎症薬*.

地域医療 [community health care]　病院など医療機関内における疾病の治療やケアにとどまらず,地域で医療を担うという概念.医師や医療従事者が地域の住民に働きかけて,疾病の治療に加えて疾病の予防や健康の維持・増進のための活動を行うこと.在宅療養のサポート,地域で暮らす高齢者,障害者のサポートも含む.地域医療における薬局の役割として,医薬品の供給,医薬品の適正使用による患者 QOL*向上への貢献,国民のセルフメディケーション*の支援,在宅医療・在宅福祉への参画,医療廃棄物や不要医薬品の回収・廃棄などがある.

地域医療支援病院　医療法で制度化された医療機関の区分の一つ.地域の病院や診療所を後方支援する目的があり,都道府県知事によって承認される.二次医療圏(→ 医療計画)当たり一つ以上存在することが望ましく,病院の規模は原則 200 床以上,他の医療機関からの紹介率 80% 以上,あるいは紹介率 40% 以上かつ逆紹介率 60% 以上などの規定がある.

地域福祉 [community welfare]　それぞれの地域において人々が安心して暮らせるよう,地域住民や社会福祉法人および民間の社会福祉関係者がお互いに協力して地域社会の福祉課題の解決に取組む考え方."社会福祉法"は,地域住民,社会福祉関係者などが相互に協力して地域福祉の推進に努めるよう定めている.福祉サービスを必要とする人たちが地域社会を構成する一員として日常生活を営み,そして社会,経済,文化に限らずあらゆる分野の活動に参加する機会を得ることができるよう,地域福祉を推進することの重要性が法に明記されている.

地域保健 [community health]　地域における保健活動.地域住民の健康の保持および増進を目的として国や地方自治体などが実施する施策,専門職による具体的実践.地域における公衆衛生の向上増進を図ると共に地域住民の母子保健,成人保健,高齢者保健,精神,難病といった健康課題から大気や上下水道などの環境問題,食品衛生など多様化また高度化する課題に的確に対応できるように地域の特性および社会福祉などの関連施策との有機的な連携を十分考える必要がある.

地域保険 = 国民健康保険

チェックポイント [checkpoint]　→ 細胞周期

チェックポイントコントロール [checkpoint control]　細胞周期*を秩序正しく進行させるための制御機構で,細胞周期のさまざまな段階で機能している.細胞周期を正に制御する因子としてサイクリン*やサイクリン依存性キナーゼ*(CDK)が,負の制御因子として CDK インヒビターがある.

遅延型アレルギー [delayed-type allergy]　→ Ⅳ型アレルギー反応,アレルギー

チェーン・ストークス呼吸［Cheyne-Stokes respiration］　失調性呼吸の一種．無呼吸の状態からしだいに浅い呼吸となり，徐々に深い呼吸になり（約30秒〜2分半），再び浅い呼吸から数秒〜1分間の無呼吸となる状態を繰返す．死亡する直前や，髄膜炎や脳圧亢進状態，心不全，腎不全など重篤な病態でみられる．

チオエーテル［thioether］＝スルフィド

チオテパ［thiotepa］　略号 TEPA．抗腫瘍薬*．アルキル化薬*．エチレンイミン*系のアルキル化薬．

チオトロピウム臭化物水和物　［tiotropium bromide hydrate］　抗コリン薬*．気管支拡張薬*．ムスカリン M_3 受容体を選択的に阻害する．吸入薬として用いる．

チオ硫酸ナトリウム［sodium thiosulfate］　化学式 $Na_2S_2O_3$．無色の結晶．水中の塩素を除いたり，シアン中毒の解毒剤として静注したり，ポビドンヨードなどの消毒剤の色を消すために用いられる．

チオール［thiol］　チオール基（-SH基）をもつ有機化合物の総称．アミノ酸のシステインは，チオールの一種である．

知覚［perception］⇒感覚

知覚神経＝感覚神経

力［force］　記号 F で表す．物体に加速度を与える源．質量×加速度である．SI単位はニュートン（記号N）．$N = kg\,m\,s^{-2}$．力×距離が力学的仕事になる．

置換基［substituent］　化合物の母体構造（母核）のHの代わりに結合しているアルキル基や官能基のこと．

置換基効果［substituent effect］　反応において，原料化合物中のある置換基の電子的あるいは立体的要因が，位置あるいは立体選択性および反応性などに大きく影響を及ぼす効果．

置換反応［substitution reaction］　ある化合物中の同一原子上で元からある置換基が他の置換基と置き換わる反応．反応点が電子不足の場合は求核置換反応*，電子豊富な場合は求電子置換反応*が起こる．

チキソトロピー［thixotropy］⇒非ニュートン流動

地球温暖化［global heating, global warming］　近年，特に20世紀後半の地球の平均気温の上昇をさす．この傾向は近年になるほど強く，このまま何の対策もとらない場合には今世紀末に5〜6℃もの気温上昇が起こる可能性も予測されている．その影響は，氷河の融解による海面上昇，降雨量変化などの異常気象による生態系の破壊をはじめ，農薬への打撃，食糧問題の深刻化など多岐に及ぶ．原因としては，太陽活動の変化や水蒸気などの自然要因の寄与も考えられるものの，化石燃料の使用による二酸化炭素*をはじめとする温室効果*ガスの影響が懸念されており，京都議定書*などにより排出量削減目標が策定されている．

逐次反応［successive reaction］　連続反応ともいう．複合反応*の一種で，いくつかの素反応*が連続して起こる反応．連鎖反応*や爆発反応はその一つ．

チクセツサポニン［chikusetsusaponin］⇒チクセツニンジン

チクセツニンジン（竹節人参）［panax japonicus rhizome］　トチバニンジン（ウコギ科）の根茎．主要成分はサポニン*（チクセツサポニンなど）．特に漢方で用いられ，心下痞硬（みぞおちのつかえ）を治す．ニンジン*の代用としても用いられ，滋養強壮作用をもつ．

チクロピジン塩酸塩［ticlopidine hydrochloride］　抗血栓薬*．血小板凝集阻害薬*．

治験［clinical trial, clinical trial for marketing authorization］　医薬品または医療機器の製造販売承認を申請する際に提出すべき資料の収集を目的とする臨床試験．三つの相（第Ⅰ相〜第Ⅲ相）に分類される．欧米では治験と治験以外の臨床試験を制度上区別していないため，わが国固有の用語である．治験は薬事法に基づく GCP* に則って実施され，倫理性や科学性だけでなく，信頼性確保のために品質管理や品質保証が求められる．医薬品の場合，ヒトでの初期の安全性や薬物の体内動態を調べる臨床薬理試験（おもに臨床開発の第Ⅰ相で実施される），限られた患者を対象とした有効性と安全性の瀬踏みを行う探索的試験*（おもに第Ⅱ相で実施される）およびより多くの患者を対象としてそれまでに得られた結果を基に立てられた仮説を検証する検証的試験*（おもに第Ⅲ相で実施される）に分けられる．

治験コーディネーター［clinical research coordinator］　略号 CRC．臨床研究コーディネーターともいう．治験責任医師の指導のもと，治験の実施の支援を行う研究協力者．治験の実施前の準備，被験者候補のリスト作成，インフォームドコンセント*の補助，スケジュール管理，症例報告書*への仮記載，モニタリン

グ*への対応，被験者の相談窓口など業務は多岐にわたる．

治験実施計画書［protocol］　プロトコールともいう．治験の背景，目的，デザイン，方法，統計解析方法，実施体制などを規定した計画書．治験の開始前に治験審査委員会*に提出する審査資料の一つであり，変更時にも委員会の承認を必要とする．

治験審査委員会［institutional review board］　略号 IRB．GCP*で規定され，治験の実施施設ごとまたは共同で設置した，病院長とは独立した委員会で，医学・薬学などの専門家および非専門家から成る委員会．新規申請の審査や継続申請の審査を通じて，被験者の人権，安全，福利が守られることを確実にする実務がある．

治験責任医師［principal investigator］　治験を実施する医療機関(実施施設ともいう)ごとにおく責任者(医師)．治験責任医師は，施設内の実施体制を整備し，医療機関の長(病院長)に治験の実施を申請し承認を受け，治験実施計画書*に従い被験者の人権と安全が守られるように実施することが求められる．

治験薬［investigational drug, investigational product］　治験で評価対象として使用する試験薬．被験薬だけでなくプラセボ*などの対照薬も含まれる．

治験薬概要書［investigator's brochure］　治験薬に関してその時点までに得られている非臨床試験および臨床試験のデータの要約を編集したもの．治験の開始前に治験審査委員会*に提出する審査資料の一つであり，変更時にも委員会の承認を必要とする．

チザニジン塩酸塩［tizanidine hydrochloride］　中枢性筋弛緩薬*．

地中海貧血［Mediterranean anemia］＝サラセミア

膣［vagina］→子宮

窒素酸化物［nitrogen oxide］　通称 NO_x (ノックス)．大気汚染物質*としての窒素酸化物はおもに一酸化窒素*(NO)，二酸化窒素(NO_2)として存在する．化石燃料と空気を混合して高温燃焼させると NO が生成し，これが大気中で紫外線などにより酸素やオゾン*などと反応し NO_2 に酸化される．両者は光化学スモッグ(→光化学オキシダント)内で相互に変換されるため，NO_x として表示される．NO のヘモグロビンとの結合性は CO (一酸化炭素*)よりも 100 倍強い．NO_2 は気道粘膜の水分と反応して亜硝酸や硝酸を生成し，気道や肺胞に炎症をひき起こして傷害性を示す．また高濃度曝露によりメトヘモグロビン血症*を誘発する．

窒素定量法［nitrogen determination］　セミミクロケルダール法ともいう．有機化合物中の窒素の定量法．試料を硫酸で分解し，硫酸アンモニウムとし，水酸化ナトリウム溶液を加えて強アルカリ性として水蒸気蒸留する．遊離したアンモニアをホウ酸溶液に捕集し，硫酸で酸塩基滴定*して窒素を定量する．本法はタンパク質やアミノ酸，その他の含窒素化合物に広く適用できる．

膣トリコモナス症［vaginal trichomoniasis］→トリコモナス原虫

知的財産権［intellectual property right］　知的所有権ともいう．知的創造物がもたらす利益を保護するため，認められている権利．著作権*と，特許*，実用新案，意匠，商標などの産業財産権の二つがある．

知的所有権＝知的財産権

遅発型反応［delayed-phase reaction］　I 型アレルギー反応*のうち，マスト細胞(肥満細胞)が産生遊離するアラキドン酸*代謝物やサイトカイン*により好酸球や好塩基球(→白血球)が浸潤し，その結果 4～12 時間後以降に起こる反応．皮膚，鼻粘膜，気管支で起こる．遅発型反応は IV 型アレルギー*(遅延型アレルギー)とは異なり IgE*が関与する．

遅発性ジスキネジア［tordive dyskinesia］→ジスキネジア

チフス菌［*Salmonella typhi*］→サルモネラ感染症

チペピジンヒベンズ酸塩［tipepidine hibenzate］　中枢性鎮咳薬*(非麻薬性)．

痴呆［dementia］→認知症

チミジン［thymidine］→ヌクレオシド

チミン［thymine］　略号 T．DNA に含まれるピリミジン塩基(構造：付録VI)．

チミン二量体［thymine dimer］　紫外線により生じる DNA の傷害の一つで，隣合ったチミンが共有結合したもの．DNA に紫外線が当たると隣合うピリミジン(チミン，シトシン)の間でピリミジン二量体が形成され，このうち特にチミン二量体が形成されやすい．

チーム医療［medical team care, multidisciplinary care］　患者中心の医療*を目指す活動の象徴であり，複数の医療専門職あるいは医療に関係する分野の専門家が連携して，一人の患

チメロサール [thimerosal] → 医療廃棄物

チモ(知母) [anemarrhena rhizome] ハナスゲ(ユリ科)の根茎．主要成分はステロイドサポニン類(チモサポニン A-Ⅰ, A-Ⅱ)など．清熱, 滋潤(潤いを与える)作用があり, 漢方で胸部, 腹部の炎症を鎮め, 熱による煩悶, 口渇などに応用する．

チモーゲン [zymogen] プロ酵素ともいう．それ自身は活性をほとんどもたないが, タンパク質分解酵素*などによる限定分解を受けると活性化される**酵素前駆体**．ペプシノーゲン(⇌ペプシン)やトリプシノーゲン(⇌トリプシン)などがその例で, 酵素の分泌組織自体の細胞タンパク質の分解を防ぐという生理的意義をもつ．

チモロールマレイン酸塩 [timolol maleate] 緑内障治療薬*．

Child-Pugh 分類 [Child-Pugh classification] 肝硬変*の重症度の判定に用いられる分類．肝性脳症*の程度, 腹水*の程度, 血清総ビリルビン値(⇌総ビリルビン), 血清アルブミン(⇌ヒト血清アルブミン)値, プロトロンビン時間*の 5 項目をそれぞれ点数化し, その合計点により A, B, C の 3 段階に分類する．

着床 [implantation] → 受精

着色剤 [coloring agent, colorant] 製剤に色をつけてその識別性や服用時の視覚効果を高めるための製剤添加物*．水溶性の食用色素やレーキ色素が用いられる．日本薬局方では注射剤, 点眼剤, 点耳剤に関し, 別に規定するもののほか, 着色剤の使用を禁止している．

着色料 [coloring agent, color additive, artificial additive] 食品を保存や加工したときに起こる変色や退色を補うための食品添加物*．合成着色料と天然系着色料がある．合成着色料は, 日本で使用が認められているのは水溶性の酸性タール色素のみで, 発癌性をもつ塩基性タール色素のバターイエローなど毒性の高いものは削除された．天然系着色料にはβ-カロテン*などが使用されている．ただし鮮魚介類や食肉, 野菜類への着色料使用は禁じられている．

チャージバリアー [charge barrier] 糸球体濾過*には基底膜および上皮細胞で構成される濾過障壁が存在する．そのうちの一つが荷電に依存するチャージバリアーである．膜表面の陰性荷電により, 負に帯電している分子は静電気的反発力により濾過されない．

チャネル [channel] チャンネルともいう．イオンを運ぶイオンチャネル*のほか, 細胞膜には水チャネル*が存在する．非特異的なチャネルとして, ギャップ結合とポリン(ポーリンともいう)がある．ギャップ結合は隣合う細胞膜同士を連結し分子量約 500 以下の低分子を相互に通過させる．また, ミトコンドリア外膜のポリンは分子量 5000 以下の親水性物質のほとんどを透過させる．小胞体膜のタンパク質輸送チャネルは特殊で, 膜結合リボソームで合成・伸長されるポリペプチド鎖を小胞体内腔に輸送する．

チャネル型受容体 [channel-linked receptor] = イオンチャネル型受容体

チャンネル = チャネル

中員環 [medium ring] 環員数が 8〜12 の環状化合物．(⇌小員環, 大員環)

中央社会保険医療協議会 [Control Social Insurance Medical Council] 厚生労働大臣の諮問機関の一つ．大臣の諮問を受けて, 社会保障審議会の基本方針に基づき保険医療にかかる点数などを議論・検討し, その結果を厚生労働大臣に答申する．支払い側・診療側, 公益側の三者で構成されている．

中央値 [median] 分布の中心を表す代表値の一つ．データをその値の大きさの順に並べたときに中央に位置する値．

中間径フィラメント [intermediate filament] 中間フィラメントともいう．細胞骨格*の一つ．微小管*とミクロフィラメント*の中間の径(直径約 10 nm)をもつ．細胞の形態維持などに寄与する．細胞の種類や発生段階により, 存在する中間径フィラメントの種類はさまざまである．

中間体 [intermediate] 反応中間体ともいう．反応において, 出発物質から最終生成物までのポテンシャルエネルギー変化を曲線で表したときに, その極小点にあたるもの．曲線の極大点である遷移状態*とは異なり, 条件を選べば観測できる．

中間密度リポタンパク質 [intermediate-density lipoprotein] 略号 IDL．中間型リポタンパク質, 中間比重リポタンパク質ともいう．

超低密度リポタンパク質*(VLDL)中のトリグリセリド(トリアシルグリセロール*)が,リポタンパク質リパーゼにより加水分解されて生成する比重 1.006〜1.019 g mL^{-1} のリポタンパク質*. IDL はさらに肝性トリグリセリドリパーゼによりトリグリセリドが加水分解されて低密度リポタンパク質*(LDL)になる.

中耳炎 [otitis media]　中耳(⇒耳)に生じる炎症で,急性,滲出性,慢性および真珠腫性がある.急性中耳炎は,通常,感冒などのウイルス感染につづいて起こる耳管経由の細菌感染によって生じる.急性中耳炎が完治せずに遷延化すると,中耳に液体が貯留する滲出性中耳炎や,鼓膜に穿孔をきたし耳漏を繰返す慢性中耳炎となる.真珠腫性中耳炎は鼓膜が袋状に陥入し,その内部に角化上皮落屑物が堆積する状態である.

注射剤 [injection]　皮膚や粘膜から直接体内に注入する形の製剤.静脈,皮内,皮下,筋肉内などに直接用いられるため無菌製剤*である必要がある.消化管から吸収されにくい薬物や,初回通過効果*が大きく十分な薬物血中濃度が得られない薬物を速やかに体内へ取込むことができる.直接体内に医薬品を入れることから規制は厳しく,品質を保証するために種々の製剤試験法をクリアしなくてはならない.

注射剤処方せん ⇒ 処方せん

注射投与 [injection]　静脈内注射*,動脈内注射*,皮内注射*,皮下注射*,筋肉内注射*に大別される.消化管から吸収されにくい薬および消化管や肝の初回通過効果*が大きく,十分な血中濃度が得られない薬を確実に体内に込むことができ,また経口摂取が困難な患者に対しても有効である.速やかな効果が期待でき,製剤学的工夫により持続性をもたせることも可能である.(⇒ 非経口投与,投与経路)

注射用水 [water for injection]　常水(水道水)または精製水(イオン交換樹脂でイオン類を除去した水)の蒸留,または精製水の超沪過(微生物やエンドトキシン(⇒内毒素)を除くことのできる逆浸透膜や限外沪過膜での沪過)によって製された注射剤に用いる水.

抽出率 [extractability] ⇒ 溶媒抽出

中心静脈栄養法 [central parenteral nutrition, central venous hyperalimentation, total parenteral nutrition]　略号 CPN, IVH, TPN. 心臓近くの太い中心静脈を用いた高カロリー輸液を注入する栄養療法.中心静脈は血流量が多いので高濃度の輸液剤でも希釈されるため血管壁への影響が少ない.鎖骨下静脈などから挿入したカテーテル*先端を中心静脈まで進め長期投与が可能である.高カロリー輸液製剤は,市販の IVH キットのほか患者の状態に合わせて各栄養素の必要量を計算し無菌的に調製する.主要なカロリー源の糖,アミノ酸製剤,脂肪乳剤,ビタミン剤,微量元素製剤などを混合する.

中心体 [centrosome] ⇒ 細胞分裂

虫垂炎 [appendicitis]　虫垂における急性の炎症性疾患である.虫垂のみに限局した軽度の炎症から虫垂の破裂による腹膜炎まで,程度はさまざまである.典型的な症状は発熱を伴う右下腹部痛である.診断には,理学所見に加え,腹部 CT や血液検査による炎症反応の上昇が有用である.治療は基本的に手術による虫垂切除である.

中枢神経系 [central nervous system]　略号 CNS. 神経系のうち,脳(大脳*,間脳*,小脳*,脳幹*)と脊髄*から成る部分.末梢神経系*からの情報を受取って記憶したり,再び末梢神経系を介して命令を下す,情報処理の機能を担っており,神経系の機能的な中枢部位.

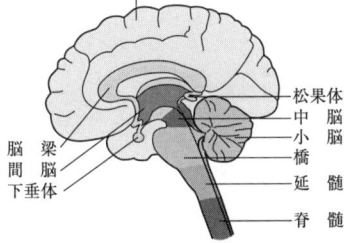

終脳(大脳半球)
松果体
中脳
小脳
脳梁
橋
間脳
延髄
下垂体
脊髄

中枢性筋弛緩薬 [central muscle relaxant, centrally acting muscle relaxant]　筋弛緩薬*の一種で,神経筋接合部に作用する末梢性筋弛緩薬*と異なり,脊髄および脳幹の介在ニューロンに作用して骨格筋の弛緩作用を現す薬物.脊髄で作用する薬物(エペリゾン*など)と脊髄より上位の中枢神経系で作用するトリヘキシフェニジル,フェノチアジン誘導体などがあり,パーキンソン病の振戦,筋硬直などに用いる.

中枢性鎮咳薬 [central antitussive]　延髄の咳中枢に作用して咳反射を抑制する鎮咳薬*. コデイン*などの麻薬性とデキストロメトロファン*などの非麻薬性に分類される.

中性アミノ酸 [neutral amino acid] ⇒ アミノ酸

中性子 [neutron] ⇒ 原子

中性子線 [neutron beam] 核分裂などに伴って放出される中性子の粒子線．物質を通過するとき，中性子と原子核との相互作用によって電荷粒子線が発生し，二次的に電離作用をひき起こす．物質透過性が高く，生物に対する作用は強い．

中性脂肪 [natural fat] ⇒ トリアシルグリセロール

中 毒 [poisoning, intoxication] 医薬品，化学物質などの誤食・誤飲による故意，意図的または産業現場で曝露することによりひき起こされる生体機能の何らかの障害をいう．曝露される期間により，急性中毒（通常曝露は一回），亜急性中毒（比較的短期間の曝露），慢性中毒（長期間にわたる曝露）と称する．

中毒疹 [intoxication dermatosis, toxic erythema, toxicodermia] 食事中，感染症，血液疾患，腫瘍などに生じる毒性物質による汎発性の紅斑．重症の場合は紫斑*や水疱*を生じる．風疹*，麻疹*，溶連菌感染症による中毒疹は原因が明確であるが，多くは原因不明である．痒みの強いことが多い．

中毒性表皮壊死症 [toxic epidermolytic necrolysis, toxic epidermal necrolysis] 略号 TEN．中毒性表皮融解症，中毒性表皮壊死剝離症，ライエル症候群ともいう．消炎鎮痛剤（ジクロフェナク，プラノプロフェン），抗痙攣薬（カルバマゼピン，ゾニサミド，フェニトイン），合成抗菌剤（エノキサシン），抗結核薬（イソニアジド，リファンピシン）などで症例報告がされており，重症型の薬疹*である．スティーブンス・ジョンソン症候群*をひき起こす皮膚疾患のなかで最も重篤とされている．最初，麻疹型薬疹から始まり，び漫性紅斑から表皮が一面に剝離する．熱発を伴い，死亡率が高い．発症すれば直ちに入院し，早期にステロイド薬の全身投与，あるいは血漿交換療法など高度な治療の必要がある．

注入速度 [infusion rate] = 点滴速度

中 脳 [mesencephalon, midbrain] 脳幹*の一部で，間脳*の後方，小脳*や橋*の前方に位置する（⇒ 中枢神経系）．上丘（視覚系に関連する神経核），下丘（聴覚伝導路の中継核），赤核，黒質や，脳神経*核である動眼神経核と滑車神経核などの神経核がある．黒質にはドーパミン含有神経の細胞体があり，線条体へ投射している（黒質-線条体系）．この系の変性によるドーパミンの欠乏がパーキンソン病*の主因である．

中 風(1) [acute febrile disease of moderate severity] 傷寒論*において，病邪に侵襲された初期（太陽病）での軽い感冒のような症状を呈するもの．進行すると激しい症状になる場合もある．（⇒ 六病位）

中 風(2) [apoplexy, stroke] 脳卒中*のこと．

中和抗体 [neutralizing antibody] 抗原の機能性部位に結合または影響することで分子の機能を阻害する抗体*のこと．ヘビ毒，ハチ毒，破傷風毒素などのタンパク質毒素に結合し，受容体への結合を阻害することで中和する．製剤化したものを**抗毒素製剤**とよび，まむしウマ抗毒素製剤，破傷風抗毒素製剤などが医療用に用いられている．

中和指示薬 [neutralization indicator] = 酸塩基指示薬

中和滴定 [neutralization titration] = 酸塩基滴定

チューブリン [tubulin] 微小管*を構成するタンパク質．α-チューブリンとβ-チューブリンとがヘテロ二量体をつくり，これが重合することで微小管がつくられる．また，中心体（⇒ 細胞分裂）にはγ-チューブリンが存在し，微小管形成の中心となる．

腸 炎 [enteritis] 種々の原因により腸に炎症をひき起こす疾患群の総称．

腸炎ビブリオ [*Vibrio parahaemolyticus*] 海水および汽水域に生息するグラム陰性桿菌（⇒ グラム陰性菌，桿菌）．本菌で汚染された魚介類の経口摂取により下痢，腹痛，嘔吐，発熱を主症状とする感染毒素型食中毒を呈する．

超音波エコー法 = 超音波診断法

超音波検査 [echography] 非常に高い周波数の直進性が高い音波（超音波）を頸部，乳腺，心臓，腹部などに向けて発信し，その反射波（エコー）をコンピューター処理して画像化する検査．腫瘍や結石などは正常組織と違った濃淡の像となる．肺や胃，腸など空気を含む臓器は画像としてとらえにくい．

超音波診断法 [ultrasonography] 超音波エコー法ともいう．2～30 MHzの超音波パルスで体内断面を走査し，反射して戻ってきた反射波（超音波エコー，単にエコーともいう）の強

聴覚［auditory sense］→ 耳
聴覚障害［hearing disorder］→ 聴力障害
超可変部［hypervariable region］ 抗体*（免疫グロブリン*）分子の可変部*のうち，最もアミノ酸配列の多様性が大きい領域のこと．相補性決定領域*(CDR)を構成する部分．10個程度のアミノ酸配列から成るループ構造で，H鎖，L鎖共に抗原と直接結合する部分に存在する．
腸管出血性大腸菌［enterohemorrhagic *Escherichia coli*, EHEC］→ 病原性大腸菌
腸肝循環［enterohepatic circulation］ 胆汁中に排泄(胆汁排泄*)された内因性物質や薬が，十二指腸部に開口している胆管を経て小腸内へ送られ，そこで再び吸収されて門脈に入り肝臓に戻る現象．この機構は生理的必要物質である胆汁酸，ビタミンD_1，ビタミンB_{12}，葉酸，ピリドキシン，エストロゲンなどの効率的利用に役立っている．一方，ジゴキシン，ジギトキシン，インドメタシン，モルヒネなどの薬はグルクロン酸抱合*体として胆汁排泄されるが，小腸内細菌叢のβ-グルクロニダーゼによって元の形に戻り，再び小腸から吸収される．
腸管免疫［intestinal immunity］ 病原微生物に対する腸内細菌叢や宿主による防御機構のこと．腸内に常在している細菌は侵入してきた病原菌の増殖を抑える働きもする．宿主ではパイエル板*を中心とした粘膜免疫により病原菌の侵入増殖を防いでいる．(→ 腸内細菌)
超急性拒絶反応［hyperacute rejection］→ 同種移植片拒絶反応
超共役［hyperconjugation］ カルボカチオン*に隣接するC-H結合が，カチオン炭素上の空のp軌道と平行に並ぶことで，C-Hの電子を一部与えてカチオンが安定化する．このようなアルキル基の効果をいう．同様の安定化はラジカルでもみられる．
腸クロム親和性細胞［enterochromaffin cell］ EC細胞ともいう．胃腸粘膜に存在し，体内のセロトニン*の約90%を産生する細胞．種々の炎症性腸疾患の病態に関与するほか，過敏性腸症候群や水性下痢症候群の原因物質の一つと考えられている．
腸クロム親和性様細胞［enterochromaffin-like cell］ ECL細胞ともいう．胃粘膜に存在するヒスタミン産生細胞．ヒスタミン産生酵素であるヒスチジンデカルボキシラーゼが豊富に存在し，ガストリンや迷走神経の刺激の際にヒスタミン*の合成・遊離を介して胃酸分泌に関与している．
超コイル［supercoil］= 超らせん
チョウコウ(丁香) = チョウジ
調剤［dispensing］ 医師が発行した処方せんに基づき医薬品を取揃えたり，指示された混合作業を経て，患者にわかりやすく説明し調剤薬を交付するまでを含む一連の行為．医師の処方内容に疑わしい点があれば，必ず確認してから調剤をしなければならない(薬剤師法第24条)．(→ 薬剤調製)
調剤応需義務［obligation to accept dispensing］ 調剤に従事する薬剤師は，調剤の求めがあった場合には，正当な理由がなければ，これを拒んではならない．薬剤師法*第21条に明記されている．
調剤過誤［dispensing error, dispensing malpractice］ 調剤者の何らかのエラーによって，正しく調剤が行われないこと．調剤すべき医薬品の間違い，製剤規格の間違い，計数・計量の間違いがある．ハイリスク薬*の調剤過誤は，重篤な健康被害発生の可能性が高い．
調剤鑑査［audit of dispensing］ 処方鑑査*が調剤前の処方内容の検証であるのに対し，調剤鑑査は調剤後の調剤薬の検証のこと．一般に，注射剤を含めて，調剤薬について，医薬品名，規格，数量を処方せん記載と照合する．この三つの基本事項に加えて，散剤については，全量，分包数，分包の均一性，混入異物の確認などの確認事項が多い．また，混合した注射剤については，配合変化*による外観変化の有無，混入異物の確認が行われる．
調剤技術料 調剤報酬*を構成する要素の一つで，調剤基本料・調剤料に大別され，それぞれに薬剤師が行った調剤上の業務に対する加算が設定されている．また調剤技術料は医療に不可欠な医薬品にかかる，薬剤師の業務に対する基本的な技術評価と考えられている．
調剤拒否［dispensing denied］→ 疑義照会
調剤権［dispensing authority, dispensing right］ 調剤を行うことのできる権限．薬剤師法第19条で"薬剤師でないものは，販売又は授与の目的で調剤してはならない"と規定さ

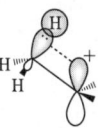

れている．

調剤事故［dispensing accident］　医薬品の取違えや秤量の誤りなど調剤における過誤が原因で，患者に健康被害が生じること．（⇒ 医療事故）

調剤所［hospital pharmacy］　病院，診療所など医療施設内に設置され，その施設の医師の処方せんに基づいた調剤を行うための施設．薬局開設許可は必要ない．したがって，一般用医薬品および他の施設からの処方せんを調剤することはできない．

調剤報酬［dispensing fee］　保険調剤*の実施により患者に薬を交付するときの費用算定のための基準（全国共通）．

調剤報酬明細書　⇒ レセプト

調剤薬局［dispensing pharmacy］　⇒ 薬局，保険薬局

調剤録［prescription book, records of dispensing］　薬剤師法*で定められている調剤録は，薬局開設者が薬局に備えておかなくてはならない帳簿である．処方せんが調剤済みにならなかった場合に，そのときの調剤量などを記録しておくものである．保険薬局ではそのほかに，健康保険法の保険薬局及び保険薬剤師療養担当規則*により，備えておく調剤録がある．保険調剤の際に発生した調剤報酬などの記録を遅滞なく調剤録に記録することが義務づけられている．

チョウジ（丁子）［clove］　チョウコウ（丁香）ともいう．チョウジ（フトモモ科）のつぼみ．主要成分はオイゲノールなどの精油．芳香性健胃薬*．胃腸を温めることにより腹痛，下痢，嘔吐，しゃっくりなどを治す．チョウジ油は口腔内殺菌剤として用いる．

調節性T細胞［regulatory T cell］　制御性T細胞ともよぶ．免疫反応を抑制し，免疫寛容*を担うT細胞*．ほかにアレルギー，炎症，移植片拒絶，感染免疫，腫瘍免疫などにおいても抑制作用を示す．マーカーとしてはCD4，CD25，Foxp3などがあげられる．TGF-βやIL-10の産生を介して免疫反応を抑制する．

調節中枢［control center］　⇒ ホメオスタシス

頂側膜［apical membrane］　＝ 刷子縁膜

超低密度リポタンパク質［very low-density lipoprotein］　略号VLDL．超低比重リポタンパク質ともいう．肝臓で合成される比重$0.95 \sim 1.006 \mathrm{~g~mL^{-1}}$のリポタンパク質*．含有するトリグリセリド（トリアシルグリセロール*）とコレステロールを末梢組織へ運ぶ働きをする．リポタンパク質リパーゼによりトリグリセリドが加水分解されて中間密度リポタンパク質（IDL）になる．

チョウトウコウ（釣藤鉤，釣藤鈎）［uncaria hook］　カギカズラ（アカネ科）のとげ．主要成分はインドールアルカロイド*．血圧降下作用があり，漢方では高血圧およびそれに伴うめまい，立ちくらみ，頭痛などを治す．

腸内細菌［enteric bacteria, intestinal bacteria］　腸内で正常細菌叢（腸内細菌叢，腸内フローラ）を形成する細菌の総称．腸内細菌は100種類以上，およそ100兆個の細菌から成り，外来菌の増殖・定着を防ぐだけでなく，宿主の免疫系を刺激すると共に，食物の消化・吸収の補助やビタミン類の供給などにより，ヒトの健康維持にかかわっている．また腸内細菌叢は安定に形成されており，そこにすむ細菌の数はほぼ平衡に近い状態で保たれている．

重　複　⇒ 重（ジュウ）複

重複性（サイトカインの）［redundancy］　⇒ サイトカイン

貼付剤［patch］　パッチ剤，パッチ製剤ともいう．皮膚に貼りつけて使用する製剤．テープ剤*とパップ剤*に分類される．ほとんど水を含まない基剤を用いたものがテープ剤，水を含む基剤を用いたものがパップ剤である．

腸閉塞　＝ イレウス

跳躍伝導［saltatory conduction］　⇒ 興奮伝導

腸溶性コーティング剤［enteric coating agent］　⇒ 腸溶性製剤

腸溶性製剤［enteric dosage form, enteric coated preparation］　放出制御製剤*の一つ．服用後に胃では主薬を放出せず，腸に到達してから初めて主薬を放出するように設計された製剤．おもに胃障害を誘発する薬物（非ステロイド性抗炎症薬*など）や胃酸で失活・分解を受ける薬物（消化酵素，抗生物質など）に有効である．腸溶性コーティング剤は，分子内にカルボキシ基をもつ高分子物質などが用いられ，pHの低い胃中では溶解せず，pH 5〜8程度の腸液で溶解することにより製剤から薬物を放出させる．

超らせん［superhelix］　超コイルともいう．二重らせん構造をとったDNAがさらにらせんを巻いた状態．超らせんのない環状二本鎖DNAの一部を一本鎖に解離させると，らせん

の巻数が減少し，その減少した数と同じ数の超らせんが生じる．この超らせんを正の超らせんという．一方，らせんの巻数が足りず部分的に一本鎖になっている環状二本鎖で一本鎖部分が二本鎖を形成すると，二本鎖を形成したことによって生じたらせんの巻数と同じ数の超らせんが形成される．この超らせんを負の超らせんという．したがって，負の超らせんをもつDNAの超らせんが解消されると，DNAの二本鎖が部分的に開裂して一本鎖になる．(→DNAトポイソメラーゼ)

聴力障害 [hypacousia, hypacusis] 聴覚障害の原因には遺伝的背景，胎内ウイルス感染による先天性と後天性とがある．加齢に伴う難聴を老人性難聴とよぶ．音の伝導が外耳や中耳で障害される伝音性難聴(外耳道閉塞，中耳炎)と内耳，聴神経，聴覚中枢で障害される感音性難聴(内耳炎；ウイルス・細菌感染，強大音曝露，アミノグリコシド系抗生物質，突発性難聴，腫瘍)とに分類される．

張力線維 = ストレスファイバー

超臨界流体 [supercritical fluid] 圧力と温度が高く，密度の増した気体が液体と区別できなくなる点〔臨界点(→臨界状態)〕を越えた状態の流体．気体の拡散浸透性をもつため，温度と圧力を選ぶことで密度が可変な溶媒として利用できる．たとえばCO_2の超臨界流体はコーヒー豆のカフェインの選択的除去に用いられている．

超臨界流体クロマトグラフィー [supercritical fluid chromatography] 略号SFC．二酸化炭素などを超臨界流体*とし，これを移動相*として試料中の各成分を分離するクロマトグラフィー*．超臨界流体のもつ大きな溶解力と迅速な分離が特徴．また移動相が容易に揮散除去できるので，目的物質の回収に適している．

超濾過 [ultrafiltration] →注射用水

直接圧縮法 [direct compression] 直打法ともいう．錠剤化したい粉末を，造粒することなしに混合して造粒する手法．圧縮成形プロセスとしては最も簡便な手法である．

直接型発癌物質 [direct carcinogen] = 一次発癌物質

直接凝集反応 [direct agglutination] 赤血球や細菌，あるいは抗原をくっつけたラテックスビーズなど，表面に抗原をもった粒子に抗体が反応して，目に見えるような凝集塊を形成させる反応．

直接ビリルビン [direct bilirubin] 略号D-Bil．間接(非抱合型)ビリルビン*はアルブミン*と結合して血中を運搬され，肝臓でグルクロン酸抱合*されて直接(抱合型)ビリルビンとなって肝臓より胆汁中に排泄される．高値のときは胆汁うっ滞症の胆管・胆道系閉塞の疑いがある．

直線回帰モデル = 線形回帰モデル

直線性 [linearity] 分析対象物質(目的物質)の量または濃度に対して直線関係にある測定値を与える分析法の能力．横軸に標準被検試料の量(または濃度)，縦軸に測定値(吸光度，ピーク面積など)をプロット(検量線*)すると直線関係が得られることをさす．

直線偏光 [linearly polarized light] →偏光

直打法 [direct tabletting] = 直接圧縮法

直腸 [rectum] S状結腸(→大腸)から肛門に至る長さ約20 cmの管状器官で，栄養素の消化・吸収機能は少ない(→消化管)．粘膜上皮は単層円柱上皮*で覆われている．平滑筋の機能は強く，糞便の排出を行う．

直腸癌 [rectal cancer] →大腸癌

直腸投与 [administration of rectal route] 肛門から適用する投与方法．直腸中下部からの吸収は門脈を経ずに循環血中に入ることができるので，口腔投与*と同様に初回通過効果*を回避できる．また経口投与*がしにくい乳児や，食事や消化酵素の影響を受けやすい薬の場合，投与部位が吸収部位であるという利点も生かされる投与方法である．吸収機構は主としてpH分配仮説*による．(→非経口投与)

著作権 [copyright] 知的財産権*の一つ．著作物を創作したことにより，著者に発生する権利で，著作物の公正な利用と著作者の保護を行うために設定されている．著作物とは音楽，絵画，小説，プログラム，データベースなどをさす．

貯蔵タンパク質 [storage protein] アミノ酸や金属イオンなどの物質を蓄える役割をもつタンパク質．おもに植物の種子，卵，乳などに存在する．鉄の貯蔵(フェリチン)，酸素の貯蔵(ミオグロビン*)，種子貯蔵タンパク質(グルテニン，グリシニン)など．

チョレイ(猪苓) [polyporus sclerotium] チョレイマイタケ(サルノコシカケ科)の菌核．主要成分はエルゴステロール*，多糖類．解熱，利尿，止渇作用があり，漢方では代表的な利水薬の一つとして口渇，浮腫，尿量減少などに応

チラミン [tyramine] 交感神経終末からノルアドレナリンを遊離させることにより間接的交感神経興奮作用を発現する.

治療 [treatment, therapy] 患者の疾病や外傷を治し癒すための医療上の行為の総称. 薬物療法(内服, 注射, 吸入など), 外科的療法(手術, 外傷の縫合など), 放射線療法, 食事療法, 運動療法, リハビリテーション療法(理学療法, 作業療法など), 精神療法などさまざまな治療法がある. (⇌ QOL)

治療域 = 有効薬物血中濃度域

治療計画 [therapeutic plan] 略号 Tp. 疾患, 病態について科学的根拠に基づき検討, 評価して考察する具体的な支援計画. 問題解決のための計画のうちの一つでほかに, 観察計画(Op)・ケア計画(Cp)・教育計画(Ep)がある.

治療係数 [therapeutic index] ⇌ 安全域

治療必要数 [number needed to treat] 略号 NNT. 治療必要症例数ともいう. ある医学的な介入を患者に行った場合, 1人に効果が現れるために何人に介入する必要があるのかを表し, 介入の効果を具体的に表す簡便な指標. プラセボ*で5%の患者が治癒し, ある薬剤の投与によって25%の患者が治癒した場合, その差は20%で, 絶対危険度減少率は0.20であり, NNTは1/0.20=5となる. すなわち5人治療して初めて1人の治癒する患者に遭遇することになる. NNTが小さいほど効果の高い治療法といえる.

治療薬物モニタリング [therapeutic drug monitoring] 略号 TDM. 薬物治療モニタリングともいう. 体液(ほとんどの場合, 血液が対象となる)中の薬物やその代謝物の濃度を測定し, それらの測定値を薬物動態学的に解析することによって, 薬物による中毒発現を避けながら効率よく有効性を発揮するために, 患者個々の薬物の投与計画を合理的に設定するための手法. すなわち薬物の血中濃度を治療に最適な濃度範囲に制御し, 薬効の個人差を解明しようとする"薬の適正使用"を目指した医療技術であり, 医療現場に定着している.

治療量 [therapeutic dose] ⇌ 最小有効量

チロキシン [thyroxine] ⇌ 甲状腺ホルモン

チロシン [tyrosine] 略号 Tyr. アミノ酸*. アドレナリン*, ドーパミン*, 甲状腺ホルモン*の原料, タンパク質中のリン酸化*する残基. 280 nmに吸収極大をもつ. 構造は付録IV参照.

チロシンキナーゼ [tyrosine kinase] 略号 TK. チロシンリン酸化酵素ともいう. ATP*のγ-リン酸基をタンパク質の特定のチロシンのヒドロキシ基に転移する反応(チロシンリン酸化)を触媒する酵素の総称. 本酵素の活性は細胞膜受容体*の細胞質内部位や可溶性タンパク質に存在する.

チロシンキナーゼ受容体 [tyrosine kinase receptor] 略号 TKR. チロシンキナーゼの活性をもつ細胞膜受容体*の総称. アゴニスト*が細胞膜受容体の細胞外部位に結合すると, 細胞質側にある本酵素が活性化される. 細胞増殖・分化因子やインスリンなどの受容体が含まれる.

チロシンキナーゼ阻害薬 [tyrosine kinase inhibitor] チロシンキナーゼは, そのATP結合部位にATPが結合することで活性が亢進し, 結合したATPのリン酸基をチロシン残基へ転移させる. チロシンキナーゼ阻害薬はATPと競合的に結合することでチロシンキナーゼ活性を阻害する分子標的薬*.

鎮うん(暈)薬 [anti-vertigenous drug] めまいの治療に用いられる薬で, 内耳障害のメニエール病*に加え, 動揺病*(乗物酔い)やつわりに対する薬も含まれる.

鎮咳去痰薬 ⇌ 鎮咳薬, 去痰薬

鎮咳薬 [antitussive] 咳止めともいう. 延髄の咳中枢を抑制するか咳を誘発する反射経路を抑制することで咳の発生を抑える薬物. (⇌ 中枢性鎮咳薬)

チンキ剤 [tincture] 生薬をエタノールまたはエタノールと精製水の混液で浸出して製した液状の製剤で, 生薬を粗末または細切とし, 冷浸法またはパーコレーション法を用いてつくられる.

鎮痙薬 [antispasmodic] 平滑筋, 特に消化管平滑筋の痙縮を抑制することにより痙縮性疼痛を抑制する薬物. 抗コリン薬*が用いられる.

沈降 [sedimentation] 粒子の密度が溶媒の密度よりも大きいとき, 粒子は沈降して時間と共に沈んでいく. この沈降速度は重力(実際には粒子に働く浮力*を補正しなければならない)に比例し, 比例定数を沈降係数という. 粒子は容器の底に濃縮されるにつれて, 上部に向かって拡散*する. 長時間後には拡散と沈降の均衡が成立する. この平衡状態を沈降平衡と

沈降係数［sedimentation coefficient］⇒沈降

沈降速度［sedimentation velocity］⇒沈降

沈降炭酸カルシウム［precipitated calcium carbonate］　沈炭灰ともいう．胃酸の中和を目的とし，胃潰瘍*や胃炎*で用いられる．ほかにもリン酸の吸収を抑えるため高リン血症*の患者に用いる．

沈降反応［precipitation reaction］　抗原抗体複合体が沈殿する反応．抗原と抗体の当量域が決まり，当量域で最も沈降物の量が多くなる．抗原または抗体が過剰なときは沈降量は少なくなる．

沈降平衡［sedimentation equilibrium］⇒沈降

チンダル現象［tyndall phenomenon］　ゾル*などのコロイド溶液やエーロゾルに可視光を照射し，透過光を進行方向と直交する方向から観察すると，光路が白味を帯びて見える現象．微粒子により光が散乱*されるために起こる．

鎮痛補助薬［adjuvant analgesics, supplementary analgesics］　薬理効果に鎮痛作用はないが，鎮痛薬と併用すると鎮痛効果を高めたり，特定の条件化で鎮痛効果を示す医薬品．癌患者に生じる痛み以外の症状の緩和，鎮痛薬の副作用の防止，特定の痛みのため，鎮痛薬と併用して使用する．癌性疼痛*では，WHOが勧める三段階徐痛ラダー*に従い鎮痛補助薬を投与する．たとえば副腎皮質ステロイドは食欲増進，体力の改善，頭蓋内圧の亢進，神経圧迫，骨転移痛などの鎮痛目的で使用する．神経圧迫による痛みには抗痙攣薬を使用したり，痛みの感じ方を増強させる不安を取除くために抗精神病薬を使用したりする．

鎮痛薬［analgesic］⇒麻薬性鎮痛薬，非麻薬性鎮痛薬，解熱鎮痛薬

沈殿滴定［precipitation titration］　沈殿生成反応を利用した滴定．難溶性の沈殿を生じさせる物質を含む標準液を用いて滴定する．代表的な滴定はハロゲン化物イオンを対象とする銀滴定*である．

チンピ（陳皮）［citrus unshiu peel］　ウンシュウミカンまたは *Citrus reticulata* Blanco（ミカン科）の成熟した果皮．主要成分はリモネン*（精油）とフラボノイド*類（ヘスペリジン，ナリンギン）など．食欲不振，腹部膨満感を治す芳香性健胃薬*として，また，鎮咳去痰薬として応用される．

ツ

追跡研究［follow-up study］　前向きコホート研究のこと．コホート内症例対照研究も含まれる．（⇌ コホート研究）

痛　覚 ⇌ 痛み

痛覚受容器［pain receptor］　侵害受容器ともいう．苦痛や外傷などの刺激を受容・伝達する末梢神経器官あるいは構造．（⇌ 痛み）

通性嫌気性菌［facultative anaerobe］⇌ 嫌気性菌

痛　風［gout］　高尿酸血症*が持続することで，関節内に飽和した尿酸塩が析出して起こる関節炎であり，患者数は 30～60 万人と推定される．痛風発作は，過食，飲酒，運動などを契機として，第一中足趾節間関節などの下肢関節に好発する．急性症状として疼痛や腫脹，発赤などを呈し，歩行困難となるが，約 1～2 週間で軽快し無症状となる．しかし慢性的に高尿酸血症を放置すると，痛風関節炎が頻発して慢性関節炎となり，尿酸結節とよばれる尿酸塩による肉芽組織を形成する．治療として，急性期には非ステロイド系抗炎症薬を用い，発作の前兆期や初期にはコルヒチン*が有効である．痛風発作が軽快した後は尿酸降下薬による高尿酸血症の治療が重要である．

痛風治療薬［gout drug］⇌ 高尿酸血症・痛風治療薬

痛風発作予防薬［preventive drug for gout attack］　痛風発作を過去に経験している場合，発作の前兆期に服用することにより効果的に発作を予防する薬物である．痛風発作予防の特効薬であるコルヒチン*が代表例．

ツツガムシ病（恙虫病）［tsutsugamushi disease, scrub typhus］⇌ リケッチア

ツーハイブリッド法［two-hybrid method］タンパク質間の相互作用を細胞内で検出する方法．DNA 結合ドメインと融合した標的タンパク質が，転写活性化ドメインと融合した任意のタンパク質と結合すると，レポーター遺伝子（活性の指標となる遺伝子）の転写が活性化されて 2 種のタンパク質間の相互作用が検出される．

ツベルクリン反応　［tuberculin reaction］通常は潜在性の結核診断に対して施行される検査．結核菌から抽出したタンパク質を皮内注射し 48～72 時間後の皮膚反応（発赤，腫れ，硬血）を測定する．被験者の状況によって判定基準は異なるが，発赤の長径 ≥ 15 mm で陽性．

ツボクラリン［tubocurarine］　筋弛緩薬*の一種．クラーレ*に含まれるイソキノリンアルカロイド*．骨格筋終板において伝達物質であるアセチルコリン*と競合拮抗することにより興奮の伝達を遮断し，筋弛緩作用を現す．

爪［nail］　皮膚の付属器で，表皮*が角化した細胞が密に集積して固い板状となった器官．

ツロブテロール［tulobuterol］　β_2 受容体刺激薬*．気管支拡張薬*．

テ

DI [DI, drug information] = 医薬品情報

DIBAL [DIBAL, diisobutylaluminium hydride] = 水素化ジイソブチルアルミニウム

定圧熱容量 [heat capacity at constant pressure] ⇌ 熱容量

TRH [TRH, thyrotropin-releasing hormone, thyrotropic hormone-releasing hormone] = 甲状腺刺激ホルモン放出ホルモン

tRNA [tRNA, transfer RNA] 転移 RNA の略称. タンパク質合成に関与し, コドン*に対応するアミノ酸をリボソーム*に運搬する機能をもつ RNA. 70~90のリボヌクレオチド*から成り, コドンと相補的なアンチコドンが分子のほぼ中央部にあって mRNA*と結合し, 3′末端にアミノ酸が結合する. 20種のアミノ酸それぞれに対応する tRNA が存在する. (⇌ アミノアシル tRNA)

Trp-P-1 [Trp-P-1] 3-アミノ-1,4-ジメチル-5H-ピリド[4,3-b]インドール. トリプトファンの熱分解成分の一つ. 同時に生成する Trp-P-2 (3-アミノ-1-メチル-5H-ピリド[4,3-b]インドール) と共に発癌性をもつ. 肉や魚の焦げに含まれる発癌性ヘテロサイクリックアミン*の一つである.

Trp-P-2 [Trp-P-2] ⇌ Trp-P-1

低アルブミン血症 [hypoalbuminemia] 血清アルブミン (ヒト血清アルブミン*) が 3.8 g dL^{-1} 以下の状態をいう. 血清アルブミンは, 総タンパク質の 50~70% を占め, 血漿膠質浸透圧の維持や各種物質・薬物の運搬に重要な役割を果たす. 肝における合成低下 (肝硬変など), 漏出 (胃腸, 腎, やけど), 栄養失調などで低アルブミン血症となる. 浮腫, 創傷治癒遅延など多くの症状をきたす. (⇌ 低タンパク血症)

***Taq* ポリメラーゼ** ⇌ *Taq*(タック)ポリメラーゼ

TSH [TSH, thyroid stimulating hormone, thyroid stimulatory hormone] = 甲状腺刺激ホルモン

DSM-Ⅳ [DSM-Ⅳ, diagnostic and statistical manual of mental disorders] 米国精神医学会作成の"精神疾患の分類と診断の手引き (第 4 版)"の略号 (改訂版は DSM-Ⅳ-TR). 精神科疾患の診断における国際的不一致を改善するために, 診断や治療が決定できるよう臨床的に有用で, 信頼性のある病名分類. WHO の国際疾病分類*(ICD-10) とも互換性がある.

Th1 細胞 [Th1 cell] 樹状細胞やマクロファージの産生する IL-12 (⇌ インターロイキン), IFN-γ (⇌ インターフェロン), IL-18, IL-27 によって誘導される CD4$^+$ T 細胞*で, IFN-γ, IL-2, TNF-β (⇌ 腫瘍壊死因子) などを産生し, マクロファージ活性化, 遅延型アレルギー*反応の誘導, キラー T 細胞*の誘導などを起こす. 抗原に対するアビディティー*が強く, 抑制因子として SOCS5, PGE$_2$ が働き, ケモカイン*受容体として CXCR3, CCR5, CCR7, CXCR6, CX3CR1 を発現する. 代表的な Th1 誘導物質として結核菌リポタンパク質, 細菌内毒素, ウイルス二本鎖 RNA, CpG-DNA などがあげられる.

THF(1) [tetrahydrofolic acid] = テトラヒドロ葉酸

THF(2) [THF, tetrahydrofuran] = テトラヒドロフラン

低 HDL コレステロール血症 [hypo-HDL cholesterolemia] ⇌ 脂質異常症

Th2 細胞 [Th2 cell] 上皮細胞, マスト細胞, ナチュラルキラー T 細胞*, 表皮細胞などの産生する IL-4, IL-13, IL-25, IL-33 (⇌ インターロイキン) によって誘導される CD4$^+$ T 細胞*で, IL-4, IL-5, IL-6, IL-9, IL-10, IL-13 などを産生し, 抗体産生を補助する. 抗原に対するアビディティー*が弱く, 抑制因子として SOCS3, PGE$_2$, PGI$_2$ が働き, ケモカイン受容体として CCR4, CCR3, CCR8, CRTH2 を発現する. 代表的な Th2 誘導物質として寄生虫, コレラ毒素, ダニ, ディーゼル微粒子などがあげられる.

TATA ボックス ⇌ TATA(タタ)ボックス

DN アーゼ [DNase, deoxyribonuclease] ⇌ ヌクレアーゼ

DNA［DNA, deoxyribonucleic acid］ 遺伝子*の本体．デオキシリボ核酸の略称（→核酸）．通常DNAは二本鎖として存在し，デオキシリボースとリン酸から成る鎖が共通の軸を中心にして相互に巻きつき二重らせん構造をとる．塩基はらせん軸に向かって突き出し，それぞれ反対側にある塩基と水素結合により，アデニン*はチミン*と，グアニン*はシトシン*と特異的に結合している．これを塩基対といい，対合した塩基の関係は相補的であるといい，それぞれのDNA鎖を相補鎖という（→DNA複製）．また，それぞれの鎖での塩基の並び方を**塩基配列**という．塩基配列は遺伝暗号を形成する（→コドン）．外側の糖-リン酸骨格には大きい溝と小さい溝があり，それぞれ主溝，副溝という．細胞中のDNAは通常B形とよばれる構造をとり，らせんは右巻きで，10.4塩基対で1回転している．DNAに特殊な塩基配列がある場合やDNAの存在する環境条件によっては左巻き構造をとることがあり，この場合は糖-リン酸骨格がジグザグになるため，この構造はZ形とよばれる．（→セントラルドグマ）

DNAウイルス［DNA virus］ ウイルスゲノムとしてDNAをもつウイルスの総称．ヒトに感染する動物ウイルスとしてポックスウイルス，ヘルペスウイルス，アデノウイルス，パピローマウイルス，ポリオーマウイルス，ヘパドナウイルス，パルボウイルスなどが含まれる．ヘルペスウイルスに属する単純ヘルペスウイルス1型と2型，水痘・帯状疱疹ウイルスやサイトメガロウイルスとヘパドナウイルスに属するB型肝炎*ウイルスによる感染症には，有効な抗ウイルス薬やワクチンがある．

DNA鑑定［DNA fingerprinting］ ヒトゲノムの塩基配列をもとに個人を識別すること．体の組織のほんの一部から抽出されたDNAでも分析を行うことができ，親子鑑定や犯罪捜査などに利用される．（→フィンガープリント法）

DNA結合タンパク質［DNA-binding protein］ 遺伝子の本体であるDNAに作用（結合）し，機能を発揮するタンパク質．転写因子*として働くものが多く，DNA結合ドメインをもち，ジンクフィンガー，ホメオボックスなどDNA結合モチーフとよばれるいくつかの特徴的な立体構造のどれかをもつ．

DNAシークエンサー［DNA sequencer］ 配列分析装置*の一種．DNAの塩基配列を自動で決定する装置．（→ジデオキシ法）

DNAチップ法［DNA chip method］ 試料に含まれる特定配列DNAやRNAを定量的に検出する方法の一つ．ガラスなどの基盤上に多数の異なるDNAを高密度に配置するDNAチップ（DNAマイクロアレイ）技術の発展によって，一度に1万種類以上の遺伝子の発現解析が可能となった．

DNAトポイソメラーゼ［DNA topoisomerase］ DNAの超らせん*を解消したり，形成したりする酵素*．DNA鎖を切断・再結合することにより超らせんの巻数を変化させる．1本のDNA鎖を切断する酵素と2本のDNA鎖を切断する酵素があり，前者をI型酵素，後者をII型酵素という（→ジャイレース）．

TNF［TNF, tumor necrosis factor］＝腫瘍壊死因子

TNF-α［TNF-α, tumor necrosis factor-α］ 腫瘍壊死因子*の一種．感染や炎症時に誘導される産生される代表的なサイトカイン*．主としてマクロファージから産生され，三量体で作用する．当初，癌に対して出血性壊死を生じさせる因子として発見された．

DNA複製［DNA replication］ 親のDNAを基にして親とまったく同じ娘DNAを合成すること（→半保存的複製）．DNA複製にはDNAを合成するDNAポリメラーゼ*だけでなく，複製を開始させる開始タンパク質，二本鎖DNAを一本鎖にするDNAヘリカーゼ*，RNAプライマーをつくるプライマーゼなどさまざまなタンパク質がかかわる．DNA複製の開始は細胞増殖の制御に密接に関連しているため厳密に制御されている．

DNAヘリカーゼ［DNA helicase］ DNAの二本鎖を巻き戻して一本鎖にする酵素*．ATPのエネルギーを利用する．多種類のDNAヘリカーゼが存在し，DNAの複製，修復，組換えなどさまざまな過程に関与する．

DNAポリメラーゼ［DNA polymerase］ DNAを合成する酵素*．一本鎖DNAを鋳型にして，プライマーRNA（→プライマーゼ）あるいは合成されたDNAの末端の3′-OH基に，デオキシリボース*の5′位のリン酸基をエステル結合することにより，ヌクレオシド一リン酸を重合する．

DNAポリメラーゼ阻害薬［DNA polymerase inhibitor］→抗ヘルペス薬

TNM分類［TNM classification, tumor-nodes-metastasis classification］ UICC（国際対

がん連合)によって提唱された各臓器癌共通の癌の病期を示す国際的分類方法. 原発巣(T), リンパ節(N), 遠隔転移(M)の3因子により定義する.

DNA リガーゼ [DNA ligase] DNA をつなぐ酵素. DNA 鎖末端のデオキシリボースの 3′-OH 基と, もう一つの末端デオキシリボースの 5′ 位のリン酸基を結合する. DNA 複製において岡崎フラグメント*を連結する.

TAP = TAP(タップ)

DMARD [DMARD, disease modifying antirheumatic drug] = 疾患修飾性抗リウマチ薬

DMSO [DMSO, dimethyl sulfoxide] = ジメチルスルホキシド

DMF [DMF, N,N-dimethylformamide] = N,N-ジメチルホルムアミド

TLR [TLR, Toll like receptor] Toll 様受容体の略称. パターン認識受容体*の一つであり, 自然免疫*において重要な役割を果たす(⇒ PAMPs). 細胞膜上や細胞小器官に存在し, 細菌のリポ多糖, リポタイコ酸, リポペプチド, 原虫トリパノゾーマ由来の細胞表面タンパク質, 酵母死細胞, ウイルスの核酸などに結合し, 細胞内にシグナルを伝達してサイトカイン*産生を誘導する.

TLC [TLC, thin-layer chromatography] = 薄層クロマトグラフィー

***dl* 表示法** [*dl* convention] ⇒ 旋光性

帝王切開 [cesarean section] 子宮に切開を加え, 児を短時間で娩出する手術方法. 児頭骨盤不均衡, 前置胎盤のほか, 常位胎盤早期剝離, 胎児機能不全などで経腟分娩に時間が要する場合や骨盤位(逆子)などが適応.

TOF MS [TOF MS, time-of-flight mass spectrometer] = 飛行時間型質量分析計

ディオスコリデス [Dioscorides] 1 世紀頃古代ローマ時代の軍医. 959 品目もの薬物を収録した薬物誌"マテリア・メディカ"を編纂した.

定額払い方式 ⇒ 出来高払い方式

D 形 [D form] 右旋性のグリセルアルデヒドの絶対配置を基本とする系列. 一方, 左旋性のグリセルアルデヒドの絶対配置を基本とする系列を L 形と表す. 糖や α-アミノ酸の立体化学の表記に用いられ, 自然界には D 糖と L-アミノ酸が主として存在する. 分子中ただ一つの不斉炭素原子*の立体化学をグリセルアルデヒドと対応させるのみであり, D 糖でも必ずしも右旋性(⇒ 旋光性)を意味するものではない.

低カリウム血症 [hypokalemia, hypopotassemia] 血漿 K^+ 濃度が 3.5 mEq L^{-1} よりも低値で持続する状態. チアジド系利尿薬*のように K^+ 排泄を促進させる薬物投与のほか, 強度の下痢・嘔吐による K^+ 吸収減少でも誘発されることがある. 症状は食欲不振, 悪心・嘔吐から, 感覚麻痺を経て筋力低下に至る. 心電図にも影響が現れ, U 波の出現と T 波の平坦化が観察される. ジギタリス*の心毒性が増強される. (⇒ 高カリウム血症)

低カルシウム血症 [hypocalcemia] 循環血液中のカルシウム量が異常に低いこと. 正常値は $8.6 \sim 10.1$ mg dL^{-1} で, これ以下の値の場合をいう. 副甲状腺機能亢進症*やビタミン D 欠乏症などで低下する. (⇒ 高カルシウム血症)

定期的安全性最新報告 [periodic safety update report] 略号 PSUR. 市販医薬品について, 新たな安全性情報を規制当局に報告するもの. 報告の書式や内容に関して日米 EU 医薬品規制調和国際会議*(ICH)によるガイドラインがあり, 承認後の特定期間において全世界的な安全性情報を提供するために作成される. わが国では安全性定期報告として制度化されている.

d 軌道 [d orbital] M 殻以上(主量子数 $n \geq 3$)に存在する方位量子数 $l=2$ の原子軌道* (⇒ 量子数). d_{z^2}, $d_{x^2-y^2}$, d_{xy}, d_{yz}, d_{zx} の五つの軌道が存在する. 第 3 周期以降の元素, 特に遷移金属の配位結合*の形成に重要である. d_{z^2} は z 軸方向, $d_{x^2-y^2}$ は x 軸と y 方向に対し軸対称な電子分布を示し, 配位子と σ 結合性の配位結合を形成するので d_σ 軌道とよばれる(ウェルナー錯体). 一方, d_{xy}, d_{yz}, d_{zx} はそれぞれ xy, yz, zx 面上で各軸に対し 45° 方向に軸対称な電子分布を示し, 配位子と π 結合性の配位結合を形成するので d_π 軌道とよばれる(非ウェルナー錯体). (⇒ s 軌道, p 軌道)

定期発注方式 [supply per regular interval order] 定期的に在庫を確認して不足分を請求, 補充する方式. 定期的に発注が行われるので, 発注点方式*よりも在庫切れや期限切れを防ぐことができる. (⇒ 定数配置方式)

定期予防接種 [periodical vaccination] 予防接種法*では, 一類疾病および二類疾病のうちの政令で指定するものについて, 市町村長が保健所長の指示を受けて, 期日または期間を定めて予防接種を行うことになっている.

ディークマン縮合 [Dieckmann condensation] ⇒ クライゼン縮合

定型抗精神病薬 [typical antipsychotic] 脳内ドーパミン D_2 受容体遮断作用をもつ抗精神病薬*. フェノチアジン系, ブチロフェノン系の薬物がこれに属する. 統合失調症*の陽性症状に使われるが, 錐体外路障害*などの副作用をもつ. (→ 非定型抗精神病薬)

低血圧 [hypotension, hypotonia, low blood pressure] 収縮期血圧が 100 mmHg 未満の場合をさす. 本態性低血圧のほか, 循環血漿量の低下(出血, 脱水; 血管内脱水を含む), 心不全, 心房細動, ショック, 薬物(利尿薬, 降圧薬)などで低血圧を呈する.

低血糖 [hypoglycemia] 血糖値が正常な調節範囲を超えて急速に低下する状態であり, 糖尿病で経口血糖降下薬*やインスリン*による治療中に生じることがある. 交感神経症状として, 発汗, 不安, 動悸, 頻脈, 手指振戦, 顔面蒼白などを認め, さらに血糖値が 50 mg dL^{-1} 程度以下となると, 意識レベルの低下, 異常行動, 痙攣などの中枢神経症状が出現し昏睡となることがある. スルホニル尿素系薬*使用中の低血糖は遷延することがあり注意を要する.

t 検定 [t test] 帰無仮説*が正しいと仮定したときに, 検定統計量が t 分布(母集団の分布が正規分布である母集団から無作為に抽出した標本の平均が従う連続型の確率分布)に従うことを利用する検定の総称. 独立な二つの群の確率変数(→ 分布関数)が母分散未知の正規分布*に従うと仮定できるときに, 二群の母平均が同じであるかどうかを検定するスチューデントの t 検定が有名.

テイコプラニン [teicoplanin] 略号 TEIC. グリコペプチド系抗生物質*. バンコマイシンよりも半減期が長い.

定在波 [standing wave] → 波

T 細胞 [T cell] リンパ球*のうち, 胸腺で分化成熟を完了する細胞. 抗原受容体として αβ 型 T 細胞受容体を利用し, MHC 抗原*に結合したタンパク質抗原由来のペプチドを認識して活性化される. 機能的には, ウイルスに感染した細胞を直接破壊するキラー T 細胞*, サイトカイン*を産生して免疫応答を開始・補助するヘルパー T 細胞*, 免疫応答を負に制御する調節性 T 細胞*がある. MHC 抗原を抗原認識に利用しない γδ 型 T 細胞*もある.

T 細胞受容体 [T cell receptor] 略号 TCR. T 細胞*膜上にある抗原受容体. 免疫グロブリン*と同様に可変部と定常部を分子内にもつ α 鎖と β 鎖のヘテロ二量体から成り, 抗原特異性*を示す. TCR は抗原提示細胞*膜上の MHC クラス II 分子*に結合した抗原を認識し, T 細胞にシグナルが伝達され, ヘルパー T 細胞*が誘導される. また, キラー T 細胞*は TCR を介して腫瘍細胞やウイルス感染細胞膜上の MHC クラス I 分子*に結合した抗原を認識し, それらの標的細胞を殺す.

TC [TC, total cholesterol] = 総コレステロール

TCA 回路 [TCA cycle] = クエン酸回路

TGF-β [TGF-β, transforming growth factor-β] = トランスフォーミング増殖因子 β

低磁場シフト [low field shift] → 化学シフト

定常状態 [stationary state, steady state]
【1】原子・分子などの微視的(→ 巨視的)な系において, 系のエネルギーが時間によらず一定の値を保っている状態. 原子の基底状態*や励起状態*は定常状態である.
【2】流体の流れ, 物質の移動などについて, 空間の各点における流れの様子が時間によって変化しない状態.

定常状態近似 [stationary-state approximation, steady-state approximation] 反応が 2 段階以上の複合反応*において, 反応中間体の濃度が低濃度で一定と仮定して, 反応式を導く方法. 酵素反応*や連続反応(逐次反応*)など複雑な速度式の解析に用いられる.

定常状態血中濃度 [blood concentration at steady state] 記号 C_{ss} で表す. 点滴静脈内注射*で投与速度(v_{in})と全身消失速度が等しくなった定常状態での血中濃度のこと. $C_{ss} = v_{in}/$全身クリアランス*(CL_{tot})で与えられる. 連続投与*においても, v_{in} = 投与量/投与間隔*(τ) と表せ, 定常状態平均血中濃度($C_{ss, av}$) = 投与量/$\tau \cdot CL_{tot}$)と定義できる.

定常状態分布容積 [distribution volume at steady state] 記号 $V_{d, ss}$ で表す. 血中濃度と組織中濃度の比が等しくなった時点において, 体内に存在する薬物量を基準とする血中濃度で除した値(容積の単位をもつ). 2-コンパートメントモデル*, 生理学的モデル, またはモーメント解析*で算出する式が異なる.

定常波 [stationary wave] → 波

定常部 [constant region, C region] C 領域ともいう. 抗体*(免疫グロブリン*)分子は, 産生する B 細胞*クローンによって多様性があ

るが，抗体分子の間でアミノ酸配列に変化がなく共通している部分を定常部とよぶ．抗原と結合する可変部*以外の部分をさす．

呈色試薬［coloring reagent］

定数配置方式［supply per constant number］　医薬品ごとに配置する数量を決め，定期的に在庫数を確認して補充を行う方式．期限切れや在庫切れを防ぐうえで最も優れている方式．（⇒ 発注点方式，定期発注方式）

定性反応［qualitative reaction］　日本薬局方収載医薬品のうち，主として無機塩の確認試験に用いられる反応として一般試験法の中に規定されている反応．沈殿反応，酸化還元反応，呈色反応などが用いられる．

低体温［hypothermia］　寒冷状態などにて直腸温が35℃以下に低下した状態．重症度により無関心，錯乱，幻覚，昏睡，仮死，死亡となる．

低タンパク血症［hypoproteinemia］　血清総タンパク質が $6.4\,g\,dL^{-1}$ 以下の状態をいう．血清総タンパク質はアルブミン*とγグロブリンの和と考えてよい．多くの低タンパク血症は低アルブミン血症*によるといってよい．通常浮腫を伴う．原因はネフローゼ症候群*，出血，栄養失調，肝硬変など多様である．

D 断片［D gene fragment］　D 遺伝子断片ともいう．抗体*（B細胞受容体*）や T 細胞受容体*の遺伝子再構成*の際に可変部に組込まれる遺伝子断片の一種．抗体のH鎖遺伝子，T細胞受容体のβ鎖とδ鎖遺伝子にあり，多様性形成に役立っている．（⇒ J断片）

D 値［D value, decimal reduction time］　滅菌*を行う際に，その滅菌法*で，微生物数を1/10に減少させるに要する時間または線量．D 値が短いほどその滅菌法は短時間で滅菌可能であることを示す．

低張性脱水［hypotonic dehydration］＝ ナトリウム欠乏性脱水

TDI［TDI, tolerable daily intake］＝ 耐容一日摂取量

DTA［DTA, differential thermal analysis］＝ 示差熱分析

TTS［TTS, transdermal therapeutic system］＝ 経皮治療システム

DDS［DDS, drug delivery system］＝ 薬物送達システム

TDM［TDM, therapeutic drug monitoring］＝ 治療薬物モニタリング

DDT［DDT, p,p'-dichlorodiphenyltrichloroethane］　p,p'-ジクロロジフェニルトリクロロエタン有機塩素系殺虫剤として用いられたが，化学的に安定で環境への残留性が高く，慢性毒性も高く，野生生物など生態系への悪影響から農薬としての使用が禁止された．

DPI［DPI, dry powder inhaler］＝ 粉末吸入剤

TPA［TPA, 12-O-tetradecanoylphorbol 13-acetate］＝ 12-O-テトラデカノイルホルボール 13-アセテート

TPN［TPN, total parenteral nutrition］＝ 中心静脈栄養法

DPP-4 阻害薬［DPP-4 inhibitor, dipeptidyl peptidase-4 inhibitor］　グルカゴン様ペプチド-1（GLP-1）およびグルコース依存性インスリン分泌刺激ポリペプチド（GIP）は，インクレチン*と総称される消化管ホルモン*で，食事の摂取により消化管から分泌され，膵臓からのインスリン分泌を血糖値依存的に促進させる働きがあるが，血中の DPP-4 により速やかに分解される．DPP-4 阻害薬は，経口投与でインクレチンの DPP-4 による分解を抑制し，インクレチン濃度を上昇させることにより，血糖値の制御を改善する．シタグリプチン，ビルダグリプチンなどがある．（⇒ 経口血糖降下薬*）

ディファレンシャルディスプレイ［differential display］　cDNA サブトラクション*法の一つ．異なる試料から得た mRNA をポリ（A）テール領域に結合できる標識されたプライマー（⇒ プライマーゼ）を用いて cDNA*合成後，cDNA と結合効率の高い任意のプライマーを使い PCR（ポリメラーゼ連鎖反応*）を行う．そして，電気泳動*でバンドを検出し，試料間で比較することにより，発現量の異なる遺伝子を同定する．

t-ブチル［t-butyl］⇒ ブチル基

低分子ヘパリン［low-molecular-weight heparin］⇒ ヘパリン

低分子量 G タンパク質［small G protein］　略号 SMG．低分子量 GTP アーゼともいう．GTP または GDP と結合して GTP アーゼ活性をもつ G タンパク質*ファミリーのなかで，分子量が約2万の単量体で機能する一群の総称．Ras, Rho/Rac/Cdc42, Rab, Arf, Ran などのサブファミリーがある．（⇒ Ras タンパク質）

低密度リポタンパク質［low-density lipoprotein］　略号 LDL．低比重リポタンパク質とも

いう.血漿を超遠心分離して得られる比重 1.019〜1.063 g mL^{-1}のコレステロールに富むリポタンパク質*.肝臓で合成されたコレステロールを末梢組織へ運ぶ働きをする.LDL 粒子中のアポタンパク質(Apo B-100)が細胞の **LDL 受容体**(LDLR)と結合し,LDL が細胞内に取込まれコレステロールが供給される.この過程は負の調節を受け制御されているが,酸化変性した LDL は,スカベンジャー受容体を介してマクロファージに制限なく取込まれるので,動脈硬化を促進すると考えられている.

定容熱容量 [heat capacity at constant volume] ⇌ 熱容量

定量限界 [quantitation limit] 試料中に含まれる分析対象物質(目的物質)の定量可能な最低の量または濃度.定量限界付近の検量線*の傾きおよびブランク試料の測定値の標準偏差*から算出できる.通例,相対標準偏差(⇌ 変動係数)で 10% 程度の精度で定量できる最小量とする.

定量的構造活性相関 [quantitative structure-activity relationship] 略号 QSAR.多数の類似化合物の化学構造の特性と生物活性を数値化して数式化して表したもの.化学構造の特性には疎水性(分配係数),置換基の電子効果(Hammett 置換基定数),立体効果のパラメーター(Taft の立体因子)や特定置換基の有無(ダミー変数)など,生物活性には受容体や酵素への結合能,薬理作用,毒性などの活性値が使われる.この数式により化合物の生物活性を予測できる.

定量噴霧式吸入剤 [metered dose inhaler] 略号 MDI.1 回の噴霧で定量的な薬物エアゾール*を生成し,噴霧と同時に吸入する製剤.

低リン(酸)血症 [hypophosphatemia] 循環血液中のリン酸塩の濃度が異常に低いこと,正常値は成人 2.2〜4.1 mg dL^{-1},小児 4.0〜7.0 mg dL^{-1} で,通常これ以下の値の場合をいう.(⇌ 高リン血症)

ディールス・アルダー反応 [Diels-Alder reaction] 共役ジエン*とアルケン(ジエノフィル)とが付加して新たな炭素-炭素結合が二つ形成されて環状化合物を与える,4π+2π の環化付加反応.(⇌ s-シス)

デオキシコルチコステロン [deoxycorticosterone] 略号 DOC.鉱質コルチコイド*.活性はアルドステロン*の数十分の 1.コルチコステロン*やアルドステロンの生合成中間体.

デオキシリボ核酸 [deoxyribonucleic acid] = DNA

デオキシリボース [D-2-deoxyribose] ふつう D-2-デオキシリボースをさす.リボース*の 2-OH 基から酸素を失った(デオキシ)ペントース(構造:付録 V).D-2-デオキシリボースは DNA の構成成分,D-リボースは RNA の構成成分である.

デオキシリボヌクレアーゼ [deoxyribonuclease] ⇌ ヌクレアーゼ

デオキシリボヌクレオチド [deoxyribonucleotide] デオキシリボース*にプリン塩基*またはピリミジン塩基*とリン酸が結合したもの.DNA の構成単位.

テオフィリン [theophylline] 気管支拡張薬*.キサンチン系薬.ホスホジエステラーゼを阻害し,細胞内のサイクリック AMP*(cAMP)濃度を上昇させることで平滑筋を弛緩させる.またアデノシン A_1 受容体拮抗作用も気管支拡張作用にかかわる.強心および利尿作用も併せもつが,これらの作用はカフェインより弱い.

デカップリング [decoupling] ⇌ スピンデカップリング

テガフール [tegafur] 略号 FT.抗腫瘍薬*.代謝拮抗薬*.フルオロウラシル*(5-FU)のプロドラッグ.肝臓および組織内で代謝を受け(5-FU などに変換),抗腫瘍効果を発揮する.

デカルボキシラーゼ = 脱炭酸酵素

適応外使用 [off rabel use] わが国の医薬品は薬事法*に基づく製造販売承認を受けるに際し,安全性・有効性の確認と共にその医薬品が効果を発揮する疾病も明確に定められる.その定められた疾病以外の疾患に対して投与された場合を適応外使用とよび,保険診療では給付の対象外とされる.

適応免疫 [adaptive immunity] = 獲得免疫

デキサメタゾン [dexamethasone] 副腎皮質ステロイド.おもに全身投与用として用いられる.抗炎症作用が主で,作用はヒドロコルチゾン*の 25〜30 倍強力.Na 貯留作用がほとん

どない．半減期が長く，長時間作用型．抗癌剤による嘔吐にも有効．

デキサメタゾン負荷試験 [dexamethazone loading test] デキサメタゾン抑制試験ともいう．副腎皮質ホルモン製剤であるデキサメタゾン*を投与し，負のフィードバック（→ホメオスタシス）による下垂体前葉からの副腎皮質刺激ホルモン*（ACTH）分泌抑制，およびそれに伴う糖質コルチコイド*の分泌低下を，尿中の代謝産物の量を測定することで調べる試験．

デキストロメトルファン臭化水素酸塩水和物 [dextromethorphan hydrobromide hydrate] 中枢性鎮咳薬*（非麻薬性）．モルヒナン誘導体であるが，d-体で鎮痛，便秘，呼吸抑制，嗜癖などの麻薬としての作用はなく，コデイン*に匹敵する鎮咳作用をもつ．

適正使用（医薬品の）[proper drug usage] 医師の投薬指示が適切に行われ，患者の安全性が守られることをいう．その場合，指示内容が適切かどうかを薬剤師がチェックすることによって，患者の安全性が確保され，医療経費も適切に運用される．

出来高払い方式 医療保険により給付された費用の支払い方式の一つで，提供した医療行為ごとに定められた点数（単価）を積み上げて，要した費用の総額を算出する方法．諸外国には疾病ごとに支払う金額を定めて支払う定額払い方式を採用している例もある．

滴定 [titration] 容量分析を行う操作方法．目的物質を含む溶液に，その物質と定量的に反応する濃度既知溶液である**容量分析用標準液**を滴加する．反応が完了した当量点*を判定し，要した標準液の体積から目的物質の量を求める．この定量法を容量分析法といい，滴加操作が行われるので滴定とよぶ．容量分析用標準液の正確な濃度は標定*により求める．当量点付近では反応化学種の濃度が著しく変化し，滴定終点を検出する方法として，溶液の色調が変化する指示薬法と電気的な変化を測定する電位差法や電流法が利用されている．滴定の種類は化学反応により異なり，酸塩基滴定*，非水滴定*，キレート滴定*，沈殿滴定*，酸化還元滴定*に分類される．

滴定曲線 [titration curve] 滴定の進行に伴い被滴定液の特性の変化を示した曲線．通常，横軸には標準液の滴加量，縦軸には被滴定液中の特性（たとえば pH，pM，電位差，電流，導電率など）が用いられる．

滴定酸度（配合変化の）[titratable acidity] 注射剤*をヒトの血液の pH である pH 7.4 にするために要する塩基の量．注射剤の配合変化*を予測する際の指標の一つして用いられる．滴定酸度が大きい注射剤ほど pH の変動が少ない．そのため，配合する容量比にもよるが，配合後は滴定酸度が大きい注射剤の pH に大きく影響される．単位は mEq L^{-1} で表される．

てこの規則 [lever rule] A，B 二成分系の相平衡を表す相図（図）で，温度 T で二相領域内の任意の点 P が連結線を $a:b$ に内分するとき，P の組成の混合物は点 Q および点 R の組成をもつ気相 α および液相 β に分離する．このとき，二相の相対量 $W_α$，$W_β$ と線分の長さ a，b の間には，$W_α:W_β = a:b$ の関係すなわち $aW_β = bW_α$ が成立する．これをてこの規則とよぶ．

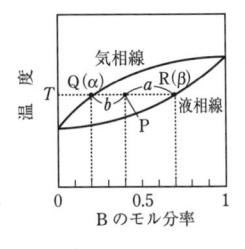

テストステロン [testosterone] → アンドロゲン，男性ホルモン薬

デスモソーム [desmosome] → 細胞接着

デスモプレシン酢酸塩 [desmopressin acetate] 略号 DDAVP．バソプレシン*誘導体．

テタニー症状 [tetany, tetany symptom] 低カルシウム血症*により起こる手，足，唇のしびれ感や全身性の痙攣．

テタノスパスミン [tetanospasmin] → 破傷風

データベース検索 [database search] インターネット上に存在するデータベースを検索エンジン*を用いて検索すること．

鉄-硫黄クラスター [iron-sulfur cluster] 非ヘム鉄（ヘム*ではない鉄）と硫黄とで構成された，電子伝達機能をもつ活性中心のこと．ミトコンドリアなどにおける電子伝達系*に関与する各複合体の構成成分に存在するが，特定のタンパク質上にあることが明確でない場合，鉄-硫黄中心とよぶ．

鉄-硫黄中心 [iron-sulfur center] → 鉄-硫黄クラスター

鉄欠乏性貧血 [iron deficiency anemia] 略号 IDA．生体内の鉄欠乏により，ヘモグロビ

ン*合成が障害されて起こる貧血. 小球性低色素性貧血を示す貧血の代表的疾患である. 貧血の原因として最も多い. 原因として, 消化管からの出血(消化性潰瘍, 憩室, 痔疾患など), 月経過多, 妊娠が多いが, 消化管の悪性腫瘍が隠れている場合があり, 注意深い検査が必要である. 一般に, 鉄欠乏状態の進行に伴い, 貯蔵鉄(血清フェリチン値を指標), 血清鉄, ヘモグロビン値の順に低下する. 治療は原因の除去と鉄製剤*の投与が行われる.

鉄剤 ＝鉄製剤

鉄試験法 [limit test for iron, iron limit test] 医薬品中に混在する鉄の限度試験*. 鉄(Feとして)の限度を ppm で表す. 試料中の鉄を Fe(Ⅱ)イオンに還元後, 2,2′-ジピリジルキレートとして呈色させる. 日本薬局方医薬品の純度試験*として一般試験法に規定されている.

鉄製剤 [iron preparation] 鉄剤ともいう. 鉄欠乏性貧血*の治療薬として鉄の補給に用いる. 経口製剤, 静注用製剤がある. 副作用として, 消化器症状, じん麻疹, 搔痒感などがあり, 静注用製剤ではアレルギー反応, 鉄過剰症に注意する. 経口製剤は, 空腹時の方が吸収がよいとされるが, 消化器症状が出現しやすいことから, 一般的には食後投与が行われている.

テトラエチル鉛 化学式 Pb(C$_2$H$_5$)$_4$. 四エチル鉛ともいう. 経皮吸収され, 神経毒性をもつ. エンジンのアンチノック剤として使用されたが, わが国では 1968 年に大気汚染防止法*により使用禁止となった.

テトラサイクリン系抗生物質 [tetracyclines, tetracycline antibiotic] 30S リボソームサブユニットに結合し静菌的に作用する抗生物質*(構造: 付録Ⅶ). グラム陽性菌, グラム陰性菌, マイコプラズマ, クラミジアに対しても有効であり, きわめて広い抗菌スペクトル*をもつ. しかし耐性菌*が増加したため有効性はかなり低くなっている. キレート作用をもつので, カルシウム, マグネシウム, アルミニウムを含む制酸薬や鉄製剤と併用すると吸収が阻害される. 主要な副作用として骨形成異常, 歯の着色などがある.

12-O-テトラデカノイルホルボール 13-アセテート [12-O-tetradecanoylphorbol 13-acetate] 略号 TPA. トウダイグサ科のハズ(巴豆)から得られる脂肪油(ハズ油)に含まれるホルボールエステル. 強い発癌プロモーター活性がある(⇌ プロモーション).

テトラテルペン [tetraterpene] テルペノイド*のうち, イソプレン単位 8 個より成る炭素数 40 の化合物群. 通常, カロテノイド*とよばれる.

テトラヒドリドアルミン酸リチウム [lithium tetrahydroaluminate] 水素化アルミニウムリチウムともいう. 化学式 LiAlH$_4$. 水素化物イオン(H$^-$, ヒドリド)を供与する金属ヒドリド試薬である. その還元力は金属ヒドリドのうちで最も強力である. たとえばテトラヒドロホウ酸ナトリウム*(NaBH$_4$)に比べ, はるかに強力な還元剤である.

テトラヒドロカンナビノール [tetrahydrocannabinol] 大麻*の有効成分. 大麻樹脂中に数 % 含まれる. 脳に存在するカンナビノイド受容体に結合し作用を示す.

テトラヒドロフラン [tetrahydrofuran] 略号 THF. 1 個の酸素原子を含む飽和五員環(構造: 付録Ⅱ). 多くの有機化合物をよく溶解し, さらに水とよく混じる.

テトラヒドロホウ酸ナトリウム [sodium tetrahydroborate] 化学式 NaBH$_4$. 水素化ホウ素ナトリウムともいう. 代表的な還元剤の一つ. ホウ素(B)に結合している 4 個の水素が水素化物イオン(H$^-$)としてカルボニル化合物(ケトン, アルデヒド)やイミンなど極性基の炭素へ求核攻撃する. 一般にエステルには反応しない. メタノールやエタノールなどの極性溶媒を用いることができる.

テトラヒドロ葉酸 [tetrahydrofolic acid, THF] ⇌ 葉酸

テトロドトキシン [tetrodotoxin] フグ毒で, 強力な毒性をもつ. 毒作用発現機序は, ナトリウムチャネル(⇌ 電位依存性イオンチャネル)の阻害による脱分極阻害である. 一般に, 肝臓や卵巣の毒性が強いとされ, 筋肉は毒性は弱いか無毒とされている. 中毒の主症状は麻痺であり, 唇, 舌端から指先へと続き, 頭痛, 腹痛, 嘔吐などがあり, 呼吸麻痺で死亡する. フグを食後数十分から 3 時間以内で発症し, 約 8 時間以内に終息する. その間を乗りきれればその後は急速に回復する. 産生するのは海洋生物の細菌などで, フグ以外にも他の魚類や両生類なども含有している.

***de novo* 経路** [*de novo* pathway] ⇌ サルベージ経路

デバイ・シェラー法 [Debye-Scherrer method] ⇌ X 線粉末法

デバイ–ヒュッケルの極限則 [Debye-Hückel limiting law] 電解質溶液は，イオン間の静電相互作用により希薄な溶液であっても非理想的なふるまいをとり，イオンの活量*を考慮しなければならない．Debye と Hückel は，十分に希薄な電解質溶液の平均活量係数 $\gamma_\pm$ は，$\log \gamma_\pm = -A|z_+ z_-|\sqrt{I}$ で表されることを示した．ここで，z_+ は陽イオンの電荷数，z_- は陰イオンの電荷数，I はイオン強度*，A は定数で，25℃の水溶液の場合，0.509 である．

テープ剤 [tape] テープ製剤ともいう．皮膚に貼って用いる貼付剤*のうち，ほとんど水を含まない基剤を用いて製するもの．作用範囲から局所用と全身用に分けられる．放出調節膜をもつものもある．

テプレノン [teprenone] 消化性潰瘍治療薬*．防御因子賦活薬*．

テーラーメイド医療 [tailor-made medicine] オーダーメイド医療，レディーメイド医療ともいう．患者個人に合った投薬や治療を行う医療．これまでの医療は個人差を考慮することなく，疾患に基づきその治療法が開発されてきた．しかしながら遺伝子発現や代謝能力は個人差があり，同じ疾患でもその状態には個人差が反映される．それゆえ有効な治療薬の種類も適切な投与量も異なる．ヒトゲノムの解読や一塩基多型*の同定，DNA マイクロアレイを用いた豊富なゲノム情報を基に，患者個人に最適な治療薬の選定，投与量，副作用予測を計画的に行うことを目指している．

テリスロマイシン [telithromycin] 略号 TEL．エリスロマイシン A の 3 位のクラディノースをカルボニル基に化学合成で置き換えたケトライド系抗生物質の一つ．23S rRNA の薬剤結合部位がマクロライド系に加えてほかにもあるため，マクロライド耐性肺炎球菌にも有効．意識消失の副作用がある．

テルビナフィン塩酸塩 [terbinafine hydrochloride] 抗真菌薬*（アリルアミン系）．白癬，皮膚カンジダ症，癜風の治療に用いる．

テルペノイド [terpenoid] テルペン，イソプレノイドともいう．炭素数 5 個のイソプレン単位を基本とする化合物群で，モノテルペン*（C_{10}），セスキテルペン*（C_{15}），ジテルペン*（C_{20}），セスタテルペン*（C_{25}），トリテルペン*（C_{30}），テトラテルペン*（C_{40}）に分類される．イソプレノイド経路（⇌ メバロン酸経路）により生合成される代表的な化合物群である．

テルペン [terpene] ＝テルペノイド

テロメア [telomere] 染色体*の末端部分．真核細胞の DNA は線状であるため末端が存在し，この部分をテロメア DNA という．テロメア DNA は特殊な塩基配列の繰返しから成り，テロメア DNA に結合する特殊なタンパク質により DNA の末端が保護され，テロメア特有の構造を形成している．一方，染色体の中央部分の動原体が形成される部分はセントロメアという．

テロメラーゼ [telomerase] テロメア* DNA を合成する酵素*．真核細胞の DNA は線状であるため，通常の複製のつど，末端のテロメア DNA が短縮する．テロメラーゼはタンパク質と RNA から成る複合酵素で，この RNA はテロメア DNA の塩基配列と相補的な配列をもち，これを鋳型にしてテロメア DNA の末端を伸長する．

転 位(1) [rearrangement] ＝転位反応
転 位(2) [transposition] ⇌ トランスポゾン
転 位(3) [transition] → 点突然変異

転 移(1) [transition] ある化合物の置換基を他の化合物に移すこと．セリンプロテアーゼの活性部位でみられるアシル基転移，アミノトランスフェラーゼが触媒するアミノ基転移，S-アデノシルメチオニン*からのメチル基転移，N^{10}-ホルミルテトラヒドロ葉酸からのホルミル基転移（プリンヌクレオチドの de novo 合成経路など），アミノアシル tRNA からのアシル基転移（ペプチド鎖伸長）など，生体反応には数多くの重要な転移反応がある．

転 移(2) [metastasis] 癌細胞が原発巣を離れてほかの組織に移行し，そこで増殖すること．転移性は，細胞の浸潤*，遊走，血管あるいはリンパ管内への侵入，管外への侵出，異所での増殖など，さまざまな機能の獲得が必要で，癌細胞の重要な性質である．（→ 癌化）

電 位 [electric potential] ある電荷 $+q$ [C] を電界（電場）中におくと静電気的なポテンシャルエネルギー*（位置エネルギー）U [J] を生じる．1 C 当たりの電気的なポテンシャルエネルギー V を電位といい，$U = qV$ という関係が成り立つ．電位の単位にはボルト（V）を用いる．したがって，1 V=1 J/C である．電気化学では，標準水素電極（→ 水素電極）などの基準となる電極の電位と測定対象の電位との電位差を単に電位ということが多い．

転移RNA〔transfer RNA〕= tRNA

電位依存性イオンチャネル〔voltage-gated ion channel, voltage-dependent ion channel〕膜電位*を感知して開閉し，Na$^+$やK$^+$などのイオンを特異的に透過させるイオンチャネル*．電位依存性ナトリウムチャネルは局所の脱分極を感知して開き，濃度勾配に従ってNa$^+$を細胞内に取込み，すぐに閉じる．こうして膜の一区画が完全に脱分極すると，つぎに電位依存性カリウムチャネルが開き，K$^+$を細胞外へ流出させる．これにより静止膜電位が回復する．この膜電位の変化を活動電位*といい，電気信号として神経細胞や筋細胞の情報伝達に用いられている．

電位依存性カルシウム(Ca^{2+})チャネル〔voltage dependent calcium channel, voltage gated calcium channel〕細胞膜の脱分極によって活性化され，細胞外から細胞内へCa^{2+}を流入させるイオンチャネル．電位依存性Ca^{2+}チャネルはL，N，P/Q，R，T型などに分類され，興奮性の高い組織にそれぞれ特異的に分布している．役割としては，Ca^{2+}電流による活動電位の形成や細胞膜の電気的興奮をCa^{2+}シグナリングへ変換することなどがあげられる．L型Ca^{2+}チャネル遮断薬は，血管平滑筋においてCa^{2+}流入を抑制して細胞内Ca^{2+}濃度を減少させることで血管を弛緩させるため，高血圧症の治療に広く用いられている．また，心筋において筋収縮力の低下や活動電位の抑制作用もあるため，不整脈や狭心症などの治療にも用いられる．(⇌ 筋収縮の制御)

電位依存性ナトリウム(Na$^+$)チャネル〔voltage dependent sodium channel, voltage gated sodium channel〕細胞膜の脱分極によって活性化され，細胞外から細胞内へNa$^+$を流入させるイオンチャネル．神経，骨格筋，心筋などに存在し，活動電位の立ち上がり相を形成する．ふぐ毒のテトロドトキシンによって抑制される脳・骨格筋型，抑制されにくい心筋型など10種類が同定されている．てんかん治療薬であるフェニトインやカルバマゼピンは神経軸索や細胞体のチャネルをブロックすることで作用を発揮する．リドカインなどの陽イオン型の局所麻酔薬は神経軸索の内側からチャネルをブロックし，神経伝導を遮断することで作用を示す．また，心筋の活動電位の抑制と異常自動能の抑制などの効果があるため抗不整脈薬として用いられる．

転移エンタルピー〔enthalpy of transition〕⇌ 転移熱

転移酵素〔transferase〕⇌ 酵素の分類

電位差〔potential difference〕⇌ 起電力

電位差滴定法〔potentiometric titration〕電気滴定法*の一種で，指示電極*と参照電極*間での電位差の変化を測定に用いる滴定法．滴加量に対する起電力の変化が最大となる点を終点とする．指示電極は滴定の種類により異なるが，参照電極は日本薬局方では銀−塩化銀電極を用いる．(⇌ 電流滴定法)

転移性肝癌〔metastatic hepatic cancer, metastatic liver cancer〕⇌ 肝癌

転移点〔transition point〕自由エネルギーの温度(圧力)依存性が相により異なるため，物質の温度(圧力)変化では二相の依存性が交差する点で突然，相転移*が生じる．その温度(または圧力)を転移点とよぶ．たとえば沸点*，固体のガラス転移点など．

転移熱〔heat of transition〕潜熱ともいう．液相・固相から気相，固相から液相，固体の結晶から無定形など，相転移*や多形転移(⇌ 多形)の際に，温度変化なしに出入りする物質1 mol当たりの熱量．等圧条件下での測定では転移エンタルピーに等しい．

転位反応〔rearrangement reaction〕化合物中の原子または原子団が結合位置を変えて分子構造の骨格を変化させる反応．一つの分子内で移動が起こる分子内転位と，原子(団)がいったん遊離して異なる分子にも移動しうる分子間転位とがある．

電　解= 電気分解

電解質〔electrolyte〕塩化ナトリウムや塩化水素などのように水に溶けて電離する物質のこと．電離度*の大小によって強電解質と弱電解質に分類され，塩酸など強電解質水溶液の電離度は濃度によらずほぼ1であるが，アンモニアや酢酸などの弱電解質では1よりもずっと小さい．第四級アンモニウム塩など，非水溶媒系で利用できる電解質も知られている．

電解質輸液〔electrolyte fluid〕水分と電解質を補い，体内の水分と電解質を調整する目的で用いられる輸液*．単一の電解質を補充する単純電解質輸液と，複数の電解質から成る複合電解質輸液*がある．

電荷移動錯体〔charge-transfer complex〕電子供与体から電子受容体への電荷移動に基づく電荷移動相互作用によって形成される錯体*．

金属錯体も含まれるが，一般には有機化合物間で形成されるものをさす．特徴的な紫外可視吸収を示すことが多い．

電荷移動相互作用 [charge-transfer interaction] ⇒ 電荷移動錯体，分子間相互作用

電荷均衡則 [charge balance] 電解質溶液に成り立つ法則の一つで，電解質溶液中に存在する化学種による正電荷の総和と負電荷の総和は等しく，電解質溶液の総電荷は0に保たれるという法則．

てんかん [epilepsy] 痙攣(けいれん)，意識消失，精神・知覚機能や感情の障害，行動的異常などの症状が，発作的かつ反復的に起こるもので，それが脳の神経細胞の過剰な発射活動に由来する慢性の疾患であるとWHO*で定義されている．遺伝的に神経細胞興奮性が亢進し，発作感受性が高まっている場合(特発性)と，環境要因として種々の後天的疾患(周産期異常，頭部外傷，神経感染症，脳腫瘍，脳血管障害，中毒・代謝異常，神経変性疾患，奇形・形成異常)や非特異的ストレス，断眠，アルコール，薬物，発熱があり，特異的要因には光感受性，熱性痙攣に対する感受性がある．

点眼剤 [ophthalmic preparation, ophthalmic solution] 眼の病気の治療や予防に利用される医薬品の溶液あるいは懸濁液．眼へ直接投与するため無菌製剤*である．また，懸濁液中の医薬品粒子の大きさは $75\,\mu\mathrm{m}$ 以下に規制されている．

電気陰性度 [electronegativity] 分子内の原子が電子を引き寄せる強さの尺度．原子の種類ごとに相対的な値として数値化されている．Paulingによる電気陰性度では炭素の値2.5を基準とし，最も電気陰性度の大きいフッ素(F)が4.0，小さいセシウム(Cs)が0.7である．

電気泳動 [electrophoresis] イオン性物質が存在する溶液中に陰極と陽極の一対の電極を浸して電圧をかけたとき，イオン性物質がそれらと符号の異なる電極へ向かって移動する現象のこと．移動速度は，物質の電荷，大きさ，形状によって異なるので，その速度の違いを利用して物質を分離することができる．(⇒ 等電点電気泳動，等速電気泳動，ゲル電気泳動，キャピラリー電気泳動)

電気化学検出器 [electrochemical detector] 略号 ECD．電気化学的に活性な物質のための選択的な検出器．参照電極*を電位の基準とし，作用電極と参照電極間に一定の電圧を印加すると，活性物質は作用電極上で酸化あるいは還元され，電極との間で電子の授受が行われる．このとき生じる電流の大きさから活性物質を定量する．

電気化学的勾配 [electrochemical gradient] = 電気化学ポテンシャル差

電気化学ポテンシャル [electrochemical potential] イオンなど荷電粒子を含む相における荷電粒子の部分モルギブズエネルギーのことで，$\bar{\mu} = \mu + zF\Phi$ で示される．ここで，$\bar{\mu}$ は電気化学ポテンシャル，μ はその相における荷電粒子の化学ポテンシャル，$zF\Phi$ は電場 Φ 中に存在する電荷 z の粒子1 molが行う静電的な仕事である．また，F はファラデー定数である．

電気化学ポテンシャル差 [electrochemical potential difference] 電気化学的勾配ともいう．膜内外に形成されるイオンの濃度勾配は，化学的要素(濃度差)と電気的要素(電圧 ψ)をもつ電気化学ポテンシャル差である．プロトンの場合にはプロトン駆動力 $\Delta P = \psi - 0.059\Delta\mathrm{pH}$ で表される．

電気シナプス [electrical synapse] ⇒ シナプス

電気浸透 [electroosmosis] 略号 EO．電気泳動*において，支持体(ゲルや沪紙など)と泳動(緩衝)液間に電気二重層*が形成され，これに電場をかけると泳動液の陽イオンは陰極に向かって移動する．このとき陽イオンに引きずられて泳動液全体が動く現象のことをいう．

電気双極子モーメント [electric dipole moment] = 双極子モーメント

電気素量 [elementary electric charge] 電子あるいは陽子がもつ電気量．記号 e で表され，約 1.60×10^{-19} C である．

電気抵抗 [electric resistance] ⇒ オームの法則

電気的除細動 = 除細動

電気滴定法 [electrometric titration] 滴定反応の電気的変化を測定に用いる滴定の総称．電極表面で溶液の電気化学的性質の変化を測定する電位差滴定法*と電流滴定法*のほか，溶液自身のもつ電気的性質の変化を測定する導電率滴定法*や高周波滴定法がある．

電気伝導率 [electric conductivity] 導伝率ともいう．物質の電気抵抗 $R\,[\Omega]$ は，物質の長さ $l\,[\mathrm{m}]$ に比例し，断面積 $A\,[\mathrm{m}^2]$ に反比例する．この比例定数を抵抗率 $\rho\,[\Omega\,\mathrm{m}]$ といい，$R = \rho(l/A)$ という関係が成り立つ．抵

抗率 ρ の逆数を電気伝導率 κ $[\Omega^{-1}m^{-1}]$ という．κ のSI単位はジーメンスS($1S=1\Omega^{-1}$)であるので，電気伝導率 κ の単位も $S\,m^{-1}$ で示される場合が多い．また，電気伝導率 κ を溶質のモル濃度cで除した値をモル伝導率*とよぶ．

電気二重層 [electrical double layer] 正電荷と負電荷が向き合って界面に配列した層．支持体を用いる電気泳動*では，支持体と泳動液との接触面に形成される．これは支持体表面の帯電に対し，泳動液の電気的中性化現象により支持体とは反対の符号で接触面が帯電する現象である．

電気分解 [electrolysis] 電解ともいう．一対の電極を電解質溶液に入れ，外部電源から電流を通じることによって化学変化を起こさせる操作．アノード(陽極)で酸化反応，カソード(陰極)で還元反応がそれぞれ進行する．工業的な応用として，鉄や銅の精錬や塩化ナトリウム水溶液の電気分解による水酸化ナトリウムと塩素の製造，融解塩電解によるアルミニウムの製造などがある．また電気分解を用いて有機反応を進行させることもでき，特異な電子移動型の反応を起こすことができるため，有機電気化学や有機電解合成とよばれる一分野を形成している．

電極 [electrode] 電気化学では，金属などの電子伝導体の相とその電解質溶液などのイオン伝導体の相とで構成される半電池*のことを電極とよぶ．また，電子伝導体の相のみを電極とよぶこともある．電気化学測定では，通常，測定を行うための作動電極とその対極，および作動電極の電位をモニターするための参照電極*の3本の電極を用いる．

デング熱 [dengue fever] フラビウイルス属のデングウイルスによる一過性の熱性疾患．突然の高熱の後，皮膚に点状出血斑が出現．重症化すると致死性のデング出血熱になる．ネッタイシマカが媒介する．東南アジアをはじめ熱帯地域でみられる．

典型元素 [typical element, representative element] 遷移元素*以外の元素(主要族元素*＋水素)の総称．または，主要族元素のうち，第2，3周期の元素と18族元素のこと(18族元素を除く場合もある)をさす場合もある．

典型七公害 1967年に制定された公害対策基本法においてあげられている．大気汚染，水質汚濁，土壌汚染，騒音，振動，地盤沈下，悪臭のこと．その後，公害対策基本法は廃止され1993年に環境基本法*が策定されたが，公害*の規定などは引き継がれ典型七公害は第二条第三項で列挙されている．なお，公害は"事業活動その他の人の活動に伴って"と規定されているので天災は公害でなく，"相当範囲にわたる"とあるので個人的なものも公害でない．

転座 [translocation] ⇒染色体異常

電子 [electron] ⇒原子

電子イオン化 [electron ionization] 略号EI．電子衝撃イオン化ともいう．金属フィラメントに電流を流し加熱すると熱電子が放出される．この熱電子を照射して気体状の試料をイオン化する方法を電子イオン化という．通常，分子から最外殻電子1個が放出され，一価の陽イオンラジカルが生成する．他のイオン化法と比較して，過剰のエネルギーを得たイオンが開裂・断片化(フラグメンテーション)して，断片化イオン(フラグメントイオン)を生じることが多い．質量分析*装置の開発初期から用いられ広く普及しているイオン化法である．

電子殻 [electron shell] 電子が原子核の周りをいくつかの層状となって存在していると考えたときの層をいう．原子核に近い順にK殻，L殻，M殻，…という．量子化学的には主量子数 $n=1, 2, 3, \cdots$ に対応している(⇒量子数)．

電子カルテ [electronic medical chat] ⇒カルテ

電子求引(性)基 [electron-attracting group, electron-withdrawing group] 原子あるいは原子団の電子的効果のうち，電子を引き寄せることで特定部分の電子密度を減少させる効果をもつ置換基．代表的なものにニトロ基($-NO_2$)，シアノ基($-CN$)，カルボニル基，トリフルオロメチル基($-CF_3$)などがある．(⇒電子供与基)

電子供与(性)基 [electron-donating group] 電子を押し出すことで特定部分の電子密度を増加させる効果をもつ置換基．代表的なものにヒドロキシ基($-OH$)，メトキシ基($-OCH_3$)，アミノ基($-NH_2$)，メチル基($-CH_3$)などがある．ただし，電子的効果の主因となる誘起効果*と共鳴効果*が逆の効果を示す場合もあるので注意を要する．(⇒電子求引基)

点耳剤 [ear preparation, ear drop] 外耳または中耳に投与する，液状，半固形または用時溶解あるいは懸濁して用いる製剤．点眼剤と同様に無菌製剤*として製する場合もある．溶

剤は水溶性，非水溶性の両者が使用できる．

電子衝撃イオン化 [electron impact ionization, electron ionization] ＝電子イオン化

電子常磁性共鳴 [electron paramagnetic resonance, EPR] ＝電子スピン共鳴

電子親和力 [electron affinity] 略号 EA．気体の原子の空軌道に電子を一つ付け加えるときに放出されるエネルギー．ハロゲン*元素では安定な陰イオンをつくることができるため大きな電子親和力をもつ．

電子スピン共鳴 [electron spin resonance] 略号 ESR．電子のスピン量子数は 1/2 で，磁気モーメント*をもつ．共有結合を形成する電子あるいは非共有電子対では，同一の軌道に互いに逆向きのスピン*をもって電子が存在するため磁気モーメントは打ち消されるが，ラジカルや一部のイオンのように不対電子が存在すると，電子の磁気モーメントが打ち消されないため，核磁気共鳴*と同様に電子の磁気共鳴現象を観察できる．この現象を電子スピン共鳴あるいは電子常磁性共鳴(EPR)という．外磁場の中でエネルギー準位が分裂(ゼーマン分裂*)することを利用して不対電子を観察する．通常マイクロ波領域の電磁波が利用され，周波数が高いほど分解能はよくなる．最もよく使われるのは X バンド(8～12 GHz)ESR であり，それより低周波数の L バンド(1～2 GHz)ESR は分解能は悪いが動物の生体内のラジカルの観察，特に ESR-CT に利用される．

電子スペクトル [electronic spectrum] 原子，分子，固体などの量子化された電子エネルギー準位の間で起こる電磁波の吸収または放出について，その遷移強度を波長(または波数)の関数として描いたもの(→電子遷移)．通常は可視部から紫外域に出現する．

電子遷移 [electronic transition] 原子・分子・固体などの量子化された電子エネルギー準位から別の電子エネルギー準位へ光の吸収または放出を伴って起こる遷移を電子遷移とよぶ．π 電子共役系が炭素原子・水素原子以外の酸素原子や窒素原子を含むとき，結合性の σ 軌道・π 軌道とこれらに対応する反結合性の σ^* 軌道・π^* 軌道のほかに非結合性軌道*(n 軌道)が存在する．被占軌道を左に，空軌道を右に書いて，電子遷移の性格を表す．代表的な電子遷移としては，π-π^* 遷移，n-π^* 遷移，n-σ^* 遷移，σ-σ^* 遷移などが知られている．基底一重項状態から励起一重項状態への遷移はスピン許容遷移であるが，励起三重項状態への遷移はスピン禁制遷移である(→結合性軌道，スピン禁制)．

電子伝達系 [electron transport system] 連鎖的な酸化還元反応によって電子の移動が行われる系．解糖*系やクエン酸回路*で産生された NADH*や FADH$_2$*は，ミトコンドリア内膜で酸化され，そこに局在する酸化還元タンパク質群に電子を渡す．これらの電子は，ミトコンドリア内膜内をより低いエネルギー状態の分子へ流れていき，そのことによって生じた自由エネルギー変化が，ミトコンドリア内膜に存在する ATP 合成酵素*による ATP 合成にかかわる．このようなミトコンドリア内での NADH や FADH$_2$ に由来する電子の流れも電子伝達系の一つであり，ミトコンドリア内膜や好気性細菌の細胞膜にある電子伝達系は酸素を電子受容体とするため，呼吸鎖ともよぶ．

電磁波 [electromagnetic wave] 振動する電場により振動する磁場が生じ，振動する磁場はさらに振動する電場を発生させる．このような電磁場の振動が空間を伝播するとき，電磁波とよぶ．電磁波は波長が長くなる順に，γ 線，X 線，紫外線*，可視光線，赤外線*，マイクロ波，ラジオ波のように大別される．電磁波の発生過程や発生方法は波長により異なり，物質との相互作用が変化する．そのため電磁波の検出装置は波長により異なる．

電子配置 [electron configuration] 原子や分子中の個々の電子が原子軌道*または分子軌道*に配置されている状態を示したもの．電子はエネルギーの低い順に，パウリの排他原理*と最大多重度に関するフントの規則*に従って配置される．

電子捕獲検出器 [electron capture detector] 略号 ECD．有機ハロゲン化合物などの超微量分析に用いるガスクロマトグラフィー用検出器．検出器内の ^{3}H または ^{63}Ni から出た β 線がキャリヤーガスと衝突して熱電子を生じる．この熱電子が試料ガスに捕獲されて陰イオンを生成し，先に生じたキャリヤーガスの陽イオンと結合する．このときのイオン電流の減少を検出する．

電子ボルト [electron volt] 記号 eV．エネルギーの単位．1 eV は，1 電気素量*の電荷をもつ粒子が 1 V の電位差で得るエネルギー．

転　写 [transcription] DNA のヌクレオチド配列に相補的な配列をもつ RNA が合成されること．開始，伸長，終結反応から成る．

RNAには，mRNA*，tRNA*，rRNA*，5S RNAなどの低分子RNAが存在する．原核細胞では基本的にrRNA，mRNA，tRNAは1種類のRNAポリメラーゼ*により転写されるのに対し，真核細胞ではそれぞれRNAポリメラーゼⅠ，Ⅱ，Ⅲによって転写される．

転写因子［transcription factor］　転写*過程において，RNAを合成する酵素であるRNAポリメラーゼ*以外に必要とされるタンパク質性因子の総称．広義にはタンパク質以外にも，転写調節を行うRNAなどをさす場合もある．たとえば真核細胞遺伝子では，転写開始に必須なDNA配列であるプロモーター*，プロモーター活性を上昇させ，かつ細胞・組織特異的発現を制御するエンハンサー*が存在し，それらの配列に結合するタンパク質，これらのタンパク質に結合して両者をつなぐ介在タンパク質などが転写因子に属する．

転写活性化因子［transcriptional activating factor］＝アクチベーター

転写後修飾［posttranscriptional modification］ → mRNA

転写調節［transcriptional control, transcriptional regulation］　転写産物であるRNAの質的，量的生産を規定する遺伝子発現調節の第一段階のこと．転写反応は開始，伸長，終結反応から成り，それぞれの段階で転写調節が行われる．転写調節反応は基本的にはDNA上の転写調節配列-転写因子，転写因子-転写因子間の相互作用によって規定される．

電池反応［cell reaction］ → 化学電池

点滴静脈内注射［intravenous drip, intravenous infusion］　点滴静注，静脈注入ともいう．点滴装置を用いて薬液を一定速度で静脈へ注入すること．薬剤は輸液に混注することもある．正確な管理が必要な場合や少量の場合は，シリンジポンプを用いた定速静脈注入を行う．

点滴速度［drip rate, infusion rate］　注入速度ともいう．薬物が点滴により体内に注入される速度のことで，薬物量/時間の単位をもつ．点滴速度を大きくしても定常状態に近づく早さは変わらず，定常状態血中濃度*が大きくなるだけである．

点電子式［electron dot formula］＝ルイス構造

伝統医学［traditional medicine］　近代科学を基盤として診断および治療を行う近代医学が成立する以前より，各国，各民族の間で実践されてきた医学・医術をいう．鍼灸*や祈祷などの薬物療法以外のものも含んだ総称．ギリシャ医学(ギリシャ)，ユナニ医学(アラブ)，アーユルベーダ医学(インド)，中国伝統医学(東アジア)などが代表例．(→漢方薬，漢方医学，漢方処方，代替医療)

伝導度滴定法［conductometry］＝導電率滴定法

伝導麻酔［conduction anesthesia］ → 局所麻酔

点突然変異［point mutation］　DNAの塩基の一つが別の塩基に置換する変異．プリン塩基からプリン塩基，ピリミジン塩基からピリミジン塩基への置換をトランジション(転位)といい，プリン塩基からピリミジン塩基あるいはその逆の置換をトランスバージョン(転換)という．塩基の置換によりコードするアミノ酸が変化する場合をミスセンス変異，終止コドン(→コドン)が生じる場合をナンセンス変異という．

天然添加物［natural food additive］ → 既存添加物，指定添加物

天然痘［variola, smallpox］　天然痘ウイルスによる感染症．高熱と全身の皮膚や粘膜に水痘様の発疹が多数現れ，死に至ることが多い．ワクチンにより1980年天然痘は地球上から撲滅された．感染症*では一類に分類される．

電場［electric field］　電荷をもつ物質に対して力を及ぼす能力をもった空間．

点鼻剤［nasal preparation, nasal drop］　鼻に滴下して用いる製剤．滴下の代わりに微細滴としてスプレーする形態もある．この場合は点鼻スプレーと称する．いずれも，局所投与を目的としたもののほか，薬物が鼻粘膜から吸収され全身作用を目的とするものもある．

点鼻スプレー → 点鼻剤

添付文書［package insert］ → 医薬品添付文書

デンプン［starch］　植物の貯蔵多糖で，D-グルコースが$\alpha1\to4$結合で直鎖状に縮合重合したアミロースと，$\alpha1\to4$結合のD-グルコース鎖から$\alpha1\to6$結合の枝分かれをしたアミロペクチンの混合物．コメ，コムギ，ジャガイモなどのデンプンのアミロペクチン含量は75〜80%であるが，モチ米ではほぼ100%，エンドウでは20〜30%である．アミロースもアミロペクチンもらせん構造にヨウ素分子を取込んで青色(前者)あるいは赤紫色(後者)のヨウ素-デンプン反応を呈する．

点分業 ⇌ 面分業

テンペレートファージ [temperate phage]
= 溶原性ファージ

店舗販売業 ⇌ ドラッグストア

電離定数 [electrolytic dissociation constant]
⇌ 解離定数

電離度 [degree of ionization] 電解質が水溶液中で解離平衡によってイオンを生成するとき，加えた電解質の量に対するイオンに解離した量の割合をモル比で表したもの．電離度は平衡定数*ではないので，温度のみならず電解質の濃度にも依存する．

電離箱 [ionization chamber] ⇌ サーベイメーター

電離放射線 [ionizing radiation] 物質を電離する能力をもつ放射線．α線，β線，γ線，X線，中性子線などを含む．α線はα壊変*の際に放出されるα粒子で，ヘリウムの原子核に相当する．β線にはβ⁻線とβ⁺線があり，前者はβ⁻壊変の際に放出される電子，後者はβ⁺壊変の際に放出される陽電子*である（⇌ β壊変）．γ線はγ転移*や核異性体転移*の際に放出される電磁波*である．なお，単に放射線というときは，多くの場合，電離放射線をさす．

電流滴定法 [amperometric titration] 電気滴定法*の一種で，二つの指示電極*間の微小電流の変化を測定に用いる滴定法．測定には定電圧分極電流滴定装置が用いられ，二つの同形の白金板を指示電極とする．ジアゾ滴定法*の終点の検出に用いる．（⇌ 電位差滴定法）

電量滴定法 [coulometric titration] 電解により発生させた試薬で滴定反応を行い，終点までに要した試薬量を電気量として測定し，試料物質を定量する滴定法．水分測定法（カールフィッシャー法*）に用いられる．電解時間と電流値の積から電気量を算出する．

ト

糖 [sugar, saccharide] 糖質，炭水化物ともいう．単糖*とその誘導体，およびそれらの縮合体の総称．縮合体は，単糖あるいはその誘導体が2個～十数個縮合したオリゴ糖*と，十数個以上縮合した多糖*に分けられる（付録V参照）．また，単糖あるいはその誘導体以外の構成成分を含む糖タンパク質*，プロテオグリカン*，糖脂質*などの複合糖質も糖に属する．

糖衣 [sugar coating] → コーティング

等イオン点 [isoionic point] タンパク質などの両性電解質が溶液中で水素イオン(H^+)の結合・解離によって，正味の電荷をもたなくなるときのpH．

同位体 [isotope] 陽子の数（原子番号）は同じであるが中性子の数が異なり質量数*が異なる原子を，互いに同位体であるという．

同位体イオン [isotopic ion] 天然の存在比が最大ではない同位体原子（^2H, ^{13}C, ^{18}O, ^{37}Cl など）を含んだ化合物のイオン．質量分析*を行うと，通常，天然の同位体存在比に応じて同位体イオンのピークが観測される．

同位体希釈分析 [isotope dilution analysis] 目的物質に放射性同位元素で標識された物質を添加し，その比放射能*の低下の程度から目的物質を定量する方法．目的物質を試料から分離するのが困難な場合に有用である．

Do処方 前回と同一内容の処方*．doはラテン語で同上，同前という意味のdittoの略．

湯液 [decoction] 煎剤の総称．漢方処方は一般に複数の生薬*の組合わせで構成されており，これらの生薬に水（約600 mL）を加え，ほぼ半量（約300 mL）になるまで加熱してはじめて服用できる薬になる．漢方薬*を用いた薬物療法を湯液療法と称することもある．

等温可逆過程 [isothermal reversible process] → 可逆過程

同化 [anabolism] → 異化

透過度 [transmittance] → 吸光度

糖化ヘモグロビン ＝ グリコヘモグロビン

透過率 [percent transmittance] → 吸光度

動眼神経 [oculomotor nerve] 第Ⅲ脳神経．(→ 脳神経)

トウキ（当帰） [Japanese angelica root] トウキまたはホッカイトウキ（セリ科）の根．主要成分はフタリド類（リグスチリド，ブチリデンフタリド）など．補血，活血，強壮，鎮静，鎮痛，婦人病薬．漢方では特に婦人科の疾患を中心に広く応用される．

動悸 [palpitation] 心悸亢進ともいう．心拍の不快感と定義され，脈拍数が正常でも不快と感じれば動悸とされる．脈拍異常を伴う動悸としては頻脈*，徐脈*，期外収縮*のすべてが含まれ，心疾患の関与のない疾患として貧血，発熱，甲状腺機能亢進症，低血糖などがあり，そのほかに心因性，薬物があげられる．

当帰芍薬散 [tokishakuyakusan] とうきしゃくやくさんと読む．当帰（トウキ），川芎（センキュウ），芍薬（シャクヤク），茯苓（ブクリョウ），朮（ジュツ）〔白朮（ビャクジュツ）・蒼朮（ソウジュツ）〕，沢瀉（タクシャ）から成る．冷え症で疲労しやすい成人女性の諸症状に頻用される．過剰な水分を除く働きのある生薬を含み，水分代謝の悪い人に使える補血剤（→ 補剤）である．

等吸収点 [isosbestic point] 多成分が共存する平衡混合物について，総濃度一定の条件下で成分濃度を変化させて測定した吸収スペクトル群において，すべての吸収曲線が交差して吸光度の変化しない点．各成分のモル吸光係数*は，等吸収点において等しい．等吸収点の検出により，平衡の成立や化学反応の進行を確認できる．

統計学的エントロピー [statistical entropy] → エントロピー

動径分布関数 [radial distribution function] 原子核から半径rの球面上に存在している電子の確率密度分布．電子の波動関数*の広がりを表している．動径分布関数でみた最大の確率密度を与える半径は，水素原子の1s軌道ではボーア半径に等しい．

糖原性アミノ酸 [glycogenic amino acid] → ケト原性アミノ酸

動原体 [kinetochore] → 細胞分裂

統合失調症 [schizophrenia]　かつては精神分裂病とよばれていた. 有病率は約1%で, 多くは10歳代後半から30歳代までに発症する. 中脳-辺縁系ドーパミン神経の機能亢進により妄想や幻聴などの陽性症状, 中脳-皮質系ドーパミン神経の低下により何もしたがらない(自発性減退), 社会的引きこもり(自閉), 楽しいと感じない(感情鈍麻)などの陰性症状, 記憶力や物事を順序立てて行えなくなるなど認知機能障害を生じる. 被害妄想*や幻聴により興奮が異常に高まり, 絶叫, 他者への暴力, 自傷行為をすることもある. 治療にはおもに抗精神病薬を用い, 心理療法も並行して行なわれる. 服薬中断により高い再発率を示し, 長期的な服薬が必要とされる. 再発を繰返すことで進行し, 社会生活が困難となることもある.

two-site イムノメトリックアッセイ [two-site immunometric assay] = サンドイッチ型イムノアッセイ

糖鎖付加 [glycosylation] → 糖タンパク質

糖脂質 [glycolipid]　分子構造内に糖をもつ脂質*の総称. 高等動物ではセラミド(→ スフィンゴミエリン)に糖が結合したスフィンゴ糖脂質*が主で, ほかにグリセロール骨格をもつグリセロ糖脂質がある.

糖質コルチコイド [glucocorticoid]　グルココルチコイドともいう. 副腎皮質の束状層から分泌されるステロイドホルモン〔コルチゾール(ヒドロコルチゾン*)とコルチゾン*が代表〕. 副腎皮質刺激ホルモン(ACTH)により分泌調節を受ける. タンパク質分解, 脂肪分解, 糖新生などの代謝作用のほか, 抗炎症作用, 免疫抑制作用を示す.

糖質コルチコイド薬 [glucocorticoidal drug] → ステロイド

同種移植片拒絶反応 [allograft rejection] ヒト対ヒトというように, 同種異系(→ 同種抗原)間で移植を行った場合にみられる拒絶反応*のこと. ABO血液型不適合の場合のように, 移植片に対する抗体があらかじめ宿主に存在する場合には, 超急性拒絶反応が起こる. そうした抗体が存在しない場合には, ふつう, MHC*遺伝子の相違による細胞性免疫を主体とした急性拒絶反応*が起こる. 急性拒絶を回避した場合にも, 数カ月〜数年後に慢性拒絶反応*が起こることがある. (→ 不適合輸血)

同種抗原 [isoantigen]　アロ抗原ともいう. 同一の動物種であるが, 遺伝的に異なる個体(同種異系, たとえばヒトにおける他人)間で免疫学的に異物と認識される抗原. 代表的な同種抗原にヒトのHLA(ヒト白血球抗原*)や血液型物質がある.

同種・同効薬 [therapeutically equivalent or comparable drug]　効能・効果, 化学構造, 薬理作用の類似しているものをいう. 医薬品採用時の資料, 疑義照会*に用いられる.

動静脈吻合 [arteriovenous anastomosis] → 体温調節中枢

糖新生 [gluconeogenesis]　糖以外の体内物質を原料としてグルコースを生成する代謝系. おもな原料としては乳酸, ピルビン酸, グリセロール, プロピオン酸, 糖原性アミノ酸などがある. 通常肝臓で行われており, 血糖調節機構の一つ. (→ 血糖)

透析 [dialysis] → 人工透析

等速電気泳動 [isotachophoresis]　略号ITP. 物質をその電荷により分離する電気泳動*で, 泳動液に2種類の電解液すなわち先行イオン液(リーディングイオン)と終末イオン液(ターミナルイオン)を用いる. タンパク質, アミノ酸, ペプチド, ヌクレオチド, 無機イオンなどの分離に用いる.

同族列 [homologous series]　メチレン(CH_2)の数のみが異なる一連の化合物群をいう.

同素体 [allotrope]　同じ元素の単体であるが, 結合様式が異なり, 化学的・物理的性質が異なるもの. ダイヤモンド, 黒鉛, フラーレンは炭素の同素体であり, O_2, O_3(オゾン)は酸素の同素体である.

糖タンパク質 [glycoprotein]　糖鎖付加(グリコシル化)した複合タンパク質*. 付加する糖の種類や数は多種多様である. 糖鎖はタンパク質中のおもにアスパラギン(N結合型糖鎖)やセリン, トレオニン(O結合型糖鎖)に付加する. タンパク質の安定化に寄与したり, 特に細胞膜上の糖タンパク質は糖鎖が細胞間の認識や情報伝達などに働くと考えられている.

等張液 [isotonic solution]　等張溶液ともいう. 体液と同じ浸透圧*(約280 mOsm)をもつ水溶液で, 0.91%(w/v)食塩水(生理食塩水*)が代表例.

等張化剤 [tonicity adjusting agent]　注射剤*や点眼剤*などの浸透圧を体液の生理的な浸透圧と等しく(等張)になるよう調節するための添加物. 塩化ナトリウムが最も一般的であり,

無機塩類やブドウ糖(グルコース)なども用いられる.これらは併用する場合もある.

等張容積法[white vincent method] 医薬品の溶液を等張化するときに用いられる計算方法.医薬品1gを溶かして等張液にするために必要とされる水の量(等張容積)を用いる.(→食塩価法)

等電点[isoelectric point, pI] ⇌ 両性イオン

等電点電気泳動[isoelectric focusing] 略号 IEF.電極間にpH勾配を形成させて等電点(⇌両性イオン)の異なる物質を分離する電気泳動*法.陽極層に酸(リン酸),陰極層に塩基(NaOH)を用い,これに両性電解質を加えた状態で電圧をかけると,陽・陰極層のH^+やOH^-が反対極に移動しpH勾配が形成される.このとき溶質も同時に移動するが,その等電点のpHの位置で溶質の電荷が0となり泳動が停止する.ペプチド,タンパク質,低分子の両性イオンなどの分離に用いる.

導伝率[conductivity] = 電気伝導率

導電率滴定法[conductometric titration, conductimetry] 伝導度滴定法ともいう.水溶液中での電気の通りやすさ(導電率)がイオン濃度に依存することを利用した滴定法.導電率の測定には導電率計を用いる.特に酸塩基滴定に有効で,滴定曲線では当量点で導電率が急激に変化し,屈曲点がみられる.

糖尿病[diabetes mellitus] 略号 DM.インスリン*作用不足による慢性高血糖状態を主徴とする代謝症候群で,おもに1型糖尿病*と2型糖尿病*に分類される.

糖尿病性昏睡[diabetic coma] 高度なインスリン*の作用不全により急性の代謝失調を生じ,意識障害をきたした状態.高ケトン血症とアシドーシスを伴う糖尿病性ケトアシドーシス(⇌ケトアシドーシス)と高度な脱水*を伴う高浸透圧高血糖症候群がある.

糖尿病性神経障害[diabetic neuropathy] 高血糖が持続すると,感覚神経障害と自律神経障害に代表される多発神経障害が生じる.前者として両下肢のしびれ,疼痛,感覚低下,感覚異常などの症状を呈し,両足アキレス腱反射の減弱や振動覚の低下を認める.後者により,起立性低血圧*,便通異常,神経因性膀胱*,勃起障害などの多彩な症状を呈する.これらは重症化すると足潰瘍や壊疽をひき起こす.さらに単神経障害として糖尿病では外眼筋麻痺が生じることがある.

糖尿病性腎症[diabetic nephropathy] 慢性的な高血糖により,腎糸球体血管周囲の結合組織であるメサンギウム細胞*が増殖し,糸球体構造の破壊により腎機能の障害をきたす最小血管合併症である.わが国における慢性透析導入の原因疾患として第1位を占める.糖尿病性腎症は腎症前期,早期腎症期,顕性腎症期,腎不全期,透析療法期の5期に分類される.早期では微量アルブミン尿が特徴であるが,顕性期になるとタンパク尿*が増加し,進行すると浮腫*を呈し腎機能が低下する.

糖尿病性網膜症[diabetic retinopathy] 長期間高血糖が持続すると,単純性網膜症として,網膜の血管壁細胞の変性や基底膜肥厚による障害が起こり,毛細血管瘤,点状・斑状出血,硬性白斑などが生じる.進行すると,前増殖性網膜症として軟性白斑や網膜浮腫などを認める.重症例では増殖性網膜症となり,網膜前や硝子体内に新生血管からの出血を生じ,網膜剥離や硝子体出血により失明につながる.糖尿病性網膜症は緑内障*に続き失明原因の第2位である.

糖尿病治療薬[diabetic medicine] 抗糖尿病薬,血糖降下薬ともいう.糖尿病合併症(網膜症,腎症,神経障害など)を予防するために血糖値を制御する薬物.1型糖尿病*にはインスリン製剤*のみが用いられる.2型糖尿病*には経口血糖降下薬*のスルホニル尿素系薬*,ビグアナイド系薬*,速効型インスリン分泌促進薬*,α-グルコシダーゼ阻害薬*,インスリン抵抗性改善薬*,DPP-4阻害薬*,ならびに注射薬のGLP-1アナログ*が用いられ,血糖制御が不十分な場合にはインスリン療法が行われる.

糖尿病療養指導士[certified diabetes educator] 略号 CDE.日本糖尿病療養指導士認定機構が,医師の指示のもとで患者に熟練した療養指導を行うことのできると認めた医療従事者に与える資格.日本糖尿病学会専門医の指導のもとでの療養指導業務に一定期間従事しているなど受験資格がある.

トウニン(桃仁)[peach kernel] モモまたは *Prunus persica* Batsch var. *davidiana* Maximowicz(バラ科)の種子.主要成分は青酸配糖体*(アミグダリン*,キョウニン*より含量は少ない),脂肪油など.瘀血*を除き血行を促進し,腸を潤し便通を滑らかにする作用があり,漢方で婦人科疾患,緩下剤に応用される.

動粘性率[coefficient of kinematic viscosity, kinematic viscosity] ⇌ 粘度

動粘度 [kinematic viscosity] ⇒ 粘度

トウヒ(橙皮) [bitter orange peel] *Citrus aurantium* Linné ダイダイ(ミカン科)の成熟した果皮. 主要成分はリモネン(精油), フラボノイド*(ヘスペリジン, ナリンギン), 苦味成分(リモニン*, オバクノン)など. 芳香性苦味健胃薬として胃腸薬の原料として応用される.

糖負荷試験 = ブドウ糖負荷試験

動物実験指針 [Guideline for Animal Experiments] "研究機関等における動物実験等の実施に関する基本指針"のこと. 研究機関などで, "動物の愛護及び管理に関する法律"および"実験動物の飼養及び保管並びに苦痛の軽減に関する基準"の規定をふまえ, 科学的および動物愛護の両者の観点から, 動物実験などを適正に実施するために定められた指針. 実験動物を用いる実験(動物実験)を企画する段階で, 研究者はこの指針に則り実験計画を立案しなければいけない.

等分配則 [principle of equipartition] 分子の運動エネルギーはすべての自由度*の間で等しく分配される. たとえば並進運動では三つの自由度があり, 1 mol, 各自由度当たり $1/2 RT$ で表される. この法則は古典力学から導入されたもので, 振動運動には適用できない.

洞房結節 [sinoatrial node] ⇒ 刺激伝導

動 脈 [artery] ⇒ 血管

動脈血 [arterial blood] ⇒ ガス交換

動脈血酸素分圧 [arterial oxygen tension] 略号 P_{O_2}. 単に酸素分圧ともいう. 動脈血液ガス分析の検査項目の一つで, 動脈血液中に溶け込んでいる酸素の量を分圧(単位:Torr)で表したもの. 肺における血液酸素化能力の指標であり, 80 Torr 以下で低酸素血症, 60 Torr 以下で呼吸不全を示す. 呼吸不全の病態は, 動脈血炭酸ガス分圧*(P_{CO_2})との組合わせで, 換気不全と肺でのガス交換障害に大別できる.

動脈血炭酸ガス分圧 [arterial carbon dioxide tension] 略号 P_{CO_2}. 動脈血二酸化炭素分圧または単に炭酸ガス分圧ともいう. 動脈血液ガス分析の検査項目の一つで, 動脈血液中に取込まれている炭酸ガスの量を分圧(単位:Torr)で表したもの. 血液の肺胞換気の状態を示す指標で, 換気が不十分だと排出されない CO_2 がたまって CO_2 分圧は上昇し, 換気が多すぎると(過換気)と CO_2 分圧は低下する. (⇒ 動脈血酸素分圧)

動脈硬化(症) [arteriosclerosis] アテローム硬化ともいう. 粥(じゅく)状硬化, 細動脈硬化, 中膜硬化などによって動脈が肥厚硬化した状態. 血管内皮の機能障害で血中の単球が内皮下に侵入しマクロファージに分化して酸化低密度リポタンパク質(LDL)由来コレステロールを貪食し泡沫細胞となる. 中膜の平滑筋細胞も内膜に遊走増殖し泡沫細胞となり, 内膜内粥腫, 内膜肥厚, 中膜の膠原線維の増生と, 弾性の減少により動脈壁硬化をきたす. 心筋梗塞*などの虚血性心疾患*, 脳血管障害, 四肢の壊疽, 大動脈瘤などの原因.

トウヤク(当薬) ⇒ センブリ

糖輸送体 [sugar transporter] ⇒ グルコース輸送体

動揺病 [motion sickness] 乗物酔いともいう. 感覚器官に異常な刺激が加えられた結果として生じる生理的なめまい*の代表例. 乗物に乗っているときの揺れ, 突然停止, 発進のような特定の動きに対して内耳が敏感な人に起こりやすい.

投与間隔 [dosing interval, administration interval] 記号 τ で表す. 連続投与での投与間隔のこと. 一定投与間隔, 一定投与量で分布, 消失が線形であれば, 投与間隔間の AUC* は単回投与での AUC と等しい. (⇒ 定常状態血中濃度)

投与計画 [dosage regimen, dosage schedule] ⇒ 薬物投与設計

投与経路 [administration route, route of administration] 投与方法ともいう. 薬を体内に入れる経路をさし, 血液循環系に直接投与する注射投与*, 食物と同じように消化管から吸収させる経口投与*, 皮膚から吸収させる経皮投与*, 肺内に吸入する経肺投与*などがあげられる.

投与制限毒性 [dose limiting toxicity] 略号 DLT. 用量制限毒性ともいう. 抗悪性腫瘍薬(⇒ 抗腫瘍薬)について, 最も人体に影響を及ぼす毒性で, それ以上増量できない理由となる毒性をいう. 抗悪性腫瘍薬の種類により異なるが, 細胞分裂が盛んな器官に対する毒性が多く, おもに骨髄毒性や消化器官毒性などがある.

投与日数制限 [limit of dosing days, limit of administration days, maximum dosing days] 厚生労働大臣の指定する医薬品(麻薬, 向精神薬, 発売されて1年以内の新規医薬品など)に設定される投与日数の上限. 処方にあたっては, すでに処方されている薬剤の残薬と, 重複処方

の有無について患者に確認し，カルテ*に記載する必要がある．

投与方法 [administration method] = 投与経路

当量点 [equivalence point] 滴定において，試料中の目的物質と標準液中の物質が定量的に反応し，標準液を過不足なく滴加した点．当量点は理論上の終点とよばれ，実験上の終点を当量点に近づけるために指示薬選択などを行う．

登録販売制度 [system for registered retail] 2009年4月の改正薬事法施行に伴い医薬品販売制度が改正された．その際，一般用医薬品*の定義と共に，一般用医薬品を販売できる薬剤師以外の専門家として登録販売者が新設された．都道府県知事の試験を受け，合格し登録された者は登録販売者となり，店舗販売業者が扱う第1類を除く一般用医薬品の販売や相談に応じることができる．

ドカルパミン [docarpamine] 生体内でドーパミン*に変換され，強心薬*として機能する．ドーパミンは経口投与できないため，それを可能にするために開発されたプロドラッグ*である．

ドキサゾシンメシル酸塩 [doxazosin mesilate] 降圧薬*．α_1受容体遮断薬*．

ドキサプラム塩酸塩水和物 [doxapram hydrochloride hydrate] 呼吸興奮薬*．末梢性の化学受容器を介して呼吸中枢に作用し，呼吸促進作用を現す．

トキソイド [toxoid] 毒素をホルマリンなどで化学的に処理し，抗原性を保持したまま機能を消失させた分子．トキソイドを投与することで，副反応を軽減できる．破傷風トキソイド，ジフテリアトキソイドなどが予防接種に用いられている．(→ワクチン療法)

トキソプラズマ [*Toxoplasma*] 胞子虫類に属する原虫*で，世界中に分布している．ネコ科動物が終宿主で，その他の動物は中間宿主になる．ネコに感染した原虫は小腸粘膜上皮細胞に侵入後，オーシスト(接合子嚢)として糞便内に排出される．トキソプラズマ症はネコから排出されるオーシストやブタなどの食肉に寄生している嚢子の経口摂取による感染症である．多くは不顕性感染であるが，妊婦が感染すると胎児に重篤な先天性トキソプラズマ症を起こす．

トキソプラズマ症 [toxoplasmosis] →トキソプラズマ

ドキソルビシン塩酸塩 [doxorubicin hydrochloride] 略号DXR．アドリアマイシン，ヒドロキシダウノルビシン塩酸塩ともいう．抗腫瘍薬*．抗腫瘍抗生物質*．

特殊健康診断 [selective medical examination] 労働者の職場環境における健康障害を防止するために，労働安全衛生法*で定められている健康管理の一つ．有害な八つの業務に従事する労働者に対して一般健康診断*と分けて実施することを事業者に義務づけている．

特殊酸塩基触媒 [specific acid-base catalyst] →酸塩基触媒

特殊酸触媒 [specific acid catalyst] →酸塩基触媒

特性吸収帯 [characteristic absorption band] →グループ振動

毒性試験 [toxicity test, toxicological test] 非臨床試験*において薬物の毒性を直接調べる試験．一般毒性試験と特殊毒性試験に分けられる．一般毒性試験は単回投与試験(哺乳類の急性毒性兆候と概略の致死量を求める)と反復投与試験(哺乳類における明らかな毒性変化を起こす用量とその内容，および無毒性量を求める)がある．ガイドラインでは，2種以上の哺乳類(1種はげっ歯類，1種はウサギ以外の非げっ歯類)を使用し，原則として臨床での投与経路で行う．連続投与期間は臨床での使用形態により異なる．特殊毒性試験には癌原性試験，抗原性試験，遺伝毒性試験，生殖・発生毒性試験，局所刺激試験，依存性試験，光毒性試験などがある．

特性振動 [characteristic vibration] →グループ振動

毒素原性大腸菌 [enterotoxigenic *Escherichia coli*, ETEC] →病原性大腸菌

毒素性ショック症候群 [toxic shock syndrome] 略号TSS．黄色ブドウ球菌*が産生する外毒素*の毒素性ショック症候群毒素(TSST-1)やエンテロトキシン(→病原性大腸菌)がスーパー抗原*として作用して起こるショック性の疾患．発熱，猩(しょう)紅熱様紅斑，下痢，嘔吐，血圧低下，多臓器不全を特徴とする．

ドクターレター [doctor letter] = 緊急安全性情報

特定機能病院 医療法*で制度化された医療機関の区分の一つで，高度の医療を提供すると共に，高度の医療技術に関する開発・評価およ

び高度の医療に関する研修を行う．厚生労働大臣が社会保障審議会の意見を聞いて承認する．大学病院本院および国立がんセンター中央病院，国立循環器病センターなどが承認を受けている．

特定使用成績調査［targeted post marketing survey］→ 使用成績調査

特定生物由来製品［specified bio-derived product］→ 生物由来製品

特定毒物［specified poisonous substance］毒物及び劇物取締法*で定められている毒物のうち，急性毒性*がきわめて強いもの．パラチオン，モノフルオロ酢酸，四エチル鉛などがある．特定毒物を用いて研究などを行う場合には，特定毒物研究者の資格が必要である．

特定フロン［specified chlorofluorocarbon］→ フロンガス

特定保険医療材料［specified insurance medical device］保険診療において手術料や薬剤料*とは別に算定できる特別な保険医療材料．人工心肺回路からインスリン注射用の注射器まで，さまざまな種類の医療器具が該当し，厚生労働大臣によりその材料価格が定められている．

特定保険医療材料　保険診療の際に使用される注射針や注射器，カテーテルなどの医療材料のうち個別に価格が設定されているものの費用．薬価基準と同様に国により公定価格とされている．医薬品が個別の品目ごとに価格が決められるのと異なり，材料の種類ごとの価格とされていて，多くは銘柄による価格差がない．

特定保健用食品［food for specified health use］保健機能食品*のうち，特定の保健の目的を表示できる食品として国が許可した食品．認可されるには，医学的・栄養学的に用途の根拠が明らかで，適切な摂取量が設定できることが必要であり，有効性や安全性などに関する科学的根拠に関する審査を受け，厚生労働大臣が許可を与える．一定の規格を満たせば個別審査を必要としない"規格基準型"や，有効性の科学的根拠は不十分だが一定の有効性が確認される食品を，その旨表示することを条件として，許可対象と認める"条件付き特定保健用食品"なども設けられている．さらに，カルシウムや葉酸のように疾病のリスク低減効果が医学的・栄養学的に確立されている場合，"疾病リスク低減表示"が認められている．

特発性［idiopathic］= 本態性

特発性血小板減少性紫斑病　［idiopathic thrombocytopenic purpura, ITP］→ 紫斑病

毒物［poison］毒物は，一般的にはフグ毒，ハチ毒，ヘビ毒などヒトや動物の生理機能に好ましくない影響をひき起こし，生命活動に脅威を与えるものの総称であるが，法律的には毒物及び劇物取締法*で定められたもので，生体に摂取したときの急性毒性〔1回の摂取による半数致死量が 200 mg(kg 体重)$^{-1}$ 以下のもの〕や皮膚などに接触したときの刺激性が著しく強いものをいう．毒物や劇物は，産業用や工業用として用いられ，社会的に流通量が多いものに対して法令で定められる．

毒物及び劇物取締法［Poisonous and Deleterious Substances Control Act］急性毒性の強さに着目した，化学物質を公衆衛生上の見地から取締まることを目的とした法律．製造，輸入，販売，取扱いを規制する．医薬品*や医薬部外品*はこの法律の対象でない．毒性が強く，危険性があっても，用途が限られているもの，社会的影響が小さいもの，天然物は規制されない（唯一シキミの実が劇物指定）．毒物，劇物に加え特に毒性が強く，製造量が多かった農薬のうち有機リン系殺虫剤*のパラチオン*，テップ（TEPP），メチルパラチオンは特定毒物として使用が禁止されている．殺鼠剤*のモノフルオロ酢酸とモノフルオロ酢酸アミドも特定毒物として使用が制限されている．なお，毒物および劇物の輸入，製造や販売を行い，管理・監督するのには，毒物劇物取扱者の国家資格が必要で，そのうち法律上の欠格事項に該当しない者が毒物劇物取扱責任者になりうる．

特別管理廃棄物［waste required special care］廃棄物処理法では廃棄物のうち"爆発性，毒性，感染性その他の人の健康又は生活環境に係る被害を生ずるおそれがある性状を有するもの"を特別管理廃棄物として必要な処理基準を設けて規制している．医療機関などから排出される感染性廃棄物*や毒物を含有する医薬品が付着している医療廃棄物*もこの特別管理廃棄物に含まれる．これらの廃棄物は適正な保管および処理の確保などを実施しなければならない．

特別養護老人ホーム［intensive care home for the elderly］→ 介護施設

毒薬［poisonous drug, poison schedule A］医薬品*のうち，急性毒性の半数致死量が経口投与で 30 mg(kg 体重)$^{-1}$ 以下，皮下注射で 20 mg(kg 体重)$^{-1}$ 以下のもの．社会的には，ヒトや動物を死に至らしめるものを毒薬とする

ことがあるが，医薬品として定義されている毒薬は，疾病の治療，予防，検査に用いられるものである．毒薬は，黒地に白枠，白字で，その品名および"毒"の文字を表示する．また施錠できる場所に，他のものと区別して貯蔵および陳列する必要がある．

時計遺伝子 視床下部の視交叉上核に存在する生体リズムの発振源(体内時計)の機能を制御する遺伝子．

ドコサヘキサエン酸［docosahexaenoic acid］ 略号 DHA．炭素数22でシス形二重結合を五つもつ $n-3$ 系列の高度不飽和脂肪酸．α-リノレン酸から生成する．イワシ，サバなどいわゆる"青みの魚"の脂肪に多く存在し，血栓性疾患および動脈硬化性疾患の発症を予防する．

床ずれ［bedsore, pressure sore, pressure ulcer］= 褥瘡(じょくそう)

床ずれ用薬［medical treatment for ulcers pressure］ 床ずれ(褥瘡)に使う薬には，皮膚が赤く変化しているときの塗り薬，浅い穴があいた場合の外用薬，壊死してしまった皮膚組織を除去する塗り薬，新しい皮膚をつくる薬，保護するためのフィルムやドレッシング剤などがある．

トコフェロール［tocopherol］= ビタミンE

トコフェロールニコチン酸エステル［tocopherol nicotinate］ 脂質異常症治療薬*．ニコチン酸系製剤で，脂肪組織での脂肪分解を抑制し，肝臓でのトリグリセリド(トリアシルグリセロール*)合成を抑制する．

トコン(吐根)［ipecac］ *Cephaelis ipecacuanha* A. Richard または *C. acuminata* Karsten(アカネ科)などの根および根茎．主要成分はアルカロイド*類(エメチン*，セファエリン)など．大量(2~4 g)では催吐作用を，少量(0.03~0.05 g)では去痰作用を示す．

閉じた質問［closed-ended question, closed question］ 閉ざされた質問，閉鎖型質問ともいう．発問によって答える側が"はい""いいえ"など限定された選択肢から回答を選ばなくてはならない質問形式のこと．聞き手の知りたいこと，確認したいことなどを短時間で把握できるという利点がある．(→ 開いた質問)

トシリズマブ［tocilizumab (genetical recombination)］ 抗腫瘍薬*．分子標的薬*．ヒト化抗ヒトIL-6レセプターモノクローナル抗体．

トシル基［tosyl group］ p-トルエンスルホニル基〔p-CH$_3$(C$_6$H$_4$)SO$_2$-〕の略称．対応するアニオン〔p-CH$_3$(C$_6$H$_4$)SO$_3^-$〕がよい脱離基であり，そのエステルは求核置換反応*の基質として用いられる．

ドセタキセル水和物［docetaxel hydrate］ 略号 DTX．抗腫瘍薬*．微小管阻害薬*．*Taxus baccata* の針葉抽出物を前駆物質として半合成される．

特許［patent］ 有用な発明を公開した発明者に対して一定期間，独占的に発明を実施できる権利を与える知的財産権*(このほかに実用新案，意匠，商標など)の一種．その目的は発明の保護と利用を図ることにより，発明を奨励し産業の発展を促すことにある．特許での発明は産業上利用可能であること，新規性，進歩性を満たすことが必要．医薬品の特許には物質特許，製法特許，用途特許，製剤特許などがあるが，医薬品の有効成分を保護する物質特許が最も重要である．特許期間は出願日から20年間と定められているが，医薬品の場合，臨床試験*が義務づけられ発売まで時間がかかるので特許期間延長制度が適用され，最大5年間延長される．

突合チェック［cross-check］ 医薬品情報と患者情報，処方せんと調剤録*とレセプト*など関連する情報を比較照合し，整合性が保たれているか確認すること．

突出末端［cohesive end］ → 制限酵素

突然変異［mutation］ 親の形質と異なる形質が子に出現する現象．もともとは親の形質が変化することを意味していたが，形質を規定するのは DNA の塩基配列であるため，DNA の塩基配列が変化することも突然変異という．この場合には必ずしも形質の変化は伴わない．たとえば一つの塩基が変化した変異を点突然変異*という．

突発性難聴［sudden deafness］ 内耳(→ 耳)から聴覚中枢までに障害がある感音難聴の一つで，急激に発症する．原因は不明で，まだ有効な治療法は確立されていない．

ドップラー効果［Doppler effect］ 超音波が動いている対象物にぶつかり反射されると，その反射波の振動数が変化すること．超音波診断法*を用い，血流内の血球成分によるドップラー効果を利用して血流の速度や方向を測定することを超音波ドプラ法という．周波数の変化が画像と波形によって表示される．

都道府県介護保険事業支援計画［Prefectural Insured Long-Term Care Service Plan］ 介

護保険事業計画において，都道府県が定める，特に施設整備と人材確保などの広域的な調整を必要とすることについての計画をいう．都道府県老人福祉計画や医療計画と調和のとれたものである必要がある．おもな内容は，1) 都道府県が定める圏域における各年度の介護保険施設の種類ごとの必要入所定員総数，その他の対象となる介護サービスの量の見込み，2) 介護保険施設などの施設整備に関する事項，3) 人材確保または資質の向上に資する事業に関する事項，4) 介護保険施設相互間の連携の確保に関する事業など．

ドネペジル塩酸塩 [donepezil hydrochloride] アルツハイマー病治療薬*．

L-ドーパ ⇌ L-ドパ製剤

L-ドパ製剤 [L-dopa] L-ドーパが芳香族L-アミノ酸デカルボキシラーゼによってドーパミン*に生合成される．パーキンソン病脳で欠乏しているドーパミンを補充する目的で用いる．L-ドーパ含有製剤としてはカルビドパ，あるいはベンセラジドとの合剤がある．これらは末梢性L-ドーパデカルボキシラーゼ阻害薬であり，L-ドーパが末梢でドーパミンに代謝されるのを抑制して副作用を軽減し，中枢への移行を高めて脳内でドーパミンに代謝されるため効果が増強される．

ドーパミン [dopamine] 生体内アミンの一つで，神経伝達物質として働く．統合失調症，精神依存や報酬，パーキンソン病，プロラクチン遊離抑制などにかかわる．

ドーパミン塩酸塩 [dopamine hydrochloride] ドーパミン製剤．低下した心ポンプ機能を維持するための強心薬*として使用される．本薬物の作用点は，心臓のドーパミン D_1 受容体ではなく，アドレナリン β_1 受容体である．

ドーパミン含有神経 [dopamine-containing nerve] ⇌ 中脳

ドーパミン作動性受容体 [dopaminergic receptor] ＝ドーパミン受容体

ドーパミン受容体 [dopamine receptor] ドーパミン作動性受容体ともいう．中枢神経伝達物質として同定されたドーパミン*の受容体．主として線条体，黒質などの中枢に存在する．D_1 受容体と D_2 受容体に大別され，抗パーキンソン病薬*，統合失調症*治療薬，制吐薬*などの標的として重要である．

ドーパミン受容体拮抗薬 [dopamine receptor antagonist] ⇌ 胃腸運動調整薬

ドーパミン受容体作動薬 [dopamine receptor agonist] ドーパミン受容体を活性化させる薬物をさす．〔⇌ 抗パーキンソン(病)薬〕

ドブタミン塩酸塩 [dobutamine hydrochloride] アドレナリン β_1 受容体作動性の強心薬*．イソプレナリン*よりも β_1 受容体への選択性が高く，心拍数増大が弱いとされる．臨床では急性循環不全(急性心不全)での循環改善を目的として用いられる．

トブラマイシン [tobramycin] 略号 TOB．アミノグリコシド系抗生物質*．緑膿菌に有効なカナマイシン誘導体．

ドブロイの式 [de Broglie relation] 物質のもつ粒子性と波動性を関係づける式．質量を m，速度を v とすると波長 λ は $\lambda = h/mv$ で与えられる (h: プランク定数*)．物質はその大きさにかかわらず，ドブロイ波(物質波)をもつ．

ドブロイ波 [de Broglie wave] ⇌ ドブロイの式

トポイソメラーゼ [topoisomerase] ⇌ DNAトポイソメラーゼ

トポイソメラーゼ阻害薬 [DNA topoisomerase inhibitor] S期 (⇌ 細胞周期) での DNA 切断にかかわる酵素，DNA トポイソメラーゼ*を阻害することでDNA再結合を阻止する薬剤．DNA トポイソメラーゼは，DNA 鎖の一方(トポイソメラーゼⅠはDNA鎖の一本切断)または両方(トポイソメラーゼⅡはDNA鎖の二本切断)を切断し再結合する立体変換を触媒する異性化酵素である．トポイソメラーゼⅠ阻害薬にはイリノテカン，トポテカン，トポイソメラーゼⅡ阻害剤にはペプシド，エトポシド，アントラサイクリン系抗生物質がある．

トムソン散乱 [Thomson scattering] 電磁波が自由電子*に当たると，電子が振動し，同じ波長の電磁波が球面波として放射される現象．X線による回折がその一例である (⇌ X線結晶解析)．

ドメイン [domain] ポリペプチド鎖から成るタンパク質において，100〜200残基が空間的にまとまった単位として形成する構造のこと．一般に複数のドメインが相互作用することで，タンパク質の高次構造*が形成される．タンパク質から切り出してきたドメイン単体でタンパク質の機能を発現できる場合もあるが，複数のドメインが集まって初めてタンパク質とし

ての機能を発揮する場合もある．タンパク質の一部の配列や脂質構造を認識して，タンパク質同士の結合や脂質との結合に関与するSH2ドメイン，PTBドメインやPHドメインなどがある．（→ アダプタータンパク質）

トモグラフィー ＝ 断層撮影法

ドライケミストリー［dry chemistry］　分析に必要な試薬を沪紙などに乾燥した状態で固定し，これに液体試料を接触させて分析する方法．緊急検査やベッドサイド検査などのポイント・オブ・ケア検査(POCT)に有用である．

ドライシロップ［dry-syrup］ ＝ シロップ剤

ドラーゲンドルフ試液［Dragendorff's test solution］　ドラーゲンドルフ試薬ともいう．アルカロイドなど第三級アミンを含む医薬品の確認試験*に用いられる．次硝酸ビスマスの酢酸溶液にヨウ化カリウム水溶液を混ぜた試液である．試料溶液をスポットした沪紙に本試液を噴霧するとだいだい色を呈する．また，試料溶液に試液を滴下して着色沈殿をみたり，試料を薄層クロマトグラフィーで分離後，試液を噴霧して着色をみる．

ドラーゲンドルフ試薬［Dragendorff's reagent］＝ ドラーゲンドルフ試液

トラコーマ［trachoma］　トラホーム，顆粒性結膜炎，エジプト眼炎ともいう．クラミジア・トラコマチス感染に起因する感染症．タオルの共用などを介して患者の眼からほかのヒトに感染し，3〜12日の潜伏期後，急性沪胞性結膜炎を起こす．慢性化すると失明することもある．（→ クラミジア）

トラスツズマブ(遺伝子組換え)　［trastuzumab(genetical recombination)］　抗腫瘍薬*．分子標的薬*．抗Her-2(ヒト上皮増殖因子受容体2)ヒト化モノクローナル抗体．

ドラッグストア［drugstore］　一般用医薬品*(OTC薬)のほか健康食品やサプリメント，健康器具などのセルフメディケーション*に関連する商品および日用雑貨なども含めた販売を行う店舗，業態．OTC薬を販売するため店舗販売業の許可が必要で，その管理は薬剤師または登録販売者が当たる．2009年6月に施行された改正薬事法により，一般販売業と薬種商販売業が統合され，店舗販売業に含まれる．一般的に店舗販売業の名称は，OTC薬を取扱うという意味で，薬店，薬舗，薬房，ドラッグストアなどを用いているが，薬局の名称は使えない．第1類医薬品を販売するためには薬剤師の配置が必要となるが，第1類医薬品以外の医薬品を販売する場合は登録販売者のみの管理が認められている．

ドラッグデザイン［drug design］　医薬品の化学構造を組立てること．メディシナルケミストリー*の重要な業務の一つ．リード化合物*の薬理作用，作用の選択性，溶解性，安全性，安定性，持続性などの改善(最適化)を図るためにリード化合物を基にして化学構造の設計を行う．また薬の標的(受容体，酵素)とリード化合物との複合体のX線による構造解析構造から活性の増強や標的への選択性を高めるために構造設計を行う．さらに受容体，酵素の三次元構造を基にコンピューターを用いてリード化合物を探すような研究も行なわれている（コンピューター支援ドラッグデザイン，CADD）．

ドラッグデリバリーシステム ＝ 薬物送達システム

トラニラスト［tranilast］　抗アレルギー薬*の一種で，代表的なケミカルメディエーター遊離抑制薬．肥満細胞からのケミカルメディエーターの遊離を抑制して，抗アレルギー作用を示すと共に，ケロイド，肥厚性瘢痕(はんこん)の治療にも有用性を示す．抗ヒスタミン作用なし．

トラネキサム酸［tranexamic acid］　止血薬*．抗線溶薬*．プラスミン生成阻害による抗炎症作用も併せもつ．

トラフ値［trough level, trough concentration］　連続投与*で投与間隔間における最小血中濃度のこと．いわゆる定常状態においては最小血中濃度($C_{ss, min}$)をさす．

トランス形［trans form］ → シス-トランス異性体

トランスサイトーシス［transcytosis］　細胞膜の形態変化を伴いながら，タンパク質や多糖などの高分子物質を細胞の外側から内側へ，その取込まれた物質を再び細胞外へと輸送する一連の物質移動をいう．特に細胞外から細胞内への移動をエンドサイトーシス*，細胞内から細胞外への移動をエキソサイトーシス*とよぶ．

トランスジェニック生物［transgenic organism］　形質転換生物ともいう．特定の遺伝子を外から導入して得られた生物個体のこと．ウイルスのプロモーター*を用いて調べたい遺伝子を強制的に発現させることで，その遺伝子産物の生理学的・病理学的な機能を解析できる．また，調べたい遺伝子のプロモーターに緑色蛍

光タンパク質*やβ-ガラクトシダーゼの遺伝子をつないだプラスミド*を生物に導入することで，遺伝子発現の時期や発現組織の特異性を調べることができる．

トランス脱離［trans elimination］＝アンチ脱離

トランスフェクション［transfection］　遺伝子を動物などの細胞に導入すること．プラスミドなどのベクター*に組込んだ遺伝子を，リポソーム*を用いるリポフェクション法や高電圧パルスを用いるエレクトロポレーション法などによって導入する．

トランスフェラーゼ［transferase］⇒酵素の分類

トランスフェリン［transferrin］　血漿に含まれる鉄輸送タンパク質．分子量約8万の糖タンパク質で，Fe^{3+}を2分子結合する．鉄イオンを赤芽球（⇒赤血球）や分裂・増殖する細胞にトランスフェリン受容体を介して供給する．

トランスフォーミング増殖因子β［transforming growth factor-β］　略号TGF-β．当初，線維芽細胞*の形質転換促進因子として見いだされたが，むしろ多くの細胞に対して強力な増殖抑制因子として働く．5種類のアイソフォームがある．

トランスフォーメーション［transformation］
【1】⇒癌化
【2】＝形質転換

トランス付加［trans addition］＝アンチ付加

トランスポゾン［transposon］　ゲノム*上を移動（転位）するDNA．両端に逆方向反復配列をもち，転位を行う転位酵素（トランスポザーゼ）をコードしている．なかには薬剤耐性遺伝子をコードしているものもある．

トランスポーター＝輸送体

トランドラプリル［trandolapril］　降圧薬*．アンギオテンシン変換酵素阻害薬*．プロドラッグ*であり，生体内でトランドラプリラートに変化して作用する．

トリアージ［triage］　災害時に，救急隊員や医師が治療・処置の優先順位を重症度と緊急性によって選別すること．薬局において，受診勧奨，一般用医薬品での対応，養生の選別をする場合にも使用される．

トリアシルグリセロール［triacylglycerol］　略号TAG．トリグリセリドともいう．グリセロールの三つのヒドロキシ基に脂肪酸がエステル結合した単純脂質．動物ではエネルギー貯蔵物質としての中性脂肪として脂肪細胞に貯えられている．

トリアゾラム［triazolam］　超短時間型のベンゾジアゼピン系催眠薬*．前向性健忘（目覚めたとき，服薬以後の記憶がない）が初めて報告された薬物．

トリアゾール系抗真菌薬［triazole antifungal drug］＝アゾール系抗真菌薬

トリアムシノロンアセトニド［triamcinolone acetonide］　ステロイド薬*．抗炎症作用がヒドロコルチゾン*の約5倍，プレドニゾロン*の約1.5倍．血中半減期長い．Na貯留作用弱い．

トリアムテレン［triamterene］　カリウム保持性利尿薬*．遠位尿細管と集合管のNa^+チャネルを遮断し，Na^+再吸収を抑制する．

鳥インフルエンザ［avian influenza, influenza in birds］　ヒトのインフルエンザウイルスに対する受容体は鳥インフルエンザウイルスに感受性が低いので感染しにくいが，濃厚に接触した場合には感染し，東南アジアなどでは高病原性ウイルスによる多数の死亡例が出ている．また，ヒト型ウイルスとの同時感染が起こった場合には遺伝子交雑が起こってヒトに感染しやすい高病原性ウイルスが生じ，パンデミック*が起こると考えられている．感染症法*ではヒト型ウイルスによる通常のインフルエンザは五類感染症*，鳥インフルエンザは四類感染症*に指定されているが，鳥インフルエンザH5N1亜型は高病原性の危険性が高いため，2008年の改正で二類感染症*に追加指定された．

トリウム系列［thorium series］⇒壊変系列

トリカルボン酸回路［tricarboxylic acid cycle］＝クエン酸回路

トリグリセリド［triglyceride, TG］＝トリアシルグリセロール

トリクロルメチアジド［trichlormethiazide］　チアジド系利尿薬*．臨床での適用はヒドロクロロチアジド*と同様．

トリクロロエチレン［trichloroethylene］　化学式$CHCl=CCl_2$．臭気をもち無色透明で揮発性の液体．不燃性で脱脂能力が大きく，油脂やグリースなどを溶解するので，ドライクリー

ニング溶剤として用いられたが，現在は使用されていない．土壌に浸透して地下水汚染が問題となった．発癌性が疑われている．

2,4,5-トリクロロフェノキシ酢酸 [2,4,5-trichlorophenoxyacetic acid, 2,4,5-T] ⇒ 2,4-D

トリコモナス原虫 [*Trichomonas vaginalis*] 膣トリコモナスともいう．鞭毛虫類に属する病原性の原虫*．生活環は栄養型のみから構成される．形態は楕円形で五つの鞭毛をもつが，四つは前端から遊離し，もう一つは後方に伸びる．女性の膣に寄生し，性感染症として膣炎(膣トリコモナス症)を起こす．治療にはメトロニダゾールやチニダゾールを用いる．

トリテルペン [triterpene] テルペノイド*のうち，イソプレン単位6個より成る炭素数30の化合物群．スクアレン*が生合成前駆体．

トリテルペンサポニン [triterpene saponin] = トリテルペン配糖体

トリテルペン配糖体 [triterpene glycoside] トリテルペン*に糖が結合した化合物群．界面活性作用があるためトリテルペンサポニンとも称される(⇒ サポニン)．

トリパノソーマ原虫 [*Trypanosoma*] 鞭毛虫類に属する原虫*．アフリカでアフリカトリパノソーマ病(アフリカ睡眠病)と中南米でアメリカトリパノソーマ病(シャーガス病)を起こす．いずれも吸血性昆虫が媒介する．前者は血液やリンパ節で増殖し，後者は神経細胞，筋細胞などで増殖する．

トリハロメタン [trihalomethane] メタン(CH_4)の水素のうち三つがハロゲン(塩素や臭素)で置換された化合物の総称．水道水では塩素消毒*で生成し，原水の有機物による汚染が進んでいるほど多く生成され，また水温，pH値が高く，塩素との接触時間が長いほど生成量が多い．水道では特にクロロホルム*，ブロモジクロロメタン，クロロジブロモメタン，ブロモホルムの4種をトリハロメタンという．これらの総和および個々の水質基準は，発癌性を考慮して定められている．

トリフェニルホスフィン [triphenylphosphine] 化学式$(C_6H_5)_3P$．ハロゲン化アルキルからウィッティッヒ反応*に用いるリンイリドを調製する際に用いられる試薬．配位子としても繁用される．

トリプシン [trypsin] 小腸で働くタンパク質分解酵素*．膵臓で前駆体トリプシノーゲンとして合成され(⇒ チモーゲン)，小腸で活性型のトリプシンとなる．最適pHは弱アルカリ性で，塩基性アミノ酸残基のカルボキシ基側でペプチド結合を切断する．(⇒ キモトリプシン)

トリプタミン [tryptamine] インドールエチルアミンともいう．トリプトファンが脱炭酸されて生成するアミン．アミノ酸の脱炭酸酵素*は細菌において活性が高く，食品中のアミン含量は一般的に腐敗の指標(腐敗アミン)といわれる．セロトニン*に似た化合物であり，生体内で神経伝達を調節している可能性が推定されている．

トリブチルスズオキシド [tributyltin oxide] = ビストリブチルスズオキシド

トリプトファン [tryptophan] 略号 Trp. 必須アミノ酸*．セロトニン*の原料．280 nmに吸収極大をもつ．構造は付録Ⅳ参照．

トリヘキシフェニジル塩酸塩 [trihexyphenidyl hydrochloride] 抗パーキンソン(病)薬*．抗コリン薬*．

トリメトプリム [trimethoprim] 抗菌薬*．ジヒドロ葉酸レダクターゼ*に結合して阻害活性を示す静菌的な薬剤．(⇒ ST合剤)

努力肺活量 [forced vital capacity] 略号FVC．スパイロメトリー*で安静時呼吸位から一度努力性に吸気させ，それにひき続く可能な限り迅速に排気したときの呼気量．

トリヨードチロニン [triiodothyronine] ⇒ 甲状腺ホルモン

トルエン [toluene] 化学式$C_6H_5CH_3$．特徴的な臭気をもつ無色透明な揮発性の液体．シンナーや塗料の溶剤(有機溶剤)などとして使われる．吸引すると中枢神経系に影響し，向精神作用を現すとともに死亡事故につながることがある．

トルサード・ド・ポアンツ [torsade de pointes] 略号TdP. トルサード・ド・ポアントともいう．QT延長*から発生する不安定な心室頻拍で，心室波形のQRSが多形性で徐々に極性が逆転する．QT延長は，相対不応期(心室細動の受攻期)を延長しTdPを発生しやすい．TdPに対しては心室細動*と同様に対処する．

ドルゾラミド塩酸塩 [dorzolamide hydrochloride] 緑内障治療薬*．

トルートンの規則 [Trouton's rule] 多くの液体について，蒸発エンタルピー$\Delta_{vap}H^\ominus$と標準沸点T_bとの比$\Delta_{vap}H^\ominus/T_b$，すなわち蒸発エントロピー$\Delta_{vap}S^\ominus$はほぼ$85\,\mathrm{J\,mol^{-1}\,K^{-1}}$

であるという規則.沸点が低い物質や水素結合を形成する液体ではずれてくる.

トルナフタート[tolnaftate] 抗真菌薬*(チオカルバミン酸系).白癬および癜風の治療に用いる.

トルブタミド[tolbutamide] 経口血糖降下薬*.(第一世代)スルホニル尿素系薬*.

Toll様受容体[Toll like receptor]＝TLR

トレオニン[threonine] 略号 Thr. 必須アミノ酸*.タンパク質中のリン酸化*される残基.糖タンパク質*の糖鎖の結合部位.構造は付録Ⅳ参照.

トレーサー法[tracer study] 注目する物質と同じ挙動をする同位元素で標識された物質を添加し,その行方を追跡することで,その物質の移動や化学変化の過程を知る方法.放射性同位元素*を用い,それから放出される放射線を目印として追跡する方法がよく用いられる.

トレチノイン[tretinoin] 全 trans-レチノイン酸ともいう.抗腫瘍薬*.レチノイン酸というビタミンA*の二重結合がすべてトランス形の異性体であり,急性前骨髄球性白血病に高い効果を示す.未成熟な白血病細胞を成熟白血球に分化することから,分化誘導療法とよばれる.重篤な副作用には呼吸不全などのレチノイン酸症候群がある.

トレミフェンクエン酸塩[toremifene citrate] 抗エストロゲン薬*.閉経後乳癌に用いる.

トレンス反応[Tollens reaction]＝銀鏡反応

ドロキシドパ[droxidopa] 抗パーキンソン(病)薬*.パーキンソン病では青斑核のメラニン含有細胞も選択的に障害され,線条体のノルアドレナリン*が減少して,すくみや無動などにかかわっている.そのためノルアドレナリンの前駆物質である本剤も治療薬として使用される.

トローチ剤[troche, lozenge] 口中で徐々に崩壊または溶解させ,口腔,咽頭への薬物の局所投与を目的とする製剤.収れん,殺菌,消炎の作用をもつ薬物に適用.

トロパンアルカロイド[tropane alkaloid] トロパン骨格(図)をもつアルカロイドの総称.ナス科植物由来のヒヨスチアミン*,アトロピン*,スコポラミン*およびコカノキ(⇌コカヨウ)に含まれるコカイン*などがある.トロパン骨格はL-オルニチンとアセチルCoA*を生合成前駆体として生合成される.

トロピカミド[tropicamide] 散瞳薬*.持続時間が短く,眼底検査に用いられる.

ドロペリドール[droperidol] ブチロフェノン系薬で鎮静作用が強く,フェンタニルとの併用で全身麻酔薬として,単独では麻酔前投薬として静注で用いられる.

トロポニン[troponin] 球状のタンパク質でT,C,Iの3サブユニットから成り,アクチンフィラメント*の間に規則的に並んでいる.サブユニットTは糸状のトロポミオシンと結合し,二重の数珠状のアクチンフィラメントをらせん状に配列させて細い線維を形成する.CはCa^{2+}との結合部位をもち,Iは細い線維と太い線維の間に抑制をかける部位である.(⇌筋収縮)

トロポニンC[troponin C] 骨格筋の収縮を調節する主要なタンパク質トロポニン(TN)の一成分で,TN-CのほかにTN-TとTN-Iがある.筋小胞体から遊離したCa^{2+}がTN-CのEFハンド領域(⇌カルシウム結合タンパク質)に結合してその構造を変化させ,収縮をひき起こす.

トロポミオシン[tropomyosin] ⇌トロポニン,筋収縮

トロンビン[thrombin] 血液凝固第Ⅱa因子.(⇌血液凝固)

トロンボキサン[thromboxane] 略号 TX. 炭素数20で六員環オキサン部分にエポキシドをもつトロンボキサンA(TXA)と二つのヒドロキシ基をもつトロンボキサンB(TXB)とがある.側鎖の二重結合2個のトロンボキサンA$_2$は血小板凝集,血管や気管支の強い収縮作用を示すが,二重結合3個のトロンボキサンA$_3$にはその作用がない.

トロンボキサンA$_2$[thromboxane A$_2$] 略号 TXA$_2$.血小板でプロスタグランジンH$_2$からトロンボキサン変換酵素により生成されるエイコサノイド.血小板凝集作用,血管平滑筋収縮作用,気道平滑筋収縮作用をもつ.

トロンボポエチン[thrombopoietin] 略号 TPO.血小板の前駆細胞の増殖および分化に関与する造血因子で,血小板を増加させる活性をもつ.分子量6万～7万の糖タンパク質で,おもに肝臓でつくられる.受容体はc-MPLで,造血幹細胞*に発現している.

貪食[phagocytosis] 食作用,ファゴサ

イトーシスともいう．マクロファージや好中球などの食細胞*が細菌，ウイルス，粒子などを細胞内に取込むこと．細胞内に取込まれにくい細菌でも，その細菌に対する抗体があると，抗体や補体の受容体を介して貪食率が飛躍的に高まる(→エンドサイトーシス，オプソニン化)．

貪食細胞 ＝ 食細胞

曇点 [clouding point, cloud point] 曇り点ともいう．非イオン界面活性剤*水溶液の温度を上げていくとき，溶液に白濁が生じる温度．熱運動の増大によって非イオン性界面活性剤の極性基の脱水和が起こり，その水溶性が低下することによる．曇点以上では親油性が増す．

ドンペリドン [donperidone] 胃腸運動調整薬*．

屯用薬袋 [envelope for adlibitum drug] → 薬袋

ナイアシン [niacin]　ニコチン酸と同じ生理活性(栄養学でナイアシン活性という)をもつ3-ピリジンカルボン酸誘導体の総称.通常,ニコチン酸とニコチンアミドをさす.抗ペラグラ因子.水溶性ビタミン.ニコチン酸とニコチンアミドは生体内で相互に変換する.ニコチンアミドアデニンジヌクレオチド*(NAD^+),ニコチンアミドアデニンジヌクレオチドリン酸*($NADP^+$)およびそれらの還元型であるNADHとNADPHは補酵素型であり,糖,アミノ酸,脂肪酸,ステロイドなどの代謝に関与する多くの酸化還元酵素の補酵素*として働く.NAD^+($NADP^+$)を電子受容体とする酵素は,NAD^+のみ,$NADP^+$のみ,NAD^+と$NADP^+$のいずれをも利用する3種類があり,生物によってその分布は異なる.

内呼吸 [internal respiration]　⇒ ガス交換

内耳炎 [internal otitis]　聴覚と平衡感覚の感覚器として働く内耳(⇒ 耳)の炎症で,耳鳴りや難聴,めまいが起こる.内耳炎は急性中耳炎や慢性中耳炎が悪化して,ウイルスや細菌が内耳にまで感染することによって生じる.

内視鏡手術 [endoscopic surgery]　内視鏡を小さな皮膚切開から体腔や管腔臓器に挿入して行う手術.従来の大きな皮膚切開で病変部を直接行う手術に比べて手術創が小さく,術後の臥床期間を短縮できる.直接肉眼レンズからのぞいたり,ビデオカメラで観察しながら行う.腹腔鏡や胆道鏡を用いた胆嚢摘除術や消化管癌の切除,血管内視鏡を用いた冠動脈の処置や脳内血腫除去,関節鏡を用いた手術,膀胱鏡を用いた前立腺切除,耳鼻咽喉科領域でも盛んに利用されている.

内耳神経 [vestibulocochlear nerve]　第Ⅷ脳神経.(⇒ 脳神経)

内袋 [inner package, small package in envelope for drug]　⇒ 薬袋

内的妥当性 [internal validity]　情報の批判的吟味*を行う際は,情報源となった臨床研究の方法が適切であったかどうかすなわち内的妥当性(研究内部の妥当性)を評価する.臨床研究論文の内的妥当性の評価項目をまとめたチェック表などを用いることもできる.(⇒ 外的妥当性)

内毒素 [endotoxin]　エンドトキシンともいう.グラム陰性菌*の菌体構成成分に含まれる毒素のこと.内毒素は細胞壁成分のリポ多糖*である.β-ラクタム系抗生物質*などによって菌体が破壊されると遊離され毛細血管の透過性があがり致死性の内毒素ショック(エンドトキシンショック)や発熱を生じる.そのほか生物活性として補体,白血球の活性化や接着分子発現増強作用,血管内皮細胞の障害,播種性血管内凝固(DIC),抗体産生促進,食菌の促進などがある.

ナイトロジェンマスタード [nitrogen mustard]　化学兵器の一つであるマスタードガスの硫黄原子を窒素に置換した化合物.クロロエチル基によるDNAのアルキル化により核酸合成阻害を示す.白血病や悪性リンパ腫の最初の治療薬として使用された.(⇒ 一次発癌物質)

内皮由来血管弛緩因子 [endothelium-derived relaxing factor, EDRF]　⇒ 一酸化窒素

内標準法 [internal standard method]　あらかじめ内標準物質(IS)のピーク面積(またはピーク高さ)に対する測定対象標準物質のピーク面積の比を求め縦軸(または横軸)とする.横軸(または縦軸)には測定対象標準物質の量またはIS量に対する標準物質量の比をとり,関係式(検量線)*を求める.試料溶液には検量線作成時と同量のISを添加し,ISのピーク面積に対する測定対象物質のピーク面積の比を求め,検量線から測定対象物質の濃度(量)を求める方法.ISが適切であれば精度の高い定量法である.(⇒ 絶対検量線法,標準添加法)

内部エネルギー [internal energy]　記号Uで表す.系がもつすべてのエネルギー(運動エネルギー*とポテンシャルエネルギー*)の合計.内部エネルギーは状態関数*であり,熱力学ではその絶対値より変化量ΔUが重要である.

ナイーブT細胞 [naive T cell]　T細胞*の分化成熟段階を示す用語.T細胞受容体を細

胞表面に発現し，胸腺での選択を経て免疫応答を起こす準備が整った成熟T細胞．リンパ球再循環(⇌リンパ節)をしており，抗原によって活性化されていない状態のT細胞をさす．

内部被曝 ＝体内被曝

内分泌撹乱物質［endocrine disrupting chemical］ 生体内に取込まれ，本来生体内で営まれている内分泌系に影響を及ぼすことにより，障害や有害な作用をひき起こす環境中に存在する外来性の化学物質．略称として**環境ホルモン**とよばれることも多い．エストロゲンやアンドロゲンなどの性ステロイドホルモンなどに類似した作用や，それらのホルモンの働きを阻害する作用をもつ．現在，内分泌撹乱化学物質として疑われているものとして，ダイオキシン類*，ポリ塩化ビフェニル*(PCB)，ビスフェノールA*，フタル酸エステル，有機スズ化合物(⇌ビストリブチルスズオキシド)などがあげられる．

内分泌系［endocrine system］ ホルモン系ともいう．分泌細胞などから分泌されたホルモン*が，標的細胞の受容体に結合し，作用を発揮するシステム．

内用液剤［mixture for internal use, oral liquid］ 液状の内用製剤．エキス剤*，エリキシル剤*，懸濁剤*・乳剤*，シロップ剤*，浸剤*・煎剤*，チンキ剤*，芳香水剤*，リモナーデ剤*および流エキス剤*などがある．

内用剤［internal medicine, drug for internal use］ 経口投与*によって消化管内で作用，または消化管から吸収され循環血中に入って全身に運ばれて作用を発揮する剤形．(⇌外用剤)

内用薬袋［envelope for internal medicine］ ⇌薬袋

内肋間筋［internal intercostal muscle］ ⇌呼吸

ナチュラルキラー細胞［natural killer cell］ NK細胞ともいう．T細胞*，B細胞*とは別種のリンパ球の亜集団であり，MHC抗原*の認識によらずに，ウイルスなどの感染細胞や癌細胞を広く認識し破壊する．またインターロイキン12*などにより活性化されてインターフェロン*を分泌することでマクロファージ(⇌白血球)を活性化する．

ナチュラルキラーT細胞［natural killer T cell］ NKT細胞ともいう．ナチュラルキラー細胞*とT細胞*の表面マーカーを併せもつリンパ球で，リンパ球全体からすればかなり少数の集団である．おもにCD1分子によって提示された糖脂質などを，T細胞受容体*により認識する．癌細胞に対する傷害活性や，自己免疫疾患の発症を制御する働きをもつ．

ナテグリニド［nateglinide］ 経口血糖降下薬*．速効型インスリン分泌促進薬*．

ナトリウムアジド ＝アジ化ナトリウム

ナトリウムアミド［sodium amide］ 化学式$NaNH_2$．アンモニアの共役塩基*とナトリウムとの塩．強塩基の一つで脱離反応や脱プロトン化反応などに用いられる．

Na^+, K^+-ATPアーゼ［Na^+, K^+-ATPase］ Na^+, K^+ポンプともいう．細胞膜に存在し，細胞質の3Na^+を細胞外に，細胞外の2K^+を細胞質側へ移動させる．この物質輸送は能動輸送*で，細胞膜の膜電位維持に関与する．(⇌ポンプATPアーゼ)

Na^+-グルコースシンポーター［Na^+-glucose symporter］ ⇌共輸送

ナトリウム欠乏性脱水［hyponatremic dehydration］ 低張性脱水ともいう．血清ナトリウムが減少して細胞外液が低張性になる場合〔嘔吐，下痢，高度の発汗，熱傷などの腎外性体液喪失または副腎機能不全(アジソン病)，利尿薬の過剰投与による腎性体液喪失〕と腸閉塞や熱傷による浮腫で血管外への体液移行による場合がある．(⇌脱水)

ナトリウムチャネル［sodium channel］ ⇌電位依存性イオンチャネル，電位依存性ナトリウムチャネル

ナトリウムチャネル遮断薬［sodium channel blocker］ 細胞膜のNa^+チャネルを遮断し，細胞膜の脱分極を抑制する薬物の総称．生理学的には細胞膜の脱分極を抑制し，細胞膜の興奮抑制を介して知覚神経の伝達などを阻止する．薬理学的には痛覚神経遮断による無痛状態を起こす局所麻酔薬*，または心筋細胞膜の異常興奮を抑制する抗不整脈薬*として用いられる(⇌Vaughan Williams分類)．

ナトリウムD線［sodium D-line］ ⇌旋光度

7回膜貫通型受容体［seven-transmembrane domain receptor］ ペプチド鎖が細胞膜を7回貫通する構造をとる受容体*．N末端にリガンドを認識する細胞外領域があり，それに続いて膜を貫通する疎水性領域が7個あり，C末端は三量体Gタンパク質*を活性化する細胞内領域である．(⇌Gタンパク質共役型受容体)

ナノカプセル［nanocapsule］ 薬物などの

分子，微細な固体あるいは液体粒子を高分子物質などで被覆あるいは内部に多核状に分散させたnmサイズの粒子．薬物の組織標的化や安定化，難溶性薬物の吸収速度の促進や静脈内注射剤化などに使用される．被覆・内封の機能を問わず粒子径に留意したnmサイズの球形粒子をナノスフェアとよぶ．

ナノスフェア [nanosphere] → ナノカプセル

ナファゾリン [naphazoline] 血管収縮薬*．α受容体刺激薬*．鼻粘膜の充血に対して鼻腔内への局所噴霧で用いる．

ナファモスタットメシル酸塩 [nafamostat mesilate] 膵炎治療薬*．タンパク質分解酵素阻害薬．

ナファレリン酢酸塩 [nafarelin acetate] 黄体形成ホルモン放出ホルモン作動薬*．下垂体のゴナドトロピン(性腺刺激ホルモン*)分泌能を抑制する．

ナフタレン [naphthalene] 2個のベンゼンが1辺を共有した化学式$C_{10}H_8$で表される芳香族炭化水素(構造：付録II)．(→芳香族性)

2-ナフチルアミン [2-naphthylamine] β-ナフチルアミンともいう．白～赤味を帯びた昇華性の結晶．染色工場における労働者に膀胱癌が多発し，その原因物質の一つであった．アミノ基がシトクロムP450*によってヒドロキシ化されて生じるヒドロキシアミノ体が発癌活性の本体とされる．

ナフトキノン [naphthoquinone] キノン*のなかで芳香環がナフタレン環の化合物．代表的なものにビタミンK*やシコニン(→シコン)がある．(→アントラキノン)

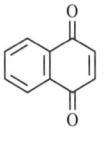

ナフトピジル [naftopidil] 排尿障害治療薬*．前立腺および尿道平滑筋のアドレナリンα_1受容体を遮断し，排尿を促進させる．臨床での適用は前立腺肥大による排尿困難の改善に用いられる．

ナプロキセン [naproxen] 非ステロイド性抗炎症薬*(プロピオン酸系)．

鉛 [lead] 二価(Pb^{2+})と四価(Pb^{4+})の化学形態が知られている．水道管に鉛管が用いられていたが，水道水への鉛の溶出による健康影響が問題となって使用が中止された．野菜，果物，肉類などの食品中にも含まれている．急性鉛中毒症状には疝痛，貧血，神経痛などがあり，慢性中毒症状には貧血，顔面の鉛色，神経障害などがみられる．

生ワクチン [live vaccine] 生菌または弱毒化菌を用いるワクチン．体液性免疫*と細胞性免疫*の両方を獲得させる．投与経路は注射のほか点鼻なども実用化されている．宿主の免疫機能が低下あるいは不全状態では感染症を発症する可能性がある．BCG，ポリオ，麻疹，風疹などが定期予防接種*で用いられる．(→弱毒生ワクチン，ワクチン療法)

波 [wave] 波動ともいう．物質のある点に起こった振動がそのまわりに伝わっていく現象．振動方向が波の進行方向と平行な縦波と，垂直な横波とがある．波の長さを波長，1秒当たりの振動回数を振動数，単位長さ当たりの波の数を波数という．どの方向にも進まない波を定常波(定在波)という．

ナリジクス酸 [nalidixic acid] 略号NA．初期に化学合成されたピリドンカルボン酸(オールドキノロン)系抗菌薬(→ニューキノロン系抗菌薬)．グラム陰性菌にのみ有効な経口薬．

ナルコレプシー [narcolepsy] 日中において場所や状況を選ばずに突然起こる強い睡眠の発作をおもな症状とする睡眠障害．入眠時に鮮明な幻覚を見たり，金縛り状態に陥ったりする症状を伴うこともある．原因不明．

ナロキソン塩酸塩 [naloxone hydrochloride] 呼吸興奮薬*，麻薬拮抗薬で，オピオイドμ受容体(MOP)を高親和性に阻害し(→オピオイド受容体)，麻薬による呼吸抑制ならびに覚醒遅延を改善する．

軟カプセル剤 [soft capsule] カプセル皮膜の形成と同時に薬物を内包したカプセル剤*．一般に液状，懸濁状物質を内包するのに用いる．

軟膏基剤 [ointment base] → 基剤

軟膏剤 [ointment] 医薬品を軟膏基剤中に全質均等に分散させ半固形状に製した，皮膚に塗布する外用剤．基剤*の種類により油脂性軟膏，乳剤性軟膏，水溶性軟膏に大別される．

軟骨 [cartilage] ゴムのような弾性のあるコンドロイチン硫酸に，コラーゲン*線維と弾性線維(→エラスチン)の網目構造が埋め込まれている．血管や神経は存在しない．硝子軟骨，線維軟骨，弾性軟骨の三つに大別される．

軟骨組織 [cartilage tissue] 支持組織*の一種で，軟骨細胞と豊富な細胞間基質から成る

特殊な結合組織．関節，気道，肋軟骨，鼻軟骨などのガラス軟骨のほか，線維軟骨，弾性軟骨などがある．

ナンセンス変異 [nonsense mutation] → 点突然変異

難聴 [deafness, hearing impairment, hypacusia, hypacusis] → 聴力障害

軟膜 [pia mater, leptomeninx] → 髄膜

ニ

ニアミス [near-miss] 航空機の異常接近など，失敗(ミス)の一歩前のこと．

Ⅱ型アレルギー反応 [type Ⅱ allergic reaction] 構造が変化した細胞表面や薬剤が付着した細胞膜が抗原となり，これに対するIgM*またはIgG*抗体が産生されて結合し，それに補体*が作用して細胞膜に穴を開けて細胞を傷害する反応．細胞表面への抗体の結合量が少ない場合は補体の関与は少なく，代わりにマクロファージ(→ 白血球)やキラーT細胞*が作用して傷害物質を放出し，細胞や組織を破壊する反応もある．不適合輸血*，溶血性貧血*，特発性血小板減少性紫斑病(→ 紫斑病)，重症筋無力症*，グッドパスチャー症候群*などはこのアレルギー反応と同様の機構で誘発される疾患．

2型糖尿病 [type 2 diabetes mellitus] インスリン*分泌低下やインスリン抵抗性*をきたす素因を含んだ複数の遺伝子背景に，過食，肥満，運動不足，ストレスなどの環境因子や加齢が加わることで，インスリン抵抗性の増大にインスリン分泌が代償できなくなると発症する．わが国での糖尿病の95％以上を占め，家族内血縁者に糖尿病を認めることが多く，40歳以上の肥満者に多いが，最近は若年発症も増加している．高血糖に伴い，口渇，多飲，多尿，体重減少などの症状が現れ，慢性高血糖状態が持続すると，腎症(→ 糖尿病性腎症)，網膜症(→ 糖尿病性網膜症)，神経障害(→ 糖尿病性神経障害)の三大合併症や，心筋梗塞や脳梗塞などをひき起こす．食事・運動と薬物療法により血糖を適切にコントロールし合併症の発症と進展を防止することが重要である．(→ 1型糖尿病)

ニカルジピン塩酸塩 [nicardipine hydrochloride] 降圧薬*．カルシウム拮抗薬*．

肉腫 [sarcoma] → 腫瘍

ニクロム酸ピリジニウム [pyridinium dichromate] → コリンズ試薬

2号液 ＝ 脱水補給液

ニコチンアミド [nicotinamide] → ナイアシン

ニコチンアミドアデニンジヌクレオチド [nicotinamide adenine dinucleotide] 酸化還元酵素の補酵素*の一つ．NAD(NAD⁺)の略号が用いられる(還元型はNADH)．代表的な補酵素で，生体内のあらゆる組織に存在し，おもに基質を酸化してエネルギーを得るための数多くの酸化還元反応にかかわっている．

ニコチンアミドアデニンジヌクレオチドリン酸 [nicotinamide adenine dinucleotide phosphate] 酸化還元酵素の補酵素*の一つ．NADP(NADP⁺)の略号が用いられる(還元型はNADPH)．NADH*がおもにエネルギー産生に用いられるのと異なり，NADPHはおもに生体内合成反応の還元力として用いられる．

ニコチン酸 [nicotinic acid] → ナイアシン

ニコチン(性)受容体 [nicotinic receptor] 略号 nAChR．ニコチン性アセチルコリン受容体，N受容体ともいう．コリン作動性ニューロンの神経終末のシナプスに存在し，アセチルコリン*やニコチン*がアゴニスト*として働く．自律神経節，副腎髄質，骨格筋の神経接合部，中枢神経系に発現する．陽イオン(Na^+，K^+など)に選択性のイオンチャネル型受容体*であり，数種のサブユニットの組合わせから成る五量体構造をもつ．神経節に存在し，ヘキサメトニウムにより遮断される受容体(N_N受容体)と，骨格筋(終板)に存在して筋収縮に関与し，ツボクラリンなどの末梢性筋弛緩薬により遮断される受容体(N_M受容体)の2種類に分類される．(→ アセチルコリン受容体)

ニコチン性アセチルコリン受容体 [nicotinic acetylcholine receptor] ＝ ニコチン受容体

ニコモール [nicomol] 脂質異常症治療薬*．ニコチン酸系製剤で，脂肪組織での脂肪分解を

抑制し,肝臓でのトリグリセリド(トリアシルグリセロール*)合成を抑制する.

ニコランジル[nicorandil] 冠血管拡張薬*.硝酸薬*として一酸化窒素を供与すると同時に血管平滑筋細胞の細胞膜にある ATP 感受性 K^+ チャネルを開口させ,血管を拡張させる.

濁り測定[turbidimetry] ⇌ 比濁分析

ニコルプリズム[Nicol prism] ⇌ 旋光度

2-コンパートメントモデル[2-compartment model] ⇌ コンパートメントモデル

二酸化硫黄[sulfur dioxide] ⇌ 硫黄酸化物

二酸化炭素[carbon dioxide] 化学式 CO_2.生物の呼吸や石油燃料の燃焼によって生成する.3~4%で頭痛・めまいをひき起こし,7%以上で意識を失い呼吸停止に至る.大気中濃度は0.03%程度であるが,近代になって増加傾向がみられる.温室効果*ガスの一つで地球温暖化*の主要因とされており,京都議定書*において削減目標が示された.

二酸化窒素[nitrogen dioxide] ⇌ 窒素酸化物

二次医療圏 ⇌ 医療計画

二次応答[secondary response] = 二次免疫応答

二次救急医療[secondary emergency medical-care] ⇌ 救急医療

二次元 NMR[two dimensional NMR] 略号 2D-NMR.フーリエ変換を2回行う核磁気共鳴*(NMR)測定法のこと(⇌ フーリエ変換 NMR).一次元 NMR(1D-NMR)スペクトルが,得られた自由誘導減衰(FID)信号を1回フーリエ変換して得られる平面スペクトルであるのに対し,二次元 NMR は FID を得る前にさまざまな時間間隔,パルス幅を変化させて複数の 1D-NMR の集積データ(データマトリックスとよぶ)を,FID 時の時間および展開期間中の時間2種類でフーリエ変換することにより種々の相関を検出することができる.目的とする情報を得るために膨大な数のパルスシーケンスが提案され,その種類によって COSY*,NOESY(⇌ 核オーバーハウザー効果分光法)などと称されて汎用されている.

二次元電気泳動[two-dimensional electrophoresis] 異なる分離機構の電気泳動*を連動させて組合わせ,より高い分離能を得る方法.一般に,最初(一次元目)に等電点電気泳動*,つぎ(二次元目)に SDS-ポリアクリルアミドゲル電気泳動(⇌ ゲル電気泳動)で分離する.

二次構造(タンパク質の)[secondary structure] タンパク質の立体構造中にみられる数残基~数十残基から成る規則的なペプチド鎖(主鎖)の立体構造.おもなものに,右巻きらせんのαヘリックス,何本かの直線状のポリペプチド鎖(β鎖)から成るβシート,ペプチド鎖の方向を変えるβターンがある.これらは主鎖の N-H 基と C=O 基の間にそれぞれの二次構造に特徴的な N-H…O 型の水素結合*を通して形成される.(⇌ 高次構造)

二次資料[secondary source] 医薬品情報*などにおいて,一次資料*の内容を要約,再構成し,必要な一次資料の検索を容易にしたもの.目次誌,索引誌などが該当する.データベース化されている代表的なものとして MEDLINE*などがある.(⇌ 三次資料)

二次性[secondary] 症状や病態が既知の疾患などに付随して起こるという意.

二次性高血圧(症)[secondary hypertension] 原因が明らかな高血圧*を二次性高血圧(症)という.若年者に多く,高血圧患者の10%前後を占めるにすぎないが,根治しうるものがあるので,高血圧の診療においては,はじめに二次性高血圧の鑑別診断を行った方がよい.腎炎由来の腎実質性高血圧(症)が最も多く,ついで腎動脈狭窄による腎血管性高血圧(症)*が多い.内分泌性高血圧症では,原発性アルドステロン症(⇌ アルドステロン症),クッシング症候群*,褐色細胞腫*などが外科的摘出術により根治しうる.

二次性能動輸送[secondary active transport] 一次性能動輸送*で生じた Na^+,H^+ などのイオンの細胞膜内外の電気化学ポテンシャル差*によって形成された下り坂輸送のエネルギーと共役することにより,他の溶質が電気化学ポテンシャル差に逆らって輸送体を介して上り坂輸送される輸送形式.細胞の ATP*の加水分解エネルギーを直接的でなく,間接的に利用する輸送という意味で二次性能動輸送とよぶ.単糖類やアミノ酸など重要な栄養素の輸送に働き,細菌から哺乳動物における最も普遍的な輸送形式.

二次性貧血[secondary anemia] ⇌ 貧血

二次代謝産物[secondary metabolite] 植物や微生物などの生物が生産する化合物のうち,生命の維持および個体の再生に必要な化合物以外に分類される化合物の総称(⇌ 一次代謝産物).薬用植物が生産するモルヒネ*,微生物が

生産するペニシリン*などが代表的な例としてあげられる．しかし，たとえば柑橘果実に大量に含まれるクエン酸は，生命の維持および個体の再生に必要ではないが，生物のエネルギー生産に関与するクエン酸回路*の鍵物質であり，すべての化合物を一義的に一次代謝産物，二次代謝産物に分類することは難しい．

二次ターゲティング [second targeting] 疾患の原因となっている細胞に特異的に薬物を指向化すること．キャリアー*として，癌細胞に対するモノクローナル抗体や悪性黒色腫の特異的受容体に結合するメラノトロピンなどが利用される．(→ ターゲティング，一次ターゲティング，三次ターゲティング)

二次発癌 [second primary cancer] アルキル化薬*などを含む抗癌剤治療(大量)より数年から十数年後に併発する癌のこと．

二次発癌物質 前駆型発癌物質，間接型発癌物質ともいう．一次発癌物質*に対して用いられる用語であり，発癌性を獲得するために生体内での代謝的活性化が必要な発癌物質をいう．環境中に存在する発癌性物質のほとんどは二次発癌物質であり，その代謝的活性化経路は化合物の構造により異なる．(→ 究極発癌物質)

二次反応 [second-order reaction] 反応次数が2の反応．反応速度*が反応物の濃度の2乗に比例する場合と，二つの反応物の濃度の積に比例する場合がある．(→ 零次反応，一次反応)

二次メッセンジャー = セカンドメッセンジャー

二次免疫応答 [secondary immune response] 二次応答ともいう．ある抗原ですでに感作された個体(一次免疫応答*が起こった個体)が，同一の抗原によって再度刺激されたときに起こる応答．一次応答と比較して，反応は短期間にしかも強く起こる．これは一次応答において免疫記憶細胞が生じたためである．たとえば抗体産生においては，一次応答でおもに産生されるのはIgM*クラスの抗体であるのに対し，二次応答ではクラススイッチの結果IgA*，IgG*，IgE*などが高濃度に産生される．

二重免疫拡散法 [double immunodiffusion] → 免疫拡散法

二重盲検(比較)試験 [double blind test, double blind study] プラセボ効果や評価者バイアス*を避けるために，被験者にも評価者(医師)にも実薬(治療薬)か対照薬(プラセボを含む)かを伏せて実施する臨床試験．

二重らせん [double helix] → DNA

二次予防 [secondary prevention] 癌，心疾患，その他の生活習慣病*などを早期に発見して治療率を高め，致死率を低下させることを目的としたもので，各種診断，肥満，高血圧，高脂血症，糖尿病対策などが含まれる．

二次リンパ器官 [secondary lymphoid organ] リンパ球が増殖・活性化し，免疫応答を実際に起こす場．リンパ節*，リンパ小節，脾臓*，パイエル板*などが相当する．抗原提示細胞*が抗原を運び，B細胞，T細胞と効果的に接触し，抗体*産生ならびに細胞性免疫*を惹起する．

ニソルジピン [nisoldipine] 降圧薬*．カルシウム拮抗薬*．

ニチニチソウ [Madagascar Periwinkle] マダガスカル島原産の1年草(キョウチクトウ科)．全草にビンクリスチン*，ビンブラスチン*などのインドールアルカロイド*を含み，抗腫瘍薬，胃潰瘍，便通，消化促進に用いられ，観賞用としても栽植される．

日米EU医薬品規制調和国際会議 [International Conference on Harmonization of Technical Requirements for Registration of Pharmaceuticals for Human Use] 略号ICH．国際ハーモナイゼーション会議ともいう．日本，米国，EUの三極の新医薬品の承認審査関連規制の調和を図り，データの国際的な相互受け入れを促進するための会議．1991年の初回会合以来，規制当局と産業界の代表によってさまざまなガイドラインが作成されている．

日周リズム 体内時計により制御されているリズムを概日リズム(サーカディアンリズム)といい，ヒトの場合は約25時間周期を示す．これに光や食事，外部環境因子の周期的変化が加わり，24時間周期に調整されたリズムを日周リズムという．

ニトラゼパム [nitrazepam] 中間型のベンゾジアゼピン系催眠薬*．麻酔前投薬，抗てんかん薬*としての適応ももつ．

ニトリル [nitrile] 一般式R-CN．炭素原子にシアノ基(-CN)が結合した化合物の総称．

ニトログリセリン [nitroglycerin] 冠血管拡張薬*．硝酸薬*．有機硝酸エステルの一種で，狭心症および急性心不全に用いられる．NO供与により血管を拡張させる．

CH_2ONO_2
$|$
$CHONO_2$
$|$
CH_2ONO_2

ニトロソアミン [nitrosamine]　第二級あるいは第三級アミンと亜硝酸が酸性条件下で反応して生成する化合物であり、多くのものに発癌性がある。肉類(アミン類を含む)と野菜(硝酸を含む)の摂取により、口腔内と胃内でも生成する。たばこの煙にも含まれている。

ニトロソ化 [nitrosation]　亜硝酸(HNO_2)などを用いてニトロソ基(-N=O)を導入する反応。亜硝酸とアニリンおよびその誘導体であるN-メチルアニリンとN,N-ジメチルアニリンとの反応では反応形式が異なり、それぞれジアゾニウム塩(⇌ジアゾ化)、N-ニトロソ化合物、芳香環上でのC-ニトロソ化合物を与える。なお、N-ニトロソアミン*には発癌性をもつものが知られている。

N-ニトロソ化合物 [N-nitroso compound]　⇌ニトロソ化

ニトロソ尿素 [nitrosourea]　尿素の水素がニトロソ基(-NO)に置換された化合物。DNAおよびタンパク質へ作用するため、広義のアルキル化薬*として定義される。血液脳関門*を通過する特徴があり、ニムスチンは脳腫瘍に適応がある。そのほかにラニムスチン、ロムスチン、セムスチンなどがある。(→一次発癌物質)

二倍体 [diploid]　核当たり2セットのゲノム*をもつ細胞。核当たり1セットのゲノムをもつ細胞は**一倍体**(半数体)という。一部の例外を除いて動物や植物の体細胞は二倍体で、一倍体細胞は生殖細胞*に限られる。菌類や藻類には一倍体も多い。

2-PAM(ニパム)　[2-PAM, 2-pyridinealdoxime methiodide]　2-ピリジンアルドキシムメチオジド(プラリドキシムヨウ化メチル、ヨウ化プラリドキシムともいう)の略号。有機リン系殺虫剤*による急性中毒の解毒薬*。解毒機序は、有機リン系殺中剤によりアルキルリン酸化されて阻害されているアセチルコリンエステラーゼ*からのアルキル基の除去による再賦活化である。

ニフェジピン [nifedipine]　降圧薬*。カルシウム拮抗薬*。

二分子求核置換反応 [bimolecular nucleophilic substitution reaction]　= S_N2反応

日本食品標準成分表 [Standard Tables of Food Composition in Japan]　わが国の日常的な食品について、その可食部100g当たりの栄養素やその他の成分に関するデータ集。文部科学省科学技術・学術審議会資源調査分科会が調査し公表している。

日本中毒情報センター [Japan Poison Information Center]　化学物質など(たばこ、家庭用品も含む)、医薬品、動植物の毒などによりひき起こされた急性中毒について、一般市民や医療機関に対する啓発教育活動、情報提供などを行い、医療の向上を図る目的で、1986年に設立された財団。365日、24時間体制で電話対応を行っている。

日本脳炎 [Japanese encephalitis]　日本脳炎ウイルスによるウイルス性脳炎である。コガタアカイエカにより媒介される。本ウイルスと相同性の高いウエストナイルウイルスによるウエストナイル熱が1999年ニューヨークで流行しその後アメリカ全土に広がった。

日本標準商品分類番号 [Japan Standard Industrial Classification]　統計調査の結果を商品別に表示するための統計基準として制定された分類番号。番号は大分類、中分類、小分類、再分類などの順に配列され、医薬品は87で始まる5桁または6桁の数字で薬効、作用部位、用途などを表す。

日本薬剤師会 [Japan Pharmaceutical Association]　薬剤師によって構成された職能団体。2007年現在、約10万人の会員を擁し、薬剤師の団体としてはわが国最大。

日本薬剤師研修センター [Japan Pharmacists Education Center]　略号JPEC、薬剤師の生涯学習*を支援することを目的として1989年に設立された財団法人。

日本薬局方 [the Japanese Pharmacopoeia]　JP、局方と略す。日局と略されることもある。薬事法第41条に則り、医薬品の性状および品質の適正を図るため、厚生労働大臣が薬事・食品衛生審議会の意見を聴いて定めた医薬品の規格基準書。通則、生薬総則、製剤総則、一般試験法及び医薬品各条から構成され、収載医薬品についてはわが国で繁用されている医薬品が中心となっている。100年以上の歴史をもち、2012年現在では第16改正日本薬局方(16局、JP16などと略される)が公示されている。

日本薬局方外生薬規格 [Standards for non-pharmacopoeial crude drugs]　局外生規と略す。日本薬局方に収載されていない繁用生薬の規格について定めたもの。1989年に見直され、83品目の生薬が収載されていたが、局方の改正に伴い局方に収載されるたびに削除され、

2009年時点では41品目が収載されている.

ニムスチン塩酸塩 [nimustine hydrochloride] 略号 ACNU. 抗腫瘍薬*. アルキル化薬*. ニトロソ尿素*系のアルキル化薬.

二面角 [dihedral angle] ⇒ ニューマン投影式

入院診療 [hospitalizing] ⇒ 外来診療

乳化 [emulsification] 互いに完全には混ざり合わない二液の一方が微粒子として他方に分散*し, エマルションが生成すること. 乳化法としては超音波乳化機などを用いる機械的分散法や転相乳化法などがある. 多くの場合に乳化剤*を併用する. (⇒ 乳剤)

乳化剤 [emulsifier, emulsifying agent] 長時間にわたって安定なエマルションを調製するために添加される物質(⇒ 乳化, 乳剤). 液-液界面張力の低下, 吸着膜や電気二重層*の形成, 界面の粘弾性の向上などが安定化に寄与する. 界面活性剤*や水溶性高分子などが用いられる.

乳癌 [breast cancer] 乳管上皮や小葉上皮から発生する悪性腫瘍で, 女性で罹患率が最多の癌. 無痛性で硬く表面不正, 乳頭や皮膚の陥没が生じる. リンパ行性, 血行性転移(骨, 肺, 脳など)しやすい. 手術療法に放射線, 化学療法, ホルモン療法を組合わせる.

乳剤 [emulsion] 医薬品を液体中に微細均等に乳化して製した液状の製剤. エマルション(乳濁液)とは, 乳化剤*により液体中に別の液体が微粒子として安定に分散した乳剤である. (⇒ 乳化)

乳酸 [lactic acid] 化学式 $CH_3CH(OH)COOH$. 乳酸発酵(嫌気的解糖)の最終産物.

乳酸アシドーシス [lactic acidosis] 血中乳酸値の異常な上昇により血液 pH が酸性側に傾いた状態で, 悪心・嘔吐, 過呼吸, 昏睡などをひき起こす. ビグアナイド系薬*は, 肝臓における乳酸からの糖新生*を抑制するため, 乳酸アシドーシスを起こしやすい.

乳酸・グリコール酸共重合体 [lactic acid/glycolic acid copolymer] 略号 PLGA. ポリ乳酸・グリコール酸ともいう. 乳酸とグリコール酸のランダムブロック共重合体で, その生分解性を利用して抜糸不要の手術用縫合糸や薬物の徐放性注射剤の基剤として使用される. 高い生体適合性を示し, 体内でおもに加水分解によって分解し薬物を徐放させながら排泄される.

乳酸デヒドロゲナーゼ [lactate dehydrogenase] 略号 LDH. 乳酸脱水素酵素ともいう. LDH は細胞内で糖がエネルギーに変わるときに働く酵素で, あらゆる組織に広く分布している. 組織が損傷した場合, LDH が高値となる. LDH には5種類のアイソザイムがあり, どのアイソザイムが高値を示すかによって障害臓器がある程度絞れる.

乳酸発酵 [lactic acid fermentation] 糖を嫌気的*に分解してピルビン酸とし, それを乳酸デヒドロゲナーゼ*(補酵素 NADH)で還元して乳酸を生成する代謝系. 乳酸菌での発酵が代表的であるが, 動物組織でもこれと同じ反応が起こる.

乳児 [infant] ⇒ 新生児

乳汁 [milk] 乳児に欠くことのできない栄養源. しかし乳汁を介して母親から乳児に薬物あるいはその代謝物が移行する可能性があるので, 臨床上注意が必要である. また母乳中には母体が摂取した薬物以外にも環境化学物質も排泄されることが知られているので乳児の安全性のためにも注意および研究が必要とされる.

乳汁移行 [transfer into milk] 血液中の薬物などが乳汁に移行すること. 一般に脂溶性が高い薬物や血漿タンパク結合*率が低い薬物, 分子量が小さい薬物, 弱塩基性の薬物は乳汁に移行しやすい. (⇒ M:P比)

乳腺 [mammary gland] ⇒ 授乳

乳濁液 [emulsion] ⇒ 乳剤

乳濁性注射剤 [emulsion for injection] 薬剤を溶媒中に微細均等に乳化させて製した注射剤. 用時振り混ぜて使用する. 乳濁性注射剤中の粒子は, 通例 7 μm 以下とされ, 脊髄腔内に投与できない. (⇒ 懸濁注射剤)

乳糖 [milk sugar] = ラクトース

乳鉢 [mortar]

乳棒 [pestle]

ニューキノロン系抗菌薬 [new quinolones, new quinolone antibacterial drug] ベンゼン環が縮環した4-ピリドンカルボン酸骨格を主構造にもつ抗菌薬をキノロン系抗菌薬とよぶ. 1962年に開発されたナリジクス酸が最初のキノロンであるが, 抗菌スペクトル*が狭く, さらに改良が加えられ6位にフッ素, 7位に窒素置換基をもつものが開発され, これらをニューキノロンとよぶ(構造:付録Ⅶ). これに対して6位にフッ素, 7位に窒素置換基がないナリジクス酸はオールドキノロンとよぶ. 阻害機構は細菌の DNA ジャイレース阻害, トポイソメラーゼⅣ阻害などの DNA 複製阻害である.

ニューキノロン系抗菌薬としてはノルフロキサシン，ロメフロキサシン，オフロキサシン，レボフロキサシン，スパルフロキサシンなどがある．

ニュートリゲノミクス [nutrigenomics] ニュートリション(栄養)とゲノミクス(遺伝学, 遺伝学研究)を組合わせた造語．食品成分の摂取に伴って起こる生体内のmRNAの発現量の変化を網羅的に解析する手法で，機能性食品の開発に利用される．

ニュートンの粘性法則 [Newton's law of viscosity] ⇒ ニュートン流動

ニュートン流動 [Newtonian flow] 液体内部において速く移動する面と遅く移動する面が接触しているとき，ずれ速度が内部摩擦力(せん断応力またはずれ応力という)に比例する流動のこと．この比例関係をニュートンの粘性法則という．(⇒ 非ニュートン流動)

ニューマン投影式 [Newmann projection formula] 特定の化学結合の両端の原子についた置換基の位置関係(立体配座*)を表現するための書き方．注目する結合を結合軸の方向から眺め，手前の原子を点で，奥の原子をその点を中心とした円で表し，おのおのの原子から出ている結合は点および円周から出る直線で描く．

ニューマン投影式

結合の二面角がわかりやすく，重なり形配座(二面角0°)，ねじれ形配座(二面角60°)における置換基間の立体障害を定性的に推測できる．

ニューモシスチス・カリニ肺炎 [pneumocystis carinii pneumonia, PCP] ⇒ 後天性免疫不全症候群

ニュルンベルク綱領 [Nuremberg Code] 1946年，第二次世界大戦中に捕虜となったユダヤ人に対してナチスが行った非人道的な人体実験について，戦争裁判が行われた．その結果に伴い提言され，たとえ医学的な研究であっても被験者の人権を守ること，十分な説明を行うことなどを定めた世界初の人権保護を訴えた方針を示した規定．裁判が行われたドイツの都市名をつけて命名した．

ニューロトロフィン [neurotrophin] ⇒ 神経成長因子

ニューロン [neuron] 神経細胞のこと．中枢神経(脳や脊髄)，末梢神経などの神経系を構成する細胞の一種．感覚器などからの入力情報を電気信号や化学信号を用いて処理し，他のニューロンや効果器(筋，腺など)に情報伝達する．多くの場合，細胞体と樹状突起(情報入力)，軸索*(情報出力)の2種類の突起から成る．

尿 [urine] ⇒ 原尿

尿アルカリ化薬 [urinary alkalizer] クエン酸カリウムやクエン酸ナトリウムのような体内で代謝されて炭酸水素イオンを生成し，体液および尿をアルカリ化する薬物．痛風ならびに高尿酸血症における酸性尿を改善し，尿路結石*の誘発を予防する．(⇒ 高尿酸血症・痛風治療薬)

尿管 [ureter] ⇒ 尿路

尿細管 [renal tubule, kidney tubule] 腎臓*の糸球体で沪過された原尿を再吸収しながら，血液中に回収し，最終的な尿を生成する細い管．近位尿細管，ヘンレ係蹄，遠位尿細管から成る．最初は近位尿細管で，管腔面には絨毛が並び刷子縁を形成して面積を広げ，水，電解質，グルコース，アミノ酸の再吸収や分泌を行う．つぎにヘンレ係蹄に運ばれる．ここはヘアピン構造になっており，対向流増幅系*を形成して尿を濃縮する．つぎに遠位尿細管の前部ではNa^+，Cl^-などの再吸収に伴って，水の再吸収も行われる．遠位尿細管の後部ではアルドステロン*の作用によってNa^+が再吸収され，K^+が尿細管内に分泌され，水が再吸収される．遠位尿細管は集合管に注いでおり，バソプレッシン(抗利尿ホルモン*)に感受性があり，水の再吸収が行われる．

尿細管間質性腎炎 [tubulointerstitial nephritis, TIN] = 間質性腎炎

尿細管再吸収 [tubular reabsorption] 尿細管腔内から血管内へと物質や薬を再び回収する働き．生体にとって必要な水分や有機物質(糖，アミノ酸，小分子ペプチド，タンパク質など)，無機イオン(ナトリウム，塩素，リンなど)は，その大部分が再吸収される．これら生体成分の再吸収には各基質に特有な輸送体*やエンドサイトーシス*機構が関与する．薬の尿細管再吸収には，単純拡散*による場合と輸送体が関与する場合がある．(⇒ 尿中排泄)

尿細管性タンパク尿 [tubular proteinuria] 原尿中の分子量2万前後以下のタンパク質は尿細管上皮細胞がそのほとんどを再吸収する．尿

細管上皮細胞が障害を受けると再吸収されずに低分子タンパク質が尿中に大量に出現する．これを尿細管性タンパク尿という．

尿細管分泌 [tubular secretion]　血液側から尿細管腔内への薬物の移行であり，尿細管の上皮細胞を介した経細胞輸送*過程である．薬の尿細管分泌にはさまざまな輸送体*が関与している．(→ 尿中排泄)

尿酸結石 [urate calculus, uric acid calculus] → 高尿酸血症

尿酸生成阻害薬 [uric acid synthesis inhibitor]　キサンチンオキシダーゼ活性を阻害し，尿酸生合成を抑制して血中および尿中尿酸値を低下させる薬物．アロプリノールが代表例．アロプリノールの主代謝産物オキシプリノールにも同様の作用がある．(→ 高尿酸血症・痛風治療薬)

尿酸排泄促進薬 [uricosuric drug]　腎尿細管における尿酸の再吸収を抑制して尿中排泄を高め，血中尿酸値を低下させる薬物．高度な腎障害のある患者には無効である．プロベネシド，ベンズブロマロン，ブコロームなどがある．(→ 高尿酸血症・痛風治療薬)

尿潜血 [urinary occult blood]　顕微鏡的血尿を検出するもので，腎疾患や尿路疾患における血尿*，溶血によってみられるヘモグロビン尿*，心筋梗塞や横紋筋融解症などによって生じるミオグロビン尿*の存在を調べる検査のこと．

尿素 [urea]　化学式$(NH_2)_2C=O$. 乾皮症用薬．尿素は哺乳類や両生類の尿に含まれ，水に対する溶解度は非常に高い〔20℃において，$108\,g\,(100\,mL)^{-1}$〕．そのため，尿素は水分保持作用が非常に高い．また，角質の溶解作用を併せもつ．(→ 尿素回路)

尿素回路 [urea cycle]　アミノ酸から遊離したアミノ基で再利用されないものはアンモニアとなるが，アンモニアには強い細胞毒性があるため，尿素回路で無毒の尿素に転換する．アンモニアはまずカルバモイルリン酸となりオルニチン〔$H_2N(CH_2)_3CH(NH_2)COOH$〕と結合し，シトルリン〔$H_2NCONH(CH_2)_3CH(NH_2)$-$COOH$〕となる．シトルリンはアルギニノコハク酸を経てアルギニンになり，加水分解されてオルニチンと尿素(カルバミド)になる．この回路はおもに肝で行われる．肝硬変*や劇症肝炎*では高アンモニア血症を示し肝性昏睡(肝性脳症*)になる．

尿素窒素 [blood urea nitrogen]　略号BUN．血中の尿素に含まれる窒素分を表す．尿素はアミノ酸から生じたアンモニアとCO_2から尿素回路*によって合成される．尿素窒素は腎臓で濾過されて尿中に排泄されるが，腎不全などでは濾過しきれない分が血液中に残り，尿素窒素値が高くなる．

尿タンパク [proteinuria]　尿中に検出されるタンパク質のこと．正常人の尿中にも1日50〜150 mgのタンパク質が排泄されているが，尿タンパク定性試験ではほとんどが陰性を示す．発熱や運動時には一時的に生じる．原因としては，腎前性，腎性，腎後性のうち，腎性，特に糸球体性のことが多い．

尿中アルブミン [urine albumin]　糖尿病性腎症*の早期発見のマーカーである．のちに持続性タンパク尿を呈して糖尿病性腎症に移行することが明らかにされている．早期発見で厳格な血糖コントロールをすることにより糖尿病性腎症の進行が阻止できる．

尿中排泄 [urinary excretion]　腎排泄ともいう．薬が腎臓から尿中へ排泄されること．腎のネフロンにおける糸球体濾過*，尿細管再吸収*および尿細管分泌*によって支配されている．肝代謝・胆汁(中)排泄*と共に薬の主たる消失経路として重要である．腎臓においては比較的水溶性の高いものが排泄されやすい．薬は未変化体のまま，あるいは薬物代謝を受けた後，体外へと排泄されるが，一般に尿中排泄といった場合，未変化体の尿中排泄を意味し代謝物の尿中排泄は含めない．

尿沈渣 [urinary sediment]　尿を遠心分離した後，沈殿した赤血球や白血球，上皮細胞，円柱，微生物，結晶などの固形成分のこと．この成分を顕微鏡で観察し，数の増加や正常ではみられない細胞や微生物の有無を調べることで腎臓や泌尿器疾患などの診断に用いる．

尿糖 [urine sugar]　通常，尿中のグルコースをさす．グルコースはほぼすべて近位尿細管より再吸収されるため，健常人において尿中にはほとんど排泄されない．しかしグルコースの腎再吸収閾値は個人差が大きい．

尿道 [urethra]　膀胱の底から体外に尿を運び出す細い管．(→ 尿路)

尿道炎 [urethritis]　尿道炎のほとんどが男性の性行為感染症である．淋菌性尿道炎と非淋菌性とに分けられる．非淋菌性の半数近くがクラミジア感染である．症状は排尿時痛，膿性

分泌物などである．原因菌に合わせて治療抗菌薬を選択する．

尿毒症［uremia］　腎不全が進行するとさまざまな症状が出現する．それらの症状の集合を尿毒症と称する．血液透析(人工透析*)や移植治療の発達により重度の尿毒症はまれとなっている．尿毒症状を列挙すると，消化器症状(食欲不振，悪心，嘔吐，潰瘍，出血)，中枢神経症状(不眠，頭痛，傾眠，痙攣，振戦，昏睡)，循環器症状(高血圧，心不全，心膜炎，心筋炎)，電解質異常(高カリウム，高リン，低カルシウム)，酸塩基平衡障害(アシドーシス*)，貧血，出血傾向など多彩である．

尿閉［urinary retention, ischuria］　膀胱に尿が貯留しているが，排尿できない状態．急性尿閉は前立腺肥大症*患者の飲酒や感冒薬服用時，膀胱・尿道結石による閉塞などで生じる．慢性尿閉は前立腺肥大症*，膀胱癌*，前立腺癌*，神経因性膀胱*などが原因となり，水腎症となる．

尿崩症［diabetes insipidus］　下垂体後葉ホルモンであるバソプレッシン(抗利尿ホルモン*)の産生障害，あるいは腎臓での反応低下による水の再吸収障害が原因で起こる多尿症．口渇感，多飲，低張で大量な尿が特徴的な症状である．

尿ポルフィリン体［porphyrin in urine］　ヘモグロビン*の構成成分であるヘム*は，肝臓や造血細胞でグリシンとサクシニル CoA を原料としてウロポルフィリン，コプロポルフィリン，プロトポルフィリンなどの中間代謝物を経由して産生される．ポルフィリンはこれら中間代謝物の総称．これらが血中に増加して，精神神経症状や皮膚症状をきたす症状をポルフィリン症という．この場合，尿中へのポルフィリン排泄が増加して，尿ポルフィリン体が増加する．鉛中毒では高頻度で尿中のポルフィリン体が陽性を示す．

尿路［urinary tract］　腎臓*でつくられた尿を体外に排泄する経路．腎臓とそれに続く尿管，膀胱*，尿道から成る．摂取した薬物や体内で生じた不要な代謝産物を含んだ血液を沪過し，尿として排泄する器官の総称．

尿路感染症［urinary tract infection］　通常，膀胱炎，腎盂腎炎，尿道炎をさすが，男性の前立腺炎および精嚢上体炎(副睾丸炎)も含まれる．細菌などの微生物がこれらの臓器において繁殖し，それに対して主として多形核白血球などが反応し炎症がひき起こされる．感染症は病原性因子と宿主側因子の相互関係のもとに成り立っている．尿路感染症は，尿流障害をひき起こす尿路基礎疾患の有無により単純性と複雑性尿路感染症とに分けられる．緑膿菌などがカテーテル表面に多糖体にてバイオフィルム*を形成し，抗菌薬や好中球に抵抗性となり難治性感染のもととなる．バイオフィルム感染症が注目されている．また近年つぎつぎと多剤耐性菌が誕生，流行し大きな社会問題ともなっている．(→ 多剤耐性)

尿路結石［urolithiasis］　95％が上部尿路結石(腎結石，尿管結石)で5％が下部尿路結石(膀胱結石，尿道結石)である．結石成分は80％がカルシウム結石である．腎結石と膀胱結石では疼痛は少ない．尿管結石では疼痛発作を伴う．結石により尿路が閉塞され，水腎症になると，腎機能低下，腎盂腎炎など多くの合併症をまねくので，その治療は重要である．治療は薬物療法を主体とする保存的治療と内視鏡手術や体外衝撃波砕石術*などの侵襲的治療とに分かれる．

2,4,5-T［2,4,5-T, 2,4,5-trichlorophenoxyacetic acid］→ 2,4-D

2,4-D［2,4-D, 2,4-dichlorophenoxyacetic acid］　2,4-ジクロロフェノキシ酢酸．除草剤である．植物ホルモンのオーキシン様作用をもつ．類似物質に2,4,5-トリクロロフェノキシ酢酸(2,4,5-T)がある．

二類感染症［type 2 infectious disease］　感染力，重篤性を総合的にみて，危険性が一類感染症*についで高い感染症で，急性灰白髄炎*(ポリオ)，結核，ジフテリア*，重症急性呼吸器症候群*(SARS)，鳥インフルエンザ*(H5N1亜型のみ)が含まれる．(→ 感染症法)

二類疾病［type 2 disease］→ 予防接種法

ニルバジピン［nilvadipine］　降圧薬*．カルシウム拮抗薬*．

認証標準物質［certified reference material, CRM］→ 標準物質

妊娠［pregnant］→ 受精

ニンジン(人参)［ginseng］　オタネニンジン(ウコギ科)の細根を除いた根．蒸したものはコウジン(紅参)．主要成分はサポニン*(ギンセノシド*)など．強壮薬，健胃消化薬．漢方では気を補い精神安定の効能があり，保健強壮薬，健胃消化薬などの処方を中心に配合される．

妊娠悪阻［hyperemesis gravidarum］　妊娠初期のつわり(悪心・嘔吐，食欲不振)が悪化

し，著しい嘔吐で経口摂取困難になり，脱水，栄養障害，電解質異常が生じた状態．栄養障害でケトン体*が出現．安静を保ち，十分な輸液で脱水，電解質異常の改善を行う．

妊娠高血圧症候群［pregnancy induced hypertention］　かつては妊娠中毒症とよばれた．妊娠20週以降，分娩後12週までに高血圧*がみられる病態．高血圧にタンパク尿が加わる場合もある．妊婦の5～10％程度で生じる．痙攣発作を伴うものは子癇*という．重症例では胎盤機能障害により子宮内胎児発育遅延，常位胎盤早期剥離，胎児仮死・死亡に至ることもある．治療は安静，食事療法（減塩とカロリー制限），降圧薬投与を行うが，妊娠の中断が最良の治療である．

妊娠中絶［abortion］＝人工妊娠中絶

妊娠中毒症［gestational toxicosis, gestosis, toxemia of pregnancy］＝妊娠高血圧症候群

人参湯［ninjinto］　にんじんとうと読む．人参（ニンジン），朮（ジュツ）〔白朮（ビャクジュツ）・蒼朮（ソウジュツ）〕，乾姜（カンキョウ），甘草（カンゾウ）から成る．比較的体力が低下した人で，倦怠感があり，胃腸が弱く，生唾がたまる，薄い尿が大量に出るなどの症状を伴う下痢や食欲不振で，冷えると腹痛を起こす人に用いる．

妊娠糖尿病［gestational diabetes mellitus］　妊娠中に初めて発見または発症した糖尿病*に至っていない糖代謝異常が妊娠糖尿病．以前からの糖尿病を合併する妊娠を糖尿病合併妊娠とよぶ．いずれも血糖コントロールが不良だと，巨大児が増え，胎児死亡や分娩時の肩甲難産，骨折などの新生児合併症が生じやすい．食事療法でコントロール不良な場合はインスリン*療法を行う．

認知症［dementia］　以前は痴呆ともよばれていた．いったん獲得された認知機能が，後天的に脳が広範囲に器質的障害を受けたため，持続的な機能低下をきたし，それによって社会的あるいは日常的な生活を行っていくうえで，明らかに支障をきたす状態．明らかな原因疾患があり，その部分症状として認知症を呈する場合は，その原因疾患を診断名とする．中枢神経の変性によりおもに認知症を呈する場合，脳血管障害により認知症を呈する場合を本来の認知症と定義する．変性性認知症としては，アルツハイマー型認知症，レビー小体型認知症，前頭側頭葉型認知症がある．65歳以前の発症を若年型認知症とよぶ．

認定薬剤師制度＝研修認定薬剤師制度

ニンヒドリン反応［ninhydrin reaction］アミノ基をもつ化合物とニンヒドリンによって進行する呈色反応．アミノ酸やペプチドの検出に用いられる．α-アミノ酸との反応では2分子のニンヒドリンが縮合し，赤紫色のルーヘマン紫を生じる．

忍容性［acceptability, tolerability］　認容性とも表記する．医薬品の有効性が有害作用に比べて十分に高く，使用に耐えるかどうかの評価をいう．特に制癌剤や免疫抑制剤など，使用しないと生命にかかわるが，強い有害作用が避けられない薬物の場合に重要な要素である．

ヌ

ヌクレアーゼ［nuclease］　核酸分解酵素の総称．核酸*の糖とリン酸の間のホスホジエステル結合を加水分解してヌクレオチド*とする．DNAに作用するものをデオキシリボヌクレアーゼ（DNアーゼ），RNAに作用するものをリボヌクレアーゼ（RNアーゼ）とよぶ．

ヌクレオシド［nucleoside］　リボース*あるいはデオキシリボース*にプリン塩基*またはピリミジン塩基*が結合したものの総称（構造：付録Ⅵ）．プリン塩基のアデニン，グアニンにリボースが結合したヌクレオシドをアデノシン*，グアノシンといい，ピリミジン塩基のシトシン，ウラシルにリボースが結合したものをシチジン，ウリジンという．デオキシリボースを含むヌクレオシドの場合は，名称の先頭にデオキシをつけ，たとえばデオキシアデノシンという．ピリミジン塩基のチミンにデオキシリボースが結合したヌクレオシドは正式にはデオキシチミジンであるが，チミンに結合している糖は通常デオキシリボースなので，デオキシを

略しチミジンとよぶ.

ヌクレオシド系逆転写酵素阻害薬 [nucleoside analog reverse transcriptase inhibitor] ⇒ 逆転写酵素阻害薬

ヌクレオソーム [nucleosome] ⇒ クロマチン

ヌクレオチド [nucleotide] ヌクレオシド*にリン酸が結合したものの総称(構造：付録VI). ヌクレオチドの糖によって，リボヌクレオチド，デオキシリボヌクレオチドと区別してよぶこともある.

ヌクレオチド除去修復 [nucleotide excision repair] 傷を受けたヌクレオチドを周辺のヌクレオチドと共に取除いて修復を行うDNA傷害の修復系．修復されるおもな傷害はチミン二量体*で，色素性乾皮症という病気はこの修復系に欠陥があり，日光の紫外線により皮膚癌を高頻度に発症する．(⇒ 塩基除去修復，ミスマッチ修復)

ヌジョール [nujol] 流動パラフィンの商品名. C_nH_{2n+2} の組成式をもつアルカンの混合物. ペースト法*に用いる.

ぬれ [wetting] 固-気界面に液体が接触して固-液界面に置き換わる現象．液体を固体に付着させる付着ぬれ，固体を液体中に漬ける浸漬ぬれ，毛管中を液体が浸透する浸透ぬれ，固体上の液体が広がる拡張ぬれに分類される．浸漬ぬれと浸透ぬれについては熱力学的に同じ取扱いが可能である．その固体がその液体でぬれやすいほど接触角*は小さい．固形製剤では，ぬれやすいほど崩壊性や溶解性の向上が期待できる．湿潤剤(濡剤)がぬれを促進する.

ネ

ネオスチグミンメチル硫酸塩 [neostigmine methylsulfate] 重症筋無力症治療薬*. 注射剤および散剤として使用されるコリンエステラーゼ阻害薬*. 重症筋無力症*, 各種腸管麻痺, 弛緩性便秘, 手術後・分娩後の排尿困難に使用される.

ネオリグナン [neolignan] リグナン*のなかで，フェニルプロパノイド側鎖の結合位置が8-8′位(β-β′位)以外の炭素-炭素結合で生成した二量体．天然物としてコウボク*に含まれるマグノロールが代表的な化合物である.

ネクローシス [necrosis] 壊死ともいう．病理的な条件下での受動的な細胞死．高温，毒物，機械的損傷などさまざまな細胞傷害によって起こり，核の縮小や，細胞小器官や細胞質の膨潤による破壊が起こって細胞内容物が周囲に漏出し，炎症など周囲の組織への悪影響を与える．(⇒ アポトーシス)

ねじれ形 [staggered form] ⇒ ニューマン投影式

ねじれ舟形 [twist-boat form] ⇒ いす形

熱機関 [heat engine] ⇒ 熱効率

熱効率 [thermal efficiency] 記号ηで表す．高温の熱源から熱(Q)を吸収し，低温の熱源に熱を放出することにより，外部に仕事(W)をする循環過程に基づく**熱機関**では，W/Qを熱効率と定義する．(⇒ 熱力学第二法則)

熱ショックタンパク質 [heat shock protein, HSP] ⇒ シャペロン

熱性痙攣 [febrile convulsion] 感冒などの発熱時に起こる痙攣(けいれん)発作のこと．体温が37～38℃くらいで，熱の上がりはじめに起こる．多くは，終生1～2回の発作で終わってしまうが，4歳以降に初めて発作が起こったり，発作の持続時間が5分以上のときは，てんかん*に進展する可能性が15%ほどある.

熱電子 [thermoelectron] ⇒ 電子イオン化

熱伝導 [thermal conduction, conduction of heat] 温度の異なる二つの面が接触するとき，高温部から低温部に熱が移動するが，この熱の移動のこと．移動した熱量は温度差に比例し，比例係数を熱伝導率という．熱伝導は拡散*と似た現象である.

熱伝導度検出器 [thermal conductivity detector] 略号TCD. ガスクロマトグラフに接続され，キャリヤーガスが通る標準側セルとキャリヤーガスおよび試料ガスが通る試料セルとの間の熱伝導度の差を検出する．有機物から無機物一般まで広く利用できるが，感度はあまり高くない.

熱の仕事当量[mechanical equivalent of heat] 熱と仕事はエネルギーの一形態であるが移動形態が異なる．仕事量と熱化学カロリーとの間には，1 cal = 4.184 J の関係がある．

熱薬[hot-natured medicinal, warm-natured medicinal] ⇌ 寒熱

熱容量[heat capacity] 物質の温度を1℃上げるのに必要な熱エネルギー(熱量)を熱容量という(単位 J K^{-1})．熱容量には，物質1g当たりに換算した比熱容量(単に比熱ともいう，J K^{-1} g^{-1})と1 mol当たりに換算したモル比熱(J K^{-1} mol^{-1})がある．特に熱力学では，モル比熱は定容積下での定容熱容量 $C_{V,m}$ と定圧下での定圧熱容量 $C_{p,m}$ に区別される．理想気体で仕事が体積関係に限られるとき，$C_{p,m}$ は $C_{V,m}$ より R(気体定数*)だけ大きい．

熱力学関数[thermodynamic function] = 状態関数

熱力学支配[thermodynamic control] ⇌ 速度支配

熱力学第一法則[first law of thermodynamics] 孤立系(⇌系)において内部エネルギー*は一定であるという法則．エネルギー保存則ともよばれる．エネルギーはいろいろな形態をとり，相互に変換できるが，新たに生じたり，消滅することはない．系に流入する熱量 q，系になされる仕事 w と内部エネルギー変化 ΔU の関係は，$\Delta U = q + w$ で表される．

熱力学第三法則[third law of thermodynamics] 物質のエントロピーの値の基準値に関する法則．すべての完全結晶のエントロピー*は絶対零度では0としている．この法則に基づいて得られたエントロピーを，第三法則エントロピーまたは絶対エントロピーとよぶ．したがって，0Kから温度が上昇すると，分子の運動性(無秩序性)が増し，エントロピーは増大する．また，0Kでも残余エントロピーとよばれる有限のエントロピーを示す場合がある．残余エントロピーは，0Kでの結晶の乱れが原因で，ボルツマンの式に基づいて計算された統計学的エントロピーで説明される．

熱力学第二法則[second law of thermodynamics] 熱力学第二法則はいろいろな表現法がある．理想気体の循環過程(カルノーサイクル)における熱効率*の解析からは，熱を完全に仕事に変えることはできないという表現になる．一方，カルノーサイクルの解析からエントロピー*が定義できるので，これで表現することもできる．また，不可逆変化(自然変化)が数学的に定義でき，孤立系の不可逆変化ではエントロピーは増大する方向に向かうという表現もできる．

熱力学的エントロピー[thermodynamic entropy] ⇌ エントロピー

熱量計[calorimeter] 熱量を測定するために用いる装置．物質の燃焼熱の測定にはボンベ熱量計(定容)が用いられる．

ネフェロメトリー[nephelometry] = 比濁分析

ネフェロメトリックイムノアッセイ[nephelometric immunoassay] = 免疫比濁法

ネフローゼ症候群[nephrotic syndrome] 大量のタンパク尿を呈する腎疾患群のこと．診断基準は大量のタンパク尿*(成人で 3.5 g day^{-1} 以上)と低タンパク血症*(総タンパク質 6 g dL^{-1} 以下，アルブミン 3 g dL^{-1} 以下)である．多くの場合，高コレステロール，浮腫，尿沈渣中の脂肪球を伴う．また重症例では腹水，胸水もみられる．ネフローゼ症候群は臨床的症候分類であり，原因となる糸球体病変は多彩である．糸球体病変を組織学的にみると，微小変化群，巣状分節状糸球体硬化症，膜性腎症*，膜性増殖性糸球体腎炎などの一次性糸球体疾患やループス腎炎(全身性エリテマトーデス*)，糖尿病性腎症*，アミロイド腎などの二次性糸球体疾患がある．病変により治療が異なるため，腎生検による組織検査が重要である．

ネフロン[nephron] 腎臓*における尿生成の機能単位．左右の腎臓で100万個存在する．血漿を濾過する腎小体*と，濾過した液体を通過させ再吸収・分泌・排泄を行う尿細管*から成る．

ネルンスト式[Nernst equation] 電池の起電力*E を温度や反応物および生成物の濃度と関連づける式．たとえば $a\text{A} + b\text{B} \rightleftharpoons c\text{C} + d\text{D}$ という電池反応(酸化還元反応)に対するネルンスト式は

$$E = E^{\ominus} - \frac{RT}{nF} \ln \frac{a_C^c a_D^d}{a_A^a a_B^b}$$

で与えられる．ここで，$E^{\ominus}$ は電池の標準起電力，n は反応に関与する電子数，R は気体定数，T は絶対温度，F はファラデー定数*，a は物質の活量*である．通常の測定は 25℃ = 298 K で行われるので，上の式に $T = 298\ K$，$R = 8.314\ J\ K^{-1}\ mol^{-1}$，$F = 96500\ C$ を代入し，自

然対数を常用対数に変換して得られる

$$E = E^{\ominus} - \frac{0.519}{n} \log \frac{a_C^c a_D^d}{a_A^a a_B^b}$$

をネルンスト式として用いることも多い．$E>0$ のとき反応は左側から右側に向って自発的に進行する．逆に，$E<0$ であれば反応は右側から左側に向って進行する．また平衡状態では $E=0$ となり平衡定数は

$$K = \exp\left(\frac{nFE^{\ominus}}{RT}\right)$$

で表される．

ネルンスト-ノイエス-ホイットニーの式
[Nernst-Noyes-Whitney equation] 固体の液体への溶解速度*を表す式の一つ．この式は，固体表面に付着した液体層（飽和層）における溶質濃度は溶解度*に等しく，この層から液体内部（バルク相）までの層（拡散層）では拡散の法則に従って溶解すると仮定している（⇌ 拡散）．この式によれば，溶解速度は溶質の拡散係数，固体の表面積，溶解度とバルク相における濃度の差に比例し，拡散層の厚みに反比例する．

燃焼エンタルピー [enthalpy of combustion] = 燃焼熱

年少人口 [child population] 0～14 歳の人口をいう．近年，年少人口割合は年々減少しつづけ，少子化が急速に進んでいる．年少人口（0～14 歳）に対する老年人口（65 歳以上）の割合である老年化指数は高齢化の速さの指標となる．

燃焼熱 [heat of combustion] 定温定圧下，1 mol の物質が完全燃焼するときに発生する熱量をいう．この熱量はエンタルピー変化と等しく，燃焼エンタルピーといわれる．反応熱の一つであり，副反応が少ないため，生成熱*の実験的な決定のために使われる．

粘性 [viscosity] ⇌ 粘度

粘性率 [viscosity coefficient] = 粘度

粘稠化剤 [viscosity-increasing agent, thickening agent] 増粘剤ともいう．溶液に適当な粘度を与え，軟膏剤などの取扱いやすさや適用部位での薬剤の滞留性を向上させるために加えられる添加剤．一般にペクチンやカラギーナンなどの高分子が用いられる．

粘度 [viscosity] 粘性率あるいは粘性係数ともいう．流動している液体に加えられたせん断応力とずれ速度（速度勾配）の比で，粘っこさ（粘性）の程度を表す．粘性は流体内での流速の異なる面間の摩擦力によって生じる．自由落下法など重力を利用して液体の粘度を測定するとき，流下時間のほかに液体の密度も測定する必要がある．粘度を密度で割った値を動粘度（動粘性率）という．溶液の粘度については，溶液と溶媒の粘度の比を相対粘度，相対粘度から 1 を引いた値を比粘度，比粘度を濃度で割った値を還元粘度，還元粘度を濃度 0 に外挿した値を固有粘度または極限粘度数という．

粘膜関連リンパ組織 [mucosa-associated lymphoid tissue] 略号 MALT．粘膜面を形成するリンパ組織の総称．腸管付属リンパ組織，気管付属リンパ組織，鼻咽頭関連リンパ組織などがある．扁桃*，パイエル板*，虫垂などはこれらに属するリンパ節である．粘膜面では IgA*分泌が盛んであり，MALT がその産生を制御している．

年齢階級別死因 [age-specific death cause, cause of death by age] 各年齢層の死亡原因（死因）のこと．死因第 1 位は，0 歳では先天性異常，1～4 歳では不慮の事故，25～34 歳では自殺，35～84 歳では悪性新生物，85～89 歳では脳血管疾患，90 歳以上では心疾患である．

年齢調整死亡率 [age-adjusted death rate] 年齢構成の異なる地域間で死亡状況の比較ができるように年齢構成を標準化した死亡率*．"昭和 60 年モデル人口" の年齢構成を基準人口として算出し，人口千対で表す．粗死亡率は高齢者の多い都道府県では高くなり，若年者の多い都道府県では低くなる傾向があるのに対し，年齢調整死亡率は年齢構成の異なる集団について，より正確に地域比較や年次比較をすることができる．

ノイラミニダーゼ［neuraminidase, NA］⇌ インフルエンザウイルス

ノイラミニダーゼ阻害薬［neuraminidase inhibitor］⇌ 抗インフルエンザウイルス薬, 抗ウイルス薬

脳［brain］⇌ 大脳, 間脳, 小脳, 脳幹

脳炎［encephalitis］　脳実質に起こる炎症性疾患の総称であり, 大部分はウイルス感染による. 発生率が高い単純ヘルペス脳炎では急な発熱, 頭痛, 嘔吐, 痙攣, 麻痺, 幻覚など意識障害を伴い重症化する. そのほかインフルエンザ脳炎や日本脳炎*などがある.

脳下垂体＝下垂体

脳幹［brain stem］　中脳*, 橋*, 延髄*の総称(⇌ 中枢神経系). 間脳*を含めることもある. 大脳半球*・間脳と脊髄*をつなぐ細長い幹状構造であり, 大脳皮質と脊髄, 小脳*間をつなぐ神経路は脳幹を通る. 脳幹は生命の維持に必要な多くの機能を果たしている. 中脳・橋・延髄の中央部に位置する縫線核にはセロトニン含有神経(セロトニン作動性神経)の細胞体があり, 脳の広範な部位に投射している.

脳/血液分配係数［brain blood partition coefficient］　血液から脳組織への薬物の溶け込みやすさを意味するもので, 血液/ガス分配係数*と同様に吸入麻酔薬*の導入・覚醒速度の指標となる.

脳血管性認知症［vascular dementia］　脳梗塞, 脳出血による脳機能障害の結果起こる認知症. 比較的大きな病巣による場合, 多数の小病巣による場合, 脳全体の血流が低下している場合などがある. 突然, 症状が出現したり, 段階的に進行・悪化する. 人格や判断力は比較的保たれていることが多い. 片麻痺, 構音・嚥下障害, 尿失禁, 抑うつ, 感情失禁などの症状を伴うことが多い.

脳梗塞［cerebral infarction］　脳血管の閉塞・狭窄あるいは血行力学的原因により脳血流が著明に低下し, 脳組織エネルギー代謝障害, 局所脳機能欠落症状の結果, さまざまな神経症候が急性に出現する状態. 脳血流が 10〜20 mL (100 g 脳・min)$^{-1}$ 以下に低下し, 一定時間以上持続すると脳組織の不可逆的変化(梗塞)が生じる. 臨床的には, 心臓由来の塞栓子が脳血管を閉塞する心原性脳塞栓, 血管内壁にできたアテローム*の成長により閉塞をきたすアテローム血栓性脳梗塞, おもに血行力学的な機序で発症するラクナ梗塞に3分類される.

脳死［brain death, cerebral death］　脳幹を含む全脳機能が不可逆的に停止しているが, 人工呼吸器により人工的に心臓や肺は動いている状態. 最終的に心停止に至り, 回復はしない. 臓器移植に関連した新しい死の概念で(心臓死*と対比される), 日本では臓器移植法(1997 年)により脳死体からの臓器摘出が可能となり, 同法改正(2009 年)で年齢や移植の有無を問わず, 脳死は一律に人の死となった. 臓器移植を前提とする法的脳死は厳格な脳死判定基準*による判定が必要. (⇌ 死の三徴候)

脳死判定基準［criteria of brain death diagnosis］　臓器移植のドナーに必要な法的脳死の判定基準. 深昏睡, 瞳孔固定・両側瞳孔径 4 mm 以上, 脳幹反射消失, 平坦脳波, 自発呼吸消失の 5 項目から成り, 経験のある 2 名以上の医師が 6 時間以上空けて, 2 回判定する. (⇌ 脳死)

脳出血［intracerebral hemorrhage］　原因は何であれ, 脳実質内に出血が起こった状態をさす. 多くは日中, 活動時に発症し, 数分〜数時間かけて進行する. 出血による脳組織破壊による神経欠落症候と, 血腫による二次的な周辺圧迫症候や浮腫による症候を呈する. 高血圧を基盤として発症するものが圧倒的に多く, 好発部位は被殻, 視床, 橋, 小脳, 皮質下の順である. 脳内小動脈(100〜300 μm)の血管壊死(血漿性動脈壊死)ないしフィブリノイド変性に起因した脳内小動脈瘤の破裂が原因.

脳腫瘍［brain tumor］　脳組織を構成する細胞の腫瘍性増殖による疾患. 原発性と転移性に分かれる. 原発性脳腫瘍は, 一部は神経幹細胞の遺伝子異常に由来する. 神経上皮性腫瘍, 髄膜腫, 下垂体腺腫, 胚細胞腫, 頭蓋咽頭腫,

血管性腫瘍，黒色腫，神経鞘腫，悪性リンパ腫などが含まれる．神経膠細胞由来のものを**神経膠腫**とよび，星細胞腫，乏突起膠腫，上衣腫，脈絡乳頭腫，骨髄芽腫などを含む．転移性脳腫瘍の好発原発巣は，肺癌，乳癌，胃癌，副鼻頭癌，結腸癌，子宮癌の順である．症候は，慢性進行性で，腫瘍の占拠部位の麻痺性病変としての神経欠落症状，刺激性病変としての痙攣発作，意識障害，占拠性病変としての脳圧亢進に伴う頭痛・嘔吐などである．原発性脳腫瘍に対しては，外科的切除が原則で，転移性に対しては放射線療法が行われる．

脳循環［cerebral circulation］ 頭蓋内に流出入する血液の流れ．閉鎖空間を還流するため，血流は生理的な血圧変動内であれば一定になるよう厳密に制御されている．脳循環の動脈系は，大動脈から分岐した左右の総頸動脈が喉頭付近で分岐して頭蓋内へ入る内頸動脈系と，大動脈から分岐する一対の椎骨動脈による椎骨脳底動脈系から成る．内頸動脈はおもに大脳を栄養し，椎骨動脈はおもに脳幹と小脳を栄養する．椎骨動脈は間脳付近で合流して脳底動脈となり，内頸動脈と連絡して（後交通動脈），環状の動脈の連絡路（大脳動脈輪またはウィリス動脈輪）を形成する．一方，静脈系は動脈系とはまったく異なり脳組織の表面の硬膜静脈洞に注ぎ，頭蓋を出る．

脳循環・代謝改善薬［brain circulating metabolism improvement drug］ 脳代謝賦活薬は障害された脳組織の代謝亢進，脳循環改善薬は血管拡張により代謝亢進させる目的で開発されたが効果は限定的で後遺症の改善効果は明らかでない．くも膜下出血術後血管攣縮に用いられているものもある．

能 書［package insert］→ 医薬品添付文書

濃色効果［hyperchromic effect］→ 吸収スペクトル

脳神経［cranial nerve］ 脳から出る末梢神経の総称．脊髄神経*に対する語である．脳から出る部位によって前方から順に嗅神経，視神経，動眼神経，滑車神経，三叉神経，外転神経，顔面神経，内耳神経，舌咽神経，迷走神経，副神経，舌下神経の12対あり，それぞれ第Ⅰ脳神経〜第Ⅻ脳神経ともよぶ．各脳神経は運動性または感覚性あるいは両者の混合性である．自律神経の副交感神経線維が混じって走行する脳神経もある（→ 副交感神経系）．脳神経の運動ニューロンの細胞体は運動神経核に（→ 運動神経），感覚線維からの情報を受けるニューロンは知覚核にある（→ 感覚神経）．

脳脊髄液［cerebrospinal fluid］ 脳と脊髄の内部とその周囲を満たす液体．おもに脳室の脈絡叢で産生され，くも膜下腔へ流出し，くも膜顆粒腔や静脈叢から吸収されて静脈に戻る．脳脊髄液の一部は脊髄の中心管も満たす．中枢神経系では活発に脳脊髄液の産生と吸収が行われ，脳室とクモ膜下腔を満たすことで浮力を生じさせ，衝撃から脳を保護するほか，脳の自重による変形を少なくする役目ももつ．

脳脊髄膜［cerebrospinal meninx］ ＝ 髄膜

脳卒中［cerebral apoplexy, cerebral stroke］ もともと "突然，何かに当たったように倒れる脳の病気" という意味だが，ほぼ脳血管障害と同義に扱われる．脳血管の病理学的変化，脳灌流圧の変化あるいは血漿・血球成分の変化などにより，脳の一過性ないし持続性の循環代謝障害あるいは出血などが生じた状態．脳梗塞*，脳出血*，くも膜下出血*が含まれる．

濃淡電池［concentration cell］ $M|M^{n+}(a_1)|M^{n+}(a_2)|M$ のように，同じ構成で電解質溶液の濃度（活量）が異なる半電池*を組合わせた電池のこと．全電池反応は $M^{n+}(a_1) \rightleftharpoons M^{n+}(a_2)$ となり，この反応に対するネルンスト式*は

$$E = \frac{RT}{nF} \ln \frac{a_2}{a_1}$$

で表される（E は電池の起電力，n は反応に関与する電子数，R は気体定数，T は絶対温度，F はファラデー定数*，a は物質の活量*）．

脳底動脈［basilar artery］→ 脳循環

濃 度［concentration］ 一定の体積や質量の混合物中に含まれる溶質の割合．溶液の場合には一般に一定体積の溶液に溶解している溶質のモル数で表した**容量モル濃度**（単位 mol dm^{-3}，記号 M）と一定質量の溶媒に溶解している溶質のモル数で表した**質量モル濃度**（重量モル濃度，単位 mol kg^{-1}，記号 m）が用いられる．後者は温度変化によって値が変化しない利点がある．このほかにモル分率*や百分率（%），百万分率（ppm）も必要に応じて用いられる．日本薬局方では**質量対容量百分率**（w/v %）も用いられる．

能動的ターゲティング［active targeting］ 標的部位あるいは組織に対して親和性をもつ物質をキャリアー*として用い，薬物を標的に対して指向化すること．標的に薬物が集積するため，他の部位での薬物濃度が低下し，副作用の

能動的排出輸送体 [active exclusion transporter] → 一次性能動輸送体

能動輸送 [active transport] 濃度勾配に逆らった溶質の輸送形式.一次性能動輸送*では,ATPの加水分解や光のエネルギーを利用してイオンや糖,アミノ酸などを濃度勾配に逆らって輸送する.一連のポンプATPアーゼ*や好塩菌の光駆動性プロトンポンプ(バクテリオロドプシン)がある.二次性能動輸送*では,一次性能動輸送が形成するイオンや溶質の濃度勾配を利用し,溶質を濃縮する.共輸送*や対向輸送*がそれにあたる.(→受動輸送)

膿疱 [pustule, pus blister] 水疱内に白血球および膿の貯留したものをいう.病原菌感染性のものと無菌性のものがある.

農薬 [agricultural chemical, pesticide, agrochemical] 農作物を保護する目的で用いられる化学物質.土壌の消毒,種子の殺菌,発芽から結実までの病害虫や雑草からの防除,殺鼠,化学不妊,植物成長調整,農薬調製の補助などに用いる化学物質等多数用いられている.特定の酵素や受容体の阻害物質,植物ホルモン様物質,昆虫誘引物質など,種々の作用機序をもつものがあり,それぞれ用途に応じ殺虫剤*,除草剤*などとよばれる.農薬取締法*で規制され,農薬登録することにより,農薬としての製造,販売,使用などが可能となる.一般に環境中に広範囲に散布されるため,安全性に関する注意が払われている.

農薬取締法 [Agricultural Chemicals Control Act] 農薬*の規格,製造,販売,使用などを規制する法律.農薬は登録制度が設定されており,品質の適正化,安全・適正な使用の確保が図られ,また農林水産大臣の登録によって初めて製造,加工,輸入ができる.害がないことが明らかなものは特定農薬として禁止規定は適用されない.

ノーザンブロット法 [Northern blotting] 核酸プローブを用いてRNAを検出する方法.調製した全RNAをアガロースゲルを用いて電気泳動後,ナイロン膜やニトロセルロース膜に移し,標識した核酸プローブとハイブリッド形成*させて特定RNAを検出する.(→サザンブロット法,ウェスタンブロット法)

ノックアウトマウス [knockout mouce] 遺伝子ターゲッティングマウス,遺伝子破壊マウスともいう.特定の遺伝子発現を欠損させたマウスのこと.このマウスは遺伝子ターゲッティングを利用して作製する.特定遺伝子について,その配列の一部と薬剤耐性遺伝子を置き換えたターゲッティングベクターを作製し,胚性幹細胞*に導入する.細胞に元からあった遺伝子と導入した薬剤耐性遺伝子が細胞中で相同組換え*を起こすと,その内在性遺伝子の機能が消失する.個体レベルにおける特定遺伝子の機能を調べることができる.

NO_x [NO_x] = 窒素酸化物

乗物酔い = 動揺病

ノルアドレナリン [noradrenaline] ノルエピネフリンともいう.交感神経節後線維終末から遊離される神経伝達物質.昇圧薬*として用いられる.

ノルエチステロン [norethisterone] 経口避妊薬*.テストステロン誘導体でゴナドトロピン(性腺刺激ホルモン*)抑制作用をもつ.

ノルエピネフリン [norepinephrine] = ノルアドレナリン

ノルトリプチリン塩酸塩 [nortriptyline hydrochloride] 三環系抗うつ薬*.

ノルフロキサシン [norfloxacin] 略号NFLX.最初のニューキノロン系抗菌薬*.小児にも適用できる.

ノロウイルス感染症 [norovirus infection] ウイルス性食中毒の大半を占め,特に11~3月の冬期に発生する.ノロウイルスはカキなどの二枚貝に濃縮され,それを生食することで経口感染する.嘔吐,下痢が主徴.感染力が非常に強く,患者の嘔吐物や糞便から二次感染する.食品の十分な加熱,手洗いで予防する.(→ロタウイルス感染症)

ノンコード鎖 [noncoding strand] → +(プラス)鎖

ノンコンプライアンス [noncompliance] → コンプライアンス

ノンパラメトリック検定 [nonparametric method] → パラメトリック検定

ノンREM睡眠 [non-REM sleep, non-rapid eye movement sleep] 徐波睡眠ともいう.睡眠中にみられるREM(急速眼球運動)が現れない睡眠相のこと.大脳皮質脳波は高電圧徐波を示し,脳の休息期を意味する.(→REM睡眠)

ハ

歯 [tooth] ⇒ 口腔

肺 [lung]　呼吸器系*においてガス交換*を行う左右一対の大きな器官. 収縮性をもつが自ら拡張はしない. 表面は臓側胸膜に覆われ, 光沢がある. 右肺3葉, 左肺2葉の肺葉より成り, 縦隔で隔てられた胸腔に左右別々に収容されている. 胸腔の内面は壁側胸膜に覆われており, 壁側胸膜は臓側胸膜と連続し, 底面は横隔膜により閉鎖された空間を形成し, 少量の液体をためている. 胸腔は肋骨, 胸骨, 脊椎により形態を維持している.

バイアス [bias]　真実からの系統的なずれ, もしくは系統的なずれを導く過程. 測定における系統誤差*に相等. バイアスには, 恣意的に被験者を選択することにより一般可能性に影響を及ぼす**選択バイアス**, 被験者を恣意的に治療群へ割り付けることにより治療群間の被験者背景の不均一さを生じさせ比較可能性に影響を及ぼす**割付バイアス**, 曝露状況や結果に関連する要因に関する情報の収集方法やその精度によって生じる**情報バイアス**, 面接者による意識的または無意識的な誘導や判断によって生じる**面接者バイアス**, 否定的な結果に比べて良好な結果の方が公表されやすい状況や利用可能な出版物のみを用いる状況などでメタアナリシス*を実施する際に生じる**出版バイアス**など数多くのものがある.

配位化合物 [coordination compound] ⇒ 配位結合

配位結合 [coordinate bond]　ある原子団からもう一方の原子または原子団に電子対が一方的に供与されることで形成される共有結合. 電子不足の金属原子と電子豊富な原子団(配位子*)との間でみられることが多い. 配位結合をもつ化合物を配位化合物という(⇒錯体).

配位子 [ligand]　リガンドともいう. 配位化合物において電子を供給する原子団. 陰イオン(Cl^-, $RCOO^-$など)や非共有電子対をもつもの(NH_3, H_2Oなど)が多い. 同一分子内での配位できる原子団の数に応じて二座配位子, 三座配位子などがある.

配位子場理論 [ligand field theory]　配位化合物, 特に金属錯体の結合について説明する方法論の一つ. 遷移金属の縮退した五つのd軌道が, 周りに配位子が配位することでエネルギー分裂を起こし, 二つのより高エネルギーの軌道(e_g)と三つのより低い軌道(t_{2g})になる. 配位子の電子対がこれら空のd軌道を満たすことで錯体を形成する.

配位数 [coordination number] ⇒ 錯体

パイエル板 [Peyer's patch]　小腸粘膜に存在するリンパ節*. 管腔側の表面はM細胞という特殊な上皮細胞で覆われ, 積極的な抗原の取込みに関与する. M細胞はドーム形構造をとり, そのポケット部分にはB細胞, T細胞, マクロファージ, 樹状細胞などが局在し, 効果的に免疫応答を行う.

肺炎 [pneumonia]　肺に起こる炎症性疾患の総称. 形態(肺胞性, 間質性), 原因〔感染性(細菌性, ウイルス性, 真菌性), 非感染性(薬剤性, 過敏性, 放射線性, 職業性, 膠原病性, 特発性)〕, 罹患場所(市中肺炎, 院内肺炎など)によって分類される. 原因により治療やその経過は異なり, おもな症状は発熱, 咳, 痰, 呼吸困難があげられる.

肺炎球菌 [*Streptococcus pneumoniae*]　肺炎レンサ球菌, 肺炎双球菌ともいう. レンサ球菌*に含まれる菌種で, 市中肺炎(⇒肺炎)の最も代表的な起因菌である. また中耳炎, 敗血症, 髄膜炎などもひき起こす. 莢膜*が重要な病原因子で, これを欠くと病原性が著しく減弱する.

肺炎マイコプラズマ [*Mycoplasma pneumoniae*] ⇒ マイコプラズマ

バイオアッセイ [bioassay, biological assay]　生物学的測定法ともいう. 生物を用いてホルモン, ビタミンなどの生理活性物質を定量する方法. 測定対象物質をウサギ, ネズミなど動物の個体に投与, または摘出した組織や器官, 細胞などに作用させて, 観察される反応の程度を物質の単位質量あるいは体積当たりの活性(単位)として数値化する. 代表例としてウサギを用いた日本薬局方インスリンの定量があげ

られる.

バイオアベイラビリティー ＝生物学的利用能

バイオイメージング［bioimaging］ 蛍光, 放射線, X線, 磁気共鳴などを利用することにより, 生体物質の細胞・組織・個体内における分布と動態を画像化して解析する技術.

バイオ医薬品［biotech pharmaceutical］ 遺伝子工学や細胞工学などの技術を応用して, 生体の微量活性成分やある疾患の病態メカニズムで重要な働きをしている標的分子あるいはその抗体を調製して製剤化した医薬品のこと. (⇌ 生物製剤, モノクローナル抗体)

バイオインフォマティクス［bioinformatics］ おもに計算科学の手法を用いて, 生物学における問題の解明を目指す学問. データベースの構築と解析が中心であり, 多様なデータを統合的に閲覧し解析できるようなシステム構築が進んでいる. おもな研究対象分野として, 相同性検索, 配列アラインメント, モチーフ検索, タンパク質の立体構造予測などがある.

バイオエシックス ＝生命倫理

バイオセイフティーレベル［biosafety level］ 略号 BSL. 病原体 (微生物) の危険度を示すレベル. 低い方から1～4の4段階に分かれる. レベルに応じた適切な取扱いと実験施設を要す る. 物理的封じ込めから P1, P2, P3, P4 レベルともよばれたが, 現在は BSL を使う.

バイオセンサー［biosensor］ 測定対象物質を認識する分子識別部位に生物反応を利用したセンサー. 酵素反応, 抗原抗体反応, 微生物反応を利用したものがあり, それぞれ酵素センサー (酵素電極*), 免疫センサー, 微生物センサーとよぶ. 生物資材を支持体または膜に固定化し, 目的とする物質との生物反応によって生じた物質または消費された物質を電気化学的または分光学的に計測することによって, 目的物質を検出または定量する.

バイオハザード［biohazard］ 生物学的危険性または生物災害の意味で, 遺伝子組換え体の流出や病原微生物の拡散および感染などがある. 遺伝子組換え体を取扱う場所や, 医療廃棄物など感染の危険性のあるものを保管する場所にはバイオハザードマーク (図) を表示する.

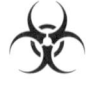

バイオフィルム［biofilm］ 固形物の表面に有機物やイオンが付着し, そこに細菌が付着して EPS (細胞外多糖) を分泌して増殖する. EPS の内側には複数種の細菌のコロニーやポリマー, 水が存在する. このような構造をバイオフィルムという.

バイオマーカー［biomarker］ 疾患の状態や治癒の程度を特徴づけるため, 生体情報を数値化・定量化した指標. 血糖値・コレステロール値などは生活習慣病の指標として使われ, 新薬の臨床試験ではサロゲートマーカー (代用マーカー) として薬効評価に使われる. 心電図, 血圧, PET 画像, 骨密度, 肺機能, SNPs (一塩基多型*) も含まれる. 生命現象を包括的に解析・解明しようというゲノミクス (遺伝子), プロテオミクス (タンパク質), メタボロミクス (代謝物) などのオミックス解析の進展に伴い, DNA や RNA, 生体タンパク質などのバイオマーカーが見いだされつつある.

バイオリアクター［bioreactor］ 微生物, 動植物細胞, 酵素などの生体触媒による反応を利用して, 物質の生産・分解・変換などを連続的に行う装置の総称. 生体触媒を不溶性の担体に結合あるいは包括させた固定化体をつくることで, 生体触媒体と生産物を容易に分離できる.

π過剰芳香族複素環化合物［π-electron-rich heteroaromatic ring compound］ ピロール*, フラン*, チオフェンなど芳香族複素五員環化合物は, 6個のπ電子を5個の原子上に共役してもつため, 一つの炭素当たりのπ電子密度がベンゼンよりも高い. これらはπ過剰芳香族複素環化合物とよばれ, 求電子置換反応がベンゼンより起こりやすい. 一方, ピリジン*, ピリミジン*などの複素六員環化合物は窒素原子の電子求引効果により窒素にπ電子が引き寄せられ, 環の炭素原子はπ電子不足となる. これらはπ欠如芳香族複素環化合物とよばれる.

肺活量［vital capacity］ 略号 VC. スパイロメトリー*で安静時呼気位から一度努力性に呼気させ, それにひき続く努力性に吸気したときの吸気量. 性別, 身長, 年齢, 人種から得られる予想値に対する割合で表したものを%肺活量 (%VC) として比較評価する.

バイカリン［baicalin］→ オウゴン

肺癌［lung cancer］ 略号 LC. 肺に発生する悪性腫瘍. 悪性腫瘍による死亡の第1位となっている. 組織型によって臨床的な特徴が異なり, 特に小細胞癌*と非小細胞癌 (腺癌*, 扁平上皮癌*, 大細胞癌) では経過や治療法が異なる. 小細胞癌では, PE 療法 (シスプラチン＋

エトポシド)などの化学療法が第一選択となり，限局型と進展型がある．前者は放射線療法を併用し局所制御を行う．非小細胞癌では，可能ならば外科的切除が第一選択である．化学療法は，シスプラチンにイリノテカン，ドセタキセル，パクリタキセル，ゲムシタビン，ビノレルビンから1剤を足したレジメン*が一般的である．

肺気腫 [pneumonectasia, pulmonary emphysema] 慢性閉塞性肺疾患*(COPD)のなかの一つの病状．肺胞と上部気道を結ぶ末端の気道壁が損傷し，気道が拡張する．小葉中心性と汎小葉性に分けられ，前者は喫煙者に多くみられ上葉に起こりやすい．一方，後者は末梢肺組織全体で肺胞の構造障害が発生し，おもに肺下葉に出現し，先天的にα_1-アンチトリプシン欠損症の人に起こることがある．

π軌道 [π orbital] 分子軌道*のうち，二つの原子を結ぶ結合軸を含む面に対して面対称な軌道で，π結合が生成し結合の多重度を決める軌道である．p軌道*同士の重なりからつくられるのでπ軌道とよばれ，p軌道同士(エチレンのC=C結合など)，p軌道とd軌道〔非ウェルナー錯体のπ逆供与(πバックドネーション)など〕からπ軌道が生成する．π軌道に収容されるπ電子はσ電子よりもエネルギー準位*が高く，非局在化しているため反応性も高い．(→ σ軌道)

肺機能検査 [pulmonary function test, lung function test] 略号PFT．呼吸機能系の検査．換気能，気道，肺容量，ガス交換能などを評価する．

肺気量測定 = スパイロメトリー

配偶子 [gamete] → 生殖細胞

配偶子操作 [gamate manipulation] 接合して新しい生体をつくりうする生殖細胞を総称して配偶子とよぶ．ヒトの場合は精子と卵子にあたり，それらを取扱い，生殖医療*に利用することを一般に配偶子操作とよぶ．卵細胞質移植，卵細胞移植，卵子体外受精技術などがこれに相当する．

肺結核 [pulmonary tuberculosis] → 結核

π結合 [π bond] → π軌道

敗血症 [sepsis, septicemia] 細菌またはその代謝産物が持続的に血中に存在し，ひき起こされる全身性炎症反応症候群(SIRS)である．悪寒，発熱，関節痛，頻脈，血圧低下，血小板減少などのさまざまな症状がみられ，無治療では死に至る重篤な疾患である．細菌が血中に一時的に侵入しただけで炎症反応が起こっていないものは菌血症として区別される．

π欠如芳香族複素環化合物 [π-electron-deficient heteroaromatic ring compound, π-electron-poor heteroaromatic ring compound] → π過剰芳香族複素環化合物

肺血栓塞栓症 [pulmonary thromboembolism] 肺塞栓症ともいう．肺動脈に静脈からの血栓(おもに下肢の深部静脈血栓*)が運ばれてきて塞栓を形成した状態．突然の呼吸困難やショック状態をきたす．血流が途絶えると肺梗塞になる．塞栓の原因にはほかに，新生物質の発生による閉塞，空気，寄生虫の卵，敗血症の原因菌などがある．

配向性 [orientation] 芳香族求電子置換反応*において，原料である芳香族化合物中の置換基の電子的要因(誘起効果*，共鳴効果*)が及ぼす位置選択性のこと．(→ 置換基効果，オルト-パラ配向性置換基，メタ配向性置換基)

配合注意 [tolerable incompatibility] 散剤や液状製剤，軟膏剤などで，配合や混和しても成分の化学的変化はないが，色調などの変化が起こる組合わせのこと．

配合不可 [absolute incompatibility] 散剤や液状製剤，軟膏剤などで絶対に配合や混和をしてはならない組合わせのこと．混和によって薬効を失うような場合．

配合不適 [modifiable incompatibility] 散剤や液状製剤，軟膏剤などで配合や混和は好ましくないが，場合によっては混和などを行ってもよいもの．調剤時には別に組合わせて投薬し，服用前に混和して服薬するような場合．

配合変化 [compatibility, incompatibility] 2種以上の薬品を混合したときに起こる外観や成分の物理化学的変化．水剤，輸液，補液，注射剤のみならず散剤や粉砕調製した散剤で起こる．薬効の減弱や有害物質の発生による有害作用も懸念される．(→ 滴定酸度，変化点pH，臨界点pH，pH移動指数)

配座異性体 [conformational isomer, conformer] → 立体配座

π錯体 [π-complex] → σ錯体

倍散 = 希釈散

肺循環 [pulmonary circulation] 小循環ともいう．右心室から左心房までの血液の流れをさし，体循環*(大循環)と対比される．肺循環の血液は，右心室から肺動脈を経て肺門から肺組織に入り，毛細血管網に流入する．そこで肺

に栄養を供給すると共にガス交換*を行った後，肺静脈から左心房へ注ぐ．肺循環は胎児期にはほとんど機能していない(→ 胎児循環)．

肺静脈 [pulmonary vein] → 心臓

排除体積 [excluded volume] → ファンデルワールス状態方程式

肺水腫 [pneumonedema, pulmonary edema] 肺実質や肺胞内に肺血管から浸出液が貯留した状態．その原因から，末梢血管圧の亢進により起こる心性と末梢血管の透過性が亢進して起こる非心性に分けられる．

ハイスループットスクリーニング [high-throughput screening] 略号HTS．化合物ライブラリーのなかから目的とする生物活性をもつリード化合物*を迅速に見いだすために開発されたスクリーニング*技術のことをいう．ロボット工学の進歩と in vitro アッセイ(活性評価)系の小型化と高感度化により高速スクリーニングが可能になった．現今のHTSは1カ月に10～100万の検体を処理できる．

胚性幹細胞 [embryonic stem cell] ES細胞ともいう．将来個体となる動物初期胚である胚盤胞から樹立される多分化能と自己複製能を併せもつ細胞．個体を構成する体細胞や生殖細胞*などすべての種類の細胞に分化できる．生殖細胞への分化能を利用して，遺伝子操作されたES細胞由来の変異マウス(ノックアウトマウス*)の作出が可能となり，医学薬学研究に多用されている．また再生医療*の細胞供給源としても期待されている．

胚性致死 [embryonic lethal] 胚発生の過程でその生物が生まれずに死んでしまうこと．その生物の生存にかかわるような大切な遺伝子を完全に破壊した場合に起こりうる．胚性致死を利用して胎仔の成熟に必須な遺伝子を明らかにできる場合もある．

排泄 [excretion] 薬の体内動態を決定する要因である吸収，分布，代謝，排泄(ADME*)の一つ．(→ 尿中排泄，腎外排泄)

ハイゼンベルクの不確定性原理 [Heisenberg uncertainty principle] = 不確定性原理

肺塞栓症 [pulmonary embolism] = 肺血栓塞栓症

バイタルサイン [vital sign] 生命徴候ともいう．人が生きているということ，または健康であることを示す徴候．一般に血圧，脈拍，呼吸，体温をいう．意識状態も広い意味ではバイタルサインに含まれる．

排胆薬 [cholekinetic] → 利胆薬

胚中心 [germinal center] 免疫応答が開始された二次リンパ器官内で，B細胞*が抗体産生細胞に分化する部位．抗体H鎖のクラススイッチ*および抗体遺伝子可変部の体細胞突然変異が起こり，高親和性抗体の産生細胞が抗原によって選択される．

π電子 [π electron] → π軌道

配糖体 [glycoside] 糖が糖以外の化合物とアノマー炭素(→ アノマー)を介して結合した物質の総称．非糖部をアグリコン*またはゲニンとよぶ．配糖体の命名は，グルコース(glucose)の配糖体をグルコシド(glucoside)とよぶように，構成糖の語尾オース(-ose)をオシド(-oside)にして命名する．

肺動脈 [pulmonary artery] → 心臓

梅毒 [syphilis] 瘡毒ともいう．性交による梅毒トレポネーマの直接感染が原因となる性行為感染症*．感染局所の硬性下疳，諸所の皮膚・粘膜発疹を生じ，進行すれば皮膚潰瘍と諸臓器のゴム腫，末期は中枢神経が侵される．胎児への経胎盤感染*は早産，死産，先天梅毒の原因となる．

梅毒トレポネーマ [*Treponema pallidum*] → 梅毒

ハイドロクロロフルオロカーボン [hydrochlorofluorocarbon, HCFC] → 代替フロン

ハイドロフルオロカーボン [hydrofluorocarbon, HFC] → 代替フロン

排尿障害 [dysuria, urinary disturbance, urination disorder] 蓄尿障害と排出障害に大別される．蓄尿障害は頻尿*，夜間頻尿，尿失禁(腹圧性，切迫性，溢流性)，尿意切迫など，排出障害は排尿困難(尿勢低下，排尿遅延や延長など)，残尿，尿閉*など．残尿感は代表的な症状である．(→ 前立腺肥大症，前立腺癌)

排尿障害治療薬 [drug for urinary disturbance] 正常な排尿を維持できなくなった状態を改善する目的で使用される薬物の総称．障害は蓄尿障害と排尿障害に大別される．蓄尿障害では，アセチルコリン性ムスカリン受容体遮断薬，アドレナリンβ_2受容体作用薬が用いられる．一方，排尿障害では，コリンエステラーゼ阻害薬*のほか，男性での前立腺肥大症*による排尿困難ではアドレナリンα_{1A}受容体遮断作用をもつ薬物が用いられる．

排尿反射 [micturition reflex] 尿の貯留によって排尿が行われるまでの一連の過程．膀胱

に尿が貯留すると膀胱内圧が上昇し，膀胱壁の伸展受容器が興奮してインパルスが発生し，生じた求心性刺激が大脳皮質に達し，尿意をもよおす．さらに仙髄から骨盤神経内を走行する副交感神経を介して排尿筋を収縮させると共に膀胱括約筋を弛緩させる．それと共に横紋筋である尿道括約筋を意図的に緩めることによって排尿が行われる．排尿の随意調節の欠如を失禁という．

π-π*遷移［π-π* transition］ ⇒ 電子遷移

ハイブリッド形成［hybridization］　一本鎖DNA と，その DNA の塩基配列に相補的な塩基配列をもつ RNA とで，DNA・RNA のあいの子(ハイブリッド)の二本鎖を形成させること．広義には DNA 同士で二本鎖を形成させることもさす．ただし二本鎖 DNA を一本鎖にして再び二本鎖にする場合にはアニーリングという．

ハイブリドーマ［hybridoma］　抗体産生細胞(B 細胞)と腫瘍細胞を細胞融合させて作製した，増殖能をもった抗体産生細胞のこと．クローニング*によりモノクローナル抗体*を産生する抗体産生細胞を調製する．

肺胞［pulmonary alveolus］　気道(⇒ 呼吸器系)の終末端に存在する空間で，ガス交換を行う場．ブドウの房のような形状をしている．内面は実際の呼吸に関与するⅠ型肺胞細胞(99％)と，サーファクタント(界面活性物質)を産生するⅡ型肺胞細胞(1％)に覆われ，さらに肺胞マクロファージなどが免疫を担当している．肺胞では外呼吸(⇒ 呼吸)を行い，O_2 を取込み CO_2 を排出する．

バイヤー・ビリガー酸化［Baeyer-Villiger oxidation］　バイヤー・ビリガー反応，バイヤー・ビリガー転位ともよばれる．ケトンと過カルボン酸を反応させてカルボン酸エステルを得る酸化反応．ケトンのカルボニル基の隣に，酸素原子が挿入されたエステルが得られる．

培養細胞［cultured cell］　生体外で培養されている多細胞生物の細胞．生体から取出して植え継ぎを行うまでの細胞を初代培養細胞とよび，新しい培地を含む容器に移し替えて培養することを継代培養，長期間体外で培養され一定の性質をもった細胞は株化細胞とよぶ．細胞培養法には単層培養，浮遊培養，包埋培養がある．細胞が増殖し細胞同士が密に接触するようになると一定の配列をとって運動や増殖が停止する．

排卵［ovulation］ ⇒ 卵巣

排卵期［ovulation phase］ ⇒ 月経周期

排卵誘発薬［ovulatory agent］　抗エストロゲン薬*．間脳-下垂体系の機能異常に由来する無排卵に対して排卵誘発の目的で使用する薬物．脳下垂体前葉ないし間脳視床下部でエストロゲン受容体に結合してエストロゲンのフィードバック抑制を抑えることによりゴナドトロピン放出因子およびゴナドトロピン(性腺刺激ホルモン*)の産生と放出を増加させる．

ハイリスク薬［high risk drug］　作用や副作用が強力で，投与速度・濃度，投与量・間隔に特に注意を払わないと，処方間違い，調剤時の取違えなどで重大な医療事故となりうる医薬品．抗悪性腫瘍薬，血糖降下薬，ワルファリンなどがあげられる．

配列分析装置［sequence analyzer］　シークエンサーともいう．一般的にはアミノ酸配列分析装置*または DNA シークエンサー*のこと．

パイロジェン ＝ 発熱性物質

バインディング［binding］　打錠機の臼壁面への摩擦により錠剤側面に縦傷が入る現象をいい，打錠障害*の一つ．おもな原因として滑沢剤*の不足，結合剤*の過量添加，顆粒中の水分過多，過大な圧縮圧があげられる．

ハインリッヒの法則［Heinrich's law］　米国の損害保険会社のハインリッヒが示した"1：29：300 の法則"という経験則のこと．同じ種類の 330 件の災害のうち，300 件は無傷で，29 件は軽い傷害を起こし，1 件は報告を要する重い傷害を伴っているというもの．この経験則が，医療安全管理にも応用されている．

パウリの排他原理［Pauri exclusion principle］　パウリの禁制原理ともいう．2 個以上の電子が同一の状態をとることはできないという原理．原子や分子の電子配置*を決める重要な規則の一つである．

パーキンソン症候群［parkinsonism］　動作緩慢，筋固剛，安静時振戦，姿勢反射障害などパーキンソン病*類似の症候を示す病態の総称．パーキンソン病以外の中枢神経変性疾患で認められるものを，症候性パーキンソニズムといい，このほかに線条体病変をもつ脳血管障害性，ドーパミン D_2 受容体遮断作用のある薬物による薬剤性(薬剤性パーキンソニズム)，ドーパミン作動性神経細胞に毒性をもつ種々の環境因子・毒物による中毒性などがある．

パーキンソン病　［Parkinson disease］50〜60 歳ころに好発する慢性進行性の神経変性疾患で，脳内のドーパミン*産生が欠乏した

結果起こる運動機能障害(振戦,筋強剛,動作緩慢・無動,姿勢反射障害),自律神経症状(便秘,起立性調節障害),精神症状(認知症)などの症状を呈する疾患.中脳黒質のドーパミン産生細胞の変性・脱落,中脳青斑核,延髄迷走神経背側運動核にも変性・脱落を生ずる.変性神経細胞内にレビー小体*という細胞質封入体が出現する.筋強剛は骨格筋を随意的に伸展した場合,検者が感ずる抵抗の増大をさす.断続的な抵抗増大は歯車様筋強剛,一様な抵抗増大は鉛管様筋強剛とよぶ.振戦は同一平面内で主動筋と拮抗筋が一定のリズムで交互に相反性に収縮する交代性運動を示す.安静時にみられる.

パーキンソン病治療薬 = 抗パーキンソン薬
麦芽糖 [malt sugar] = マルトース
白　質 [white matter] ⇌ 灰白質
白質脳症 [leukoencephalopathy] 大脳白質がおもに障害され,初発には,歩行時のふらつき,口のもつれ,物忘れの症状を呈する.進行すると昏睡状態になることもある.
白色 X 線 [white X-rays] = 連続 X 線
白色血栓 [white thrombus] = 血小板血栓
白癬(せん) [dermatophytosis] ⇌ 白癬(せん)菌
白癬(せん)菌 [dermatophyte] 皮膚糸状菌ともいう.白癬(皮膚真菌症*)の原因菌の総称であり,トリコフィトン(*Trichophyton*)に代表される.本菌は角質(ケラチン)を好むため,皮膚,爪,毛髪に侵入して病巣を形成する.俗にいう水虫や足白癬の原因菌である.
薄層クロマトグラフィー [thin-layer chromatography] 略号 TLC.ガラスやアルミシートなどにシリカゲルなどの固定相を均一に塗布し,試料を移動相*で展開し各成分を分離する方法.試料が微量ですみ,操作が簡便で迅速に結果が出るため,確認試験や純度試験として利用される.非常に類似した物質の相互分離が困難な場合は,固定相の粒子経を小さくした薄層板を用いた**高性能薄層クロマトグラフィー**が適している.分取を目的として固定相の塗布量を多くしたものは**分取薄層クロマトグラフィー**とよばれる.
バクテリオファージ [bacteriophage] 細菌ウイルス,ファージともいう.ウイルスのなかでも細菌に感染するもののこと.頭部の外殻の中に核酸(おもに二本鎖 DNA)が入っており,頭部につながる尾部が核酸を細菌の細胞膜の中に送りこむ.テンペレートファージ(⇌ 溶原性ファージ*)とビルレントファージに分けられる.

白内障 [cataract] 本来透明であるべき水晶体が混濁した状態で,混濁の程度と位置により視力障害をきたす.原因により,老人性,先天性,外傷性,糖尿病性,併発白内障に分類され,老人性白内障が大部分を占める.白内障の治療は,眼内レンズの挿入手術により視力を取戻すことができる.
白内障治療薬 [anti-cataract drug] 白内障*の初期の治療には点眼薬が用いられる.ピレノキシンは症状の進行を抑え,水晶体タンパク質の異常代謝を防ぐ.
薄膜法 [solid film method, thin film method] 赤外スペクトル*測定法の一つ.高分子化合物を溶媒に溶かして食塩板上で乾燥させて調製した薄膜状の試料を測定する方法.なお,液体の試料を 2 枚の食塩板に挟んで測定する方法は**液膜法**とよばれる.(⇌ ペースト法,錠剤法)
バクモンドウ(麦門冬) [ophiopogon tuber] ジャノヒゲ(ユリ科)の根の膨大部.主要成分はステロイドサポニン類(オフィオポゴニン A～D)など.咽喉・肺を潤わせ,咳を止め,痰を除く作用があり,漢方で鎮咳去痰薬として応用される.
麦門冬湯 [bakumondoto] ばくもんどうとうと読む.麦門冬(バクモンドウ),人参(ニンジン),梗米(コウベイ),大棗(タイソウ),甘草(カンゾウ),半夏(ハンゲ)から成る.痰の切れにくい咳,気管支炎,気管支喘息などに適応する.咽喉の乾燥により咳が頻発し,吐きそうな激しい乾性の咳*に有効である.
パクリタキセル [paclitaxel] = タキソール
破　骨 [bone resorption] = 骨吸収
破骨細胞 [osteoclast, osteoclastic cell] 骨組織において骨吸収*を担当する細胞.古くなった骨を分解・吸収してカルシウムを血液中に放出する.骨髄中に存在する血液幹細胞由来の多核の巨大細胞で,転写因子である NF-κB と NFAT の働きで血液幹細胞から分化する.破骨細胞の遊走や接着を促進する化学物質を感知して誘導され,骨に面する側に存在する多数の突起が骨梁内に入り込んで塩酸を分泌しながら骨吸収を行う.ビスホスホネート製剤*,選択的エストロゲン受容体調節薬*であるラロキシフェン,カルシトニン製剤*は,破骨細胞の働きを抑制することにより,骨粗鬆症*に奏功する.(⇌ 骨芽細胞)

箱渡し方式［supply by package］　包装形態のまま医薬品などを補充する方式．多量の在庫を置く必要がある医薬品などの補充に適している．（⇒発注点方式，定期発注方式，定数配置方式）

HACCP（ハサップ）［HACCP, Hazard Analysis Critical Control Point］　ハセップとも読む．食品の製造工程を全般的に管理することで製品の安全確保をする手法のこと．従来の最終製品の検査とは異なり，すべての工程において危険を予測し，連続的・重点的に管理することで危害の発生を未然に防ぐシステム．

はしか = 麻疹

橋本病［Hashimoto disease］　橋本甲状腺炎ともいう．甲状腺*に対する自己免疫疾患*であり，甲状腺の破壊により慢性炎症が起こる（慢性甲状腺炎）．やがて甲状腺の線維化などにより甲状腺機能が低下する．

バージャー病［Buerger disease］　閉塞性血栓血管炎ともいう．20～40歳代に多く，病理学的には血管の全層炎が原因で四肢の主幹動脈に閉塞をきたす．喫煙との関連が高く，間欠(性)跛行*，安静時疼痛，自発性壊疽が生じる．自家骨髄細胞移植による血管新生・再生療法が行われる．

播種性血管内凝固(症候群)［disseminated intravascular coagulation］　略号 DIC．血管内で本来凝固しないはずの血液が，種々の基礎疾患に合併して血液凝固系が活性化され，全身の微小血管内に微小血栓が形成されて臓器障害が起こる症候群．これに伴って，凝固因子，血小板が大量に消費されて減少，線溶系*が亢進することから，血栓症状と出血症状が同時にみられる疾患である．発症原因は，白血病を含む悪性腫瘍が多いが，重症感染症，悪性腫瘍，産科的疾患，外傷などさまざまである．治療は，基礎疾患の治療，抗凝固療法，血小板などの補充療法，抗線溶療法などが行われる．

破傷風［tetanus］　破傷風菌による細菌感染症．土壌中の破傷風菌芽胞が外傷部に感染，増殖して破傷風毒素（テタノスパスミン）を産生する．毒素は神経筋接合部から脊髄へ逆行輸送され，γ-アミノ酪酸*（GABA）の放出を抑制して筋肉の痙攣，硬直をひき起こす．

波　数［wave number］⇒波

パスカル［pascal］⇒圧力

パズフロキサシン［pazufloxacin］　略号 PZFX．ニューキノロン系抗菌薬*．注射用．

バセドウ病［Basedow disease］　グレーブス病ともいう．甲状腺にある甲状腺刺激ホルモン*(TSH)受容体に対する自己抗体*が産生され，この自己抗体が受容体を刺激することで，甲状腺ホルモン*が過剰に産生されて起こる甲状腺機能亢進症*．眼球突出，びまん性甲状腺腫，頻脈の3主症状はメルゼブルグ三徴とよばれ，出現割合が高い．治療には抗甲状腺薬*を用いる．

バーゼル条約［Basel Convention］　正式名称は"有害廃棄物の国境を越える移動及びその処分の規制に関するバーゼル条約"という．国連環境計画(UNEP)が1989年3月スイスのバーゼルにおいて採択．わが国は1992年に国内法（通称バーゼル法）を制定，1993年に加盟した．

パーソナルコミュニケーション［personal communication］⇒コミュニケーション

バソプレシン［vasopressin］　略号 AVP．抗利尿ホルモン*（バソプレッシン）製剤．

バソプレッシン［vasopressin］= 抗利尿ホルモン

パターナリズム［paternalism］　昔の父親が家族に対し干渉し独善的な考え方で一家を服従させたように，医師が患者の主張を無視し医師の特権を押しつける父権主義のようなことをいう．paterは父親を意味するラテン語．

パターン認識受容体［pattern recognition receptor, PRR］　自然免疫*の抗原受容体．食細胞*を含む種々の細胞の表面膜，ファゴソーム*，血液中，組織液中に存在する．（⇒TLR, PAMPs）

バーチ還元［Birch reduction］　液体アンモニア中でアルカリあるいはアルカリ土類金属を用いて行う還元反応．金属が溶解後，溶媒和電子が発生し，種々の官能基を還元するが，特にベンゼン環を1,4-ジヒドロベンゼン化合物へと還元する反応として有用である．

八電子則［octet rule］⇒最外殻電子

八味地黄丸［hachimijiogan］　はちみじおうがんと読む．地黄（ジオウ），山茱萸（サンシュユ），山薬（サンヤク），茯苓（ブクリョウ），沢瀉（タクシャ），牡丹皮（ボタンピ），桂皮（ケイヒ），附子（ブシ）から成る．疲労倦怠感が著しく，四肢に冷えがあり，排尿障害*がある中高齢者の諸症状に頻用される．冷えがない場合は六味地黄丸を用いる．

波　長［wavelength］⇒波

発エルゴン反応［exergion reaction］　自由エネルギー*を放出する反応．逆に，自由エネルギーを消費する反応を吸エルゴン反応という．生物の代謝反応において，異化の際の発エルゴン的酸化によって遊離した自由エネルギーは，吸エルゴン的な同化反応や物質の能動輸送*などに利用される．

ハッカ（薄荷）［mentha herb］　ハッカ（シソ科）の地上部．主要成分は精油（メントール，メントン，リモネン*）など．芳香性健胃，駆風，発汗，解熱薬として，また，矯味矯臭薬として応用される．メントール，ハッカ油の製造原料となる．

バッカク（麦角）［ergot］　バッカクキンがライムギ（イネ科）の花穂に寄生して生じる菌核．主要成分は麦角アルカロイド（エルゴメトリン*，エルゴタミン*）など．母核のリゼルグ酸のジエチルアミド体は幻覚作用を示すLSD．

麦角アルカロイド［ergot alkaloid］⇒バッカク

バッカル錠［buccal tablet］　口腔剤ともいう．口腔内に含み，口腔粘膜から薬物を吸収させるように設計された錠剤．

発 汗［sweating］⇒体温調節中枢

発癌プロモーター［tumor promoter］⇒プロモーション

白金製剤［platinum drug］　アルキル化薬*と同様にDNAの二重らせん構造に結合してDNAの複製を阻害する．代表的薬剤はシスプラチン，カルボプラチン，オキサリプラチンなどで，肺癌，婦人科癌，大腸癌（オキサリプラチン）治療の主軸である．またDNA架橋形成により放射線との相加効果も期待される．

白金電極［platinum electrode］　金属電極の一つで，溶液中のイオン種からの電子の授受のみに関与する電極（不可侵電極）．白金自身の溶解や析出は起こらず，溶液との化学反応はない．電位差滴定法*における酸化還元滴定の指示電極*に用いる．

白血球［leukocyte, leucocyte, white blood cell］　血液細胞のうち，赤血球*と血小板*以外の細胞．造血幹細胞からの分化初期段階では，リンパ系前駆細胞と骨髄系前駆細胞に分かれる．前者からはリンパ球*が，後者からは好中球，単球，好酸球，好塩基球，マスト細胞（肥満細胞）が分化する．好中球は数が最も多い白血球で，異物を貪食し細胞内で破壊する．マクロファージは単球が組織に移行して最終分化した大型の食細胞*で，貪食*，抗原提示*，サイトカイン*産生，組織修復といった多彩な働きをもつ．好酸球は寄生虫に対する防御のほか，即時型アレルギー（⇒アレルギー）の組織破壊にも関与する．マスト細胞は組織に定着し，即時型アレルギーや炎症の開始に働く（⇒Ⅰ型アレルギー反応）．好塩基球はマスト細胞と類似した性格をもつが，異なる細胞系列にある．

白血球減少（症）［leukocytopenia］　末梢血の白血球数が基準範囲より減少した状態．白血球の分画のうち何が減少しているかを確かめる必要があるが，臨床的に問題となるのは，多くは好中球減少症である．好中球減少症と顆粒球減少症，無顆粒球症*はほぼ同義語に用いられていることが多い．易感染性であり，重篤な感染症を起こす危険性が大きい．顆粒球減少症の原因として，産生の低下（再生不良性貧血*，抗癌剤投与，放射線照射，骨髄異形成症候群*，白血病*など），消費の亢進（重症感染症など），破壊の亢進（薬剤や自己抗体など），分布の異常（脾腫など）がある．

白血球数［white blood cell count, leukocyte count］　略号WBC．末梢血液の一般の検査の一つ．病原菌が体内に侵入して炎症を起こしたとき（肺炎，虫垂炎など），慢性白血病，敗血症などで増加する．骨髄の造血機能低下時（再生不良性貧血，抗癌剤治療の副作用など）には減少し，感染症にかかりやすくなる．

白血球走化性因子［leukocyte chemotactic factor］　白血球遊走促進因子ともいう．白血球を誘引する作用をもつ因子の総称．生体由来および微生物由来のものに分類される．前者には，免疫細胞の産生するケモカイン*（例：インターロイキン-8）や補体活性化*に伴う生成物（例：C5a）があり，後者には細菌成分であるホルミルペプチドがある．白血球を炎症局所や感染部位に集積させる役割をもつ．

白血球遊走促進因子［leukocyte migration enhancement factor］＝白血球走化性因子

白血病［leukemia］　白血球の腫瘍性増殖をきたす疾患で，血液癌（造血器腫瘍）の一つ．増殖細胞が幼若型（骨髄芽球，リンパ芽球など）であるものを急性白血病*，成熟型であるものを慢性白血病*という．腫瘍の起源となった細胞が骨髄系細胞であるものを骨髄性白血病，リンパ球系細胞のものをリンパ性白血病と分類する．白血球系以外の腫瘍細胞が末梢血中に多数出現した場合も白血病とよぶことがある．

発現ベクター［expression vector］　外来遺伝子を細胞中で発現させ，その機能解析や遺伝子産物(タンパク質)の大量調製を行うためのベクター*．各細胞で効率よく働くプロモーター*が導入されており，その下流に外来遺伝子を組込んで発現を行う．

発光［luminescence］　ルミネセンスともいう．分子が光，熱，摩擦などの種々のエネルギーを吸収して安定な基底状態から不安定な励起状態*へと遷移し，ここから元の基底状態*に戻る際にエネルギーを光として放出する現象．このうち，光エネルギーを励起源として生じる発光がフォトルミネセンス(光ルミネセンス)であり，蛍光*とりん光*がこれに属する．また，化学反応のエネルギーが励起源となって生じる発光は化学発光*とよばれる．

発酵［fermentation］　糖をはじめとする有機物が微生物の作用によって嫌気的*に分解する現象．酵母によるアルコール発酵*や乳酸菌による乳酸発酵*が代表的．発酵は微生物にとってエネルギーの獲得過程である．

発光イムノアッセイ［luminescence immunoassay, luminescent immunoassay］　略号LIA．抗原や抗体を発光性物質で標識するイムノアッセイ*．ルミノール誘導体のような化学発光*性物質を標識したアッセイ系を化学発光イムノアッセイ，ルシフェリンのような生物発光*に関与する物質を標識したアッセイ系を**生物発光イムノアッセイ**とよぶことがある．

発光スペクトル［emission spectrum, luminescence spectra］　物質が光や放射線のエネルギーを吸収して励起状態*となり発光するとき，その遷移強度を波長(または振動数)の関数として描いたもの．原子では輝線スペクトルが，分子ではバンド(帯)スペクトルが観測される．

発光分析法［emission spectrometry］　金属イオンを放電(アース，スパーク)により原子化し，つぎにその原子を励起させ，励起状態*から基底状態*に遷移するときに生じる発光*を測定して，目的元素を定量する分析法．炎光分析法*より広範囲の元素が測定できる．また，液体試料だけでなく固体試料にも適用できる．

発色剤［color fixative, color former, coupler］　食品中のヘモグロビン*などの色素と結合し，食品の本来もっている色素を保持・増強させる亜硝酸ナトリウム*などの食品添加物*のこと．色素を添加し，着色させる着色料*とは異なる．対象食品は，ハム・ソーセージなどの食肉・魚肉製品，いくら，すじこ，たらこなど．しかし，亜硝酸ナトリウムは毒性をもつため使用基準が決められている．

発色団［chromophore］　有機化合物において，紫外可視領域に吸収帯を与えるような原子団のことで，$>C=C<$，$>C=N-$，$>C=O$，$>C=S$，$-N=N-$ などがある．

発疹 → 発疹(ほっしん)

発生［development］　受精卵から多細胞生物の成体になるまでの初期過程．多細胞動物では，受精卵が卵割によって細胞数を増加させ，やがて桑実期，胞胚期(哺乳類では胚盤胞期)を経て原腸の貫入が起こり，やがて外胚葉，中胚葉，内胚葉が分化し，さまざまな組織や器官の細胞が分化して形態形成する一連の過程．多くの動物では卵からふ化するまで，哺乳類では出産までの子宮内の過程をいう．

パッチ剤 ＝ 貼付剤

パッチテスト［patch test］　接触性皮膚炎の原因検索のために行う検査で，原因物質を正常皮膚に一定時間貼布してその貼布部の皮膚反応(皮膚炎の有無)をみる．Ⅰ型アレルギー反応*によるものであれば即座に出現するが，Ⅲ型アレルギー反応*によるものであれば48時間以降の観察が必要である．

発注点方式［supply per order］　必要が生じたときに請求を起こして医薬品などを補充する方式．期限切れを起こしやすい方式なので，まれに使用される薬剤などを少数請求する場合に適している．(→ 定期発注方式，定数配置方式，箱渡し方式)

発熱［fever, pyrexia］　体温の異常上昇で，口腔温，腋窩温，直腸温として測定される．口腔内測定の正常上限値は37℃で，腋窩温は0.3℃低く，直腸温は0.6℃高い．一般診療において約30％の患者にみられ，原因から感染性疾患と非感染性疾患に分類される．

発熱性物質［pyrogen］　発熱物質，パイロジェンともいう．動物の体内に投与されたときに体温の異常上昇をもたらすような物質．エンドトキシン(→ 内毒素)などはその代表例．発熱性物質の試験はウサギを用いて行われる．

発熱性物質試験法［pyrogen test］　動物に投与したときに体温の異常上昇をもたらす発熱性物質が存在しないことを確かめるための試験法であり，試験はウサギの体温上昇の有無から判定する．エンドトキシン試験法*が適用できない場合に用いられる．

発熱反応［exothermic reaction］　進行することにより反応系外にエネルギーを放出する反応．放出されるエネルギーとしては，熱エネルギーだけでなく，光や電気エネルギーも含む．逆に，反応系外のエネルギーを吸収する反応を吸熱反応という．

発熱物質　＝発熱性物質

発表剤［exterior-effusing formula, exterior-releasing medicinal］　瀉剤*のうち，皮膚から汗と共に病邪を発散させる働きがある処方の総称．代表的な漢方処方に麻黄湯*，葛根湯*などがある．（→表裏）

パップ剤［cataplasm, gel patch］　貼付剤*のうち，水を含む基剤を用いて製したもの．精製水，グリセリンなどの液状の物質と混和するか，水溶性高分子，吸水性高分子などを精製水と混ぜて練り合わせ，有効成分を加えて均質にし，布などに展延して成形する．

波動　＝波

波動関数［wave function］　電子などの状態に関する情報をすべて含む，波動方程式（→シュレーディンガー方程式）に書かれている関数．波動方程式の解として求められ，空間に対する部分とスピン*に関する部分の積の形で表されることが多い．エネルギーなどの物理量の演算子を波動関数に作用させると，その物理量の期待値が得られる．波動関数の2乗は，電子などの粒子が単位体積中に観測される確率すなわち確率密度を表す．原子内の1電子波動関数のうち，空間部分は原子軌道*を表す．

波動方程式［wave equation］　＝シュレーディンガー方程式

HAART（ハート）療法［HAART, highly active anti-retroviral therapy］　カクテル療法ともいう．複数の異なる作用機序の薬剤を併用する多剤併用療法の一つ．HIV感染症の治療では単独の薬の投与では耐性株の出現により血中ウイルス量を検出限界以下に抑制し続けることが難しい．また患者に対する毒性を下げるためにも，患者の症状，体質に合わせてヌクレオシド系逆転写酵素阻害薬，非ヌクレオシド系逆転写酵素阻害薬（→逆転写酵素阻害薬），プロテアーゼ阻害薬*，インテグラーゼ阻害薬を組合わせてウイルス増殖を抑えAIDSの発症を防ぐ．（→後天性免疫不全症候群）

パドル法［paddle method］　→溶出試験法

鼻［nose］　呼吸器系*の入り口．嗅覚をとらえる感覚器でもある．外鼻と鼻腔から成り，外鼻孔により外界と通じ，後鼻孔により咽頭*に通じる．鼻腔の最上部粘膜には嗅細胞があり，その先端の線毛はにおい物質に対する受容器をもち，粘液中に伸びている．嗅細胞から出る嗅神経線維は篩骨を通って嗅球に達し，シナプスを換えて，嗅索を介して興奮を伝える．

鼻アレルギー［nasal allergy］　＝アレルギー性鼻炎

パニック障害［panic disorder］　神経症性障害*の類型で，特定の状況に限定されず，理由もなく予期できないパニック発作を反復する（恐怖症性障害では特定の対象や状況でパニック発作が生じる．広場恐怖，社会恐怖など）．突発的な激しい不安から始まり，死の恐怖，動悸，呼吸困難，過呼吸，めまい，嘔気，振戦，発汗などが10分以内にピークとなる．また発作が起こるのでは，という予期不安も生じる．

パニペネム［panipenem］　略号PAPM．カルバペネム系抗生物質*．注射用．腎毒性軽減のため，ベタミプロンと合剤で使用される．

バニリン［vanillin］　バニラのにおいをもつ芳香族アルデヒド．香料，矯臭剤，薄層クロマトグラフィー*の呈色試薬などとして用いられる．

パパベリン［papaverine］　モルヒネ*，コデイン*，ノスカピンとともにアヘン*に含まれるイソキノリンアルカロイド*．チロシンを生合成前駆体とする．おもに内臓平滑筋に対する鎮痙薬として使用される．

パーフォリン［perforin］　活性化したキラーT細胞*やナチュラルキラー細胞*が産生する細胞傷害性をもつタンパク質．補体*のC9に相同性をもつ．標的細胞の細胞膜に結合し，小孔を形成して細胞を溶解させる．（→グランザイム）

ハプテン［hapten］　それ自身では免疫応答*を誘導する能力はないが，免疫原性の強いタンパク質と結合することで免疫応答を誘導するような低分子化合物．できた免疫系とは反応性をもつ．自己のタンパク質にハプテンが結合すると，立体構造が変わることで免疫応答が誘導されることがある．低分子化合物である薬物がハプテンとなることがある．（→抗原）

PubMed［PubMed］　パブメドと読む．米国国立医学図書館が公開している文献データベースMEDLINE*の検索システムのこと．全世界に無料で提供されており，充実した検索機能をもつ．

パミドロン酸ニナトリウム水和物［pamidronate disodium hydrate］　骨粗鬆症治療薬*. ビスホスホネート製剤*.

2-PAM ⇌ 2-PAM（ニパム）

パラ［para］　【1】略号 *p*-. ベンゼン誘導体において，ある炭素を基準（1位）としてその反対側（4位）の炭素をパラ位とよぶ．（⇌ オルト，メタ）
【2】重合体（パラホルムアルデヒドなど）を表すための接頭語．

パラクリン［paracrine］　サイトカイン*，増殖因子*やペプチドホルモン*が産生細胞の周辺の細胞の受容体に結合して活性を示すこと．（⇌ オートクリン）

パラコート［paraquat］　除草剤．植物体内でラジカルを生成して作用する．経口摂取すると毒性が強く現れ，ヒトでの急性中毒事故が多い．肝臓障害，腎臓障害や，肺線維症などの肺毒性をひき起こす．

バラシクロビル塩酸塩［valaciclovir hydrochloride］　抗ヘルペス薬*. アシクロビルにバリンをエステル結合し，経口投与による吸収を高めたもの．

パラチオン［parathion］　イネの害虫であるニカメイチュウなどの駆除のために導入された代表的な有機リン系殺虫剤*の一つ．ヒトに対する毒性も強力で，中毒事故も多かった．毒物及び劇物取締法*で特定毒物とされ，現在は使用禁止である．

ばらつき［variation］　測定値が一定の値とならず，変動すること．ばらつきの程度は分散*，標準偏差*を用いて表される．

パラトルモン［parathormone］＝ 副甲状腺ホルモン

パラメトリック検定［parametric method］　確率的な変動を含むデータに対して確率分布*を想定し，確率分布を特徴づけるパラメーターに関して行う統計的仮説検定．左右対称かつ単峰の連続データに対しては正規分布*を仮定し，その平均の違いを仮説検定することが多い．特定の分布形を想定せずに統計的仮説検定を行う方法をノンパラメトリック検定といい，分布によらない方法ともよばれる．多くのノンパラメトリック手法は，データを順位に変換した順位データに基づく方法である．

バリデーション［validation］　製造所の構造設備，製造機器，分析機器，コンピューターならびに原料，資材，製造の手順・工程，製造管理および品質管理の方法などが，設計されたとおりの結果を与えることを科学的に検証し文書化すること．

バリデーション特性［validation characteristics］＝ 分析能パラメーター

バリン［valine］　略号 Val. 必須アミノ酸*. 構造は付録Ⅳ参照．

パリンドローム［palindrome］　回文構造ともいう．DNA または RNA の配列に関して，二本鎖の一方を読んだ場合と，もう一方（相補鎖）を逆向きに読んだ場合が同じになる構造．制限酵素*が認識する配列の多くは回文構造をとる．

バール［bar］⇌ 圧力

ハルウコン（春鬱金）［wild turmeric］⇌ ウコン

バルサルタン［valsartan］　降圧薬*. アンギオテンシンⅡ受容体拮抗薬*.

パルスフーリエ変換 NMR［pulse Fourier transform NMR］＝ フーリエ変換 NMR

パルス療法［pulse therapy］　短期間の間に通常用量よりはるかに多い用量の薬剤を投与する治療法．メチルプレドニゾロン，シクロホスファミド，活性型ビタミンD などを用いた治療で行われる．抗白癬菌剤も同名の治療法がある．（⇌ ステロイドパルス療法）

バルバロイン［barbaloin］⇌ アロエ

バルビツール酸系催眠薬［barbiturate hypnotics］　鎮静・催眠薬として開発されたが強い依存性と致死的副作用（呼吸抑制）のため，この目的にはベンゾジアゼピン系催眠薬*が主流となった．フェノバルビタール*のようにてんかん治療に適応をもつものもある．（⇌ 催眠薬）

バルプロ酸ナトリウム［sodium valproate］　抗てんかん薬*. Na^+, Ca^{2+} 電流を遮断し，K^+ 電流を亢進して神経細胞膜の過分極を起こす．また GABA トランスアミナーゼを阻害して GABA（γ-アミノ酪酸）濃度を高める．すべてのてんかんに有効であるが，特に欠神発作*に有効である．

パルミチン酸［palmitic acid］　化学式 $C_{15}H_{31}COOH$. 炭素数 16 の飽和脂肪酸．ダイズ油，ヤシ油，豚脂，牛脂など，動植物の油脂中に最も広く分布する脂肪酸．（⇌ 脂肪酸の生合成）

パロキセチン塩酸塩水和物［paroxetine hydrochloride hydrate］　SSRI*.

ハロゲン [halogen]　周期表の17族に属する元素の総称．フッ素，塩素，臭素，ヨウ素は安定であるが，アスタチンは半減期が短く安定な取扱いは困難である．

ハロタン [halothane]　吸入麻酔薬*．揮発性麻酔薬．

ハロペリドール [haloperidol]　ブチロフェノン系抗精神病薬*．

範囲 [range]　適切な精度*および真度*を与える，分析対象物の下限および上限の量または濃度に挟まれた領域．

半価層 [half-value layer]　半減層ともいう．X線，γ線の強度が1/2になる吸収体の厚さ．X線，γ線では，その強度は吸収体の厚さの指数関数で減衰するため，飛程(放射線が物質内で進行する平均距離)を定められず，その透過力を半価層$D_{1/2}$で示す．

パンクロニウム臭化物 [pancuronium bromide]　末梢性筋弛緩薬*．ツボクラリン型の神経筋遮断薬．

ハンゲ(半夏) [pinellia tuber]　カラスビシャク(サトイモ科)のコルク層を除いた塊茎．主要成分はフェノール類(3,4-ジヒドロキシベンズアルデヒドジグルコシド，えぐ味成分)など．漢方で湿性の咳を抑え，胃内停水を除き嘔吐を抑える目的で使用される．

半夏厚朴湯 [hangekobokuto]　はんげこうぼくとうと読む．半夏(ハンゲ)，生姜(ショウキョウ)，厚朴(コウボク)，蘇葉(ソヨウ)，茯苓(ブクリョウ)から成る．気分がふさいで，咽喉や食道部に異物感があり，ときに動悸，めまい，吐気などを伴う咽喉頭異常感症，咳，不安神経症，ヒステリーに用いる．

半夏瀉心湯 [hangeshashinto]　はんげしゃしんとうと読む．半夏(ハンゲ)，乾姜(カンキョウ)，黄連(オウレン)，黄芩(オウゴン)，人参(ニンジン)，大棗(タイソウ)，甘草(カンゾウ)から成る．みぞおちのつかえ，悪心，嘔吐，腹鳴を伴う下痢のある急性・慢性胃炎，神経性胃炎，胸やけ，げっぷ，口内炎などに用いる．

反結合性軌道 [antibonding orbital] ⇒ 結合性軌道

半減期 [half-life]　【1】ある放射性核種*の原子数または放射能*が元の1/2になるのに要する時間．半減期($T_{1/2}$)と壊変定数*(λ)との間には，$\lambda \cdot T_{1/2} = \ln 2$ の関係が成り立つ．
【2】＝生物学的半減期

半減層 [half-thickness] ＝ 半価層

半固形製剤 [semi solid dosage form]　固形製剤，液状製剤に対して，両者の中間性状の大きな粘性をもつ製剤の総称．軟膏剤*，坐剤*などがある．

バンコマイシン塩酸塩 [vancomycin hydrochloride]　略号 VCM．グリコペプチド系抗生物質*．抗MRSA薬．

バンコマイシン耐性腸球菌 [vancomycin resistant *Enterococcus*]　略号 VRE．バンコマイシンの最小発育阻止濃度(MIC*)が16μg/mL以上，または *vanA*, *vanB*, *vanC* のいずれかを保有する腸球菌をVREと定義する．バンコマイシンを汎用する欧米では出現率が高い．(→ 医療関連感染)

反磁性 [diamagnetism]　外磁場を与えたときに，電磁誘導によって外磁場と反対方向に弱く磁化される性質．磁場を除くとこの磁化は可逆的に消失する．常磁性*の磁気モーメント*の方が大きいので，常磁性でない物質でしか観察されない．

半数体 [haploid] ⇒ 二倍体

半数致死量 ＝ LD_{50}

反ストークス線 [anti-Stokes line] ⇒ ストークス線

バンスライク式 [Van Slyke equation] ⇒ 緩衝値

半接着斑 [hemidesmosome] ⇒ 細胞接着

ハンセン病 [Hansen's disease, leprosy]　マイコバクテリウム属のらい菌による感染症．感染経路不明．培養不能菌．らい病は人権問題から現在は発見者の名前をとってハンセン病とよぶ．現在は優れた治療薬がある治療可能な感染症である．

ハンター・ラッセル症候群 [Hunter-Russell syndrome]　有機水銀，特にメチル水銀の中毒症状として現れる，求心性視野狭窄，難聴，運動失調，知覚障害などの神経症状．水俣病*の患者の症状はこれと同じ神経症状であった．

半値全幅 [full width at half maximum] ＝ 半値幅

半値幅 [half width]　半値全幅ともいう．スペクトルやクロマトグラムの山形の関数やピークの幅の広がりの程度を表す指標．シグナルやピークの強度(高さ)の半分の位置での幅のこと．NMRスペクトルでは緩和時間(⇒ 緩和)の長さに反比例する．クロマトグラムでは，半値幅にピーク高さを乗じてピーク面積を求める半値幅法が用いられる．

ハンチントン病 [Huntington's disease] 常染色体優性遺伝を示す，緩徐進行性の舞踏運動と認知症*を呈する神経変性疾患．第4番染色体に異常なCAG配列の繰返しがあり，ポリグルタミン病*の一つ．先行する認知症状は，感情動揺，うつ状態，無気力，記銘力低下，注意散漫，だらしなさ，見当識障害*のように進行．ひき続き，滑らかで踊るような手つきの比較的速いスピードの舞踏運動がおもに四肢末梢に認められる．

パンテチン [pantethine] 脂質異常症治療薬*．パントテン酸系製剤で，パントテン酸欠乏または代謝障害による高LDLコレステロール血症(→脂質異常症)に用いられる．

パンデミック [pandemic] 感染症の汎発流行あるいは大流行．アウトブレイク*が地域的な集団発生に対して用いられる用語であるのに対し，パンデミックは世界的な規模での大流行に対して用いる．

半電池 [half cell] たとえばダニエル電池の構成は $Zn|ZnSO_4aq|CuSO_4aq|Cu$ で示されるが，左半分の $Zn|ZnSO_4aq$ および右半分の $CuSO_4aq|Cu$ のようにある金属とそのイオンでつくられる酸化還元系を一般に半電池または電極*という．半電池で起こる $Cu^{2+} + 2e^- \rightleftharpoons Cu$ や $Zn^{2+} + 2e^- \rightleftharpoons Zn$ などの電子の授受を伴う酸化還元反応を半電池反応という．(→化学電池)

半導体検出器 [semiconductor detector] → サーベイメーター

半透膜 [semipermeable membrane] 溶液の成分のうち一部の成分は透過させるが，他の成分は透過させない膜．半透膜の透過性は，おもに膜の細孔の大きさと電荷および透過する分子やイオンの大きさと電荷によって決まる．

パントテン酸 [pantothenic acid] 微生物の成長因子．水溶性ビタミン．補酵素A*(CoA)の構成要素．脂肪酸の生合成*に関与するアシルキャリヤータンパク質(ACP)の活性基であるホスホパンテテインの構成要素でもある．生体内でCoAに変換され，アシル基転移酵素の補酵素*として働く．

パンヌス [pannus] 正常な組織の表面を覆う肉芽組織の膜．関節リウマチ*にかかった関節にみられ，関節軟骨を覆いしだいに軟骨を破壊していく．

反応イオン [reaction ion] → 化学イオン化

反応エンタルピー [reaction enthalpy] = 反応熱

反応エントロピー [reaction entropy] 記号 $\Delta_r S$ で表す．化学反応において反応物から生成物へのエントロピー変化を示す量である．標準反応エントロピー $\Delta_r S^{\ominus}$ は標準状態*(1 bar, 通常25℃)での反応エントロピーである．

反応ギブズエネルギー [Gibbs energy of reaction] 反応ギブズエネルギー $\Delta_r G$ は，反応進行度 ξ の段階での反応物から生成物へのギブズエネルギー*変化であり，

$$\Delta_r G = \left(\frac{\partial G}{\partial \xi}\right)_{T,p}$$

で定義される．ξ とは反応関与物質のモル数変化を示す量であり，反応の進行度合いを示す指標となる．$\Delta_r G < 0$ では正方向，$\Delta_r G > 0$ では逆方向，$\Delta_r G = 0$ では化学平衡*の状態になり，どちらの方向にも進まない．標準状態で反応物がすべて生成物に変化するときのギブズエネルギー変化を標準反応ギブズエネルギーという．

反応次数 [order of reaction] → 一次反応, 二次反応, 零次反応

反応速度 [reaction rate, rate of reaction] 反応の進行と共に特定の物質が減少，または増加する速さ．一般的には，反応物の濃度の減少する速さで表す．(→速度定数)

反応速度式 [rate equation] 化学反応においてその速度と反応物の濃度との関係を示す式．反応速度*は反応物の濃度のべき乗で表される場合が多く，その比例定数を速度定数(反応速度定数)という．(→アレニウス式)

反応速度定数 [rate constant] → 反応速度式

反応中間体 [reaction intermediate] = 中間体

反応熱 [heat of reaction] 定温定圧下，反応物が生成物に変換するときの熱的変化量をいう．その熱量はエンタルピー変化に等しく，反応エンタルピーといわれる．この値が正のときは吸熱反応であり，負のときは発熱反応である．

反復投与 [repeated administration, continuous administration] = 連続投与

半保存的複製 [semiconservative replication] 二本鎖DNAのそれぞれを鋳型にしてDNAを合成する複製の仕方．したがって複製された娘DNAの二本鎖のうち1本は親由来で，1本は新規に合成されたものとなる．

反マルコウニコフ付加反応 [anti-Markovnikov addition] → マルコウニコフ則

ヒ

PI 3-キナーゼ [PI 3-kinase, phosphatidylinositol 3-kinase] 略号PI3K. イノシトールリン脂質(ホスファチジルイノシトール, PI)の3位ヒドロキシ基をリン酸化する脂質キナーゼ. 細胞がインスリンなどで刺激されたときに活性化され, PI-4,5-ビスリン酸を基質として生成したPI-3,4,5-トリスリン酸は, プロテインキナーゼBを活性化する.

PICO [PICO] PECOともいう. 問題を定式化する際の四つの要素の頭文字. どんな患者(Patient)に, どんな介入があると(Intervention または Exposure), 何と比較して(Comparison), どんな結果になるのか(Outcome)を表す.

PIVKA-II [PIVKA-II, des-γ-carboxy prothrombin] 肝細胞癌の代表的な腫瘍マーカー*である. 肝細胞癌のほかに, ビタミンK欠乏時や, ビタミンK拮抗作用のあるワルファリン使用時, セフェム系抗生物質の投与においても上昇することが知られている.

BRM療法 [biological response modifier therapy] 非特異的免疫賦活療法のことであり, 癌に特異的に作用する薬剤ではなく, 全身の免疫系を活性化することにより, 抗腫瘍効果を誘導しようとする治療法.

非アルコール性脂肪(性)肝炎 [nonalcoholic steatohepatitis] 略号NASH. 非飲酒者でありながらアルコール性肝障害(→アルコール性肝炎)にきわめて類似した肝組織像(炎症細胞浸潤や線維化)を示す病態. 肥満や糖尿病, 長期経静脈栄養による過剰栄養摂取などが原因となる. 一部は肝硬変*や肝癌*に進展する.

ヒアルロナン [hyaluronan] =ヒアルロン酸

ヒアルロン酸 [hyaluronic acid] ヒアルロナンともいう. グリコサミノグリカン(→プロテオグリカン)の一種. グルクロン酸と N-アセチルグルコサミンが連結した二糖単位の繰返し構造をもつ分子量100万以上の巨大分子. 皮膚, 軟骨, 腱, 関節, 硝子体, 脳など広範な組織の細胞外マトリックス*にみられる. 関節炎や角膜障害の治療薬のほか, 保湿成分として化粧品などに利用される.

非イオン界面活性剤 [nonionic surfactant, nonionic surface active agent] 非イオン性界面活性剤ともいう. 界面活性剤*のうち親水基(→疎水基)が非電離性であるもの. 親水基としては, ポリオキシエチレン鎖やソルビタンなどがある. 曇点*をもつ. 生体に対し刺激が少ないものが多く, 医薬品, 化粧品, 食品の乳化剤*などに用いられる.

PEG(1) [PEG, polyethylene glycol] =マクロゴール

PEG(2) [PEG, percutaneous endoscopic gastrostomy] =胃瘻(いろう)

PECO [PECO] =PICO

PEG化 → PEG(ペグ)化

B-1細胞 [B-1 cell] おもに腹腔や胸腔内に分布し自己複製する能力をもったB細胞*で, 通常IgM(IgAもある)を産生する. 骨髄で分化成熟し二次リンパ器官内の胚中心でクラススイッチおよび親和性成熟を起こすB-2細胞とは細胞表面抗原で区別できる.

PET [PET, positron emission tomography] =陽電子放射断層撮像法

ビウレット反応 [biuret reaction] 二価の銅イオンとポリペプチドとの錯体形成を利用した呈色反応. ペプチド主鎖の窒素原子が銅イオンに配位することで進行し, 赤紫色を呈する. タンパク質の定量に用いられる.

PAMPs [pathogen-associated molecular patterns] 微生物に共通して存在する特有な分子構造. パターン認識受容体*によって認識される. グラム陰性菌のリポ多糖, グラム陽性菌のリポタイコ酸, 細胞壁のペプチドグリカン, マンナンやグルカン, マンノースなどがある.

PS [performance status] 癌患者の一般状態を医療側の尺度で測った指標で, 進行癌の予後に最も深く関係する因子.

PSA [PSA, prostatic specific antigen] =前立腺特異抗原

PSUR =定期的安全性最新報告

pH [pH] → 水素イオン濃度

pH移動指数(配合変化の) [pH transition index] 注射剤*の本来のpH(試料のpH)と,pH変動試験を行った際の最終pHあるいは変化点pH*との差の絶対値. pH変動試験は0.1N塩酸と0.1N水酸化ナトリウムを使用し,それぞれ10 mL添加しても変化しなかった場合は,そのときのpHを最終pHとする. pH移動指数の値が大きいほど緩衝性は弱く,小さいほど緩衝性が強いとされ,注射剤の配合変化*を予測する指標の一つとして用いられる.

pH計 [pH meter] → ガラス電極

pH指示薬 [pH indicator] = 酸塩基指示薬

PHドメイン [PH domain, pleckstrin homology domain] → ドメイン

pH飛躍 [pH jump] 酸塩基滴定*において,当量点付近で起こる急激なpH変化をさす. 強塩基(または強酸)物質を強酸(または強塩基)標準液で酸塩基滴定を行うと,滴定開始時のpH変化はわずかであるが,滴定が進行すると共にpHは少しずつ変化し,当量点*のごく近くでpHが急激に変化する. 滴加する標準液の単位体積に対し変化するpHの割合が最も大きな点が当量点となる. また,滴定する酸や塩基の酸性や塩基性が低下すると共に,このpH飛躍は小さくなる. (→ 滴定曲線)

pH分配仮説 [pH partition theory] 薬の多くは弱電解質であり,脂溶性の高い非イオン型分子が単純拡散*の機構で細胞膜を透過し,水溶性のイオン型分子は一般的に透過できない. このため,吸収部位における薬の解離に伴い変化する脂溶性の違いが吸収を支配する. このような考え方をpH分配仮説という. 薬の消化管からの吸収のみならず,各組織における薬の細胞膜透過が単純拡散の機構に従うときに適用される.

BF₃エーテラート [boron trifluoride diethyl etherate] → ルイス酸

B/F分離 [separation of bound and free fractions] イムノアッセイ*に含まれる操作で,抗原抗体反応を行ったのちに複合体を形成した標識体[標識抗原または標識抗体, B(bound)画分]と遊離の標識体[F(free)画分]を分離すること. (→ 不均一法)

PFU [PFU, plaque forming unit] = プラーク形成単位

BMI [BMI, body mass index] ボディマス指数の略号. 体重と身長の関係から算出した,ヒトの肥満度を表す指数. 身長をt [m], 体重をw [kg]とすると, BMI $= w/t^2$で求まる. 肥満の判定基準は国により異なり,日本肥満学会の判定基準では, BMIが22の場合が標準体重, 25以上の場合を肥満*, 18.5未満を低体重としている. WHOでは25以上を"標準以上(overweight)", 30以上を"肥満(obese)"としている.

PL法 = 製造物責任法

鼻炎 [rhinitis] 鼻粘膜の炎症を広く鼻炎という. 感染性鼻炎は,一般に鼻かぜとよばれる急性鼻炎と慢性鼻炎に分けられる. 過敏性非感染性鼻炎のうち, くしゃみ, 水性鼻漏を伴う複合型は鼻過敏症ともよばれ,アレルギー性と非アレルギー性に分けられる. アレルギー性鼻炎*は鼻粘膜のⅠ型アレルギー疾患で,原則的には発作性反復性のくしゃみ, 水様性鼻漏(→鼻漏), 鼻閉を3主徴とする. アレルギー性鼻炎は好発時期から通年性と季節性に分けられ,通年性の多くはハウスダスト(室内塵)やヒョウヒダニに対するアレルギーであり,季節性のほとんどは花粉症である. アレルギー性鼻炎の治療には,一般に抗アレルギー薬, α受容体刺激薬, 抗コリン薬が用いられる. (→Ⅰ型アレルギー反応)

p.o. [p.o.] = 経口投与

POS [POS, problem-oriented system] 問題志向型システムともいう. 患者が抱える問題に対する解決技法の一つで,医療スタッフの記録(診療録, 看護記録, 薬剤管理指導記録など)に利用される. 問題解決のプロセスを重視し,患者の主観的情報subjective(S) = 自覚症状, 客観的情報objective(O) = 身体所見や検査結果, 評価assessment(A), 計画plan(P)の順, SOAP形式で記載する. SとOに基づいて適切に評価(A)し,最善な計画(P)を決定する.

POMR [POMR, problem oriented medical record] = 問題志向型診療記録

ピオグリタゾン塩酸塩 [pioglitazone hydrochloride] 経口血糖降下薬*. インスリン抵抗性改善薬*. チアゾリジン誘導体に属する.

ビオチン [biotin] ビタミンHともいう. 酵母の成長因子. 水溶性ビタミン. 糖新生, アミノ酸代謝, 脂肪酸生合成における炭酸固定反応および炭酸転移反応に関与する酵素カルボキシラーゼの補酵素*. 生卵白に含まれるアビジンはビオチンと強固に結合し,小腸からのビオチンの吸収を抑制する.

BOD [BOD, biochemical oxygen demand] 生物化学的酸素要求量の略．水中の有機物量を表す指標の一つ．水中の有機物質が好気性微生物によって酸化されるときに消費される酸素量を表したもの．通常，20℃で5日間に消費される酸素量を測定する．測定対象はおもに有機物であるが，微生物によって分解されない難分解性有機物の量は反映されず，一方アンモニアや亜硝酸などは微生物によって酸化されるため，これら無機化合物の量も測定値に含まれる場合がある．環境基本法*による環境基準では河川水に対してBODの基準値が定められている．また，水質汚濁防止法*による排水基準では，湖沼および海域以外の水域に排出される排水に限ってBODによる基準値が定められている．(→ COD)

非オピオイド [non opioid] アセトアミノフェンおよび非ステロイド性抗炎症薬*(NSAID)などのオピオイド*でない鎮痛薬．軽症〜中等度の疼痛に有効である．

被害妄想 [delusion of persecution] 被害関係妄想ともいう．誰かに嫌がらせ，危害を受け苦しめられているという，被害的な思考が確信に至り訂正不能となった状態で，強い不安や恐怖を伴う．統合失調症*などのさまざまな精神疾患でみられ，注察妄想，追跡妄想，被毒妄想，盗害妄想，嫉妬妄想などがある．

非可逆的拮抗 [irreversible antagonism] 拮抗薬(アンタゴニスト*)が作動薬(アゴニスト*)と同一の受容体に共有結合することにより，非競合的拮抗*がひき起こされる場合を示す．共有結合が成立する前は，拮抗薬は受容体と物理化学的に結合し作動薬と競合するが，共有結合成立後は非競合的に受容体を占有するため，拮抗薬の濃度に応じて最大反応の低下が生じ，用量-反応曲線*が縦に圧縮された形になる．

B型肝炎 [hepatitis B] B型肝炎ウイルス(HBV)が血液や体液を介して感染することによるウイルス性肝炎．感染経路は母子感染(垂直感染*)および輸血や性行為による感染(水平感染)などがあり，感染した時期や感染時の宿主の免疫能，HBVの遺伝子型によって一過性感染に終わるものと持続感染するものとに大別される．HBVキャリアの一部は慢性肝炎*，肝硬変*，肝細胞癌へと進展する．感染予防には抗HBs人免疫グロブリンやB型肝炎ワクチンを使用する．

B形DNA [B form DNA] DNAの立体構造のうち，生体内では最も一般的な構造である．右巻きの二本鎖構造で，大きい溝と小さい溝をもつ．らせん1回転当たりの塩基数は10，塩基間距離3.4 Å，らせんの直径20 Åを示す．

皮下注射 [subcutaneous injection, hypodermic injection] 略号 s. c. 真皮の下の皮下組織に注入する方法．筋肉内注射*と同様に吸収過程を考慮する必要があり，投与された薬は結合組織内を拡散して毛細血管リンパ管に入るが，吸収速度は速く吸収率は100%に近い．門脈を経ないで直接循環血中に移行するので初回通過効果*を受けないのが特徴である．(→ 注射投与)

比活性 [specific activity] 単位重量当たりの酵素活性(unit mg^{-1}あるいはμmol min^{-1} mg^{-1})．純度100%の試料であれば，その酵素に固有で，触媒能の高さを示す値．そうでない場合，純度や活性な酵素の含有度の指標となる．

皮下投与 [subcutaneous administration] 略号 s. c. 皮下に薬物などを投与する方法．皮下組織の毛細血管に薬物を移行させることを目的とする．静脈内投与とは異なり，水溶性の低い薬物でも投与できることが利点である．

光アレルギー反応 [photoallergy reaction] 光線過敏性をもたらす光感作物質の作用機序に従って，特定の個体にのみ皮疹を生じる場合を光アレルギー反応という．また光アレルギー反応では一定の潜伏期間(2日〜2週間)を経て発症し，類似化合物との交差反応を起こすのが特徴である．光照射によりタンパク質と結合した複合体が抗原性をもつと考えられている．

光散乱 [light scattering] → 散乱

光増感剤 [photosensitizer] → 光増感反応

光増感反応 [photosensitizing reaction] 光エネルギーを利用して進行する反応．熱反応と異なり生成系の方がエネルギー的に不安定になる場合もある．この反応の触媒を光増感剤という．クロロフィル*は光増感剤として光合成*に関与している．

光毒性反応 [phototoxic reaction] 個体の素因やアレルギー機序とは無関係に光毒性のある薬物が与薬*された状態で十分量の日光に当たれば，誰にでも生じうる反応である．そのために十分量の原因物質が皮膚に存在して十分量の光照射を受けた場合に初回の光曝露で発症するのが特徴である．

光ルミネセンス [photoluminescence] → 発光

ビカルタミド [bicalutamide] 抗アンドロゲン薬*(非ステロイド性). 前立腺癌に用いる.

非拮阻害 ＝ 非競合阻害

p軌道 [p orbital] L殻以上(主量子数$n \geq 2$)に存在する方位量子数$l=1$の原子軌道*(⇒量子数). p_x, p_y, p_zの三つの軌道が存在し, 電子の分布確率はそれぞれx軸, y軸, z軸に対し軸対称である. p軌道同士の結合でσ軌道*が生成する場合とπ軌道*が生成する場合とがある. (⇒s軌道, d軌道)

比吸光度 [specific absorbance] 試料濃度を1 w/v%の溶液, 溶液層の長さを1 cmに換算したときの吸光度のことで, $E_{1cm}^{1\%}$で表す. 日本薬局方*において規定されている.

非競合阻害 [noncompetitive inhibition] 非拮阻害ともいう. 阻害剤*分子が酵素*の基質結合部位とは異なる部位に可逆的に結合することにより起こる阻害. 阻害剤の添加によりK_mは変わらずV_{max}が低下(⇒ミカエリス・メンテンの式), ラインウィーバー・バークのプロットでは元の直線と横軸(1/[S]軸)上で交差する直線が得られる. (⇒競合阻害, 不競合阻害, ラインウィーバー・バークの式)

非競合的拮抗 [non-competitive antagonism] 作動薬(アゴニスト*)と受容体を競り合うのではなく, 作動薬とは別の結合部位や細胞内情報伝達系などに作用することで, 作動薬の受容体への結合から反応に至る情報伝達のどこかを遮断し, 反応を抑制する場合を示す. 非競合的拮抗薬の作用は非選択的, 非特異的であることが多い. 非競合的拮抗薬存在下では最大反応が低下し, 用量-反応曲線*が縦に圧縮された形になる. (⇒競合的拮抗)

非競合法 [noncompetitive assay] 非競合型アッセイ, イムノメトリックアッセイともいう. イムノアッセイ*の測定原理の一つ. 測定対象の抗原に, 酵素や放射性同位体で標識した抗体を過量に反応させて, 生成する免疫複合体*を標識の信号強度から求める. 競合法*より高感度化しやすい利点がある. (⇒イムノラジオメトリックアッセイ, サンドイッチ型イムノアッセイ)

非共有電子対 [unshared electron pair] 孤立電子対ともいう. 分子中の原子がもっている価電子のうち, 結合に関与しない電子対のこと.

非局在化 [delocalization] ⇒共鳴

非均一法 ＝ 不均一法

ビグアナイド系薬 [biguanides, biguanide drug] ビグアナイド誘導体で, 膵臓からのインスリン分泌を促進せずに, AMPキナーゼ経路を活性化し, 肝臓での糖新生*抑制, 筋肉組織や脂肪組織での糖利用促進(インスリン抵抗性*改善)により血糖降下作用を現す.

鼻腔 [nosal fossa] ⇒鼻

ピーク値 [peak level, peak concentration] 連続投与*で投与間隔間における最大血中濃度のこと. いわゆる定常状態においては最大血中濃度($C_{ss, max}$)をさす.

ピークフロー [peak flow] 略号PF. ピークフローメーターによって測定される強制呼気容量で単位はmL min^{-1}を用いる. 病状把握・管理のためにピークフロー測定しモニターすることが気管支喘息*や慢性閉塞性肺疾患*(COPD)の患者には推奨されている.

PK [PK, pharmacokinetics] ＝ 薬物動態学

非経口投与 [non-oral administration, parenteral administration] 経口投与以外の投与方法. 経眼投与*, 経皮投与*, 経肺投与*, 経鼻投与*, 口腔投与*, 直腸投与*, 注射投与*などがあげられる. (⇒経口投与)

pK_a [pK_a] ⇒酸性度

非結合型薬物 [free drug] 遊離型薬物ともいう. 血液中のタンパク質などに結合していない薬物を意味する. 非結合型薬物が体内を移動し作用部位に到達して薬理作用を発現する.

非結合型薬物分率 [unbound drug fraction] 遊離型薬物分率ともいう. 薬物は体内で遊離型もしくはヒト血清アルブミン*などのタンパク質と結合した結合型で存在しており, 非結合型薬物分率は遊離型の薬物の割合を示す. なお, 体内で薬効を示すのは非結合型の薬物である.

非結合性軌道 [nonbonding orbital] 分子軌道のうち結合に関与しない軌道をいい, 単にn軌道と略すことがある. 分子の中で原子軌道*あるいは混成軌道*のまま残っている軌道で, そこに収容されている電子対を非共有電子対*(孤立電子対)とよぶ.

非結合率 [unbinding percentage] ⇒タンパク結合率

pK_b [pK_b] ⇒塩基性度

PK/PD解析 [PK/PD analysis, pharmacokinetic/pharmacodynamic analysis] 医薬品の作用発現は, 投薬後に作用部位(酵素, 受容体, イオンチャネルなど)近傍に到達した薬物量(濃度)と, そこでの薬物作用発現過程の感受性に

より決定される．前者の過程は薬物動態学*(PK)により時間と薬物濃度の関係として，後者の過程は薬力学*(PD)により薬物濃度と薬物作用の関係として記述される．この時間と薬物作用との関係を薬物動態学と薬力学を統合して解析することを，PK/PD解析とよぶ．

PK/PD結合モデル [PK/PD modeling, pharmacokinetic/pharmacodynamic modeling] 薬物動態(PK)モデルによる血中濃度推移を薬力学*(PD)モデル中の作用部位濃度推移に変換したモデル．直接結合モデル(リンクモデル)と間接結合モデル(薬効コンパートメントモデル)に大別される．(⇌ 薬物動態学)

PKモニタリング [PK monitoring, pharmcokinetic monitoring] 薬物動態指標(PK指標)として生体試料中の薬物濃度(血液，唾液，尿など)をモニタリングすること．(⇌ PDモニタリング)

非言語的コミュニケーション [nonverbal communication] ⇌ コミュニケーション

飛行時間型質量分析計 [time-of-flight mass spectrometer] 略号TOF MS. 真空の分析管を通過するイオンの飛行時間の違いにより質量分離を行う装置．m/z (= 質量電荷比)が大きなイオンは飛行速度が遅いので飛行時間が長くなる．この現象を利用してイオンをm/zの違いによって分離する．m/zの大きなイオンも分離できる．マトリックス支援レーザー脱離イオン化*(MALDI)と組合わせ，MALDI-TOFとしてタンパク質など高分子化合物の分析に広く用いられている．

p53遺伝子 [p53 gene] 分子量53,000のタンパク質をコードする2番目に同定された癌抑制遺伝子*. 細胞の恒常性維持や細胞死(アポトーシス*)誘導に関与し，多くのヒト発癌に関与することが明らかにされている．

ピコスルファートナトリウム水和物 [sodium picosulfate hydrate] 瀉下薬*.

B細胞 [B cell] リンパ球*のうち，最終的に抗体*を産生する細胞に分化する細胞．抗原*を識別する受容体として細胞膜貫通型の抗体(B細胞受容体*)をもち，抗原によって特異的に活性化される．また，B細胞受容体を介して細胞内に取込んだタンパク質抗原は細胞内で処理され，同じ抗原に特異的なヘルパーT細胞*にMHC抗原*を介して提示される．

B細胞受容体 [B cell receptor] 略号BCR. B細胞*膜上にある抗原受容体．BCRは免疫グロブリン*そのものであり，B細胞が抗原刺激を受けて産生する免疫グロブリンが抗体*である．同一のB細胞から産生される抗体の抗原特異性*はBCRと同じである．

ビサコジル [bisacodyl] 浣腸薬*.

PG [PG, prostaglandin] = プロスタグランジン

PCR [PCR, polymerase chain reaction] = ポリメラーゼ連鎖反応

PCR-SSCP [PCR-SSCP, polymerase chain reaction-single strand conformation polymorphism] 熱変性させたDNAは塩基配列依存的に高次構造を形成するため，一塩基の違いでも構造が変化し，この差異を電気泳動上の泳動距離の差として検出する．遺伝子の変異や多型を検出することができるため，遺伝子診断に利用されている．

BCG [BCG, bacille de Calmette et Guérin] パスツール研究所でウシ型結核菌を230代継代培養し作製された結核に対する弱毒生ワクチン*. bacilli(桿菌)と作製者名 A. Calmette, C. Guérinの頭文字からBCGと略す．わが国では生後6カ月以内に接種が勧奨される．

PCT出願 [PCT application, Patent Cooperation Treaty Application] 特許協力条約(PCT)に基づく国際特許出願．外国特許出願する方法の一つ．あらかじめ一国(たとえば日本)にPCT出願すれば国際出願日が付与され，希望するPCT加盟国に優先日から30カ月以内に出願できる．これらの特許について最初の特許出願に基づく優先権を主張できる．

微視的 [microscopic] ⇌ 巨視的

ビシナル [vicinal] 隣接する炭素に結合した置換基(⇌ ジェミナル).

PCB [PCB, polychlorinated biphenyl] = ポリ塩化ビフェニル

比重 [specific gravity] ⇌ 密度

微絨毛 [microvillus, (pl.) microvilli] 細胞表面の小さな突起．細胞膜に包まれた突起の内部に20～30本の平行なミクロフィラメント*の束を芯としてもつ．小腸絨毛の上皮細胞や腎臓の近位尿細管細胞の内腔面にみられる．

微小管 [microtubule] 略号MT. 細胞骨格*の一つ．中空な管状で，直径は約25 nm, αおよびβチューブリン*が互い違いに結合したプロトフィラメント13本から成る．有糸分裂(⇌ 細胞分裂)時の染色体の移動，細胞内物質の移動，細胞小器官の配置などにかかわる．ア

クチンフィラメント*と同様に方向性がある．

微小管阻害薬［microtubule inhibitor］　細胞分裂に関与する微小管の機能不全を起こして細胞分裂を阻害する薬剤．微小管はチューブリンとよばれる管状のタンパク質で細胞周期*のM期に働く．微小管重合阻害薬（ビンカアルカロイド系：ビンブラスチン，ビンクリスチン，ビンデシン）は微小管の形成阻害により細胞分裂を阻害する．微小管脱重合阻害薬（タキソイド系：パクリタキセル，ドセタキセル）は微小管の重合状態を安定化して有糸分裂停止を導く．

非小細胞癌［non small cell carcinoma］⇒肺癌

非晶質 ＝ 無晶形

微小変化型ネフローゼ症候群　［minimal change nephrotic syndrome］略号MCNS．ネフローゼ症候群*の代表疾患ともいえる．小児の原発性のネフローゼ症候群の60〜85%，成人では15〜30%を占める．微小の意味は光顕的所見がないことより命名された．電顕的には糸球体上皮細胞の足突起の融合が認められる．何らかの抗原刺激によりT細胞などの免疫系細胞より出たサイトカインにより糸球体係蹄壁の透過性が亢進し，多量のタンパク尿*が出ると考えられている．多くは原因抗原が明確になっていない．NSAID（非ステロイド性抗炎症薬*），インターフェロン，ハチ刺傷などの原因が明確になっているものは続発性という．一般に，ステロイド治療によく反応し急速に改善するが，再発を繰返す難治性の症例では，ステロイドパルス療法*やシクロスポリンなどの免疫抑制薬*の適応にもなる．

微小粒子状物質［particulate matter, fine particles］略号PMまたは$PM_{2.5}$．大気中に浮遊する直径10μm以下の粒子（浮遊粒子状物質，SPM）のうち，粒子径2.5μm以下のもの．肺の奥まで到達し健康被害の原因となるため，環境基準が設定されつつある．

尾髄［coccygeal spinal cord］⇒脊髄

非水滴定［nonaqueous titration］　非常に弱い酸または塩基を対象とした非水溶媒中で行われる酸塩基滴定*．プロトンを出しやすい酸性溶媒中では塩基物質の塩基性が強まり，滴定により生成する塩の解離も低いので，pH飛躍*が得られ終点が検出される．酸性溶媒として酢酸が広く用いられ，弱塩基物質の滴定に過塩素酸の酢酸溶液が標準液として利用される．弱酸性物質の滴定には，N,N-ジメチルホルムアミド*などを溶媒とし，塩基標準液としてテトラメチルアンモニウムヒドロキシド液などが利用される．

ヒス束［bundle of His］⇒刺激伝導

ヒスタミン［histamine］　ヒスチジンよりL-芳香族アミノ酸デカルボキシラーゼ反応によって生成する．マスト細胞と好塩基球でおもに生成され，細胞内の顆粒に高濃度で貯留されており，IgE-抗原反応によって細胞から放出される．これらのヒスタミンはヒスタミンH_1受容体を介して即時型免疫反応に関与する．また，胃腸管のクロム親和性細胞で産生されるヒスタミンはヒスタミンH_2受容体を介して胃酸分泌に関与する（⇒ヒスタミン受容体）．さらに，ヒスタミンは神経伝達物質として中枢機能に関与する．

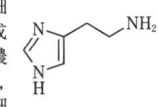

ヒスタミンH_1受容体［histamine H_1 receptor］⇒ヒスタミン受容体

ヒスタミンH_1受容体拮抗薬［histamine H_1 receptor antagonist］⇒抗ヒスタミン薬

ヒスタミンH_2受容体［histamine H_2 receptor］⇒ヒスタミン受容体

ヒスタミンH_2受容体遮断薬［histamine H_2 receptor blocker］＝H_2受容体遮断薬

ヒスタミン受容体［histamine receptor］　末梢ではオータコイド*（局所ホルモン）として，中枢では神経伝達物質としての生理的役割を担うヒスタミン*の受容体．平滑筋組織や中枢に広汎に存在して収縮反応や覚醒・動揺感に関与するヒスタミンH_1受容体，胃壁細胞に存在して胃酸分泌に関与するヒスタミンH_2受容体，神経に存在して神経伝達物質の遊離抑制に関与するH_3受容体，好酸球などの造血系細胞に存在して炎症発症に関与するH_4受容体の4種類のサブタイプに分類される．

ヒスタミン受容体拮抗薬［histamine receptor antagonist］＝抗ヒスタミン薬

ヒスチジン［histidine］略号His．必須アミノ酸*．脱炭酸されるとヒスタミン*が生成される．構造は付録IV参照．

ヒステリー［hysteria］⇒解離性障害

ヒステレシス［hysteresis］　PK/PD解析では，血中濃度（横軸）に対して薬効（縦軸）をプロットし，測定時間の順に点を結ぶことによって血中濃度と薬物効果との時間的ずれを表す曲線が示される．その曲線のパターンに基づいて，

作用部位が血液コンパートメントに含まれるか否かを判断する方法.

非ステロイド性抗炎症薬［nonsteroidal anti-inflammatory drug］ 略号 NSAID. ステロイドではない抗炎症薬すべてを含み, 疼痛, 発熱, 炎症の治療に用いられる. 非ステロイド性抗炎症薬には酸性および塩基性薬剤があり, また作用機序の面からシクロオキシゲナーゼ*(COX)非選択性および COX-2 選択性薬剤に分類される. 酸性抗炎症薬は COX 活性を阻害し, 解熱鎮痛抗炎症作用を示すが, 塩基性抗炎症薬は COX を阻害せず, 鎮痛作用は強いが抗炎症作用は弱い. COX は COX-1 と COX-2 に大別され, 前者は恒常的に発現しており, 胃腸粘膜の防御などに関与しているが, 後者の COX-2 は炎症などの病態時に誘導される. それゆえ, NSAID の抗炎症作用の大部分は COX-2 阻害に基づくものと考えられており, COX-2 を選択的に阻害する NSAID が創製されている. NSAID は抗炎症作用, 鎮痛作用, 解熱作用を示す反面, 副作用として消化管障害がみられる.

ヒストグラム［histogram］ 度数分布図ともいう. 横軸にデータを一定の区間に区切った階級をとり, 縦軸に区間に入るデータの度数を示したグラフ.

ビストリブチルスズオキシド［bistributyltin oxide］ 略号 TBTO. トリブチルスズオキシドともいう. 各種の水生生物の付着を効果的に防止するために船底塗料や漁網防汚剤として使用されていた有機スズ化合物の一種. 化審法*に基づき, 第一種特定化学物質に指定されている.

ヒストン［histone］ ⇒ クロマチン

ビスフェノール A［bisphenol A］ 略号 BPA. 4,4′-イソプロピリデンジフェノール. ポリカーボネート樹脂やエポキシ樹脂の原料モノマー. 17β-エストラジオールに類似した構造をもち, エストロゲン受容体を刺激しエストロゲン様作用を示すことから, 内分泌撹乱化学物質*とされる.

ビスホスホネート製剤［bisphosphonate preparation］ 骨粗鬆症治療薬*で, ピロリン酸類似の合成化合物（構造：付録Ⅶ）. 破骨細胞*の抑制により骨吸収*を抑制する. 骨吸収抑制薬のなかで最強の効果を示し, アレンドロン酸とリセドロン酸は骨粗鬆症治療の第一選択薬.

微生物［microorganism］ 肉眼で見ることができない小さな生物全般のこと. 細菌*, 真菌*, 寄生虫*・原虫*, ウイルス*などが含まれる.

非線形コンパートメントモデル［nonlinear compartment model］ ⇒ コンパートメントモデル

非線形最小二乗法［nonlinear least squares method］ モデル式のパラメーター推定において最小二乗法は重要な役割をもつ. 基本的には実測値と計算値の二乗和を最小にするパラメーターを推定値とする方法であるが, モデル式に従って, 線形と非線形の最小二乗法がある. 薬物動態解析ではモデル式が非線形関数であるため, 繰返し計算を伴う非線形最小二乗法が用いられる. 重みつき最小二乗法, ベイズ最小二乗法（⇒ベイジアン法）, 拡張最小二乗法も同様の手法を用いる.

比旋光度［specific rotation］ 一定の光路長および化合物濃度における旋光度*. 光学活性物質に固有の物性値. 比旋光度 $[\alpha]_x^t = 100\alpha/lc$ (t: 測定時の温度, x: 用いたスペクトルの特定の単色光の波長または名称, α: 偏光面を回転した角度, l: 測定に用いた測定管の長さ(mm), c: 日本薬局方では溶液 1 mL 中に存在する薬品のグラム数）で表す.

ヒ素［arsenic］ 無機ヒ素には五価(As^{5+}, 例：ヒ酸 H_3AsO_4)と三価(As^{3+}, 例：亜ヒ酸 H_3AsO_3)の化学形態があり, 毒性は三価の方が強い. ほかに, 有機ヒ素化合物としてメチルアルソン酸, ジメチルアルシン酸*などのメチル化体があり, 海藻（ひじきなど）にはアルセノベタインやアルセノ糖が含まれている. 無機ヒ素の慢性毒性（ヒ素中毒）として, 皮膚への色素沈着, 皮膚癌, 肺癌が報告されている. アルセノベタイン, アルセノ糖の毒性に関する報告はほとんどみられない.

脾臓［spleen］ 腹腔内に存在する二次リンパ器官*の一つ. 脾静脈は肝臓の門脈系に連結している. 血液中の異物や老化赤血球を食細胞*が貪食除去する赤脾随と, 血液中に侵入した抗原を捕捉して免疫応答を開始させる白脾随から成る.

脾臓辺縁帯［splenic marginal zone］ 単に辺縁体ともよばれる. 脾臓*には血液が詰まった赤脾(髄)とリンパ球が多く詰まった白脾(髄)の二つの領域があり, 白脾(髄)を取囲む組織を脾臓辺縁帯という. ここでマクロファージとリンパ球が出会うことから, 血液由来の抗原が脾臓リンパ球に提示される場と考えられている.

ヒ素試験法［limit tests for arsenic, arsenic limit test］ 医薬品中に混在するヒ素の限度試験*. 医薬品の純度試験*として，多くの医薬品原薬に適用され，日本薬局方の一般試験法に規定されている. 三酸化二ヒ素(As_2O_3)の限度として ppm で表す.

ヒ素中毒［arsenic poisoning］⇒ヒ素

ビソプロロールフマル酸塩［bisoprolol fumarate］ 降圧薬*. β受容体遮断薬*. $β_1$受容体選択性遮断薬である.

比濁分析［nephelometric analysis, nephelometry］ ネフェロメトリー，比ろう法ともいう. 懸濁液に光を当て，分散している粒子による光の散乱を入射光と直角の方向で測定して物質を定量する化学分析法. 光の吸収を測定する方法（濁り測定という）も利用されている.

ピタバスタチンカルシウム［pitavastatin calcium］ 脂質異常症治療薬*. HMG-CoA 還元酵素阻害薬*. 作用が強力で安全性が高い.

ビタミン A［vitamin A］ 化学名はレチノール. 抗夜盲症因子（⇒夜盲症）. 脂溶性ビタミン. 分子構造はβ-イオノン環と四つの二重結合をもつ側鎖から成り，さまざまな幾何異性体*が存在する. 全 *trans* 体の生理活性が最も強い. 動物体内で，植物成分であるプロビタミンA（⇒β-カロテン）から酵素変換により生成する. 体内でレチノールとレチナールの相互変換，レチナールからレチノイン酸への代謝変換が起こる. おもな生理機能は視覚調節（⇒ロドプシン），成長促進，生殖作用，上皮組織の機能維持，細胞増殖・分化調節など.

ビタミン B_1［vitamin B_1］ 化合物名はチアミン. 抗脚気因子. 水溶性ビタミン. 天然には3種類のビタミン B_1 リン酸エステルが存在するが，糖代謝，脂質代謝，アミノ酸代謝で補酵素*として関与するのはチアミン二リン酸（TPP）である. ビタミン B_1 欠乏症には脚気とウェルニッケ-コルサコフ症候群（脳症）があり，前者は末梢神経，後者は中枢神経の疾患である. ビタミン B_1 の神経組織における機能は，糖代謝酵素系における補酵素作用とは異なる機序によると考えられている.

ビタミン B_2［vitamin B_2］ 化合物名はリボフラビン. 水溶性ビタミン. フラビンモノヌクレオチド*（FMN）およびフラビンアデニンジヌクレオチド*（FAD）はその補酵素型（フラビン補酵素）であり，糖代謝系に関与する酸化還元酵素の補酵素*として働く. 生体内の酸化還元反応には一電子と二電子が関与する反応があるが，フラビン補酵素はそのいずれの反応にも関与する点において，酸化還元酵素の補酵素である NAD^+ や $NADP^+$ とは異なる. ビタミン B_2 欠乏症として口角炎や口唇の発赤などが知られている.

ビタミン B_6［vitamin B_6］ 化合物名はピリドキシン. 水溶性ビタミン. ピリドキシンを含めてピリドキサール，ピリドキサミン，およびそれぞれのリン酸エステル型（補酵素型）であるピリドキシン 5′-リン酸（PNP），ピリドキサール 5′-リン酸（PLP），ピリドキサミン 5′-リン酸（PMP）を総称してビタミン B_6 という場合もある. 生体内で実際に生理作用を発揮するのは PLP である. ビタミン B_6 はアミノ基転移酵素の補酵素*であり，ステロイドホルモン作用の調節にも関与する. ビタミン B_6 欠乏症として脂漏性皮膚炎，口角炎，舌炎などが知られている.

ビタミン B_{12}［vitamin B_{12}］ 化合物名はシアノコバラミン. 水溶性ビタミン. 抗悪性貧血因子. 分子構造中のコバルト（Co）にシアノ基（-CN）の代わりにヒドロキシ基（-OH）が結合したヒドロキソコバラミンや，水が結合したアクアコバラミンがある. 生体内では補酵素型であるメチルコバラミンあるいはアデノシルコバラミンに変換される. 前者は異性化，脱離，転位，還元などの反応を触媒する酵素の補酵素*であり，後者は C_1 単位（⇒葉酸）の代謝に関与する酵素の補酵素である.

ビタミン C［vitamin C］ 化学名はアスコルビン酸. 抗壊血病因子（⇒壊血病）. 水溶性ビタミン. γ-ラクトン環をもつ一種の糖誘導体. 強い抗酸化作用を示す. 酸化還元力はエンジオール基 -C(OH)=C(OH)- に起因する. 多くの動物はグルコースから生合成できるが，ヒトを含む霊長類，モルモット，コウモリ，魚類などは生合成できない. 酸化還元反応における電子供与体および電子受容体として働く. また，コラーゲン代謝，脂質代謝，カテコールアミン合成などにおけるヒドロキシ化反応に関与する.

ビタミン D［vitamin D］ 化合物名はカルシフェロール. 抗くる病因子（⇒骨軟化症）. 脂溶性ビタミン. 天然にはビタミン D_2（エルゴカルシフェロール）とビタミン D_3（コレカルシフェロール）がある. ビタミン D は肝臓と腎臓で連続的に代謝されて活性型に変わる. 活性型ビタミン D（1α, 25-ジヒドロキシビタミン D,

カルシトリオール)は，核内ビタミンD受容体(VDR)との結合→VDRとレチノイドX受容体(RXR)とのヘテロ二量体形成→染色体DNAのビタミンD応答配列(VDRE)への結合を経て標的遺伝子の発現を誘導する．おもな生理作用は小腸，腎臓，骨におけるカルシウム代謝調節作用であるが，これ以外にホルモン産生や細胞の増殖・分化などの調節作用がある．

ビタミンE [vitamin E] 化合物名はトコフェロール．抗不妊因子．脂溶性ビタミン．天然にはα-, β-, γ-, δ-トコフェロールとα-, β-, γ-, δ-トコトリエノールの8種類の同族体が存在し，α-トコフェロールの生理活性が最も強い．肝実質細胞中に存在するα-トコフェロール輸送タンパク質(α-TTP)により，α-トコフェロールのみが優先的に血流中へ移行し，組織に分布する．おもな生理作用は生体膜の酸化防止．欠乏症はまれ．

ビタミンH [vitamin H] = ビオチン

ビタミンK [vitamin K] 抗出血性ビタミン．脂溶性ビタミン．天然にはフィロキノン(ビタミンK_1)とメナキノン類がある．メナジオン(ビタミンK_3)はビタミンK活性をもつ化学合成品である．血液凝固因子II, VII, IX, X (=血液凝固)，プロテインC, S, Z，骨基質タンパク質であるオステオカルシン*やBGP，血管石灰化阻止因子MGPなどをグラ化する酵素γ-グルタミルカルボキシラーゼの補因子として働く．核内受容体SXRと結合し薬物代謝酵素*(CYP3A4)の発現を誘導する．

ビタミン含有保健薬 [over the counter drug containing vitamin] ⇒ ビタミン薬

ビタミン主薬製剤 [preparation mainly containing vitamin] ⇒ ビタミン薬

ビタミン薬 [drug containing vitamin] ビタミンを含む薬．ビタミン類を含有する一般用医薬品*をビタミン含有保健薬，有効成分としておもにビタミン類を含む製剤をビタミン主薬製剤とよぶ．

ビタリ・フリーマン反応 [Vitali-Freeman reaction] トロパンアルカロイド*(トロパ酸)の検出反応．抽出した検体に発煙硝酸を滴下し，蒸発乾固後，N,N-ジメチルホルムアミドに溶かしテトラエチルアンモニウムヒドロキシド試液を加えるとき，液は赤紫色～紫色を呈する．

P値 [P-value] 帰無仮説*が正しいと仮定したときに，得られた実験結果より極端な結果をとる確率．P値が5%より小さいならば，95%以上の確からしさをもってその要因間の違いが偶然に起こった違いではないと考えて対立仮説を採択する．

必須アミノ酸 [essential amino acid] 栄養学的実験から，食事による摂取が不可欠なアミノ酸．一方，体内で十分量を生合成でき摂取が不可欠でないアミノ酸を非必須アミノ酸という．ヒト成人ではロイシン，イソロイシン，トリプトファン，フェニルアラニン，バリン，メチオニン，トレオニン，リシン，ヒスチジンの9種が必須アミノ酸である．

必須脂肪酸 [essencial fatty acid] ⇒ 不飽和脂肪酸の合成

PTSD [PTSD, post-traumatic stress disorder] = 外傷後ストレス障害

PTH [PTH, parathyroid hormone] = 副甲状腺ホルモン

非定型抗精神病薬 [atypical antipsychotic] ドーパミンD_2受容体拮抗作用に加えてセロトニン5-HT_2受容体やドーパミンD_4受容体拮抗作用をもつことにより高い抗精神病作用をもち，錐体外路障害*，高プロラクチン血症，心血管系副作用も少ない．⇒ 定型抗精神病薬

PTC法 [PTC method] = エドマン分解法

PTP [PTP, press through package] 片面は内容が見える凸状のプラスチックフィルムで，これを押して破断できるアルミニウムフィルムとの間に封入された，錠剤やカプセル剤の包装．

PTBドメイン [PTB domain, phosphotyrosine binding domain] ⇒ ドメイン，アダプタータンパク質

PDモニタリング [PD monitoring, pharmacodynamic monitoring] 薬力学指標(PD指標)として薬物作用そのものや定量的測定が容易な生物学的指標，バイオマーカー*をモニタリングすること．(⇒ PKモニタリング)

P糖タンパク質 [P-glycoprotein] MDR1ともいう．ABC輸送体に属するタンパク質の一種．P糖タンパク質をコードするヒト遺伝子は*MDR1*(*ABCB1*)とよばれる．細胞内ドメインにATP結合領域(ABC)を2個もち，この加水分解エネルギーを利用して，構造上類似性のない多くの物質を基質として細胞外排出を行う．正常組織の腎近位尿細管，肝臓毛細胆管，小腸上皮細胞，脳と精巣の毛細血管内皮細胞などに存在し，薬物の生物学的利用能*や薬物の脳移行など組織への分布に影響を与える．(⇒ 一次

性能動輸送)

ヒト血清アルブミン [human serum albumin] 略号 HSA. 単に血清アルブミンともよぶ. 肝臓で合成されるアミノ酸 565 個から成る分子量 6 万 6 千の単純タンパク質である. 血漿中に最も豊富に存在した血漿総タンパク質の 50〜65% を占める. おもな機能は膠質浸透圧の維持, 内因性および外因性リガンドの輸送, 抗酸化作用, 酵素作用である. リガンド輸送能をもち, ビリルビン, 甲状腺ホルモン, 脂肪酸などの生体内物質や, 薬物の血液中での主要な輸送担体である. おもに酸性薬物が結合しやすく, 塩基性薬物は α_1-酸性糖タンパク質へ結合する. (⇒ 血漿タンパク質, アルブミン製剤)

ヒト絨毛性性腺刺激ホルモン [human chorionic gonadotropin] 略号 HCG. 胎盤性性腺刺激ホルモンともいう. 妊娠早期から胎盤絨毛表面の細胞より分泌され, 卵巣黄体を保持・刺激するため, 黄体ホルモン(⇒ プロゲステロン)の産生が高まる. 不妊症の治療, 二次性徴促進, 排卵誘発に使用.

人全血液 = 全血製剤

ヒト T 細胞白血病ウイルス [human T cell leukemia virus] 略号 HTLV. ヒト T リンパ好性ウイルスともいう. レトロウイルス*の一種. 1 型(HTLV-1)は, CD4 陽性の T 細胞に感染し, 成人 T 細胞白血病/リンパ腫*の病因ウイルスである. HTLV-1 のおもな感染経路は, 母乳を介する母子感染である. HTLV-1 キャリアは, わが国では, 沖縄, 九州, 四国といった西日本地域に多い.

ヒト T リンパ好性ウイルス [human T-lymphotropic virus] = ヒト T 細胞白血病ウイルス

ヒト白血球抗原 [human leukocyte antigen] 略号 HLA. ヒトの主要組織適合抗原 (MHC 抗原*)のこと. A, B, C, DP, DQ, DR の 6 種類あり, A, B, C はクラス I 抗原, DP, DQ, DR はクラス II 抗原である. 免疫応答を統御する中心的な分子群.

人免疫グロブリン [human normal immunoglobulin] 免疫グロブリン製剤*の一つ. 液状の筋肉内注射製剤.

ヒト免疫不全ウイルス [human immunodeficiency virus] ⇒ 後天性免疫不全症候群

ヒドララジン塩酸塩 [hydralazine hydrochloride] 降圧薬*.

ヒドリド [hydride] ⇒ テトラヒドリドアルミン酸リチウム

ヒドロキサム酸 [hydroxamic acid] カルボン酸のヒドロキシ基(-OH)をヒドロキシアミノ基(-NHOH)に置き換えた化合物の総称. カルボン酸アミドの窒素上の水素原子をヒドロキシ基に置き換えた N-ヒドロキシアミドに相当する.

ヒドロキシアパタイト [hydroxyapatite] 化学式 $Ca_{10}(OH)_2(PO_4)_6$. 骨や歯を構成するカルシウム塩の主成分である水酸化リン酸カルシウム. 有機質の大部分であるコラーゲン*に付着し, セメントの役目をして石灰化をもたらし, 強度を決定する.

ヒドロキシアミノ酸 [hydroxyamino acid] ⇒ アミノ酸

ヒドロキシ基 [hydroxy group] -OH で表される官能基. 水酸基とよぶのは不適切. (⇒ アルコール, アルコキシ基, ヒドロキシル基)

5-ヒドロキシトリプタミン [5-hydroxytryptamine, 5-HT] = セロトニン

ヒドロキシメチルグルタリル CoA [hydroxymethylglutaryl-CoA, HMG-CoA] ⇒ コレステロールの生合成

3-ヒドロキシ酪酸 [3-hydroxybutyric acid] ⇒ ケトン体

ヒドロキシルアミン [hydroxylamine] アンモニア分子(NH_3)の中の水素原子をヒドロキシ基で置換した化合物(NH_2OH). カルボニル化合物との反応で, 一般に結晶性のイミン誘導体であるオキシム*を生成する.

ヒドロキシル基 [hydroxyl group] ・OH で表される遊離基(ラジカル*). (⇒ ヒドロキシ基)

ヒドロキシルラジカル [hydroxyl radical] ⇒ 活性酸素

ヒドロクロロチアジド [hydrochlorothiazide] チアジド系利尿薬*. 高血圧症, 浮腫, 月経前緊張症に用いられる. また薬物による浮腫の軽減にも使用される.

ヒドロコルチゾン [hydrocortisone] コルチゾールともいう. 副腎皮質ホルモン(内因性ステロイド). 効果は弱い. ヒトでは主要な糖質コルチコイド*. 糖, 脂質, アミノ酸, タンパク質の各代謝系に対してインスリン*と拮抗的な異化作用を示す. 抗炎症作用や免疫抑制作用を示す.

ヒドロペルオキシダーゼ [hydroperoxidase] $H_2O_2 + AH_2 \rightarrow 2H_2O + A$ の反応を触媒する, ヘム*を補欠分子(→ 補酵素)とする酵素. 動物, 植物, 微生物に広く存在する. 脂肪酸シクロオキシゲナーゼ反応ではプロスタグランジンGからプロスタグランジンHを合成する反応を触媒する. (→ シクロオキシゲナーゼ)

ヒドロホウ素化 [hydroboration] アルケンへのボラン(BH_3)またはアルキルボランの付加. 生成物のアルキルボランは, 酸化反応によりアルコールを与える有用な合成中間体である. アルケンのHX型化合物の付加反応では, 多くの場合Xの方がアルキル置換基の数の多い方へ付加するマルコウニコフ則*に従う位置選択性を示すが, ヒドロホウ素化はそれとは逆の位置選択性を示す. したがって, 通常の付加と相補的な合成法となるので有用である. また, ヒドロホウ素化は立体特異的(シン付加*)である.

ヒドロラーゼ [hydrolase] → 酵素の分類

皮内注射 [intracutaneous injection, intradermal injection, intra-skin injetion] 略号i. c. 真皮内に薬液を注入する方法. ツベルクリン反応*検査など, 薬に対する反応性をみるために汎用されている. (→ 注射投与)

ピナコール-ピナコロン転位 [pinacol-pinacolone rearrangement] 酸触媒存在下, 1,2-ジオールの一方のヒドロキシ基の脱離反応によりカルボカチオン*を生じ, もう一方のヒドロキシ基が結合する炭素上の置換基が転位するとともに, ケトンが生成する反応.

B-2細胞 [B-2 cell] → B-1細胞

非ニュートン流動 [non-Newtonian flow] ニュートンの粘性法則によれば, 流体のずれ速度はせん断応力に比例する(→ ニュートン流動)が, この法則に従わない流動のこと. このうち, せん断応力の増加につれてずれ速度が一定値に近づく流動をダイラタント流動, ある応力以下では流動せず, その値以上で流れ始める流動を塑性流動, 応力の増加につれてずれ速度が急激に増加する流動をチキソトロピー流動とよぶ. (→ 降伏値)

ビニル基 [vinyl group] $CH_2=CH-$で示される置換基の慣用名. IUPAC命名法*ではエテニル基.

非ヌクレオシド系逆転写酵素阻害薬 [non-nucleoside analog reverse transcriptase inhibitor] → 逆転写酵素阻害薬

比熱 [specific heat] → 熱容量

微熱 [slight fever] 37.2℃前後の体温は微熱とよばれ, 貧血, 甲状腺機能亢進症, 生理周期の高温期などでみられる.

比熱容量 [specific heat capacity] → 熱容量

比粘度 [specific viscosity] → 粘度

ピノサイトーシス [pinocytosis] → エンドサイトーシス

ビノレルビン酒石酸塩 [vinorelbine ditartrate] 抗腫瘍薬*. 微小管阻害薬*.

被曝線量 [exposed dose] 人体が電離放射線*にさらされたときの量を表す用語. 放射線管理の目的では, 通常, 全身の被曝線量を実効線量*〔単位: シーベルト*(Sv)〕として表す.

批判的吟味 [critical appraisal] 具体的な情報において, その結果を導く際に影響する要因(バイアス*や偶然)の有無を適切に評価したうえで, その研究結果がどれだけ信頼できるか(内的妥当性*), どれだけ他の場合に応用できるか(外的妥当性*)を評価する.

PPI(1) [PPI, proton pump inhibitor] = プロトンポンプ阻害薬

PPI(2) [PPI, prepulse inhibition] 音や光などによる外界からの強い刺激に対する驚愕反応は, その直前に単独では驚愕反応を示さない弱い刺激を与えることによって減弱する. この現象をPPIとよび, 外界からの感覚情報入力に対する反応を抑制する脳内ゲーティング機能(感覚運動情報制御機能)を反映していると考えられている. 統合失調症*や強迫性障害*などではPPIが低下しており, 情報入力の処理機能の異常がこれらの疾患の発症にかかわっている.

PPARα [PPARα, peroxisome proliferator-activated receptorα] ペルオキシソーム増殖因子活性化受容体αの略称. 核内受容体PPARαは遊離脂肪酸などを内因性リガンドとして活性化され, 脂肪酸*のβ酸化を促進する遺伝子発現を調節することで, 血中トリグリセリド(トリアシルグリセロール*)の低下をひき起こす. フィブラート系薬の作用機序として重要である.

PPARγ [PPARγ, peroxisome proliferator-activated receptorγ] ペルオキシソーム増殖因子活性化受容体γの略称. 核内受容体型転写因子の一つ. おもに前駆脂肪細胞から小型脂肪細胞への分化誘導と糖・脂質代謝の制御を担う. 脂肪細胞からのアディポネクチン*産生促進とTNF-α(→ 腫瘍壊死因子)産生低下によりイン

スリン感受性を亢進させる.

PPN [PPN, peripheral parenteral nutrition] ＝末梢静脈栄養法

PBL [PBL, problem-based learning] 問題解決型学習ともいう. 小グループ単位の能動的学習方法で, 患者症例などの課題に対する討議と自己学習から成る. 問題解決能力, 討論・発表能力, 協調性などの習得に有効. チューター(教員)が加わるため PBL チュートリアルともいわれる.

BBB [BBB, blood brain barrier] ＝血液脳関門

非標識イムノアッセイ [nonlabeled immunoassay] 抗原, 抗体のいずれにも標識を施さず, 免疫複合体*の生成量を反応液の濁度から求めるイムノアッセイ*. 免疫比濁法*が代表例である. 標識を行うイムノアッセイに比べて感度は劣るが, 均一法*であるため操作が簡便で, 臨床検査*に適している.

皮膚 [skin] 重量と表面積が一番大きい器官. おもに二つの組織層から構成されている. 外側の薄い部分は表皮*とよばれる上皮組織で, その下にある結合組織は真皮*とよばれる. 真皮の表層は皮下層組織で, 脂肪の貯蔵場所として機能する皮下組織と皮膚とを結びつけている. 皮膚のおもな機能は, 1) 物理的摩擦, 細菌の侵入, 脱水, 紫外線などからの防御作用, 2) 表面から汗の蒸散や皮膚内の血流による体温調節作用, 3) 感覚神経末端や感覚器官による温度, 触覚, 圧, 痛みなどの刺激の感知, 4) 汗腺*からの塩分, 有機物質, 水分などの分泌, 5) ランゲルハンス細胞による免疫応答, 6) 紫外線曝露によるビタミンDの活性化など.

皮膚炎 [dermatitis] ＝湿疹

皮膚筋炎 [dermatomyositis] 自己免疫疾患*の一つで, 炎症性病変が皮膚や筋肉に出現する. 皮膚症状としてヘリオトロープ疹(両上眼瞼の暗紫色皮疹), 肘や膝にゴトロン丘疹(関節の伸側に出現するピンク色〜暗紫色の隆起)が出現し, 筋炎症状として体幹や四肢の筋, 咽頭筋などに筋痛・筋力低下が出現する. 間質性肺炎, 悪性腫瘍などが合併する.

皮膚真菌症 [cutaneous mycosis] 真菌症は感染部位により表在性真菌症と深在性真菌症に大別される. 前者の病巣は皮膚の表層や口腔, 膣に限局する. このなかで皮膚糸状菌により皮膚の表層, 爪や毛髪に生じる場合を皮膚真菌症という.

皮膚粘膜眼症候群 [mucocutaneous-ocular syndrome, mucocutaneoоular syndrome] 口腔粘膜, 眼粘膜, ぶどう膜, 外陰部粘膜, 皮膚に滲出性炎症性病変を生じる症候群. ベーチェット病*, スティーブンス・ジョンソン症候群*, ライター病などが含まれる.

非プロトン性極性溶媒 [aprotic polar solvent] 極性が高いが, 正に分極した水素(酸性プロトン)をもたない溶媒. アセトン*, ジメチルスルホキシド*, N,N-ジメチルホルムアミド*, アセトニトリル(CH_3CN)などが代表的な例. 多くの有機化合物, 金属イオンを溶解できる. カチオンが非プロトン性極性溶媒によって溶媒和*される一方, そのアニオンが溶媒和を受けずにカチオンから遠ざかるため, アニオンの反応性が増大する. そのため求核置換反応*の溶媒として汎用される.

鼻閉 [rhinostenosis, rhinocleisis, nasal obstruction] 鼻詰まりによる鼻呼吸が困難な状態. 鼻炎*, 副鼻腔炎*などの炎症, 奇形, 外傷, 腫瘍, 結石などの異物などの原因による.

非ペプチド性医薬品 [nonpeptidic medicine] 生物学的等価性*を勘案して, 一部のアミド結合を他の結合様式に置き換えた医薬品. ペプチド性医薬品は低い経口吸収性が問題で, 生体内で不安定な場合もある. 例として降圧薬のカプトプリルや HIV プロテアーゼ阻害薬のインジナビルがあげられる.

ピペラシリンナトリウム [piperacillin sodium] 略号 PI-PC. ペニシリン系抗生物質*. 緑膿菌にも抗菌スペクトル*が拡大した半合成注射用薬剤.

比放射能 [specific radioactivity] 単位質量または単位物質量当たりの放射能.

ヒポクラテス [Hippocrates] B.C. 470〜B.C. 399頃 "医学の父"とよばれる古代ギリシャの哲学者. 医療と宗教を切り離し, 疾病を自然現象として捉え, 科学的な医学を提唱した. 医師の倫理規範"ヒポクラテスの誓い*"で知られる.

ヒポクラテスの誓い [Hippocratic Oath] 古代ギリシャ時代の医師ヒポクラテスがつくったとされる医師の倫理規範の基本で, 医師の心得として医療に携わる者の戒めの意味でいわれている. 患者を診る医師にとって自分が最善と思う治療を施すことが医師の務めとしていたが, 現代では患者の気持ちなどに配慮しない独善的な考え方ともいわれている.

非ホジキンリンパ腫 [non-Hodgkin lymphoma]　略号 NHL. 悪性リンパ腫*のうち，ホジキンリンパ腫*以外のものをいう．大きくB細胞腫瘍とT細胞・NK細胞腫瘍に分けられる．病理組織学的な分類の代表的なものに，びまん性大細胞型B細胞リンパ腫，沪胞性リンパ腫，バーキットリンパ腫/白血病などがあり，わが国ではびまん性大細胞型B細胞リンパ腫が多い．治療は，放射線療法や化学療法が行われ，標準的に行われる化学療法の一つに，CHOP療法*やリツキシマブ療法がある．

ビホナゾール [bifonazole]　アゾール系抗真菌薬*（イミダゾール系）．白癬，皮膚カンジダ症，癜風の治療に用いる．

飛沫感染 [droplet infection]　患者の咳やくしゃみ，あるいは気道の吸引などによって飛散する体液の粒子（飛沫）に混在している病原体が，他人の粘膜に付着することで感染すること．

非麻薬性鎮痛薬 [non-narcotic analgesic]　非ステロイド性抗炎症薬*，解熱鎮痛薬*，麻薬拮抗性鎮痛薬，トラマドールなどがある．一方，麻薬拮抗性鎮痛薬やトラマドールはオピオイド*であり，モルヒネ様の鎮痛や依存を示す．ペンタゾシンとブプレノルフィンは第二種向精神薬として規制されている．(→麻薬性鎮痛薬)

肥満 [obesity]　一般には体内の貯蔵脂肪が著しく増加し体重が増えた状態をいう．簡便な判定法として身長と体重からBMI*を求め，25以上を肥満と判定する．しかし体重の増加は筋肉の増加や水分の増加でも起こるので，正確には脂肪組織の量を測定し判定する必要がある．肥満は糖尿病や高血圧などの生活習慣病*のリスク要因である．肥満の原因は高カロリー食の摂取や運動不足だけではなく，遺伝的な要因も考えられる．

肥満細胞 [mast cell]　→白血球

非メバロン酸経路 [non-mevalonate pathway]　メバロン酸*を経由しないでテルペノイド*が生合成される経路．2-C-メチル-D-エリトリトール4-リン酸(MEP)が経路特異的中間体であることからMEP経路ともよぶ．これに対しメバロン酸を経由するものをメバロン酸経路*という．植物においては，細胞質にメバロン酸経路に関与する酵素群が，色素体（葉緑体*）にMEP経路の酵素群が局在化している．

ピモベンダン [pimobendan]　Ca^{2+}感受性増強作用とホスホジエステラーゼ阻害作用の二つの機序で心収縮力を増強させる．前者のCa^{2+}感受性増強作用とは，心筋細胞内の収縮タンパク質に作用し，低濃度のCa^{2+}でも高いCa^{2+}濃度のときと同じような筋収縮を発生させることである．そのためCa^{2+}感受性増強薬ともよばれる．

ビャクジュツ（白朮）[atractylodes rhizome]　オケラまたはオオバナオケラ（キク科）の根茎．主要成分はセスキテルペン*などの精油成分（アトラクチロン*）．芳香性健胃，利尿，鎮静作用があり，漢方では特に水毒*による症状の主治を中心に応用される．(→ソウジュツ)

百日咳 [whooping cough, pertussis]　グラム陰性桿菌（→グラム陰性菌，桿菌）の百日咳菌による呼吸器感染症．発症機序は未解明．特有の痙攣性の咳発作を特徴とする．予防ワクチンは三種混合ワクチンの中に含まれている．治療はマクロライド系抗生物質*で行う．咳止めは使用しない．

ヒヤリハット　医療過誤*には至らなかったもので，当事者が心理的に"ヒヤリ"としたり，"ハッと"したりした事例のこと．看護分野で特に浸透しているが，国内の造語であり，国際的には通用しないので，インシデント*という用語を使用する方が望ましい．

比誘電率 [relative permittivity]　→誘電率

BUN [BUN, blood urea nitrogen]　＝尿素窒素

ヒュッケル則 [Hückel rule]　→芳香族性

ヒューマンエラー [human error]　人間が犯す過誤のことで，人為ミスともよばれる．特に，安全工学や人間工学では，事故原因となる作業員や医療提供者の過失をさす．

比容 [specific volume]　→密度

病院 [hospital]　病人を診察，治療する施設．医療法*では20人以上の患者を入院させるための設備を備えるものをいい，無床もしくは19人以下の患者を入院させるための施設をもつものは診療所という．

病院薬剤師 [hospital pharmacist]　病院や診療所で勤務する薬剤師．薬局薬剤師*の対比として使われる．

病期 [stage]　ステージともいう．病気の進行の程度を数段階に分類し示すもの．おもに癌の進行の程度をさす．

病気 [illness]　医療は疾病*を治療するだけでなく，"病気"すなわち"病める人"を治すものだ，としばしばいわれる．このように病気とは疾病よりも主観的・心理的な面を重視し

病原性大腸菌 [pathogenic *Escherichia coli*] ヒトに対する病原性をもつ大腸菌の総称．ベロ毒素を産生し溶血性尿毒症症候群*(HUS)の原因となる腸管出血性大腸菌，腸管に作用して生体異常反応をひき起こす毒素であるエンテロトキシンを産生する毒素原性大腸菌のほか，腸管凝集付着性大腸菌，腸管組織侵入性大腸菌，腸管病原性大腸菌の5種に分類される．

病原体 [etiologic agent, pathogen] ⇒ 感染症

費用効果分析 [cost-effectiveness analysis] 略号 CEA．経済評価分析法の一つ．医薬品の経済評価分析では，薬物治療を実施した後の医療に及ぼした影響(アウトカム)と，薬物療法の実施に使用された費用(コスト)とを定量的に比較・分析する．このとき，アウトカムとして医学的効果指標を用いる．効果指標には血圧値，血糖値などの中間的指標と，生存年数，延命日数などの最終的指標がある．比較には比(コスト/アウトカム)を用いる．(⇒ 増分費用効果比)

費用効用分析 [cost-utility analysis] 略号 CUA．経済評価分析法の一つ．経済評価ではアウトカム*と，費用(コスト)とを定量的に比較・分析する．このとき，アウトカムとして生活の質(QOL*)を考慮し，生存年を効用値で調整した質調整生存年(QALY*)を用いる．QALYを用いることにより，適応が異なる薬物治療間での経済評価も可能となる．費用効果分析*に含まれる場合もある．

費用最小化分析 [cost-minimization analysis] 略号 CMA．経済評価分析法の一つ．経済評価ではアウトカム*と，費用(コスト)とを定量的に比較・分析する．このとき何らかの臨床的エビデンスによりアウトカムがまったく同じことが証明される場合，費用のみを比較する．この分析法では費用の最も少ない治療案(代替案)が選択される．(⇒ 費用効果分析)

氷酢酸 [glacial acetic acid] 食酢の酸成分である酢酸のうち特に高純度(98%以上)のものをいう．冬季に氷のように凍ることから氷酢酸とよばれる．

病識 [insight, insight into disease, self-understanding] 患者自身が病的な状態であることを認識している状態をいう．病的な状態であるにもかかわらず病的な状態を認めないときに病識がないと否定で使用することが多い．(⇒ 薬識)

被用者保険 職域保険ともいう．健康保険法によって規定される医療保険の制度．企業などの勤務者や公務員，教師などが加入する医療保険の仕組みで，企業もしくは同種の企業の連合体が保険を運営する保険者となって運営され，組合健保，共済制度，協会けんぽ，船員保険に大別される．(⇒ 国民健康保険)

標準圧力 [standard pressure] ⇒ 標準状態

標準エンタルピー [standard enthalpy] ⇒ エンタルピー

標準化学ポテンシャル [standard chemical potential] ⇒ 化学ポテンシャル

標準起電力 [standard electromotive force] ⇒ 起電力

標準凝固点 [normal freezing point] ⇒ 凝固

標準誤差 [standard error] ⇒ 標準偏差

標準酸化還元電位 [standard redox potential, standard oxidation-reduction potential] = 標準電極電位

標準試薬 [standard reagent] 容量分析用標準液(⇒ 滴定)の標定*に用いる基準となる物質．日本工業規格(JIS)で定められている容量分析用標準物質を用いている．安定な固体純物質であり，一次標準物質として用いられる．

標準状態 [standard state] 物質が純粋な状態で1 bar (=10^5 Pa)下，特定の温度にある状態．特に1 barを標準圧力という．物理変化や化学変化は状態により異なる熱力学量を示すので，基準となる条件を標準状態として示している．

標準水素電極 [standard hydrogen electrode, SHE, normal hydrogen electrode, NHE] ⇒ 水素電極，参照電極

標準生成ギブズエネルギー [standard Gibbs energy of formation] ⇒ 生成ギブズエネルギー

標準電位 [standard potential] = 標準電極電位

標準添加法 [standard addition method] 共存物質により測定が妨害される場合，同量の試料3個以上に濃度の異なる標準物質を加えて

測定を行い，回帰線を作成して試料濃度を求める方法．分光分析やクロマトグラフィーの定量に用いられる．(⇒ 絶対検量線法，内標準法)

標準電極電位 [standard electrode potential, normal electrode potential] 標準酸化還元電位，あるいは単に標準電位ともよぶ．標準水素電極(SHE)に対する物質の標準状態での還元電位のこと(⇒ 水素電極)．Pt|H_2(1 bar)|H^+(a=1)||M^{n+}|M という電池を構成し，SHE を基準にして電池の起電力*を測定することにより得られる．物質の酸化力，還元力の目安として利用できる．pH 7 の標準状態で測定した標準電極電位を生物学的標準電位ということがある．

標準湯液 [standard decoction] エキス製剤の品質を確保する目的で標準的な煎じ条件で調製された煎剤．医療用漢方エキス製剤は，つねに標準湯剤の指標成分含量の 70％以上を確保することが要求されている．

標準物質 [reference material, standard reference material] 略号 RM または SRM．測定装置の校正や分析法の信頼性を検証するために定められた，均一で確定された特性(組成や物性)をもつ物質．その特性について，認証を行う団体により発行された認証書が付いた標準物質を認証標準物質という．

標準沸点 [normal boiling point] ⇒ 沸点

標準偏差 [standard deviation] 母集団*の分布の広がり(無限回数の測定値のばらつき*)のこと．通常，母集団から無作為に n 個の標本を取出したと考え，母集団の標準偏差の推定値(標本標準偏差)を標準偏差 σ として用いる．n 個の標本平均の分布の標準偏差(=$\sigma/\sqrt{n}$)を標準誤差とよぶ．測定値のばらつきが大きいほど標準偏差および標準誤差は大きくなる．(⇒ 変動係数)

標準模擬患者 [standardized patient] = 模擬患者

標準モルエントロピー [standard molar entropy] 記号 $S^⦵$ で表す．1 bar の標準状態において，通常 25 ℃，物質 1 mol 当たりのエントロピー*として定義される．$S^⦵$ は絶対零度からのエントロピーの温度依存性と相転移に要する転移エントロピーを加算して求める．エントロピーの温度依存性は

$$\int \frac{C_{p,m}}{T} dT \quad (C_{p,m} は定圧熱容量)$$

により，25 ℃までに相転移がある場合には転移エントロピーの項 $\Delta_{trans}S = \Delta_{trans}H/T_{trans}$ ($\Delta_{trans}H$ は転移エンタルピー，T_{trans} は転移温度)を加える．(⇒ 熱力学第三法則)

標準融点 [normal melting point] ⇒ 融点，凝固

表証 [exterior pattern/syndrome] ⇒ 表裏【2】

病勢 [disease condition, the state of a disease] 症状の程度と病変の進行具合を意味する．病勢コントロール率とは完全奏功(CR)＋部分奏功(PR)＋安定(SD)を合わせた患者の割合であり癌コントロール率を示す．

標定 [standardization] 容量分析用標準液(⇒ 滴定)として調製した溶液の濃度を正確に求める滴定操作．ファクターを求めることである．標準試薬*の一定量を量り，標準液で滴定し，消費した標準液の体積から化学量論的な計算によりファクターが求められる．適当な標準試薬がない場合は，ファクターがあらかじめ求められている別の標準液を二次標準として標定が行われる．また，標定は標準液の力価の測定としても表される．

標的指向 = ターゲティング

標的指向 DDS [targeting DDS] 薬物の体内動態，特に分布過程を制御し，標的作用部位に選択的に送達することによって，効果の増強と副作用の軽減を実現することをめざした薬物送達システム*(DDS)．癌化学療法や，最近では遺伝子治療において，重要な役割を果たす．

標的分子 [target molecule] スクリーニングの標的となる生体高分子のことをいう．創薬(特にゲノム創薬*)の第一歩は標的分子を決めることである．標的分子は疾患に関連した遺伝子やヒトゲノム情報に由来することが多い．物質としてみれば標的分子は酵素や受容体，イオンチャネル，トランスポーターなど，ほとんどタンパク質であるが一部の抗癌剤のように核酸に直接作用する薬剤もある．ゲノム情報などから見いだされた標的分子候補は，正しい標的であるか否かを検証(ターゲットバリデーション*)した後，スクリーニングの標的として採用される．標的分子の決定は創薬の最も難しい工程であり，その後の成否を左右する．

表皮 [epidermis] 皮膚*外側の上皮組織．大部分は角化細胞(ケラチン細胞)で形成され，多層化して角化重層扁平上皮を形成している．外側から順に角質層，淡明層(透明層ともいう)，顆粒層，有棘層，基底層の 5 層から成り，最下層にある真皮と結合している．基底層は増殖細

胞層で，ここで増殖した細胞は角化の過程を経て表面に押し上げられ，垢となって脱落する．表皮には色素を産生するメラニン細胞*，免疫応答に関与するランゲルハンス細胞*，触覚に関与するメルケル細胞*が存在する．

表皮増殖因子 = 上皮増殖因子

費用便益分析 [cost-benefit analysis] 略号CBA．経済評価分析法の一つ．経済評価ではアウトカム*と，費用(コスト)とを定量的に比較・分析する．このとき，アウトカム(健康状態の変化など)をすべて金銭単位に置き換え，そのアウトカムから費用を引いた純便益を用いて比較する．代表的な便益測定法としては，アンケートによる自発的支払意思額調査によるものがある．

標本誤差 [sampling error] 標本調査では調査対象を無作為に抽出するため，どの対象が選ばれるかは偶然によって左右される．このとき生じる，標本調査の結果と母集団の値(真の値)との差のこと．正規分布を示し，標本数を増やせば小さくなる．

病名告知 = 告知

表 面 [surface] ⇨ 界面

表面過剰ギブズエネルギー [surface excess Gibbs energy] ⇨ 表面張力

表面活性 = 界面活性

表面活性剤 = 界面活性剤

表面張力 [surface tension] 固体や液体の表面では分子間凝集力により表面にある分子を内部に引き込む力が働く．この力のこと．エネルギーの観点からみれば，表面にある分子は内部の分子よりも高いエネルギーをもち，不安定で，内部に移動しようとしたり，外部にある分子を結合しようとしたりする．この過剰なエネルギーを表面過剰ギブズエネルギーといい，表面張力と同じ数値をもつ．(⇨ 界面張力)

表面プラズモン共鳴法 [surface plasmon resonance] 略号SPR．金属膜に固定化した分子と溶液中の分子との間の相互作用を解析する手法．金などの金属膜表面に特定の入射角度で光を当てると，エバネッセント光*と自由電子との相互作用(表面プラズモン共鳴)が起こる．膜表面で固定化した分子が他の分子と結合するとこの角度(共鳴角度)にも変化が生じることを利用し，分子間相互作用を検出する．タンパク質-リガンド間の相互作用などをリアルタイムに解析することができる．

表面麻酔 [topical anesthesia] ⇨ 局所麻酔

病薬連携 [coordination with hospital and community pharmacy] 病院と薬局が患者に関する診療情報などを共有し，患者の治療の円滑化を図ること．過去の薬歴*，病歴や処方データ，検査値を共有することで，薬剤師による適切な服薬指導*が期待できる．

表 裏 [exterior and interior] 【1】表は人体の体表．皮膚，肌肉，筋肉，経絡，関節，頭，項背，鼻，咽喉，気管など．裏は胃腸系や臓腑，血脈，骨髄など体内深部をさす．【2】病証上の分類で，病が体表にあり比較的浅い病変を表，病が胃腸から他の臓腑に及び，深く重い病変を裏とする．病や症候が表にあるときを表証，裏(胃腸系)に及ぶときを裏証という．(⇨ 証，随証治療)

ヒヨスチアミン [hyoscyamine] ロートコン*，ベラドンナコン*に含まれるトロパンアルカロイド*．オルニチンを生合成前駆体とする．通常はl体で，ラセミ体がアトロピン*である．副交感神経遮断作用をもつ．

日和見感染 [opportunistic infection] 通常健康な人には感染を起こさない毒力の弱い菌が，免疫力の低下している易感染患者*に対してときに感染すること．日和見感染は医療関連感染*(院内感染)対策の重要な課題である．

日和見感染症 [opportunistic infection, opportunistic infectious disease] 日和見感染*によってひき起こされる感染症*のこと．特に抗生物質耐性菌*の医療関連感染*が問題になることが多く，緑膿菌，セラチア，プロテウス，クレブシエラなどの常在菌に加え，メチシリン耐性黄色ブドウ球菌*(MRSA)，バンコマイシン耐性腸球菌*(VRE)などが問題となる．

開いた質問 [open-ended question, open question] 開かれた質問，開放型質問ともいう．発問によって答える側が比較的自由で広範な回答の機会を得られる質問形式のこと．相手の要求を把握しやすいという利点がある．(⇨ 閉じた質問)

ビラジカル [biradical] ⇨ 酸素

ピラジナミド [pyrazinamide] 抗結核薬*(殺菌的)．脂肪酸合成阻害．リファンピシン，イソニアジドとの併用により再発率低下．副作用は高尿酸血症など．

ピラノース [pyranose] アルドース(⇨ 単糖)がとる環状ヘミアセタール構造のうち，ピラン様の六員環エーテル構造をもつ糖．フラン様の五員環エーテル構造をもつ糖はフラノース

とよぶ．溶液中ではほとんど環状ヘミアセタール (⇌ アセタール) として存在する．

びらん [erosion, sore] 表皮や粘膜の局所的な浅い組織欠損．消化管では粘膜に限局され粘膜筋板までにとまる組織欠損のことであり，それより深部に及ぶと潰瘍*とよぶ．さまざまな有害刺激により組織が壊死，剥落した結果生じる．

ビリオン [virion] ⇌ ウイルスの構造

ピリジン [pyridine] 化学式 C_5H_5N．ベンゼンの炭素原子 1 個を窒素原子に置き換えた芳香族性*の複素環式化合物*．塩基性をもつが脂肪族アミン類に比べると弱い．

ピリドキサール 5′-リン酸 [pyridoxal 5′-phosphate, PLP] ⇌ ビタミン B_6

ピリドキシン [pyridoxine] = ビタミン B_6

ピリドキシン塩酸塩 [pyridoxine hydrochloride] ビタミン B_6 製剤．

ピリドスチグミン臭化物 [pyridostigmine bromide] 重症筋無力症治療薬*．緩徐，持続的に作用するコリンエステラーゼ阻害薬*で，経口薬として重症筋無力症の治療に用いられる．半減期は 3.3 時間と短い．

ピリドンカルボン酸 [pyridone carboxylic acid] ⇌ ニューキノロン系抗菌薬

ピリミジン [pyrimidine] 化学式 $C_4H_4N_2$．ベンゼンの 1,3 位の炭素原子 2 個を窒素原子に置き換えた塩基性かつ芳香族性*の複素環式化合物*．核酸*塩基の中心骨格でもある．

ピリミジン塩基 [pyrimidine base] 窒素を含む塩基性の六員環の化合物 (構造：付録VI)．DNA に含まれるピリミジン塩基はシトシン*とチミン*であり，RNA に含まれるピリミジン塩基はシトシン*とウラシル*である．

ピリミジン二量体 [pyrimidine dimer] ⇌ チミン二量体

ビリルビン [bilirubin] 血液に含まれる黄色い色素で，赤血球中のヘモグロビン*からつくられる．黄疸*がでる前に肝機能障害や胆管障害の有無や程度がわかる．

非臨床試験 [nonclinical test, non-clinical test] 新薬開発時，臨床試験*施行以前あるいは同時に，臨床での有効性・安全性を保証するための科学的データを得る目的で，動物や培養細胞など，ヒトの個体を用いずに行う試験．薬理試験 (薬効薬理試験*と安全性薬理試験*)，毒性試験*，薬物動態試験*から成る．広義には薬物の分析法や安定性試験などの物理化学的試験も含まれる．前臨床試験とよばれることもあるが，臨床試験中に新たに見いだされた問題を検討するなど臨床試験開始後に行われる場合もあるため，非臨床試験の用語の方がふさわしい．安全性試験に関しては信頼性を保証するため実施規範である GLP*に従う．

ピル [pill] = 経口避妊薬

ピルジカイニド塩酸塩水和物 [pilsicainide hydrochloride hydrate] 抗不整脈薬*．ナトリウムチャネル遮断薬*．Vaughan Williams 分類*でのクラス Ic 群に属する薬物．

ピルビン酸 [pyruvic acid] 化学式 $CH_3COCOOH$．解糖系で生じる重要な化合物．アセチル CoA*に変換されてクエン酸回路*に入り，乳酸に還元される．アルコール発酵*に利用されるなど，さまざまな代謝を受ける．(⇌ 嫌気的)

ピルビン酸デヒドロゲナーゼ複合体 [pyruvate dehydrogenase complex] ミトコンドリア*のマトリックスに存在し，3 種類の異なる酵素と，チアミン二リン酸，リポ酸など五種類の補酵素*から成る酵素複合体．解糖*系で生じたピルビン酸からアセチル CoA，NADH，CO_2 を生じる反応を触媒する．(⇌ クエン酸回路)

ビルレントファージ [virulent phage] ⇌ 溶原性ファージ

比例計数管 [proportional counter] ⇌ サーベイメーター

ピレスロイド [pyrethroid] ピレトロイドともいう．キク科のシロバナムシヨケギク (除虫菊) の頭花に含まれる殺虫成分の総称．変形モノテルペン*に有機酸がエステル結合した構造をもつ．

ピレノキシン [pirenoxine] 白内障治療薬*．

ピレンゼピン塩酸塩水和物 [pirenzepine hydrochloride hydrate] 消化性潰瘍治療薬*．ムスカリン M_1 受容体の選択的遮断薬．胃酸分泌における M_1 受容体の意義については必ずしも確定的ではないが，胃痛などの副作用が弱い胃酸分泌抑制薬*として使用される．

鼻漏 [rhinorrhea, nasal discharge, nasal flow] 鼻腔からの分泌物の総称．おもに鼻粘膜，鼻腺から分泌される．漿液性 (水様性) のものと粘液性のものがあり，漿液性のものはアレルギー性鼻炎*や急性鼻炎の早期にみられる．

ピロカルピン塩酸塩 [pilocarpine hydrochloride] コリン作動薬*. おもにムスカリン様作用を示し, ニコチン様作用はほとんどない.

ピロリ菌 ＝ヘリコバクター・ピロリ

ピロール [pyrrole] 化学式 C_4H_5N で表される五員環の芳香族性*の複素環式化合物*(構造: 付録Ⅲ). 窒素原子がもつ非共有電子対*は環全体に非局在化しているため, 窒素原子をもつものの塩基性は示さない.

ビンカアルカロイド [vinca alkaloid] ⇌ 微小管阻害薬

ビンクリスチン [vincristine] 略号 VCR. ニチニチソウ*に含まれるインドールアルカロイド*. 抗腫瘍活性があり, 硫酸塩は白血病, 悪性リンパ腫, 小児腫瘍などに使用され, ビンドリン部の Na 置換基はホルミル基である(⇌ 抗腫瘍薬, 微小管阻害薬).

貧 血 [anemia] 末梢血のヘモグロビン濃度*または赤血球数*が正常より減少した状態. 通常は, ヘモグロビン濃度が最もよい指標となる. 末梢血のヘモグロビン濃度, ヘマトクリット*値, 赤血球数を用いて計算された平均赤血球容積*(MCV)と平均赤血球ヘモグロビン濃度(MCHC)から, 小球性低色素性貧血, 正球性正色素性貧血, 大球性正色素性貧血に分類することができ, 貧血の鑑別に有用である. 貧血の原因として鉄欠乏性貧血*が最も多い. 血液疾患以外の基礎疾患(癌, リウマチ疾患, 寄生虫疾患, 心臓病, 肺疾患, 腎臓病, 肝臓病など)に伴って起こる貧血を続発性貧血(二次性貧血)という.

ヒンジ領域 [hinge region] ⇌ 免疫グロブリン

頻度因子 [frequency factor] ⇌ アレニウス式

頻 尿 [frequent urination, pollakiuria] 1日8回以上, 夜間3回以上の排尿. 原因は膀胱容量減少(膀胱腫瘍など), 尿産生増加(糖尿病*, 尿崩症*など), 残尿増加(前立腺肥大症*など), 過活動性膀胱, 膀胱刺激症状(膀胱炎, 尿道炎, 尿管結石など), 心理要因による神経性頻尿など. (⇌ 排尿障害)

ビンブラスチン [vinblastine] 略号 VLB. ニチニチソウ*に含まれるインドールアルカロイド*. 抗腫瘍活性があり, 硫酸塩は悪性リンパ腫, 絨毛性疾患, 再発または難治性の胚細胞腫瘍などに使用され, ビンドリン部の Na 置換基はメチル基である(⇌ 抗腫瘍薬, 微小管阻害薬).

頻 脈 [tachycardia, frequent pulse] 脈拍数が成人で $100\ min^{-1}$ 以上を頻脈という. 運動負荷, 発熱, 貧血, 心不全, 甲状腺機能亢進症などが原因である. 正常脈拍数は成人で $65\sim 85\ min^{-1}$ である. 乳幼児では $120\ min^{-1}$ と多く加齢に伴い減少する. 高齢者では $60\ min^{-1}$ 以下になることも多い.

頻脈性不整脈 [tachyarrhythmia] 脈拍数 $100\ min^{-1}$ 以上の不整脈*をいい, 自動能異常やリエントリー*などで発生する. 運動などによる洞性頻脈は, 無処置で様子をみる. その他の不整脈で血圧低下や脱力などの症状を示すものは, 抗不整脈薬などの治療を行う.

ファーウェスタン法 [far-western blotting] = ウェストウェスタン法

ファクター [factor]　モル濃度係数ともいう．調製した標準液のモル濃度と表示されたモル濃度とのずれの度合いを表したもの．記号 f で表す．標準液の正確な濃度は，表示濃度×f で表される．ファクターは標定*により求められる．

ファゴサイトーシス = 貪食

ファゴソーム [phagosome]　食胞ともいう．細菌やウイルスなどの粒子が食細胞*の細胞膜に結合した後，膜がくびれ込み融合して生じる，細胞膜が粒子を取囲んだ空胞．ファゴソームはリソソーム*と融合してファゴリソソームを形成する．ファゴリソソームの中で細菌やウイルスは殺され，消化される．

ファゴリソソーム [phagolysozome] → ファゴソーム

ファージ [phage] = バクテリオファージ

ファージディスプレイ法 [phage display method]　目的のタンパク質や DNA に結合するタンパク質を，バクテリオファージ*を用いて検索する方法のこと．標的となるタンパク質を固相化しておき，多くのタンパク質を発現できるファージベクターに組込んだ遺伝子ライブラリー*のなかから，目的のタンパク質を発現するファージを選び出す方法．この手法を改良して，多種類の抗体可変部遺伝子を組込んだバクテリオファージから特異的な抗体遺伝子を探索する手法が応用例として知られている．

Fas（ファス）[Fas]　さまざまな細胞表面膜上に発現している TNF（腫瘍壊死因子*）受容体ファミリータンパク質．Fas に結合する因子を Fas リガンドとよぶ．Fas リガンドが Fas に結合するとアポトーシス*が誘導される．

Fas（ファス）**リガンド** [Fas ligand] → Fas（ファス）

ファドロゾール塩酸塩水和物 [fadrozole hydrochloride hydrate]　抗腫瘍薬*．アロマターゼ阻害薬*．

ファーマコキネティクス = 薬物動態学

ファーマコビジランス [pharmacovigilance]　市販後医薬品安全性監視ともいう．フランスで 1973 年に医薬品安全性関連システムに対して用いられた安全対策への監視システムのこと．現代では，前臨床試験，臨床試験から市販後調査まで総合的，相対的に調査，評価される．

ファーマコフォア [pharmacophore]　酵素や受容体と物理化学的に相互作用するのに必要な生理活性化合物中の官能基群（ファーマコフォア要素）が化合物の標的である酵素や受容体と三次元的かつ特異的に相互配置しているという概念．ファーマコフォア要素には疎水基，水素結合受容基/供与基，イオン結合可能基などがある．この概念は医薬品の分子設計に利用されている．（→ コア構造）

ファーマシューティカルケア [pharmaceutical care]　1988 年，C. D. Hepler により提言された言葉．"患者の QOL*を向上させる，確実な結果を目的とした責任ある薬物治療の提供"と位置づけられており，薬剤師業務の中心に患者の利益をおいて，薬剤師の行動を見直す行動哲学として体系づけようとする考え方である．薬物療法を施す際の薬剤師の姿勢・行動，関与，関心，倫理，機能，知識・責務，技能に焦点を当てるものである．

ファモチジン [famotidine]　消化性潰瘍治療薬*．H_2 受容体遮断薬*．

ファヤンス法 [Fajans' method]　硝酸銀標準液でハロゲン化物イオンを定量する沈殿滴定*．当量点*を過ぎてハロゲン化銀の沈殿表面に過剰分の銀イオンが吸着すると，その表面に指示薬（フルオレセインなど）の陰イオンが吸着して変色し終点となる．この指示薬*を吸着指示薬とよぶ．（→ フォルハルト法）

ファラデー定数［Faraday constant］　記号 F で表す．電子 1 mol がもつ電気量の絶対値で，$F = 9.6485 \times 10^4 \mathrm{C\,mol^{-1}}$ である．

ファルネソール［farnesol］　セスキテルペン*の生合成前駆体であるファルネシルピロリン酸から生合成される鎖状セスキテルペンアルコール．バラの精油に含まれ，香料として用いられる．

ファロペネムナトリウム［faropenem sodium］　略号 FRPM．ペネム系抗生物質*．経口用．ペニシリン耐性肺炎球菌に有効．

ファンデルワールス状態方程式［van der Walls equation of state］　実在気体の状態方程式の一つ．理想気体の状態方程式*は，大気圧下，かつ室温付近ではほぼすべての実在気体に適用できるが，高圧や低温条件下の実在気体では成立しない．そこで，理想気体の状態方程式の圧力項に分子間力の大きさ，体積項に気体分子の体積に関する補正項（排除体積）を加えて補正したものがファンデルワールスの状態方程式

$$\left[p + a\left(\frac{n}{V}\right)^2\right](V - nb) = nRT$$

である．ファンデルワールス定数 a, b は分子に固有の値で，実験的に求めることができる．

ファンデルワールス半径［van der Waals radius］⇒ 原子半径

ファンデルワールス力［van der Walls force］　分子間相互作用*のうち，双極子*間の相互作用を総称してファンデルワールス相互作用とよぶことがあり，その源となるのがファンデルワールス力である．狭義には分散力のことをさし，無極性分子間に働く引力的相互作用である．分子のファンデルワールス半径（⇒ 原子半径）以内に他の分子が侵入しようとすると，パウリの排他原理*に基づく電子間の大きな反発が生じる．この反発力も含めてファンデルワールス力とすることもある．

ファントホッフの式［van't Hoff equation］　平衡定数の温度依存性を示す式．微分形では，

$$\frac{d\ln K}{dT} = \frac{\Delta H}{RT^2}$$

で示され，積分形では $\ln K = -\Delta H/RT +$ 定数で示される．$\ln K$ を $1/T$ に対してプロットすると，傾きが $-\Delta H/R$ の直線を与える．発熱反応（$\Delta H<0$）では傾きは正，吸熱反応（$\Delta H>0$）では負になる．発熱反応では温度を上げると K が減少し，逆に吸熱反応では K が増大し，外からの変化を打ち消す方向に平衡が移動するというルシャトリエの原理*が成立していることがわかる．ファントホッフの浸透圧の法則も単にファントホッフの式とよばれることがあり，注意が必要（⇒ 浸透圧）．

VAS［VAS, visual analog scale］＝ 視覚的アナログスケール

VLDL［VLDL, very low-density lipoprotein］＝ 超低密度リポタンパク質

VOC［VOC, volatile organic compound］＝ 揮発性有機化合物

VC［VC, vital capacity］＝ 肺活量

フィックの拡散法則［Fick's law of diffusion］　濃度の高い部分と低い部分が接しているとき，濃度勾配に比例して，高濃度側から低濃度側に分子が移動する．この法則をフィックの第一法則という．第一法則から濃縮速度に関する第二法則を導くことができる．第二法則は拡散方程式ともよばれる．（⇒ 拡散）

フィッシャー直接確率法［Fisher exact probability test］　標本数が少ない場合に，二つのカテゴリーに分類されたデータの差の検定のために，有意確率を直接求めて分析に用いる統計学的な検定法．2 行×2 列のクロス集計表（分割表）から独立性を検定する手法で，組合わせを直接計算して確率を求めるのが特徴である．

フィッシャー投影式［Fischer projection］　不斉炭素の絶対立体配置を平面で表現するために考案された構造式．左右方向の結合は中心炭

フィッシャー
投影式

素より（紙面の）表側に，また上下方向の結合は（紙面の）裏側に出ていることを意味する．不斉炭素が複数あるときは，おのおのの炭素について同様の位置関係が成り立つが，投影式と分子全体の実際の立体配座*は異なる．

フィッシャー比［Fischer ratio］　分枝アミノ酸（バリン，ロイシン，イソロイシン）/芳香族アミノ酸（チロシン，フェニルアラニン）のモル比．正常では 3〜4 だが，肝性脳症*では 1 以下に低下する．肝臓で代謝できず血中に増加したアンモニアは，筋肉や脳でグルタミン酸からグルタミンに代謝される際に処理されるが，そ

の際に分枝アミノ酸が消費される．相対的に余った芳香族アミノ酸は，通常肝臓でのみ利用できるが，肝不全時は代謝できず血中に増加する．

フィトナジオン [phytonadione] ビタミンK_1製剤．血液凝固促進薬*．

フィードバック制御(ホルモンの) [feedback control] 下位に位置するホルモン*の濃度が一定以上になると，そのホルモンの分泌を制御している上位のホルモンの産生や分泌が抑えられること．逆に低濃度の場合に，上位ホルモンの産生や分泌の抑制が弱まり，再び下位のホルモン産生が行われるようになることもさす．一般的にホルモンではこのような制御が階層的に行われる．

フィードバック阻害 [feedback inhibition] 代謝経路の最終産物が，その上流の特定の酵素を阻害して全体の反応を制御すること．最終産物阻害ともいう．物質代謝における不必要な過剰生産を迅速に抑えるための仕組みである．阻害を受ける酵素はアロステリック酵素*で，経路の最終産物がアロステリックエフェクターとなる．(→アロステリック効果)

フィナステリド [finasteride] 黄体形成ホルモン放出ホルモン作動薬*．テストステロン5α-レダクターゼ阻害作用をもち，前立腺肥大症や男性型脱毛症の進行遅延の目的に用いられる．

V_2受容体 [V_2 receptor] →抗利尿ホルモン
VB法 [VB method] = 原子価結合法
フィブリノーゲン [fibrinogen] 略号FIB．線維素原(繊維素原とも書く)．血液凝固第I因子．(→血液凝固)

フィブリン [fibrin] 線維素(繊維素とも書く)ともいう．血液凝固系の最終産物．(→血液凝固, 線溶系)

フィブリン血栓 [fibrin thrombus] →血栓
フィブリン糊製剤 [fibrin glue] →血液凝固促進薬

フィブロネクチン [fibronectin] 細胞外マトリックス*を構成する接着タンパク質の一つ．血液中にも$0.2〜0.4\ mg\ mL^{-1}$程度存在する．分子量22〜25万の類似したサブユニットの二量体．分子内にコラーゲン*，ヘパリン*，フィブリン*，および細胞と結合する部位を含み，細胞と細胞外マトリックスを連結する．細胞側の受容体はインテグリン*ファミリーの細胞接着分子*である．

V_{max} [V_{max}] →ミカエリス・メンテンの式
フィルグラスチム(遺伝子組換え) [filgrastim (genetical recombination)] 造血薬*．G-CSF製剤．

フィルムコーティング [film coating] →コーティング

フィロキノン [phylloquinone] →ビタミンK

フィンガープリント法 [fingerprinting method] 通常，DNAあるいはタンパク質の配列の違いを分析する方法．ある種の酵素で試料を分解したときに生じる産物を電気泳動*などにより展開分離し，その分離パターンを分析する．DNAフィンガープリント法は，親子の鑑別に利用されている(→DNA鑑定)．また，タンパク質を試料として異常ヘモグロビンの置換アミノ酸の検出に利用された．

風疹 [rubella] 風疹ウイルスによる発疹性熱性疾患である．麻疹*より症状が軽く"三日はしか"ともよぶ．妊婦の感染は胎児に先天性風疹症候群を起こすことがある．

フェイススケール [face scale] 痛みが"ない"から"耐えられない"まで徐々に変化する人間の表情を5〜10段階で示し，患者が痛みを表現している表情を選択する痛みの客観的評価法．理解力の乏しい患者や小児に適している．(→視覚的アナログスケール)

富栄養化 [eutrophication] 湖沼や海域などの閉鎖性水域において栄養塩類が増加し，植物性プランクトンが異常増殖して生物生存量が多い状態になること．富栄養化の制限因子は窒素とリンであり，汚染源はおもに生活排水，工場排水，農業排水である．富栄養化が進むと，河川や湖沼ではアオコ，海域では赤潮*が発生し，水棲生物への影響，水利用に悪影響を及ぼす．

フェイルセーフ [fail-safe] 安全管理体制の整備を行ううえで，人は必ず誤操作を行うことを考慮し，その誤操作が重大な事故につながらないよう体制を整備しておく必要がある．たとえば，錠剤棚の医薬品を薬効で分類することにより，誤操作が発生しても極端に薬効の異なる医薬品を選択することを防ぐことになる．

フェオホルビド [pheophorbide] フェオホルビドAともいう．クロロフィル*の分解産物の一つ．アワビ類の中腸腺や野菜の古漬などに含まれており，光過敏性皮膚炎を起こす．癌

フェキソフェナジン塩酸塩 [fexofenadine hydrochloride] 抗アレルギー薬*.ケミカルメディエーター遊離抑制薬.抗ヒスタミン薬*.

フェニトイン [phenytoin] ジフェニルヒダントインともいう.ヒダントイン系抗てんかん薬(→抗てんかん薬*).発射活動が最大まで進展するのを抑え,痙攣の拡大を抑制する.また,痙攣抑制用量では鎮静作用をほとんど示さない.動物実験では電撃痙攣を特異的に抑制する.

フェニトロチオン [fenitrothion] 低毒性の有機リン系殺虫剤*で,害虫体内で脱硫化反応を受けて活性化し,アセチルコリンエステラーゼ*を阻害する.ヒトや動物に対する毒性も,この酵素の阻害による.

フェニルアラニン [phenylalanine] 略号 Phe.必須アミノ酸*.構造は付録Ⅳ参照.

フェニルイソチオシアネート [phenylisothiocyanate, PITC] → エドマン分解法

フェニル基 [phenyl group] → アリール基

フェニルプロパノイド [phenylpropanoid] C_6-C_3 単位を分子内にもつ化合物群の総称.シキミ酸経路*により生合成されるプリフェン酸から生成するフェニルアラニン,チロシンなどのアミノ酸がおもな生合成前駆体となる.ケイ皮酸,カフェ酸,フェルラ酸などが代表的なものとしてあげられる.リグナン*はフェニルプロパノイドの二量体であり,リグニン*はフェニルプロパノイドの多重縮合体である.

フェネチルアミン [phenethylamine] ベンゼン環に炭素原子が2個直鎖状に結合し,末端に窒素原子が結合した化合物の総称.生体内にはチロシンから生成するチラミン*,L-ドパ(レボドパ)から生成するドーパミン*などが存在する.

フェノチアジン系抗精神病薬 [phenothiazinic antipsychotic] 高力価抗精神病薬の一種.α_1, D_2, H_1, 5-HT_2 および M 受容体遮断作用がある.統合失調症*の陽性症状に有効であるが錐体外路障害*が出やすい.鎮静薬,制吐薬としての用途もある.(→定型抗精神病薬)

フェノテロール臭化水素酸塩 [fenoterol hydrobromide] β_2 受容体刺激薬*.気管支拡張薬*.

フェノバルビタール [phenobarbital] 長時間型のバルビツール酸系催眠薬*.鎮静・催眠以外にも,全般発作*やてんかん重積症治療に用いられる.

フェノフィブラート [fenofibrate] フィブラート系(構造:付録Ⅶ)の脂質異常症治療薬*.核内受容体 PPAR α を刺激し,主として高トリグリセリド血症(→脂質異常症)を改善する.

フェノール [phenol] 化学式 C_6H_5OH (構造:付録Ⅱ).和名は石炭酸.消毒剤として日本薬局方に記載されている一方,フェノール樹脂,医薬品,染料の原料としても汎用される.

フェノール試薬 [phenol reagent] → ローリー法

プエラリン [puerarin] → カッコン

フェリチン [ferritin] → 貯蔵タンパク質

フェーリング反応 [Fehling's reaction] 還元糖など遊離アルデヒド基を含む医薬品やα-ケトール基を含むステロイド類の確認試験*に用いられる.フェーリング試液(酒石酸ナトリウムカリウムの水酸化ナトリウム水溶液と硫酸銅水溶液の等量混合液)がアルデヒド基により還元されて赤色の酸化銅(Ⅰ)の沈殿を生じる反応である.

フェレー径 [Feret diameter] → 粒子径

フェレドキシン [ferredoxin] 鉄-硫黄クラスター*を含む可溶性低分子タンパク質の総称.植物の葉緑体*中での電子伝達に関与するものが代表的.

フェロジピン [felodipine] 降圧薬*.カルシウム拮抗薬*.

フェンシクリジン [phencyclidine] 麻酔薬.覚せい後の妄想や突発的な暴力などのためヒトへの使用は禁止された.幻覚薬*としての乱用が問題となっている.

フェンタニルクエン酸塩 [fentanyl citrate] 麻薬性鎮痛薬*.

フェントラミンメシル酸塩 [phentolamine mesilate] 褐色細胞腫用 α 遮断薬.α 受容体遮断薬*.褐色細胞腫の手術前・手術中の血圧調整および褐色細胞腫の診断に用いる.

フェントン反応 [Fenton reaction] → 過酸化水素

不応期 [refractory period] → 絶対不応期

フォーカスチャーティング［focus charting］看護師が看護記録に記載する患者の経過記録の一つの方法．1981年米国で誕生したコラム形式の系統的な記録方法である．問題となる患者の出来事を記すフォーカス欄，経過記録欄〔DAR：Dはデータ（フォーカスを支持するもの），Aはアクション（自分が行ったこと），Rはレスポンス（患者の反応）〕，記載者名欄がある．（→ POS）

フォトダイオードアレイ検出器［photodiode array detector］略号PDA．光量を電流に変換するフォトダイオードを受光面に数百～数千個並べた構造をもつ検出器で，紫外可視吸光度測定法*などに用いられる．透過光を分光後，各波長の光を一斉に検出できることから，瞬時にスペクトルを得ることができる．

フォトルミネセンス［photoluminescence］→ 発光

フォールディング［folding］折りたたみともいう．ポリペプチド鎖がほどけた状態から固有の立体構造と機能をもったタンパク質へと折りたたまれる現象．理想的な条件下では自発的に起こるが，細胞内ではシャペロン*とよばれるタンパク質の介助を受けて進行する．

フォルハルト法［Volhard method］鉄（Ⅲ）イオンを指示薬とし，チオシアン酸塩標準液で銀イオンを定量する沈殿滴定*．ハロゲン化物イオンやチオシアン酸イオンの間接的な定量法でもある．赤色のチオシアン酸鉄（Ⅲ）錯体生成を終点とする．（→ ファヤンス法）

フォレストプロット［forest plot］メタアナリシス*を総括して示す図で，個々の試験結果の相対危険度*やオッズ比（＝オッズ）を95％信頼区間*とともに示し，統合した結果の点推定値と95％信頼区間が示される．

フォローアップ試験［follow up study］→ 安全性薬理試験

フォンヴィルブランド因子［von Willebrand factor］略号vWF．血漿中や血管内皮組織に存在し，血小板の粘着・凝集をつかさどる多量体構造をもつ巨大糖タンパク質である．vWFは血中で血液凝固第Ⅷ因子を結合しており，Ⅷ因子活性保持機能をもつ．（→ フォンヴィルブランド病，紫斑病）

フォンヴィルブランド病［von Willebrand disease］略号vWD．フォンヴィルブランド因子*の先天的な量的，質的異常により，皮膚，粘膜の出血傾向を主徴とする疾患．血小板数は正常であるが，血小板の粘着能が低下するため，出血傾向を示す．量的低下のⅠ型，質的異常のⅡ型，完全欠損のⅢ型があり，Ⅲ型とⅡ型の一部を除き，ほとんどが常染色体優性遺伝である．

不可逆過程［irreversible process］→ 可逆過程

不可逆的阻害［irreversible inhibition］酵素との不可逆的相互作用を介してその酵素活性を抑制すること．化学的に不安定な代謝中間体が代謝酵素のアポタンパク質や補欠分子族と共有結合することにより起こる．阻害は新たな酵素が生合成されるまで持続する．

不確定性原理［uncertainty principle］ハイゼンベルクの不確定性原理ともいう．電子のようなミクロな対象では，位置と運動量（あるいはエネルギーと時間）を同時には決められないという原理．波動性と粒子性を併せもつ結果生じる．このため，電子の存在確率は電子雲で表される．

不活化ワクチン［inactivated vaccine］病原体の不活化体または抗原をアジュバント*と共に投与することで，感染防御能を高めるためのワクチン．安全性が高い反面，体液性免疫*の強化が主作用となり，効果を発揮する期間も限定的なため，複数回の投与が必要となることが多い．（→ ワクチン療法）

負荷投与量 ＝ 負荷量

付加反応［addition reaction］不飽和結合が開裂して，それぞれの端が別の原子または原子団と新たな単結合を生成する反応．出発物質と試薬中のすべての原子が生成物中に含まれる．（→ 求電子付加反応，求核付加反応）

負荷量［loading dose］略号LD．負荷投与量または初回負荷量ともいう．分布容積*が大きい薬物などを連続投与すると，血中薬物濃度*が定常状態に達するまでに長い時間がかかる．そこで投与開始時に，速やかに定常状態を得るために，維持量*よりも多い量を投与することがある．このときの投与量を負荷量という．分布容積を基に決定される．

不拮抗阻害 ＝ 不競合阻害

不競合阻害［uncompetitive inhibition］不拮抗阻害ともいう．阻害剤*分子が遊離の酵素*とは結合せず，酵素・基質複合体とのみ可逆的に結合することにより起こる阻害．阻害剤の添加によりK_m，V_{max}ともに低下（→ ミカエリス・メンテンの式），ラインウィーバー・バークのプロットでは元の直線と平行な直線が得ら

負 極［negative electrode］⇌ 化学電池, アノード

不均一系［heterogeneous system］⇌ 均一系

不均一法［heterogeneous assay］ 非均一法, 不均一系測定法ともいう. イムノアッセイ*のうち, B/F 分離*を含む方法. 現在利用されているイムノアッセイの大半は不均一法である. 均一法*に比べて操作が煩雑ではあるが, より高い感度が得られる.

腹腔循環［splanchnic circulation, visceral circulation］ 腹(部)大動脈から動脈の分枝により栄養される腹部臓器の循環で, 全身の血液量の約 3 割を占める. 下行大動脈(⇌ 体循環)は横隔膜を境に腹腔に入ると腹腔にある組織や臓器に対してさまざまな重要な分枝を出して栄養している. 主要な分枝として腹腔動脈(分岐しておもに肝臓, 胃, 脾臓, 膵臓に分布), 上腸管膜動脈, 下腸管膜動脈などがある. これらはその後, 同名の静脈となり, それらが集合して門脈となり肝臓*に流入する(一部は下大静脈に流入する).

腹腔内投与［intraperitoneal administration］ 略号 i. p. 腹腔内に薬物などを投与し, 周囲の臓器(おもに消化管)の血管から薬物を吸収させる投与方法. 動物実験では, 静脈内投与のつぎに薬物の吸収効率がよい投与方法のため汎用される. 吸収された薬物は肝臓での初回通過効果*を受けることに留意しなければならない.

副睾丸炎 ＝ 精巣上体炎

副交感神経系［parasympathetic nervous system］ 交感神経系*と共に自律神経系*を構成する神経系. 頭部副交感神経と仙部副交感神経に分けられる. 頭部副交感神経は, 脳神経*のうち, 動眼・顔面・舌咽・迷走神経に含まれ, 節前ニューロンの細胞体は脳神経核(自律神経の起始核)にある. 仙部副交感神経の節前ニューロンの細胞体は仙髄側角にある. 副交感神経の節前線維は, 支配する効果器の近傍の神経節または臓器の内部で節後ニューロンにシナプス結合する. 節前線維と節後ニューロン間の伝達物質はアセチルコリン*であり, ニコチン受容体*と結合し, 節後ニューロンを興奮させる. 節後神経終末の伝達物質もアセチルコリンであるが, 効果器にあるムスカリン受容体*を介して作用を発揮する.

副交感神経興奮薬［parasympathomimetic drug］ 副交感神経作動薬, 副交感神経刺激薬, 副交感神経作用薬ともいう. 副交感神経興奮時と同様の効果をひき起こす薬物. 副交感神経系は安静時や睡眠時に優位となり, エネルギーを蓄える方向(同化作用)へ働く. 副交感神経系に作用する薬物は, 副交感神経興奮薬と副交感神経を抑制したときと類似の効果を示す副交感神経抑制薬(抗コリン薬*)に大別される. 副交感神経興奮薬は, アセチルコリン受容体*に結合して直接効果器の興奮を起こす直接型副交感神経興奮薬と, シナプス間隙でのアセチルコリンの分解を阻害し, アセチルコリン濃度を高めて間接的に効果器の興奮を起こすコリンエステラーゼ阻害薬*(間接型副交感神経興奮薬)に分類される.

副交感神経遮断薬［parasymphatholytic drug］＝ 抗コリン薬

複合経路［complex biosynthetic pathway, mixed pathway］ 天然有機化合物は必ずしも単一の経路のみで生合成されるとは限らない. 複数の生合成経路で生合成される場合, その経路を複合経路とよぶ. フラボノイド*はシキミ酸経路*と酢酸-マロン酸経路*の複合経路, トロパンアルカロイド*はアミノ酸経路*と酢酸-マロン酸経路, モノテルペンインドールアルカロイドはアミノ酸経路とイソプレノイド経路(⇌ メバロン酸経路)の複合経路で生合成される.

複合脂質［compound lipid］⇌ 脂質

副甲状腺［parathyroid gland］ 上皮小体ともいう. 甲状腺*の後ろ側にくっついて, 一般的には左右の葉に 2 個ずつの計 4 個存在する. 主細胞からは副甲状腺ホルモン*が分泌される.

副甲状腺機能亢進症［hyperparathyroidism］ 慢性的な副甲状腺ホルモン*の過剰状態にある疾患. 副甲状腺*の腺腫などによる副甲状腺ホルモンの過剰分泌が原因で起こる原発性と, 慢性腎不全などで起こる低カルシウム血症*による代償的な副甲状腺ホルモンの分泌亢進が原因の続発性に分けられる. 原発性では高カルシウム血症*となり, 消化器症状が現れ尿路結石*なども起こる.

副甲状腺機能低下症［hypoparathyroidism］ 副甲状腺ホルモン*の分泌低下や反応性低下により低カルシウム血症*や高リン血症*となる病態. 副甲状腺ホルモンの分泌が低下する特発性, 続発性と, 受容体の異常などにより反応性が低

副甲状腺ホルモン［parathyroid hormone］略号 PTH．パラトルモンともいう．副甲状腺*の主細胞で合成，分泌される 84 個のアミノ酸から成るペプチドホルモン*．血中カルシウム濃度の低下によって合成や分泌が亢進される．骨や腎に作用し，血中カルシウム濃度を上昇させる．

複合タンパク質［conjugated protein］アミノ酸以外の成分を含むタンパク質．タンパク質に共通の構成成分はアミノ酸だが，ほかに糖，脂質，金属，核酸などを含む場合も多い．一方，アミノ酸だけから構成されるものを単純タンパク質とよぶ．

複合電解質輸液［composite electrolyte infusion］数種類の電解質を含む輸液*．電解質組成による浸透圧により等張性電解質輸液(細胞外液補充液*)と低張性電解質輸液(維持液*など)に分けられる．

複合糖質［complex carbohydrate, glycoconjugate］⇒ 糖

複合反応［complex reaction, composite reaction］複数の素反応*から成る反応．一般の反応はほとんど複合反応である．逐次反応*(連続反応)，並発反応*(平行反応，競争反応)や可逆反応*などがある．いくつかの素反応のうちある段階の反応速度*が遅い場合，この段階の速さが全体の反応の速さを決めることになる．この段階を律速段階*とよぶ．

副作用［side effect］医薬品の作用のうち，治療目的に合う作用を主作用，治療目的に合わないものを副作用という．治療目的によって副作用は異なり，不都合な作用とは限らない．WHO*は不都合な作用に対して有害反応*という用語を推奨している．

副作用・感染症報告制度　医薬品の市販後における安全対策の一つとして実施されている制度．医薬品・医療機器等安全性情報報告制度*，企業報告制度，WHO 国際医薬品モニタリング制度がある．

副作用被害者救済制度［relief services for adverse health effects］医薬品を適正に使用したにもかかわらず発生した副作用により，重篤な健康被害を受けた患者の迅速な救済を図ることを目的として 1979 年に創設された公的給付制度．現在は医薬品医療機器総合機構*の業務である．機構は医薬品製造者からの拠出金を管理し，被害者からの申請があれば，厚生労働大臣に判定を申し出る．大臣は薬事・食品衛生審議会の答申に従って判定結果を機構に通知する．予防接種，緊急の使用，抗癌剤，免疫抑制剤の一部など救済対象から除外されているものも多い．

副作用歴［adverse reaction experience］⇒ お薬手帳

福祉［welfare］公的配慮によって社会の成員が等しく受けることのできる安定した生活環境．

副次的評価項目［secondary endpoint］⇒ エンドポイント

副腎［adrenal gland］腎臓*の上部にある，左右一対の小さな臓器．中胚葉由来の皮質と外胚葉由来の髄質から成る．副腎皮質はさらに外側から球状層，束状層，網状層の 3 層から成り，それぞれ鉱質コルチコイド*，糖質コルチコイド*，副腎性男性ホルモンといったステロイドホルモンをおもに分泌する．副腎髄質は交感神経節が分化した組織のため，アドレナリン*やノルアドレナリン*が分泌される．

副神経［accessory nerve］第 XI 脳神経．(⇒ 脳神経)

副腎髄質［adrenal medulla］⇒ 副腎

副腎髄質ホルモン［adrenomedullary hormone］副腎髄質から分泌される交感神経系を補足する緊急時のホルモン(アドレナリン*とノルアドレナリン*)．低血糖，低血圧，ストレスなどが誘因となり，交感神経節前線維を介して分泌される．アドレナリンの分泌割合が高い．

副腎皮質［adrenal cortex］⇒ 副腎

副腎皮質刺激ホルモン［adrenocorticotropic hormone, corticotropin］略号 ACTH．下垂体*前葉で産生され，39 アミノ酸から成るペプチドホルモン*．副腎皮質に作用し，糖質コルチコイド*や副腎性男性ホルモンの合成を促す．ほかにも副腎皮質の構造を維持する働きもある．

副腎皮質ホルモン［adrenocortical hormone］副腎皮質から分泌される 3 種類のステロイドホルモン*．最外層の球状層より鉱質コルチコイド*，その内層にある束状層より糖質コルチコイド*，最内層の網状層より男性ホルモン(アンドロゲン*)が分泌される．

腹水［ascites］腹腔内に貯留した液体．正常でも 200 mL 程度までは存在することがあり，通常は異常に多く貯留した状態をさす．漏出性と滲出性に大別され，前者は肝・腎・心疾患，後者は腹膜炎や急性膵炎によることが多い．

複製開始点[replication origin] DNA複製が開始するDNAの特定の領域.大腸菌の複製開始点は*oriC*とよばれ,この領域に*dnaA*ボックスとよばれる塩基配列が存在し,ここに複製開始タンパク質(DnaA)が結合することにより複製が開始する.

複製フォーク[replication fork] 複製進行中のDNAの構造.二本鎖のDNAが巻き戻され,それぞれの一本鎖が鋳型になって複製が進行している状態を平面に図示すると,フォークのような形をしていることからこのようにいう.

複素環式アミン = ヘテロサイクリックアミン

複素環式化合物[heterocyclic compound] ヘテロ環化合物ともいう.環式化合物の一種で,環骨格を形成する一つあるいは複数の原子がヘテロ原子(炭素以外の元素)である化合物(例:付録Ⅲ).通常,N,O,Sなどが組込まれた環をさす.

副組織適合抗原[minor histocompatibility antigen] ⇌ MHC抗原

腹痛[abdominal pain] 腹部の痛みで,日常頻繁に遭遇する症候.臨床的には痛みの性状,部位,持続時間,食事との関連が重要である.部位ごとに鑑別すべき疾患があげられ,腹部全体では急性腹膜炎や癌性腹膜炎,回盲部なら虫垂炎,下腹部なら卵巣のう腫茎捻転,子宮外妊娠破裂を疑う.

フグ毒[puffer toxin] ⇌ テトロドトキシン

副鼻腔炎[sinusitis, sinuitis] 前頭洞,上顎洞,篩(し)骨洞,蝶形骨洞から成る副鼻腔において生じる炎症で,急性副鼻腔炎と慢性副鼻腔炎に分けられる.細菌性の急性副鼻腔炎はウイルス性急性上気道炎につづいて起こることが多く,慢性副鼻腔炎は急性副鼻腔炎から移行することが多い.症状は,鼻漏,後鼻漏,鼻閉,嗅覚異常などである.

腹部膨満[abdominal distension] 腹部容積の増大に伴い腹部全体が張り,膨らんでいる状態を総括して表現する用語で,腹部膨満感はそのような感覚をもつ状態をさす.便秘,消化管内へのガス異常集積,腹水貯留,腫瘍増大や腸閉塞を含めて認められる.

服薬指導[medication teaching] 服用する薬剤の情報や処方せんに記載された用法などを,知り得た患者情報を考慮し,薬剤服用歴(薬歴*)の記録に基づいて,医薬品の適正使用に係る指導や有効性などを担保するために行う一連の指導.処方された薬剤の重複投薬,相互作用,薬物アレルギーなどの確認をしたうえで,用法・用量,効能・効果,副作用・相互作用,服用および保管取扱い上の注意事項などの基本となる説明(服薬説明)および指導を行う.また,後発品のある先発医薬品*が処方されており,医師から後発医薬品(ジェネリック医薬品*)への変更が承認されていた場合,患者に変更の意思確認を行わなければならない.

服薬説明[medication explanation] ⇌ 服薬指導

服薬不履行[noncompliance] ⇌ コンプライアンス

副流煙[secondhand smoke] たばこの煙のうち,喫煙者が吸引する煙(主流煙)ではなく,着火部から立ちのぼる煙をいう.主流煙と同じ成分がかなり含まれていることから非喫煙者の受動喫煙による健康影響が問題視されている.

ブクリョウ(茯苓)[poria sclerotium] マツホド(サルノコシカケ科)の菌核.主要成分は多糖類,トリテルペン*類(エブリコ酸),エルゴステロール*.漢方で利水薬として浮腫による張り,むくみ,胃内停水を除くほか,胃腸の働きを促進し精神を安定させる目的で使用される.

賦形剤[diluent, filler] 散剤,錠剤,カプセル剤,顆粒剤,丸剤,トローチ剤などの固形製剤の製造において,増量,希釈,充填,補形の目的で用いられる添加物.主薬と均一混合でき,また錠剤においては成形性に優れ,崩壊性や溶出性も考慮して選択する.水溶性物質〔乳糖(ラクトース),白糖,マンニトールなど〕,水不溶性高分子(デンプン類,結晶セルロースなど),無機塩類(リン酸水素カルシウム,炭酸カルシウムなど)がよく用いられる.

不顕性感染[inapparent infection, symptomless infection] ⇌ 感染症

節[node] 定常波(⇌ 波)で振幅が0となる位置.原子軌道*や分子軌道*では電子の存在確率が0となる位置.節が多い軌道ほどエネルギー準位*が高い.たとえば1s軌道に節はないが,2s軌道には節が一つある.主量子数をnとするとns,np軌道には$(n-1)$個の節がある.

ブシ[aconite root] ハナトリカブトまたはオクトリカブト(キンポウゲ科)の塊根.主要成分はジテルペンアルカロイド(アコニチン*,メサコニチン)など.猛毒のため,減毒加工したものが用いられる.日本薬局方にはブシ(加

エブシ)として収載されている．漢方で冷えによる痛みなどの症状の主治を中心に配合される．

不死化細胞 [immortal cell]　無限分裂寿命細胞ともいう．テロメラーゼ*を発現していて，細胞分裂回数に限界をもたない細胞．生殖細胞や発生初期の胚性幹細胞*は正常な不死化細胞の例で，癌細胞も不死化細胞である．一方，ヒトの正常体細胞は有限分裂寿命細胞である．

浮腫 [edema]　細胞外液のうち組織間液が増加した状態．重力の影響により下肢にみられることが多く，脛骨前面や足背の指圧により圧痕が認められる．高度になると皮膚は緊張し光沢をもつようになる．毛細血管内圧の上昇，血漿膠質浸透圧の低下，毛細血管壁の透過性亢進，間質膠質浸透圧の上昇などによって出現する．局所性浮腫と全身性浮腫に大別され，前者はリンパ性，静脈性など，後者は心原性，腎性，肝性など原因は多岐にわたる．

ブシラミン [bucillamine]　抗リウマチ薬*．金製剤*．

不随意筋 [involuntary muscle] → 筋肉

ブスルファン [busulfan]　略号 BUS．抗腫瘍薬*．アルキル化薬*．スルホン酸エステル系に分類されるアルキル化薬．

不斉合成 [asymmetric synthesis] → 不斉反応

不斉触媒 [asymmetric catalyst] → 不斉反応

不斉炭素原子 [asymmetric carbon atom]　互いに異なる 4 個の原子または原子団が結合している炭素原子．(→ キラル)

不斉反応 [asymmetric reaction]　光学活性な化合物を得るための不斉合成法の一つで，プロキラル*な化合物に不斉中心を導入する方法．キラル化合物を反応剤に導入した不斉反応剤を用いる方法と，少量のキラル化合物を触媒として用いる不斉触媒反応に分類される．一般的にキラル化合物は高価であるため，その使用量と回収率の点から，後者の利点が大きい．代表的な不斉反応として，還元，水素化，エポキシ化，ジヒドロキシ化があげられる．(→ 光学分割，キラルプール法)

不斉プール法 [asymmetric pool strategy] = キラルプール法

不斉補助剤 [asymmetric auxiliary] = キラル補助剤

不整脈 [arrhythmia, irregular arrhythmia, unequal pulse]　正常の洞調律(リズム)で拍動している心臓に興奮伝導や刺激生成の異常によってリズム異常が生じたもので，頻脈性のものと徐脈性のものがある．イオンチャネル遺伝子異常，病態に伴うリモデリング*，自動能の異常，トリガードアクティビティ，伝導ブロック，リエントリー*などの機序で発現する．ジギタリスや抗不整脈薬などの薬剤で生じる場合もある．心拍出量が低下すると重要臓器への血流量が減少し末梢循環不全などの症状を示す．

ブセレリン酢酸塩 [buserelin acetate]　黄体形成ホルモン放出ホルモン作動薬*．性腺刺激ホルモン放出ホルモン(GnRH)受容体をダウンレギュレーションしてエストロゲン作用を抑制する．

プソイドアルカロイド [pseudoalkaloid]　偽アルカロイド，擬アルカロイドともいう．アミノ酸を直接の生合成前駆体としないアルカロイド*の総称．エフェドリン*，アコニチン*，ソラニンなどがある．

豚インフルエンザ [swine influenza]　ブタの上部気道にヒト型と鳥型の両方のインフルエンザウイルスに対する受容体があるので，両ウイルスに同時に感染すると遺伝子交雑が起こり，ヒトに感染しやすい鳥型の高病原性ウイルスが生じてパンデミック*が起こるという考えがある．2009 年の新型インフルエンザ*はメキシコの豚インフルエンザから始まったといわれている．

フタラール [phthalal] = フタルアルデヒド

フタルアルデヒド [phthalaldehyde]　フタラールともいう．グルタルアルデヒド*と並ぶ強力な消毒薬．o-フタルアルデヒドが用いられるが，毒性，環境汚染といった問題がある．

付着末端 [cohesice end] → 制限酵素

ブチル基 [butyl group]　C_4H_9- で表される置換基．直鎖の $CH_3CH_2CH_2CH_2$- は n-ブチル基(n は normal の意)，側鎖のある CH_3CH_2-$CH(CH_3)$- は sec-ブチル基(sec は secondary の意)，$(CH_3)_2CHCH_2$- はイソブチル基，$(CH_3)_3C$- は tert-ブチル基または t-ブチル基(tert, t は tertiary の意)とよばれる．

ブチルスコポラミン臭化物　[scopolamine butylbromide]　鎮痙薬*．

ブチロフェノン系抗精神病薬 [butyrophenonic antipsychotic]　高力価抗精神病薬の一種．ドーパミン D_2 受容体遮断作用が特に強く，急性期治療の第一選択薬．錐体外路障害*が起こりやすい．抗コリン作用や $α_1$ 遮断作用は弱

く，鎮静・循環系の副作用が少ない．(⇒ 定型抗精神病薬)

不対電子 [unpaired electron] ⇒ ラジカル

フッ化ピリミジン系抗真菌薬 [fluoropyrimidine antifungal drug] ⇒ 抗真菌薬

フッ化ピリミジン薬 [fluoropyrimidines] ⇒ 代謝拮抗薬

フックの法則 [Hooke's law] ばねの強さ k と伸縮の変位 x とは，外力 F に対して，$F = -kx$ と近似できるという法則．たとえば水素分子は二つの原子間の距離が振動しており，これを二つの水素原子(質量 m)が強さ k のばねでつながれたものと考えると，この振動の振動数 ν はフックの法則に従って

$$\nu = \frac{1}{2\pi}\sqrt{\frac{k(m+m)}{m \cdot m}}$$

と近似できる．(⇒ 赤外吸収)

物質波 [matter wave, meterial wave] ⇒ ド・ブロイの式

物質量 [amount of substance] アボガドロ数(6.02×10^{23})個の物質の集まりを1単位としており，単位はモル(記号 mol)を用いる．SI基本単位(⇒ 国際単位系)である．

沸点 [boiling point] 液体の蒸気圧(全圧)が外圧と等しくなり沸騰が始まる温度．純物質では，その蒸気圧が1気圧(101.3 kPa)となる温度(標準沸点)．純物質では気化または液化が終わるまでこの温度を維持しつづける．

沸点上昇 [elevation of the boiling point] 理想溶液とみなせる希薄溶液の沸点は溶質の質量モル濃度に比例して上昇すること．溶質の種類には無関係である．比例定数がモル沸点上昇(定数)であり，水では 0.521 K kg mol^{-1} である．(⇒ 束一的性質)

沸騰 [boiling] 液体内部からの蒸発(気化)現象．物質の温度が上昇し，その蒸気圧が液体内部の圧力と等しくなり生じる．

不適合輸血 [incompatible blood transfusion] A型の人は血液中に B抗原に対する抗体があり，B型の人は A抗原に対する抗体，O型の人は A抗原と B抗原に対する抗体がある．AB型の人はどちらの抗体もない．ある血液型に対する抗体をもっている人に，対応する抗原をもつ血液を輸血すること．赤血球の凝集・破壊，発熱，低血圧，腰や背部の痛み，胸部の圧迫感，嘔気や嘔吐などの症状が現れる．ABO以外に，Rh式でも血液型不適合輸血が知られている．(⇒ 同種移植片拒絶反応)

ブデソニド [budesonide] 略号 BUD．気管支喘息治療薬*．(合成)吸入ステロイド*．ドライパウダーの吸入ステロイド薬(全身作用は弱い，持続性)とネブライザー(噴霧器)を用いて吸入する乳幼児用の吸入版がある．吸入後には，口腔内カンジダ症や嗄れ声を予防するために，うがいをする．

ブテナフィン塩酸塩 [butenafine hydrochloride] 抗真菌薬*(ベンジルアミン系)．白癬および癜風の治療に用いる．

ブドウ球菌 [Staphylococcus] グラム陽性球菌(⇒ グラム陽性菌，球菌)でカタラーゼ*陽性，芽胞*非形成，莢膜*非形成，非運動性であるブドウ球菌属菌種をさす総称．菌体がブドウの房状に配列することから命名された．黄色ブドウ球菌*や表皮ブドウ球菌などがある．(⇒ メチシリン耐性黄色ブドウ球菌)

ブドウ球菌性熱傷様皮膚症候群 [staphylococcal scalded skin syndrome] 略号 SSSS．ブドウ球菌性皮膚剥脱症候群，ブドウ球菌性中毒性表皮壊死症，リッター病ともいう．黄色ブドウ球菌*が産生する表皮剥脱毒素によって全身の皮膚がやけどのように剥離やびらん*を起こす全身性のブドウ球菌感染症．おもに小児で発症する．局所の軽症なものが伝染性膿痂疹(とびひ)である．

ブドウ糖 [grape sugar] = グルコース

ブドウ糖負荷試験 [glucose tolerance test] 糖負荷試験，耐糖能検査ともいう．糖を負荷後，血糖の経時的変化をみることで糖尿病*の診断に用いられる試験．一般的に，10時間以上絶食後に 75 g のブドウ糖(グルコース)を経口投与し，投与前，投与後 0.5，1，2時間の血糖の推移を測定する．経口ブドウ糖負荷試験(OGTT)がよく行われている．

ブナゾシン塩酸塩 [bunazosin hydrochloride] 降圧薬*．α_1 受容体遮断薬*．

不妊 [infertility, sterility] 生殖年齢にある男女が妊娠を希望して正常な性生活を行い，2年以上経過しても妊娠の成立をみない状態．全夫婦の約10%が不妊症．女性の染色体異常，視床下部・下垂体-卵巣系の異常による排卵障害，卵管(女性では最多)や子宮，頸管，膣の先天的，後天的な形態や機能異常，男性の造精機能や精子通過障害，勃起不全*など(男性不妊)，多岐な原因で生じる．原因に応じた治療が行われ，難治性不妊症は生殖補助医療の適応となる．(⇒ クラインフェルター症候群，月経異常，子

不妊治療 [infertility treatment]　自然な状態で妊娠できないあるいは妊娠を一定期間以上維持することができない状態(不妊症)を改善させる治療法. 不妊症にいたる原因は女性側, 男性側ともに多数存在し, 原因により治療法が異なるため, 原因の診断が重要となる. 治療法としては, エストロゲン, プロゲステロンなどのホルモン療法のほか, 人工授精や体外受精などの生殖補助医療技術を用いた生殖医療*が行われる.

舟形 [boat form] ⇌ いす形

負の選択 [negative selection] ⇌ 正の選択

負のフィードバック [negative feedback] ⇌ ホメオスタシス

腐敗 [putrefaction]　食品中のおもにタンパク質が微生物の増殖により分解し, 食品が変質*すること. 適度な温度, pHや水分活性*で進行する. アミノ酸から各種のアミンが, 低級脂肪酸, 硫化水素, アンモニアなどや魚肉特有の成分からトリメチルアミンが産生され, 腐敗臭を生じる. (⇌ 変敗)

ブファリン [bufalin]　センソ*に含まれる強心性ステロイド. 側鎖に$\alpha,\beta,\gamma,\delta$-不飽和六員環ラクトンをもち, ブファジエノリドに分類される. 強心作用, 局所麻酔作用をもつ.

ブプレノルフィン塩酸塩 [buprenorphine hydrochloride]　非麻薬性鎮痛薬*.

部分アゴニスト ＝ 部分作動薬

部分作動薬 [partial agonist]　部分アゴニストともいう. 特定の受容体と結合して反応を示すが, 完全作動薬*とは異なり, 高濃度を用いても最大反応まで及ばない作動薬(アゴニスト*). 固有活性(内活性)が1よりも低くなる.

部分発作 [partial epilepsy]　焦点性てんかん, 局所性てんかん, 部分性てんかんともいう. 大脳皮質あるいは皮質下の特定部位に発作の源がある発作群. 特発性の発作型には中心・側頭部に, 脳波上, 棘波を認める良性小児てんかん, 後頭部に突発波をもつ小児期てんかんなどがある. 症候性のものとしては, 小児期慢性進行性持続性部分てんかん, 特異な発作誘発形式をもつてんかん症候群, 側頭葉てんかん, 前頭葉てんかん, 頭頂葉てんかん, 後頭葉てんかん, などがある. (⇌ てんかん, 全般発作)

部分モルギブズエネルギー [partial molar Gibbs energy] ⇌ 化学ポテンシャル, 部分モル量

部分モル体積 [partial molar volume] ⇌ 部分モル量

部分モル量 [partial molar quantity]　偏分モル量ともいう. 成分iの物質量をn_i, 系全体の示量性変数をXとするとき, $X_i = (\partial X/\partial n_i)_{T,p,n_j(j \neq i)}$で定義される量$X_i$を成分$i$の部分モル量という. Xが体積, ギブズエネルギーの場合では, それぞれを部分モル体積, 部分モルギブズエネルギー(⇌ 化学ポテンシャル)という.

不偏分散 [unbiased variance] ⇌ 分散

不飽和脂肪酸 [unsaturated fatty acid] ⇌ 脂肪酸

不飽和脂肪酸の合成 [synthesis of unsaturated fatty acid]　飽和脂肪酸の不飽和化による合成反応. 小胞体の不飽和化酵素(デサチュラーゼ)とシトクロムb_5レダクターゼによる電子伝達系*により触媒される. この反応でステアリン酸(1回目だけ, $C_{17}H_{37}COOH$, 炭素数18で二重結合が0個なので18:0と表す)からオレイン酸(18:1)が生成される. 不飽和脂肪酸もさらに不飽和化されるが, 高等動物ではオレイン酸の不飽和化酵素は存在しないので, リノール酸(18:2)とα-リノレン酸(18:3)は食事から摂取しなければならず, 必須脂肪酸といわれる.

不飽和度 [degree of unsaturation]　飽和炭化水素(C_nH_{2n+2})と比較して水素原子がどれだけ減っているかを示す数. 水素が$2n$個減ると不飽和度nである.

不眠症 [dysgryphia] ⇌ 睡眠障害

ブメタニド [bumetanide]　ループ利尿薬*. フロセミド*と同様に強力な利尿作用を発揮する. 心性, 腎性, 肝性浮腫に加え, 癌性腹水の除去にも使用される.

浮遊粉じん [suspended particulate, suspended dust] ⇌ 浮遊粒子状物質

浮遊粒子状物質 [suspended particulate matter]　略号SPM. 大気中に浮遊する粒子状物質(浮遊粉じん)のうち, 粒子径10μm以下のもの. 肺の深部に到達して肺胞に蓄積し, 肺機能に影響すると考えられている. 火山や森林火災, 海塩の飛散, 黄砂などの自然界由来のものと, 工場の煤煙, 自動車の排気ガスなどの人為的な発生がある. 揮発性有機化合物*などのガス状物質が大気中で粒子状になることで生成する場合もある. 粉じん*, ヒューム, ミスト, 煙, もや, などの形態がある. SPMのう

ち粒子径 2.5 μm 以下のものを微小粒子状物質*とよぶ.

不溶化酵素 [insolubilized enzyme] = 固定化酵素

プライマー [primer] ⇒ プライマーゼ

プライマーゼ [primase] RNA プライマーを合成する酵素*. DNA を鋳型にして 10 ヌクレオチド程度の短い RNA を合成し, DNA ポリメラーゼ*が DNA 合成を開始するための先導配列(プライマー)を提供する. 合成するのは RNA であるが, DNA 合成を始めさせることから DNA プライマーゼともよぶ.

プライマリーエンドポイント [primary endpoint] ⇒ エンドポイント

プラウノトール [plaunotol] タイで民間薬として用いられるプラウノイ(Croton sublyratus Kurz, トウダイグサ科)に含まれる抗潰瘍活性(防御因子増強型)のあるジテルペン*. 本品を主成分とする抽出精製油は胃炎, 胃潰瘍治療薬として用いられる.

ブラウン運動 [Brownian motion] 粒子が存在する位置を時々刻々と不規則に変える運動.

プラーク形成単位 [plaque forming unit] 略号 PFU. 単層培養細胞にウイルスが感染すると, 感染死した細胞は培養器の底面から脱落するため, 細胞染色後, 脱落した部分は染色されない. 染色されなかった部分をプラークとよび, 一つのプラークは一つのウイルス感染により形成されるとした感染価.

フラグメンテーション [fragmentation] ⇒ 電子イオン化

フラグメントイオン [fragment ion] ⇒ 電子イオン化

ブラジキニン [bradykinin] 9 個のアミノ酸から成るペプチド. 血漿グロブリン分画中のキニノーゲンからカリクレインなどのプロテアーゼにより産生される. 毛細血管の透過性増加や, 血管拡張による降圧作用を現すと共に, きわめて強い発痛作用ももつ.

＋(プラス)鎖 [plus strand] センス鎖, コード鎖ともいう. タンパク質をコードし, mRNA と同じ配列をもつ DNA 鎖. −(マイナス)鎖(アンチセンス鎖, ノンコード鎖ともよぶ)と相補的な塩基配列をもつ.

プラスター剤 = 硬膏剤

プラスマローゲン [plasmalogen] リン脂質*の 1 位に長鎖アルコールが RCH=CH-O- の形で結合した 1-アルケニル-2-アシル型リン脂質. ミトコンドリア*の主リン脂質で, 脳, 心筋, 神経細胞などに多く含まれる. 抗酸化活性をもつ.

プラスミド [plasmid] 細菌の染色体*とは独立して複製する染色体外の環状 DNA. 大腸菌のプラスミドに異種生物の DNA を組込むことで, 目的の DNA やその DNA がコードするタンパク質を大腸菌から大量に得ることができる.

プラスミノーゲン [plasminogen] プラスミンの前駆体. (⇒ 線溶系, 抗線溶薬)

プラスミノーゲン活性化因子 [plasminogen activator] ⇒ 組織プラスミノーゲン活性化因子

プラスミン [plasmin] ⇒ 線溶系, 組織プラスミノーゲン活性化因子

プラセボ [placebo] プラセボは, 薬と同じに見えるようつくられた有効成分を含まない(治療効果のない)物質のこと. "偽薬"ともよばれる. ただし, 広義には, 本物の治療のようにみせて実質上の治療の機序が含まれない治療手段をさす場合もある.

プラゾシン塩酸塩 [prazosin hydrochloride] 降圧薬*. α_1 受容体遮断薬*.

Fura2 [Fura2] ⇒ 蛍光プローブ

ブラッグの式 [Bragg equation] ある結晶の格子面に X 線を照射する際に, 散乱した X 線が強め合って回折現象が起こる条件を表す式のこと. λ を入射 X 線の波長, θ を入射角, d を面間隔としたときに $2d \sin\theta = n\lambda$(n は整数)で表される.

フラッシュバック [flashback] 覚せい剤*の使用を止めて長期間たった後, 幻覚, 妄想, 恐怖感といった症状が起こること.

フラノース [furanose] ⇒ ピラノース

プラバスタチンナトリウム [pravastatin sodium] 脂質異常症治療薬*. HMG-CoA 還元酵素阻害薬*. 水溶性が高く副作用が少ない.

フラバノール [flavanol] フラボン*骨格の C 環に二重結合もカルボニル基も含まない, フラバン-3-オール構造. カテキン*類はこの骨格をもつ.

フラバン [flavane] フラボン*骨格の C 環に二重結合もカルボニル基も含まないフラボノイド*の基本構造.

フラビンアデニンジヌクレオチド [flavin adenine dinucleotide] リボフラビン(ビタミン B_2*)の補酵素型の一つ. FAD の略号が用いられる(還元型は $FADH_2$). フラビンモノヌク

レオチド*と共に,糖,脂肪酸,アミノ酸の中間代謝や電子伝達系*における種々の酸化還元酵素の補酵素*として重要な役割を担っている.

フラビン含有モノオキシゲナーゼ [flavin-containing monooxygenase] 略号FMO. ミクロソーム画分に局在するFAD*を含む一原子酸素添加酵素. 窒素や硫黄原子の酸化を触媒する. シトクロムP450*と同様にNADPH*と分子状酸素を必要とするが, 基質特異性(→酵素)は異なる.

フラビンモノヌクレオチド [flavin mononucleotide] 略号FMN. リボフラビン5′-リン酸ともいう. 酸化還元反応における補酵素*の一つ. ミトコンドリア内膜に存在する電子伝達系*の複合体Ⅰの構成成分として, 複合体ⅠがNADH*を酸化する際の電子の受け渡しに関与する.

フラボノイド [flavonoid] フェニルクロマン(C_6-C_3-C_6)骨格を基本構造にもつ芳香族化合物の総称. 維管束植物に広く分布し植物色素の重要な一群. flavusはギリシャ語で"黄色"の意. シキミ酸経路*と酢酸-マロン酸経路*の複合経路で生合成される. シキミ酸経路で生合成されるフェニルプロパノイド*に酢酸由来の3個のC_2単位が縮合して生合成される. (→カルコン, フラボン, フラボノール, フラバン, フラバノール, イソフラボノイド)

フラボノール [flavonol] フラボン*骨格のC環に二重結合を含む, フラボン-3-オール構造. 植物界に最も広く分布するフラボノイド*.

フラボン [flavone] 2個のベンゼン環が三つの炭素原子を介して結合したC_6-C_3-C_6構造をもつ2-フェニルクロモン誘導体の総称. 種々のフラボノイド*の基本骨格.

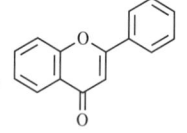

プラミペキソール塩酸塩水和物 [pramipexole hydrochloride hydrate] 抗パーキンソン(病)薬*. ドーパミン受容体作動薬*.

プラリドキシムヨウ化メチル [pralidoxime methyl iodide] = 2-PAM

フラン [furan] 二つの炭素-炭素二重結合をもつ, 分子式C_4H_4Oの五員環エーテル(構造:付録Ⅲ). 芳香族性をもつ.

フランク・コンドンの原理 [Franck-Condon principle] 多原子分子の電子遷移*(吸収と発光)において, 電子状態の変化はきわめて短時間で起こるため, 遷移の前後で核配置が変化しない. 遷移の始状態と終状態は, 核配置の座標に対して垂直な直線で結びつけられる.

プランク定数 [Planck constant] 記号hで表す. 熱放射において放出される電磁波の強度分布を説明するための放射公式を導く際, M. Planckが導入した定数.

プランクの量子仮説 [Planck's quantum hypothesis] 振動数νの電磁波は1個の光子*として$h\nu$に等しいエネルギーをもつ. 電磁波のエネルギーは離散値($h\nu$の整数倍)をとる.

プランルカスト水和物 [pranlukast hydrate] 抗アレルギー薬*. 気管支喘息治療薬*. ロイコトリエン受容体拮抗薬.

フリーアクセス [free access] 医療の提供を受ける場所(病院, 診療所, 薬局など)について, 患者が自由に選択し受診・調剤が受けられること. 国民皆保険制度を採用するわが国では, 給付される医療については制限的であるが, 自由に医療機関への受診ができない仕組みの諸外国に比べると, 患者は恵まれた環境にある.

フーリエ変換イオンサイクロトロン共鳴型質量分析計 [Fourier transform ion cyclotron resonance mass spectrometer] 略号FT-ICR MS. 磁場中にイオンを入れ, これに適当な周波数の高周波電圧を印加すると, イオンがサイクロトロン共鳴することを利用してm/z(→質量電荷比)を求める質量分析計*. 分解能が非常に高く, 感度も高いが, 装置は大型.

フーリエ変換NMR [Fourier transform NMR] 略号FT-NMR. パルスフーリエ変換NMRともいう. 原子核の緩和*に伴う信号をフーリエ変換することにより高感度でNMRスペクトルを測定する方法. 試料に共鳴周波数をカバーするラジオ波をパルス状に照射して一斉に原子核を励起したあと, パルスを遮断すると緩和現象が起こる. その際核から生じる横磁化の時間変化(自由誘導減衰)をフーリエ変換してNMRスペクトルを得る.

フーリエ変換赤外分光光度計 [Fourier transform infrared spectrometer] 略号FT-IR. 光源の赤外線*を半透鏡により二光路に分け, 一方を固定鏡で反射し, 他方は可動鏡で反射して再び合成した干渉光を, 試料に透過させて, 干渉光の明暗の時間変化(インターフェログラム)をデジタル化してコンピューターに取込む. このデータを基に, フーリエ変換を行うことによって赤外スペクトル*を測定する装置. 可動

鏡の移動速度はレーザー光*により測定している. バックグラウンドの大気による吸収を消去する必要がある. 積算により微量の試料でも測定可能である.

プリオン病 [prion disease] 脳, 脊髄に存在する正常プリオンタンパク質が異常プリオンタンパク質に変性したことによって脳の異常, 四肢の麻痺などが起こる疾患で, ヒトのクロイツフェルト・ヤコブ病(CJD), ウシのウシ海綿状脳症(BSE, 狂牛病)などがある. 異種動物には感染しにくいが, 英国ではBSEのヒトへの感染が起こり, 変異型CJDが発生した.

ブリスター包装 [blister package] 錠剤やカプセル剤などを一つずつ収納できるよう成形したプラスチックに入れ, 裏側をフィルムなどで閉じ, 10錠ごとや21錠ごとのシートにして包装したもの. そのまま瓶に保存するよりも薬物の失活や変色, 湿潤などを防ぐ効果が期待できる.

フリーデル・クラフツアシル化反応 [Friedel-Crafts acylation reaction] 芳香環にアシル基を求電子置換反応*によって導入する反応. 芳香環化合物をハロゲン化アシルと触媒(塩化アルミニウム, 金属ハロゲン化物など)存在下で反応させる. アシルカチオンが求電子試薬として関与する. (→ フリーデル・クラフツアルキル化反応)

フリーデル・クラフツアルキル化反応 [Friedel-Crafts alkylation reaction] ルイス酸*触媒存在下, ハロゲン化アルキルからカルボカチオン*を発生させ, アルキル基を求電子置換的に芳香環に導入する反応. 本反応の欠点として, ポリアルキル化が生じやすいことが知られている. (→ 求電子置換反応)

フリードリヒ2世 [Friedrich II] 1194〜1250 神聖ローマ皇帝, シチリア王. 1240年に, 薬局の制度や薬剤師の職能を初めて明確に規定した薬事に関する法律を制定した.

浮力 [buoyancy] アルキメデスの原理により, 粒子が排除した液体の重量と同じ力で受ける浮く力.

プリン塩基 [purine base] 窒素を含む六員環と五員環から成る塩基性の化合物(構造: 付録VI). DNA, RNAに含まれるプリン塩基はアデニン*とグアニン*である.

プリン体 [purine] → 高尿酸血症

フルオロイムノアッセイ = 蛍光イムノアッセイ

フルオロウラシル [fluorouracil] 略号5-FU. 抗腫瘍薬*. 代謝拮抗薬*. フッ化ピリミジン系の代表的な薬剤であり, ウラシルの5位水素原子がフッ素に置換した構造をもつ.

フルオロキノロン [fluoroquinolone] 6位にフッ素(F)が導入されたニューキノロン系抗菌薬*の総称. おもに経口で使用.

フルオロメトロン [fluorometholone] 水性懸濁点眼剤. 眼瞼炎, 結膜炎, 角膜炎などに点眼薬として適応される副腎皮質ステロイド. 眼圧上昇が少ない.

プルキンエ線維 [Purkinje fiber] → 刺激伝導

フルクトース [fructose] 果糖ともいう. ヘキソース*であってケトース*である単糖*の一種で, スクロース*の構成成分.

フルコナゾール [fluconazole] アゾール系抗真菌薬*(トリアゾール系). カンジダ症やアスペルギルス症などの深在性真菌症の治療に用いる.

フルシトシン [flucytosine] 抗真菌薬*(フッ化ピリミジン系). カンジダ症やアスペルギルス症などの深在性真菌症の治療に用いる.

ブルーシフト [blue shift] → 吸収スペクトル

フルタミド [flutamide] 抗アンドロゲン薬*(非ステロイド性, 持続性). 前立腺癌に用いる.

フルチカゾンプロピオン酸エステル [fluticasone propionate] 略号FP. 気管支喘息治療薬*. 吸入ステロイド*. 持続性. 全身性副作用はほとんどない. 慢性閉塞性肺疾患*(COPD)にも用いられる.

フルニトラゼパム [flunitrazepam] 中間型のベンゾジアゼピン系催眠薬*. 催眠作用が強く, 静注で麻酔前投薬としても用いられる.

フルボキサミンマレイン酸塩 [fluvoxamine maleate] SSRI*.

フルマゼニル [flumazenil] 呼吸興奮薬*. ベンゾジアゼピン受容体の選択的な拮抗薬で, ベンゾジアゼピン系薬物による鎮静および呼吸抑制作用の改善に用いる.

ブルーレター = 安全性速報

プレアボイド 薬剤師が薬物療法に直接関与し, 患者の不利益を回避あるいは軽減すること.

be PREpared to AVOID the adverse reactions of drugs の意味の造語.

ブレオマイシン [bleomycin]　略号 BLM. 抗腫瘍薬*. 抗腫瘍抗生物質*. 塩酸塩, 硫酸塩などが医薬品として用いられる.

フレカイニド酢酸塩 [flecainide acetate] 抗不整脈薬*. ナトリウムチャネル遮断薬*. Vaughan Williams 分類*でのクラス Ic 群に属する薬物. 非常に強力な Na^+ チャネル遮断作用をもつ. 虚血性心疾患, 心不全の患者への適用はその予後を悪化させる場合がある.

プレカラム誘導体化法 [pre-column derivatization method]　プレラベル法ともいう. 目的成分を誘導体化したのちにカラムに注入し分離検出する方法. 用いる検出器に対して十分な応答がない場合に, 検出可能な誘導体に変換し感度よく測定する. また誘導体化することにより脂溶性を高め逆相カラムへの保持を高める効果も期待できる.

プレグネノロン [pregnenolone] → プロゲステロン

プレドニゾロン [prednisolone]　副腎皮質ステロイド. おもに全身投与用として用いられる. 抗リウマチ作用の強い合成副腎皮質ホルモン. ヒドロコルチゾン*に比べ糖質コルチコイド作用は 4 倍, 鉱質コルチコイド作用は 0.8 倍. 電解質代謝の副作用は少ない.

プレフィルドシリンジ製剤 [prefilled syringe]　治療に必要な注射薬が, シリンジ(注射器)にあらかじめ充填された製品. シリンジには薬品名, 濃度, 有効期限などが表記される. あらかじめ投与できる状態になっているため, 医療業務の効率化, 正確性向上による医療事故防止, 異物混入や細菌汚染の危険性軽減, 救急時の迅速投与を可能にするなどの利点がある.

フレームシフト変異 [frameshift mutation] DNA のヌクレオチドが欠失したり挿入されることによりコドン*の読み枠(フレーム)がずれてしまう変異. 読み枠がずれると, まったく異なるアミノ酸配列が指令されることになる.

フレーム分析法 = 炎光分析法

フレームワーク領域 [framework region] → 可変部

プレラベル法 [pre-labeling method] = プレカラム誘導体化法

ブレンステッド・ローリー酸・塩基説 [Brønsted-Lowly acid-base concept]　酸は他の物質に水素イオン(H^+, プロトン)を与える物質(プロトン供与体), 塩基は他の物質から水素イオンを受取る物質(プロトン受容体)であるという, J. N. Brønsted と T. M. Lowry による定義. (→ アレニウス酸・塩基説, ルイス酸)

不連続複製 [discontinuous replication] → 岡崎フラグメント

プロウイルス [provirus] → ウイルスの増殖

プロカインアミド塩酸塩 [procainamide hydrochloride]　抗不整脈薬*. ナトリウムチャネル遮断薬*. Vaughan Williams 分類*でのクラス Ia 群に属する薬物. おもに期外収縮および発作性頻脈の治療および予防に用いられる.

プロカテロール塩酸塩水和物 [procaterol hydrochloride hydrate]　$β_2$ 受容体刺激薬*. 気管支拡張薬*.

プロキラル [prochiral]　その分子自身はキラル*ではないが, ある反応が進行するとキラルになる分子をいう.

プロクロルペラジン [prochlorperazine] ピペラジン系のフェノチアジン系抗精神病薬*. D_2 受容体遮断作用が強く, 比較的ムスカリン受容体遮断作用が弱い.

プロゲステロン [progesterone]　天然の黄体ホルモン. 女性ホルモンの一つ. 炭素数 21 のステロイドホルモン. コレステロール, プレグネノロンを経由して生合成される. 月経黄体では排卵後に生成される. 妊娠黄体では 6 カ月を頂点に黄体が発達し, ホルモン生成が維持される. 子宮内膜などの変化の誘起, 乳腺の発育, 子宮筋のオキシトシン*に対する感受性の低下を起こす. 治療応用として, 無月経, 月経困難症, 不妊症, 流産があるほか, 排卵抑制作用が経口避妊薬*に利用される.

プロ酵素 [proenzyme] = チモーゲン

プロスタグランジン [prostaglandin]　略号 PG. 炭素数 20 で五員環と二重結合をもつプロスタン酸を基本構造とし, 五員環部分に結合する酸素原子の違いで A〜J が区別され, 二重結合数の違いで 1〜3 群に区分される. PGE_1, PGE_2, $PGF_{2α}$, PGI_2, PGD_2, PGI_3 などと表記される. ケミカルメディエーター*の一種.

プロスタグランジン I_2 [prostaglandin I_2] 略号 PGI_2. プロスタサイクリンともいう. おもに血管内皮細胞で, プロスタグランジン H_2 から PGI_2 合成酵素によって産生される内因性のエイコサノイド*. トロンボキサン A_2*とは拮抗する作用である強力な血小板凝集抑制作用や血管平滑筋弛緩作用をもつ.

プロスタグランジン製剤 [prostaglandin preparation] PG製剤ともいう．プロスタグランジン*(PG)を製剤化したもので，胃粘膜血流の増大や粘液分泌の促進を介して胃粘膜保護作用を示す．胃潰瘍の再発防止薬として用いることが多い．副作用としては下痢や腹痛などがみられる．子宮収縮作用があるため，妊婦には禁忌．PGE_1誘導体であるミソプロストールやオルノプロスチルなどが使用されている．

プロスタサイクリン [prostacyclin] ＝プロスタグランジンI_2

フロースルーセル法 [flow-through cell method] ⇒溶出試験法

プロセシング [processing] RNA，タンパク質，糖鎖などがその前駆体から種々の過程を経て，成熟した分子になること．RNAに関しては，原核細胞ではtRNA，rRNAは大きな前駆体が転写され，種々のリボヌクレアーゼ(RNA分解酵素)により分解を受け最終産物となる．真核細胞のmRNAの生成では，ヘテロ核RNA*がまず転写され，5′端にキャップ構造(⇌mRNA)，3′端にポリアデニル酸が付加[⇌ポリ(A)付加]された後，スプライシング*により成熟mRNAとなる．タンパク質においては，タンパク質前駆体が合成され，分泌，細胞内局在などの変化に伴いタンパク質分解酵素*で切断され，最終的に生理活性をもつタンパク質となる．

プロセス化学 [process chemistry] 医薬品を工業的に製造する工程(プロセス)を組立てる化学．環境に負担をかけない原料，試薬，溶媒などの選択，危険回避の工程や工程短縮，少ない廃棄物，高収率の反応条件の設定などを考慮し，製造コストもきわめて重要な要素である．一定の品質で製造する必要があり，GMP*作成も重要な業務である．合成化学，分析化学，化学工学などの知識を必要とする．(⇌メディシナルケミストリー)

フロセミド [furosemide] 代表的なループ利尿薬*．経口投与でも投与後約30分で最大の

利尿効果を表す．高血圧症，浮腫(心不全，腎性，肝性，脳など)の改善のほかに，尿路結石排出促進にも用いられる．

プロタミン硫酸塩 [protamine sulfate] ヘパリン*過量投与時などに，ヘパリン中和に用いる低分子量の強塩基性タンパク質．アンチトロンビンIII*と拮抗してヘパリンと複合体を形成することにより，ヘパリンの抗凝固作用を中和する．

ブロチゾラム [brotizolam] 短時間型のベンゾジアゼピン系催眠薬*．

ブロッカー [blocker] ＝アンタゴニスト

ブロッキング現象 [blocking] 自分の関心や興味，価値基準に照らして話を聞いたり，ほかのことに気をとられたりすることにより，相手の話を相手の意図と異なる捉え方をしたり，それ以上聴けなくなるような状態．

ブロックバスター薬 [block buster drug] ブロックバスターともいう．全世界の年間売上高が1000億円を超える新薬のことをいう．これは売上高のみを基準にした用語であって，基準は時代によって変わる．2010年現在の基準でブロックバスターといわれる薬剤は100以上ある．

プロテアーゼ [protease] ＝タンパク質分解酵素

プロテアーゼ阻害薬 [protease inhibitor] 略号PI．一般的にはタンパク質分解酵素阻害薬である．HIV(⇌後天性免疫不全症候群)感染細胞ではウイルスタンパク質はポリプロテインとして翻訳され，ウイルスゲノムにコードされているプロテアーゼ(⇌タンパク質分解酵素)により切断され，機能をもったタンパク質となり子孫ウイルス形成が行われる．このためプロテアーゼによるポリプロテインの切断を阻害し，子孫ウイルス形成を阻害する薬をプロテアーゼ阻害薬(HIVプロテアーゼ阻害薬)とよぶ．プロウイルス(⇌ウイルスの増殖)にも有効である．

プロテアソーム [proteasome] 真核細胞にある不用なタンパク質を分解する大型のタンパク質分解酵素複合体(分子量200万程度)で円筒を成している．不用なタンパク質はユビキチン*というタンパク質が目印として結合しているので，プロテアソームはそれを認識して，ATP依存的に分解される．

プロテインキナーゼ [protein kinase] 略号PK．タンパク質リン酸化酵素ともいう．ATP*のγ-リン酸基をタンパク質の特定のセリン/トレオニンまたはチロシンのヒドロキシ基

に転移する反応(リン酸化*)を触媒する酵素の総称.リン酸化により基質タンパク質の構造や機能が変化する.リン酸化の逆反応はプロテインホスファターゼ(ホスホプロテインホスファターゼ*)により触媒される.

プロテインキナーゼ A［protein kinase A］略号 PKA.サイクリック AMP 依存性プロテインキナーゼともいう.タンパク質の特定のセリンまたはトレオニン残基をリン酸化*するプロテインキナーゼ*の一種.ホルモンなどの刺激に応答して細胞内で上昇したサイクリック AMP*との結合により活性化される.

プロテインキナーゼ C［protein kinase C］略号 PKC.タンパク質の特定のセリンまたはトレオニン残基をリン酸化*するプロテインキナーゼ*の一種で,ホルモンなどの刺激により細胞内で上昇したジアシルグリセロール*との結合によって活性化される.

プロテイン C［protein C］　血管内皮細胞上のトロンボモジュリンに血液凝固因子であるトロンビンが結合した,トロンビン-トロンボモジュリン複合体によって,活性型プロテイン C となり,活性化凝固第V,Ⅷ因子を分解し凝固反応を抑制する血液凝固阻害因子の一つである.播種性血管内凝固症候群*(DIC)の治療に,遺伝子組換えトロンボモジュリン製剤が用いられており,プロテイン C の活性化が作用機序の一つと考えられている.先天的にプロテイン C が欠乏した先天性血栓性素因の一つである.プロテイン C 欠乏症の治療には活性化プロテイン C 製剤などが用いられている.

プロテインデータバンク［Protein Data Bank］略号 PDB.タンパク質や核酸およびそれらの複合体の三次元構造の座標を扱うデータベースのこと.PDB に蓄積されている立体構造データは X 線結晶解析*や核磁気共鳴*(NMR)法などによって実験的に決定されたものであり,構造生物学*を中心とした幅広い研究分野において必要不可欠なものとなっている.

プロテインホスファターゼ［protein phosphatase］= ホスホプロテインホスファターゼ

プロテオグリカン［proteoglycan］　多糖およびポリペプチド鎖の共有結合による複合体.一般の糖タンパク質*と異なり,糖含量が高く,硫酸化糖を含む分岐のない二糖の繰返し構造から成るグリコサミノグリカン(ムコ多糖)をもつ(⇌ ヒアルロン酸).細胞外マトリックス*や細胞表面に存在する.グリコサミノグリカンとしてコンドロイチン硫酸,デルマタン硫酸,ヘパラン硫酸,ケラタン硫酸などがあり多様である.

プロテオミクス［proteomics］　生物がもつタンパク質の総体(プロテオーム)を対象に網羅的解析を行う研究.タンパク質の発現パターンや翻訳後修飾*の変動や相互作用を包括的に解析することなどを目指す.

プロテオーム［proteome］⇌ プロテオミクス

プロトプラスト［protoplast］　植物細胞などの細胞壁を細胞壁分解酵素で取除いて得られる細胞.プロトプラストどうしの融合により雑種細胞がつくられる.糸状菌の形質転換*に用いられる.

プロドラッグ［prodrug］　それ自体は作用がないか,あってもきわめて弱いが,体内で酵素,化学反応により活性化合物(親化合物)に変換する化合物.消化管からの移行性(経口吸収性),溶解性,作用の持続性,消化管での副作用の軽減,安定性,苦味や臭気の改善などを図るのが目的.親化合物の官能基を修飾し化合物の物理化学的性質を変えることが試みられる(キャリアプロドラッグ).修飾基(キャリア)は体内で酵素や化学変化を受けて除去される.これとは別に,投与された化合物自身が代謝酵素や化学的変化によって活性化合物に変換するものもある(バイオプレカーサープロドラッグ).

プロトロンビン［prothrombin］　略号 PT.血液凝固第Ⅱ因子.(⇌ 血液凝固)

プロトロンビン時間［prothrombin time］略号 PT.血液凝固*に関する検査法の一つ.被験者の血漿にカルシウムとトロンボプラスチンを加え凝固時間を測定する.正常値は11〜13 秒.血液凝固因子である第Ⅱ,第Ⅴ,第Ⅶ,第Ⅹ因子などの欠乏ないしは異常,肝硬変,肝炎,肝臓癌,播種性血管内凝固症候群*(DIC)などの病態で延長する.血液凝固阻害薬*であるワルファリンの薬効の指標としても用いられる.

^{1}H NMR［^{1}H NMR, proton NMR］　^{1}H の原子核を対象とする核磁気共鳴分光法*.

H^+, K^+-ATP アーゼ［H^+, K^+-ATPase］⇌ ポンプ ATP アーゼ

プロトン性極性溶媒［protic polar solvent］極性が高く,正に分極した水素(酸性プロトン)をもつ溶媒.水,メタノール,エタノールなどが代表例.カチオンとアニオンの両方に溶媒和*することができる.

プロトンポンプ [proton pump]　壁細胞に存在するH^+, K^+-ATPアーゼで，胃酸分泌を司る本体．ATPの分解エネルギーを利用して，細胞外のK^+を細胞内のプロトン(H^+)と交換することで，H^+を管腔側に放出する．副交感神経終末から遊離されたアセチルコリン*や幽門から遊離されたガストリン*は，腸クロム親和性様細胞*からヒスタミン*を遊離させ，これが壁細胞膜上に存在するヒスタミンH_2受容体(→ヒスタミン受容体)を刺激して，プロトンポンプが活性化される．

プロトンポンプATPアーゼ [proton pump ATPase]　→ ポンプATPアーゼ

プロトンポンプ阻害薬 [proton pump inhibitor]　略号PPI．胃壁細胞において胃酸分泌の最終過程に位置するH^+, K^+-ATPase(プロトンポンプ*)の活性を抑制することにより胃酸分泌を抑制する．この作用は，酸によって活性化された阻害薬がプロトンポンプのSH基と非可逆的に結合することによって誘起されるものであり，他の胃酸分泌抑制薬*であるH_2受容体遮断薬*などと比較して作用は強力であり，持続時間も長い．胃潰瘍，逆流性食道炎，ヘリコバクター・ピロリ除菌療法*の補助薬などに用いられる．構造は付録VII参照．

プロパンテリン臭化物 [propantheline bromide]　鎮痙薬*．

プロビタミンA [provitamin A]　→ β-カロテン

プロビット [probit]　プロビット単位の略．用量-反応曲線は，多くの場合S字形をとるが，これをプロビット変換することで反応率を直線で近似できる．死亡率や毒性発現率などの用量-反応関係の解析に用いられる．

プロビット単位 [probit unit, probability unit]　→ プロビット

プロピベリン塩酸塩 [propiverine hydrochloride]　排尿障害治療薬*．膀胱平滑筋のアセチルコリン性ムスカリン受容体を遮断し，膀胱収縮を抑制することにより，蓄尿障害(無抑制膀胱収縮)を改善する．

プロピルチオウラシル [propylthiouracil]　略号PTU．抗甲状腺薬*．甲状腺ホルモン*の生合成を抑制する．またチロキシン(T_4)の脱ヨードも抑制する．

プローブ [probe]　特定のDNAやRNA，タンパク質などを探索・認識するために用いられる分子の総称．通常，放射性同位元素や蛍光で標識され，目的分子と特異的に結合してその検出に用いられる．

プロファージ [prophage]　→ 溶原性ファージ

プロブコール [probucol]　脂質異常症治療薬*．肝臓でのLDL(低密度リポタンパク質*)の異化促進作用とLDLの酸化抑制作用をもち，動脈硬化予防作用がある．

プロプラノロール塩酸塩 [propranolol hydrochloride]　降圧薬*．β受容体遮断薬*．

プロベネシド [probenecid]　高尿酸血症・痛風治療薬*．尿酸排泄促進薬*．近位尿細管での尿酸の再吸収を阻害する．

プロポフォール [propofol]　静脈麻酔薬*．導入が速く，覚醒もチオペンタールより速いので，麻酔導入や点滴で麻酔維持に用いられる．

ブロマゼパム [bromazepam]　抗不安薬*(ベンゾジアゼピン系)．不安障害に特に有効．半減期は中程度(24時間前後)．

ブロムヘキシン塩酸塩 [bromhexine hydrochloride]　去痰薬*．(→ アンブロキソール塩酸塩)

フロモキセフナトリウム [flomoxef sodium]　略号FMOX．第三世代セフェム系抗生物質．オキサセフェム系抗生物質*．注射用．

ブロモクリプチンメシル酸塩 [bromocriptine mesilate]　抗パーキンソン(病)薬*．ドーパミン受容体作動薬．

プロモーション [promotion]　化学発癌の多段階説におけるイニシエーション*につづく過程．イニシエーションを受けた細胞の増殖性が増して，癌細胞に移行していく過程．プロモーションを促すものを発癌プロモーター(プロモーター)とよぶ．

N-ブロモスクシンイミド [N-bromosuccinimide]　略号NBS．コハク酸イミドの-NH基の水素が臭素(Br)に置き換わった化合物．臭素化試薬として用いられる．臭素の代わりに塩素(Cl)である化合物をN-クロロスクシンイミド(NCS)という．

プロモーター [promoter]　【1】プロモーター領域ともいう．RNAポリメラーゼ*が結合して転写が開始されるDNA領域．ただし真核

生物のRNAポリメラーゼは，原核生物と異なりプロモーターに直接結合できないので，種々の転写因子が必要である．(→ 基本転写因子)
【2】→ プロモーション

プロモーター領域［promoter region］＝ プロモーター

ブロモニウムイオン［bromonium ion］ +1の電荷をもつ2価の臭素イオンのこと．アルケンの臭素化では環状のブロモニウムイオン中間体(右図)を経て進行する．

ブロモバレリル尿素［bromovalerylurea］ 催眠薬*(非バルビツール酸系)．不眠症，鎮静に適応をもつが，依存性がある．体内で遊離した臭素イオンが鎮静・催眠作用を発現する．

プロラクチン［prolactin］ 乳汁分泌ホルモン．下垂体前葉ホルモンの一種．視床下部ホルモンの甲状腺刺激ホルモン放出ホルモン(TRH)により分泌刺激を受け，ドーパミンにより抑制される．分子量2千強のペプチドから成る．乳腺上皮細胞を発育させる作用もつ．

プロリン［proline］ 略号Pro．タンパク質中の唯一のイミノ酸*，ヒドロキシプロリン残基はペプチド結合の形成後のヒドロキシ化によって生じる(構造：付録Ⅳ)．

フロンガス［flon gas］ 狭義にはC，F，Clのみから成るクロロフルオロカーボン(CFC，特定フロン)をさすが，Hを含むHCFCやHFC(代替フロン*)にも使用される呼称．アンモニアに代わる冷媒として開発された．商品名フレオン．

分割調剤 処方せんに記載された薬剤が，化学変化やその他の理由で長期にわたって調剤できない場合に，患者や医師の了解のもとで3日～2週間など短期間に分けて調剤すること．また，後発医薬品(ジェネリック医薬品*)を推進する目的で実施されている"お試し調剤"とよばれる短期間分を調剤し，患者に合っているか確認することも分割調剤の一つである．

分枝アミノ酸［branched-chain amino acid］ → アミノ酸

分岐鎖アミノ酸製剤［branched-chain amino acids-enriched medicine］ 分枝(鎖)アミノ酸製剤ともいう．分枝アミノ酸(バリン，ロイシン，イソロイシン)を多く含有する製剤．フィッシャー比*を高めることにより，アンモニア解毒能を改善させ偽性神経伝達物質の合成を阻害する．肝硬変*に対しては肝性脳症*の改善や肝におけるタンパク合成能の改善効果がある．肝性脳症からの覚醒を促すための輸液製剤，肝性脳症をひき起こすことなく栄養状態を改善させるための経腸栄養剤，低アルブミン血症*を改善させるための経口補充製剤がある．

分 級［classification］ 粉体を大きさや形状などの違いなどから区分けすること．製剤における分級は，粉末試料の大きさをそろえる操作や工程のことをさす．

分 極［polarization］ 無極性分子(誘起双極子)が電場の中に置かれると電荷の偏りが生じる．この状態を分極とよぶ．分極は電子雲の変形として考えることができ，電子雲の変形のしやすさを表すのが分極率である．

分極率［polarizability］→ 分極

分光分析法［spectroscopic analysis］ 分析対象物質と電磁波との相互作用を利用して，その結果生じる物理的応答信号を測定することで物質の定性や定量を行う機器分析法のこと．紫外スペクトル*，赤外スペクトル*，蛍光スペクトル*，ラマンスペクトル(→ラマン散乱)などの分析や，核磁気共鳴*，電子スピン共鳴*などによる分析がある．

粉 砕［grinding］ 粉体の粒度を減少させること．粉砕によって粉体の粒度が適度にそろうことにより，分散性や流動性が向上するので，造粒*や打錠が行いやすくなる．

分 散(1)［variance］ 母集団*の分布の広がりを示す標準偏差の2乗．母集団の標準偏差の推定値(標本標準偏差)の2乗を不偏分散とよぶ．測定値のばらつき*が大きいほど分散および不偏分散は大きくなる．

分 散(2)［dispersion］ ある物質が微粒子として他の媒質中に散在する現象．前者を分散質または分散相といい，後者を分散媒という．分散質および分散媒には，両者とも気体である場合を除き，固体，液体，気体のいずれもがなりうる．

分散系［dispersed system, dispersion system］ 分散質が分散媒中に散在する系．エアゾール*，エマルション(→乳剤)，サスペンション(→懸濁剤)などがある．分散質の粒子径をもとに，粗粒子分散系(>1μm)，コロイド分散系(1μm～1nm)，分子分散系(<1nm)に大別される．

分散分析法［analysis of variance］ 略号ANOVA．データの全変動を誤差的変動と各要

因およびそれらの交互作用による変動に分解し，帰無仮説が正しいときに誤差的変動に対する要因および交互作用の変動の比がF分布（χ^2分布に従う独立な二つの確率変数の比が従う連続型の確率分布）に従うことを利用し，効果の有無を検定する方法の総称．要因が一つの場合には一元配置分散分析とよばれ，3群以上の集団の母平均が等しいかを判定する解析方法として有名．

分散力 [dispersion force] ⇌ ファンデルワールス力

分子 [molecule] 物質固有の性質を示す最小の粒子．いくつかの原子*が結びついて構成されるが，単一の原子から成る分子もある．

分枝(鎖)アミノ酸製剤 = 分岐鎖アミノ酸製剤

分子イオン [molecular ion] 分子から電子1個が脱離して生じるイオン．または分子に電子1個が付加して生じるイオン．質量スペクトルでは分子イオンピークとして観測される．

分子間相互作用 [intermolecular interaction] 分子間に引力や反発力が存在すると，分子の凝集が起こったり，特定の分子と分子化合物が形成されたりする．このときの相互作用の総称．すべての物質，特に中性分子の間に働く双極子-双極子相互作用(分散力を含む)，イオンと永久双極子の間に働くイオン-双極子相互作用，イオン同士に働く静電的相互作用*のほか，電子供与体と電子受容体の間に働く電荷移動相互作用(⇌ 電荷移動錯体)，水素結合*（CH-π，カチオン-π などの π 電子系の関与する相互作用）がある．また，疎水性相互作用*も一種の分子間相互作用である．

分子間力 [intermolecular force] 分子間相互作用*の源となる力の総称．イオン同士の相互作用ではクーロン力*(静電気力)，中性分子同士の相互作用では，永久双極子と誘起双極子(⇌ 双極子)の組合わせに応じて配向力，誘起力，分散力が寄与する．これらは分子・イオン間距離の1乗（クーロン力）から6乗（分散力，配向の固定されていない場合の配向力と誘起力）に反比例するポテンシャルエネルギー*をもつ．金属錯体にみられる配位結合を含む電荷移動相互作用(⇌ 電荷移動錯体)では電子供与体から電子受容体への電荷移動力が駆動力となり，共有結合性がある．水素結合も共有結合性である．そのため電荷移動相互作用と水素結合には明確な方向性があり，ポテンシャルエネルギーも単純な形では表すことができない．

分子軌道 [molecular orbital] 略号 MO．分子軌道関数ともいう．分子全体にわたって広がった電子1個の軌道．原子軌道*を表す波動関数*の線形結合によって近似的に分子軌道を表す LCAO-MO がよく用いられる．軸対称をもつ軌道を σ 軌道*，面対称をもつ軌道を π 軌道*という．

分子軌道法 [molecular orbital method] MO法と略す．原子における原子軌道*と同じように，分子では電子が分子軌道*に収容されているという考えを基に，分子の電子状態を求める方法．分子軌道はその分子を構成する原子の原子軌道の線形結合で近似する LCAO(linear combination of atomic orbital)法で表すのが一般的である．この分子軌道を波動関数としてシュレディンガー方程式*を解けば，分子軌道の電子密度分布とエネルギーが得られる．

分子シャペロン [molecular chaperone] = シャペロン

分子状酸素 [molecular oxygen] ⇌ 活性酸素

分子蒸留 [molecular distillation] 高真空下（1×10^{-4} mmHg 以下）で行う蒸留のこと．高真空では表面から冷却面まで分子が衝突することなく到達するため，低温で蒸留できる．

分子内求核置換反応 [intramolecular nucleophilic substitution reaction] = S_Ni 反応

分子標的 [molecular targeting, molecular target] "分子を標的とした" という意味の修飾語．たとえば，分子標的治療，分子標的薬などのように使われる．一方，"分子という標的" という意味で，標的分子*の同義語として使われることもある．

分子標的薬 [molecular target drug] 正常細胞と癌細胞，また，正常組織と疾病組織との間の差異を分子レベルでとらえ，これを標的としてその機能を制御することにより疾患の治療を目的とした薬物．具体的な標的分子はシグナル伝達系のタンパク質，酵素，受容体などであり，特異的で，副作用の少ない薬物の開発が可能である．

分子ふるいクロマトグラフィー [molecular sieve chromatography] = サイズ排除クロマトグラフィー

分子ふるい効果 [molecular sieve effect] 分子のスケールで観察されるふるいの効果．多孔性ゲルを充填したカラムを用いるゲル沪過ク

ロマトグラフィー*では，ゲル粒子の穴の大きさより小さな分子は穴の奥まで入り込むが，大きい分子は穴に入り込めずにすり抜けるため，大きい分子はカラムから早く溶出される．また，三次元の網目構造をもつゲル(ポリアクリルアミドやアガロース)を用いる電気泳動*では，分子量の大きい(体積の大きい)分子は網目に引っかかるため，小さな分子よりも遅く泳動される．

分子ふるいモード [molecular sieve mode] 立体的な網目構造をもつ高分子物質を粒子とした充塡剤を用いると，小さな分子は網目構造の内部に浸透するが，網目より大きな分子は充塡剤の表面を素通りする．この原理を利用した分離機構を分子ふるいモードという．

分取薄層クロマトグラフィー [preparative thin-layer chromatography, PTLC] ⇌ 薄層クロマトグラフィー

分子量 [molecular weight] 相対分子質量ともいう．質量数12の炭素原子の質量を12と定めたときの相対的な分子の質量．分子を構成する原子の組成が既知であるときは，それらの原子の原子量の和として分子量を計算することができる．質量分析*によって，低分子だけでなくタンパク質のような大きな分子の分子量を精密に決定することができる．

分子量関連イオン [molecular-related ion] 分子にプロトンや塩などが付加したイオン，あるいは分子からプロトンが脱離して生じたイオンなど，分子量の情報に関連するイオンの総称．(⇌ 分子イオン)

粉じん [dust, particulates] ダストともいう．大気環境中に浮遊する微細な粒子状の物質の総称．大気環境中の粉じんは粒径，成分がさまざまである(⇌ 浮遊粒子状物質)．アスベスト粉じんの吸入により，肺癌，中皮腫が誘導される(⇌ アスベスト)．

分析能パラメーター バリデーション特性ともいう．真度*，精度*，特異性，検出限界*，定量限界*，範囲*などのパラメーター．これらを評価基準として分析法バリデーション*を行う．

分析法バリデーション [analytical methods validation] 医薬品の試験法に用いる分析法が，分析法を使用する意図に合致していること，すなわち分析法の誤差が原因で生じる試験の判定の誤りの確率が許容できる程度であることを科学的に立証すること．(⇌ 分析能パラメーター)

分節運動 [segmenting movement] ⇌ 小腸

粉体 [powder] 多数の固体粒子が比較的弱い力で集合体を形成しているものをいう．粒子個々の性質を一次物性，その集合体の性質を二次物性という．一次物性には粒子径*，形状，密度などがあり，二次物性としての充塡性*，流動性などに影響を及ぼす．

フントの規則 [Hund rule] 最大多重度に関するフントの規則ともいう．多電子原子の基底状態の電子配置*では，縮退*している軌道が存在するときはできるだけ多数の電子が平行スピンで異なる軌道を占めるという規則．同じ軌道に入ると電子間反発がより大きくなるためと説明される．

分配 [partition] 混合しない有機溶媒と水の入った分液漏斗に物質を入れて振とうするとき，物質が有機相と水相の両者に溶解すること．

分配クロマトグラフィー [partition chromatography] シリカゲルなどの担体に適当な方法(化学結合や物理吸着など)により液相を導入した固定相*に，この液相と溶け合わない移動相*溶液を流し，各成分を二つの液相間の分配係数の差によって分離するクロマトグラフィー*．シリカゲル中の水を固定相として脂溶性の溶媒を移動相とする順相分配クロマトグラフィーと，疎水性のアルキル基などを液相とする固定相を用い移動相を極性溶媒とする逆相分配クロマトグラフィーに大別される．

分配係数 [partition coefficient] ⇌ 分配平衡
分配の法則 [partition law] ⇌ 分配平衡
分配比 [partition ratio] ⇌ 分配平衡
分配平衡 [partition equilibrium] 物質が互いに混じり合わない二相(有機相と水相)間に分配*されるとき成り立つ化学平衡．温度一定のとき，有機相中の物質濃度/水相中の物質濃度の値は一定に保たれ(分配の法則)，その濃度比は分配平衡の平衡定数(分配係数)とよばれる．水相中の酸解離や有機相中の二量体生成などにより物質の存在状態が変化する場合には，各相の総濃度の比を分配比とよばれる．酸解離があるときの濃度比は見かけの分配係数とよばれる．

分泌期 [secretion stage] ⇌ 月経周期

分泌小胞 [secretory vesicle] 細胞小器官*の一つ．分泌細胞がホルモン，生理活性物質，消化酵素などを濃縮・貯蔵している小胞で，ゴルジ体より出芽し細胞膜の近くに集合する．細胞外シグナルに応答して細胞膜と融合し，内容

物を細胞外に放出する(エキソサイトーシス*).

分 布 [distribution] ADME*の一つ.

分布関数 [distribution function] 確率的に変動する変数を確率変数とよび,確率変数 X がある実現値 x 以下となる確率を実現値 x の関数として表現したもの.分布関数 $F(x)$ は $F(x)=\Pr(X\leq x)$ で定義される.

分布容積 [volume of distribution, distribution volume] 記号 V_d で表す.体内に存在する薬がそのときの血漿中濃度と同じ濃度で分布していると仮定したときに占める体積のことであり,体内において薬物の分布する実体積を示さない.分布容積から薬物の組織への移行のしやすさを推定することができる.たとえばタンパク結合率が100%の場合,分布が血漿中だけに限られるため分布容積は血液量と一致する.また分布容積が大きい場合には,全身に分布しているか,特定の組織に移行していることが考えられる.

分別蒸留 [fractional distillation] 分留,精留ともいう.単蒸留*を連続的に複数回行い,混合物を分離精製する操作.理論段数の高い蒸留塔を用いる.

分包品 = ユニットドーズパッケージ

噴門腺 [cardiac gland] ⇒ 胃

分離係数 [separation factor] 記号 α で表す.クロマトグラフィー*における二成分の質量分布比であり,二成分の保持時間の比として求められる.$\alpha>1$ でピークは分離し始める.α 値は二成分のピーク頂点の隔たりの程度の指標となるが,ピークの形状は考慮されていない.(⇒ 分離度,理論段数)

分離度 [resolution] 記号 R_s で表す.クロマトグラフィー*における二成分のピークの重なりの程度を示す指標であり,二成分の保持時間とピーク幅より求められる.各ピークの大きさがほぼ等しく正規分布していると仮定して計算される.$R_s>1.5$ でほぼ完全分離する.(⇒ 分離係数,理論段数)

分離モード [separation mode] 電気泳動*で用いる分離方法のことで,ゾーン電気泳動*,等速電気泳動*,等電点電気泳動*,ゲル電気泳動*,アフィニティー電気泳動,二つの分離法を組合わせて行う二次元電気泳動*がある.

分 留 = 分別蒸留

分 量 [daily dose] 処方せん中において薬剤の単位投与量を意味する.通例内服薬では1日分の投与量,頓服薬では1回分の投与量として表される.(⇒ 用量)

分裂期 [mitotic phase] ⇒ 細胞周期

ヘイウッド径 [Heywood diameter] → 粒子径

平滑筋 [smooth muscle] 血管，気道，胃，腸管，胆嚢，膀胱などの中腔器官の壁に存在する筋肉。収縮により，血管の内腔を狭めたり，胃腸管では食物を物理的に破砕し下部へ移動させたり，体液を還流させ，老廃物を排除させる．不随意筋で，横紋はない．

平滑末端 [blunt end] → 制限酵素

平均活量 [mean activity] → 活量

平均活量係数 [mean activity coefficient] → 活量

平均吸収時間 [mean absorption time] 略号MAT．モーメント解析*で経口投与された薬物の個々の分子が吸収されるのに要する時間の平均値．吸収過程と次の消失過程が線形かつ直列であれば，平均滞留時間*(MRT)との間に$MAT = MRT(経口) - MRT(静脈内注射)$の関係が成立する．

平均寿命 [life expectancy at birth] → 平均余命

平均赤血球容積 [mean corpuscular volume] 略号MCV．赤血球の大きさを表し，MCV＝ヘマトクリット(Ht)/赤血球数*(RBC)×10で求める．単位はfL(フェムトリットル)，基準値は80～100fL．101 fL以上はRBCの割にHtが大きい大球性正色素性貧血，81～100 fLなら正球性正色素性貧血，80 fL以下ならRBCの割にHtが小さい小球性低色素性貧血となる．

平均滞留時間 [mean residence time] 略号MRT．モーメント解析*で血中濃度時間推移グラフから算出され，時間軸上の重心に相当する．薬物が体内に滞留した時間の平均値(単位は時間)であり，消失速度定数*(k_{el})だけで記述できる過程ならばその逆数である．

平均値 [mean value] 分布の中心を表す代表値の一つ．データの総和をデータ数で除した数値．

平均分子量 [average molecular weight] 複数の分子から成る物質(混合物)をあたかも単一物質(純物質)であるかのようにみなして計算された分子量のこと．たとえば空気を窒素(分子量28)と酸素(分子量32)のモル比が4：1の混合物とみなすと，空気の数平均分子量は$(28×4+32×1)/5 = 28.8$となる．重量の重みをつけて平均した空気の質量平均分子量(または重量平均分子量)は$(28×28×4+32×32×1)/(28.8×5) = 28.9$になる．

平均余命 [life expectancy at specific age, life expectancy] ある年齢の人が平均してあと何年生きられるかを生命表*から算出し，その年数(期待値)を表す．0歳の平均余命である平均寿命は，集団の保健福祉水準の総合指標となるとともに，生命保険の計算あるいはさまざまな経済活動のうえで参考になる．生命表において，x歳の人の平均余命は，x歳の生存者数(l_x)について，その後の生存延年数(x歳以上の定常人口，T_x)の平均(T_x/l_x)として算出される．

閉経後骨粗鬆(しょう)症 [postmenopausal osteoporosis] → 骨粗鬆症

平衡 [equilibrium] 系の正方向の変化を起こす力と逆方向の変化を起こす力がつり合い，見かけ上系の物質量の変化が起こらない状態のこと．

平衡移動の法則 [law of mobile equilibrium] → ルシャトリエの原理

平衡感覚 [labyrinthine sense] 重力に抵抗して体の位置を保つ静的平衡感覚と，回転，加速，減速などの突然の動きに対して体位を保つ動的平衡感覚に分けられる．内耳の前庭部と半規管が関与する．(→ 耳)

併行精度 [repeatability] 試験を行う場所，試験を行う人，装置，器具などの分析条件を変えずに，検体から採取した複数の試料を短時間内に繰返し分析するときの精度*．(→ 室内再現精度，室間再現精度)

平衡定数 [equilibrium constant] 化学反応が平衡状態に達したときの各物質の存在比によって表される定数．Kで表されることが多く，温度依存性がある．たとえば，A＋B ⇄

C+Dのような素反応のある温度での平衡定数Kは，$K=[C][D]/[A][B]$ となる．酸や塩基の反応についての平衡定数は，それらの強度の尺度となる．反応のギブズ自由エネルギー変化 ΔG との間には，$\Delta G=-RT\ln K$ の関係がある（R: 気体定数，T: 絶対温度）．

平行反応 = 並発反応

平衡反応 = 可逆反応

平衡分析法 [equilibrium assay] = エンドポイント測定法

米国疾病管理予防センター [Centers for Disease Control and Prevention] 略号 CDC. 米国保健社会福祉省管轄の感染対策の総合研究所．感染症をはじめとする疾病のガイドラインや勧告が出される．

米国食品医薬品局 [Food and Drug Administration] 略号 FDA．食品，医薬品，化粧品，玩具などの製品について，その許認可や取締りを行う米国の行政機関．医薬品については，Center for Drug Evaluation and Research という部署があり，新薬の承認，市販後調査，消費者への情報提供などを行っている．

閉鎖型質問 = 閉じた質問

閉鎖系 [closed system] ⇒ 系

ベイジアン法 [Bayesian forecast method] ベイズの定理に基づくパラメーター推定法である．ベイズの定理は前もって情報や確率が必要であるが，近代統計理論と結びつけることできわめて有効な結論をひき出すことが知られている．TDM*でのベイジアン法は，薬物が適用される個人を母集団から抽出された確率標本とみなし，母集団パラメーター*に関する事前情報（平均値と分散）と血中濃度測定値から患者固有の薬物動態値を推定する方法である．計算アルゴリズムはベイズの定理と最大尤度法に基づくが，ベイズ最小二乗法が汎用される．

ベイズ最小二乗法 [Bayesian weighted least sguars method] ⇒ ベイジアン法

閉塞隅角緑内障 [angle-closure glaucoma] ⇒ 緑内障

閉塞性血栓血管炎 [thromboangiitis obliterans, TAO] ⇒ バージャー病

閉塞性細気管支炎 [obliterating bronchiolitis] 有毒な粒子あるいはガスの吸引や呼吸器感染症の末，あるいは肺や心臓の移植手術後に細気管支が機能的閉塞を起こした状態．修復の過程で細気管支上皮細胞に過度に肉芽組織が形成し結合組織の障害をもたらす．

閉塞性動脈硬化症 [arteriosclerosis obliterans] 略号 ASO．粥状動脈硬化が四肢末梢動脈の内腔の狭窄や閉塞を生じると閉塞性動脈硬化症とよばれる．全身性動脈硬化症の一部分症である．腎動脈，下腹部大動脈，腸骨動脈，大腿動脈，膝窩動脈などの分岐部に好発し下肢に多い．喫煙歴のある 60 歳以上の男性や糖尿病，高血圧，脂質異常症の患者などに多い．軽症では安静時に下肢の冷感としびれ，歩行時にのみ下腿が痛む間欠(性)跛行*が現れる．側副血行が未発達であれば安静時にも症状が出現し，完全阻血では潰瘍や壊死に進展する．血管拡張薬，抗血栓薬などで治療し，無効なら自家静脈を用いたバイパス術，ステント*留置による血管形成術，バルーンカテーテルを用いた血管拡張法などを施行する．

並発反応 [parallel reaction] 競争反応，平行反応ともいう．一つの反応物から独立に複数の反応が同時に起こる反応．複合反応*の一種．

平面偏光 [plane-polarized light] ⇒ 偏光

併用禁忌 医薬品添付文書*の相互作用に記載される項目．他の医薬品を併用することにより，当該医薬品または併用薬による副作用の危険性が著しく高まったり，医薬品の効果が顕著に減弱するなどの有害な反応が起こるために，併用を禁止する組合わせを記載する．

併用注意 医薬品添付文書*の相互作用に記載される項目．他の医薬品を併用することにより，当該医薬品または併用薬による副作用の危険性が高まったり，医薬品の効果が減弱するなどの有害な反応が起こるために，併用にあたっては用量を調節したり，慎重に観察する必要がある組合わせを記載する．

併用療法 [combination therapy] ⇒ HAART療法

ペオニフロリン [paeoniflorin] ⇒ シャクヤク

ペオノール [paeonol] ⇒ ボタンピ

ヘキソース [hexose] 六炭糖ともいう．炭素数 6 の単糖*．

PEG（ペグ）(1) [PEG, polyethylene glycol] = マクロゴール

PEG（ペグ）(2) [PEG, percutaneous endoscopic gastrostomy] = 胃瘻（いろう）

PEG（ペグ）化 [PEGylation] PEG 修飾，ステルス化ともいう．タンパク質などの高分子や，微粒子担体に水溶性のポリエチレングリコール(PEG)構造を付加すること．PEG をタ

PEG(ペグ)化リポソーム [PEGylated liposome] = 血中滞留性リポソーム

PEG(ペグ)修飾 [PEG modification] = PEG(ペグ)化

ベクター [vector] 運び屋という意味のラテン語に由来し,組換えDNAを増幅・維持・導入させるための核酸分子.プラスミド*やファージ(バクテリオファージ*)が用いられる.

ペクチン [pectin] 植物の細胞間物質で,D-ガラクツロン酸が$\alpha 1\rightarrow 4$結合で縮合重合し,一部のカルボキシ基がメチル化されたもの.

ベクレル [becquerel] 記号Bq.放射能*の単位.1Bqは1秒間に1個の原子が放射壊変*するときの放射能量.(⇒グレイ,シーベルト)

ベクロニウム臭化物 [vecuronium bromide] 末梢性筋弛緩薬*.

ベクロメタゾンプロピオン酸エステル [beclomethasone dipropionate] 略号BDP.気管支喘息治療薬*.吸入ステロイド*.粒子形が小さく肺内送達率が高い.慢性閉塞性肺疾患*(COPD)にも用いられる.

ベザフィブラート [bezafibrate] フィブラート系(構造:付録Ⅶ)の脂質異常症治療薬*.

核内受容体PPARαを刺激し,主として高トリグリセリド血症(⇒脂質異常症)を改善する.

ペスト [pest, plague] ペスト菌(*Yersinia pestis*)によりひき起こされる疾患.ネズミのノミを介してヒトへ感染する.腺ペスト,ペスト敗血症,肺ペスト,皮膚ペストの病型に分類される.

ペースト法 [paste method] 固体試料を微細な粉末にし,ヌジョール*と混合してペースト状にして2枚の食塩板ではさみ,それに赤外線を透過させて赤外スペクトル*を測定する方法.ヌジョールの吸収は2950〜2800,1465〜1450,1380〜1370 cm^{-1}にある.(⇒錠剤法,薄膜法)

ペースメーカー [pacemaker] 重症の徐脈性不整脈*を治療するため,カテーテル電極を心房や心室に挿入し,自己心拍を検出し,必要に応じ電気刺激で心室を収縮させて心拍数を適正化する.一時的なものと永久型とがある.

ペースメーカー電位 [pacemaker potential] ⇒刺激伝導

β位 [β-position] ⇒α位

ベタイン [betaine] イリド*の負に分極した炭素原子が,カルボニル基を攻撃したのちに生成する双極性の化学種.

β壊変 [β decay, β disintegration] β崩壊ともいう.中性微子の放出を伴い,原子核内の陽子と中性子とが電子を介して変換する過程の総称.β^-壊変,軌道電子捕獲,β^+壊変に分類される.β^-壊変では原子核内の中性子1個が陽子1個に変換され,電子1個を放出し,この電子をβ^-線とよぶ.軌道電子捕獲では陽子1個が軌道電子1個を取込み,中性子1個に変換される.β^+壊変では原子核内の陽子1個が中性子1個に変換され,陽電子*1個を放出し,この陽電子をβ^+線とよぶ.(⇒放射壊変)

β細胞 [β cell] ⇒インスリン,ランゲルハンス島

β酸化 [β oxidation] 脂肪酸*からATPを産生するための異化代謝経路.脂肪酸から変換されたアシルCoAの,α炭素(⇒α位【1】)とβ炭素の間が切断されて炭素原子2個のアセチルCoA*が遊離される反応で,さらに炭素原子2個が減った脂肪酸にこの反応が順次繰返されて最終的にアセチルCoAに分解される.

βシート [β-sheet] ⇒二次構造

β受容体 [β receptor, β-adrenoceptor, β-adrenergic receptor] 略号β-ADR.心臓の機能促進や気管支の拡張などを仲介するアドレナリン受容体*.心臓機能促進に関与するβ_1受容体,気管支や血管の拡張などに関与するβ_2受容体,脂肪分解,蓄尿に関与するβ_3受容体に細分類される.

β受容体刺激薬 [β receptor stimulant, β-adrenoceptor stimulant] β受容体作動薬,β受容体興奮薬,β受容体作用薬ともいう.直接型交感神経興奮薬のうちβ受容体に結合して直接効果器の興奮を起こす薬物.β受容体サブタイプには,おもに心臓に分布するβ_1受容体,血管や気管支平滑筋に分布するβ_2受容体が存在し,サブタイプ選択性をもつ薬物と非選択的な薬物がある.(⇒交感神経興奮薬)

β受容体遮断薬 [β receptor blocker] アドレナリンβ受容体に直接結合し,β受容体刺激

効果を遮断する薬物. β 受容体サブタイプ($β_1$ 受容体)選択性をもつ薬物と非選択的に遮断する薬物に分類される. 高血圧, 不整脈, 狭心症の治療に汎用される重要な薬物. (⇒ 交感神経抑制薬)

β 線 [β ray] ⇒ 電離放射線, β 壊変

β 脱離 [β-elimination] 1,2-脱離ともいう. 隣接する炭素原子上の置換基 X と Y が脱離して二重結合または三重結合を生成する脱離. これに対し, 同一炭素上から二つの置換基が脱離するのを α 脱離とよび, カルベン*を生成する. (⇒ アンチ脱離, シン脱離)

$β_2$ ミクログロブリン [$β_2$ microglobulin] MHC クラス I 分子*の構成成分の一つで, 主鎖(α 鎖)に非共有結合している. 主鎖と異なり多型性*はない. 分子量 11,500 のポリペプチドで, 免疫グロブリンスーパーファミリー*の一員.

$β_2$-アドレナリン作動薬 [$β_2$-adrenergic receptor agonist, $β_2$-adrenoceptor agonist] = $β_2$ 受容体刺激薬

$β_2$ 受容体刺激薬 [$β_2$ receptor stimulant] $β_2$-アドレナリン作動薬ともいう. アドレナリン受容体のうち $β_2$ 受容体に選択的に作用する薬物. 気管支喘息発作時の気管支拡張薬*の第一選択薬として用いる.

ベタネコール塩化物 [bethanechol chloride] コリン作動薬*. コリンエステラーゼ*により分解されない.

ベタヒスチンメシル酸塩 [betahistine mesilate] 鎮うん薬*. めまい・平衡障害治療薬.

β 崩壊 = β 壊変

ベタミプロン [betamipron] 略号 BP. カルバペネム系抗生物質パニペネム*の腎尿細管への取込みを抑制する薬剤.

ベタメタゾン [betamethasone] ステロイド薬*, デキサメタゾン*に類似.

ベタメタゾン吉草酸エステル [betamethasone valerate] 外用ステロイド*(強力). 湿疹, 皮膚炎, 皮膚掻痒症, 薬疹・中毒疹, 円形脱毛症, 熱傷, 凍瘡などに適用する.

β 面 [β-face] ⇒ α 面

β-ラクタマーゼ ⇒ β-ラクタマーゼ(ラクタマーゼ)

β-ラクタム系抗生物質 ⇒ β-ラクタム系抗生物質(ラクタムケイコウセイブッシツ)

ベーチェット病 [Behçet disease] トルコの皮膚科医 H. Behçet によって報告された自己免疫疾患*の一つで, 全身に炎症性病変〔皮膚・粘膜病変として口腔内潰瘍(アフタ性有痛性口内炎), 外陰部潰瘍, 結節性紅斑, 眼病変としてぶどう膜炎, 関節炎など〕が出現する. また, 微小血管に病変が出現する血管ベーチェット, 結腸回盲部に病変が出現する腸管ベーチェット, 運動麻痺, 痴呆などが出現する神経ベーチェットが合併して治療(ステロイドなど)に抵抗すると, 生命予後は不良となる.

ペチジン塩酸塩 [pethidine hydrochloride] 麻薬性鎮痛薬*.

ベックマン転位 [Beckmann rearrangement] オキシム*から N-置換アミドが得られる転位反応. 一般に, オキシムのヒドロキシ基に対してアンチ側の炭素置換基が転位することが知られている.

PET(ペット) [PET, positron emission tomography] = 陽電子放射断層撮像法

BET(ベット)の式 [BET equation, Brunauer-Emmett-Teller equation] ⇒ 吸着, ラングミュアの吸着等温式

ヘテロ核 RNA [heterogeneous nuclear RNA] 略号 hnRNA. 真核細胞の核内に存在する大きな RNA で, 大きさが不均一(2,000〜20,000 塩基)な RNA. 5′端にキャップ構造, 3′端にポリアデニル酸をもち, その 10% ほどが細胞質に移行しスプライシング*により mRNA*となる.

ヘテロ環化合物 = 複素環式化合物

ヘテロクロマチン [heterochromatin] ⇒ ユークロマチン

ヘテロ原子 [heteroatom] ⇒ 複素環式化合物

ヘテロサイクリックアミン [heterocyclic amine] 複素環式アミンともいう. アミノ基が複素環(⇒ 複素環式化合物)に置換している化合物. Trp-P-1*, Glu-P-1, PhIP など, 肉や魚などの加熱分解物より単離・同定された発癌性化合物がある. シトクロム P450*(おもに CYP1A2)によるアミノ基のヒドロキシ化, さらにその O-アシル化(おもにアミノ酸抱合*)で究極発癌物質*になる.

ヘテロトロピック効果 [heterotropic effect] ⇒ アロステリック酵素

ヘテロリシス [heterolysis] 不均一開裂ともいう. 単結合に用いられていた電子対が一方の成分に片寄って残り, 他方は結合電子を失う様式で共有結合が開裂すること. 電子対が開裂

する二つの部分に均等に割り当てられる開裂様式はホモリシスという．

ペナム系抗生物質［penams, penam antibiotic］＝ペニシリン系抗生物質

ベニジピン塩酸塩　［benidipine hydrochloride］　降圧薬*．カルシウム拮抗薬*．

ペニシラミン［penicillamine］　抗リウマチ薬*．金製剤*．

ペニシリン［penicillin］　略号 PC, PCG．ベンジルペニシリン*あるいはペニシリン系抗生物質*の代名詞として使われる．

ペニシリン系抗生物質［penicillins, penicillin antibiotic］　ペナム系抗生物質ともいう．β-ラクタム環と五員環から成るペナム骨格をもつ抗生物質*（構造：付録Ⅶ）．ペニシリン結合タンパク質*（PBP）との結合性が高く，グラム陽性レンサ球菌やトレポネーマに強い抗菌力をもつ．ベンジルペニシリン，アンピシリン，アモキシシリン，ピペラシリンなどがある．

ペニシリン結合タンパク質［penicillin binding protein］　略号 PBP．細菌細胞膜に存在する細胞壁合成酵素であり，ペニシリンに結合する．ペプチドグリカン*合成に重要な糖鎖の重合反応を触媒するトランスグリコシラーゼ活性やペプチドの架橋反応を触媒するトランスペプチダーゼ活性などをもつ．

ペニシリンショック［penicillin shock］　ペニシリン*のアレルギーによるアナフィラキシーショック*．一般的には，1950 年代にわが国で多発したペニシリン注射による死亡事件をさすことが多い．有名人が死亡したので社会問題化したが，当時，質の悪いペニシリンが量産された結果，不純物が抗原となった可能性が高い．

ペニシリン耐性肺炎球菌［penicillin resistant *Streptococcus pneumoniae*］　略号 PRSP．肺炎球菌*には 6 個のペニシリン結合タンパク質*（PBP）が存在するが，PBP1A, PBP2X, PBP2B に変異が起きて β-ラクタム薬への親和性が低く，耐性となったものを PRSP とよぶ．臨床での PRSP の出現率は高く，多剤耐性化も進んでいる．

ベニバナ ⇌ コウカ

ペネトロメーター ＝ 針入度計

ペネム系抗生物質［penems, penem antibiotic］　ペナム骨格の 2 位に二重結合をもつ，化学合成によって開発された β-ラクタム系抗性物質*（構造：付録Ⅶ）．β-ラクタマーゼ*に安定で，グラム陽性菌とグラム陰性菌にも抗菌活性をもつ．分子サイズが小さく，経口での使用が可能である．（⇌ カルバペネム系抗生物質）

ペーパークロマトグラフィー ＝ 沪紙クロマトグラフィー

HEPA（ヘパ）フィルター［HEPA filter］　⇌ 除菌

ヘパリン［heparin］　血液凝固阻害薬*．分子量 3〜3.5 万の硫酸化ムコ多糖で，アンチトロンビンⅢ*活性を促進して血液凝固を阻害する生体内物質．ナトリウム塩として製剤化されている．また出血の副作用の少ない分子量 4〜6 千の低分子ヘパリンのダルテパリン，レビパリン，ダナパロイドがある．

ベビーブーム［baby boom, thirtysomething］一時的な出生率*の急上昇をいう．第二次世界大戦後（1945 年〜）の人口年平均増加率は 1950 年では 3.1 と高く，**第一次ベビーブーム**（1947〜1949 年，団塊の世代）を反映している．この期間に産まれた子供が成長し**第二次ベビーブーム**（1971〜1974 年，団塊ジュニアの世代）をもたらし，1975 年に人口増加率が 1.4 という高い値になった．それ以降，人口増加率は減少しつづけている．

ペプシン［pepsin］　胃で働くタンパク質分解酵素*．胃の主細胞から前駆体ペプシノーゲンとして分泌され，胃酸で活性化されてペプシンとなる（⇌ チモーゲン）．最適 pH は約 2 で，疎水性アミノ酸残基のアミノ基側でペプチド結合を切断するが，特異性は高くない．

ペプチジルトランスフェラーゼ　［peptidyl transferase］　タンパク質合成の伸長に関与するタンパク質因子．原核細胞では，複数の 50S サブユニットにこの転移酵素活性が存在し，P 部位の tRNA に結合しているペプチドを A 部位のペプチドに転移させる．（⇌ 伸長因子）

ペプチド［peptide］　アミノ酸のアミノ基（-NH$_2$）とカルボキシ基（-COOH）が脱水反応し，ペプチド結合（-CO-NH-）でつながった分子．ペプチド結合はアミド基*から構成されているのでアミド結合ともいう．2 個のアミノ酸から成るものはジペプチド，数個のアミノ酸から成るものはオリゴペプチドとよぶ．通常，数十個までのアミノ酸から成るものをペプチドとよび，それ以上のものはポリペプチドすなわちタンパク質*とよぶ．

ペプチドグリカン［peptidoglycan］　細菌の細胞壁の主要構成成分（⇌ 細菌の構造）．N-

アセチルグルコサミンと N-アセチルムラミンが交互にβ-1,4結合した糖鎖と，それらを互いに連結しているペプチド鎖から成る網目状の構造物．

ペプチド系抗生物質 [peptides, peptide antibiotic] ＝ポリペプチド系抗生物質

ペプチド結合 [peptide bond, peptide linkage] ⇒ペプチド

ペプチドホルモン [peptide hormone] 血流へ分泌され，内分泌機能をもつペプチド類．代表的なペプチドホルモンにインスリン*，成長ホルモン*などがある．

ヘマグルチニン [hemagglutinin, HA] ⇒インフルエンザウイルス

ヘマトクリット [hematocrit] 略号 Ht. 一定量の血液中に含まれる赤血球の割合を表したもの．赤血球数*が減るとヘモグロビン量は減り，ヘマトクリット値も下がる．この三つのデータを基にして貧血の種類をおおよそ診断できる．ヘマトクリット値が高いときは多血症が疑われる．

ヘミアセタール [hemiacetal] ⇒アセタール

ヘミデスモソーム [hemidesmosome] ⇒細胞接着

ヘム [heme, haem] 鉄ポルフィリン錯体の一般名称．側鎖の違いにより種々のポルフィリン*が存在する．鉄はポルフィリンの四つの窒素と配位し，さらに上下に二つの配位子が存在できる．おもに上下の配位子の違いによりさまざまな機能を発現する．生体内では酸素運搬(ヘモグロビン*など)，基質酸化(シトクロム P450*など)，電子伝達(シトクロム c*など)，活性酸素消去(カタラーゼ*)などの補因子として機能している．

ヘモグロビン [hemoglobin] 赤血球に含まれる酸素運搬タンパク質．血液に取込まれた酸素の約 97% は赤血球のヘモグロビンのヘム基と結合し，オキシヘモグロビンとして運ばれる．ヘモグロビンは酸素分圧が高い場合にはオキシヘモグロビンとなり，酸素分圧が低い場合には解離する．この結合は可逆的であるが，血液のさまざまな要因に影響を受ける．すなわち，pH低下(H^+濃度の上昇)，二酸化炭素分圧上昇，温度上昇，2,3-ビスホスホグリセリン酸の増加などによりオキシヘモグロビンは酸素とヘモグロビンに解離しやすくなる(親和性の低下)．これをボーア効果とよぶ．

ヘモグロビン尿 [hemoglobinuria] 生体内で溶血(赤血球が破壊される現象)が起こり，その結果生じたヘモグロビン*が尿中に排泄された状態．溶血性貧血，重症感染症，不適合輸血時などでみられる．

ヘモグロビン濃度 [hemoglobin concentration] 略号 Hb. 血液 100 mL 中のヘモグロビンの濃度(血色素量)を調べる検査で，多血症や貧血の有無を確認する．赤血球数*とヘモグロビン濃度を比較して，小球性低色素性貧血や正球性正色素性貧血など貧血の種類が判断できる．

ヘモシアニン [hemocyanin] 軟体動物や節足動物の体液中にある銅含有タンパク質．実験動物での免疫学的研究によく利用される．またペプチドや低分子化合物に結合させて特異的な抗体をつくる際に，ヘモシアニンの一種 KLH(keyhole limpet hemocyanin)が用いられる．

ベラドンナアルカロイド [belladonna alkaloid] ⇒アトロピン硫酸塩水和物

ベラドンナコン [belladonna root] *Atropa belladonna*(ナス科)の根．主要成分はトロパンアルカロイド*(ヒヨスチアミン*，アトロピン*，スコポラミン*)など．鎮痛，鎮痙薬．

ベラパミル塩酸塩 [verapamil hydrochloride] 強力な Ca^{2+} チャネル遮断作用を発揮し，心機能を抑制する．抗不整脈薬*としては Vaughan Williams 分類*のクラスⅣに分類され，上室性頻脈の治療に用いられる．心機能抑制作用を利用して，虚血性心疾患*での心筋酸素消費量を減少させ，心筋組織を保護する目的でも使用される．

ベラプロストナトリウム [beraprost sodium] 抗血栓薬*．血小板凝集阻害薬*．

ペリ環状反応 [pericyclic reaction] 環状の遷移構造を経由し，反応中間体を形成することなく，π電子系を含む複数の結合の形成と切断がすべて同時に進行する反応．ディールス・アルダー反応*に代表される付加環化反応，クライゼン転位に代表されるシグマトロピー転位*などがある．

ヘリコバクター・ピロリ [*Helicobacter pylori*] ピロリ菌ともいう．ヒト胃粘膜層に生息し，胃内ではカーブ状またはS字状に湾曲したグラム陰性桿菌(⇒グラム陰性菌，桿菌)である．慢性胃炎，消化性潰瘍，胃癌など多彩な消化器疾患に関与している．

ヘリコバクター・ピロリ除菌療法 [eradicating therapy for *Helicobacter pylori*]　抗生物質と胃酸分泌抑制薬の組合わせにより行われるヘリコバクター・ピロリ感染症の治療法.ヘリコバクター・ピロリ陽性の胃潰瘍*,十二指腸潰瘍*,粘膜関連リンパ組織(MALT)リンパ腫,特発性血小板減少性紫斑病*(→紫斑病)などの治療に用いられる.またヘリコバクター・ピロリは胃癌*発癌の原因の一つであり,除菌療法は胃癌の発生を予防するためにも用いられる.プロトンポンプ阻害薬,アモキシシリン,クラリスロマイシンの3剤投与がまず行われ,除菌不成功例には二次除菌療法としてプロトンポンプ阻害薬,アモキシシリン,メトロニダゾールの3剤が用いられる.

ペリプラズム [periplasm]　→ グラム陰性菌

ペルオキシカルボン酸 [peroxycarboxylic acid]　→ 過酸

ペルオキシソーム [peroxisome]　カタラーゼを含み,過酸化水素*を消去し細胞成分が酸化されるのを防ぐ細胞小器官.ほかに極長鎖脂肪酸のβ酸化を行う酵素や,霊長類以外の哺乳動物では尿酸の酸化酵素も存在する.

ペルオキシソーム増殖因子活性化受容体α [peroxisome proliferator-activated receptor α]　= PPARα

ペルオキシソーム増殖因子活性化受容体γ [peroxisome proliferator-activated receptor γ]　= PPARγ

ヘルシンキ宣言 [Declaration of Helsinki]　1964年にフィンランドの首都であるヘルシンキで第18回世界医師会の総会が開かれ,医師のためのヒトを対象とする医学研究の倫理的な原則を定めた画期的な行動規範を採択し世界に公表した.その後,1975年東京で行われた第29回総会でインフォームドコンセント*を含む"ヘルシンキ宣言東京修正"が採択された.その後も医療や技術の発達に伴い何回か修正が加えられている.特に,医薬品の開発のための治験*を含む臨床試験*においてはこの宣言の内容を遵守し履行しなければならない.大別すると序言,すべての医学研究のための諸原則,治療と結びついた医学研究のための追加原則(日本医師会訳)から構成されている.

ヘルスカウンセリング [health counseling]　→ カウンセリング

ベールの法則 [Beer's law]　→ 吸光度

ヘルパーT細胞 [helper T cell]　略号 Th.体液性免疫*や細胞性免疫*を効果的に発揮するための司令塔として機能するT細胞*.$CD4^+$T細胞*であり,MHCクラスⅡ分子*を介して抗原提示細胞*と結合する.体液性免疫においては,ヘルパーT細胞の産生したサイトカイン*の種類と量によって,IgG*,IgA*あるいはIgE*産生が制御される.一方,細胞性免疫ではキラーT細胞*の誘導や遅延型アレルギー反応の誘導を起こす.(→ Th1細胞,Th2細胞)

ヘルペスウイルス感染症 [herpes virus infection]　ヘルペスウイルスによる感染症.単純ヘルペスウイルス1型,2型の感染により口唇ヘルペスや性器ヘルペスなどの単純ヘルペスウイルス感染症が起こる.水痘・帯状疱疹ウイルスでは,初感染で水痘(みずぼうそう)が,回帰発症により帯状疱疹が起こる.サイトメガロウイルスは日和見感染*をよく起こす.EBウイルス*感染では伝染性単核症,バーキットリンパ腫が起こり,ヒトヘルペスウイルス6感染では突発性発疹が,ヒトヘルペスウイルス8ではカポジ肉腫が起こる.

ベルベリン [berberine]　→ オウレン,オウバク

ヘルムホルツエネルギー [Helmholtz energy]　= ヘルムホルツ自由エネルギー

ヘルムホルツ自由エネルギー [Helmholtz free energy]　記号Aで表す.ヘルムホルツエネルギーともいう.定容過程で定義されたヘルムホルツ自由エネルギーは,ギブズエネルギー*のエンタルピー*Hの項が内部エネルギー*Uとなる.(→ 自由エネルギー).

ペロスピロン塩酸塩水和物 [perospirone hydrochloride hydrate]　非定型抗精神病薬*(ベンズイソチアゾール系)

ベロ毒素 [Verotoxin, Vero toxin]　→ 病原性大腸菌,O157

辺縁帯 [marginal zone]　→ 脾臓辺縁帯

変角振動 [bending vibration]　原子間の結合角が変化する振動モード.水分子の二つの水素原子と酸素との結合角が,はさみの先が開閉するように,二つの水素原子が同時に近づいたり離れたりする対称変角振動と,同時に同じ方向に同一平面内で結合角を変える逆対称変角振動などがある.また,アルケンやベンゼン環など平面性をもつ分子では,面外変角振動による赤外吸収*が強く観測される.

ペン型注射器 [pen-type injector]　ペンのような形状の注射器の総称.おもに糖尿病患者

がインスリン製剤*を患者自身で体内に注射(自己注射)するときに用いられる.

変化点 pH(配合変化の)[pH at appearance change point] 注射剤*の pH を変動させたときに,析出,沈殿などの外観変化が起こる pH の値.注射剤の配合変化*を予測する際の指標の一つして用いられる.pH 変動試験は 0.1 N 塩酸と 0.1 N 水酸化ナトリウムを使用する.pH 変動試験において外観変化が起こらない場合には,それぞれ 10 mL 添加したときの pH を最終 pH とする.変化点 pH*は,注射剤そのもので求める場合と,注射剤を輸液*などに配合したもので求める場合がある.

変形性関節症[osteoarthrosis deformans] 一種の老化現象で,関節の変形により関節が痛くなり自由に行動ができなくなる.膝関節が最も変形を起こしやすく,肘,指,股関節などにもみられる.長距離歩行時の痛みから始まり,正座ができなくなり,立ち上がりやしゃがみこみ,階段昇降がつらくなって歩行にも影響してくる.関節の動かし始めや立ち上がるときに痛むのが特徴で,使いだすと痛みは一時的に楽になる.安静時の痛みは少ない.進行してくると O 脚状の変形が強くなり,変形した関節は正常に戻ることはない.薬物療法は,非ステロイド性抗炎症薬で痛みを抑え,関節の潤滑剤(ヒアルロン酸ナトリウム)を直接関節に注射する対照療法となる.変形がひどく痛みが強ければ手術により人工関節を入れる.

偏光[polarized light] 自然光をニコルプリズムのような偏光子を通して取出された光.電場と磁場が光の進行方向に対して互いに直交する一平面内で振動する偏光面をもつ.プリズム内を直行して通過する光を平面偏光または直線偏光という.(→ 旋光度)

偏光面[plane of polarization] → 偏光

ベンザイン[benzyne] ベンゼンから水素原子を二つ取除いたジデヒドロベンゼンのことで,3 種の構造異性体*が存在するが,通常 1,2-ジデヒドロベンゼンのことをさす.反応性に富んだ非常に不安定な化学種であるため,反応中間体としてのみ存在する.

ベンジジン[benzidine] (1,1'-ビフェニル)-4,4'-ジアミン.発癌性芳香族アミンの一つ.染料原料として用いられてきた化合物で,職業病としての尿路系腫瘍(腎臓,腎盂,尿管,膀胱など)の原因物質とされる.現在は労働安全基準法により輸入・製造・使用が禁止されている.

変質[deterioration, spoilage] 食品が微生物の繁殖,酸化分解や光などの外的要因により変性し,食用に耐えられなくなること.微生物の繁殖によるタンパク質,アミノ酸の変質を腐敗,熱・光や空気中の酸素による糖や脂質の変質を変敗*という.

ベンジル基[benzyl group] フェニルメチル基($C_6H_5-CH_2-$)のこと.この炭素上に発生するカチオン,アニオン,ラジカルは,芳香環の影響によって安定化されるため,開裂されやすい.

ベンジルテトラヒドロイソキノリン型アルカロイド[benzyltetrahydroisoquinoline alkaloid] → イソキノリンアルカロイド

ベンジルペニシリン[benzylpenicillin] 略号 PCG.A. Fleming がカビから発見した最初のペニシリン系抗生物質*.現在でもレンサ球菌に強い抗菌力をもつ.酸に不安定なため注射薬として使用される.

ベンズアミド系抗精神病薬[benzamide antipsychotic] ドーパミン受容体のうち,D_1 受容体阻害作用がほとんどないため精神活動抑制作用がなく,錐体外路障害*もきわだって少ない薬物.消化管と中枢神経の両方に効果があり,消化性潰瘍などの治療にも用いられる.

ベンスジョーンズタンパク尿[Bence Jones proteinuria] ベンスジョーンズタンパク質は,免疫グロブリンの軽鎖(L 鎖)のみで構成されたタンパク質であり,尿中に排泄される.多発性骨髄腫*により,ベンスジョーンズタンパク質が多量に産生されると,近位尿細管上皮細胞に沈着するなど腎機能障害の原因となる.

片頭痛[migraine] 一次性(機能性)頭痛の一つのタイプ.ストレスなどさまざまな誘因により脳が刺激されると,血小板から血管収縮作用をもつセロトニン*が大量に放出され,脳の血管が収縮する.時間経過と共にセロトニンが分解・排泄されて減少すると,一度収縮した血管が逆に拡張し,一側性,拍動性頭痛が起こる.血管収縮期に閃輝性暗点などの視覚性前兆を伴う"前兆のある片頭痛"と,"前兆のない片頭痛"に分類される.症状は,ズキンズキンと脈打つような激しい痛みで,月に 1〜2 回程度から,多いと週に 1〜2 回起こる.1〜2 時間でピークに達し,吐き気や嘔吐を伴うことが多い.体動で増悪し,日常生活に支障をきたす.発作中,光,音,ときに臭いに過敏となる.(→ 頭痛)

片頭痛薬 [anti-migraine drug]　片頭痛*発作時に使用する薬物と，頻回の頭痛発作が起こる場合などに頭痛発作の予防目的で使用する薬物がある．前者には，トリプタン系薬剤，エルゴタミン系薬剤，消炎鎮痛剤，制吐薬などがある．後者には，カルシウム拮抗薬，β受容体遮断薬，抗うつ薬，抗てんかん薬，抗セロトニン薬などがある．

ベンズブロマロン [benzbromarone]　高尿酸血症・痛風治療薬*．尿酸排泄促進薬*．腎尿細管における尿酸分泌後の再吸収を選択的に阻害する．最も尿酸排泄作用が強い．

変性 [denaturation]　加熱，pH変化，化学物質などによってタンパク質や核酸の高次構造が壊されること．尿素やグアニジン塩酸塩のように変性をひき起こす化学物質を変性剤とよぶ．また，変性の原因を取除くことにより高次構造を回復することを再生という．

偏性嫌気性菌 [obligate anaerobe] → 嫌気性菌

偏性好気性菌 [obligate aerobe] = 好気性菌

ベンゼン [benzene]　化学式 C_6H_6．最も基本的な芳香族炭化水素．主として求電子置換反応を起こす．

便潜血 [fecal occult blood]　糞便中に存在する微量の血液を調べる検査．ヒトヘモグロビンに特異的な抗体を用いて行う免疫化学的方法がよく用いられている．陽性の場合には，大腸癌，潰瘍性大腸炎*，クローン病*，大腸ポリープ*，痔核（→痔疾）などを疑い，精密検査としては大腸内視鏡検査などを行うのが一般的である．

変旋光 [mutarotation]　光学活性物質を溶解した際，比旋光度*が経時的に変化し，やがて一定値になる現象．単糖はその代表例．α-アノマーを溶解すると，一部が順次β-アノマーに移行するため比旋光度が変化し，α-アノマーとβ-アノマーの平衡混合物を形成することで一定値を示す．（→アノマー）

ベンゾカイン [benzocaine] = アミノ安息香酸エチル

ベンゾジアゼピン系催眠薬 [benzodiazepine hypnotic drug]　最初，抗不安薬*として開発されたが，鎮静作用（催眠作用）があり，バルビツール酸系催眠薬*と比べ安全性が高いことから催眠薬*の第一選択薬として用いられる（構造：付録Ⅶ）．抗不安薬として適応をもつ薬物と催眠薬として適応のある薬物とは，必ずしも同じではない．問題点は依存性があることである．

ベンゾ[a]ピレン [benzo[a]pyrene]　発癌性多環式芳香族炭化水素類の代表的な化合物．コールタール，自動車排ガス，たばこの煙，焦げた食べ物などに含まれる．代謝されて生じるおもな究極発癌物質*はBPDE(7,8-ベンゾピレン-9,10-ジオールエポキシド)である．

ペンタゾシン [pentazocine]　非麻薬性鎮痛薬*．

ヘンダーソン・ハッセルバルヒ式 [Henderson-Hasselbalch equation]　緩衝液のpHを示す近似式．緩衝液成分である共役な酸と塩基の初期濃度（分析濃度）をそれぞれ c_a, c_b とするとき，緩衝液のpHを表すヘンダーソン・ハッセルバルヒ式は，$pH = pK_a + \log(C_b/C_a)$ で表される．一般に，この式は c_a, c_b が水素イオン濃度より十分大きく，$c_b/c_a = 0.1 \sim 10$ の範囲で成立する．（→解離定数，緩衝作用）

ペンタミジンイセチオン酸塩 [pentamidine isetionate]　抗原虫薬*．ニューモシスチス・カリニ肺炎の治療薬．原因菌 *Pneumocystis jirovecii* のタンパク質合成などを阻害する．

扁桃 [tonsil]　扁桃腺ともいう．上気道に存在するリンパ節*．アデノイド（咽頭扁桃），耳管扁桃，舌根扁桃，咽頭側壁リンパ戸胞と共にワルダイエル扁桃輪を形成し，鼻腔，口腔から侵入する病原体を防御する．一方，病原体の直接の標的にもなり，反復感染や遷延化にもかかわる．

扁桃炎 [tonsillitis, angina]　上気道の粘膜免疫にかかわるリンパ組織である扁桃の感染による炎症で，ライノウイルス*やコロナウイルス*によって生じることが多く，ウイルス以外の病原微生物としてはA群β溶連菌の頻度が高い．

変動係数 [coefficient of variation]　略号CV．相対標準偏差ともいう．標準偏差*を平均値*に対する比率で表現したもの．$CV(\%) =$ 標準偏差/平均値 × 100 で算出できる．測定結果の精度の尺度として用いられる．

扁桃肥大 [tonsilar hypertrophy]　扁桃は上気道の粘膜免疫にかかわるリンパ組織で，口蓋扁桃の肥大を扁桃肥大，咽頭扁桃の肥大をアデノイド肥大という．扁桃の肥大自体は病的なものではなく，それによる種々の症状・障害が

問題となる.

ペントース [pentose] 五炭糖ともいう. 炭素数5の単糖*.

ペントースリン酸回路 [pentose phosphate cycle] グルコースの異化経路の一つで, 生体内の還元反応に必要なNADPH*をつくると共に, 核酸の生合成素材となるリボース5-リン酸を生成するが, 本回路による直接的なATP*の産生はない. 本回路に関与する酵素はすべて細胞質に存在し, 肝臓, 脂肪組織, 副腎および授乳期の乳腺などでは高い活性を示す.

変 敗 [deterioration] 熱, 光, 空気中の酸素により油脂, タンパク質, 糖などの食品成分が変質*する現象. 油脂中の不飽和脂肪酸が光や熱によりラジカルを生成し, 空気中の酸素と反応してペルオキシラジカルを生成し, 連続的に自動酸化する油脂の変性. 腐敗*と異なり微生物は関与しない. 変敗によって色調が変化し, 刺激臭の発生や栄養価の低下が起こり, 人体に有害作用をもつようになる. 二重結合の多い不飽和脂肪酸からアルデヒドや脂質の重合体などが生成する. 食品が食用に耐えられなくなる変化全体をいう.

便 秘 [constipation] 糞便の腸管内停滞に伴う排便回数, 排便量の低下状態. 原因として腸管内輸送障害〔腸管の器質的(腸閉塞など)・機能的狭窄もしくは閉塞など〕, 排便反射障害, 腹圧の減少などがある.

扁平上皮 [squamous epithelium] ⇌ 上皮組織, 重層扁平上皮

扁平上皮癌 [squamous cell carcinoma] 有棘細胞癌ともいう. 重層扁平上皮に類似した構造をもつ癌腫. 皮膚, 口腔, 食道など重層扁平上皮をもつ組織由来の腫瘍であるが, 気管支や子宮頸部などの円柱上皮(⇌ 単層円柱上皮)や腺上皮から生じることもある.

弁膜症 ＝ 心臓弁膜症

ヘンリーの法則 [Henry's law] 溶液と気相が平衡にあるとき, 溶液中に溶質として存在する揮発性成分の濃度が, その成分の気相中での分圧に比例するという法則. 溶質濃度がきわめて低ければ, すべての物質について近似的に成立する.

変量効果 [random effect] ⇌ 混合モデル

ヘンレ係蹄 [loop of Henle, Henle loop] ⇌ 尿細管

ホ

ボーア効果 [Bohr effect] → ヘモグロビン

ボイル・シャルルの法則 [Boyle-Charles' law] 理想気体の圧力と体積の積を熱力学的温度で除した値は一定値をなることを示す法則. (→ 理想気体の状態方程式)

補因子 [cofactor] 補助因子ともいう. 生体内で酵素と共に存在し, 酵素の活性化に補助的に働く因子. フラビンモノヌクレオチド*(FMN), フラビンアデニンジヌクレオチド*(FAD), ニコチンアミドアデニンジヌクレオチド*(NAD^+)あるいはニコチンアミドアデニンジヌクレオチドリン酸*($NADP^+$)などの解離性の補酵素*や, Ca^{2+}やMg^{2+}のような非解離性の補欠分子族などがある.

ボウイ(防已) [sinomenium stem] オオツヅラフジ(ツヅラフジ科)のつる性の茎および根茎. 主要成分はアルカロイド*類(シノメニン, マグノフロリン)など. 利尿, 消炎, 鎮痒作用があり, 漢方で利水薬として浮腫, 神経痛, 関節炎に応用される.

方位量子数 [azimuthal quantum number] → 量子数

崩壊系列 = 壊変系列

崩壊剤 [disintegrator] 錠剤*などの固形製剤が消化管液によって崩壊・分散するのを促すための添加物. 水を吸収して膨潤するデンプンやその誘導体, セルロース誘導体が用いられる. 崩壊の機構の多くは膨潤説と毛細現象説によって説明される.

崩壊定数 = 壊変定数

包括医療 [comprehensive medicine] 患者を治療するだけではなく幅広い領域までも考慮し, 医療, 保健, 福祉を総合した医療体制. 関連して, 急性期の入院患者を治療する場合, 診療報酬*上での包括的評価方法である診断群分類(DPC)の導入が医療機関における課題である.

包括解析 = ITT 解析

防かび剤 [antifungal agent] 柑橘類などの輸送・保存の過程においてカビの発生を予防する目的で利用される食品添加物*. ジフェニル, o-フェニルフェノールおよびそのナトリウム塩, チアベンダゾール, イマザリルがある. すべて使用基準が決められている. 防かび剤の利用は輸送などの際の容器に入れる紙に浸潤させて用いる場合に限られており, また海外では収穫後農薬*として使用されている.

防御因子賦活薬 [defensive factor enhancement system] 一般に攻撃因子(胃酸など)に対する作用は弱いか, まったく認められない薬物で, 粘液, 粘膜血流, 炭酸水素イオン分泌などの防御因子を賦活する作用をもつ. プロスタグランジンや一酸化窒素などの体液性調節系とカプサイシン感受性神経などの神経系調節系から成る. (→ 消化性潰瘍治療薬)

抱合 [conjugation] 薬物のヒドロキシ基やアミノ基あるいは第Ⅰ相反応*である酸化・還元反応や加水分解反応によって薬物内に生じたヒドロキシ基やアミノ基などに対して, グルクロン酸, 硫酸, グルタチオンなどが付加する反応. おもに肝臓で起こり, それぞれの反応を触媒する転移酵素は細胞質や小胞体に存在する. (→ 第Ⅱ相反応)

膀胱 [bladder, urinaly bladder] 袋状の筋性の器官で, 尿管から排出された尿を蓄える(平均容量は700〜800 mL). 内側には粘膜がしわになって存在し, 膀胱壁には筋層として排尿筋, 膀胱括約筋がある. (→ 尿路)

膀胱炎 [cystitis] 性活動期の女性に多い急性単純性膀胱炎と高齢者に多い慢性複雑性膀胱炎が主体となる. 急性の場合, 排尿痛, 頻尿, 下腹部痛, 排尿時不快感, 残尿感などの症状がみられる. 慢性の場合, 排尿時不快感, 残尿感, 下腹部不快感などがときにみられる. 一般に膀胱炎では発熱はない. 診断は自覚症状, 膿尿, 細菌尿により行われる. 治療は細菌の薬剤感受性を確認後, ペニシリン系, セフェム系抗生物質, ニューキノロン系抗菌薬などで治療する.

膀胱癌 [bladder carcinoma] 膀胱は尿を貯留する部位であるため, 科学的発癌刺激を受けやすい. 2-ナフチルアミン, ベンジンなどが膀胱発癌物質として有名である. 膀胱癌のほとんどは移行上皮癌である. 組織の異形度によ

り3段階に分類され,これは悪性度と平行する.また浸潤度により,表在癌と浸潤癌に分類される.治療としては,経尿道的膀胱癌切除術,膀胱全摘術,抗癌剤,BCG(生菌)療法の一つあるいは複数が浸潤度などを勘案して選択される.

芳香剤[aromatic agent, flavorant] 主薬や製剤の不快な臭気を矯正し,または芳香を与える目的で用いられる添加物.ケイヒ油やローズ油などの精油,バニラ,果汁エキスなどが用いられる.(⇨矯味剤)

芳香水剤[aromatic water] 精製水に精油または揮発性物質をほとんど飽和させた澄明な液剤.芳香成分が揮発性であるため,気密容器に保存する.

芳香性健胃薬[aromatic stomachic] 精油や辛味成分を含有し,内服により胃腸粘膜を刺激し,またその芳香により消化管の運動,分泌,吸収などの機能を亢進させる薬剤.

芳香族アミノ酸[aromatic amino acid] ⇨アミノ酸

芳香族求核置換反応[aromatic nucleophilic substitution reaction] 芳香環上の電子求引基*〔ハロゲン,ニトロ基(-NO₂),ジアゾニオ基(-N⁺≡N)など〕が,求核剤の攻撃を受けて置換される反応.(⇨ザンドマイヤー反応)

芳香族求電子置換反応[aromatic electrophilic substitution reaction] ⇨求電子置換反応

芳香族性[aromaticity] $(4n+2)$個のπ電子(⇨π軌道)をもつ環状ポリエン化合物で,

ベンゼン(6)　フラン(6)　チオフェン(6)　シクロペンタジエニルアニオン(6)

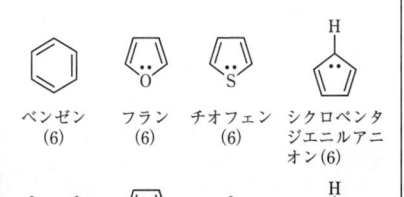

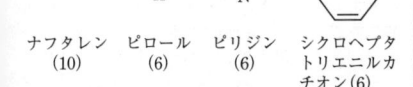

ナフタレン(10)　ピロール(6)　ピリジン(6)　シクロヘプタトリエニルカチオン(6)

カッコ内の数字はπ電子の和を表す

かつ平面構造をもつ化合物は,きわめて大きな安定性を得る(ヒュッケル則)ようになり,通常のアルケンと比べ大きく反応性が変化する.この性質を芳香族性といい,芳香族性をもつ化合物を芳香族化合物とよぶ.なおπ電子は二重結合由来である必要はなく,ヘテロ原子上の非共有電子対*やカルボアニオン*またはカルボカチオン*でもよい.

芳香族炭化水素[aromatic hydrocarbon] アレーンともいう.基名はアリール.芳香族性*をもつ環状炭化水素およびその誘導体(⇨炭化水素).ベンゼン*に代表される単環式のものと,ビフェニル,ナフタレン*などの多環式のものがある.

抱合体[conjugate] 第Ⅱ相酵素(グルクロン酸転移酵素,硫酸転移酵素,グルタチオン転移酵素,アミノ酸転移酵素など)の触媒により生成した代謝物のこと.それぞれが脂溶性の異物に結合したもの.多くの場合,抱合体は親化合物*に比べて水溶性が増し,体外に排泄されやすい.

房室結節[atrioventricular node] ⇨刺激伝導

房室ブロック[atrioventricular block, AV block] 房室結節から His 束,脚にいたる刺激伝導*系の機能障害で伝導遅延や途絶をきたした状態.迷走神経亢進や虚血性疾患*などが原因.Ⅰ度からⅢ度に分類し,重症では徐脈*,血圧低下を生じ,ペースメーカー*植込みを要す.

放射壊変[radioactive decay, radioactive disintegration] 壊変,放射崩壊,放射性壊変ともいう.放射性核種が自発的に放射線を放出または核外電子を捕獲して他の核種に変わること.α壊変*,β壊変*,γ転移*,核異性体転移*,自発核分裂がある.

放射性医薬品[radiopharmaceutical] 病気の診断や治療のために,特定の臓器や細胞に集まりやすい薬に微量の放射性同位元素を組合わせてつくった医薬品.薬事法*で規制されている.

放射性医薬品基準[radiopharmaceutical criteria] 薬事法第42条第1項の規定に基づき,保健衛生上特別な注意を要する医薬品について厚生労働大臣が定めた基準のうち,日本薬局方医薬品各条に規定する放射性医薬品について定めたもの.放射性医薬品の製法,性状,品質,貯法などに関して必要な基準が定められている.

放射性核種[radionuclide, radioactive nuclide] 放射壊変*をする核種.放射性同位元

素*(放射性同位体)という言葉は本来は同位体のうちで放射性のものをさすが,しばしば放射性核種と同じ意味に使われる.人工的にのみ得られる放射性核種を人工放射性核種という.

放射性同位元素 [radioisotope]　放射性同位体ともいう.同じ原子番号をもち,質量数が異なる同位元素のうち,放射壊変*によって放射線*を放出して別の元素に変わるものをいう.天然に存在するものと人工的につくられたものがある.(→ 放射性核種)

放射性同位体 = 放射性同位元素

放射線 [radiation]　電磁波と粒子線の総称.多くの場合,電離放射線*をさす.

放射線化学療法 [chemoradiation therapy]　化学療法*と放射線治療*を併用する治療法.

放射線治療 [radiation therapy]　X線,γ線,粒子線などを照射し,癌細胞のDNAを損傷させ死滅させる治療法.

放射能 [radioactivity]　放射壊変*する性質またはその性質の程度.後者は単位時間に壊変する原子数として表される.

放射平衡 [radioactive equilibrium]　壊変系列*をつくる親核種と娘核種の原子数の比,放射能*の比が一定となり,娘核種の放射能が見かけ上,親核種の半減期*(T_1)で減衰する状態.T_1が娘核種の半減期(T_2)よりも十分に長いときに成立し,$T_1 \leq T_2$のときは成立しない.$T_1/T_2 > 10$程度で成立する放射平衡を過渡平衡とよぶ.また,$T_1/T_2 > 1000$程度,T_1が一般に年の単位のとき,娘核種の放射能は親核種と等しくなり,永続平衡とよぶ.(→ ミルキング)

放射崩壊 = 放射壊変

放射免疫測定法 = ラジオイムノアッセイ

放出制御 [controlled release]　製剤からの薬物の放出速度,放出時間,放出部位を制御することで,作用部位での薬物動態の最適化をめざしたもの.(→ 放出制御製剤)

放出制御製剤 [controlled release preparation]　徐放性製剤*,腸溶性製剤*,遅延放出型製剤,パルス放出型製剤,刺激応答性製剤などがあり,薬物を徐放させたり必要な時間に放出させたりして,より確実な効果を得ることを目的としている.また,投与回数の減少による利便性の向上,投与直後の急激な血中濃度の立ち上がりを抑えて副作用の低減などが可能になる.浸透圧を薬物放出の駆動力としたOROS製剤,腸溶性高分子あるいは難溶性高分子でコーティング*した顆粒による腸溶性製剤や経口投与用徐放性製剤,膜あるいはマトリックス中の拡散により徐放させる経皮吸収型製剤(→ 経皮治療システム),不溶性高分子によって被覆しその分解・溶出に伴って長期間徐放するマイクロカプセル*型徐放性注射剤(持続性注射剤)などが繁用されている.

房水 [aqueous humor]　眼房水ともいう.毛様体*突起で産生($2 \sim 3 \mu L \text{ min}^{-1}$)され,後房から前房に流れ,角膜と水晶体に栄養を補給する.流出の主経路は線維柱帯・シュレム管流出経路で,もう一つの経路はぶどう膜強膜流出経路である.(→ 眼)

抱水クロラール [chloral hydrate]　2,2,2-トリクロロ-1,1-エタンジオール $Cl_3CCH(OH)_2$のこと.エタノールを塩素化して得られる.鎮静,催眠作用があるため,かつては睡眠薬として用いられた.

紡錘体 [spindle]　→ 細胞分裂

炮製 = 修治

包接化合物 [inclusion compound]　クラスレート化合物ともいう.2種類の分子(ホスト分子,ゲスト分子)が結晶を生成する場合,ホスト分子が規則的な空隙をもつ三次元構造のつくり,その構造中にゲスト分子が取込まれた化合物.ヒドロキノン,尿素,デオキシコール酸などはホスト分子として包接格子をつくり,その特有な空洞内にゲスト分子を取込む.シクロデキストリンは分子内空洞にゲスト分子を包接し,ゲスト分子の溶解性,安定性などに影響を与える.

縫線核 [raphe nucleus]　→ 脳幹

放線菌 [actinomycete]　一般には菌糸を形成するグラム陽性真正細菌(→ グラム陽性菌,真正細菌)をさし,ストレプトマイセス,アクチノマイセスやノカルジアに代表される.放線菌は抗生物質を産生する菌種が多いことも特徴である.感染症をひき起こすこともある.

包装 [package]　水分,酸素,光などから医薬品を保護する役割をもち,医薬品を直接被包するものと,容器の上から被覆するものがある.前者にはPTP,SP(ストリップ包装*),坐剤の成形体包装などがあり,後者にはPTPやSPの一定数量を束ね,さらに防湿性を高めたピロー包装などがある.直接の容器または包装には医薬品の品名,標識記号,含量,含有単位,最終有効年月,基原,数値,物性などを記載しなければならない.幼児誤飲防止機能つきのチャイ

ルドレジスタンス包装や，いたずら防止機能のついたタンパープルーフ包装などもある．

包装容器 ＝容器

乏尿［oliguria］　通常成人の1日尿量は1000〜2000 mLであるが，1日尿量が100〜400 mLに減少した状態をいう．腎機能が急激に低下した急性腎不全*でみられることがある．

胞胚期［blastula stage］⇒ 発生

防腐［antisepsis］　微生物の発育・増殖を阻止して，腐敗や変敗を防止すること．微生物が生存増殖するのに必要不可欠な条件（温度，水分活性，pH，酸素，浸透圧など）のうち一つ以上を欠くか，発育阻止活性をもつ化学薬品を添加することにより増殖を阻止する．

ボウフウ(防風)　［Saposhnikovia Root］　*Saposhnikovia divaricata* Schischkin（セリ科）の根および根茎．クマリン*誘導体，クロモン誘導体，精油成分，ポリアセチレン化合物などを含む．漢方処方用薬で皮膚疾患用薬，消炎排膿薬，鎮痛薬とみなされる処方に配合される．

防腐剤［antiseptic］　医薬品の品質劣化をきたす微生物の発育を阻止するための添加物．食品や医薬品に用いられるときは保存剤*と称する．

訪問介護［home-visit long-term care］　介護保険法第8条の2において"要介護者又は要支援者であって，居宅において介護を受けるものについて，その者の居宅において介護福祉士その他厚生労働省令で定める者により行われる入浴，排せつ，食事等の介護その他の日常生活上の世話であって，厚生労働省令で定めるもの．"と定義されている．

訪問指導 ⇒ 在宅患者訪問薬剤管理指導，居宅療養管理指導

飽和カロメル電極［saturated calomel electrode］⇒ 参照電極

飽和脂肪酸［saturated fatty acid］⇒ 脂肪酸

飽和蒸気圧［saturated vapor pressure, saturation vapor pressure］⇒ 蒸気圧

補益剤［tonifying and replenishing formula, reinforcing formula］＝補剤

Hoehn and Yahrの重症度分類［Hoehn and Yahr stages］　パーキンソン病の重症度を表す5段階のスケール．おもに症状が片側か両側か，姿勢反射障害がどの程度かに重きをおいている．片側の症状なら1度，両側だが姿勢反射障害なしなら2度，姿勢反射障害ありだが，介助不要なら3度，高度障害ありだが，何とか介助なしに歩行可能なら4度，自力歩行不可能なら5度である．

補完医学［complementary medicine］＝代替医学

補気剤［qi tonyfying formula］⇒ 補剤

ホグネスボックス［Hogness box］＝TATA（タタ）ボックス

ボグリボース［voglibose］　経口血糖降下薬*．α-グルコシダーゼ阻害薬*．

補血剤［blood tonyfying formula］⇒ 補剤

補欠分子族［prosthetic group］⇒ 補因子

保険医療機関　健康保険制度に基づき保険診療を取扱うことができる医療機関で厚生労働大臣により指定される．保険証を提示して，医療費の一部を負担すれば治療が受けられる．日本のほとんどの医療機関が保険医療機関である．

保険医療機関及び保険医療養担当規則　保険医療に携わる保険医療機関，ならびに保険医が，保険診療を行うにあたり遵守すべき事項が詳細に書かれている省令で，一般的には療担規則とよばれる．すべての保険診療，保険歯科診療はこの規則に基づいて提供される．具体的には療養の給付の範囲や，その基本方針をはじめ，一部負担金*の受領，診療にかかる基本方針などが記載されている．この規則に違反した診療を行った場合には，保険医療機関あるいは保険医としての適格性を問われ，療担規則違反として厳しい処分を受けることがある．

保健機能食品［functional food with health claims］　健康食品*による健康被害を防止するために，健康食品のうち，有効性や安全性を一定の基準のもとに国が評価し認めた食品．一定の保健機能表示ができる．評価基準の違いにより，特定保健用食品*と栄養機能食品*に分けられる．一般に，保健機能食品以外の健康食品を"いわゆる健康食品"と表示している．

保険給付　医療保険に基づき患者に提供される医療サービスのこと．療養の給付に際して，わが国では治療や医薬品を直接患者に提供する現物給付方式を採用している．諸外国では患者が費用をいったん現金で支払い，その後，保険から支払った金額に応じた額が償還される現金給付方式を採用する国もある．

保険者番号［insurer number］　保険者番号は，8桁から成り，左から2桁が法番号でその被保険者が療養の給付を受けることができる区分を表している．次の2桁が都道府県番号，次の3桁が保険者番号，最後の1桁が検証番号と

保険処方せん [insurance prescription] わが国の医療保険の中で，保険医によって公布される処方せんのこと．この処方せんはどこの保険薬局でも有効である．保険者番号*，被保険者証・被保険者手帳の記号・番号，被保険者あるいは被扶養者かの区分などの記載が必要であり，公費負担を受けている場合は公費負担者番号が必要になる．

保険調剤 [pharmacy service under health insurance] 日本の医療保険制度で実施される保険処方せん*による調剤のこと．

保険薬剤師 [health insurance pharmacist] 保険薬局で保険調剤に従事する薬剤師は厚生労働大臣の登録を受けた保険薬剤師でなければならない．なお，保険医療機関の薬局(調剤所)に勤務する薬剤師はこの限りでない．

保険薬局 [health insurance pharmacy] 薬局は保険処方せん*に基づく調剤をする場合，厚生労働大臣から保険薬局の指定を受ける必要がある．指定を受けた薬局を保険薬局という．保険薬局を調剤薬局とよぶ場合があるが，法律上定義された名称ではない．

保険薬局及び保険薬剤師療養担当規則 保険調剤に携わる保険薬局ならびに保険薬剤師が保険調剤を行うにあたり遵守すべき事項が詳細に書かれている省令で，一般的には薬担規則とよばれる．すべての保険調剤はこの規則に基づいて提供される．具体的には療養の給付の担当範囲およびその基本方針をはじめ，処方せんの確認，要介護被保険者などの確認，患者負担金の受領，調剤録の記載・整備，後発医薬品(ジェネリック医薬品*)の調剤などにかかる決まりが記載されている．この規則に違反した調剤を行った場合には，保険薬局あるいは保険薬剤師としての適格性を問われ，薬担規則違反として処分を受けることがある．

保険料 医療保険の被保険者(加入者)が医療保険の給付を受けるために，保険者(保険を運営する組織)に支払う費用のこと．保険料，国庫補助，患者の一部負担金*で医療保険が運営される．

補酵素 [coenzyme] 酵素タンパク質に対して解離性の補因子*．酵素活性を示さないあるいは活性が非常に低いアポ酵素と可逆的に結合して複合体(ホロ酵素)を形成し，酵素作用を示す．糖代謝に関与する水溶性ビタミンの多くは，リン酸結合型(TPP)あるいはアデニンヌクレオチド(FADやNAD$^+$)のような補酵素型に代謝され，酵素作用を示す(→ビタミンB_1，ビタミンB_2，ナイアシン)．

補酵素A [coenzyme A] 略号CoA．アシル基転移酵素の補酵素*．補酵素Aの構成要素である4'-ホスホパンテテインのチオール基(-SH)がアシル基とチオエステル結合し，アシル基を運搬する．ピルビン酸や脂肪酸の酸化反応で生成するアセチルCoA(→脂肪酸の生合成)は典型的なアシルCoAである．

補酵素Q [coenzyme Q, CoQ] =ユビキノン

保護基 [protecting group] ある反応工程において，反応させたくない官能基の反応性を一時的に低下させるための原子団．各種官能基と反応条件に対し，アシル系，エーテル系，アセタール系などの保護基が用いられる．

補剤 [tonifying formula] 補益剤ともいう．疾患や病邪に対して直接的な効果というよりはむしろ，消化器系の機能改善や免疫系の賦活効果などにより，自己の治癒能力を高め，治療効果を高める働きがあるとされる漢方処方の総称．気血水*(津液)の不足を補う，あるいは陰陽(→陰陽)の場合は気を補い，各種の虚証(→虚実)を治療する薬剤の総称．補気剤，補血剤，滋陰剤(補陰剤)などといわれることもある．十全大補湯，補中益気湯などがこれに当たる．(→瀉剤)

ホジキンリンパ腫 [Hodgkin lymphoma] 悪性リンパ腫*の一つで，リード・ステルンベルグ細胞やホジキン細胞などの巨細胞の出現を特徴とする疾患である．最も多い初発症状は，無痛性のリンパ節腫瘤である．病変が広がると，発熱，体重減少，盗汗(寝汗)などの全身症状(B症状という)を呈することがある．治癒が期待できる疾患であり，治療は放射線療法や化学療法が行われ，標準的な化学療法の一つに，ABVD療法*がある．

保持時間 [retention time] →クロマトグラフィー

ポジトロン =陽電子

ポジトロンCT [positron CT] =陽電子放射断層撮像法

ポジトロン断層撮影法 [positron emission computed tomography] =陽電子放射断層撮像法

母子保健法 [Material and Child Health Act] "母性並びに乳児及び幼児の健康の保

持及び増進を図るため，母子保健に関する原理を明らかにするとともに，母性並びに乳児及び幼児に対する保健指導，健康診査，医療その他の措置を講じ，もつて国民保健の向上に寄与する"ことを目的として制定された法律．妊娠・出産・育児などの知識普及，母子健康手帳の交付，妊産婦や乳幼児に対する健康診査・保健指導などを定めている．市町村単位に母子保健センターが設置され，妊娠中の栄養指導や新生児の育児指導，離乳食指導，予防接種*，定期検診など母子保健の活動拠点として機能している．

母子免疫 [maternal immunity] 母親から児に与えられる免疫のこと．胎盤，母乳などを介して起こる受動免疫である．胎盤を通過する抗体はIgG*である．一方，乳汁に含まれるIgA*を摂取すると上気道や消化管粘膜にIgA抗体が分布し，感染防御に役立つ．母親が自己免疫疾患*などで特異な抗体をもつ場合，児が同一の疾患を発症することがある（例：母親からのSLE関連抗体の移行による乳児肝炎の発症）．

母集団 [population] ある実験を無限回繰返したときに得られる，無限個の測定値の集まり．横軸に測定値を，縦軸にその頻度をプロットすると，その分布は正規分布*（ガウス分布）となる．（⇒ 標準偏差）

母集団パラメーター [population parameter] 薬物の投与を受けている患者一人ひとりではなく，同じような背景をもつ患者（あるいは被験者）を集団として捉え，その集団における薬物の特性を示すクリアランス*，分布容積*といった薬物動態パラメーターの平均値，患者間での変動（個体差）の程度を表す平均値の分散，さらに個体内での変動と血中濃度測定に関する測定誤差や薬物動態モデルの不完全さなどによる残差変動の大きさに関する特性値．

補助因子 = 補因子

ホスト [host] ⇒ 包接化合物，宿主

ポストカラム誘導体化法 [post-column derivatization method] ポストラベル法ともいう．目的成分をカラムで分離したのち，溶出液中の各成分をオンラインで誘導体化し検出する方法．用いる検出器に対して十分な応答がない場合に，カラムで分離された目的成分と反応する試薬で誘導体化し検出する．測定装置が複雑で高価になるが，日常分析に有効．

ポストハーベスト農薬 = 収穫後農薬

ポストラベル法 [post-labeling method] = ポストカラム誘導体化法

ホスピス [hospice] 末期患者，特に末期癌患者のQOL*を重視して，身体的・精神的苦痛を緩和し，安らかな死を迎えるように支援する医療施設．医療チームが痛みなどの症状緩和，精神的支援，家族の支援などの緩和ケア*を専門に行う．（⇒ ターミナルケア，患者中心の医療）

ホスファチジルコリン [phosphatidyl choline] = レシチン

ホスファチジン酸 [phosphatidic acid] 略号PA．グリセロールの3位にリン酸が結合したグリセロール3-リン酸の1,2位に脂肪酸がエステル結合したリン脂質*の一つ．リン脂質のうちのホスファチジルイノシトール（⇒ ホスホリパーゼC）やホスファチジルセリンの生合成の前駆体となる．

ホスホキナーゼ [phosphokinase] = キナーゼ

ホスホジエステラーゼ [phosphodiesterase] ⇒ サイクリックAMP，サイクリックGMP

ホスホジエステラーゼ阻害薬 [phosphodiesterase inhibitor] サイクリックAMP*（cAMP）から5′-AMPへの異化におもに関与するホスホジエステラーゼⅢを阻害することにより，心筋細胞内のcAMPを増加させ，心筋の収縮力を増大させる．血管平滑筋の弛緩にはcAMPおよびサイクリックGMP*（cGMP）が関与し，ホスホジエステラーゼⅢおよびⅤを阻害することにより血管平滑筋を弛緩させる．

ホスホジエステル結合 [phosphodiester bond] ⇒ 核酸

ホスホプロテインホスファターゼ [phosphoprotein phosphatase] 略号PP．タンパク質脱リン酸酵素，プロテインホスファターゼともいう．プロテインキナーゼ*によりリン酸化*されたタンパク質のリン酸基の加水分解反応（脱リン酸）を触媒する酵素の総称．脱リン酸されるアミノ酸残基の違いから，セリン-トレオニンホスファターゼとチロシンホスファターゼに分類される．

ホスホマイシン [fosfomycin] 略号FOM．細胞壁生合成の初期段階を阻害するホスホエノールピルビン酸に似た構造をもつ小さな抗生物質．グラム陰性・陽性菌に有効であるが，β-ラクタム系抗生物質よりも抗菌力は劣る．しかし副作用が少なく，組織移行性*が優れた薬剤である．注射用と経口用の製剤がある．

ホスホリパーゼ [phospholipase] 略号 PL. リン脂質を分解するエステラーゼ*の総称. ジアシルグリセロリン脂質の場合, 脂肪酸鎖を加水分解する酵素(A_1, A_2, B)とリン酸ジエステルを加水分解する酵素(C, D)があり, 多くのシグナル分子を生成する.

ホスホリパーゼ A_2 [phospholipase A_2] 略号 PLA_2. 細胞膜リン脂質を加水分解してアラキドン酸を遊離させる酵素. 細胞内に存在する細胞質型 PLA_2($cPLA_2$), Ca^{2+} 非依存性 PLA_2($iPLA_2$), 細胞外に放出される分泌性 PLA_2($sPLA_2$)がある.

ホスホリパーゼ C [phospholipase C] 略号 PLC. リン脂質*のグリセロール-リン酸間を加水分解する酵素*. 基質がホスファチジルイノシトール 4,5-ビスリン酸の場合には, イノシトール 1,4,5-トリスリン酸*とジアシルグリセロール*の2種のセカンドメッセンジャー*が生じる.

保存剤 [preservative] 製剤中の微生物による製剤の汚染や変質を防止するための製剤添加物*. パラオキシ安息香酸エステル類, クロロブタノールなど種々のタイプがあり, 主薬の性質, pH, 微生物の種類などに応じて使い分けられる. 一般に, 有効濃度は 0.1〜0.5% 程度とされる. 日本薬局方では, 分割投与の注射剤, ワクチンなどの生物学的注射剤には添加すべきとされ, 一方, 生理食塩水*やリンゲル液*など 100 mL を超えて大量に体内に注入される輸液剤には添加が禁止されている.

保存料 [preservative] 食品中の微生物の増殖を抑制し, 腐敗*や変質*の防止および品質の保持を目的とする食品添加物*. 安息香酸, ソルビン酸などの酸型保存料と, パラオキシ安息香酸エステル類に大別される. 酸型保存料は酸性域で抗菌力がより強い. パラオキシ安息香酸エステル類は酸型保存料に比べ pH による影響を受けにくく, 中性でも抗菌力を発揮する. マーガリン, 清涼飲料水, 醤油, シロップなどに使用される.

補体 [complement] 血液中に存在し, 自然免疫*と獲得免疫*の両方に寄与する一群のタンパク質. 補体成分には, complement に由来するCと略されるC1からC9までの分子がある. また, 補体の活性化を促進したり抑制したりする調節因子もあり, それを総称して補体系とよぶ. 補体(たとえばC3)の活性化に伴って生じる分解産物は, C3a, C3b などとよばれる. 補体活性化*により炎症を誘導したり, オプソニン化*を誘導したり, 標的細胞を溶解したりする. (→古典経路, 第二経路, レクチン経路)

補体活性化 [complement activation] 補体*系タンパク質は不活性の状態で存在するが, 一度活性化すると初めの産物が次の補体タンパク質の活性化を誘導し, 連続した活性化カスケードが生じる. 古典経路*, 第二経路*, レクチン経路*の三つの経路が知られている.

補体結合試験 [complement fixation test] 血清または脳脊髄液中の補体*を消費した抗体(補体結合抗体)を測定する試験. 一部のウイルスや真菌感染の診断に使用する.

ボタンピ(牡丹皮) [moutan bark] ボタン(ボタン科)の根皮. 主要成分はフェノール類(ペオノール)やモノテルペン配糖体*(ペオニフロリン)など. 婦人用薬の原料で, 鎮痛, 清熱作用を示す. 漢方で瘀血*による症状の主治を中心に配合される.

補中益気湯 [hochuekkito] ほちゅうえっきとうと読む. 人参(ニンジン), 黄耆(オウギ), 朮(ジュツ)〔白朮(ビャクジュツ)・蒼朮(ソウジュツ)〕, 当帰(トウキ), 柴胡(サイコ), 升麻(ショウマ), 陳皮(チンピ), 大棗(タイソウ), 生姜(ショウキョウ), 甘草(カンゾウ)から成る. ニンジンとオウギを主薬とする補剤*の代表処方で, 消化機能が衰え, 四肢倦怠感が著しく, 食欲低下, 内臓下垂などを伴う虚弱体質者に用いる.

勃起不全 [erectile dysfunction] 略号 ED. 勃起障害ともいう. 性交時に十分な勃起ができない, または勃起を十分に維持できないため性交が行えない状態. 心理的要因による機能性勃起不全と, 血管, 神経, 内分泌系の障害や陰茎の障害などによる器質性勃起障害がある. (→不妊, シルデナフィルクエン酸塩)

発疹 [eruption] 皮膚にみられる肉眼的変化. 皮膚面の発疹(紅斑, 紫斑色素沈着など), 皮膚より隆起するもの(丘疹, 結節, 水疱, 膿疱など), びらん・潰瘍に分類される.

発疹チフス [epidemic typhus] →リケッチア

ボツリヌス中毒 [botulism] ボツリヌス菌がレトルト, 缶詰など嫌気的食品中で増殖し, それを摂取することで起こる毒素型食中毒を起こす. ボツリヌス毒素は興奮性シナプスからのアセチルコリン遊離を遮断し, 弛緩性麻痺を起

こす．下痢，嘔吐，嚥下困難，呼吸困難を起こして死亡することもある．

ボディマス指数［body mass index］=BMI

ポテンシャルエネルギー［potential energy］位置エネルギーともいう．二つの物体の間に力が働き，その相互位置が固定されていることによるエネルギー．この力が消失すると，二つの物体は自由運動を始め，エネルギー保存則(⇌熱力学第一法則)により運動エネルギーに変換される．分子の場合，種々の分子間相互作用によって液体や固体となっている状態ではポテンシャルエネルギーが大きいが，気体になると運動エネルギーが大きくなる．分子や分子集合体の場合，結合エネルギーや相互作用エネルギーに相当する．

ポドフィロトキシン［podophyllotoxin］ 北米東部原産のポドフィルム *Podophyllum peltatum* Linné(メギ科)の根茎から得られたリグナン*の一種で，瀉下作用や抗腫瘍作用をもつ．これをリード化合物*として開発された抗癌剤エトポシド*は，悪性リンパ腫，急性白血病などの治療に用いられる．ポドフィロトキシンの細胞毒性はチューブリン*の重合阻害であるのに対し，エトポシドはチューブリン重合には作用せず，DNA トポイソメラーゼⅡを阻害する．

骨［bone］⇌ 骨格

ホノキオール［honokiol］⇌ コウボク

ポビドンヨード［povidone-iodine］ ヨウ素とポリビニルピロリドンとの錯化合物．ヨウ素が緩序に遊離するため皮膚，粘膜の消毒に用いられる．

ポピュレーションファーマコキネティクス［population pharmacokinetics］ 略号 PPK．薬物動態は個体内での ADME*を論ずるものであるが，ポピュレーションファーマコキネティクス(母集団薬物動態)は，母集団を対象に薬物動態を論ずる体系であり，一個体を母集団における確率標本として取扱い，各薬物動態パラメーターを，母集団における平均値と個体間変動で記述する．利点は患者個々からの少数の断片的測定値を用いて母集団における薬物動態記述が可能であり，ベイジアン法*を利用すれば患者固有のパラメーター推定も可能なことである．

ホフマン則［Hofmann rule］⇌ ホフマン脱離

ホフマン脱離［Hofmann elimination］ 脱離反応*によりアルケンが生成する場合，二重結合上のアルキル置換基の数が少ないアルケンが優先するホフマン則に従った脱離．E2 反応でかさ高い塩基を用いたり，脱離基としてアンモニウム塩を用いると，ホフマン脱離が優先する．(⇌ マルコウニコフ則)

ホフマン転位［Hofmann rearrangement］第一級アミドをアルカリ水溶液中で臭素または塩素と処理すると，脱炭酸を伴い，出発物質のアミドのカルボニル基が除去されたアミンが得られる転位反応．カルボン酸誘導体から炭素数の一つ少ないアミンを合成する方法として有用である．

ボーマン囊［Bowman's capsule］⇌ 糸球体，腎小体，原尿

ホミカ［nux vomica］ マチンシ(馬銭子)ともいう．*Strychnos nux-vomica* Linné(マチン科)の種子．主要成分はアルカロイド*類(ストリキニーネ*，ブルシン)ロガニン*(苦味配糖体)など．ストリキニーネ硝酸塩の製造原料として，ホミカエキス，ホミカチンキを苦味健胃薬*として用いる．

ホーミング［homing］ 特定のリンパ組織を出たリンパ球*が，同一のリンパ組織に戻っていき定着すること．それぞれの組織の血管内皮細胞には固有の細胞接着分子*が発現し，リンパ球上のホーミング受容体がそれを認識することで特異性が決まる．

ホメオスタシス［homeostasis］ 恒常性ともいう．生体の内部環境をつねに一定範囲に保つこと(恒常性維持)．変化を感知する受容器と調節中枢，変化を元に戻すための効果器から調節される．もし変化が生じると，その変化を元に戻すように効果器が働くことによってつねに一定範囲内に維持する(負のフィードバック)．神経系と内分泌系がこの調節にかかわっている．

HOMO(ホモ)［HOMO］=最高被占軌道

ホモトロピック効果［homotropic effect］⇌ アロステリック酵素

ホモリシス［homolysis］⇌ ヘテロリシス

ホモロジー検索［homology search］ 相同性検索ともいう．検索したい配列(塩基配列またはアミノ酸配列)について，これと類似した配列をデータベースから抽出すること．データベースとしては，塩基配列については GenBank, EMBL, アミノ酸配列については Swiss Prot などがあり，検索プログラムとしては BLAST と FASTA がよく知られている．

ボラン [borane] ⇒ ヒドロホウ素化

ポリアクリルアミドゲル電気泳動 [polyacrylamide gel electrophoresis, PAGE] ⇒ ゲル電気泳動

ポリエチレングリコール [polyethylene glycol] = マクロゴール

ポリ塩素化ビフェニル [polychlorinated biphenyl] 略号 PCB. ベンゼン環が2分子結合した基本構造の種々の位置に塩素が結合している化学物質の総称. 環境中での残留性, 野生生物やヒトでの慢性毒性など, 生体影響が問題となる. カネミ油症事件(⇒食品汚染)の原因物質である. (⇒コプラナー PCB)

ポリエンマクロライド系抗真菌薬 [polyene-macrolide antifungal drug] ⇒ 抗真菌薬

ポリオ [polio] = 急性灰白髄炎

ポリオキシエチレン [poly(oxyethylene)] = マクロゴール

ポリグルタミン病 [poly-glutamine disease] トリプレットリピート病, CAG リピート病ともいう. 患者遺伝子のタンパク質翻訳領域に, CAG トリプレットの異常な繰返し配列があり, 翻訳されてグルタミンの繰返しから成るポリグルタミン鎖がつくられ, 病態機序に関与する疾患群の総称. ハンチントン病*, 家族性脊髄小脳変性症などが含まれる.

ポリクローナル抗体 [polyclonal antibody] 抗血清中に含まれる抗原特異的な抗体群のこと. 精製した抗原を免疫しても, 生体は多クローン性に活性化される. これら抗体は同じ抗原に特異性をもっていても, 異なった B 細胞クローンから産生されるので, 抗原結合部位の分子構造は異なった集団になる. (⇒モノクローナル抗体)

ポリケチド [polyketide] ポリケトメチレン鎖(-COCH$_2$-)そのもの, およびポリケトメチレン鎖を経て生合成された天然物中の化合物. 代表的なポリケチドにはナフトキノン*, アントラキノン*がある.

ポリケチド経路 [polyketide pathway] = 酢酸-マロン酸経路

ボリコナゾール [voriconazole] アゾール系抗真菌薬*(トリアゾール系). カンジダ症やアスペルギルス症などの深在性真菌症の治療に用いる.

ポリスチレンスルホン酸カルシウム [calcium polystyrene sulfonate] 高カリウム血症治療薬. 内服あるいは腸内注入で用いる. 腸管内でカリウムを捕捉して糞便中にそのまま排泄させることで, 腸管からの K$^+$ 吸収を阻害し, 血液中の K$^+$ 濃度を低下させる. 過量投与は, 低カリウム血症を誘発するので, 血液中のイオン濃度を測定しながら投与することが重要である(特にジギタリス中毒を悪化させる). 腸閉塞を併発する場合には使用できないことなどの注意が必要である. (⇒高カリウム血症)

ポリソーム [polysome] ポリリボソームともいう. リボソーム*が複数結合している mRNA*. 翻訳が進行している状態を示す.

ホリナートカルシウム [calcium folinate] ロイコボリンカルシウムともいう. 抗腫瘍薬*. 代謝拮抗薬*. 本剤自体には抗癌作用はないが, フルオロウラシル*の活性代謝物の DNA 合成阻害を増強する働きをもつ.

ポリ乳酸・グリコール酸 [poly(lactic-co-glycolic acid)] = 乳酸・グリコール酸共重合体

ポリープ [polyp] 皮膚や粘膜の表面から突出し, 局所的に増殖した病変. 肉眼的には広い基盤をもつ半球状の隆起から細長い茎をもつものまである.

ポリ(A)付加 [poly(A) addition] 真核細胞の mRNA*の多くは, 3'端にアデニル酸(アデノシン 5'―リン酸, AMP)がホスホジエステル結合で重合したポリアデニル酸〔ポリ(A)〕が付加されている. これはヘテロ核 RNA*(hnRNA)が核内で成熟する過程で起こり, 3'端に存在する AAUAAA 配列から 11〜30 塩基下流で hnRNA が切断され, ポリ(A)ポリメラーゼにより 20〜250 塩基が付加される.

ポリプロピレングリコール [polypropylene glycol] 1,2-プロパンジオール〔プロピレングリコール, HOCH$_2$CH(OH)CH$_3$〕の脱水重合ポリマー.

ポリペプチド [polypeptide] ⇒ペプチド, タンパク質

ポリペプチド系抗生物質 [polypeptides, polypeptide antibiotic] ペプチド系抗生物質ともいう. 細胞質膜を傷害することにより殺菌的に作用する抗生物質. 数個のアミノ酸が結合したペプチドを含む抗生物質である. 腎毒性, 神経毒性が強い. ポリミキシン, コリスチンなどがある.

ポリミキシン B 硫酸塩 [polymixin B sulfate] 略号 PL-B. ポリペプチド系抗生物質*. グラム陰性菌のみ有効.

ポリメラーゼ連鎖反応 [polymerase chain reaction] 略号PCR. ゲノムDNAなどをテンプレートにし, 増幅したい領域の両端に相補的に結合するプライマー(約20塩基)と耐熱性DNAポリメラーゼを用いて, 約10億倍に複製する方法. 熱変性による解離, プライマーのアニーリング(⇒ハイブリッド形成), 酵素によるDNA伸長反応を1サイクルとし, これを10〜25サイクル繰返すことで行われる.

ポリリボソーム [polyribosome] = ポリソーム

ポリン [porin] ⇒ チャネル, グラム陰性菌

ホルター心電図 [Holter recording, Holter monitoring] ホルターモニターともいう. ホルターが開発した携帯型心電計を用いた日常活動中の心電図連続記録. 狭心症*や不整脈*などの発症を行動や自覚症の記録と照合しながら精査, 分析する. 通常, 胸部誘導のV_2やV_5の位置で24時間記録し異常波形を自動検出する.

ボルツマン定数 [Boltzmann constant] 記号k_Bで表す. 気体1mol当たりに定義された気体定数を1分子当たりに換算したもの. 気体定数をアボガドロ定数*で割ったものに相当する.

ボルツマンの式 [Boltzmann equation] ⇒ エントロピー

ボルツマン分布 [Boltzmann distribution] ボルツマン分布則ともいう. 二つの異なるエネルギーE_1とE_2の状態に占有する分子数の比N_1/N_2が下記の式で表現されること.

$$\frac{N_2}{N_1} = \exp[-(E_2-E_1)/k_B T]$$

k_Bはボルツマン定数*である. エネルギー順位が縮重しているときには縮重度を考慮する.

ボルツマン分布則 [Boltzman distribution law] = ボルツマン分布

ポルフィリン [porphyrin] 四つのピロールがα位でメチン基(-CH=)を介して結合した芳香族化合物. 金属配位子として機能するが, 鉄との錯体をヘム*という.

ポルフィリン症 [porphyrinuria] ⇒ 尿ポルフィリン体

ホルミル基 [formyl group] ⇒ アルデヒド

ホルムアルデヒド [formaldehyde] 化学式HCHO(構造:付録II). ホルムアルデヒドガスとして医療機器や室内の消毒に用いる. 毒性が強く人体には使用できない. (⇒シックハウス症候群)

ホルモン [hormone] さまざまな細胞から分泌され, 標的細胞に発現している特異的な受容体(ホルモン受容体)に結合し, 作用を現す化学物質. 以前は分泌した細胞から血流を介して標的細胞へと運ばれる物質と考えられていたが, 分泌細胞自身や隣の細胞などにも作用する場合がある. 構造的にアミノ酸が連なったペプチドホルモン, ステロイドホルモン, アミノ酸誘導体の三つに大きく分けられる. 分泌細胞だけではなく, 脂肪細胞や血管内皮細胞などからも分泌される.

ホルモン系 [hormonal system] = 内分泌系

ホルモン産生腫瘍 [hormone producing tumor] ⇒ 下垂体腺腫

ホルモン受容体 [hormone receptor] ⇒ ホルモン

ホルモン療法 [hormone therapy] 乳癌や前立腺癌などのホルモン依存性の高い癌に, ホルモン関連薬(乳癌:抗エストロゲン薬*やアロマターゼ阻害薬*など, 前立腺癌:エストロゲン薬など)を投与する治療法.

ボレイ(牡蠣) [oyster shell] カキ(イタボガキ科)の貝殻. 主要成分は炭酸カルシウム, 無機塩. 漢方で寒性の鎮静薬として心悸亢進, 不眠, 寝汗, めまい, 精神不安などに, また, 制酸薬*として胃酸過多による潰瘍, 胸やけに応用される.

ホロ酵素 [holoenzyme] ⇒ 補酵素

Vaughan Williams分類 [Vaughan Williams classification] Sicillian Gambit分類*が登場するまで汎用された抗不整脈薬の分類方法. 薬物を心筋細胞の膜電位に与える効果でクラスIからIVに分類する. クラスIは, ナトリウムチャネル遮断薬*, クラスIIはβ受容体遮断薬*, クラスIIIはカリウムチャネル遮断薬*, クラスIVはL型カルシウムチャネル遮断薬(⇒カルシウム拮抗薬)である. さらにクラスIは心筋細胞膜活動電位持続時間への影響からa(時間延長), b(時間短縮), c(影響なし)のサブクラスに細分される.

本草綱目 [Honzokomoku, Bencaogangmu, Compendium of Materia Medica] 李時珍(1518〜1593)が明の万暦六年(1578年)に著した漢代からの本草書を集大成した書物. 収録品目数は約1900種に及ぶ. 薬物学書であると共に博物学書としての内容を網羅している.

本態性 [essential] 特発性ともいう. 疾患の原因が明らかではないという意.

本態性高血圧(症)［essential hypertension］
原発性高血圧(症)ともいう．二次性高血圧(症)*以外の高血圧*を本態性高血圧(症)とよぶ．高血圧の約90％を占める．種々の血圧調節機序が，モザイク状に関与し遺伝因子，加齢，高食塩摂取，運動不足，肥満，高インスリン血症などが高血圧を促進する．初期には，脈拍増加に伴う心拍出量の増加，末梢血管抵抗の増加，体液量の増加，血液粘性の増加などが起こる．血圧が高いのみで無症状に経過し，脳血管障害，虚血性心疾患，心不全，腎障害，網膜症などの合併症を生じるので，沈黙の殺し屋ともよばれる．軽症高血圧症の場合には塩分制限などの非薬物療法から始め，薬物療法に移行する．カルシウム拮抗薬*，アンギオテンシン変換酵素阻害薬*，アンギオテンシンII受容体拮抗薬*，チアジド系利尿薬*のいずれかから開始する．

ポンプATPアーゼ　［pump ATPase］
ATP加水分解のエネルギーを利用し，濃度勾配に逆らって溶質を輸送する(一次性能動輸送)．H^+を輸送するプロトンポンプATPアーゼには，ミトコンドリアなどのATP合成酵素*でもあるF型ATPアーゼや，リソソームなどのV型ATPアーゼがある．リン酸化中間体を形成するCa^{2+}-ATPアーゼやH^+,K^+-ATPアーゼなどのP型ATPアーゼ，塩素イオンや薬物など多様な物質を輸送するABC輸送体(→一次性能動輸送, P糖タンパク質)もポンプATPアーゼである．

翻　訳［translation］　DNA上の遺伝情報がmRNA*に転写され，この配列に基づきリボソーム*上でアミノ酸が選択されペプチド鎖が形成されること．4種類の塩基(アデニン*，グアニン*，シトシン*，チミン*)で構成された遺伝情報は20種類のアミノ酸から成るタンパク質に翻訳される．mRNAはリボソームの30S(原核細胞)，40S(真核細胞)サブユニットに結合し，tRNA*はそのアンチコドン部位でmRNAのコドンと結合し，アミノ酸結合部位で50S(原核細胞)，60S(真核細胞)サブユニットに結合しアミノ酸を運ぶ．翻訳過程では種々の開始因子*，伸長因子*，終結因子*が関与する．

翻訳後修飾［posttranslational modification］
タンパク質はDNAから転写*されたmRNAの配列から，リボソーム上で所定のアミノ酸配列をもって生合成される(これを翻訳*とよぶ)が，多くのタンパク質は実際に機能するためまたは不用になって排出されるために多様な修飾を受ける．これを翻訳後修飾という．代表的なものとしてタンパク質の切断，糖鎖付加(→糖タンパク質)，リン酸化*，アセチル化，メチル化，ミリストイル化をはじめとするアシル化，ユビキチン*化などがある．

翻訳領域［coding region］＝オープンリーディングフレーム

マ

マイクロRNA［microRNA］= miRNA

マイクロカプセル［microcapsule］　薬物などの分子，微細な固体あるいは液体粒子を高分子物質などで被覆あるいは内部に多核状に分散させたµmサイズの粒子．薬物の放出制御（徐放化や腸溶性），苦味マスクや組織標的化などに使用される．機能を問わず粒子径に留意した球形粒子をマイクロスフェアとよぶ．

マイクロカプセル型徐放性注射剤［sustained release injectable microcapsule］⇌ 放出制御製剤

マイクロサテライト［microsatellite］　ゲノムDNA上に存在する反復配列で，数塩基の配列の繰返しから成る．反復単位や反復数の違いでマイクロサテライトとミニサテライトに区別される．個体識別や親子鑑定に応用できる．（⇌ サテライトDNA）

マイクロスフェア［microsphere］⇌ マイクロカプセル

マイクロチップ電気泳動［microchip electrophoresis］　数cm角のガラスまたはプラスチックの基板上に，微細加工技術により幅20～100µm，深さ10～50µmの溝（マイクロチャンネル）を作製し，このチャンネル中で電気泳動*を行う方法．

マイケル付加［Michael addition］　α,β-不飽和カルボニル化合物のβ位炭素原子への求核付加反応．用いる求核剤により，カルボニル炭素原子への求核付加反応と区別して反応させることが可能．

マイコプラズマ［*Mycoplasma*］　人工培養可能な細菌の一種であるが，細胞壁を欠くためβ-ラクタム系抗生物質*に感受性がない．増殖にはコレステロール，長鎖脂肪酸を要求する．小型であるため0.45µmの沪過滅菌フィルターを通過する．患者の咳中に飛沫となった肺炎マイコプラズマが経気道感染し，マイコプラズマ肺炎を起こす．小児・若年成人に好発し，発熱と長く続く咳が主徴である．

マイスネル神経叢［Meissner's plexus］⇌ 小腸

マイトマイシンC［mitomycin C］　略号MMC．抗腫瘍薬*．抗腫瘍抗生物質*．

−（マイナス）鎖［minus strand］⇌ ＋（プラス）鎖

マイナートランキライザー［minor tranquilizer］⇌ 抗不安薬

前処理［pretreatment］　クリーンアップともいう．体液などの分析試料を，分析機器に導入または分析試薬と反応させる前に，精製あるいは濃縮すること．分析を妨害するきょう雑物の除去や感度の不足を補うことがおもな目的である．固相抽出*は有効な前処理法の一つ．

前向き研究［prospective study］　初めに多数の健康人の集団を対象として疾病の原因となる可能性のある要因（喫煙，飲酒，食生活，運動習慣など）を調査する．つぎに特定の要因をもつ集団を追跡調査して，疾病にかかった者を確認する．設定した要因とその後の疾病の発生との因果関係を分析する．（⇌ 後ろ向き研究）

MAO（マオ）［MAO, monoamine oxidase］= モノアミンオキシダーゼ

マオウ（麻黄）［ephedra herb］　*Ephedra sinica*, *E. intermedia* または *E. equisetina*（マオウ科）の地上茎．主要成分はアルカロイド*（エフェドリン*）など．鎮咳去痰，気管支拡張，解熱消炎薬とみなされる漢方処方などに配剤される．エフェドリンは鎮咳作用をもち，喘息治療薬としても重要．

麻黄湯［maoto］　まおうとうと読む．麻黄（マオウ），桂皮（ケイヒ），杏仁（キョウニン），甘草（カンゾウ）から成る．悪寒，発熱，頭痛などに加え，咳が強く，筋肉痛や関節痛を伴う汗が出ないかぜの初期に用いる．マオウを配合しており，胃腸虚弱や循環器系の既往歴のある人は注意を要する．

マクサム・ギルバート法［Maxam-Gilbert method］　化学反応を用いたDNA塩基配列決定法．配列を決定したいDNA断片の末端を標識し，その断片の各塩基に対して特異的な4種の化学修飾を行う．その後，修飾塩基部位で切断したさまざまなDNA断片を隣接して電気

膜性腎炎 [membranous nephropathy, membranous glomerulonephritis] 略号 MN, MGN. 成人のネフローゼ症候群の約25％が膜性腎炎である．糸球体係蹄壁基底膜に免疫複合体が沈着し補体などが関与してタンパク尿*が出る．メサンギウム細胞*の増殖はなく，基底膜の肥厚が特徴的で膜性の名がある．原因抗原として，B型肝炎ウイルス，梅毒，癌抗原などが知られるが，通常は抗原が不明な特発性である．免疫複合体が基底膜に沈着する機序に関しては多くの説がある．ステロイドにて治療するが，難治性の場合は免疫抑制薬を併用する．

膜性増殖性糸球体腎炎 [membranoproliferative glomerulonephritis] 略号 MPGN. 糸球体内の細胞増殖と基底膜の肥厚の両者をもつ．Ⅰ～Ⅲ型に分類され，低補体が特徴的．ネフローゼ症候や慢性腎炎症候を呈する．腎不全に進行しやすく，ステロイド，免疫抑制薬，抗凝固薬などにて集学的に治療する．

膜タンパク質 [membrane protein] 膜表面に静電的に結合した表在性膜タンパク質と，疎水性領域を膜内に埋込んだ内在性膜タンパク質がある．膜には，輸送体，チャネル，受容体，酵素などさまざまな機能をもつタンパク質が存在する．

膜電位 [membrane potential] 膜の両側に発生する電位差．通常，細胞膜の内側（細胞内）は，細胞外に比較して電気的に負で，これを静止膜電位（静止電位）とよぶ．細胞内外にイオン濃度の不均衡がつねに存在すること，細胞膜が他のイオンに比べ特に K^+ を通しやすいことなどが原因で発生する．膜電位が0に近づくような変化を脱分極，より負に変化することを過分極とよぶ．神経細胞や筋細胞などは膜電位を大きく変化させ，電気信号として利用している．(⇨ 活動電位)

膜透過クリアランス [permeation clearance] 膜透過係数*と膜の表面積の積を膜透過クリアランスとよび，容積／時間の単位をもち，通常 $mL min^{-1}$ で表される．薬物吸収や組織分布において，腸管流量や血流を介した当該組織への流入と流出，細胞内への取込み，細胞から再び細胞外への排出過程のそれぞれの膜透過クリアランス，細胞内での代謝と排泄の固有クリアランスを用いた速度式を記述し，定常状態を仮定すれば，薬物の細胞内動態を支配する各クリアランスの寄与が解析できる．(⇨ クリアランス)

膜透過係数 [permeability coeffcient] 膜透過係数は長さ／時間の単位で，通常 $cm sec^{-1}$ で表される．物質が脂質二重膜を受動輸送*機構で透過する場合は，膜透過係数 P は物質の膜内の拡散係数 D，物質の膜–水相間の分配係数 K，膜の厚さ L を用いて，$P=D・K/L$ で表される．能動輸送*や促進拡散の輸送体介在輸送では，最大輸送速度 J_{max}，輸送の半飽和濃度 K_m，物質の濃度 C を用いて，$P=J_{max}/(K_m+C)$ で表される．膜透過係数の値が大きいほど膜透過性がよい．

膜透過速度 [membrane permeation rate] 人工膜・生体膜において薬物が膜を透過する速度．膜透過速度はフィックの第一法則（フィックの拡散法則）に従い膜両側の濃度差（濃度勾配）に比例する．薬物の膜／水分配係数，膜内の拡散係数が大きいほど膜透過速度は大きくなる．

膜透過律速 [membrane permeability limited] 薬物が組織細胞を透過して血液中に移行するとき，あるいは血液中から組織細胞内に取込まれるとき，膜透過速度が血流速度に比べて著しく小さい場合をいう．たとえば，小腸上皮細胞を透過した薬物は門脈血流により肝臓に運ばれるが，門脈への吸収速度が血流速度に比較してはるかに遅い場合，薬物の吸収は血流の変動の影響を受けず膜透過律速となる．一方，上皮細胞膜透過速度が血流速度に比べて速い薬物では，吸収は血流律速となる．

膜動輸送 [membrane-mobile transport] ＝ サイトーシス

膜輸送 [membrane transport] 生体膜で起こる物質の移動．電荷をもたない小分子は濃度勾配に従った単純拡散*により膜を通過できる．イオンなどは特異的なチャネルタンパク質による親水性の小孔から受動輸送される(⇨ イオンチャネル)．糖やアミノ酸などは特異的な輸送体に結合し，輸送体の形が変わり膜の一方から他方へ受動輸送*される．濃度勾配に逆らう能動輸送*は特異的な輸送体によりエネルギーを消費し，ポンプや共役輸送系といった形で行われる．

マクラファティー転位 [McLafferty rearrangement] フラグメンテーション(⇨ 電子イオン化)においてしばしばみられる反応の一つ．環状の遷移状態*を経る開裂反応の際に起こる水素原子の分子内転移反応．

マクリ（海人草） [digenea] マクリ（フジマ

ツモ科)の全藻．主要成分はアミノ酸誘導体(カイニン酸*など)．カイニン酸には回虫*の運動麻痺作用があり，マクリは回虫駆除薬として用いられるほかに，カイニン酸の製造原料として使用される．

膜リン脂質 [membrane phospholipid] グリセロリン脂質*とスフィンゴリン脂質*がある．おもに小胞体やゴルジ体で生合成され，小胞輸送やリン脂質交換タンパク質により各細胞小器官に輸送される．膜構造を形成するだけでなく，さまざまな細胞内情報伝達にかかわっている．

マクロ ＝巨視的

マクログロブリン血症 [macroglobulinemia] IgM*を産生するBリンパ球(形質細胞様細胞)が腫瘍化し，血清中に単クローン性の五量体IgM(マクログロブリン)が増加する疾患で，血液癌(造血器腫瘍)の一つである．1種類の異常免疫グロブリン(Mタンパク質)が多量にみられることから，多発性骨髄腫*に似ているが，過粘稠症候群がみられやすく，骨病変や腎障害は少ないなど，病態や症状は異なる．

マクロゴール [macrogol] ポリエチレングリコール(PEG)，ポリオキシエチレン(POE)ともいう．エチレングリコール*の脱水重合ポリマー．日本薬局方収載品は分子量400，1500，4000，6000，20000の5品目．水やおもな有機溶媒に可溶．おもに軟膏や坐剤などの半固形製剤の基剤*として用途に応じて使い分けられる．

マクロファージ [macrophage] ⇒白血球

マクロライド系抗生物質 [macrolides, macrolide antibiotic] 略号Mac，ML．14員環，15員環または16員環の大型のラクトン環に中性糖あるいは アミノ糖が結合した構造をもつ抗生物質*(構造：付録Ⅶ)．細菌のタンパク質合成にかかわるリボソーム*の50Sサブユニットに結合して，ペプチド転移反応の阻害とペプチジルtRNAのリボソームからの解離の誘発によってタンパク質合成を阻害する．副作用が少ないため小児の感染症に，また組織や細胞への移行性が高いため，呼吸器感染症や細胞内寄生性微生物による感染症に使用される．新しいマクロライド系は持続性があり，抗菌力は時間依存的である．

麻疹 [measles] 麻疹ウイルスによる発疹性熱性疾患で俗に"はしか"とよぶ．空気感染し，ほとんどが発症する顕性感染である．口内粘膜にコプリック斑(麻疹特有の粘膜疹．ケシ粒大の白い斑点)がみられる．麻疹と風疹ウイルスの弱毒生ワクチン*(MRワクチン)で予防する．

麻酔深度 [anesthetic depth, depth of anesthesia] 麻酔の深さをいう．呼吸，循環(血圧，心拍数)，脳波，瞳孔径，呼びかけや痛み刺激などに対する反応などが指標とされる．かつて用いられていたエーテル麻酔の"Guedel分類"がよく知られている．

麻酔薬 [anesthetic] ⇒吸入麻酔薬，静脈麻酔薬，局所麻酔薬

マススペクトル [mass spectrum] ⇒質量分析

マスターファイル [master file] ほぼ変更することがない基本的データベースが格納されているファイルである．保険薬局では調剤報酬の請求書を電子媒体で作成・提出する場合には，事前に申請が必要である．

マスト細胞 [mast cell] ⇒白血球
マーチン径 [Martin diameter] ⇒粒子径
マチンシ(馬銭子) ＝ホミカ
末期医療 ＝ターミナルケア

末梢静脈栄養法 [peripheral parenteral nutrition, peripheral venous hyperalimentation] 略号PPN．手足の末梢静脈にカテーテル*を留置し短期間(2週間以内)低濃度栄養輸液を投与する栄養療法．高濃度輸液では血管炎や静脈炎を起こす．浸透圧の限界があり1日1000 kcalまでの栄養補給でタンパク異化亢進を阻止する目的で行うことが多い．

末梢神経系 [peripheral nervous system] 身体各部と中枢神経系*(脳，脊髄)との間を連絡する神経系．体性神経系*と自律神経系*に分けられる．体性神経系は人体の内外で受容した刺激を中枢に伝える求心性の感覚神経*(⇒求心性神経)と，中枢神経系から骨格筋に情報を送る遠心性の運動神経*(⇒遠心性神経)に分けられる．自律神経系は遠心性であり，内臓器官や腺分泌などの機能を互いに拮抗的につかさどる交感神経系*と副交感神経系*から成る．

末梢性筋弛緩薬 [peripheral muscle relaxant] 運動神経筋接合部位に働き作用を現す筋弛緩薬*．骨格筋終板で運動神経終末から遊離されたアセチルコリン*と競合して拮抗するもの(ツボクラリン*，ガラミンなど)，終板を持続的に発火閾値以上に脱分極させアセチルコリンの作用を遮断するもの(スキサメトニウム*など)，運動神経終末に作用してアセチルコリンの遊離を抑制するもの(ボツリヌス毒素，プ

末端肥大症 ＝先端巨大症

マトリックス [matrix] ⇌ マトリックス支援レーザー脱離イオン化

マトリックス(ミトコンドリアマトリックス) [matrix, mitochondrial matrix] ⇌ ミトコンドリア

マトリックス型 [matrix type] ワックスや高分子などに薬物を分散させた製剤. 基剤で形成される細い網目構造(マトリックス)中を薬剤が拡散することによって放出される. 表面付近に存在する薬物に比べ, 内部に存在する薬物は拡散距離が長くなるため, 放出速度は徐々に遅くなっていく. 薬物放出量を, 拡散距離を考慮して導いた Higuchi 式で説明することができ, その薬物放出量は時間の平方根に比例する. 錠剤や顆粒剤, カプセル剤のほか, 貼付剤の薬物放出制御用としても利用されている(例: フェンタニル貼付剤).

マトリックス支援レーザー脱離イオン化 [matrix-assisted laser desorption ionization] 略号 MALDI. マトリックスと混合した試料の結晶に, パルス状のレーザー光を照射して試料分子をイオン化する方法. 試料のイオン化を助ける成分をマトリックスという. タンパク質などの高分子化合物のイオン化も可能. MALDI により試料分子をイオン化し, 飛行時間型質量分析計*(TOF MS)により質量分離を行う分析計を MALDI-TOF といい, タンパク質など高分子化合物の分析に広く用いられている.

マトリン [matrine] ⇌ クジン

マニジピン塩酸塩 [manidipine hydrochloride] 降圧薬*. カルシウム拮抗薬*.

マニフェスト制度 [manifest system] 産業廃棄物*を, いつ, どこで, 誰が処理したかを政府が把握するための制度. 産業廃棄物の排出事業者がそれを適正に処理しているか否かを確認することができる. マニフェスト伝票とよばれる7枚つづりの伝票を, 排出事業者, 収集・運搬業者, 処理業者の間で, 仕事の進行状況に応じて受け渡しを行い, 産業廃棄物の処理状況を確認する.

麻痺性貝毒 [paralytic shellfish poison] 有毒鞭毛藻により産生され, 二枚貝に蓄積され, ヒトが摂取するとしびれや運動失調を起こす毒素. 二枚貝自身は産生しない. サキシトキシンやゴニオトキシン毒素はフグ毒(⇌ テトロドトキシン)に匹敵する神経麻痺を起こす.

マプロチリン塩酸塩 [maprotiline hydrochloride] 四環系抗うつ薬*.

麻薬 [narcotic] 中枢神経系(脳)に作用して, 酩酊感, 多幸感あるいは幻覚などをひき起こす薬物で, 麻薬及び向精神薬取締法*で麻薬に指定されているもの. わが国においては多くの天然由来または合成麻薬がある. モルヒネ, ヘロイン, サイロシビン, MDMA などがある.

麻薬及び向精神薬取締法 [Narcotics and Psychotropics Control Act] 医薬品をはじめ各種の中枢作用性の化学物質を, 国民の健康や公共の福祉の観点から規制している法律.

麻薬小売業者 [narcotics retail dealer, narcotic peddling operator] 都道府県知事からの免許を得て, 薬局において医師, 歯科医師の処方せんに基づいて麻薬を調剤し, 譲渡・販売することができる薬局開設者.

麻薬 G メン [narcotic guardmen] ＝麻薬取締官

麻薬処方せん [narcotics prescription] 処方せん中に麻薬が記載されているもの. 麻薬処方せんを交付できるのは麻薬施用者*に限られる.

麻薬診療施設 [narcotics medical institution] 麻薬施用者*が診療に従事する医療施設. 2人以上の麻薬施用者が診療に従事する場合には, 麻薬管理者を1人置かなければならない.

麻薬性鎮痛薬 [narcotic analgesic] 強オピオイド鎮痛薬ともいう. 麻薬及び向精神薬取締法*で麻薬として規制され, 強力な鎮痛作用を示すが, 強力な依存性や副作用も示す. WHO方式癌疼痛治療*法ではモルヒネ, オキシコドンなどが推奨されている. (⇌ 非麻薬性鎮痛薬)

麻薬施用者 [narcotics practitioner, narcotics administrator] 疾病の治療目的で業務上麻薬を施用し, もしくは施用のため交付しまたは麻薬処方せん*を交付するもの. 国家資格で都道府県知事の免許を必要とする. 医師, 歯科医師, 獣医師に限られる.

麻薬取締官 [narcotics police, supervisor for narcotic drug] 麻薬 G メンともいう. 厚生労働省の国家公務員で, 麻薬, 覚せい剤, 大麻, 向精神薬など法律で規制されている薬物の違法所持や不正使用を取締まる者.

マラリア [malaria] マラリア原虫(⇌ 原虫)による感染症. ハマダラカによって媒介される. 人体寄生種には三日熱マラリア原虫, 熱帯熱マラリア原虫, 四日熱マラリア原虫, 卵形

マルコウニコフ則 [Markovnikov rule] アルケンに対するハロゲン化水素(HX)の付加反応*において，よりアルキル置換基の多い炭素原子にハロゲン原子が付加した化合物を与えるという経験則．この位置選択性は，まずH^+

$$\underset{H}{\overset{R}{C}}=\underset{H}{\overset{H}{C}}$$

↓ H-Br

$$R-\overset{H}{\underset{H}{\overset{+}{C}}}-\overset{H}{\underset{H}{C}}-H \qquad R-\overset{H}{\underset{H}{C}}-\overset{H}{\underset{H}{\overset{+}{C}}}-H$$

より安定な中間体

↓ Br^- ↓ Br^-

$$R-\overset{Br}{\underset{H}{C}}-\overset{H}{\underset{H}{C}}-H \qquad \left(R-\overset{H}{\underset{H}{C}}-\overset{Br}{\underset{H}{C}}-H\right)$$

マルコウニコフ付加物　反マルコウニコフ付加物

のπ結合への付加がアルキル置換のより少ない炭素原子に起こり，超共役のためより安定なアルキル多置換のカルボカチオン中間体を経る過程を通るためである．これとは逆の配向性の反応を反マルコウニコフ付加反応といい，ラジカル反応でみられる．

マルターゼ [maltase] α-D-グルコシダーゼともいう．デンプン*のα-アミラーゼによる消化で生じるオリゴ糖*のα1→4結合を非還元末端(⇌少糖)から一つずつ加水分解する．

マルチプルユニット型 [multiple unit type] 消化管内で複数の顆粒に分かれ，個々の顆粒が徐放性などの機能を発揮することによって薬理効果を促進する製剤．シングルユニット型*製剤に比べ，胃内排出時間に分布があるため，個体間の薬理効果のばらつきが少ない．スパスタブ型*，スパンスル型*などがある．

マルトース [maltose] 麦芽糖ともいう．二つのD-グルコースがα1→4結合で縮合した二糖．

マロニル CoA [malonyl-CoA] HOOC-CH_2CO-CoA．脂肪酸生合成およびポリケチド*生合成に関与する，脂肪酸合成酵素，およびポリケチド合成酵素のC_2伸長単位に利用される基質．

マロン酸エステル合成 [malonic ester synthesis] マロン酸エステルの二つのカルボニル基に挟まれたメチレン炭素をアルキル化したのち，エステルの加水分解と脱炭酸により置換カルボン酸を合成する方法．アルキル化に用いた化合物の炭素鎖を2炭素伸長させたエステルを合成することが可能．(⇌活性メチレン，アセト酢酸エステル合成)

満月様顔貌 [moon face] 頬，顔や体幹などの中心部に皮下脂肪が沈着し，満月のように顔が丸く太って見える状態．おもにクッシング症候群*，副腎皮質ホルモンの糖質コルチコイド*の分泌過剰や，副腎皮質ホルモン剤(ステロイド剤)の長期間大量使用による副作用で起こる．

慢性 [chronic] 病気の経過が長いこと，あるいは緩やかなことをさす．

慢性胃炎 [chronic gastritis] ⇌胃炎

慢性肝炎 [chronic hepatitis] わが国では肝機能検査値の異常とウイルス感染が6カ月以上持続している．肝炎ウイルスによる慢性的な肝障害をさすことが多い．B型やC型肝炎ウイルスによるものがほとんどで，肝硬変*や肝癌*へ進展することがある．(⇌B型肝炎，C型肝炎)

慢性気管支炎 [chronic bronchitis] ⇌気管支炎

慢性拒絶反応 [chronic rejection] 臓器移植後，数カ月～数年後に現れる拒絶反応*のこと．急性拒絶反応*と異なり，MHC抗原*よりも抗原性の弱いいくつかのタンパク質(副組織適合抗原とよばれる)の不適合が原因とされる．これらのタンパク質に反応したT細胞が，移植された臓器の血管内において遅延型アレルギー*に類似した炎症反応を起こす．その結果，徐々に血管平滑筋細胞の増殖が誘導されて血管内膜の肥厚が起こり，血管狭窄をきたしてついには移植臓器の脱落をまねく．有効な薬物療法がなく，移植医療の新たな問題となっている．

慢性骨髄性白血病 [chronic myelogenous leukemia, CML] ⇌慢性白血病

慢性糸球体腎炎 [chronic glomerulonephritis] ⇌糸球体腎炎

慢性腎臓病 [chronic kidney disease] 略号 CKD．慢性腎臓病の概念は早期に腎臓病を発見し，早期に治療し透析・移植の必要のある

慢性心不全［chronic heart failure］　末期腎不全への進展を抑制することを目的に日本腎臓学会が中心となり作成された．合併しやすい循環器疾患の予防も大きな目的となる．その定義は以下の"1, 2のいずれか，または両方が3カ月以上持続する"ことである．1)尿異常，画像診断，血液，病理で腎障害の存在が明らか(特にタンパク尿の存在が重要)．2)糸球体濾過速度*(GFR)<60 ml(min・1.73 m²)⁻¹．

慢性心不全［chronic heart failure］　心筋障害などにより心ポンプ機能が低下し，末梢主要臓器の酸素需要に必要な血液量を心臓が拍出できなくなり，肺または体静脈系にうっ血をきたした状態が慢性的に持続して生活機能に障害を生じた病態．易疲労性，息切れや倦怠感などの症状や浮腫など心機能低下の客観的証拠がみられる．先天性ならびに後天性の種々の心疾患の終末像である．長期にわたる心筋障害による心筋収縮機能低下に対する代償機序として，交感神経系が亢進したり，レニン-アンギオテンシン系*が活性化して心筋肥大を生じたり(リモデリング*)，循環血液量の増加がみられる．心房筋でのANP産生や心室筋でのBNP産生は，心筋保護作用を示す(⇒心房性ナトリウム利尿ペプチド)．重症になると代償不全に陥る．

慢性腎不全［chronic renal failure］　慢性に経過する器質的腎病変により生じた糸球体濾過速度*(GFR)低下の状態をいい，通常は非可逆的かつ進行性である．最近，慢性腎臓病*の概念が導入され，その概念と慢性腎不全の定義が重なる部分が多く，混乱をきたしやすい．慢性腎不全はGFRの低下に注目している．慢性腎不全が進行すると末期腎不全となり，血液透析(人工透析*)，腹膜透析，腎移植が生命の維持に必須となる．原因疾患としては現在糖尿病性腎症*，慢性糸球体腎炎(⇒糸球体腎炎)，腎硬化症の順に多く，この3疾患で末期腎不全に至る患者の80％以上を占める．腎不全の各時期に腎性貧血，電解質異常，高血圧など多くの合併症がある．進行を抑制させつつそれらの合併症を治療していくことが大切である．

慢性膵炎［chronic pancreatitis］⇒膵炎

慢性毒性［chronic toxicity］　長期に連続投与または連続曝露されたときに現れる毒性．医薬品，農薬，環境物質など，また対象となる動物種が異なっても定義は異なるが，げっ歯類を用いた医薬品の毒性試験*においては，通常数カ月から1年以上の投与の結果現れる毒性をいう．

慢性白血病［chronic leukemia］　略号CL. 白血病*のうち，おもな増殖白血病細胞が成熟型であるものをいう．腫瘍の起源となった細胞が骨髄系細胞かリンパ球系細胞かにより，慢性骨髄性白血病(CML)と慢性リンパ性白血病(CLL)に分類される．CMLは9番染色体と22番染色体の相互転座で，異常な*BCR/ABL*遺伝子をもつフィラデルフィア染色体が原因で発病する．CLLは，CD5陽性のB細胞が増殖する疾患で，WHO分類では，小リンパ球性リンパ腫(SLL)と同一疾患に分類(CLL/SLL)されている．

慢性閉塞性肺疾患［chronic obstructive pulmonary disease］　略号COPD．ゆっくりと進行していく非可逆的な気流制限を特徴とする疾患．多くの場合，喫煙などの有毒な粒子またはガスに対する異常な炎症反応と関連し慢性気管支炎(⇒気管支炎)，末梢気道閉塞，肺気腫*などの三つの病状を呈するが，その割合は患者によって異なる．スパイロメトリー*では努力性肺活量*が減少する．肺の伸縮性が失われ反発力も低下するため，肺は過膨張となる．治療法は重症度に応じて，抗コリン薬，β_2刺激薬，吸入ステロイド*の単独あるいは併用療法を行う．重症になると動脈血中の酸素分圧が低下し在宅酸素療法が必要となる．

慢性リンパ性白血病［chronic lymphocytic leukemia, CLL］⇒慢性白血病

マンソン住血吸虫［*Schistosoma mansoni*］　住血吸虫*の一種．アフリカや南米に分布し，肝門脈，特に腸間膜静脈に寄生する．日本住血吸虫に比べると概して症状は軽い．

マンニッヒ反応［Mannich reaction］　エノール*化できない〔α水素(⇒α位)*をもたない〕アルデヒドまたはケトン(ホルムアルデヒドが用いられることが多い)を第一級あるいは第二級アミンと脱水縮合*させてマンニッヒ塩($H_2C=N^+$<)とした後に，エノール化できるカルボニル化合物が求核反応をしてβ-アミノカルボニル化合物〔-C(=O)-C-C-N<〕が生成する反応．

D-マンニトール［D-mannitol］　浸透圧性利尿薬*．薬物中毒などによる急性腎不全の予防，脳浮腫の改善のために使用される．そのほかに眼圧低下のために使用されることもある．

マンノース［mannose］　ヘキソース*でありアルドース*である単糖の一種で，鎖状構造ではグルコースの2位のエピマー*である．

ミ

ミアンセリン塩酸塩 [mianserin hydrochloride]　四環系抗うつ薬*.

ミエリン [myelin] ⇌ 神経線維, 興奮伝導

ミオクロニー発作 [myoclonic epilepsy]　頸部や四肢の屈筋に突然, 短時間の筋収縮が起こり, 素早い関節運動を伴うてんかん発作のタイプ. 発作が下肢筋に及ぶと失立転倒するが意識消失はない. 乳児期良性ミオクロニーてんかん, 若年性ミオクロニーてんかん, Lennox-Gastaut症候群, ミオクロニー性失立発作てんかん, ミオクロニー性欠伸てんかんなどがある. (⇌ 全般発作)

ミオグロビン [myoglobin]　略語 Mb. 筋肉ヘモグロビンともよばれる. 筋肉中に含まれる酸素の担体であるヘムタンパク質の一種. 赤血球中のヘモグロビンよりも酸素との結合親和性が高いことから, 酸素は筋肉へ取込まれ筋肉組織内(筋細胞)のグロビンのヘム基と結合する. 単量体タンパク質であり, 筋肉組織内で酸素を貯蔵する機能をもつ. (⇌ ヘモグロビン)

ミオグロビン尿 [myoglobinuria]　心筋, 骨格筋に存在するミオグロビン*が, 筋肉組織の破壊, 壊死により血中に放出され尿中に排泄された状態. 横紋筋融解症*や外傷による筋肉の損傷・挫滅, 激しい運動などでみられる.

ミオシン [myosin]　ATPを使ってアクチンフィラメント*に沿って動くモータータンパク質の一種. 筋のミオシンは分子量50万のII型で, 筋収縮時に太いミオシンフィラメントを形成する. ミオシン分子には1対のH鎖と2対のL鎖があり, 一方のL鎖はアクチンと結合し, 他方は ATP アーゼ活性部位である. (⇌ 筋収縮)

ミオシンL鎖キナーゼ [myosin L chain kinase]　平滑筋*では2対のミオシン*のL(軽)鎖のうち1対がプロテインキナーゼ*で, ミオシンL鎖キナーゼとよばれる. Ca^{2+}とカルモジュリンの複合体によって活性化され, ミオシンをリン酸化*し, これがミオシンとアクチン*の架橋を促進し, 筋収縮*が起こる.

ミカエリス定数 [Michaelis constant] ⇌ ミカエリス・メンテンの式

ミカエリス・メンテンの式 [Michaelis-Menten equation]　L. Micaelis と M.L. Menten により提出された, 酵素反応速度 v と基質濃度 [S] との関係を示す式. $v=V_{max}[S]/([S]+K_m)$ で表される. K_m は酵素の基質に対する親和性を表す定数で, ミカエリス定数とよばれる. V_{max} は最大速度を表す定数で, 基質阻害がない場合には, 基質濃度が十分に高いときの反応速度に相当する. この式から, K_m は V_{max} の 1/2 の速度を与える基質濃度に相当することがわかる. (⇌ ラインウィーバー・バークの式, 基質阻害)

味覚 [taste sensation] ⇌ 口腔

見かけの分配係数 [apparent partition coefficient] ⇌ 分配平衡

ミカファンギン [micafungin]　抗真菌薬*(キャンディン系). 深在性カンジダ症およびアスペルギルス症の治療に用いる.

ミクロ [microscopic] = 微視的(⇌ 巨視的)

ミクロフィラメント [microfilament]　細胞骨格*の一つ. 直径は約7 nm. アクチン*が重合した鎖2本がらせん状になり構成される. 細胞膜の直下に存在し, 細胞の形状の調節や細胞表面の運動の調節, 細胞間や細胞-基質間の結合にかかわる.

ミコナゾール [miconazole]　アゾール系抗真菌薬*(イミダゾール系). カンジダ症やアスペルギルス症などの深在性および白癬などの表在性真菌症の治療に用いる.

水チャネル [water channel]　細胞膜に存在するアクアポリンという膜貫通タンパク質で, 水を効率よく通す. ヒトでは12種類のサブタイプがあり, 水選択性の高いもの(アクアポリン2など)と, 水以外も通すものに分けられる.

水中毒 [water intoxication]　水分の過剰摂取による中毒症状. 水分が細胞内に移動し, 低 Na^+ 血症, 頭痛, 嘔吐, 脳浮腫, 痙攣などの症状を呈し, 昏睡, 死に至ることもある. バソプレッシン(抗利尿ホルモン*)様作用物質や抗精神病薬*の副作用としてもみられる. マラ

水のイオン積 [ion product of water]　記号 K_w で表す。水溶液中における水素イオン濃度*と水酸化物イオン濃度の積。水の自己解離平衡に対する平衡定数(解離定数*)に相当し，温度が一定のとき定数である。25℃のとき，$K_w = 1.0 \times 10^{-14}$ $mol^2 L^{-2}$ である。

みずぼうそう(水疱瘡) [varicella]　⇒ ヘルペスウイルス感染症

ミスマッチ修復 [mismatch repair]　DNA*の塩基の誤対合(相補的でない塩基の対合)を修復する修復系。この修復系では，鋳型になった親鎖と合成された娘鎖とが識別され，誤対合から離れた娘鎖の部位に切れ目が入れられ，そこから誤対合を超えるまで娘鎖 DNA が分解される。DNA ポリメラーゼ*により分解された部分が合成され，DNA リガーゼ*により切れ目が閉じられて修復が完了する。(⇒ 塩基除去修復，ヌクレオチド除去修復)

ミセル [micelle, micell]　界面活性剤*水溶液において親水基を外側に疎水基を内側に向けて界面活性剤が集合することで形成される会合体。臨界ミセル濃度*以上の領域で生成する。ミセルの形状は界面活性剤の種類と濃度に依存し，球～楕円球状，棒状，層状などさまざまなものが知られている。ミセル内部は疎水的な環境で疎水性物質を溶かし込むことができる。有機溶媒中では，疎水基を外側に，親水基を内側に配向したミセルが形成される。これは逆ミセルとよばれる。

ミセル動電クロマトグラフィー [micellar electrokinetic chromatography]　略号 MEKC。キャピラリーゾーン電気泳動(⇒ ゾーン電気泳動)の分離にミセルを加え，ミセルに溶質が取込まれる現象を利用して分離する方法。この方法は泳動液とミセル間で溶質の分配*が起こるため，電気泳動*にクロマトグラフィー*が加わった分離となる。

ミソプロストール [misoprostol]　消化性潰瘍治療薬*。プロスタグランジン製剤*。

ミジリビン [mizoribine]　免疫抑制薬*。アザチオプリン*同様，プリン合成を阻害することによって免疫抑制作用を示す。腎排泄のため，腎機能低下症例には注意を要する。

ミダゾラム [midazolam]　ベンゾジアゼピン系短時間型の静脈麻酔薬*である。麻酔前投薬，麻酔導入・維持，集中治療中の鎮静，てんかん重積症などに適応がある。

ミチグリニドカルシウム水和物 [mitiglinide calcium hydrate]　経口血糖降下薬*。速効型インスリン分泌促進薬*。

三日はしか ＝ 風疹

密着結合 [tight junction]　⇒ 細胞接着

密度 [density]　単位体積当たりの質量。密度の逆数を比容という。ある温度におけるある物質の質量と，それと同体積の標準物質(たとえば水)の質量の比を比重という。密度と比重の値はほぼ一致する。

密封容器 [hermetic container]　⇒ 容器

密封療法 [occlusive dressing tequnique]　略号 ODT。病変部に塗った軟膏剤をポリエチレンフィルムなどで覆い，周辺をテープや絆創膏で固定し密封状態とする方法。

密閉容器 [well-closed container]　⇒ 容器

ミトキサントロン塩酸塩 [mitoxantrone hydrochloride]　抗腫瘍薬*。抗腫瘍抗生物質*。

ミトコンドリア [mitochondrion, (pl.) mitochondria]　細胞小器官*の一つ。外膜と内膜をもつ。主要機能は酸化的リン酸化(⇒ ATP 合成酵素)で，これには電子伝達系*や ATP シンターゼが存在するミトコンドリア内膜で行われ，クリステとよぶひだ状に折りたたまれた構造が発達している。外膜は透過性が高い。クエン酸回路*の諸酵素やミトコンドリア DNA*は，内膜で囲まれたマトリックスとよぶ空間に存在する。ミトコンドリアの起源は細胞内に共生した好気性細菌であると考えられている。

ミトコンドリア DNA [mitochondrial DNA]　略号 mtDNA。ミトコンドリアを構成するタンパク質の一部とミトコンドリア RNA をコードしており，核 DNA に比べて塩基数は少ない。環状二本鎖でヒストン(⇒ クロマチン)は結合していない。

ミドドリン塩酸塩 [midodrine hydrochloride]　昇圧薬*。α_1 受容体選択的刺激薬。本態性低血圧などに対して用いられる。

水俣病 [Minamata disease]　熊本県水俣湾周辺の住民に，中枢神経障害による四肢のしびれ，麻痺，言語障害などを伴う重篤な脳症状が1956 年に報告された。この中枢神経症状をハンター・ラッセル症候群という。原因は，チッソ水俣工場のアセトアルデヒド製造工程で水銀が使用され，メチル水銀を含む工場排水が，水俣湾に排出され，魚介類に生物濃縮されて蓄積し，それらを摂取していた周辺漁民に水銀中

毒が発症したものである．胎児期にメチル水銀曝露を受けた胎児性水俣病患者も発生している．その後新潟でも工場排水によるメチル水銀中毒が発生し，第二水俣病*と名づけられた．現在，国立水俣病総合研究センターならびに水俣病情報センターが設置され，水俣病に関する研究，関連資料・情報の収集と公開を行っている．（⇒ 四大公害）

ミニサテライト [minisatellite] ⇒ マイクロサテライト，サテライトDNA

ミネラルコルチコイド ＝ 鉱質コルチコイド

ミノサイクリン塩酸塩 [minocycline hydrochloride] 略号 MINO．テトラサイクリン系抗生物質*．

未病 [disease-oriented state, cure preventable disease, treat symptoms of disease before they appear] まだ病気として発症していないが，発病する可能性がある半健康状態をいう．現代医学的な臨床検査値では病的な状態ではないが，自覚的に違和感がある範囲の症状．

耳 [ear] 聴覚および平衡感覚*をとらえる感覚器官．外耳，中耳，内耳から成る．外耳は耳介と外耳道から成り，中耳との間に鼓膜がある．音刺激は空気振動として外耳道から入り鼓膜を振動させ，中耳の鼓室で骨の振動に変換・増幅され，内耳に伝わる．内耳は骨迷路と膜迷路から成り，骨迷路には蝸牛管，前庭，半規管がある．音の振動は蝸牛管の内部の有毛細胞を興奮させて蝸牛神経に活動電位を生じ，聴神経を経て大脳の聴覚野に伝わり，聴覚として認識される．平衡感覚の感覚器は半規管と，前庭にある．

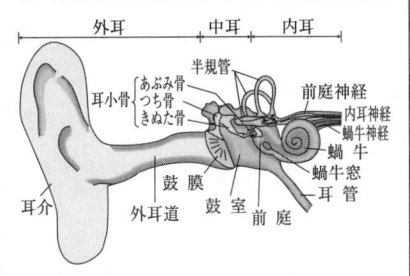

耳鳴り [ear noise, ear ringing tinnitus] 耳鳴（じめい）ともいう．音が実際に鳴っていないにもかかわらず，何らかの音が聞こえるように感じること．メニエール病*など，難聴を伴うことが多い．

脈圧 [pulse pressure] 収縮期血圧（最高血圧）と拡張期血圧（最低血圧）の差（⇒ 血圧）．正常脈圧は 30 mmHg 以上．それ以下の場合は，心拍出量の低下あるいは循環血液量の減少がある可能性を示す．

脈拍 [pulse] 心臓の収縮によって全身の動脈に伝わる血液の拍動をいう．脈拍を測定する目的は心拍数，不整脈の有無の確認であるが，緊急の場合には心停止・ショックの有無などを知ることもできる．通常橈骨動脈にて行う．

ミラーリング効果 [mirroring effect] ⇒ 共感的繰返し

ミルキング [milking] 放射平衡*を利用し，娘核種だけを化学的に分離して得ること．放射平衡を形成する親核種と娘核種から娘核種を分離しても，再び放射平衡が形成されるため，繰返し娘核種を得ることができる．

ミルナシプラン塩酸塩 [milnacipran hydrochloride] SNRI*．

ミルリノン [milrinone] 強心薬*．ホスホジエステラーゼ阻害薬*．強心作用と血管拡張作用を併せもつ．臨床では急性心不全での心機能維持に用いられる．

民間薬 [folk medicine, indigenous medicine, indigenous drug] 生活に根づいた経験的に伝承された薬剤．通常1種類の薬用植物や生薬を用いたもので，薬草茶，薬酒などとして用いられる．理論的背景や体系化がなく，症状に対して用いることが多い．（⇒ 漢方薬，和漢薬，漢方医学）

ム

無影響量 ⇒ 最大無影響量

無顆粒球症[granulocytosis] 顆粒球減少症のなかでも好中球が著しく減少した状態．顆粒球減少症とほぼ同義語であるが，より重症の型（0 あるいは $500\mu L^{-1}$ 以下）に用いられる場合が多い．易感染性であり，重篤な感染症を起こす危険性が大きい．薬剤が原因となっている薬剤性無顆粒球症であることがあり，抗甲状腺薬，チクロピジン，サラゾスルファピリジンなど発現頻度が高い薬剤のほか，H_2 受容体遮断薬，NSAID（⇒ 非ステロイド性抗炎症薬），抗不整脈薬，アンギオテンシン変換酵素阻害薬などが原因となることがある．（⇒ 白血球減少症）

無菌試験法[sterility test] 細菌や真菌が製剤中に含まれていないことを試験する方法．無菌製剤*の品質を保証するための試験で，特定の培養条件下で増殖しうる微生物がいるかどうかを確かめる．

無菌室 ＝ クリーンルーム

無菌製剤[sterile preparation] 無菌条件下でつくられた製剤．点眼剤*や注射剤*などは無菌製剤であり，無菌試験法*に適合しなくてはならない．病院内で無菌の環境下で調製された製剤も無菌製剤とよばれる．

無菌操作[aseptic manipulation] 病原微生物による感染防止や実験材料の微生物汚染防止の観点から行われる一連の操作のこと．無菌的な器具や材料を用い，手指消毒をして，無菌の場所で行う．抗癌薬の調製など医療現場や純培養など実験室で行う無菌操作がある．

無菌動物[germ-free animal, gnotobiote] 体内や体表に通常存在する常在菌を含めた細菌に感染していない動物．ウイルス，細菌，寄生虫の病原性などを解析するために作成，使用される．（⇒ SPF 動物）

ムコ多糖[mucopolysaccharide] ⇒ プロテオグリカン

無作為化[randomization] 無作為割付，ランダム割付ともいう．被験者を二つ以上の処置へ無作為に割付けること．無作為化を行うことにより，1）被験者に応じた研究者の治療選択による割付バイアスの排除，2）被験者の背景が処置群間で確率的に均一になり，交絡*因子の影響を低減して内的妥当性*（比較可能性）を確率的に保証すること，3）統計的推測の妥当性を与えること，ができる．

無作為化比較試験 ＝ ランダム化比較試験
無作為割付 ＝ 無作為化
無作用量 ⇒ 最大無影響量

無晶形[amorphous] 無定形，非晶質ともいう．結晶は原子あるいは分子が三次元の単位の繰返しで整然と配列されている．これに対して固体中でこの秩序性がみられないものを無晶形という．凍結乾燥の操作で無晶形が得られることがある．

無水酢酸[acetic anhydride] 化学式 $(CH_3CO)_2O$．酢酸（CH_3COOH）二分子が脱水縮合して生成する酸無水物*．

ムスカリン[muscarine] 毒キノコ（ベニテングダケ）中に含まれるアルカロイド．ムスカリン受容体*を選択的に刺激する．

ムスカリン(性)受容体[muscarinic receptor] 略号 mAChR．ムスカリン性アセチルコリン受容体，M 受容体ともいう．アセチルコリン*やキノコに含まれるアルカロイドであるムスカリンにより選択的に刺激され，アトロピンで特異的に遮断される．副交感神経が支配するさまざまな臓器，組織，および中枢神経系に発現する．G タンパク共役型受容体であり，5 種類のサブタイプ（$M_1 \sim M_5$）がある．M_1, M_3, M_5 サブタイプは百日咳毒素に非感受性の G タンパク質（$G_{q/11}$）と共役してホスホリパーゼ C*を活性化し，平滑筋の収縮や腺分泌などを起こす．M_2, M_4 サブタイプは百日咳毒素に感受性の G タンパク質（G_i, G_o）と共役してアデニル酸シクラーゼ*を抑制し，G タンパク質制御カリウムチャネルを開口させて，新機能の抑制（M_2）や神経伝達物質の遊離抑制などを起こす．

ムスカリン性アセチルコリン受容体[muscarinic acetylcholine receptor] ＝ ムスカリン受容体

無性生殖 [asexual reproduction]　一つの生命体が他の生命体と融合することなく新しい生命体を生み出すこと. 細菌の分裂や酵母の出芽がこれに当たる. 染色体の組換えなしに子孫をつくるクローン*も無性生殖である. (→ 有性生殖)

無痛化剤 [lenitive, soothing agent]　注射時の疼痛緩和の目的に用いられる添加物. pHや浸透圧の調整で痛みが軽減できない場合に使用される. 局所麻酔薬*(プロカイン塩酸塩など)などが用いられる. ベンジルアルコールなどは保存剤*としての効果ももつ.

無定形 = 無晶形
無毒性量 → 最大無毒性量

無尿 [anuria]　通常成人の1日尿量が1000〜2000 mL であるが, 1日尿量が100 mL 以下の状態をいう. 腎実質で尿生成が行われないために生じる場合と, 尿生成はされているものの, 腎盂尿管が閉塞しているために膀胱に尿が運ばれないために起こる場合がある.

ムピロシンカルシウム水和物 [mupirocin calcium hydrate]　略号 MUP. MRSA(メチシリン耐性黄色ブドウ球菌*)鼻腔内保菌者の除菌目的で使用される鼻腔内軟膏の抗生物質*.

無有害量 → 最大無毒性量
紫ウコン → ガジュツ
ムラミダーゼ [muramidase] = リゾチーム

ムリサイド [muricide]　ラットがマウスを噛み殺す行動. うつ病*の自殺モデルとして薬効評価に用いられる. ラットの嗅球摘出や縫線核破壊, 単独隔離飼育により発現する. また大麻成分であるテトラヒドロカンナビノール*の投与によっても発現する.

ムンプス = 流行性耳下腺炎

メ

眼 [eye]　光の刺激を受取る感覚器官. 眼球と視神経から成る. 眼球は外膜(角膜*, 強膜), 中膜(ぶどう膜ともいう. 後方から, 脈絡

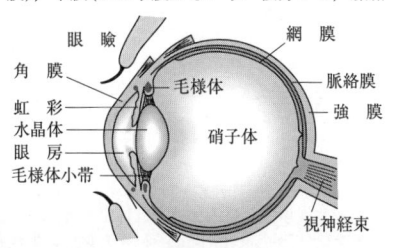

眼瞼　網膜
角膜　毛様体　脈絡膜
虹彩　　　　　強膜
水晶体　硝子体
眼房
毛様体小帯
　　　　　視神経束

膜, 毛様体*, 虹彩*), 内膜(網膜*)の3層から成り, 内部に水晶体*, 硝子体がある.

迷走神経 [vagus nerve]　第X脳神経. (→ 脳神経)

メイラード反応 [Maillard reaction] ⇌ 褐変反応

メキシレチン塩酸塩 [mexiletine hydrochloride]　抗不整脈薬*. ナトリウムチャネル遮断薬*. Vaughan Williams 分類*でのクラス Ib 群に属する薬物. 心室性不整脈に用いられる. 経口投与可.

メコバラミン [mecobalamin]　造血薬*. 貧血治療薬.

メサコニチン [mesaconitine] → ブシ

メサラジン [mesalazine]　サラゾスルファピリジン*から, 副作用の原因となるスルファピリジンを除き, 有効成分のみにした薬剤. 抗炎症作用をもち, 潰瘍性大腸炎*やクローン病*の治療薬として用いられる.

メサンギウム細胞 [mesangial cell]　糸球体*細胞, 輸入細動脈内皮細胞と共に傍糸球体装置を形成し, 体内の Na^+ 平衡の調節に重要な役割をもつ.

メジアン径 [median diameter]　粉体*個々の粒子の粒度分布曲線から得られる平均粒子径の一つで, 粒子径に対して累積相対頻度を図示したときに累積値の50%に相当する粒子径のことをいう. 一方, 同様に図示したとき頻度が最も高い粒子径をモード径という.

メジャートランキライザー [major tranquilizer] ⇌ 抗精神病薬

メソ形 [meso form]　複数のキラル中心(→ キラル)をもちながら, 分子内に対称面をもつ化合物. 鏡像が同一構造となるために, 分子としてはアキラル*となる.

メタ [meta] 【1】ベンゼン誘導体において，ある炭素を基準として隣の炭素をオルト位，その先の炭素をメタ位，さらに一つ先をパラ位とよぶ．それぞれ接頭語として o-, m-, p- と略記される．(→ オルト，パラ)
【2】→ メタ酸

メタアナリシス [meta-analysis] メタ分析ともいう．過去に行われた類似した複数の小規模な臨床試験などの研究結果を統合し，より信頼性の高い結果を求めること，またはそのための手法や統計解析のこと．採用するデータは信頼できるものにしぼり，それぞれに重みづけを行う．一般的にはさまざまな試験の要約統計量を用いるが，生データを結合して解析する場合もある．一般に単独研究より信頼性が高いとされるが，研究デザインの異なるデータの併合など個別研究にはない問題や研究者がポジティブな結果が得られたときの方が発表しやすい報告バイアス，学術雑誌などの編集者が有意な結果の得られたものを採択しやすい出版バイアスなどを抱えているので各研究の妥当性を慎重に評価する必要がある．

メタ酸 [meta acid] 最も水和度の低いオキソ酸*の総称．メタリン酸 HPO_3, メタホウ酸 HBO_2, など．オルト酸*の脱水反応によって生成する．

メタノール [methanol] メチルアルコールともいう．化学式 CH_3OH（構造：付録Ⅱ）．

メタノール試験法 [methanol test] エタノール中に混在するメタノールを酸化してホルムアルデヒドとし，シッフ試薬（アルデヒドの呈色検出試薬．塩基性フクシンを過剰の亜硫酸と混合して脱色したもの）で呈色させ許容限度（0.2％以下）を測定する．日本薬局方ではブドウ酒の純度試験*に適用されている．

メタ配向性置換基 [meta director] ベンゼン環上の電子求引基*（ハロゲンを除く）をさし，芳香族求電子置換反応の際，その置換基の誘起効果*または共鳴効果*により，オルトおよびパラ位に求電子剤が反応したときに生成するカルボカチオン中間体を不安定化させる．そのため反応が相対的にメタ位で起こりやすくなる．また反応性も低下させることから不活性化基ともよばれる．(→ 配向性，オルト-パラ配向性置換基)

メタ分析 ＝ メタアナリシス

メタボリックシンドローム [metabolic syndrome] 内臓脂肪型肥満に伴うインスリン抵抗性*を病態基盤として，脂質代謝異常，高血圧，耐糖能*異常のうち複数を合併し心血管疾患発症のリスクが集積した状態．ウエスト周囲（腹囲）径で男性 85 cm, 女性 90 cm 以上の肥満を必須条件に，高トリグリセリド血症または低 HDL コレステロール血症の脂質代謝異常（＝脂質異常症），収縮期血圧 130 mmHg 以上または拡張期血圧 85 mmHg 以上（→ 血圧）の高血圧，空腹時血糖値 110 mg dL^{-1} 以上の高血糖の3項目で2項目以上を満たせば診断される．動脈硬化性疾患の予防にはこれらの危険因子を包括的にコントロールすることが重要である．

メタボロミクス [metabolomics] 生物がもつ代謝産物の総体（メタボローム）を対象に網羅的解析を行う研究．代謝物間のネットワークの構築や種々の条件下におけるメタボロームの変動を定量的にとらえることを目指す．

メタボローム [metabolome] → メタボロミクス

メタロチオネイン [metallothionein] 金属イオンと結合性の高い分子量 5000 前後のタンパク質．芳香族アミノ酸を含有せず，システイン残基を 30% 程度含む．生理的に重要な亜鉛，銅などを結合して貯蔵や運搬の役割を果たし，またカドミウムや水銀など有害金属と結合し，イオンとしての作用を失わせて解毒する．重金属，サイトカインなど多くの化合物で合成が促進される誘導タンパク質である．

メタンフェタミン塩酸塩 [methamphetamine hydrochloride] 強い中枢興奮作用をもつ覚せい剤*で長井長義によりエフェドリン*から合成された．強い依存性を示すため覚せい剤取締法*で規制されている．

メチオニン [methionine] 略号 Met. 必須アミノ酸*．S-アデノシルメチオニン*の形でメチル基供与体となる．構造は付録Ⅳ参照．

メチシリン [methicillin] → メチシリン耐性黄色ブドウ球菌

メチシリン耐性黄色ブドウ球菌 [methicillin resistant *Staphylococcus aureus*] 略号 MRSA. ペニシリナーゼ（→ β-ラクタマーゼ）に分解されないメチシリンが 1960 年に開発されて，翌年には英国で MRSA が出現した．MRSA は SCC*mec* という *mecA* 遺伝子を含む外来の遺伝因子を染色体上にもつ．*mecA* にコードされたペニシリン結合タンパク質 2′ [PBP2′ または PBP2a ともいう（→ ペニシリン結合タンパク質）] は β-ラクタム薬に低親和性のため，すべ

てのβ-ラクタム薬に耐性となる．他の耐性遺伝子も保有するためMRSAは多剤耐性を示す．わが国では医療関連感染*（院内感染）の主要な起因菌である．

メチルエルゴメトリンマレイン酸塩［methylergometrine maleate］　子宮収縮止血薬．α受容体遮断薬*．麦角アルカロイド(⇒バッカク)であり，子宮筋に対する選択性が高く，子宮収縮薬として分娩後の弛緩出血の防止に用いられる．

メチル化(DNAの)［methylation］　DNAの特定の配列中のアデニン*やシトシン*は種特異的にメチル化される．大腸菌の場合，GATC配列のアデニンがDNA複製後にメチル化されるが，複製直後はメチル化されていないため，親DNA鎖と娘DNA鎖の識別に利用される．真核細胞ではパリンドローム*中のCGのシトシンがメチル化される．プロモーター*領域がメチル化されると遺伝子の発現が抑制される．

メチルコバラミン［methylcobalamin］⇒ビタミンB_{12}

メチルジゴキシン［metildigoxin］　強心薬*．強心配糖体*．薬理作用および臨床での適用はジゴキシン*と同様．強心配糖体のなかでは消化管からの吸収効率がよいことが特徴．

メチル水銀［methylmercury］⇒水俣病

メチルドパ水和物［methyldopa］　降圧薬*．生体内の酵素によりαメチルノルアドレナリンが生成し，これが中枢のα_2受容体を刺激することによって末梢交感神経活性が抑制され，血圧低下作用を現すと考えられている．妊娠中の高血圧に対する第一選択薬．

メチルフェニデート［methylphenidate］　緩和な中枢神経刺激作用をもつ薬剤．注意欠陥多動障害，ナルコレプシー*に用いられる．

メチルプレドニゾロン［methylprednisolone］　ステロイド薬*．プレドニゾロン*に類似．

メチルレッド［methyl red］　芳香性アゾ色素．pH指示薬．pH 4.4以下で赤色，pH 6.2以上で黄色，その中間はオレンジ色を呈する．微生物学では糖分解によって起こる酸産生の有無を測定する試験に用いられる．

メチレン基［methylene group］　$-CH_2-$の構造をもつ官能基．(⇒活性メチレン)

滅菌［sterilization］　すべての微生物をことごとく殺滅するか除去すること．対象物を完全な無菌状態にすること．加熱や放射線による物理的方法，薬品による化学的方法，機械的に除去する方法がある．(⇒滅菌法，殺菌，静菌，除菌，消毒，D値)

滅菌法［sterilization method］　加熱，照射，ガス曝露，薬液浸漬(⇒グルタルアルデヒド，フタルアルデヒド)などの方法，および濾過法がある．加熱法には火炎中で微生物を焼却する火炎法，乾燥空気で加熱処理する乾熱法，オートクレーブ(高圧蒸気釜)を用いて加熱処理する高圧蒸気法がある．煮沸や流通蒸気による加熱処理では芽胞は生き残るため，これらは滅菌*ではなく加熱消毒となる．照射法にはγ線を照射する放射線法，加速した電子線を照射する電子線法がある．紫外線は透過力が弱いため滅菌することは困難で消毒*法となる．また，エチレンオキシドガスや高真空下に気化させた過酸化水素ガスに曝露する方法はガス法という．液体の除菌*にはメンブランフィルターなどが，気体の除菌にはHEPAフィルターなどが用いられる．(⇒D値)

MeSH［MeSH, Medical subject headings］　メッシュと読む．MEDLINE*で利用する統制語のことで，シソーラス*によって優先語や上下関係などが定義されている．MeSHを利用するとより的確な検索が可能である．PubMed*では，入力した用語から自動的にMeSHが付与され(mapping)，検索に利用される．

メッセンジャーRNA［messenger RNA］＝mRNA

メディシナルケミストリー［medicinal chemistry］　医薬品化学，創薬化学ともいう．医薬品となりうる化合物を見いだす化学．スクリーニング*，生理活性天然物，コンピューター支援ドラッグデザイン*(CADD)などでつかったリード化合物*の構造を変換し，薬理作用，作用の選択性，ADME*，安全性，物理化学的安定性などを改善して臨床試験*に供しうる化合物をみつけることを目的とする．合成化学だけでなく生化学，薬理，体内動態，安全性など広範囲の知識を必要とする．

メテノロン［metenolone］　男性ホルモン薬*．タンパク質同化ステロイドで，骨粗鬆症や著しい消耗状態に用いられる．

MedWatch［MedWatch］　メドウォッチと読む．米国食品医薬品局*(FDA)が関与する医薬品・医療機器・栄養補助剤・化粧品の安全性情報と有害事象報告．警告，副作用，改訂情報などを閲覧することができ，副作用による健康被害を患者からも自発報告可能である．

メトキシ基[methoxy group] $-OCH_3$ の構造をもつ官能基.

メトキシベンゼン[methoxybenzene] = アニソール

メトクロプラミド[metoclopramide] 胃腸運動調整薬*.

メトトレキサート[methotrexate] 略号MTX. 葉酸代謝拮抗薬に分類される抗腫瘍薬*, 抗リウマチ薬*. 葉酸を活性型葉酸にする酵素の働きを阻害することにより核酸合成を阻止し, 細胞増殖を抑制する. また免疫グロブリンや抗体の産出およびリンパ球増殖なども抑制することから, 免疫抑制作用ももつと考えられている.

メトプロロール酒石酸塩[metoprolol tartrate] 降圧薬*. β受容体遮断薬*. $β_1$ 受容体選択性遮断薬である.

メトヘモグロビン血症[methemoglobinemia] ヘモグロビン*に配位する Fe^{2+} が Fe^{3+} になり, 赤血球の酸素運搬能力が低下した状態. Fe^{3+} では酸化ヘモグロビンではなく還元ヘモグロビンの状態が維持され, 動脈血の色が静脈血のような青紫色になり, チアノーゼ*を誘発する. 後天性の場合は硝酸薬*などの薬物の副作用として発症する.

メトホルミン塩酸塩[metformin hydrochloride] 経口血糖降下薬*. ビグアナイド系薬*. スルホニル尿素系薬*で十分な効果が得られない場合に使用される.

MEDLINE[MEDLINE, medical literature analysis and retrieval system online] メドラインと読む. 米国国立医学図書館が作成している世界最大の医学系文献データベース. 米国で発行された文献を中心に, 世界各国の医学, 薬学, 看護学関連の文献を収録している. (⇒ PubMed, MeSH)

メドロキシプロゲステロン酢酸エステル[medroxyprogesterone acetate] 略号MPA. 黄体ホルモン薬*. 黄体ホルモン作用, 妊娠維持作用はプロゲステロン*より強い.

メトロニダゾール[metronidazole] 抗原虫薬*. 腟トリコモナス症(⇒ トリコモナス原虫)およびヘリコバクター・ピロリ*感染症の治療薬. 原虫, 細菌のDNAの切断などを行う.

メナキノン[menaquinone] ⇒ ビタミンK

メナジオン[menadione] ⇒ ビタミンK

メナテトレノン[menatetrenone] ビタミンK_2製剤. 血液凝固促進薬*.

メニエール病[Ménière disease] 聴覚と平衡感覚の感覚器である内耳の障害で, 回転性めまいに蝸牛症状である耳鳴り*や難聴(⇒ 聴力障害)を必ず伴う. これらの症状は繰返し発現し, めまい*が起こっているときには眼振*が生じ, 耳鳴りや難聴はどちらか一方の耳だけで起こる. 内耳を満たしている内リンパが増えすぎる内リンパ水腫によって生じるが, 原因不明のため根本的な治療法は確立されていない.

メバロン酸[mevalonic acid] 3,5-ジヒドロキシ-3-メチルペンタン酸. テルペノイド*, ステロイド*(コレステロール*など)の生合成経路における中間体. (⇒ メバロン酸経路, 非メバロン酸経路)

メバロン酸経路[mevalonate pathway] メバロン酸*を前駆体とする生合成経路の呼称. メバロン酸を経由してテルペノイド*(イソプレノイド)が生合成される経路を非メバロン酸経路*という. 両者の違いはイソプレノイド生合成の初期段階のジメチルアリル二リン酸およびイソペンテニル二リン酸生合成までであり, それ以降は同一である. このため両者を特に区別する必要がない場合は, 両者を合わせてイソプレノイド経路とよぶ. (⇒ コレステロールの生合成)

メピバカイン塩酸塩[mepivacaine hydrochloride] 局所麻酔薬*. 硬膜外, 伝達麻酔に用いる. 持続がリドカイン*と同じかやや長い. 弱いながら血管収縮作用を併せもつ.

メフェナム酸[mefenamic acid] 非ステロイド性抗炎症薬*(アントラニル酸系).

めまい[眩暈][vertigo, dizziness] 空間における身体に関する見当識(空間識)障害*の自覚, あるいは空間識の失調. 自分あるいは周囲が実際には動いていないのに動いているように感じる感覚異常. めまいは, 回転性めまいと非回転性めまいに分けられる. 回転性めまいでは周囲や自分がグルグル回っているように感じられる. 非回転性めまいは, 動揺感や浮遊感を感じる浮動性めまいと, 眼前暗黒感や立ちくらみを感じる失神型めまいに分けられる.

メラトニン [melatonin] ⇒ 松果体ホルモン

メラニン細胞 [melanocyte] 表皮*細胞の8%を占め，メラニン色素を産生する．メラニンは黒褐色の色素で，皮膚の色をつくり，有害な紫外線を吸収する．

メルカプトプリン水和物 [mercaptopurine hydrate] 略号6-MP．抗腫瘍薬*．代謝拮抗薬*．プリン代謝阻害薬．おもに白血病などの治療に用いる．

メルケル細胞 [Merkel cell] 表皮*の下層に位置し，感覚ニューロンと接触して触覚を得る働きをもつ．

メルゼブルグ三徴 [Merseburg triad] ⇒ バセドウ病

メルファラン [melphalan] 略号L-PAM．抗腫瘍薬*．アルキル化薬*．ナイトロジェンマスタード*のフェニルアラニン誘導体であるアルキル化薬．

メロキシカム [meloxicam] 非ステロイド性抗炎症薬*(オキシカム系)．

メロペネム水和物 [meropenem hydrate] 略号MEPM．カルバペネム系抗生物質*．注射用．分解酵素デヒドロペプチダーゼⅠ(DHP-Ⅰ)に安定で，胆汁や髄液への移行性が良好な薬剤．

免疫 [immunity] 外来の異物を排除するために，動物がもっている生体防御機構のこと．免疫には自然免疫*と獲得免疫*があり，また抗体が主役の体液性免疫*とリンパ球などの細胞が主役の細胞性免疫*とに分けられる．

免疫応答 [immune response] 免疫系が刺激され反応すること．病原体，癌，移植臓器，アレルゲンなどさまざまな抗原に対して起こる．自然免疫*系などによる非特異的応答から段階的に特異的な応答(獲得免疫*)に進展する．

免疫応答の遺伝子支配 [gene regulation of immune response] 免疫応答の強弱が遺伝的な支配を受けること．病原体に対する応答性に個体差がみつかることをもとに，免疫応答を支配する遺伝子(免疫応答遺伝子)が*MHC*内に存在することがわかった．抗原はMHCクラスⅠ分子*やMHCクラスⅡ分子*にプロセスされるが，*MHC*が多型であるため，抗原提示の程度に個体差が現れる．ある種の疾患感受性にも個人差があり，遺伝的な影響の現れと考えられるが，必ずしも一つの遺伝子で決まるわけではない．

免疫拡散法 [immunodiffusion] アガロースや寒天などのゲル中に血清や検体を入れ，拡散した成分物質(抗原と抗体)による沈降反応*を検出する方法．ゲルに穴を開け，抗原と対照の血清および検体(抗血清)を入れると，抗原抗体反応の起こったところに沈降線がみられる．この方法を二重免疫拡散法とよぶ．

免疫寛容 [immune tolerance] 抗原によって誘導される抗原特異的な免疫無反応な状態をいう．自己抗原に対し強く反応するT細胞，B細胞クローンは胸腺や脾臓で増殖分化する過程で除去されるが，自己抗原*に弱く反応するクローンは末梢に到達し，免疫応答を示す可能性がある．これを防ぐのに免疫寛容が寄与している．抗原によりB細胞，T細胞が刺激を受ける際，抗原の量が多すぎたり少なすぎたりしたとき，不完全なシグナルが入って免疫寛容が誘導される．免疫寛容の機構として，クローン除去(⇒ クローン選択説)，不活化，調節性T細胞*の誘導などが考えられている．免疫寛容は恒久的なものではなく，宿主や抗原の状態により解除される．

免疫記憶 [immunological memory] ⇒ 獲得免疫

免疫グロブリン [immunoglobulin] 略号Ig．イムノグロブリンともいう．抗体*のことで，リンパ球の一種のB細胞*が産生する．血液中のタンパク質で，抗原に特異的に結合し免疫効果を発揮する．基本構造としては2種のペプチド鎖2本ずつ計4本のペプチド鎖から成り，分子量の大きい方をH鎖，分子量の小さい方をL鎖とよぶ．H鎖には5種類のクラス*(μ鎖，γ鎖，α鎖，δ鎖，ε鎖)があり，それぞれIgM*，IgG*，IgA*，IgD*，IgE*のH鎖に対応する．またH鎖にはヒンジ領域があり，抗原結合部位の向きに柔軟性を与えている．L鎖には2種類あり，それぞれκ鎖とλ鎖とよばれ，異なる染色体上にコードされている．H鎖およびL鎖のN末端側にアミノ酸配列の多様性に富んだ可変部*があり，抗原に相補的に結合する．代表的な機能は，抗原と結合し抗原の働きを阻害すること，貪食*の促進，抗体依存性細胞傷害作用，補体活性化*，マスト細胞(⇒ 白血球)の活性化による炎症の開始など．

免疫グロブリンスーパーファミリー [immunoglobulin superfamily] 免疫グロブリン*にみられるイムノグロブリンドメイン(Igドメイン)構造と共通する部分(モチーフ)を分子内にもつタンパク質群のこと．免疫グロブリンのほか，細胞膜タンパク質に多くみられ，免疫応答

にかかわるT細胞受容体*分子やMHC抗原*，細胞接着にかかわるICAM, NCAM, VCAM, あるいはインターロイキン1受容体などのサイトカイン受容体*分子などが含まれる．

免疫グロブリン製剤 [immunoglobulin preparation, immunoglobulin product]　ヒト免疫グロブリンのうち，感染免疫の主要な成分である免疫グロブリンG(IgG*)を主成分とする製剤で，筋注用製剤と静注用製剤があり，感染予防または治療のために適用される．また，ある特定の免疫抗体を多く含有する特殊免疫グロブリン製剤がある．(→血漿分画製剤)

免疫系 [immune system]　免疫機構を構成する分子，細胞，臓器や器官の総称．

免疫原 [immunogen] → 抗原

免疫測定法 = イムノアッセイ

免疫電気泳動法 [immunoelectrophoresis]　略号IEPまたはIE. 抗原の定性分析法の一つ．抗原の混合物をゲル電気泳動*で分離したのち，泳動方向と直角の方向から抗体をゲル内に拡散させる．免疫複合体*の形成により現れるアーチ状の沈降線を観察して抗原の組成を調べる．

免疫比濁法 [immunonephelometry]　イムノネフェロメトリー，ネフェロメトリックイムノアッセイともいう．抗原抗体反応により生成する免疫複合体*が光を散乱させることを利用するイムノアッセイ*．酵素などによる標識が不要なうえ，均一法*であるため操作が簡便で，臨床検査*に多用される．

免疫賦活剤 [immunopotentiator]　免疫系を非特異的に増強するものの総称．癌などで低下した免疫系を増強させて治療効果を目指すBRM療法*などがある．ある種の菌体成分，サイトカインなどもこの範ちゅうに含まれる．

免疫複合体 [immune complex]　抗原抗体反応*の結果できた抗原抗体複合体のこと．細網内皮系*で貪食・消化されるが，十分に消化できなかった免疫複合体はいろいろな組織に沈着して，さまざまな免疫学的疾患の原因となることが多い．

免疫不全 [immunodeficiency]　免疫担当細胞，補体*やサイトカイン*などの免疫担当分子の欠損あるいは機能低下によって，免疫応答が不十分となった状態．要因には遺伝的素因，ウイルス感染(ヒト免疫不全ウイルス)やある種の薬剤の使用などがある．免疫不全によって重症感染症や弱毒微生物による日和見感染*が起こりやすくなる疾患を免疫不全症候群という．原発性免疫不全症*と続発性免疫不全症*がある．

免疫不全症候群 [immunodeficiency syndrome, IDS] → 免疫不全

免疫抑制薬 [immunosuppressant, immunosuppressive drug, immunosuppresor]　生体内で過剰に起こる免疫反応を抑制する薬物のこと．他人の臓器・造血幹細胞は本来異物であるため，移植をしようとすると自己のリンパ球によって排除(生着不全)が起こる．この排除機構を抑えたり，自己免疫疾患*などのときに自己の成分(細胞，核，DNA, RNAなど)に対する抗体の産生を抑えたり，過剰な免疫反応を抑えるために用いられる．タクロリムス水和物，シクロスポリンなどがこれに相当する．

免疫療法 [immunotherapy]　サイトカイン*(インターフェロンやインターロイキンなど)や非特異的免疫賦活薬による治療法．

面接者バイアス [interviewer bias] → バイアス

メントール [menthol] → ハッカ

面分業　不特定多数の医療機関から発行された処方せんを，不特定多数の保険薬局が受け付け調剤する医薬分業*の形態の一つ．一方，一医療機関から発行された処方せんを，一薬局のみで受け付ける形態を点分業という．

モ

盲検化 [blindness]　一定の人々に被験者が受けている処置を知らせない状態にすること. 単盲検試験とは一般に被験者に処置群を知らせない試験をさす. 二重盲検試験*とは一般に被験者および医療従事者に処置群を知らせない試験をさす.

毛細血管 [capillary] ⇒ 血管

網状赤血球 [reticulocyte]　成熟した赤血球の一段階前の未熟な状態のもので, 2日以内に成熟赤血球になる. 骨髄での赤血球の造血状態が把握でき, 溶血性貧血*では, 回復のために赤血球の産生が増すと共に網状赤血球も増える. 数値が低いとき(再生不良性貧血*, 急性白血病*など)の方が注意を要する.

盲腸 [cecum] ⇒ 大腸

網膜 [retina]　眼球の内膜で, 眼球後方を覆う(⇒ 眼). 視覚伝導路の起点. 光の強弱を感知する桿体と色を感知する錐体の2種類の受光容細胞があり, ここから視神経を経て大脳の視覚野に達し, 視覚として認識される. なお網膜の表面は血管を直接見て病的変化を検査できる唯一の場所である.

毛様体 [ciliary body]　虹彩*に続く組織で, 房水*を産生し, 水晶体*の厚さの調節に関与している. 眼房水の産生・排出に関する疾患に緑内障*がある. (⇒ 眼)

網羅的解析 [global analysis, complehensive analysis]　特定のタンパク質や遺伝子に着目して解析するのではなく, 基本的にはすべての種類のタンパク質・遺伝子を対象とした解析のこと. プロテオーム解析やマイクロアレイによるトランスクリプトーム解析などはその代表例である. 各論的な研究では見落とされやすい領域をカバーでき, 特に生体分子間の相互作用ネットワークを同定する際に威力を発揮する.

模擬患者 [simulated patient]　標準模擬患者ともいう. 特定の疾患の症状を正確かつ一定して表現できる, 医学的背景をもたない一般人.

モクツウ(木通) [akebia stem]　アケビまたはミツバアケビ(アケビ科)のつる性の茎. 主要成分はサポニン*など. 清熱薬や利尿薬として応用され, 特に漢方薬に配合される.

モサプリドクエン酸塩水和物 [mosapride citrate hydrate]　胃腸運動調整薬*.

モータータンパク質 [motor protein]　ATP加水分解のエネルギーを使って細胞の運動を発生させるタンパク質. ATPアーゼ活性をもち, 微小管*あるいはアクチンフィラメント*上を移動し輸送小胞(⇒ 小胞輸送)や細胞小器官の輸送およびフィラメント自身を動かす.

モチーフ [motif]　少数の二次構造*要素が組合わされて形成されたタンパク質分子中の構造単位で, しばしばアミノ酸配列や機能において共通性が見いだされる.

モチリン [motilin]　ペプチドホルモン*の一つで, 腸管運動を調節する働きをもつ消化管ホルモン*. 空腹期には胃を収縮させる. 十二指腸や空腸上部で産生され放出される.

モード径 [modal diameter] ⇒ メジアン径

モニタリング(治験の) [monitoring]　試験の進捗を監視し, 試験が治験実施計画書や手順書などに従い実施, 記録, 報告されていることを確実にする活動. 担当者(モニター)が品質管理の一環として実施する. 通常, モニターが実施施設を訪問し, 実施体制を確認する作業や, 診療記録の直接閲覧により報告書が正しく記載されていることを確認する作業をさす.

モノアミンオキシダーゼ [monoamine oxidase]　略号MAO. カテコールアミン*や脂溶性の直鎖アミンを基質とし, 酸化的脱アミノを触媒する酵素*である. 補欠分子族としてFAD*を含むフラビン酵素であり, ミトコンドリア外膜に局在する. MAO_A, MAO_Bの二つのアイソタイプがある.

モノアミンオキシダーゼ阻害薬 [monoamine oxidase inhibitor]　MAO阻害薬ともいう. MAO_AとMAO_B阻害薬がある. [⇒ 抗パーキンソン(病)薬]

モノカイン [monokine] ⇒ サイトカイン

モノクローナル抗体 [monoclonal antibody]　略号MAb. 特定の抗原決定基(エピトープ*)だけを認識する抗体分子(免疫グロブリン*). 抗

原は複数の抗原決定基をもつので動物に抗原を投与すると複数の抗体(ポリクローナル抗体*)が産生する. モノクローナル抗体は標的が明確であり特異性が高いので, 適切な抗体がみつかれば医薬品として開発しやすい(→ 分子標的薬). 癌, 自己免疫疾患, 感染症などのモノクローナル抗体製剤が開発されている.

モノクローナル抗体製剤 [monoclonal antibody drug] → モノクローナル抗体

モノテルペン [monoterpene] テルペノイド*のうち, イソプレン単位2個より成る炭素数10の化合物群. ゲラニル二リン酸を生合成前駆体とする.

モノバクタム系抗生物質 [monobactams, monobactam antibiotic] ペニシリン系抗生物質*やセフェム系抗生物質*の五員環または六員環がない単環のβ-ラクタム環のみを基本骨格とするβ-ラクタム系抗生物質*(構造: 付録Ⅶ). β-ラクタマーゼに安定で, 緑膿菌などの好気性および大腸菌などの通性嫌気性のグラム陰性菌に優れた抗菌力をもつ. グラム陽性菌には無効. 注射用薬としてグラム陰性感染症の治療に使用される.

モーメント解析 [moment analysis] 血中濃度時間推移グラフを薬物が体内に未変化体として存在する確率を表すとして, 薬物の体内での分布, 残留(消失)を確率論的に評価する方法. 体内動態を記述する数学的モデルを必要としない. 血中濃度を時間軸で積分したAUC*を零次モーメントとして, さらに高次モーメントと組合わせて解析を進める.

モル [mole] → 物質量

モル吸光係数 [molar absorption coefficient] 試料の濃度を$1\,mol\,L^{-1}$, 溶液層の長さを$1\,cm$に換算したときの吸光度*のことで, εで表す. 物質に固有の値を示す.

モル凝固点降下(定数) [molar depression of freezing point] → 凝固点降下

モル屈折 [molar refraction] → 屈折

モル伝導率 [molar conductivity] 溶液中の電解質1 mol当たりの電気伝導率のこと. モル伝導率は濃度によって少し変化するが, 無限希釈溶液のモル伝導率(極限モル伝導率という)は独立したイオンの移動度の尺度になる.

モル濃度 [molarity] → 濃度

モル濃度係数 = ファクター

モルヒネ [morphine] 麻薬性鎮痛薬*.

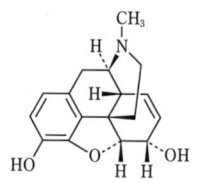

モル比熱 [molar heat capacity] → 熱容量

モル沸点上昇(定数) [molar elevation of boiling point] → 沸点上昇

モル分率 [molar fraction] 濃度*の表し方の一つで, 目的物質のモル数を混合物の全物質のモル数で除したもの.

門前薬局 病院や診療所の付近にあり, 主としてその病院や診療所が発行する処方せんを受け付ける保険薬局*のこと.

問題解決型学習 [problem-based learning] = PBL

問題志向型システム [problem-oriented system] = POS

問題志向型診療記録 [problem oriented medical record] 略号POMR. POS*形式で記録された医師の診療録(カルテ*).

モンテルカストナトリウム [montelukast sodium] 抗アレルギー薬*. ロイコトリエン受容体拮抗薬. 気管支喘息治療薬*.

門脈 [portal vein] → 腹腔循環

門脈圧亢進症 [portal hypertension] 胃や腸管, 膵臓, 脾臓, 胆嚢からの静脈血を肝臓へ導く門脈系の血管抵抗の増加や流入する門脈血液量の増大により門脈血がうっ滞し, その結果門脈圧が上昇することによって起こる臨床症状の総称. わが国では肝硬変*が原因であることが最も多く, 側副血行路としての胃・食道静脈瘤(およびその破裂)や腹壁静脈の怒張, 脾腫, 脾機能亢進症状としての汎血球減少, 腹水*貯留, 高アンモニア血症による肝性脳症*などの病態を呈する.

ヤ

薬害 有害作用に関する情報伝達が不十分あるいは軽視されて医薬品が使用された結果生じた健康被害のうち、社会問題化したもの。医薬品による有害作用をすべて薬害とよぶ例が散見されるが、リスクとベネフィットのバランスの適切な評価と、関係者への情報公開のもとで行われた投薬の結果、不幸にして生じた有害作用は薬害とはいえない。代表的な薬害事件としてはサリドマイド*、スモン*、クロロキン*、ソリブジン*などがあげられるが、これらはわが国特有の医療制度の不備が大きな要因であり、これが"薬害"の適切な英訳語が存在しない理由である。各薬害事件ごとにわが国の薬事行政、教育などの制度改革が行われてきた歴史がある。

薬害エイズ 輸入非加熱血液製剤により血友病*患者を中心に起こったヒト免疫不全ウイルス集団感染。わが国では1983〜1985年の間に全血友病患者の約4割に当たる1800名が感染し、500名以上が死亡した。（→ 血液製剤）

薬学管理料 調剤技術料*、薬剤料*、特定保険医療材料料*とともに、調剤報酬*を構成する要素の一つで、患者記録の作成や患者に対する服薬指導の結果を記載する薬剤服用歴管理指導の記録を基本として、お薬手帳*の作成、後発医薬品（ジェネリック医薬品*）にかかわる情報提供などが加算点数として設定されているほか、在宅患者などへの訪問薬剤管理指導も薬学管理料として評価されている。保険調剤に際して実施する薬学的な知識・技術管理業務を評価する薬剤師ならではの報酬点数である。

薬学教育モデル・コアカリキュラム ［Model Core Curriculum for Pharmacy Education］ 薬学教育の改善・充実に関する調査研究協力者会議のもとで平成14〜15年に作成されたカリキュラム。最終的に日本薬学会が定稿とした。これを資料の一つに、学校教育法の一部が改正され、薬学部は6年制となった。

薬学的管理 ［pharmaceutical management］ 薬剤師が薬学的知識を駆使し医師の処方・指示内容などをチェックし、安全で適正な薬物治療が行えるように管理すること。たとえば薬歴、薬の保管、副作用、相互作用、重複投与などを確認する。（→ 薬剤管理指導業務、在宅患者訪問薬剤管理指導）

薬剤鑑別 ［differential identification of drugs］ 錠剤、カプセル剤などの本体や、包装に記載されている識別コードと形状、色、割線を鑑別用資料と照らし合わせ、商品名、規格、製造・販売会社名などを調査する方法をいう。薬剤鑑別報告書を作成し依頼者に報告する。

薬剤管理指導業務 ［climinal pharmacy service to inpatient］ 薬剤師が入院患者に対し、服薬指導を中心にアレルギー、過去の服薬歴、一般用医薬品*の服用有無などの薬学的管理を行い、それらを記録し、入院中の薬物治療が適切に行われるようにする業務。最近では患者が入院の際に服用薬剤を持参する場合が多く、それら薬剤に関する薬効、服用状況などを薬剤師が調べ、治療上のセイフティマネジメントに貢献している。

薬剤管理指導記録 ［pharmaceutical care record］ 薬剤師が薬剤管理指導業務*を行った際に記録する患者ごとの記録簿。患者の氏名、生年月日、性別、入院年月日、退院年月日、診療録（カルテ*）の番号、投薬・注射歴、副作用歴、アレルギー歴、薬学的管理の内容（重複投与、配合禁忌などに関する確認などを含む）、患者への指導および患者からの相談事項、薬剤管理指導などの実施日、記録の作成日およびその他の事項を記録し、最後の記入から最低3年間保存しなければならない。

薬剤管理指導料 ［pharmaceutical care expenditure］ 1994年の診療報酬*改定により始まった。医師の同意を得て、薬剤師が入院中の患者に対し、患者ごとに適切な薬学的管理を行い、服薬指導を行った場合に算定できる指導料。必要な医薬品情報の収集および伝達を行うための専用施設（医薬品情報管理室など）をもっているなどの施設基準がある。

薬剤経済学 ［pharmacoeconomics］ 医療の臨床および医療政策における合理的意思決定を実現するために、医療技術としての医薬品が医

療に及ぼす影響(身体的・精神的側面あるいは社会生活面を含む)について，費用(コスト)を考慮して定量的に評価する科学的方法論を研究し，実際の医薬品への応用分析を行う学問分野．合理的意思決定の実現を目指す目的は，最適な医療技術を利用することにより，資源の効率的使用を図り，医療の質を落とすことなく社会全体の資源の効率的配分を実現することにあり，医療費を削減することが目的ではない．また分析対象を医薬品に限らず医療全体に広げた学問領域に臨床経済学がある．

薬剤交付 [handing out, drug delivery, providing medicine] 調剤された薬剤を最終的に患者に渡すこと．

薬剤師 [pharmacist] 薬剤師の責務は医薬品の適正使用*であり，あらゆる場面で医薬品が使用されている現在の医療現場では，良質な医療を患者に提供するうえで薬剤師が果たすべき役割は大きい．薬とヒトの間に立ち，医療全体に目配りすることが求められる．

薬剤師綱領 [Pharmacist Platform in Japan] 日本薬剤師会*が1973年10月10日に制定した，薬剤師はこうあるべきという基本を示したもの．次の3項より成る．1)薬剤師は国から付託された資格に基き，医薬品の製造，調剤，供給において，その固有の任務を遂行することにより，医療水準の向上に資することを本領とする．2)薬剤師は広く薬事衛生をつかさどる専門職としてその職能を発揮し，国民の健康増進に寄与する社会的責務を担う．3)薬剤師はその業務が人の生命健康にかかわることに深く思いを致し，絶えず薬学，医学の成果を吸収して人類の福祉に貢献するよう努める．

薬剤師認定制度 ＝ 研修認定薬剤師制度

薬剤師賠償責任保険 [liability insurance for pharmacists] 薬剤師が医薬品，化粧品などの販売，調剤が原因となり，患者の身体に障害が生じたり，財物に損害を与えたため，損害を補償しなければならない場合に，その損害に対し賠償を行うための保険制度．

薬剤師法 [Pharmacists Act] 薬剤師の任務，免許，試験，業務，罰則などについて規定した法律．

薬剤師免許 [license for pharmacist, pharmacist license] 薬剤師になろうとする者が厚生労働大臣から与えられる免許．免許は薬剤師国家試験に合格した者が合格証書の交付を受け，薬剤師法*の規定に基づき申請を行い，薬剤師名簿に登録することによって行う．免許を与えられると厚生労働大臣から薬剤師免許証が交付される．未成年者，成年被後見人または被保佐人には免許は与えられない．薬剤師国家試験の受験資格は，原則として6年制の大学で薬学に関する正規の課程を卒業した者に限られる．

薬剤師倫理規定 [Japanese Cord of Ethics for Pharmacists] 薬剤師が守るべき倫理規定．日本薬剤師会*が制定し，前文と全10条から構成される．

薬剤性間質性腎炎 [drug induced interstitial nephritis, drug induced tubulointerstitial nephritis] → 間質性腎炎

薬剤性肝障害 [drug-induced liver injury] 薬物性肝障害ともいう．薬物またはその代謝物による肝細胞あるいは胆管障害．中毒性と特異体質性に分類され，前者は薬物自体またはその代謝産物が肝毒性をもち用量依存性である．後者はさらにアレルギー性特異体質によるものと代謝性特異体質によるものに分類され，多くはこれに属する．アレルギー性は投与量に平行せず投与から発症までの期間も一定ではない．原因薬物には抗菌薬，解熱鎮痛薬，消化器官用剤，循環器官用剤，精神神経用剤などが多い．

薬剤性急性腎不全 [drug induced acute renal failure] → 薬剤性腎症

薬剤性腎症 [drug nephropathy] 薬剤を使用したことにより腎臓の各機能が低下した状態．腎臓の障害部位によりさまざまな病態が発現する．腎機能の低下(糸球体沪過量の低下)，ネフローゼ症候群*に代表されるタンパク尿*，腎機能低下とタンパク尿とが同時発症，水・電解質異常などが知られている．腎機能低下は薬剤性急性腎不全，薬剤性慢性腎不全の形をとるが前者に比べ後者は診断が困難である．糸球体よりも尿細管がより薬剤による障害を受けやすい．

薬剤性胆汁うっ滞 [drug-induced cholestasis] 薬剤性肝障害*のうち，胆汁の分泌や排泄が障害され肝内あるいは肝外胆管系に胆汁がうっ滞する病態．その結果血液中のビリルビン*や胆道系酵素，胆汁酸，コレステロールなどが増加し，黄疸*や皮膚瘙痒感をきたす．原因薬剤としてアジマリン，クロルプロマジン，抗菌薬，金製剤，タンパク質同化ステロイド，経口避妊薬などが知られている．軽症のうちであれば被疑薬の使用を中止すれば治癒することが多いが，遷延化することもある．

薬剤性肺炎［drug-induced pneumonia］
薬物によって直接あるいは免疫反応を介して肺に炎症障害が起こること．数百を超える薬物で報告されている．その進行から，急性，亜急性，慢性に細分される．発症初期に対応し，原因薬を確定中止すれば，ほとんど場合回復がみられる．中等度から重症症例にはステロイド治療が行われる．

薬剤性パーキンソニズム［drug-induced parkinsonism］→ パーキンソン症候群

薬剤性慢性腎不全［drug induced chronic renal failure］→ 薬剤性腎症

薬剤耐性［drug resistance］→ 耐性【2】

薬剤耐性菌［drug resistant bacteria］= 耐性菌

薬剤調製［drug preparation］　調剤*の一過程．処方内容に応じて2種以上の薬剤を混合あるいは薬理活性のない物質などを添加混合し一定の製剤にする作業をいう．たとえば抗癌剤，高カロリー輸液剤，放射性医薬品などの調製がある．薬剤の物理化学的特性などを考慮して調製することが重要である．

薬剤服用歴 = 薬歴
薬剤服用歴管理記録簿 = 薬歴簿

薬剤料　調剤報酬*を構成する要素の一つで，保険診療に使用した医薬品の価格．保険診療では医科・歯科・調剤にかかる技術料とは別に，薬価基準として公定されており，原則2年に一度診療報酬改定と同時に改正される．

薬　匙(さじ)［spatula, spatel(独)］　スパーテルともいう．

薬　札［explanatory card for pharmaceutical preparation, drug label］→ 薬袋

薬事委員会［committee on pharmaceutical affairs］　医療機関において医薬品の新規採用・採用取消，採用薬品の医学的・薬学的・経済的評価，適正使用の勧告など，薬事全般の審議を行う施設長の諮問機関．委員会の決定事項などを施設内へ周知徹底し情報の共有化を図る．

薬事監視員［pharmaceutical inspector］　国，都道府県，保健所を設置する市または特別区の職員のうちで，大臣，知事，市長や区長などに任命されて，薬務課や保健所に所属し，薬事法に規定されている職務や医薬品および医療機器などに関する指導や教育，検査などを行っている者．行政的な警察活動としての意義をもっており，収去検査(いわゆる抜き取り検査)も行う．

薬　識［medicational insight, medicational self-understanding］　患者自身が薬物療法に対してもつべき認識．薬物療法に関して必要な基本的事項を認識することにより，患者が自分の薬物療法に責任をもつことができるようになる．病識*と共に病気を治療するうえで非常に重要である．

薬事・食品衛生審議会［Pharmaceutical Affairs, Food Sanitation Council］　略号PAFSC．厚生労働省に設置された審議会で，薬事法*，食品衛生法などの規定により，その権限事項を処理する．

薬事法［Pharmaceutical Affairs Act］　医薬品，医薬部外品，化粧品および医療機器の規制，指定薬物の規制および医薬品および医療機器の開発促進を図るための法律．

薬　疹［drug eruption, drug rash, drug exanthema］　アレルギー型と中毒型がある．アレルギー型はⅠ型，Ⅲ型，Ⅳ型などが関与する(→アレルギー)．中毒型は薬物自身が原因となる場合と，薬物とその結合分子の複合体が原因となる場合がある．また個体の性質が影響する．薬疹は種々の皮膚疾患の形態をとり，紅斑丘疹型，多形紅斑型，スティーブンス・ジョンソン症候群型，中毒性表皮壊死症(TEN)型，中毒疹型，紅皮症型，麻疹型，湿疹型，乾癬型，紫斑型，角化型，色素沈着型，水疱型，じん麻疹型，血管炎型，扁平苔癬型，脱毛型，白斑型，エリテマトーデス(LE)型，光線過敏型，天疱瘡などがある．抗生物質，消炎鎮痛薬，降圧薬，中枢神経作用薬は薬疹をひき起こしやすい．

薬　性［nature of medicinals, basic properties of a medicinal］　生薬の作用(薬能)を伝承的な経験で分類したもの．四気による薬性が代表的であり，身体を温める作用があるものを熱性，温性と表し，冷ます作用があるものを寒性，涼性で表す．中間にある平性を加えて五性(五気)とすることもある．(→薬味，五味)

約束処方［cipher prescription, coded prescription］　医療機関の内部や地域の医療機関と薬局の間で便宜的に取決めた医薬品の選択，用法およびその記載方法．取決めを行った当事者間のみに有効でそれ以外では正確に情報を伝えられないことから，公式な処方*とはみなされない．

薬　袋［envelope for drug］　調剤した薬剤を入れる袋で，患者が薬剤服用するために必要な情報が記載されている．薬袋の種類は内用薬

袋(青色), 外用薬袋(赤色), 水剤用薬袋(赤色), 屯用薬袋(緑色)がある. これらの薬袋には調剤された薬が入れられる. さらに適正使用のために内袋, 水剤や外用剤の場合は薬札などを用いる. なお, 色は薬袋に準ずる. 以前は手書きが主で, 現在は薬袋印字システムがオーダーリングシステム*などにリンクして印字される.

薬担 ＝ 保険薬局及び保険薬剤師療養担当規則

薬徴 [Yakucho, Description work of herbal pharmacology comprised of excerpts from Shanhanlun and medical experiences] 吉益東洞(1702〜1773)が傷寒論*・金匱要略にあげてある処方の範囲内で, 共通する薬物の配剤されている処方の"証*"となっている徴候を抽出することによって, 個々の生薬の薬能を帰納的に考察した書物.

薬動学 ＝ 薬物動態学

薬動学的パラメーター ＝ 薬物動態パラメーター

薬物アレルギー [drug allergy] 薬物過敏症ともいう. 投与された薬物やその代謝産物に対する抗体によるⅠ型アレルギー反応*(即時型)によって出現するものと, 感作リンパ球が関与してⅣ型アレルギー反応*(遅延型)によって出現するものとがある. Ⅰ型では数時間のうちに全身のじん麻疹*, 血管浮腫が出現し, さらに進行すると呼吸困難などのアナフィラシーショック*へと移行する. また, 多くの薬疹*がⅣ型で出現するが, 固定疹型, 播種状紅斑丘疹型, 紅皮症型, 苔癬型, 湿疹型, 光線過敏症*型, 多形紅斑型(スティーブンス・ジョンソン症候群*), 中毒性皮膚壊死症*型などがこれに相当する.

薬物依存 [drug dependence] → 依存性薬物

薬物過敏症 [drug hypersensitivity] ＝ 薬物アレルギー

薬物キャリアー [drug carrier] ＝ キャリアー

薬物相互作用 [drug interaction] 複数の薬物を併用したときに, 一方の薬物が他方の薬物の体内動態や作用に対して影響を与えること. 薬物相互作用は, 吸収, 分布, 代謝, 排泄といった体内動態が変化することによっておこる薬物動態学的相互作用, 受容体などの作用点で起こる薬力学的相互作用に分類される.

薬物送達システム [drug delivery system] 略号DDS. ドラッグデリバリーシステムともいう. 薬物の体内動態を精密に制御し, 作用発現部位に選択的かつ望ましい濃度-時間パターンのもとに送達することによって, 治療の最適化を実現することをめざした投与形態. 近年, 薬物療法の進歩に伴い, 微量で強い治療効果を発現するが副作用も強く投与に工夫が必要な医薬品が数多く開発され, 有効性と安全性さらに信頼性に関して最も高い保証を与えることを目的に, 多くのDDSが開発されている. DDSの設計・開発は, 投与部位から作用発現部位に至る薬物の生体内動態をシステムとしてとらえ, これを各種製剤技術を利用して制御することにより行われる. DDSは創薬の新しい概念や技術を表す言葉としても用いられている.

薬物代謝 [drug metabolism] → 代謝

薬物代謝酵素 [drug metabolizing enzyme] 薬物, 毒物などの生体外異物や生体内物質の解毒・分解, 排泄を担う酵素*の総称. 一般には対象物質の親水性を高めて分解・排出しやすくすることが多い. おもに肝細胞内にあるミクロソームで行われる.

薬物中毒 [drug intoxication, drug poisoning] 薬物による中毒のこと. 過量が一度に作用して起こる急性中毒と薬物が繰返し作用して起こる慢性中毒に分類される. 偶発的なものや, 自殺・他殺の目的によるものなど, 原因はさまざまである.

薬物治療モニタリング ＝ 治療薬物モニタリング

薬物動態 [pharmacokinetics and metabolism] → ADME

薬物動態学 [pharmacokinetics] 略号PK. 薬動学, ファーマコキネティクスともいう. 生体内で薬物がどのような動きをするのかを研究する学問領域. 狭義には血中の薬物濃度の変化を数学的に解析することをさす. (→ 薬力学)

薬物動態学的相互作用 [pharmacokinetic drug interaction] → 薬物相互作用

薬物動態試験 [pharmacokinetics test] 単回および反復投与された薬物の吸収, 各種臓器や組織への分布, 代謝, 排泄を調べる試験. 非臨床薬物動態試験の場合は薬効・安全性評価の基礎となるため, 臨床試験開始前に完了しておく必要がある.

薬物動態パラメーター [pharmacokinetic parameter] 薬物動態を記述する関数で用いられるパラメーターで, たとえば, 線形薬物の場合は, クリアランス*(CL), 分布容積*(V_d),

非線形薬物ではミカエリス・メンテン定数(K_m),最大代謝速度(V_{max})がキーパラメーターである.

薬物投与設計 [dosage regimen design] 薬物の具体的な投与計画を策定すること.特に患者個々の生理機能,遺伝子,病態,併用薬,薬物血中濃度測定の結果などをもとに,最適な投与計画(投与経路*,投与量,投与間隔*,投与期間)を決定すること.処方設計*に近い概念だが,薬物そのものの選択ではなく,投与する薬物が決定している場合に,おもに薬物動態学*的側面から投与計画を策定するという意味合いが強い.

薬物乱用 [drug abuse] 社会的な常識を逸脱した使用方法によって薬物を反復使用すること.麻薬などの依存性薬物の反復使用ばかりでなく,依存性を示さない薬物,たとえば利尿薬などを痩身のために使用することなどを含む.薬物依存(→依存性薬物)よりも広い概念である.

薬物療法 [drug therapy, pharmacotherapy] 疾患や症状の治癒促進を目的として,薬理作用に基づき医薬品を対症療法,補充療法,原因療法に用いる.

薬 味 [flavor of medicinals, taste or flavor of a medicinal, representing the basic action of that medicinal] 【1】漢方処方を構成する薬物をいう.
【2】生薬の味のことで,酸,苦,甘,辛,鹹(塩辛い)の五味に分類したもの.これに,味の薄い淡(たん),渋みがある渋(じゅう)を加えることもある.(→薬性,五味)

薬薬連携 薬局の薬剤師と病院・診療所の薬剤師が,安全な薬物療法を継続して患者に提供することを目的に,互いに薬剤管理指導の内容をひき継ぐための連携.入院・外来・在宅を通じ,医療の継続性・一貫性を図っていくためには,医療機関の間で薬剤管理指導の情報が共有される体制が重要となる.

薬用量 [dose, dosage] 薬物本来の薬効が期待される薬物の量,あるいは薬剤の量.処方量.

薬力学 [pharmacodynamics] 略号 PD.生体に対する薬物の影響,作用機構,薬物濃度と作用の関係の総称,またはそれを研究する学問領域.(→薬物動態学)

薬力学的相互作用 [pharmacodynamic drug interaction] →薬物相互作用

薬力学的パラメーター [pharmacodynamic parameter] 薬力学とは作用部位での薬物濃度による生体反応(薬理効果)を説明するものである.薬物濃度と薬理効果を結びつけるモデルには,最大効果モデル*(E_{max}モデル),シグモイド型最大効果モデル(シグモイドE_{max}モデル),対数線形モデル*,線形モデル*,固定効果モデルなどいろいろなモデルが提案されている.これらモデルに使用されている特性値を薬力学的パラメーターという.

薬 歴 [drug history] 薬剤服用歴のこと.医薬品の有効性と安全性の担保を図る目的で行った,その患者の薬物治療の記録.一定の様式で記録したものを薬歴簿*という.一般医薬品*や薬局製剤*および化粧品の販売などで顧客管理のために使用していた記録簿を発展させた.薬歴管理は処方せん調剤における薬剤師の重要な管理業務である.患者の体質や生活パターン,既往歴,他科受診,併用薬,アドヒアランス*などの患者情報の収集,服薬指導の内容や患者・家族からの質問と回答内容など,収集および指導した内容を記録するだけでなく,内容を分析し薬学的管理のための指導計画を検討するために行う.

薬歴簿 [drug history record] 薬剤服用歴管理記録簿のこと.薬歴*管理のために収集した患者情報を記録する用紙で,患者基本情報を記載する表紙と処方内容や指導経過,薬学的管理計画などを記載する紙に分かれる.近年は,電子式に保存,管理するコンピューター薬歴(電子薬歴)も普及している.

薬 価 [National Health Insurance drug price, NHI drug price, drug price, drug price in NHI scheme] わが国では国民皆保険*制度が施行されており,保険診療に使われる薬の代価は薬価として薬剤ごとに決まっている.新薬が承認された後,製造者の申請に応じて厚生労働省によって定められ,薬価基準*に収載される.通常,新薬は薬価収載後に発売される.

薬価改定 [revision of drug prices] 保険機関(健康保険)から医療機関(病院)に支払われる薬の代金は薬価*として決まっているが,医療機関はその薬を卸業者から薬価よりも低価格で購入することが多い.実勢価格と薬価の差は薬価差とよばれ,それによる差益は医療機関にとって収入源の一部になっている.薬価改定が行われる最大の理由は,薬価差を解消することにある.厚生労働省は2年に一度,医療機関が

卸業者から購入する価格の実地調査（薬価調査）をする．その結果に基づいて薬価基準*を全面的に改定することを薬価改定という．新しい薬価基準は市場実勢価格加重平均値調整幅方式により算定される．ただし，後発品が薬価収載されるとその薬の市場は拡大するので，先発薬の薬価引き下げは通常の引き下げ幅よりも大きくなる．

薬価基準［drug tariff］ 医療保険から医療機関に支払われるすべての医薬品について薬価を1錠，1瓶といった単位ごとに収載したものを薬価基準という．薬価基準は健康保険制度の根幹を成す規定の一つである．新薬の薬価算定にはいろいろな方式が用いられる．作用機序や薬理効果からみて似た作用をもつ医薬品がすでに収載されている場合には類似薬効比較方式により類似薬の薬価を参考にして決められる．類似薬がない場合には製造（あるいは輸入）原価や販売経費，営業利益などを考慮した原価算定方式により決定されることになる．薬価基準は通常2年ごとに改定される．

薬価差［drug price discrepancy］ → 薬価改定

薬価調査［drug price survey］ → 薬価改定

薬局［pharmacy］ 病院，診療所などの調剤所を除き，薬剤師が販売または授与の目的で調剤*を行う場所をさすが，医薬品の販売業を併せて行う場合はそのために必要な場所も含める（薬事法第2条11項）．したがって処方せん*による調剤や一般用医薬品*（OTC薬）の販売および薬局製剤*の製造・販売を行える．病院，診療所などが薬局という名称を掲示する場合があるが，法律上は調剤所*であり，院内処方の調剤以外は行えない．保険調剤*を行う薬局および薬剤師は保険薬局*の指定を受けることおよび保険薬剤師*の届け出が必要となる．保険調剤に偏った業務形態の薬局を調剤薬局，処方せん調剤に比べOTC薬の取扱い比率が極端に高い薬局をOTC薬局とよぶ場合もあるが，どちらも通称である．また，浸煎剤や湯剤の処方せんを中心とした調剤および薬局製剤のうち漢方（生薬）製剤を製造販売するなどおもに生薬を取扱う薬局を漢方薬局という．薬局の開設許可は都道府県知事が与え，厚生労働省令で定められた構造設備でなければならない．許可なく薬局の名称を表示することはできない．

薬局管理記録簿［pharmacy management recode］ 薬局の管理者が，当該薬局の管理状況を記録した帳簿薬事法施行規則第13条で薬局に備えることが，薬局開設者に対して義務づけられている．医薬品試験の実施結果，不良品などの処理結果，構造設備の点検項目や自身の勤務状況など，その管理全般，薬局開設者に対して意見陳述を行なったときは，その内容，それに対して講じられた措置なども記載する．

薬局製剤［preparation manufactured by pharmacy］ 薬局開設者が当該薬局における設備および器具をもって製造し，当該薬局で販売することができる医薬品のこと．正式には薬局製造販売医薬品という．製造するにあたっては，製造販売業の許可，製造業の許可および製造販売する医薬品についての製造販売承認の取得が必要で，処方せんではなく薬局製剤製造指針があり，使用する成分，量が決められている．

薬局の開設許可 → 薬局

薬局薬剤師［community pharmacist］ 保険薬局で勤務する薬剤師．病院薬剤師*の対比として使われる．薬局の開設者である場合には，開局薬剤師という．

薬効コンパートメントモデル［effective compartment model］ → コンパートメントモデル

薬効分類名 医薬品の薬効または性格を表す名称．医薬品添付文書*で用いられる．

薬効薬理 承認された効能・効果を裏づける薬理作用および作用機序が記載される医薬品添付文書*の項目．

薬効薬理試験［pharmacological test］ 調べたい薬物の対象疾患に直接関係する薬理効果を確認するための非臨床試験*．正常動物や組織に加えて，対象疾患を模した病態する病態モデルを用いた試験を含めることが多い．対象疾患によって内容は千差万別であるため，特にガイドラインはつくられていないが，比較薬物の使用，臨床で予定されているものと同様の用法による結果，およびそれに基づく臨床用量の推定が要求される．また試験結果によって薬物の作用機序が合理的に説明されていることも重視される．

野兎病［tularemia, rabbit fever］ ツララミア，大原病ともいう．細菌感染症の一つ．野兎病菌は野ウサギなどを感染源として，ヒトに吸入，生肉の摂食などを介して感染し，発熱，倦怠感，リンパ節の腫脹などをひき起こす．

ヤボランジヨウ［jaborandi leaf］ *Pilocarpus jaborandi* Holmes（ミカン科）などの小葉．

主要成分はアルカロイド*類(ピロカルピン),精油など.ピロカルピンは副交感神経興奮薬であり,ヤボランジョウはピロカルピン塩酸塩*の製造原料として使用される.

夜盲症 [night blindness, nyctalopia] 網桿体視細胞の先天性あるいは後天性の機能障害により薄明りの中での視覚(暗順応)能力が減退した症状. (⇒ ビタミンA)

軟らかい塩基 [soft base] ⇌ 硬い酸・塩基

軟らかい酸 [soft acid] ⇌ 硬い酸・塩基

ユ

有意差 [significant difference] 実験結果から得られた違い(差)が,統計学的に意味のある違いとして仮説検定*によって検証された違い.実験結果から得られた違いが,有意水準* 5%で統計的に有意である,すなわち有意差があるとは,95%以上の確からしさで,得られた違いが偶然に起こった結果でないことを意味する.

有意水準 [significance level] 第一種の過誤*の確率.多くの場合,これを5%以下に設定する. (⇒ 有意差)

融解 [fusion, melting] 固体が液体になること.固相から液相への相転移.凝固と逆の現象で融解熱(融解の潜熱,融解エンタルピー)が必要な吸熱過程.純物質では物質固有の温度(融点*,凝固点*)で生じ,終了するまで,その温度は一定に保たれる.

融解エンタルピー [enthalpy of fusion] ⇒ 融解

有害事象 [adverse event] 薬の使用者に発生した好ましくない事象のことで,薬との因果関係は問わずすべての事象を採用する.一見偶発的と思われる事象もすべて拾い上げることにより症例数が蓄積され,未知の副作用の発見につながるという考えに立脚する.

融解熱 [heat of fusion] ⇒ 融解

有害反応 [adverse reaction] 副作用*は不都合な作用とは限らないが,誤用されることが多いので,明確に不都合な反応を表す用語としてWHO*がつくった用語.生体側に立った用語であるが,薬の側に立った用語として有害作用という用語も派生した. (⇒ 有害事象)

有機アニオン輸送系 [organic anion transport system] トランスポーター(輸送体*)を介した輸送系のうち,有機アニオンを選択的に輸送するシステムのこと.代表的な有機アニオン輸送体にOAT(有機アニオン輸送体)ファミリー(OAT1*,OAT3など),OATPファミリー,MRPファミリー(MRP1,MRP2など)がある.

有機塩素系殺虫剤 [organochlorine insecticide] 有機化合物で塩素を含み,おもに殺虫剤*として用いられている農薬*.DDT*,HCH(ヘキサクロロシクロヘキサン)やドリン剤などがある.環境中での残留性,ヒトの生体内蓄積性などが問題となり,使用禁止や使用制限がなされている.

有機カチオン輸送系 [organic cation transport system] トランスポーター(輸送体*)を介した輸送系のうち,有機カチオンを選択的に輸送するシステムのこと.代表的な有機カチオン輸送体にOCTファミリー(OCT1,OCT2など)がある.

誘起効果 [inductive effect] 原子の電気陰性度が,化学結合を介して近傍に存在する原子に影響を与えること.I効果ともいい,注目している原子の電子密度が低下するとき−I効果,上昇するとき+I効果という.

有機スズ化合物 [organotin compound] ⇒ ビストリブチルスズオキシド

誘起双極子 [induced dipole] ⇒ 双極子

有棘層 [spinous stratum, stratum spinosum] ⇒ 表皮

有機リン系殺虫剤 [organophosphorus insecticide] 五価のリン(P)にアルキル基や硫黄,酸素が結合した化学構造をもつ殺虫剤*.以前は急性毒性の強いパラチオン*などが用いられたが,現在は選択毒性*のある低毒性殺虫剤としてフェニトロチオン,マラチオン,ジクロロボスなど多数が用いられている.

有効期間 [shelf-life] 経時変化により有効成分が分解し,効果が減少する可能性のある医

薬品(生物学的製剤*など)において，適切な保存条件下での薬品の有効性を保障しうる期間．薬事法第50条第7号でその表示について定めている．(→ 使用期限，有効期限)

有効期限 [expiration date] 医薬品の有効期間*の最終時期を示す．薬事法第50条第7号の規定により，たとえば生物学的製剤においては最終有効年月日(時)として医薬品の直接の容器などに記載される．(→ 使用期限)

有効仕事 [available work] → 仕事

有効治療濃度域 = 有効薬物血中濃度域

有効薬物血中濃度域 [therapeutic concentration range] 有効濃度域，有効治療濃度域，治療域ともいう．薬物が目的とする作用を発現するときの血中薬物濃度*の範囲．

有棘細胞癌 [prickle cell carcinoma] = 扁平上皮癌

有糸分裂 [mitosis] → 細胞分裂

有髄神経線維 [myelinated nerve fiber] → 神経線維

有性生殖 [sexual reproduction] 雄性生命体と雌性生命体の体内でつくり出される一倍体の染色体をもつ細胞(精子，卵子)が融合することにより二倍体の染色体をもった生命体を生み出すこと．染色体の組換えが起こる．(→ 無性生殖)

優先権 [priority right] 最初の特許出願に基づいて主張できる権利．パリ条約や国際協定に基づき国内に出願し，その後条約や協定で定められた期間内に外国に出願したとき，最初の特許出願に基づく権利が与えられる．国内では1年以内であれば改良発明を追加できる．

優先審査 [priority examination] 医薬品*や医療機器*の承認のための審査の諸手続は申請順に行われるのが原則であるが，審査対象が希少疾病用医薬品(オーファンドラッグ*)や希少疾病用医療機器，その他の医療上特にその必要性が高いと認められるものであるとき，他の医薬品などに優先して審査すること．医療上の必要性は薬事・食品衛生審議会*で客観的に判断される．

ユウタン(熊胆) [bear bile] Ursus arctos Linné またはその他近縁動物(クマ科)の胆汁を乾燥したもの．胆汁酸(特に熊特有のウルソデオキシコール酸*)が主要成分．苦味健胃薬*，整腸薬，鎮痙薬．配合剤(六神丸，救命丸など)の原料とする．

融点 [melting point] 固相と液相が平衡を保つ，すなわち固液間での相転移*の起こる温度．圧力依存性は大きくはないが，1気圧での融点を標準融点とよぶ．純物質では物質固有の定数であるため，純度の検定にも用いられる．(→ 凝固，融解)

誘電率 [permittivity] 与えられた電場(すなわち媒質)による静電的な相互作用の度合いを表した量．たとえば空気と水の誘電率 ε の比はおよそ 1:80 であり，これをクーロンの法則

$$F = \frac{q_1 q_2}{4\pi\varepsilon r}$$

にあてはめると，二つの点電荷 q_1，q_2 の間のポテンシャルエネルギー F は，水中では空気中の約 1/80 に弱まることがわかる．誘電率 ε は物質による定数であり，真空の誘電率 ε_0 との比 $\varepsilon/\varepsilon_0$ を比誘電率 ε_r という．

誘導期 [lag phase] → 細菌の増殖機構

誘導脂質 [derived lipid] → 脂質

誘導適合モデル [induced-fit model] 基質が結合することによりそれに適合するように酵素分子の立体構造が変化し，特異的な作用を実現しているというモデル．古典的な鍵と鍵穴モデルに対する概念として，D. E. Koshland によって提起された．

幽門腺 [pyloric gland] → 胃

遊離型薬物 = 非結合型薬物

遊離型薬物分率 [free drug fraction] = 非結合型薬物分率

輸液 [transfusion, infusion solution, intravenous fluid] 水分，電解質，糖質，アミノ酸，ビタミン，微量元素などの管理を非経口的(通常は経静脈的)に行うために用いられる注射剤の一種．また，他の注射剤を混合し，点滴投与するためにも用いられている．維持液*，浸透圧輸液*，脱水補給液*，電解質輸液*，細胞外液補充液*，術後回復液*，膠質輸液*，栄養輸液*などがある．

ユークロマチン [euchromatin] クロマチン*は比較的分散した状態と凝集した状態で存在し，前者をユークロマチン(真正染色質)，後者をヘテロクロマチン(異質染色質)という．ユークロマチン領域では遺伝子の転写が活発に行われる．

輸血 [blood transfusion] 欠乏した血液成分の補充を目的として，健常人の血液を患者の血管内へ注入する方法．外傷や手術などによる出血や血液疾患などに用いられる．輸血用血液には，全血製剤*と成分製剤*があるが，おも

に成分製剤が使用されている．輸血製剤の量は"単位"で表記され，わが国では約 200 mL の献血からつくられる量を 1 単位としている．手術時に，手術を受ける患者自身の血液を輸血する方法を自己血輸血という．

輸血用血液 [human blood for transfusion] 全血製剤*と成分製剤*がある．特別の場合を除き，全血製剤を輸血用として用いられることはまれである．一般に，患者の病態に必要な血液成分(血漿，赤血球，血小板)が成分製剤として輸血される．

油脂性基剤 [oleaginous base] ＝ 疎水性基剤

輸出細動脈 [efferent arteriole] ⇌ 糸球体

輸送小胞 [transport vesicle] ⇌ 小胞輸送

輸送体 [transporter] トランスポーターともいう．担体(キャリヤー*)とよばれるものもある．膜貫通型の内在性膜タンパク質で，膜を横切り分子を輸送する．ユニポーター(⇌ 単輸送)，アンチポーター(⇌ 対向輸送)，シンポーター(⇌ 共輸送)に分類される．チャネル*と異なり，膜の両側から同時に基質を結合できない．

輸送体介在輸送 [transporter-mediated transport] ＝ 担体輸送

輸送タンパク質 [transport protein] ⇌ 血漿タンパク質

ユニットドーズパッケージ [unit dose package] 単位量包装，1 回量包装，分包品ともいう．誤用や飲み忘れを防ぐ目的で朝・昼・夕などの服用時ごとに複数の薬剤を 1 包化したもの，あるいはシロップ剤*などを正確に服用しやすいように 1 回服用量を充填した使い捨てのプラスチック容器などをいう．

ユニポーター [uniporter] ⇌ 単輸送

輸入感染症 [imported infection, imported infectious disease] 海外から持ち込まれた感染症．渡航者が海外でコレラ*，マラリア*，デング熱*などに感染して，帰国後発症することがある．また，病原体が輸入食品に付着して持ち込まれる場合もある．

輸入細動脈 [afferent arteriole] ⇌ 糸球体

輸入非加熱血液製剤 [imported unheated blood product] ⇌ 薬害エイズ

ユビキチン [ubiquitin] 分子量 7500 のタンパク質で，真核細胞内に普遍的に存在する．活性化酵素，結合酵素，リガーゼの存在でタンパク質に結合する(ユビキチン化)．ユビキチン化は，タンパク質分解やその他の生命機能調節に働く．

ユビキノン [ubiquinone] 補酵素 Q，CoQ ともいう．ミトコンドリア内膜に存在する電子伝達系*の構成成分の一つである．電子伝達系の複合体Ⅰあるいは複合体Ⅱから電子を受取り，複合体Ⅲへ伝達する．還元型のものをユビキノールとよぶ．

ユビデカレノン [ubidecarenone] ユビキノン*製剤．心筋ミトコンドリアのエネルギー産生能を改善し，心機能を回復させる目的で使用される．強心薬*に分類されることがあるが，アドレナリンβ受容体情報伝達系に作用する薬物や強心配糖体*のような薬物の目的とする強心作用とは意味が異なる．

UV スペクトル [UV spectrum] ＝ 紫外スペクトル

ゆらぎ [wobble] コドン*の第三塩基とアンチコドン(⇌ tRNA)の第一塩基の相補性が他の二つほど厳密ではないこと．コドンがアミノ酸を規定するうえで第三塩基があまり重要性をもたないことになり，縮重*が生じる原因となる．

輸率 [transport number, transference number] 電解質溶液に電場が与えられるとイオンが移動する結果，電流を生じる．系を流れる全体の電気量のうち，特定のイオン i によって運ばれる電気量の割合を輸率 t_i といい，

$$t_i = c_i \lambda_i / \sum_i c_i \lambda_i$$

で与えられる．ここで，λ_i はイオン伝導率，c_i はモル濃度である．

ヨ

陽イオン [cation] カチオンともいう。正の電荷を帯びた原子，または原子団。金属イオンはすべて陽イオンである。

要因対照研究 [factor control study] ＝コホート研究

溶液 [solution] 液体に溶質が溶解してできた均一な相。

要介護者 [person requiring long-term care] 要介護状態にある 65 歳以上の者，要介護状態にある 40 歳以上 65 歳未満の者であって要介護状態の原因が特定疾病にある者をいう。保険給付の要件となるため保険者が行う介護認定審査会*の要介護認定*によって決まる。

要介護認定 [certification of needed long-term care] 介護保険制度の介護サービスの利用に先立って被保険者が介護を要する状態であることを公的に認定するもの。被保険者の申請によって要支援者*・要介護者*に該当することと要介護状態区分，要支援状態区分について市町村・特別区が行う。

溶解速度 [dissolution rate] 固体が液体に分子状に溶解する速度のこと。溶出速度ともいう。溶解速度は固体の溶解度，固体分子の拡散係数（→拡散），固体の表面積，溶液のかくはん速度などに依存する。ネルンスト・ノイエス・ホイットニーの式*は代表的な溶解速度式である。

溶解度 [solubility] ある温度において物質が溶媒に飽和溶解した濃度のこと。一般に，溶質は似た性質の溶媒によく溶ける。溶解度は溶媒，温度，固体の粒子径，圧力，溶液の pH などによって変化する。

溶解度積 [solubility product] 記号 K_{sp} で表す。難溶性塩の溶解平衡に対する平衡定数。M_mX_x(固体) → $mM^{x+} + xX^{m-}$ の溶解平衡に対する溶解度積は，$K_{sp} = [M^{x+}]^m[X^{m-}]^x$ で示される。難溶性塩の溶解度の指標として用いられるので溶解定数ともよばれる。温度によって定まる定数であるが，厳密な意味で熱力学的定数として扱えるのは活量*で表記された活動度積である。

溶解度定数 [solubility constant] ＝溶解度積

溶解熱 [heat of dissolution] 定温定圧下，溶質を溶媒に溶かす際に出入りする熱的変化量。この熱量はエンタルピー変化に等しく，溶質の物質量で割ったものを溶解エンタルピーという。溶解は吸熱または発熱を伴う現象であり，溶質と溶媒の種類により異なる。

溶解補助剤 [solubilizing agent] 溶媒に難溶な主薬の溶解度を増加させるための添加物。主薬と補助剤間の特異相互作用による複合体形成，界面活性剤ミセル*による可溶化，高分子との固体分散体，シクロデキストリンとの包接化合物*などがある。

ヨウ化プラリドキシム [pralidoxime iodide] ＝2-PAM(ニパム)

容器 [container] 包装容器ともいう。日本薬局方における容器とは医薬品を入れるもので(栓，ふたもその一部)，薬剤の離散や，水分，酸素，光などによる分解を抑制する。ガラス，金属，プラスチック製などがある。それぞれ内容医薬品の損失を防ぎ，固形の異物の混入を防ぐ容器を密閉容器，固体または液状の異物の侵入を防ぐ容器を気密容器といい，注射剤のように微生物や気体の侵入しないものを密封容器という。また，光の侵入を防ぐ容器を遮光容器という。

陽極 [anode] ⇌ 電気分解，アノード

溶菌サイクル [lytic cycle] 溶菌化サイクルともいう。細菌に感染するバクテリオファージ*(ファージ)の生活環の一つ。ファージはタンパク質の外皮であるキャプシドとそれに包まれた核酸から成る。核酸を宿主に注入し感染した後，感染した細菌内で核酸を自己複製し同時に多くのキャプシドを産生する。やがて核酸はそれぞれのキャプシドに包まれて子ファージとなり，宿主細菌を破壊(溶菌)し放出される。この一連の過程を溶菌サイクルとよぶ。

溶血性尿毒症症候群 [hemolytic uremic syndrome] 略号 HUS。薬剤，細菌の出すベロ毒素などにより血管内皮が障害を受けることに

溶血性貧血 [hemolytic anemia] 何らかの原因により、赤血球の破壊が亢進(溶血)し、赤血球の寿命が短くなった結果、貧血をきたす疾患の総称。赤血球自体の異常、赤血球の周りの環境(血清など)の異常により起こる。赤血球自体の異常はほとんどが先天性である。サラセミア*は特定のグロビン鎖の生合成が選択的に抑制され、正常ヘモグロビンの合成が低下する遺伝性疾患である。自己免疫性溶血性貧血は、自己の赤血球膜の抗原に対する抗体(抗赤血球自己抗体)が原因となってひき起こされる後天性の溶血性貧血である。

溶血性レンサ球菌感染症 [haemolytic streptococcal infection] ＝化膿レンサ球菌感染症

溶原性ファージ [lysogenic phage, temperate phage] テンペレートファージともいう。一部を除いて細菌に感染してもその内部で増殖することはなく、溶菌(宿主細菌が死ぬこと)が起きない。このときファージは宿主細菌の遺伝子内に取込まれたプロファージとよばれる安定な状態で存在し、細菌が分裂する際に子孫に伝達される。これに対して細菌内で増殖して溶菌を起こし細菌外へ出てくるものはビルレントファージとよぶ。

溶剤抽出 ＝溶媒抽出

葉酸 [folic acid] 抗貧血因子。水溶性ビタミン。5,6,7,8-テトラヒドロ葉酸にモノグルタミン酸あるいはポリγ-グルタミン酸が結合した形(プテロイルグルタミン酸あるいはプテロイルポリγ-グルタミン酸)が補酵素型。プリン・ピリミジン代謝、アミノ酸代謝、メチル基の生成転換系、ミトコンドリアや葉緑体タンパク質の合成、ビタミン代謝においてメチル基、ホルミル基(-CHO)、メテニル基(=CH-)、メチレン基(-CH$_2$-)、ホルムイミノ基(-CH=NH)などのC$_1$単位の転移反応に関与する酵素の補酵素*。メトトレキサート*は葉酸拮抗作用をもつ抗悪性腫瘍薬。葉酸は胎児の神経管閉鎖障害の発症を予防する。

陽子 [proton] ⇒原子

要支援者 [person requiring support] 市町村の行う要介護認定*の結果、1)要介護状態となる恐れのある状態にある65歳以上の者。2)要介護状態となる恐れのある状態にある40歳以上65歳未満の者であって、その原因が政令で定めた特定疾病による者をいう。

溶質 [solute] 溶液中に存在する溶媒以外の成分。

養子免疫療法 [adoptive immunotherapy] リンパ球などの免疫細胞を体外で培養・活性化したのち患者の体内に戻す免疫治療法のこと。

溶出液 [eluate] ⇒移動相

溶出試験法 [dissolution test] 決められた時間内に錠剤などから溶け出す医薬品有効成分の量を測定する方法。医薬品の効果を製品ごと製造ロットごとに正しく評価するための in vitro での実験方法であり、回転バスケット法、パドル法、フロースルーセル法の三つが規定されている。後発医薬品(ジェネリック医薬品*)が先発医薬品*と同等の品質をもつことを評価するための一つの手法でもある。

陽証 [yang pattern/syndrome] ⇒陰陽

腰髄 [lumbar spinal cord] ⇒脊髄

陽性元素 [electropositive element, positive element] ⇒陰性元素

ヨウ素酸塩滴定 [iodatimetric titration, iodatimetry] ヨウ素酸滴定ともいう。ヨウ素酸カリウム(KIO$_3$)標準液を用いる酸化還元滴定*。高濃度の塩酸溶液中でヨウ素酸イオンとヨウ素が反応し塩化ヨウ素が生成することを利用する。ヨウ化カリウムなどの定量に用いる。

ヨウ素滴定 [iodometric titration] ヨウ素-ヨウ化物イオン系の電極反応に基づく酸化還元滴定*の総称。ヨウ素標準液を用いて還元性物質を直接定量するヨージメトリー(ヨウ素酸化滴定)と、ヨウ化物イオンを還元剤として用い酸化性物質を間接的に定量するヨードメトリー(ヨウ素還元滴定)に大別される。ヨウ素の酸化力は大きくないので、ヨージメトリーは還元力の大きい物質に適用される。ヨードメトリーでは酸化性物質がヨウ化物イオンを酸化し、生成したヨウ素をチオ硫酸ナトリウム標準液で滴定する。指示薬はいずれもデンプン試液が用いられる。

溶存酸素 [dissolved oxygen] 略号 DO。水に溶解する酸素のこと。溶存酸素濃度は温度、気圧、その他の溶質に左右される。一般に清浄な地表水はほぼ飽和状態に近く、水温15〜20℃で溶存酸素が7〜9 mg L^{-1}である。水域に有機物が流入すると、好気性微生物による浄化作用で有機物量に依存して酸素が消費され、この濃度が低下するために汚濁指標として用いられ

陽電子 [positron] ポジトロンともいう. e^+と表す. 電子と同じ質量をもつ正電荷の素粒子. 物質中では電子と結合して消滅し, γ線(0.511 MeV)がほぼ180°反対方向に2本放出される.

陽電子放射断層撮像法 [positron emission tomography] 略号PET(ペット). ポジトロン断層撮影法, ポジトロンCTともいう. ^{11}Cや^{18}Fなどの陽電子*放出核種で標識された放射性薬剤を投与し, その体内分布を外部から断層画像(ある断面で切り出した画像)として計測する方法. 陽電子は近傍の電子と結合消滅し, 互いに反対方向に放出される一対のγ線を同時計数法によって検出し体内分布を画像化する. 検出器は被験者の周囲に環状に配列してある. 優れた定量性と測定感度をもつ.

溶媒 [solvent] 溶液中で最も多量に存在する一成分. または単独で液体である方の成分. 他の成分は溶質*とよばれる.

溶媒抽出 [solvent extraction] 溶剤抽出ともいう. 動植物材料, 体液, 土壌など, 複数の成分を含む液状あるいは固形の試料に溶媒を加えて混合かくはんし, 目的の成分を溶媒中に溶出させて他の成分から分離する操作. 試料が固形の場合は固-液抽出, 液体の場合は液-液抽出とよばれる. 1回の抽出操作で十分な抽出率(試料から抽出溶媒への目的成分の移行率)が得られない場合, 複数回の操作を繰返す多段(階)抽出が行われる. (→ 固相抽出)

溶媒和 [solvation] 極性溶媒中において, 溶質分子と溶媒分子の間に分子間相互作用*(静電的相互作用*や水素結合*, 配位結合*)が生じる現象. 極性分子の溶解性が極性溶媒中で高いのは, 溶媒和による. (→ 極性)

溶媒和物 [solvate] 溶媒和化合物ともいう. 溶媒分子が他の分子と結合して生成する分子化合物. 比較的容易に元の成分に分解する. 水が結晶水として存在するものは水和物*とよばれ, アンピシリン水和物, カフェイン水和物などがある.

用法 [direction for use] 処方薬の使用方法として, 服用回数・日数, 服用時点, 投与経路・部位などについて記載される事項.

陽明病 [yang brightness, third stage of three yang disease stages] → 六病位

溶離液 [eluting solution] → 移動相

用量 [dose] 処方せん中において薬剤の総投与量を意味し, 薬剤師が調剤すべき量を表す. (→ 分量)

用量-作用曲線 = 用量-反応曲線
用量制限毒性 = 投与制限毒性
用量設定試験 = 用量反応試験

用量-致死率曲線 [lethal dose curve] 横軸に薬物の用量(対数), 縦軸に死亡した動物の割合(累積頻度分布)をプロットした計数的用量-反応曲線. 試験に用いた動物の50%が死亡したときの薬用量がLD_{50}である. (→ 用量-反応曲線)

用量-反応曲線 [dose-response curve] 用量-作用曲線ともいう. 薬物の用量または濃度と反応の関係を示したシグモイド曲線*であり, 薬物の効力や選択性に関する情報が得られる. 縦軸に計量的反応の強さをプロットした場合は最大有効性とEC_{50}*を求めることができる. 一方, 反応を示した個体数あるいは死亡した動物の個体数のような計数的反応を縦軸にプロットした場合は, それぞれED_{50}とLD_{50}*を求めることができ, 個体間に存在する反応性のばらつきを知ることができる.

用量反応試験 [dose-response test] 用量設定試験ともいう. 後期第II相試験の臨床試験*デザインの一つ. パイロット試験(探索的な試験)の結果に基づき適切な用法・用量を設定するために行う. 承認申請の効能・効果が期待される適応疾患患者を対象とし, おもに二重盲検法で低・中・高用量の被験薬でときにはプラセボ*を対照として比較試験を行う(→ 二重盲検試験).

用量反応試験 [dose-response trial, dose-response study, dose finding study] 臨床用量と有効性(または安全性)との関係を調べる臨床試験. 通常, 適切であればプラセボ*を含む複数用量群を同時並行的に評価する比較試験をさす.

容量分析 [volumetric analysis] → 滴定
容量分析用標準液 [standard solution for volumetric analysis] → 滴定, 標準試薬
容量モル濃度 [molar concentration, molarity] → 濃度
葉緑素 = クロロフィル
葉緑体 [chloroplast] 光合成*を行う細胞小器官*. 高等植物から紅藻までの植物に存在する. 二重膜の包膜に包まれたストロマに炭酸

固定酵素が存在する．ストロマ内のチラコイド膜にはクロロフィル*などの光合成色素，電子伝達系*とATP合成酵素*が存在する．

溶連菌感染後急性糸球体腎炎［post streptococcal acute glomerulonephritis］　略号PSAGN．急性糸球体腎炎(⇒糸球体腎炎)の80%以上を占める．A型β溶連菌感染(上気道・皮膚感染)後，約2週間で発症する．発症時期が明らかで，血尿*，タンパク尿*，高血圧，糸球体沪過量の減少，浮腫が急激に出現する．通常，慢性化しない．

ヨクイニン(薏苡仁)［coix seed］　ハトムギ(イネ科)の種皮を除いた種子．主成分はデンプン，タンパク質，脂肪など．漢方処方に配合され，滋養・強壮，消炎，鎮痛，排膿薬として，またイボ取りや肌荒れに用いる．

抑制性シナプス［inhibitory synapse］⇒興奮性シナプス

抑制性シナプス後電位［inhibitory postsynaptic potential］　略号IPSP．GABA(γ-アミノ酪酸*)やグリシンなどの抑制性神経伝達物質の放出によって出現するシナプス後膜の過分極性の電位変化．興奮性神経伝達物質の放出によって出現するシナプス後膜の脱分極性電位変化は興奮性シナプス後電位(EPSP)という．

横緩和［transverse relaxation］⇒緩和

四次構造(タンパク質の)［quaternary structure］　2本以上のポリペプチド鎖が会合体を形成し機能するようなタンパク質の複合体構造．四次構造を形成している各ポリペプチド鎖をサブユニットという．四次構造はサブユニットが同一のポリペプチド鎖から成る場合(ホモオリゴマー)や異なるポリペプチド鎖から成る場合(ヘテロオリゴマー)，またそのサブユニットの数がいろいろであるなど多様な形態が知られている．(⇒高次構造)

吉益東洞(よしますとうどう)　［Yoshimasu, Todo］⇒薬徴

ヨージメトリー［iodimetry］⇒ヨウ素滴定

予製［dispensing medicine, prepared drug］　頻度の高い処方を基に，事前に調製されており，速やかに使用できる薬剤．

四日市喘息［Yokkaichi asthma］　三重県四日市市の石油コンビナートから大気中に排出された硫黄酸化物*(SO$_x$)および浮遊粒子状物質*などの大気汚染物質*によってひき起こされた喘息．1967年に民事訴訟が提訴され，1972年に津地方裁判所は被告6社の共同不法行為を認め，賠償を命じた．(⇒四大公害)

ヨードチンキ［iodine tincture］　ヨウ素6%，ヨウ化カリウム4%を含む70%エタノール溶液．創傷面の消毒に用いる．

ヨードメトリー［iodometry］⇒ヨウ素滴定

予防［prevention, prophylaxis］⇒一次予防，二次予防，三次予防

予防接種［preventive vaccination］　ワクチンの接種により健康な人に免疫をつけさせることで感染症被害から守ること(⇒ワクチン療法)．ワクチンとしては，感染症にはかからないが抗原性を保持して病原体の擬似的な効果をもつものが使われ，E. Jennerによる牛痘が最初であり，病原体をホルマリン処理した死菌ワクチン(現在は用いられていない)，遺伝学的に不活化した生ワクチン*，毒素を不活化したトキソイド*などさまざまなものが使われる．近年は遺伝子工学的手法の応用も試みられている．

予防接種法［Preventive Vaccination Law］　伝染の恐れのある疾病の発生とまん延を予防するために1948年に制定され，予防接種*をするべき一類疾病としてジフテリア*，百日咳*，急性灰白髄炎*(ポリオ)，麻疹*，風疹*，日本脳炎*，破傷風*，結核*(結核予防法*の廃止に伴い2006年に追加)が定められており，ほかに二類疾病(個人の発病または重症化を防止し，予防接種を行う疾病)としてインフルエンザ*が定められている．

与薬［administration］　投薬，予薬ともいう．処方された薬を患者に使用すること．

Ⅳ型アレルギー反応［type Ⅳ allergic reaction］　組織傷害機序に抗体が関与せず，抗原とT細胞*との反応によってひき起こされるアレルギー反応．T細胞は抗原と反応すると，種々のサイトカイン*やケモカイン*を産生放出し，マクロファージ，リンパ球，好中球，好塩基球，好酸球(⇒白血球)などの細胞を集積させて活性化させ，炎症反応*を誘発させる．抗原が再侵入して24時間以降に発症するので遅延型アレルギー反応ともいう．ツベルクリン反応*，結核*病変，臓器移植後の拒絶反応*，接触皮膚炎*などはこの反応による．

四環系抗うつ薬［tetracyclic antidepressant］　三環系抗うつ薬*の副作用である自律神経症状を軽減した薬物．そのため，抗うつ作用も三環系抗うつ薬に比べて弱い．マプロチリンはノルアドレナリンの再取込み阻害作用をも

つが，ミアンセリンには，モノアミンの再取込み阻害作用は弱く，シナプス前アドレナリン$α_2$受容体遮断作用によるノルアドレナリン遊離増大作用が抗うつ作用に関与する．(→ 抗うつ薬)

4号液 = 術後回復液

四重極型質量分析計 → 四重(しじゅう)極型質量分析計

四大公害 高度経済成長期に，近隣住民に深刻な被害をもたらした4種の公害すなわちメチル水銀によって発生した水俣病*と第二水俣病*(新潟水俣病)，硫黄酸化物によって発生した四日市喘息*，カドミウムによって発生したイタイイタイ病*のこと．四大公害の被害は四大公害病とよばれる．

四類感染症 [type 4 infectious disease] ヒトからヒトへの感染はほとんどないが，動物，飲食物などを介して感染するので，これらの適切な廃棄などの措置が必要な感染症．すべての患者の届出が必要である．A型およびE型肝炎(→ ウイルス性肝炎)，炭疽*，マラリア*，ボツリヌス症(→ ボツリヌス中毒)など10疾患が法指定され，その他政令指定されている疾患がある．(→ 感染症法)

ラ

ライエル症候群 [Lyell syndrome] ＝ 中毒性表皮壊死症

ライディッヒ細胞 [Leydig cell] ⇌ 精巣

ライノウイルス [rhinovirus] かぜ症候群*の原因ウイルスの一つ．非常に多くの血清型があり，タイプの異なるウイルスにより感染が繰返される．有効な抗ウイルス薬はない．

ライム病 [Lyme disease] ライムボレリア症，ライム関節炎ともいう．マダニ媒介性ボレリア属細菌に起因する感染症．刺咬部を中心に拡大する遊走性紅斑，疲労感，発熱，筋肉痛，移動性の関節痛など，インフルエンザ様または髄膜炎様症状，さらに神経および循環器系の病変がみられる．（⇌ スピロヘータ）

ラインウィーバー・バークの式 [Lineweaver-Burk equation] 酵素反応速度の逆数 $1/v$ と基質濃度の逆数 $1/[S]$ との関係を示す式．ミカエリス・メンテンの式*を変形して得られる式の一つで，
$$\frac{1}{v} = \frac{K_m}{V_{max}} \cdot \frac{1}{[S]} + \frac{1}{V_{max}}$$
で表される．横軸に $1/[S]$，縦軸に $1/v$ をとればプロットは直線となり，横軸の切片から $-1/K_m$ が，縦軸の切片から $1/V_{max}$ が得られる．

ラウオルフィア（印度蛇木）[Indian snake root] インドジャボク（キョウチクトウ科）の根および根茎．主要成分はインドールアルカロイド*（レセルピン*，アジマリン*）など．レセルピンは血圧降下作用，アジマリンは抗不整脈作用をもつ．

ラウールの法則 [Raoult's law] 溶液と平衡にある成分 i の蒸気の分圧 p_i が，純粋成分の蒸気圧 p_i^* とモル分率 x_i との積で示されるとした法則（$p_i = x_i p_i^*$）．すべての濃度範囲で厳密に成立する溶液を理想溶液*とよぶ．一般にモル分率が1に近い溶媒に近似的に適用できる．

ラ音 [rale] ラッセル音ともいう．胸部聴診の際に聴こえる雑音（異常呼吸音）のこと．乾性（連続性）ラ音は気管支の狭窄によって生じる音で呼吸時に聴取され，湿性（断続性）ラ音は細気管支から肺胞に液体があるとき，そこを空気が通過するときに生じ，吸気時に聴かれる．

ラギング鎖 [lagging strand] ⇌ 岡崎フラグメント

ラクターゼ [lactase] β-ガラクトシダーゼともいう．ラクトース*を D-ガラクトースと D-グルコースに加水分解する酵素．小腸粘膜上皮細胞の細胞膜に存在する．

β-ラクタマーゼ [β-lactamase] β-ラクタム環を加水分解して開裂させる β-ラクタム薬不活化酵素．ペニシリナーゼ，セファロスポリナーゼ，メタロ β-ラクタマーゼ，変異による基質拡張型 β-ラクタマーゼ(ESBL)などがある．

β-ラクタマーゼ阻害薬 [β-lactamase inhibitor] ペニシリン系やセフェム系抗生物質が β-ラクタマーゼ*で加水分解されることは β-ラクタム系抗生物質*の最大の問題点である．そこで β-ラクタマーゼ活性を阻害する薬剤と β-ラクタマーゼに不安定な既存の β-ラクタム系抗生物質を併用する方法が考案された．β-ラクタマーゼ阻害薬はオキサペネム骨格あるいはペナム骨格をもつ β-ラクタム系抗生物質で，β-ラクタマーゼに不可逆的に結合してその活性を強く阻害する．抗菌力が弱いため単独では使用しない．クラブラン酸，スルバクタム，タゾバクタムおよび β-ラクタマーゼに安定なペニシリン系のクロキサシリンなどがある．基質拡張型 β-ラクタマーゼ(ESBL)にも阻害効果をもつ．特定の β-ラクタム系抗生物質との配合薬として市販されている．

β-ラクタマーゼ阻害薬配合薬 [β-lactams combined with β-lactamase inhibitor, β-lactams・β-lactamase inhibitor combinations] β-ラクタマーゼ*で加水分解されるアンピシリン，アモキシシリン，ピペラシリン，セフォペラゾンの抗菌スペクトル拡大のため，おのおの固有の β-ラクタマーゼ阻害薬が配合された薬剤．スルタミシリンは，スルバクタムとアンピシリンがエステル結合した経口薬である．

ラクタム [lactam] アミド基(-CONH-)が環状構造に含まれている化合物の総称．環状アミド．

β-ラクタム系抗生物質 [β-lactams, β-lactam antibiotic] 基本骨格にβ-ラクタム環をもつ抗生物質*の総称(構造:付録VII). その化学構造は細菌の細胞壁であるペプチドグリカンのペンタペプチド末端 D-アラニル-D-アラニンの構造に類似し, ペニシリン結合タンパク質*(PBP)に結合してペンタペプチドの架橋反応を阻害する. その結果, 細菌は自己の細胞内浸透圧に耐えきれず, 破裂・溶菌する. その抗菌力は時間依存的である. ペニシリン系, セフェム系, カルバペネム系, モノバクタム系などが含まれる.

ラクツロース [lactulose] 瀉下薬*.

ラクトース [lactose] 乳糖ともいう. D-ガラクトースと D-グルコースがβ1→4結合で縮合した二糖(構造:付録V).

ラクトフェリン [lactoferrin] 鉄を含むタンパク質で, 哺乳類の体液, 特にヒトの母乳に大量に含まれる. 生体内で鉄の運搬を行う機能のほか, 鉄を奪うことにより細菌やウイルスの増殖を抑制し, ナチュラルキラー細胞*を活性化し, 自然免疫*に寄与する.

ラクトン [lactone] エステル基[-C(=O)O-]が環状構造に含まれている化合物の総称. 環状エステル.

ラジオイムノアッセイ [radioimmunoassay] 略号 RIA. 放射免疫測定法ともいう. 抗原または抗体を放射性同位体で標識するイムノアッセイ*. 放射線を受けて発光するビーズを利用する均一法*も開発されているが, 通常の方法は不均一法*である. 標識にはトリチウム(^{3}H)や放射性ヨウ素(^{125}I)が多用されている. 抗原抗体反応を行ったのち B/F 分離*を行い, B 画分あるいは F 画分の放射能から定量値を得る. 非競合法*に基づく方法はイムノラジオメトリックアッセイ*ともよばれる.

ラジカル [radical] 奇数個の価電子(不対電子)をもつ化学種が二つ以上の原子で構成されているとき, これをラジカルとよぶ.

ラジカルスカベンジャー [radical scavenger]

ラジカル反応 [radical reaction] ラジカル*を経由する化学反応.

Ras(ラス)タンパク質 [Ras protein] ラット(rat)の肉腫(sarcoma)ウイルスの癌遺伝子産物として見いだされた低分子量 G タンパク質*. 増殖因子受容体の下流で活性化されて MAP キナーゼ*カスケードにシグナルを伝達し, 遺伝子発現を介して細胞増殖を促進する.

ラセミ化合物 [racemic compound, racemate] ⇌ ラセミ体

ラセミ体 [racemic modification] キラル化合物の2種類の鏡像異性体*の等量混合物. 旋光性*を示さない. 鏡像異性体がお互いに分子間力で $n:n$ の比率で会合したものをラセミ化合物という. (→ 光学分割)

らせん菌 [spirillum, spiral rod, helical rod] 形がらせん状である菌. カンマ状(ビブリオ属), らせん状(スピリルム属), 波状(トレポネーマ属)などがある.

ラタノプロスト [latanoprost] 緑内障治療薬*.

ラナトシド C [lanatoside C] ジギタリス*に含まれる強心性ステロイドの配糖体(強心配糖体*). 側鎖にα,β-不飽和五員環ラクトンをもち, カルデノリドに分類される. 経口の強心薬で, デスラノシド, ジゴキシン*の原料化合物でもある.

ラニチジン塩酸塩 [ranitidine hydrochloride] 消化性潰瘍治療薬*. H_2 受容体遮断薬*.

ラビング法 [rubbing method] ウォーターレス法ともいう. 手指の消毒方法のうち, 流水・石鹸・ブラシを使ってゴシゴシもみ洗いするスクラビング法に対して, 速乾性のアルコール製剤などによる擦式消毒をいう. 手荒れに配慮した方法であり, 手洗い時間の短縮やコスト削減効果がある.

ラベタロール塩酸塩 [labetalol hydrochloride] 降圧薬*. α,β受容体遮断薬*.

ラベプラゾールナトリウム [sodium rabeprazole] 消化性潰瘍治療薬*. プロトンポンプ阻害薬*.

ラポール [rapport] 患者・家族と医療従事者相互の信頼関係のこと. 近年は, 両者が情報共有することでの合意の形成, 患者参加型の意思決定が重要視されている.

ラマチャンドランプロット [Ramachandran plot] タンパク質主鎖の内部回転角 ϕ, ψ が立体障害を回避してとりうる範囲を示す図. 天然状態のタンパク質においては, この図の示す許容範囲内である特定の値を示す残基が連続することにより二次構造*を形成する.

ラマン活性 [Raman active] ラマン散乱光を生じることをラマン活性であるという. 二酸化炭素, ベンゼン, グリセロールなど, 対称中心をもつ分子には, 原子間の振動が対称であるために電気双極子モーメントが変化しない振

動モードがある(双極子モーメント*が変化せず，分極の大きさだけが変化する振動モードがある．赤外活性*ではなくなる)．このような分子に電磁波を照射したときに，その散乱光を分光すると，照射した電磁波の振動数とは異なる振動数の電磁波(ラマン光)が観察されることがある．このような振動モードをラマン活性な振動モードといい，ラマン光に認められる振動数の変化は，ラマン活性な振動モードの原子間の振動数に等しい．赤外スペクトル*に出るピークはラマンスペクトルでは認められず，ラマンスペクトルに出るピークは赤外スペクトルでは認められない．これを交互禁制*という．

ラマン散乱 [Raman scattering] グリセロールやベンゼンなど，分子構造に対称中心をもつ化合物に光を照射するとき，散乱光の中に照射した光とは波長が異なる光が観察されることがある．このとき入射光と散乱光とのエネルギー差は物質内の振動エネルギーの準位間のエネルギー差に等しい．このような散乱現象をラマン散乱とよぶ．入射光よりもエネルギーの低い散乱光をストークス線*，高い散乱光を反ストークス線という．ラマン散乱の振動モードは分子内で双極子モーメント*が変化しないモードに限られている．ラマン散乱の波数と強度を記録したスペクトルをラマンスペクトルとよぶ．(⇒ ラマン活性，赤外活性，赤外吸収，交互禁制)

ラマンスペクトル [Raman spectrum] ⇒ ラマン散乱

ラミニン [laminin] 細胞外マトリックス*の接着タンパク質の一つで，おもに基底膜に存在する．三量体構造(分子量約90万)をとり，15種類のアイソフォームが知られる．分子内に他の基底膜成分や細胞との結合に関与する領域をもつ．細胞の受容体であるインテグリン*に結合し，上皮細胞の接着を支持し，細胞の増殖や分化を促す．

ラミネーション [lamination] ⇒ 打錠障害

ラミン [lamin] ⇒ 核ラミナ

ラーモア歳差運動 [larmor precession] ⇒ 核磁気共鳴

ラーモア周波数 [Larmor frequency] ⇒ 核磁気共鳴

ラロキシフェン塩酸塩 [raloxifene hydrochloride] 骨粗鬆症治療薬*．選択的エストロゲン受容体調節薬*．

ラングミュアの吸着等温式 [Langmuir's adsorption isotherm] 一定温度における物質に対する気体の吸着量と圧力の関係を示す式．物質に対して気体が単分子層として吸着*することを仮定して表した式で，多分子層吸着を仮定したBETの式の特殊な場合と考えられる．

ランゲルハンス細胞 [Langerhans cell] 表皮に存在する樹状細胞*の一つ．皮膚を介して侵入したさまざまな抗原を取込み，リンパ節*に移動させ，抗原特異的な応答を惹起するための抗原提示細胞*として機能する．

ランゲルハンス島 [islets of Langerhans] 膵島ともいう．膵臓*の小葉に腺房組織と混じって存在し，ペプチドホルモン*を産生する．4種類の細胞から成り，α細胞からグルカゴン*，β細胞からインスリン*，δ細胞からソマトスタチン*が分泌され，内分泌をつかさどる．

卵子 [ovum] ⇒ 卵巣

ラン(藍)色細菌 = シアノバクテリア

ラン(藍)藻 ⇒ シアノバクテリア

卵巣 [ovary] 卵子をつくり出す器官．卵子の元になる卵細胞を維持・成熟させ，放出する．卵巣内には内部に卵細胞をもつ卵胞が存在し，これが成熟すると卵胞腔をもつグラーフ卵胞となる．卵胞は，排卵すると黄体へと変化する．月経周期*に伴って卵胞はエストロゲン*を，黄体はプロゲステロン*とエストロゲンを分泌する．これらのホルモンは，子宮をはじめさまざまな臓器に作用し，排卵，受精*，着床，妊娠などをひき起こす．

卵巣癌 [ovarian cancer] 卵巣に生じる悪性腫瘍で，日本では増加傾向にある．表層上皮由来が多く，漿液性腺癌，粘液性腺癌，明細胞腺癌などがある．胚細胞由来には卵黄嚢腫瘍，胎児性癌など．卵巣は骨盤腔の最深部にあるため，腫瘍が増大して下腹部に触れたり，膀胱・直腸を圧迫するまで，あるいは骨盤内に広く進展する進行期になるまで無症状のことも多く，予後不良な癌である．治療は積極的な手術療法と化学療法の組合わせを行う．

ランソプラゾール [lansoprazole] 消化性潰瘍治療薬*．プロトンポンプ阻害薬*．

ランダム化比較試験 [randomized controlled trial] 略号RCT．無作為化比較試験ともいう．治験および臨床試験などにおいて，実験群と対照群の間で治療成績に影響する因子の偏り(バイアス*)を軽減するため，被験者を無作為(ランダム)に実験群と比較対照群に割付けて(無作為化*，ランダム割付，無作為割付)実施し，評価を行う試験．無作為化には，乱数表やコン

ランダムスクリーニング [random screening] 多数の化合物(化合物ライブラリー*)のなかから一つの生物活性(化合物が標的分子の機能を変化させる能力のこと)を目指してハイスループットスクリーニング*(HTS)の手法を使ってリード化合物*を選び出す作業をランダムスクリーニングという.HTSでは複数の化合物がヒットするが,何らかの方法により一つに絞りリード化合物とする.逆に,少数の化合物を多数の生物活性を指標にしてスクリーニング*することもランダムスクリーニングといわれることもあるが,まれである.

ランダム割付 = 無作為化

ランビエ絞輪 [node of Ranvier] ⇒ 興奮伝導

ランブル鞭毛虫 [*Giardia lamblia*] 鞭毛虫類に属する病原性の原虫*.生活環は栄養型と囊子から構成される.感染宿主の糞便と共に排出された囊子を経口摂取すると感染が始まる.栄養型はヒトの十二指腸から小腸上部の粘膜に吸着して寄生する.胆囊に及ぶこともある.本原虫による感染症をジアルジア症とよび主症状は腹痛と下痢である.治療にはメトロニダゾールとチニダゾールを用いる.

ランベルト・ベールの法則 [Lambert-Beer's law] ⇒ 吸光度

卵胞期 [follicular phase] ⇒ 月経周期

卵胞刺激ホルモン [follicle-stimulating hormone] 略号 FSH.卵巣で卵胞を成熟させ,卵子形成を促進する下垂体前葉ホルモン.エストロゲン*とインヒビンの生成と分泌を促す.精巣では精細管の増殖と成熟,セルトリ細胞におけるインヒビンの生成と分泌,精子形成を促進する.

卵胞ホルモン = エストロゲン

リ

リアーゼ [lyase] ⇒ 酵素の分類

リアノジン受容体 [ryanodine receptor] ⇒ 筋収縮の制御

リアルタイム解析 [real-time analysis] ある現象が起こる様子を即時に観測・解析すること.たとえば表面プラズモン共鳴法*を用いたタンパク質-リガンド間相互作用の解析など.

リウマチ因子 [rheumatoid factor] 略号 RF.リウマトイド因子ともいう.関節リウマチ*患者の血漿中の抗体.IgM, IgG, IgA クラスの自己抗体である.他の自己免疫疾患*やある種の感染症でも陽性となることがある.

リエントリー [reentry] 洞房結節から伝播する電気的興奮が消失せずに旋回する異常興奮伝播現象.副伝導路など解剖学的旋回路の存在や,病変により伝導遅延,不応期の短縮,一方向ブロックが生じると興奮が旋回し,頻脈性不整脈*を発生する.

理学療法士 [physiotherapist, physical therapist] 略号 PT.身体に障害のある者に対し運動,電気刺激,温熱などの物理的手段を加え基本的動作能力の回復を図る国家資格者.

リガーゼ [ligase] ⇒ 酵素の分類

リガンド [ligand] 【1】= 配位子
【2】⇒ 受容体

力価 [titer] 化学的または物理的な定量ができない場合,生物学的方法によって定める単位で,医薬品量とみなす.抗生物質,インターフェロンなど生物学的製剤*などで用いられる.

リグナン [lignan] C_6-C_3 単位のフェニルプロパノイド*がラジカル反応で二量体となったもの.多くは分子内に数個のヒドロキシ基をもち,抗酸化作用をもつものが多く,種々の生理活性が報告されている.

リグニン [lignin] フェニルプロパノイド*が酸化重合した高分子.高等植物の細胞壁に蓄積し,セルロースと結合することで木質部の強化に関与する.ラジカル反応で生合成され,不規則に重合するため一定の構造をもたない.

リケッチア [*Rickettsia*] 偏性細胞内寄生性のグラム陰性菌(αプロテオバクテリア)でノ

ミ，シラミ，ダニなどの媒介動物を介して感染する．エネルギー産生系が不完全であるため人工培地には増殖しない．日本紅斑熱リケッチア，ツツガムシ病オリエンチア(ツツガムシ病の原因菌)，発疹チフスリケッチア(発疹チフスの原因菌)などの紅斑を伴う熱性疾患の起因菌が含まれる．

リコペン［lycopene］ トマトの成熟果実に含まれる黄赤色のカロテノイド*色素．ニンジン，カキ，スイカなどにも含まれ，強い抗酸化作用を示す．

リザーバー型［riserver type］ 中心部に薬物の結晶あるいは顆粒を有し，その表面を水不溶性の高分子でコーティング*した製剤．一定速度の薬物溶出(零次放出)を可能にする．

リシノプリル水和物［lisinopril hydrate］ 降圧薬*．アンギオテンシン変換酵素阻害薬*．

裏証［interior pattern/syndrome］ ⇒表裏【2】

リシン［lysine］ 略号 Lys．必須アミノ酸*．タンパク質内のヒドロキシリシン残基はペプチド結合の形成後のヒドロキシ化によって生じる．構造は付録Ⅳ参照．

離人・現実感喪失症候群［depersonalization-derealization syndrome］= 離人症

離人症［depersonalization］ 離人症性障害，離人・現実感喪失症候群ともいう．神経症性障害*の類型の一つで，自己の身体や精神，あるいは外界に対する非現実感により不安を感じる．自分が自分でない感じ，ベールを透して見ているよう，何を見ても感動しない，などと訴える．

離人症性障害［depersonalization disorder］= 離人症

リスク因子 = 危険因子

リスクマネジメント［risk management］ セーフティマネジメントともいう．調剤を行う際は，処方鑑査*された処方せんに基づき，適正に調剤し提供することを求められるが，調剤の流れの各所でヒューマンエラーによる調剤過誤*が発生しうる．これらの過誤をインシデントレポートとして取りまとめ，原因解明(PHARM-2E分析法など)を行い再発防止のための改善策を提案・実行していくことをいう．予防だけでなく事故発生時の対応も検討しておかなければならない．現在，安全管理体制の整備が義務づけられ，その一環として"医薬品の安全使用のための業務手順書"に基づく業務運用が行われている．

リスクマネージャー［risk manager］ 略号 RM．医療安全管理推進のために必要な業務を行う医療機関の医療安全管理者のこと．

リステリア症［listeriosis, listeria infection］ リステリア・モノサイトゲネスに起因する感染症の総称．汚染された食品を介して，免疫力の低下している人や乳幼児，高齢者などに対して日和見感染*し(→易感染患者)，敗血症や髄膜炎をひき起こす．

リスペリドン［risperidone］ 非定型抗精神病薬*(ベンズイソキサゾール系)．セロトニン・ドーパミン拮抗薬に分類される．セロトニン拮抗によりドーパミン系が脱抑制されるため錐体外路障害*が少ない．

リスボン宣言［Declaration of Lisbon］ 1981年ポルトガルのリスボンで開催された第34回世界医師会総会で，患者は尊厳のうちに死ぬ権利をもっている，十分説明を受けた後に治療を受け入れるか，またはそれを拒否するか選択の権利をもつなど，患者のさまざまな権利を認め，ヘルシンキ宣言*に追加された．

リセドロン酸ナトリウム水和物［sodium risedronate hydrate］ 骨粗鬆症治療薬*．ビスホスホネート製剤*．

リゼルグ酸ジエチルアミド［lysergic acid diethylamide］ 略号 LSD．リゼルギン酸ジエチルアミドともいう．バッカク*に含まれるインドールアルカロイド*のリゼルグ酸から半合成された化合物．強力な幻覚作用があり，覚せい剤取締法*が適用される．

理想気体［ideal gas］ 完全気体ともいう．体積が無視できる単原子分子で，分子間力が働かない気体．圧縮因子(pV/nRT)はつねに1となる．

理想気体の状態方程式［ideal gas law］ 理想気体の圧力 p，体積 V，物質量 n，熱力学的温度 T，気体定数 R が示す $pV = nRT$ の関係式．

理想体重［ideal body mass］ 略号 IBM．IBW ともいう．一般に BMI*が22に相当する値とされ，〔身長(m)〕^{2} × 22 として計算され，単位は kg である．

理想溶液［ideal solution］ 組成の全域にわたってラウールの法則*が適用可能な溶液．分子間の相互作用が成分の種類に依存しないことが条件となるため，ベンゼンとトルエンのような化学的に似た成分同士の混合ではそれに近いものが得られる．

リソソーム [lysosome]　内部に70種に及ぶ加水分解酵素を含む酸性の細胞小器官*. 食胞, 飲小胞や自食胞と融合して内容物を消化する. 膜にはプロトンポンプがあり, 内腔を消化に適した酸性pHにしている.

リゾチーム [lysozyme]　ムラミダーゼともいう. 細菌細胞壁の構造中のN-アセチルムラミン酸とN-アセチルグルコサミン間のβ1→4結合を加水分解する酵素. ニワトリ卵白リゾチームは129個のアミノ酸残基から成る一本鎖ポリペプチドで, 4個のジスルフィド結合*をもつ. 粘性痰に含まれるムコ多糖(→プロテオグリカン)を加水分解する作用をもち, 去痰薬*として用いられる.

離脱症状 = 退薬症候

利胆薬 [cholagogue]　胆汁*の排泄または分泌を促す薬物. 作用機序により排胆薬と催胆薬に分類される. 排胆薬はオッジ括約筋を弛緩させて胆汁を排出する. 催胆薬は肝細胞の胆汁の生成・分泌を促進するので, 胆石溶解薬*としても使用される.

リチウムジイソプロピルアミド [lithium diisopropylamide]　略号LDA. 化学式$LiN[CH(CH_3)_2]_2$で表される強力な塩基. イソプロピル基のかさ高さのため求核性が低いことを特徴とし, プロトンの引き抜きに用いられる.

リツキシマブ(遺伝子組換え) [rituximab (genetical recombination)]　抗腫瘍薬*. 分子標的薬*. B細胞性リンパ腫に高発現しているCD20抗原に対する抗キメラモノクローナル抗体.

律速段階 [rate-determining step]　複数の素反応が連続して起こる逐次反応において, 他の反応に比べて反応速度が遅いために, 全体の反応速度を支配する反応のこと.

立体異性体 [stereoisomer]　組成式が同じで, 分子内の原子の結合順序は等しいが三次元的には異なる異性体. 鏡像異性体*とジアステレオマー*, 配座異性体(→立体配座)がある. (→構造異性体)

立体因子 [steric factor] → 衝突理論

立体障害 [steric hindrance] → 立体選択的反応

立体選択的反応 [stereoselective reaction]　生成可能な立体異性体のなかで特定のものが優先して生成する反応. 出発物と反応剤との立体障害が小さく, 活性化エネルギーの低い遷移状態を経由する速度(論)支配*による生成物か, 生成物の安定性, すなわち熱力学支配による生成物が有利となる. エナンチオ選択的反応*とジアステレオ選択的反応*がある.

立体特異的反応 [stereospecific reaction]　生成物の立体化学が, 出発物の立体化学によって一義的に決まる反応. 異なる立体異性体のそれぞれの出発物から, 対応して異なる立体異性体*が生成する. 例として, アルケンに対するハロゲンのアンチ付加*反応, S_N2反応*, アンチペリプラナー脱離によるE2反応(→脱離反応)などがあげられる.

立体配座 [conformation]　単結合の回転により変化する, 結合末端原子についた置換基間の位置関係. アンチ形, ゴーシュ形, 重なり形

アンチ形　　ゴーシュ形　　重なり形

などがあり, これらは相互変換可能であるが配座異性体という. シクロヘキサンにおけるいす形, 舟形も配座異性体の一種(→いす形).

立体ひずみ [steric strain]　1,3-ジアキシアル相互作用(→アキシアル結合)にみられるように, 原子団(置換基)に存在する電子が互いに立体的に接近するため反発し合うことによる不安定化をいう.

リッター病 [Ritter disease] = ブドウ球菌性熱傷様皮膚症候群

リッピヒ旋光計 [Lippich polarimeter] → 旋光度

リーディング鎖 [leading strand] → 岡崎フラグメント

リードオプティマイゼーション [lead optimization]　リード最適化ともいう. リード化合物*を化学修飾し, 医薬品に成りうる化合物を探索する作業をリードオプティマイゼーションという. 新たに合成された誘導体の生物活性を直ちに評価することを繰返すことによって構造活性相関*を解析し, つぎに合成すべき誘導体をデザインする. この過程では目標とする生物活性だけでなく, 物性や簡単な毒性, 体内動態なども同時に評価するのがふつうである. 誘導体合成には, 従来の有機合成法とコンビナトリアルケミストリー*が適宜組合わされて用いられる.

リドカイン [lidocaine]　局所麻酔薬*，抗不整脈薬*として歯科，外科，産婦人科などで広く用いられる薬物．局所麻酔薬としては表面，浸潤，伝達，硬膜外で用いる．作用発現が速く，持続時間も長い．表面麻酔での効力はコカイン*の約2倍．

リード化合物 [lead compound]　先導化合物ともいう．創薬の過程で出発点となる最初の化合物．この化学構造を変換して薬理作用，ADME*，安全性，物理化学的安定性などを改善（最適化）して医薬品候補化合物にする（メディシナルケミストリー*）．スクリーニングによって見いだされた化合物，生物活性がわかっている既知化合物（既存医薬品，活性天然化合物など），受容体や酵素の構造に基づいた論理的分子設計化合物などからリード化合物が生まれる．

リトドリン塩酸塩 [ritodrine hydrochloride]　β_2受容体刺激薬．子宮筋に対する選択性が高く，子宮筋の収縮を抑え，切迫流産・早産の防止に用いられる．

リトナビル [ritonavir]　略号 RTV．AIDS治療薬*．プロテアーゼ阻害薬*．他のプロテアーゼ阻害薬と併用される．

リニメント剤 [liniment]　液状または泥状に製した，皮膚にすり込んで用いる外用液剤．軟膏やクリームより柔らかく，ローションよりは粘性がある．

利尿薬 [diuretic]　腎臓のネフロン*に作用し，尿量を増加させる薬物の総称．尿生成過程で原尿からNa^+およびK^+を再吸収する際のイオン交換系あるいはイオン共輸送系を阻害することにより，それらに配位する水分子の移動を抑制し，尿として排泄される水分量を増大させる利尿薬とイオン動態には影響せずに水分子のみを排泄させるものに大別される．前者にはチアジド系利尿薬*，ループ利尿薬*，カリウム保持性利尿薬*がある．これらの薬物は浮腫および高血圧症治療に用いられる．一方，後者は，特に水分利尿薬とよばれ，バソプレッシン（抗利尿ホルモン*）のV_2受容体遮断薬があり，低Na^+血症の改善に用いられる．

リネゾリド [linezolid]　略号 LZD．合成抗菌薬*．オキサゾリジノン系抗生物質．VRE（バンコマイシン耐性腸球菌*）や MRSA（メチシリン耐性黄色ブドウ球菌*）に有効．

リノール酸 [linoleic acid]　⇌ 不飽和脂肪酸の合成

リノレン酸 [linolenic acid]　⇌ 不飽和脂肪酸の合成

リパーゼ [lipase]　消化酵素のなかの脂肪分解酵素の一つ．膵臓の腺房細胞から分泌される膵液*に含まれる．十二指腸*で乳化され小滴となった脂肪を分解する．

リハビリテーション [rehabilitation]　治療段階を終えた傷病の後遺症をもつ人に対して医学的・心理的な指導や機能訓練を施し，機能回復や社会復帰を図ること．

リバビリン [ribavirin]　抗ウイルス薬*．ヌクレオシド類似体で広い抗ウイルススペクトルを示す．C型肝炎治療にインターフェロンと併用される．

リピオドール [lipiodol]　ヨード化ケシ油脂肪酸エチルエステルの商品名．油性のリンパ造影剤の一つ．動脈内注射すると腫瘍内に蓄積するので，リピオドールに抗癌剤を混ぜ合わせ注入する動脈化学塞栓療法に使用されている．（⇌ 化学塞栓療法）

リピッドマイクロスフェア [lipid microsphere]　リピドマイクロフェア，脂肪乳剤ともいう．名称とは異なり，粒子径約200 nmのナノサイズのエマルション（⇌ 懸濁剤）である．（⇌ リポ製剤）

リービッヒ・ドゥニジェ法 [Liebig-Deniges method]　ヨウ化物イオンを指示薬とし，硝酸銀標準液でシアン化物イオンを滴定する方法．滴定により生成する$[Ag(CN)_2]^-$は沈殿しないので，わずかに過剰の銀イオンからヨウ化銀の黄色の混濁が生じ終点が検出される．

リビングウィル [living will]　⇌ 尊厳死

リファンピシン [rifampicin]　抗結核薬*．抗ハンセン病薬*．RNAポリメラーゼ*阻害．肝薬物代謝酵素誘導のため，薬物相互作用注意．副作用は肝障害など．

リプレッサー [repressor]　レプレッサーともいう．原核細胞では DNA のオペレーター（⇌ オペロン）に結合して遺伝子の発現を抑えるタンパク質のことをいう．真核細胞では DNA の転写抑制配列であるサイレンサー*に結合し，転写抑制を行うタンパク質のことをいう．

リーベルマン・ブルヒアルト反応 [Liebermann-Burchard's reaction]　リーベルマン・ブルヒャード反応ともいう．コレステロールな

ど二重結合を含むステロール類(ステリン類)を検出する反応．試料のクロロホルム溶液に無水酢酸および硫酸を加えて振り混ぜるとき，赤～紫色を経て暗緑色を呈する．

リボ核酸 [ribonucleic acid] = RNA

リポキシゲナーゼ [lipoxygenase] アラキドン酸*の不飽和結合部位に酸素を添加して，ヒドロペルオキシエイコサテトラエン酸(HPETE)を産生する酵素．酸化位置の特異性により 5-, 12-, 15-リポキシゲナーゼがあり，それぞれ 5-HPETE*, 12-HPETE, 15-HPETE を生成する．(→アラキドン酸カスケード)

リボザイム [ribozyme] 触媒活性をもつ RNA．リボソーム*の大サブユニットの rRNA にはペプチジルトランスフェラーゼ*活性があり，スプライソソームに含まれる RNA にはスプライシング*を触媒する活性がある．

リボース [ribose] ペントース*でありアルドースである単糖*の一種で，RNA や ATP などの構成成分(構造：付録V)．

リボース 5-リン酸 [ribose 5-phosphate] →ペントースリン酸回路

リポ製剤 [lipid microsphere] 薬物をリピッドマイクロスフェア*に封入した製剤で，大豆油に薬物を溶解し，界面活性剤*である卵黄レシチンで機械乳化したもの．リピッドマイクロスフェアは静脈内注射すると炎症部位などに集積するため，この性質を利用したターゲティング製剤として開発された．

リボソーム [ribosome] 細胞小器官*の一つ．タンパク質合成装置．タンパク質と rRNA* の複合体で，大小二つのサブユニットから成る．小サブユニットは mRNA*を結合し，さらに tRNA*をそのコドン上に結合させる(→翻訳)．大サブユニットはペプチド鎖を形成する．

リポソーム [liposome] 天然のリン脂質*を水中に分散させると，自発的に自己組織化して比較的安定な二分子膜構造をもつ閉鎖小胞ができる．これをリポソームという．lipo は脂質を表す．細胞膜と同様に脂質二分子膜をもち，リポソーム内部の水に水溶性の薬物や DNA やタンパク質などを，二分子膜の膜間に脂溶性の薬物を保持することができる．生体適合性が高く，体内では薬物を分解酵素などから保護しながら運搬できるため，キャリアー*として利用される．多数のリン脂質の分子集合体であり，生体膜のいくつかの基本的特徴を備えているので，生体膜モデルや，細胞と融合させて内部の分子を細胞内に導入する実験にも利用される．リポソームは PEG 化*によって血中滞留性が改善され，製剤として市販されるようになった．(→薬物送達システム，マイクロカプセル)

リボソーム RNA [ribosomal RNA] = rRNA

リポ多糖 [lipopolysaccharide] 略号 LPS．グラム陰性菌*の細胞壁*成分の一つ．脂質成分のリピッド A と R コア多糖が結合し O 抗原とよばれる多糖が結合した構造となっている．O 抗原は多様であり病原性と関連した分類に利用されている．例として食中毒を起こす大腸菌 O157*がある．

リポタンパク質 [lipoprotein] 脂質とタンパク質から成る分子もしくは分子集合体．血漿リポタンパク質は，トリアシルグリセロール*やコレステロールエステルを*，コレステロール*と構成タンパク質群(アポリポタンパク質)とリン脂質被膜が包む脂質輸送体．

リポタンパク質リパーゼ [lipoprotein lipase] 略号 LPL．トリグリセリド(トリアシルグリセロール*)は肝臓で合成された超低密度リポタンパク質*(VLDL)に多く取込まれている．リポタンパク質リパーゼは VLDL を VLDL レムナントに変換する酵素であり，インスリンにより活性化される．

リボヌクレアーゼ [ribonuclease] RNA 分解酵素．(→ヌクレアーゼ，プロセシング)

リボヌクレオチド [ribonucleotide] リボース*にプリン塩基*またはピリミジン塩基*とリン酸が結合したもの．RNA の構成単位．

リボフラビン [riboflavin] = ビタミン B_2

リボフラビン 5'-リン酸 [riboflavin 5'-phosphate] = フラビンモノヌクレオチド

リマプロスト アルファデクス [limaprost alfadex] 抗血栓薬*．血小板凝集阻害薬*．

リモデリング [remodeling] 【1】疾患の慢性化や難治化を招く不完全な修復をリモデリング*とよぶ．心筋梗塞*では心拍出量低下を代償するために心室全体が拡張し，高血圧症では後負荷*の増大に対して代償性に心肥大を起こし，ともに心不全*へと進行する．
【2】= 骨リモデリング

リモナーデ剤 [lemonade] 甘味と酸味があり，通例，澄明な液状の経口製剤である．代表的な製剤として塩酸リモナーデなどがある．

リモネン [limonene] 光学異性体の d-リモネンと l-リモネンがある．d-リモネンは柑橘類の果皮から得られるオレンジ油の主成分で，

矯臭剤, 清涼飲料, 香粧品原料に利用される. 生薬のキジツ*, チンピ*, トウヒ*から得られる精油の主成分でもある. l-リモネンはハッカ油に含有される.

流エキス剤 [fluid extract] 生薬の浸出液で, 通例, その1mL中に生薬1g中の可溶性成分を含むように製した液状の製剤. エキス剤*の濃度を調製してシロップなど他の製剤に使いやすくしたもの.

硫化水素 [hydrogen sulfide] 化学式 H_2S. 空気より重い無色の気体. 粘膜刺激性で呼吸麻痺作用がある. 特有の腐卵臭をもつが, 高濃度では感知されない.

流行性感冒 ＝インフルエンザ

流行性耳下腺炎 [mumps] おたふくかぜ, ムンプスともいう. ムンプスウイルス感染により起こる. 発熱を伴い, 耳下腺の腫脹で発症するが, 感染者の3分の1は不顕性感染である. 予防として任意で弱毒ウイルス生ワクチンが用いられている.

リュウコツ(竜骨) [longgu] 大型哺乳類の化石化した骨で, 主として炭酸カルシウムから成る鉱物生薬. 精神安定・鎮静作用を期待して漢方薬に配剤される.

流産 [abortion] 妊娠22週未満の妊娠中絶. 全妊娠の10〜15%で生じる. 原因として, 胎児側は染色体異常, 臍帯や胎盤の異常, 母体側は子宮の異常(奇形, 子宮筋腫*など), 感染症などがある. 自然流産のほかに人工流産もある. (→ 早産)

硫酸塩試験法 [limit test for sulfate, sulphate limit test] 医薬品中に混在する硫酸塩の限度試験*. 試料溶液に $BaCl_2$ を加え, $BaSO_4$ としての濁度を比較する. 硫酸塩(SO_4 として)の限度を%で表す. 医薬品の純度試験*として一般試験法に規定されている.

硫酸呈色物試験法 [readily carbonizable substances test] 医薬品中に含まれる微量の不純物のうち, 硫酸によって容易に着色する物質を試験する方法. 解熱鎮痛薬*, バルビツール酸系薬, アルカロイド*, 有機酸などの純度試験*に適用される.

硫酸バリウム [barium sulfate] 化学式 $BaSO_4$. X線診断法*の代表的な造影剤*.

硫酸抱合 [sulfate conjugation] フェノール性ヒドロキシ基, アルコール性ヒドロキシ基, アミノ基, チオール基などにスルホ(硫酸)基が転移する反応. 硫酸転移酵素により触媒され, 活性硫酸(3′-ホスホアデノシン5′-ホスホ硫酸)を補酵素として進行する. (→ 第Ⅱ相反応)

硫酸ミスト [sulfuric acid mist] → 硫黄酸化物

粒子径 [particle size] 粒子は種々の形状をもつので, 粒子径を求めるには一定の定義が必要である. 投影像から粒子径を表す方法には, 定方向で粒子の投影面積を二分する線分の長さで表したマーチン径, 一定方向の2本の平行線間の距離で表したフェレー径あるいはグリーン径, 粒子の投影面積と同じ面積の円の直径で表したヘイウッド径, 定方向で最大幅を粒子径としたクルムバイン径などがある. そのほか, 目開きの異なるふるいを用いて粒子径を求める分け法, 溶媒中での粒子の落下速度から求める沈降法, レーザーの回折現象から求めるレーザー回折法, 初めに表面積を求めてから均一の粒子群から成り立っているとみなして相当径を求める透過法, 吸着法などがある.

リュウタン(竜胆) [Japanese gentian] トウリンドウ, *Gentiana manshurica* または *G. triflora*(リンドウ科)の根および根茎. 主要成分はセコイリドイド*配糖体(ゲンチオピクロシド)など. ゲンチアナ(*G. lutea*)の代用として苦味健胃薬*の配合剤とされる.

流動パラフィン [liquid paraffin] ＝ヌジョール

流動モザイクモデル(細胞膜の) [fluid mosaic model] → 細胞膜

粒度分布 [particle size distribution] 粉体*の粒子径*の分布の仕方. 粉末が単一の粒子の集まりから成るのはきわめてまれで, 通常は分布をもつ. 粒子の成因によって異なるが, 正規分布*, 対数正規分布などで表せることが多い.

リュードベリの式 [Rydberg equation] 水素原子スペクトル*のそれぞれの系列の波長を表す経験式. 波長をλとするとき

$$\frac{1}{\lambda} = R\left(\frac{1}{n^2} - \frac{1}{n'^2}\right)$$

R はリュードベリ定数であり, n と $n'(n<n')$ は電子のエネルギー準位*の量子数である. ボーアの原子模型(→ 原子軌道)の妥当性を示している.

リュープロレリン酢酸塩 [leuprorelin acetate] 黄体形成ホルモン放出ホルモン(LHRH)作動薬*. 徐放性製剤*. LHRH誘導体. テストステロン産生能を低下させる. 前立腺癌,

閉経前乳癌，子宮内膜症に用いる．

両側検定 [two-sided test] 期待される効果が大きい方向に現れるか，それとも小さい方向に現れるかについて事前に特定できない検定．一方，事前に期待される効果の方向が限定できる検定を片側検定という．

苓桂朮甘湯 [ryokeijutsukanto] りょうけいじゅつかんとうと読む．茯苓（ブクリョウ），桂皮（ケイヒ），朮（ジュツ）〔白朮（ビャクジュツ）・蒼朮（ソウジュツ）〕，甘草（カンゾウ）から成る．めまいやふらつきを主症状とする動悸，息切れ，頭重などで，胃内停水（胃の中に過剰の体液が貯留した状態）がある場合に用いる．

量子数 [quantum number] 量子力学において系（対象）の状態を指定する数の組．通常，物理量に対応し，多くの場合整数または半整数である．たとえば電子については，原子軌道*の主量子数，方位量子数，磁気量子数や，スピン*部分のスピン量子数およびスピン磁気量子数などがある．また，原子核については核スピン量子数や核スピン磁気量子数などがある．

両親媒性 [amphipathicity, amphipathic property] 親水性と疎水性を同時にもっていること．両親媒性物質は分子中にヒドロキシ基のような水に親和性がある親水基とアルキル基のような油に親和性がある疎水基の両方をもつ．両親媒性物質の代表例は界面活性剤*である．両親媒性物質は水中で凝集してミセル*やリポソーム*を形成し，水と油に両親媒性物質を加えて混合すると乳化*や可溶化が起こる．

両親媒性物質 [amphiphile, amphiphilic compound, amphipathic compound] ⇒ 両親媒性

両性イオン [amphoteric ion] 双性イオンともいう．1分子内に塩基性基と酸性基をもつ両性電解質が溶液中で解離し，同時に正負の電荷をもっているイオンをいう．置換基の数と解離の状態によってイオン全体の電荷は変化する．分子中にアミノ基($-NH_2$)とカルボキシ基($-COOH$)をもつアミノ酸はその代表例で，イオン全体の電荷は溶液のpHによって変化する．全体で電荷が0となるpHを等電点という．

両性界面活性剤 [amphoteric surfactant, ampholytic surface active agent] 界面活性剤*のうち分子内に弱酸性と弱塩基性の電離基を併せもち，溶液のpHに応じてプロトン授受を行い，陽イオン，両性イオン，陰イオンのいずれにもなりうるもの．アルキルベタインやアルキルアミノ酸などがある．

良性腫瘍 [benign tumor] ⇒ 腫瘍

両性電解質 [amphoteric electrolyte, ampholyte] ⇒ 両性イオン

療担 ＝ 保険医療機関及び保険医療養担当規則

療養型病床群 [sanatorium type sickbed] 病状は安定しているが長期の入院を必要とする患者にリハビリテーション*を中心とする療養（医療*と介護*）を行う病床．1992年の第二次医療法改正で新設．寝たきりや認知症の高齢者などが対象となり，介護保険で入院できる．（⇒ 外来診療）

療養の給付 ⇒ 保険給付

緑色蛍光タンパク質 [green fluorescent protein] 略号GFP．オワンクラゲから単離された分子量約2万7千のタンパク質．細胞内でGFPを発現させ励起光を当てると緑色の蛍光を発するため，生細胞のままでその発現の観察ができる．

緑内障 [glaucoma] 眼圧*の異常によって視神経の機能的・器質的な障害をきたす疾患で，放置すれば失明に至る．多くの場合，房水*の流出障害により眼圧が上昇し，視神経が乳頭部で圧迫されて萎縮を生じ，機能を失った視神経に相当する視野が欠損してくる．房水流出経路は隅角の開閉に影響されるため，開放隅角緑内障と閉塞隅角緑内障に分類される．最も多いのが開放隅角緑内障で，隅角の閉塞はないが，房水の流出障害によって眼圧が上昇し，自覚症状のないまま慢性に経過する．一方，閉塞隅角緑内障では，虹彩根部が隅角部に癒着して線維柱帯・シュレム管をふさぎ房水の流出障害が生じる．

緑内障治療薬 [anti-glaucoma drug] 房水*の産生と流出を制御することで眼圧*を低下する．房水産生を抑制する薬物と房水流出を促進する薬物がある．チモロール（β遮断薬）やドルゾラミド（炭酸脱水酵素阻害薬）は房水産生を抑制し，ラタノプロストは房水の後方流出を促進する．交感神経刺激薬のジピベフリンは，房水産生を抑制すると共に，流出を促進する．

緑膿菌 [*Pseudomonas aeruginosa*] 生活環境中に広く分布するグラム陰性好気性桿菌（⇒ グラム陰性菌，好気性菌，桿菌）．弱毒性のため健常人に対しては通常，病原性を示さないが院内感染の原因となる．消毒薬や抗生物質に高度耐性を示す．

理論段数 [theoretical plate number] 記号

N で表す.クロマトグラフィー*においてカラム内の物質の広がりの程度を示す指標であり,物質の保持時間とピーク幅より計算される.N が大きければピーク幅が小さく鋭いピークであることを意味するが,カラム長は考慮されるので,2本のカラムの良し悪しを判断するには同一サイズで比較する.(⇒ 分離度,分離係数)

リンイリド [phosphorus ylide] ⇒ ウィッティッヒ反応

臨界圧(力) [critical pressure] ⇒ 臨界状態

臨界温度 [critical temperature] ⇒ 臨界状態

臨界状態 [critical state] 物質の蒸気圧は温度と共に上昇し,気体の密度は圧力と共に上昇する.このため,ある温度を過ぎると高圧気体と液体のモル体積が等しくなり両者を区別できない状態(臨界状態)に達する.一成分系の相図上の蒸気圧曲線はこの点(臨界点)で突然終結し,これより高温で圧力を増せば気相でも液相でもない相(超臨界流体*)が出現する.この点の温度,圧力,体積をそれぞれ臨界温度(T_C),臨界圧(力)(P_C),および臨界体積(V_C)といい,三つまとめて臨界定数とよぶ.臨界定数は物質固有の定数である.

臨界体積 [critical volume] ⇒ 臨界状態

臨界点 [critical point] ⇒ 臨界状態

臨界点 pH (配合変化の) [critical point pH] 注射剤*の pH 依存性の配合変化*を予測するための指標の一つ.pH を移動させ,その間に起こる変化を 24 時間観察し,変化がまったく認められない臨界の点を臨界点とし,そのときの pH を臨界点 pH と定義する.なお,類似した指標として変化点 pH* という指標もある.

臨界ミセル形成濃度 [critical micellization concentration] = 臨界ミセル濃度

臨界ミセル濃度 [critical micelle concentration] 略号 cmc.臨界ミセル形成濃度ともいう.界面活性剤*溶液の濃度を上昇させていくとき,ミセル*形成が始まる濃度.溶液中の界面活性剤は cmc 以下では単分散(モノマー)の状態で,cmc 以上ではモノマーとミセルが共存した状態で存在する.

鱗茎 [bulb] 多肉化した葉(鱗葉)が短い茎に多数付き,茎の先端を囲み,球状になったもの.ユリ科,ヒガンバナ科などの植物の休眠期の地下部の形態.生薬バイモ,ビャクゴウの薬用部位.

リンケージ解析 [linkage analysis] 連鎖解析ともいう.遺伝子マーカーを利用し,複数遺伝子間の遺伝関係を調べること.染色体上における特定の遺伝子(たとえば疾患の原因遺伝子)の存在領域を決定する方法として用いられる.

リンゲル液 [Ringer solution] 生理食塩液の電解質組成をより血漿に近いものとするためにカリウムやカルシウムを加えた輸液*.生理食塩液に比べてナトリウム濃度はやや低く,塩素濃度が高い.またアルカリ化剤を含まない.

りん光 [phosphorescence] 光吸収によって分子が励起状態*となり,その最低一重項*励起状態(S_1)から準安定な三重項*励起状態(T_1)をいったん経由して,再び基底状態(S_0)に戻る際に放射される光のこと.すなわち,スピン多重度が異なる二つの状態間の放射遷移をりん光とよぶ.りん光はフォトルミネセンス(⇒ 発光)の一種であるが,その発光寿命は一重項励起状態間での遷移に基づく蛍光*と比較して一般的に長いのが特徴である.

リンゴ酸 [malic acid] ⇒ クエン酸回路

リンゴ酸-アスパラギン酸シャトル [malate-aspartate shuttle] ⇒ グリセロールリン酸シャトル

リンコマイシン系抗生物質 [lincomycins, lincomycin antibiotic] ⇒ クリンダマイシン

リン酸化(タンパク質の) [phosphorylation] タンパク質のリン酸化は脱リン酸と対になり,情報伝達や細胞周期,物質代謝などのさまざまな生命機能の調節を行っている.セリン,トレオニン,チロシンのヒドロキシ基がプロテインキナーゼ*によってリン酸化され,プロテインホスファターゼ(ホスホプロテインホスファターゼ*)によって脱リン酸される.

リン脂質 [phospholipid] 分子構造内にリン酸基や含窒素基をもつ複合脂質(⇒ 脂質).グリセロールの3位にリン酸が結合したグリセロリン脂質*と,スフィンゴシン塩基を基本骨格とするスフィンゴミエリン*がある.

臨床経済学 [clinical economics] ⇒ 薬剤経済学

臨床検査 [clinical laboratory testing] 病態検査ともいう.病態の解析,病因の鑑別診断,治療方針の決定などを目的として行われる検査.X 線撮影のように被検者を直接観察する生体検査と,被検者から採取した血液や尿などを対象とする検体検査に分類される.後者では,検

体に含まれる化学物質(酵素,ホルモン,糖,脂質,電解質など)の定性・定量分析を行うことが多く,こうした分析を臨床分析(臨床化学分析)という.

臨床検査技師[clinical laboratory technologist] 医療機関において医師の指導・監督のもとさまざまな検査を行う医療従事者.国家資格をもつ.(→ 衛生検査技師)

臨床試験[clinical trial] 臨床研究のうち,何らかの治療介入を行いその結果を評価する研究.そのおもな目的は,医薬品,医療機器や医療技術の開発,あるいは医薬品,医療機器の適正使用や最適な医療に必要な臨床上の根拠を得ることである.(→ 治験)

臨床薬学 = クリニカルファーマシー

リンドラー触媒[Lindlar catalyst] 還元水素化の触媒であるパラジウムを,炭酸カルシウム担体上で酢酸鉛(Ⅱ)とキノリンを加えて,触媒作用を弱めたもの.この触媒を用いてアルキンの還元水素化を行うと,水素化がアルケンの段階で止まり,アルケンからアルカンへの還元が進まない.(→ 水素化分解,接触還元)

リンパ(液)[lymph] → リンパ循環

リンパ管[lymphatic vessel] 毛細血管から組織液の中にしみ出した液体を集めて静脈に戻す管系のこと.リンパ管は開放循環系であり,直接的なポンプ機能が備わっていないことから流れも緩やかである.

リンパ球[lymphocyte] 骨髄のリンパ系前駆細胞を起源とする白血球*.獲得免疫*で働くB細胞*とT細胞*,自然免疫*で働くナチュラルキラー細胞*がある.BおよびT細胞は二次リンパ器官を再循環し,抗原と出会う確率を高めている.

リンパ球刺激試験[lymphocyte stimulation test, LST] = リンパ球幼弱化試験

リンパ球幼弱化試験[lymphocyte blast transformation test] リンパ球刺激試験ともいう.取出したリンパ球を非特異的マイトジェンや特異抗原で刺激することにより,リンパ球が分裂増殖する程度を測定しその機能(免疫応答性)を判定する検査.原因薬物を用いて薬物アレルギーの診断にも応用される.

リンパ系[lymphatic system] リンパ管,リンパ器官(リンパ節*,扁桃*,脾臓*,胸腺*など),リンパ液(組織液)から成り,血液循環の補足的な機能や,脂肪吸収,免疫機能にかかわる.

リンパ循環[lymph circulation] 組織液を回収し静脈へ還流させる流れ.リンパ(液)は組織液が移行したもので,浸透圧や組成は血漿成分とほぼ等しいが,タンパク質濃度が低い.リンパ液が流れるリンパ管は中枢神経系や骨髄などの一部の臓器を除くほぼ全身の組織に存在し,末梢では毛細リンパ管網を形成する.これらは徐々に集合して太い管となり,リンパ節*を経由しながら静脈に注ぐが,腸管に分布する毛細リンパ網は,椎骨に沿って骨盤から左鎖骨裏へ走る胸管に注ぎ,左鎖骨下静脈を経て心臓へ戻る.

リンパ節[lymph node] 略号LN.免疫応答の開始部位である組織化された二次リンパ器官*の一つ.全身の脈管は血管とリンパ管で構成されているが,リンパ節はリンパ管に沿って配置されている.リンパ管経由でリンパ節に抗原が集められる一方,血管からは高内皮細静脈*経由でリンパ球が再循環する.リンパ節内で抗原と出会ったリンパ球は活性化され免疫応答を起こす.抗原と出会わなかったリンパ球は輸出リンパ管経由でリンパ節から出て血液循環に再び戻る.

淋病[gonorrhea] 淋菌の感染により起こる感染症.性行為感染症*の一つで,ヒトにしか感染せず,性行為で感染伝播する.男性では排尿痛など自覚症状があるが,女性は無症候で自覚のないまま他人に移す可能性がある.

リンホカイン[lymphokine] → サイトカイン

ル

類似薬効比較方式 [similar efficacy comparison method] ⇌ 薬価基準

ルイス塩基 [Lewis base] ⇌ ルイス酸

ルイス構造 [Lewis structure]　点電子式ともいい，最外殻電子を元素記号の周りに点を用いて表記する．点1個が最外殻電子1個に相当する．点は元素記号の上から始めて時計回りに記載する．

ルイス酸 [Lewis acid]　電子対を受け取るあらゆる物質，電子対受容体のこと．酸の定義として最も範囲の広いものであり，水素をもたない物質についても適用可能な定義である．代表的なものとしてBF_3, $AlCl_3$などがある．電子対供与体はルイス塩基とよばれ，O, N, Pなど不対電子をもつ原子を含む化合物がこれに相当する．先に述べたBF_3は気体であるため，ルイス塩基であるジエチルエーテルと錯体を形成させて試薬とする．この錯体をBF_3エーテラートとよぶ．この酸・塩基の定義は G. N. Lewis により提案され，ルイス酸・塩基説とよばれる．(⇌ アレニウス酸・塩基説，ブレンステッド・ローリー酸・塩基説)

ルイス酸・塩基説 [Lewis acid-base concept] ⇌ ルイス酸

ルイス酸触媒 [Lewis acid catalyst]　電子豊富な部位への配位により官能基を活性化し，触媒的に反応を進行させる化合物．

類洞 [sinusoid] ⇌ 肝臓

ルシャトリエの原理 [Le Châtelier's principle]　平衡状態にある系の，温度，濃度，圧力などを変化させたとき，系はその影響を弱める方向に平衡が移動するという原理．ファントホッフの式*に基づいた平衡移動の法則によりこの原理の一部が定量的に解析できる．

ループ利尿薬 [loop diuretic]　利尿薬*の一種で，尿を生成するネフロンのヘンレ係蹄上行脚 (ヘンレループ) での $Na^+/K^+/2Cl^-$ 共輸送系を阻害する．ヘンレループでは，原尿からそれぞれ約 30% の Na^+ および K^+ が再吸収される．本薬物はこれらイオンの再吸収を抑制するので，利尿薬のなかで最も強力な利尿作用を発揮する．さらに腎血流量を増大させ，血液の糸球体沪過量を増加させることも利尿効果を促進させることに寄与する．

ルーヘマン紫 [Ruhemann's purple] ⇌ ニンヒドリン反応

ルミネセンス = 発光

LUMO(ルモ) [LUMO] = 最低空軌道

レ

励起子キラリティー法 [exciton chirality method]　光学活性物質の絶対配置を非経験的に決定する方法．分子内に二つの発色団*を導入できる官能基をもつ化合物と光学活性物質とを反応させた後，発色団を導入して複合体とすると，発色団間の励起子相互作用により円二色性*(CD)スペクトルがコットン効果を示す．この符号から絶対配置を決定する．(⇌ 旋光分散，オクタント則)

励起状態 [excited state]　原子，分子，固体などの量子化されたエネルギー準位*が基底状態*より高い状態．励起状態のもつ余剰エネルギーが発光を伴わずに，周囲へ熱エネルギーとして散逸していく現象を無放射遷移とよぶ．

励起スペクトル [excitation spectrum]　測定する蛍光*(またはりん光*)の波長を固定しておき，試料に入射する励起光の波長を走査して得られる励起波長と蛍光(りん光)強度との関係を示す曲線のこと．励起スペクトルは物質に固有の形を示す．(⇌ 蛍光光度法)

零次反応〔zeroth-order reaction〕　反応速度*が反応物の濃度に依存しない，つまり反応次数が0の反応．反応物は時間と共に直線的に減少する．懸濁剤*中の薬物の分解が例としてあげられる．（→一次反応，二次反応）

零点エネルギー〔zero point energy〕　振動数 ν の調和振動子は，$E_0 = (1/2)h\nu$ の零点振動エネルギーをもつ（h はプランク定数*）．量子論では不確定性原理*のために全エネルギーが最低になる基底状態*で素粒子は静止できず，有限の運動エネルギーをもつ．

レイノー病〔Raynaud disease〕　寒冷刺激や精神的なストレス（緊張）などが誘因となって四肢末端の小動脈がスパズム*（攣縮）を起こし，指先の色調が蒼白（乏血），紫（チアノーゼ*），赤（血行の回復）に変化していく（レイノー現象）疾病．このため，四肢に冷感，しびれ，痛みなどが出現する．基礎疾患が明らかでない場合をレイノー病といい，基礎疾患（膠原病*，全身性エリテマトーデス*，強皮症，閉塞性動脈硬化症*など）や職業（タイピスト）による振動性外傷などがあって生じた場合がレイノー症候群である．

レイリー散乱〔Rayleigh scattering〕　光の波長の1/10以下の小さな粒子に光を照射したときに起こる光の散乱で，照射光と散乱光の波長が等しい（弾性散乱という）．散乱強度は波長の4乗に反比例するので，波長が短い光の方が散乱の量が多い．空が青いのはこのためと説明される．一方，ラマン散乱*は散乱光の波長が変化する（非弾性散乱という）．

レオロジー〔rheology〕　物質の変形や流動に関する物理化学的特性について取扱う学問．固体，液体，気体の粘性（→粘度），弾性（元の形に戻ろうとする性質），塑性（変形しその形を保とうとする性質），チキソトロピー（→非ニュートン流動）などが対象となる．せん断力とせん断速度の関係をプロットしたグラフをレオグラムとよぶ．ニュートン流体では，せん断速度とせん断力が原点を通る比例関係にある．非ニュートン流体では，原点を通らない直線や，曲線など，軟膏剤やクリーム剤などの塗布時の延びなど，使用感などにかかわる．ほかにも，粉末の圧縮成形性を解析する際に用いられる．（→ニュートン流動，非ニュートン流動）

レクチン経路〔lectin pathway〕　補体活性化*経路の一つ．血漿中に存在するマンノース結合レクチンが，微生物の表面に存在するマンノースやマンナンを認識し結合することにより，補体*の活性化が起こる．

レーザー光〔laser beam〕　light amplification by stimulated emission of radiation（電磁波の誘導放出による光増幅）の頭文字をとって称される光．可干渉性をもつ（コヒーレント）光で，指向性，集束性に優れ，距離や速度の測定に利用できる．フーリエ変換赤外分光光度計*（FT-IR）ではHe-Neレーザーが可動鏡の移動速度の測定に利用される．

レジオネラ肺炎〔Legionella pneumonia, legionellosis〕　レジオネラ症ともいう．グラム陰性桿菌（→グラム陰性菌，桿菌）のレジオネラ菌による呼吸器感染症．1976年，米国で開催された在郷軍人大会でレジオネラ肺炎の集団感染が起こったことから在郷軍人病ともよばれる．自然界では土中，池，河川，湖沼などのアメーバに寄生している．循環式の24時間風呂や空調設備の水冷冷却塔から本菌が混入したエアゾール*が飛散し，吸引することによる感染事例が多い．日和見感染症*の一つ．マクロライド系抗生物質*，ニューキノロン系抗菌薬*などで治癒する．

レシチン〔lecithin〕　ホスファチジルコリンともいう．グリセロリン脂質*の一つで，ホスファチジン酸*のリン酸にコリン*が結合したもの．動植物界に広く存在し，特に細胞膜*の脂質二重層を形成する主成分である．

レジメン〔regimen〕　癌化学療法の実施にあたり併用する抗癌剤，輸液などの投与量，投与速度，投与日数，投与順序などを定めた投与計画書．注射剤処方せん（→処方せん）に記載された処方薬剤はこの計画書と照合し，処方鑑査，取揃え，混合を行う．

レセプト〔rezept(独)〕　診療報酬明細書，調剤報酬明細書のこと．患者に対して提供した医療（薬局でいえば調剤）にかかる費用を積算し，個別の患者ごとに各医療機関で月別に，定められた書式と記載方法に従って作成する．

レセルピン〔reserpine〕　交感神経抑制薬*．アドレナリン作動性神経遮断薬．交感神経節後線維終末に作用してノルアドレナリン*の枯渇を起こす．

レチノール〔retinol〕　＝ビタミンA

レチノール結合タンパク質〔retinol-binding protein〕　略号RBP．レチノール（ビタミンA*）と結合してこれを運搬するタンパク質で，肝臓でつくられる．血中半減期が短く，短期の栄養状態の指標となる．また，腎臓に障害があ

ると RBP の分解ができず過剰になり，ビタミン A 過剰症が現れる．肝胆道系疾患では減少する．

レッドシフト [red shift] ⇒ 吸収スペクトル

レディーメイド医療 [ready-made medicine] = テーラーメイド医療

レドックス電位 [redox potential] = 酸化還元電位

レドックス反応 [redox reaction] = 酸化還元反応

レドックス平衡 [redox equilibrium] = 酸化還元平衡

レトロウイルス [retrovirus] ゲノムは 2 分子の線状(+)鎖 RNA から成り，粒子内に逆転写酵素*をもつ．感染細胞内ではこの逆転写酵素によりウイルスゲノムがプロウイルス(⇒ウイルスの増殖)となり宿主ゲノムに組込まれる．HIV と HTLV-1 が含まれる．

レトロウイルスベクター [retrovirus vector] 分裂する宿主細胞の染色体に安定に組込まれるレトロウイルス*の特性に着目し開発された核酸の運び屋(ベクター*)であり，長期にわたる発現が求められる遺伝子実験や遺伝子治療*に用いられる．

レニン-アンギオテンシン-アルドステロン系 [renin-angiotensin-aldosterone system] レニン-アンギオテンシン系*で，アンギオテンシン II による昇圧には副腎髄質からのアルドステロン*遊離作用も関与するので，このフィードバック機構をレニン-アンギオテンシン-アルドステロン系とよぶこともある．

レニン-アンギオテンシン系 [renin-angiotensin system] 血圧が低下し，腎血流が減少すると腎臓の傍糸球体細胞からレニンが遊離し，これが前駆物質のアンギオテンシノーゲンに作用すると，アンギオテンシン I が生成し，これにアンギオテンシン変換酵素*が作用してアンギオテンシン II が生成して強い血圧上昇作用を現す．この仕組みは血圧低下を補償するフィードバック機構の一種と考えられ，レニン-アンギオテンシン系とよばれる．

レノグラスチム(遺伝子組換え) [lenograstim (genetical recombination)] 造血薬*．G-CSF 製剤*．

レバミピド [rebamipide] 消化性潰瘍治療薬*．防御因子賦活薬*．

レビー小体 [Lewy body] パーキンソン病*の中脳黒質のドーパミン産生神経細胞の変性過程中に認められる細胞質封入体．主成分は α-シヌクレインで，家族性パーキンソン病では，この遺伝子に変異をもつものが知られている．レビー小体型認知症では大脳皮質の神経細胞中にもレビー小体が出現する．

レビンタールのパラドックス [Levinthal's paradox] タンパク質のフォールディング*がランダムな過程として進行すると仮定すると，天然構造に至るまでに天文学的な時間を要することになり現実にそぐわない．C. Levinthal の思考実験から導かれたこのパラドックスを解消することが，タンパク質のフォールディング研究の課題となっている．

レプチン [leptin] 脂肪細胞によって産生・分泌されるペプチドホルモン*．視床下部の摂食中枢に作用して食欲を抑えると共に，エネルギー消費を高めて脂肪の蓄積を抑制する．このため，レプチン作用の障害は肥満をまねく．

レプレッサー = リプレッサー

レペタブ型 [repetab] 腸溶性コーティング(⇒腸溶性製剤)を施した内層の外側に速溶性層をもつ二層錠．即効部と遅効部(腸溶性内核部)を組合わせ，薬効の持続化を図った製剤である．胃に障害を与える薬剤や胃酸で分解しやすい薬剤を内核部に処方することもできる．(⇒シングルユニット型)

レボチロキシンナトリウム水和物 [levothyroxine sodium hydrate] 略号 T_4-Na．甲状腺ホルモン薬．甲状腺ホルモン*の合成，分泌不足や下垂体または視床下部からの刺激の低下などによる甲状腺機能低下症*(粘液水腫，クレチン病など)に甲状腺ホルモン補充療法として用いられる薬物．

レボドパ [levodopa] L-ドパ製剤*．生体内物質の L-ドーパと同様の化学構造をもつ．

レボフロキサシン水和物 [levofloxacin hydrate] 略号 LVFX．ニューキノロン系抗菌薬*．ラセミ体*であるオフロキサシンの活性体を含有している．

レボホリナートカルシウム [levofolinate calcium] 抗腫瘍薬*．代謝拮抗薬*．レボホリナートはホリナート*の光学活性体であり，フルオロウラシル*のチミジル酸合成酵素阻害を増強する作用をもつ．

レボメプロマジン [levomepromazine] プロピル側鎖をもつフェノチアジン系抗精神病薬*．α_1 受容体を最も強く，ついで D_2, H_1, 5-HT_2, M 受容体の順に遮断する．鎮静作用が強

く, 催眠効果もある.

REM 睡眠 [REM sleep, rapid eye movement sleep] 速波睡眠, 逆説睡眠ともいう. 睡眠中にREM(急速眼球運動)が出現する睡眠相のこと. 夢の発現とよく一致し, 大脳皮質脳波は覚醒波(速波)を示すが, 筋電図は平坦化しているので身体の休息期を意味する. (⇌ ノンREM睡眠)

レンギョウ(連翹) [forsythia fruit] レンギョウまたはシナレンギョウ(モクセイ科)の果実. 成分はリグナン*類(アルクチイン), フェニルエタノイド配糖体類(フォルシチアシド)など. 消炎, 排膿, 利尿作用を期待して漢方薬に配剤される.

連結酵素 [ligase] ⇌ 酵素の分類

練 合 [kneading] 乾燥した粉に水や結合剤*の入った溶液を入れて混ぜ合わせる操作. 散剤を造粒*して顆粒剤*をつくるときなどの工程の一つ.

連鎖解析 = リンケージ解析

レンサ球菌 [streptococcus] グラム陽性球菌(⇌ グラム陽性菌, 球菌)で, 芽胞*非形成, 非運動性であるレンサ球菌属菌種をさす総称. カタラーゼ*陰性であり, ブドウ球菌*と区別できる. 化膿レンサ球菌(⇌ 化膿レンサ球菌感染症)や肺炎球菌*などの病原性菌がある.

連鎖反応 [chain reaction] 多段階反応において, ある反応の生成物がその反応より前段階の反応の反応物となり, 繰返し活性な中間体が生成して進行する反応のこと. ラジカル反応の基本的形式である.

攣(れん)縮 = スパズム

連続X線 [continuous X-rays] 白色X線ともいう. 連続した波長分布を示すX線. 物質中に入射した高エネルギーの電子が原子核の電場で減速されたときに放出されるX線(制動X線, 制動放射線, 制動放射X線)も連続X線である.

連続投与 [repetitive administration, multiple dosing, continuous administration] 繰返し投与, 反復投与ともいう. 薬物投与を決められた投与間隔*(τ)で繰返すこと. 十分な投与回数後にいわゆる定常状態に達する. (⇌ 定常状態血中濃度)

連続反応 [consecutive reaction] = 逐次反応

ロイコトリエン [leukotriene] 略号 LT. おもにアラキドン酸のリポキシゲナーゼ*産物で，C5の酸素と共役二重結合3個が特徴．分子内にペプチドをもつ LTC_4, LTD_4, LTE_4〔遅発性アナフィラキシー物質 (SRS-A) とよばれた〕と，ペプチドをもたない LTA_4, LTB_4 に区分される．ケミカルメディエーター*の一種．

ロイコトリエン受容体 [leukotriene receptor] ロイコトリエン B_4 受容体 (BLT_1, BLT_2) とロイコトリエン D_4 受容体 ($Cys\text{-}LT_1$, $Cys\text{-}LT_2$) があり，ともに細胞内イノシトールリン酸の生成促進を介して，前者は白血球遊走，後者は平滑筋収縮に関与する．

ロイコトリエン受容体拮抗薬 [leukotriene receptor antagonist] ⇒ 抗アレルギー薬

ロイコボリンカルシウム [leucovorin calcium] = ホリナートカルシウム

ロイシン [leucine] 略号 Leu. 必須アミノ酸*，ケト原性アミノ酸*．構造は付録Ⅳ参照．

労災 = 労働者災害補償保険

労作性狭心症 [angina of effort, effort angina pectoris, exertional angina] ⇒ 狭心症

老人性骨粗鬆 (しょう) 症 [senile osteoporosis] ⇒ 骨粗鬆症

老人性白内障 [cataracta senilis] ⇒ 白内障

老人斑 [senile plaque] ⇒ アルツハイマー病

老人保健法 ⇒ 高齢者の医療の確保に関する法律

労働安全衛生法 [Industrial Safety and Health Act] 労働者の職業性疾患の予防，健康の保持増進および快適な職場環境の形成のために，労働基準法*のうちの安全衛生に関する項目の規定として1972年に制定された．労働衛生の三管理 (作業環境管理，作業管理，健康管理) が定められている．

労働基準法 [Labor Standards Act] 労働者が人たるに値する生活を営むための最低限必要な労働条件を定め，労働者と使用者が労働協約，就業規則および労働契約を遵守し，誠実にその義務を履行することを規定している．1947年に制定された．労働者の均等待遇，男女同一賃金の原則，強制労働の禁止，中間搾取の排除，公民権行使の保障などが定められている．この法律に基づいて労働安全衛生法*が定められた．

労働者災害補償保険 労災と略す．社会保障制度の一環で，業務に起因して生じた疾病・事故などに対する療養の給付，所得補償を行う制度．

老年人口 [aged population] ⇒ 年少人口

ロカイ (蘆薈) = アロエ

ロガニン [loganin] ホミカ*，サンシュユに含まれるイリドイド*配糖体．サンシュユでは確認試験の標準物質として用いる．

ロキソプロフェンナトリウム水和物 [loxoprofen sodium hydrate] 非ステロイド性抗炎症薬* (プロピオン酸系)．

六炭糖 = ヘキソース

六病位 [six stages of disease] 傷寒論*における病気の段階 (ステージ) の分類．体力の変化と病邪の進行に従い，熱性で発揚性傾向の時期を"陽"，寒性で沈静性傾向の時期を"陰"とした病態を想定し，さらにそれぞれを三つに細分して太陽病，少陽病，陽明病，太陰病，少陰病，厥陰病と六つに病位を分けたもの．三陰三陽ともいう．陽では体力>病邪であるため，発汗，瀉下，清熱など作用をもつ処方が用いられ，陰では体力<病邪であるため，体力を温存あるいは補うような処方が用いられる．

ロサルタンカリウム [losartan potassium] 降圧薬*．アンギオテンシンⅡ受容体拮抗薬*．

瀘紙クロマトグラフィー [paper chromatography] 略号 PC. ペーパークロマトグラフィーともいう．瀘紙を用い移動相で展開し，各成分を分離するクロマトグラフィー*．分離モードには分配型，吸着型，イオン交換型などがあり，有機物のみならず無機物の確認試験や純度試験などに用いられる．

ロジスティックモデル [logistic model] 二値結果変数 Y が1をとる確率を π と表したときに，発現率 π と p 個の説明変数 $(x_1, x_2, \cdots, x_p)$ の間に $\pi = \exp(\beta_0 + \beta_1 x_1 + \cdots + \beta_p x_p) / [1+$

$\exp(\beta_0+\beta_1 x_1+\cdots+\beta_p x_p)]$，同値的に $\log[\pi/(1-\pi)]=\beta_0+\beta_1 x_1+\cdots+\beta_p x_p$ といった関係を仮定する確率モデル．

ローション剤 [lotion] 医薬品と溶剤，乳化剤*，懸濁化剤*などを水性の液中に溶解または微細均等に分散して製した，皮膚に塗布する外用液剤．

ロタウイルス感染症 [rotavirus infection] 12〜3月の冬期に乳幼児に多発するため，冬期乳幼児下痢症ともよばれる．乳幼児に嘔吐，水様性下痢を起こすが，ノロウイルスより重症化しやすく，回復には1週間程度かかる．発展途上国では重症の小児下痢症の原因の第1位である．(⇌ ノロウイルス感染症)

ロテノン [rotenone] イソフラボノイド*の一種で，マメ科の *Derris* 属植物から得られる．殺虫作用や魚毒作用があり農業用殺虫剤として用いられる．ヒトに対しては比較的無毒で，古くから天然殺虫剤として用いられてきた．

ロートエキス [scopolia extract] ⇌ ロートコン

ロートコン [scopolia rhizome] ハシリドコロ，*Scopolia carniolica* または *S. parviflora* (ナス科)の根茎および根．主要成分はトロパンアルカロイド*(ヒヨスチアミン*，アトロピン*，スコポラミン*)など．副交感神経遮断作用をもち，鎮痛，鎮痙薬，ロートエキスの原料とされる．

ロドプシン [rhodopsin] 視物質．タンパク質オプシンのリシンのε-アミノ基に 11-*cis*-レチナール(⇌ ビタミン A)が結合した構造をもつ．網膜視細胞の桿体外節に局在し，暗順応反応を調節する．ロドプシンは光化学変化を経て最終的にオプシンとレチノールを遊離し，再生利用される(視覚サイクル)．

ロフラゼプ酸エチル [ethyl loflazepate] 抗不安薬*(ベンゾジアゼピン系)．半減期が長い(24時間以上)．

ロペラミド塩酸塩 [loperamide hydrochloride] 止瀉薬*．

ロラゼパム [lorazepam] 抗不安薬*(ベンゾジアゼピン系)．不安障害に特に有効．半減期は中程度(24時間前後)．

ロラタジン [loratadine] 抗アレルギー薬*．ケミカルメディエーター遊離抑制薬．抗ヒスタミン薬*．

ローリー法 [Lowry method] ビウレット反応*とフェノール試薬法を組合わせたタンパク質定量法．おのおのの反応単独時よりも呈色効果が強い．フェノール試薬はチロシン，トリプトファン，システインの側鎖との酸化還元反応によって呈色する．

ロンタブ型 [lontab] 内層に徐放性層を，外層に速溶性層をもつ二層錠．放出挙動の異なる層を組合わせることにより薬理効果を持続的にする．(⇌ シングルユニット型)

ワ

ワイル病 [Weil's disease] レプトスピラ症，秋疫，秋季レプトスピラ症ともいう．野鼠尿中に排泄されたレプトスピラが汚染された水，土壌を介して経皮または経口感染することで発症する．インフルエンザ様の軽症型から黄疸，出血，腎不全を呈する重症型まで多様であるが，特に重症型をワイル病とよぶ．(→スピロヘータ)

和漢薬 [Wakan-yaku] わが国で古くから行われてきた民間療法のなかで使用される生薬*(民間薬*)に加えて，漢方医学*のなかで使用される薬剤や生薬も含めた広い意味での呼称．(→漢方薬)

ワクチン [vaccine] → ワクチン療法

ワクチン療法 [vaccine therapy] 二次免疫応答*の仕組みを利用して積極的に感染を防御する方法．ワクチンには生菌あるいは弱毒菌を用いる生ワクチン*と，抗原のみを適切なアジュバント*と共に投与する不活化ワクチン*がある．一般的に，前者は体液性免疫*と細胞性免疫*を，後者は体液性免疫のみを誘導する．毒素が病原性抗原の場合は化学的に処理してトキソイド*としたものを免疫に用いる．これまでにさまざまなワクチンが開発され，感染症の発症率は著しく低下した．また，ある種の癌はウイルス感染症の結果として起こることが知られ，このような疾患に対し癌予防のためのワクチンも開発された．しかし抗原変異が激しい場合などワクチン開発が成功しない感染症も多い．

ワグナー・メーヤワイン転位 [Wagner-Meerwein rearrangement] カルボカチオン*に隣接する炭素から置換基が転位して，より安定なカルボカチオンを生成する反応．脱離基に対しアンチペリプラナーの位置にある置換基が転位する．

ワシントン条約 [Washington Convention, Convention on International Trade in Endangered Species of Wild Fauna and Flora] 正式名称は"絶滅のおそれのある野生動植物の種の国際取引に関する条約"．国際取引によって生存を脅かされているまたは絶滅してしまう恐れのある野生動植物を保護することを目的とした条約で，規制対象には生きている動植物のほか毛皮，皮革製品および漢方薬も含まれる．

ワックスマトリックス型 [wax matrix type] 油脂やろうなど常温でワックスを形成する基剤中に，微細な薬剤結晶を分散させて製した徐放性製剤*．薬剤は，ワックスマトリックス内を拡散ならびに製剤表面からワックスが浸食される際に溶出する．(→シングルユニット型)

割付バイアス [allocation bias] → バイアス

ワルデン反転 [Walden inversion] $S_N 2$反応*の生成物における立体反転．

ワルファリンカリウム [warfarin potassium] 抗血栓薬*．血液凝固阻害薬*．

付　　　録

I. 国際単位系(SI)と基礎物理量

SI 基 本 単 位

物理量	SI単位の名称	SI単位の記号	物理量	SI単位の名称	SI単位の記号
長 さ	メートル	m	熱力学温度	ケルビン	K
質 量	キログラム	kg	物質量	モル	mol
時 間	秒	s	光 度	カンデラ	cd
電 流	アンペア	A			

SI 接 頭 語

接頭語	記号	倍数	接頭語	記号	倍数
ヨ タ	Y	10^{24}	デ シ	d	10^{-1}
ゼ タ	Z	10^{21}	センチ	c	10^{-2}
エクサ	E	10^{18}	ミ リ	m	10^{-3}
ペ タ	P	10^{15}	マイクロ	μ	10^{-6}
テ ラ	T	10^{12}	ナ ノ	n	10^{-9}
ギ ガ	G	10^{9}	ピ コ	p	10^{-12}
メ ガ	M	10^{6}	フェムト	f	10^{-15}
キ ロ	k	10^{3}	ア ト	a	10^{-18}
ヘクト	h	10^{2}	ゼプト	z	10^{-21}
デ カ	da	10	ヨクト	y	10^{-24}

SI 組 立 単 位

物理量	SI単位の名称	SI単位の記号	SI基本単位による表現
力	ニュートン	N	$m\,kg\,s^{-2}$
圧力, 応力	パスカル	Pa	$m^{-1}\,kg\,s^{-2} = N\,m^{-2}$
エネルギー, 仕事, 熱量	ジュール	J	$m^{2}\,kg\,s^{-2} = N\,m = Pa\,m^{3}$
仕事率, 工率	ワット	W	$m^{2}\,kg\,s^{-3} = J\,s^{-1}$
電荷・電気量	クーロン	C	$s\,A$
電気抵抗	オーム	Ω	$m^{2}\,kg\,s^{-3}\,A^{-2} = V\,A^{-1}$
電位差(電圧)・起電力	ボルト	V	$m^{2}\,kg\,s^{-3}\,A^{-1} = J\,C^{-1}$
静電容量・電気容量	ファラド	F	$m^{-2}\,kg^{-1}\,s^{4}\,A^{2} = C\,V^{-1}$
周波数・振動数	ヘルツ	Hz	s^{-1}
放射能	ベクレル	Bq	s^{-1}
吸収線量	グレイ	Gy	$m\,s^{-2}(= J\,kg^{-1})$
線量当量	シーベルト	Sv	$m\,s^{-2}(= J\,kg^{-1})$

よく用いられる SI 以外の単位

単位の名称	物理量	記号	換算値
熱化学カロリー	エネルギー	cal_{th}	$1\,cal_{th} = 4.184\,J$
デバイ	電気双極子モーメント	D	$1\,D \approx 3.335\,64 \times 10^{-30}\,C\,m$
ガウス	磁場(磁束密度)	G	$1\,G = 10^{-4}\,T$
リットル	体積	L	$1\,L = 10^{-3}\,m^3$

換算表

$1\,\text{Å}(オングストローム) = 10^{-8}\,cm = 10^{-10}\,m = 0.1\,nm = 100\,pm$

$1\,atm(標準大気圧) = 760\,Torr(トル) = 760\,mmHg = 1.013\,25 \times 10^5\,Pa = 101.325\,kPa$

$1\,bar(バール) = 1 \times 10^5\,Pa = 100\,kPa \approx 0.986\,923\,atm$

$1\,eV(電子ボルト) \approx 1.602 \times 10^{-19}\,J \approx 96.485\,3\,kJ\,mol^{-1}$

$R = 8.314\,J\,K^{-1}\,mol^{-1} = 0.082\,06\,L\,atm\,K^{-1}\,mol^{-1}$

$1\,L\,atm = 101.325\,J$

基礎物理定数の値

物理量		記号	数値	単位
真空中の光速度*	speed of light in vacuum	c_0	$299\,792\,458$	$m\,s^{-1}$
真空の誘電率*	permittivity of vacuum	ε_0	$8.854\,187\,817\cdots \times 10^{-12}$	$F\,m^{-1}$
電気素量	elementary charge	e	$1.602\,176\,487(40) \times 10^{-19}$	C
プランク定数	Planck constant	h	$6.626\,068\,96(33) \times 10^{-34}$	$J\,s$
アボガドロ定数	Avogadro constant	L, N_A	$6.022\,141\,79(30) \times 10^{23}$	mol^{-1}
電子の静止質量	rest mass of electron	m_e	$9.109\,382\,15(45) \times 10^{-31}$	kg
陽子の静止質量	rest mass of proton	m_p	$1.672\,621\,637(83) \times 10^{-27}$	kg
ファラデー定数	Faraday constant	F	$9.648\,533\,99(24) \times 10^4$	$C\,mol^{-1}$
ボーア半径	Bohr radius	a_0	$5.291\,772\,085\,9(36) \times 10^{-11}$	m
ボーア磁子	Bohr magneton	μ_B	$9.274\,009\,15(23) \times 10^{-24}$	$J\,T^{-1}$
核磁子	nuclear magneton	μ_N	$5.050\,783\,24(13) \times 10^{-27}$	$J\,T^{-1}$
リュードベリ定数	Rydberg constant	R_∞	$1.097\,373\,156\,852\,7(73) \times 10^7$	m^{-1}
気体定数	gas constant	R	$8.314\,472(15)$	$J\,K^{-1}\,mol^{-1}$
ボルツマン定数	Boltzmann constant	k, k_B	$1.380\,650\,4(24) \times 10^{-23}$	$J\,K^{-1}$
重力定数	gravitational constant	G	$6.674\,28(67) \times 10^{-11}$	$m^3\,kg^{-1}\,s^{-2}$
自由落下の標準加速度*	standard acceleration due to gravity	g_n	$9.806\,65$	$m\,s^{-2}$
水の三重点*	triple point of water	$T_{tp}(H_2O)$	273.16	K
セルシウス温度目盛のゼロ点*	zero of Celsius scale	$T(0\,℃)$	273.15	K
理想気体のモル体積 (1 bar, 273.15 K)	molar volume of ideal gas (at 1 bar and 273.15 K)	V_0	$22.710\,981(40)$	$L\,mol^{-1}$

* 定義された正確な値.

II. 覚えておきたい化合物

エテン ethene
エチン ethyne
クロロホルム chloroform
ヨードホルム iodoform
メタノール methanol

エタノール ethanol
エチレングリコール ethylene glycol
グリセロール glycerol
ジエチルエーテル diethyl ether
テトラヒドロフラン tetrahydrofuran

ホルムアルデヒド formaldehyde
アセトアルデヒド acetaldehyde
アセトン acetone
酢酸 acetic acid
トリエチルアミン triethylamine

硫酸 sulfuric acid
硝酸 nitric acid
マレイン酸 maleic acid
フマル酸 fumaric acid
N,N-ジメチルホルムアミド N,N-dimethylformamide

ベンゼン benzene
ナフタレン naphthalene
アントラセン anthracene
フェナントレン phenanthrene
N-ブロモスクシンイミド N-bromosuccinimide

トルエン toluene
フェノール phenol
ベンジルアルコール benzyl alcohol
ベンズアルデヒド benzaldehyde
安息香酸 benzoic acid

ベンズアミド benzamide
ベンゾニトリル benzonitrile
アニリン aniline
アセトアニリド acetanilide
ベンゼンスルホン酸 benzenesulfonic acid

カテコール catechol
フタル酸 phthalic acid
サリチル酸 salicylic acid
アセチルサリチル酸 acetylsalicylic acid 〔アスピリン (aspirin)〕
サリチル酸メチル methyl salicylate

Ⅲ. 医薬品に含まれる代表的な複素環式化合物

脂肪族複素環式化合物

| アジリジン aziridine | アゼチジン azetidine | 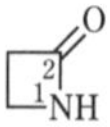 アゼチジン-2-オン azetidine-2-one | オキセタン oxetane | 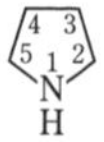 ピロリジン pyrrolidine |

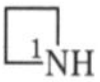

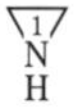

| ピロリジン-2-オン pyrrolidine-2-one |  ピペリジン piperidine | 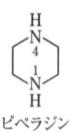 ピペラジン piperazine | 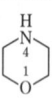 モルホリン morpholine | キヌクリジン quinuclidine |

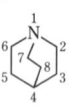

芳香族複素環式化合物(単環)

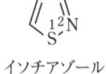

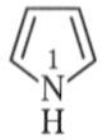

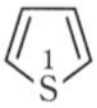

| ピロール pyrrole |  フラン furan | チオフェン thiophene | イミダゾール imidazole | 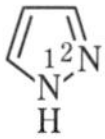 ピラゾール pyrazole |  オキサゾール oxazole | 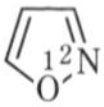 イソキサゾール isoxazole |

| チアゾール thiazole | イソチアゾール isothiazole | 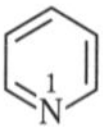 ピリジン pyridine | ピリミジン pyrimidine |  ピリダジン pyridazine |  ピラジン pyrazine |

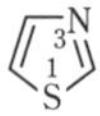

芳香族複素環式化合物(多環)

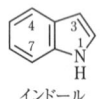

| インドール indole |  ベンゾフラン benzofuran |  ベンズイミダゾール benzimidazole | 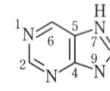 プリン purine | 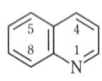 キノリン quinoline |

| イソキノリン isoquinoline | 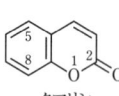 クマリン coumarin | 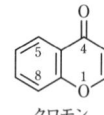 クロモン chromone | 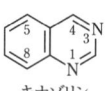 キナゾリン quinazoline | 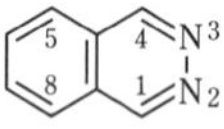 フタラジン phthalazine |

| プテリジン pteridine | 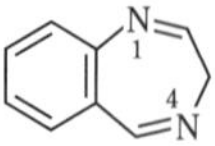 1,4-ベンゾジアゼピン 1,4-benzodiazepine | 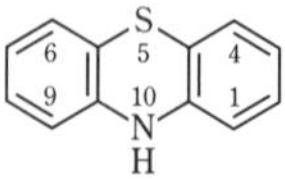 フェノチアジン phenothiazine | 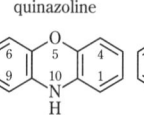 フェノキサジン phenoxazine | 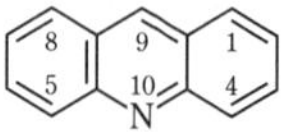 アクリジン acridine |

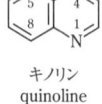

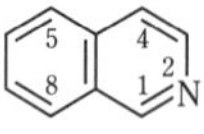

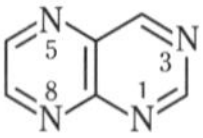

IV. アミノ酸の構造と分類

分類			アミノ酸	略号 (一文字略号)	側鎖の構造式 (R−)
中性アミノ酸	脂肪族アミノ酸		グリシン (glycine)	Gly (G)	H−
			アラニン (alanine)	Ala (A)	CH_3-
		分枝アミノ酸	バリン (valine)	Val (V)	$CH_3-\underset{\underset{CH_3}{\vert}}{CH}-$
			ロイシン (leucine)	Leu (L)	$CH_3-\underset{\underset{CH_3}{\vert}}{CH}-CH_2-$
			イソロイシン (isoleucine)	Ile (I)	$CH_3-CH_2-\underset{\underset{CH_3}{\vert}}{CH}-$
		ヒドロキシアミノ酸	セリン (serine)	Ser (S)	$HO-CH_2-$
			トレオニン (threonine)	Thr (T)	$CH_3-\underset{\underset{OH}{\vert}}{CH}-$
		含硫アミノ酸	システイン (cysteine)	Cys (C)	$HS-CH_2-$
			メチオニン (methionine)	Met (M)	$CH_3-CH_2-S-CH_2-$
	芳香族アミノ酸		フェニルアラニン (phenylalanine)	Phe (F)	⟨C₆H₅⟩−CH_2-
			チロシン (tyrosine)	Tyr (Y)	$HO-$⟨C₆H₄⟩$-CH_2-$
			トリプトファン (tryptophan)	Trp (W)	インドール環-CH_2-

† 網掛け部分は非極性(疎水性)アミノ酸．そのほかは極性(親水性)または無電荷アミノ酸．

(つづき)

分類		アミノ酸	略号 (一文字略号)	側鎖の構造式 (R−)
中性アミノ酸	酸アミド	アスパラギン (asparagine)	Asn (N)	$H_2N-\overset{\overset{O}{\|\|}}{C}-CH_2-$
		グルタミン (glutamine)	Gln (Q)	$H_2N-\overset{\overset{O}{\|\|}}{C}-CH_2-CH_2-$
酸性アミノ酸		アスパラギン酸 (aspartic acid)	Asp (D)	$HO-\overset{\overset{O}{\|\|}}{C}-CH_2-$
		グルタミン酸 (glutamic acid)	Glu (E)	$HO-\overset{\overset{O}{\|\|}}{C}-CH_2-CH_2-$
塩基性アミノ酸		リシン (lysine)	Lys (K)	$H_2N-CH_2-CH_2-CH_2-CH_2-$
		アルギニン (arginine)	Arg (R)	$H_2N-\overset{\overset{NH}{\|\|}}{C}-NH-CH_2-CH_2-CH_2-$
		ヒスチジン (histidine)	His (H)	イミダゾール環-CH_2-
イミノ酸		プロリン (proline)	Pro (P)	ピロリジン環-COOH

V. 糖の分類と構造

V-1 糖の分類

単 糖	三炭糖(トリオース): グリセルアルデヒドなど 四炭糖(テトロース): エリトロースなど 五炭糖(ペントース): リボース,デオキシリボースなど 六炭糖(ヘキソース): グルコース,フルクトース,ガラクトースなど その他
オリゴ糖	二糖: マルトース,スクロース,ラクトースなど 三糖 その他
多 糖	ホモ多糖: アミロース,セルロース,グリコーゲン,デンプンなど ヘテロ多糖: グリコサミノグリカン(ヒアルロン酸,コンドロイチン硫酸)など

V-2 代表的な糖の構造

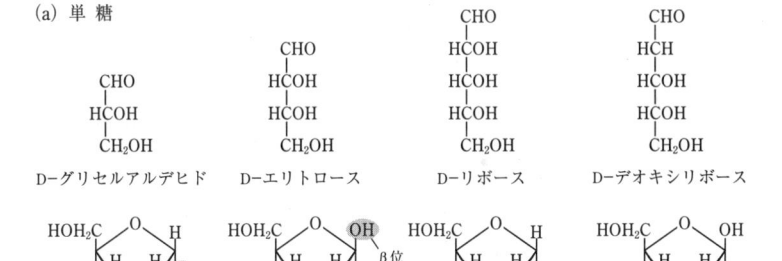

(a) 単 糖

$$\begin{array}{c} CHO \\ | \\ HCOH \\ | \\ CH_2OH \end{array}$$
D-グリセルアルデヒド

$$\begin{array}{c} CHO \\ | \\ HCOH \\ | \\ HCOH \\ | \\ CH_2OH \end{array}$$
D-エリトロース

$$\begin{array}{c} CHO \\ | \\ HCOH \\ | \\ HCOH \\ | \\ HCOH \\ | \\ CH_2OH \end{array}$$
D-リボース

$$\begin{array}{c} CHO \\ | \\ HCH \\ | \\ HCOH \\ | \\ HCOH \\ | \\ CH_2OH \end{array}$$
D-デオキシリボース

α-D-リボース   β-D-リボース   α-D-デオキシリボース   β-D-デオキシリボース

五炭糖,六炭糖は水溶液中では環状構造をとることが多い.その際,1位の炭素に結合するOH基の立体配置により,αアノマーとβアノマーに区別される.

(b) 二 糖

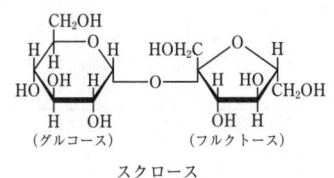

スクロース (グルコース)(フルクトース)

ラクトース (ガラクトース)(グルコース)

VI. 核酸の構造

VI-1 核酸塩基

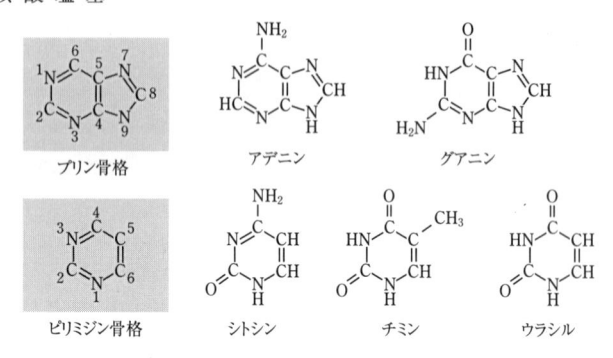

プリン骨格

アデニン

グアニン

ピリミジン骨格

シトシン

チミン

ウラシル

VI-2 ヌクレオシド(糖+塩基), ヌクレオチド(ヌクレオシドリン酸)の構造と名称

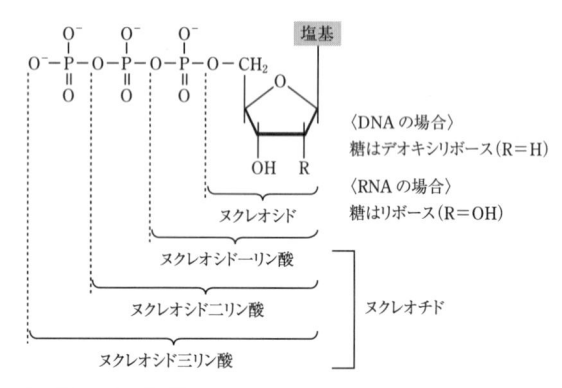

〈DNA の場合〉
糖はデオキシリボース(R=H)

〈RNA の場合〉
糖はリボース(R=OH)

塩　基	ヌクレオシド	ヌクレオチド
アデニン(A)	アデノシン(Ado)	アデニル酸：アデノシン一リン酸(AMP)[†1]
グアニン(G)	グアノシン(Guo)	グアニル酸：グアノシン一リン酸(GMP)
シトシン(C)	シチジン(Cyd)	シチジル酸：シチジン一リン酸(CMP)
ウラシル(U)	ウリジン(Urd)	ウリジル酸：ウリジン一リン酸(UMP)
チ ミ ン(T)	チミジン(dThd)[†2]	チミジル酸：チミジン一リン酸(dTMP)[†2]

[†1] 二リン酸の場合には M が D(di)に, 三リン酸の場合には M が T(tri)に変わり, ADP, ATP と略す.

[†2] 糖がデオキシリボースなので省略形の前に d をつけ, dTMP と略す.

VII. 代表的な医薬品基本骨格の例

医薬品の薬効はその化学構造と関連があり，同一薬効群に分類される医薬品は，その化学構造中に共通の基本骨格をもつものが多い．その代表例〔[ ]内はその薬効群のステム（付録VIII参照）〕を以下に示す．

VII-1 抗菌薬・抗真菌薬

β-ラクタム系抗生物質

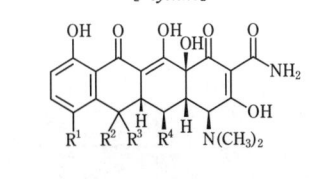

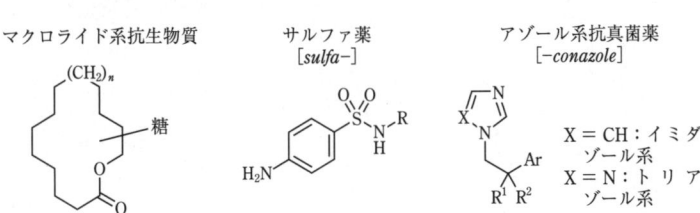

ペナム系
（ペニシリン系）

セフェム系
$R^4 = H$：セファロスポリン系[*cef-*]
$R^4 = OCH_3$：セファマイシン系

オキサセフェム系[*-oxef*]

ペネム系[*-penem*]

カルバペネム系[*-penem*]

モノバクタム系

テトラサイクリン系抗生物質
[*-cycline*]

ニューキノロン系抗菌薬
[*-oxacin*]

マクロライド系抗生物質

サルファ薬
[*sulfa-*]

アゾール系抗真菌薬
[*-conazole*]

$X = CH$：イミダゾール系
$X = N$：トリアゾール系

VII-2 その他の医薬品

ベンゾジアゼピン系薬
（催眠薬，抗不安薬など）
[*-azepam, -zolam*]

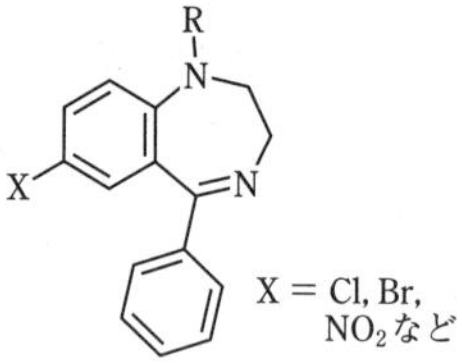

X = Cl, Br, NO₂ など

三環系抗うつ薬

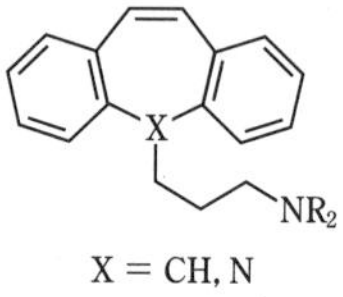

X = CH, N

カルシウム拮抗薬
（ジヒドロピリジン系）
[*-dipine*]

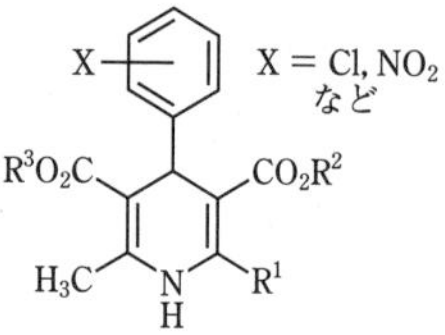

X = Cl, NO₂ など

キサンチン系薬
[*-phylline(-fylline)*]

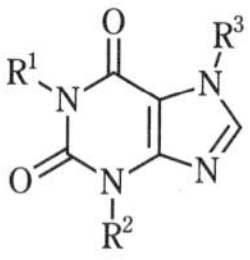

プロトンポンプ阻害薬
[*-prazole*]

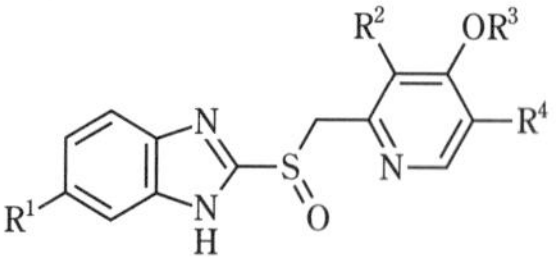

フィブラート系薬
[*-fibrate*]

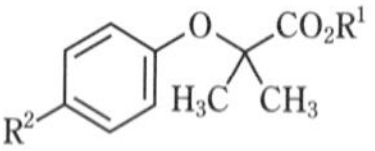

アンギオテンシン変換酵素阻害薬
[*-pril*]

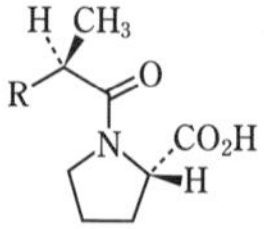

HMG-CoA 還元酵素阻害薬
[*-vastatin*]

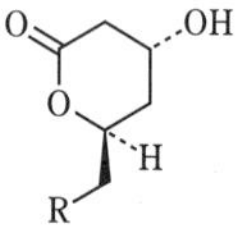

ビスホスホネート製剤
[*-dronate*]

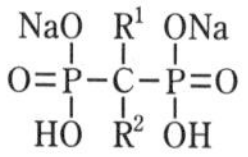

VIII. 医薬品の一般名と代表的なステム

医薬品の国際一般名(International Nonproprietary Names：INN)において，薬理学的または構造的に類似性のある化合物群には，共通のステム(stem：語幹)が使用される．下表に代表的なステムとその例を示す．

ステム	分　類[1]	薬剤例[2]
-ase	酵素製剤	ウロキナーゼ(urokinase) セラペプターゼ(serrapeptase)
-ast	主作用が抗ヒスタミン作用でない気管支喘息治療薬および抗アレルギー薬	トラニラスト(tranilast) プランルカスト(pranlukast)
-astine	ヒスタミン H_1 受容体拮抗薬 (抗ヒスタミン薬)	アゼラスチン(azelastine) エピナスチン(epinastine)
-azenil	ベンゾジアゼピン受容体作動薬／拮抗薬(ベンゾジアゼピン誘導体)	フルマゼニル(flumazenil) イオマゼニル(^{123}I)〔iomazenil(^{123}I)〕
-azepam or -azolam	ベンゾジアゼピン系薬 (抗不安薬，催眠薬など)	ジアゼパム(diazepam) フルニトラゼパム(flunitrazepam) クロキサゾラム(cloxazolam) トリアゾラム(triazolam)
-azosin	降圧薬 (プラゾシン誘導体)	ドキサゾシン(doxazosin) プラゾシン(prazosin)
-bactam	β-ラクタマーゼ阻害薬	スルバクタム(sulbactam) タゾバクタム(tazobactam)
-caine	局所麻酔薬	メピバカイン(mepivacaine) リドカイン(lidocaine)
calci	ビタミン D 製剤	アルファカルシドール(alfacalcidol) カルシトリオール(calcitriol)
cef-	セファロスポリン系抗生物質	セファクロル(cefaclor) セフスロジン(cefsulodin)
-cept	受容体を標的とした分子標的薬	アバタセプト(abatacept) エタネルセプト(etanercept)
-conazole	アゾール系抗真菌薬	フルコナゾール(fluconazole) ミコナゾール(miconazole)
-coxib	COX-2 選択的阻害薬	セレコキシブ(celecoxib) チルマコキシブ(tilmacoxib)

[1] ステムと分類は必ずしも1対1で対応するものではなく，例外もある．
[2] 原則として本質成分名のみを記載．

(つづき)

ステム	分 類 [†1]	薬 剤 例 [†2]
-cycline	テトラサイクリン系抗生物質	テトラサイクリン(tetracycline) ミノサイクリン(minocycline)
-dipine	ジヒドロピリジン系のカルシウム拮抗薬(降圧薬)	アムロジピン(amlodipine) ニフェジピン(nifedipine)
-dopa	抗パーキンソン薬,プロラクチン阻害薬として用いられるドーパミン受容体作動薬	カルビドパ(carbidopa) レボドパ(levodopa)
-drine	交感神経用作動薬	エフェドリン(ephedrine) リトドリン(ritodrine)
-dronate	ビスホスホネート製剤(骨粗鬆症治療薬)	エチドロン酸二ナトリウム(etidronate disodium) リセドロン酸ナトリウム水和物(sodium risedronate hydrate)
erg	麦角アルカロイド誘導体	エルゴタミン(ergotamine) メチルエルゴメトリン(methylergometrine)
-fibrate	フィブラート系薬(脂質異常症治療薬)	フェノフィブラート(fenofibrate) ベザフィブラート(bezafibrate)
io-	ヨウ素含有製剤(造影剤,放射性医薬品)	イオパミドール(iopamidol) イオマゼニル(^{123}I)〔iomazenil(^{123}I)〕
-ium	第四級アンモニウム塩	スキサメトニウム(suxamethonium) パンクロニウム(pancuronium)
-kacin	*Streptomyces kanamyceticus*菌株由来の抗生物質(カナマイシン誘導体)	アミカシン(amikacin) アルベカシン(arbekacin)
-mab	モノクローナル抗体製剤	トラスツズマブ(trastuzumab) リツキシマブ(rituximab)
-metacin	インドール酢酸系非ステロイド性抗炎症薬(インドメタシン誘導体)	アセメタシン(acemetacin) インドメタシン(indometacin)
-met(h)asone	副腎皮質ステロイド類(プレドニゾロン誘導体)	デキサメタゾン(dexamethasone) ベタメタゾン(betamethasone)
-micin	*Micromonospora*菌株由来の抗生物質	ゲンタマイシン(gentamicin) ミクロノマイシン(micronomicin)
-mycin	*Streptomyces*菌株由来の抗生物質	エリスロマイシン(erythromycin) ストレプトマイシン(streptomycin)
nal-	オピオイド受容体作動薬/拮抗薬(ノルモルヒネ誘導体)	ナルフラフィン(nalfurafine) ナロキソン(naloxone)

(つづき)

ステム	分 類[1]	薬剤例[2]
-olol	β受容体遮断薬 (降圧薬)	アテノロール(atenolol) プロプラノロール(propranolol)
-oxacin	キノロン系抗菌薬	ノルフロキサシン(norfloxacin) レボフロキサシン(levofloxacin)
-oxef	オキサセフェム系抗生物質	フロモキセフ(flomoxef) ラタモキセフ(latamoxef)
-penem	ペネム系抗生物質, カルバペネム系抗生物質	ファロペネム(faropenem) メロペネム(faropenem)
-phylline (-fylline)	キサンチン系薬 (テオフィリン誘導体)	アミノフィリン(aminophylline) テオフィリン(theophylline)
-pin(e)	三環性化合物 (三環系抗うつ薬など)	アモキサピン(amoxapine) ピレンゼピン(pirenzepine)
-platin	白金錯体(抗腫瘍薬)	カルボプラチン(carboplatin) シスプラチン(cisplatin)
-pramine	イミプラミン系の三環系抗うつ薬	イミプラミン(imipramine) クロミプラミン(clomipramine)
-prazole	プロトンポンプ阻害薬 (消化性潰瘍治療薬)	オメプラゾール(omeprazole) ランソプラゾール(lansoprazole)
pred	副腎皮質ステロイド類 (プレドニゾロン誘導体)	ハロプレドン(halopredone) プレドニゾロン(prednisolone)
-pressin	バソプレッシン誘導体	デスモプレシン(desmopressin) テルリプレシン(terlipressin)
-pril	アンギオテンシン変換酵素阻害薬(降圧薬)	エナラプリル(enalapril) カプトプリル(captopril)
-profen	プロピオン酸系非ステロイド性抗炎症薬	イブプロフェン(ibuprofen) ロキソプロフェン(loxoprofen)
-relin	下垂体ホルモン放出刺激ペプチド	ゴナドレリン(gonadorelin) ブセレリン(buserelin)
-rubicin	アントラサイクリン系抗腫瘍抗生物質	ダウノルビシン(daunorubicin) ドキソルビシン(doxorubicin)
-sartan	アンジオテンシンII受容体拮抗薬(降圧薬)	バルサルタン(valsartan) ロサルタン(losartan)
-setron	セロトニン5-HT$_3$受容体遮断薬	オンダンセトロン(ondansetron) グラニセトロン(granisetron)
-stat- or -stat	酵素阻害薬	ウリナスタチン(ulinastatin) エパルレスタット(epalrestat)
-stim	コロニー刺激因子製剤	フィルグラスチム(filgrastim) レノグラスチム(lenograstim)

(つづき)

ステム	分　類 [1]	薬剤例 [2]
sulfa-	サルファ薬	スルファメトキサゾール(sulfamethoxazole) スルファモノメトキシン(sulfamonomethoxine)
-terol	気管支拡張薬(β_2受容体刺激薬, フェネチルアミン誘導体)	ツロブテロール(tulobuterol) プロカテロール(procaterol)
-tide	ペプチド製剤	カルペリチド(carperitide) テリパラチド(teriparatide)
-tidine	ヒスタミンH_2受容体遮断薬(消化性潰瘍治療薬)	シメチジン(cimetidine) ファモチジン(famotidine)
-tinib	チロシンキナーゼ阻害薬	イマチニブ(imatinib) ゲフィチニブ(gefitinib)
-triptan	セロトニン$5\text{-}HT_1$受容体作動薬(片頭痛薬)	スマトリプタン(sumatriptan) ゾルミトリプタン(zolmitriptan)
-vastatin	HMG-CoA還元酵素阻害薬(脂質異常症治療薬)	シンバスタチン(simvastatin) プラバスタチン(pravastatin)
vin- or *-vin-*	ビンカアルカロイド	ビンクリスチン(vincristine) ビンブラスチン(vinblastine)
vir	抗ウイルス薬	
	細分類なし	ラルテグラビル(raltegravir) リバビリン(ribavirin)
(*-amivir*)	ノイラミニダーゼ阻害薬	オセルタミビル(oseltamivir) ザナミビル(zanamivir)
(*-ciclovir*)	二環性複素環化合物	アシクロビル(aciclovir) ガンシクロビル(ganciclovir)
(*-navir*)	HIVプロテアーゼ阻害薬	インジナビル(indinavir) リトナビル(ritonavir)

IX. 臨床検査値

検査項目	基準値[1] (参考値)	単位[2]	備考
a. 末梢血液検査(血球計数)			
白血球数(WBC)	4000〜9000	μL^{-1}	増加:炎症・白血病 減少:白血球減少症・再生不良性貧血
好中球			増加:細菌感染
桿状核球	3〜13	%	減少:ウイルス感染・好中球減少症
分葉核球	54〜62	%	
好酸球	1〜4	%	増加:アレルギー・寄生虫感染・自己免疫性疾患
好塩基球	〜1	%	増加:慢性骨髄性白血病・じん麻疹・喘息
単球	3〜7	%	増加:細菌感染
リンパ球	25〜45	%	増加:ウイルス感染・リンパ性白血病 減少:免疫不全症
赤血球数(RBC)	男 427〜570 女 376〜500	万μL^{-1} 万μL^{-1}	
ヘモグロビン濃度(Hb)	男 14〜18 女 11〜15	$g\,dL^{-1}$ $g\,dL^{-1}$	減少:貧血
ヘマトクリット値(Ht)	男 40〜50 女 35〜45	% %	
網状赤血球	0.2〜2	%	増加:溶血性貧血 減少:再生不良性貧血
血小板数(PLT)	13〜35	万μL^{-1}	減少:特発性血小板減少症・再生不良性貧血・播種性血管内凝固症候群・急性白血病
b. 肝疾患の診療に用いられる検査			
AST(GOT)[3]	5〜40	$IU\,L^{-1}$	逸脱酵素 肝細胞変性・壊死で上昇[5]
ALT(GPT)[3]	5〜40	$IU\,L^{-1}$	
LDH(乳酸デヒドロゲナーゼ)	100〜200	$IU\,L^{-1}$	
ALP(アルカリホスファターゼ)	110〜340	$IU\,L^{-1}$	胆道酵素 胆汁うっ滞で上昇[6]
γ-GTP[4]	〜50	$IU\,L^{-1}$	

[1] 基準値は,検査法や検査機器などにより,また病院などの施設ごとに異なる場合がある.
[2] IU:国際単位,KU:クンケル単位
[3] AST:アスパラギン酸アミノトランスフェラーゼ
　　GOT:グルタミン酸-オキサロ酢酸トランスアミナーゼ
　　ALT:アラニンアミノトランスフェラーゼ
　　GPT:グルタミン酸-ピルビン酸トランスアミナーゼ
[4] γ-GTP:γ-グルタミルトランスペプチダーゼ
[5] 心筋・骨格筋の病変,溶血性疾患でも上昇.
[6] ALPは骨疾患でも上昇.

(つづき)

検査項目	基準値[†1] (参考値)	単位[†2]	備考
総ビリルビン	0.2〜1.2	mg dL^{-1}	⎫ 黄疸で上昇
直接ビリルビン	〜0.4	mg dL^{-1}	⎭
間接ビリルビン	〜0.8	mg dL^{-1}	溶血などで上昇
総タンパク質	6.5〜8.2	g dL^{-1}	⎫ 栄養不良・肝障害・ネフ
アルブミン	3.7〜4.9	g dL^{-1}	⎭ ローゼ症候群などで減少
プロトロンビン時間	11〜13	秒	
	80〜120	%	
ChE(コリンエステラーゼ)	120〜460	IU L^{-1}	
総コレステロール	120〜220	mg dL^{-1}	
HDLコレステロール	40〜	mg dL^{-1}	
LDLコレステロール	〜140	mg dL^{-1}	
トリグリセリド(中性脂肪)	30〜150	mg dL^{-1}	
ZTT(硫酸亜鉛混濁試験)	4〜12	KU	主として肝障害,慢性炎症と関連して上昇
c. 膵疾患の診療に用いられる検査			
アミラーゼ	50〜160	IU L^{-1}	⎫
リパーゼ	36〜161	IU L^{-1}	⎬ 急性膵炎・慢性膵炎で上昇
トリプシン	57〜415	ng mL^{-1}	⎭
d. 腎機能検査			
BUN(尿素窒素)	8〜20	mg dL^{-1}	
Cr(クレアチニン)	男 0.6〜1.2	mg dL^{-1}	
	女 0.5〜0.9	mg dL^{-1}	
尿タンパク	陰性		
尿潜血	陰性		
e. 消化管疾患に関連した検査			
ペプシノーゲンI	15〜100	ng mL^{-1}	⎫ 萎縮性胃炎・胃癌で低値
ペプシノーゲンI/II	1〜9		⎭ 十二指腸潰瘍・腎不全で高値
抗ヘリコバクター・ピロリ抗体検査	陰性		慢性胃炎・潰瘍と関連
f. 糖尿病に関連した検査			
尿糖	陰性		
空腹時血糖	70〜110	mg dL^{-1}	
HbA1c	4.3〜5.8	%	
g. その他			
血圧 (収縮期血圧)	100〜140	mmHg	
(拡張期血圧)	60〜90	mmHg	
BMI	18.5〜25	kg m^{-2}	
RA(関節リウマチ試験)	陰性		関節リウマチと関連
赤血球沈降速度(血沈)	男 〜10	mm hr^{-1}	組織の破壊や炎症と関連
	女 〜15	mm hr^{-1}	
CRP(C反応性タンパク質)	〜0.1	mg dL^{-1}	炎症と関連

X. 元素の周期表 (2011)

族	1	2	3	4	5	6	7	8	9	10	11	12	13	14	15	16	17	18
周期	水素 1H 1.008																	ヘリウム 2He 4.003
1	水素 1H 1.008	ベリリウム 4Be 9.012											ホウ素 5B 10.81	炭素 6C 12.01	窒素 7N 14.01	酸素 8O 16.00	フッ素 9F 19.00	ネオン 10Ne 20.18
2	リチウム 3Li 6.941*																	
3	ナトリウム 11Na 22.99	マグネシウム 12Mg 24.31											アルミニウム 13Al 26.98	ケイ素 14Si 28.09	リン 15P 30.97	硫黄 16S 32.07	塩素 17Cl 35.45	アルゴン 18Ar 39.95
4	カリウム 19K 39.10	カルシウム 20Ca 40.08	スカンジウム 21Sc 44.96	チタン 22Ti 47.87	バナジウム 23V 50.94	クロム 24Cr 52.00	マンガン 25Mn 54.94	鉄 26Fe 55.85	コバルト 27Co 58.93	ニッケル 28Ni 58.69	銅 29Cu 63.55	亜鉛 30Zn 65.38*	ガリウム 31Ga 69.72	ゲルマニウム 32Ge 72.63	ヒ素 33As 74.92	セレン 34Se 78.96*	臭素 35Br 79.90	クリプトン 36Kr 83.80
5	ルビジウム 37Rb 85.47	ストロンチウム 38Sr 87.62	イットリウム 39Y 88.91	ジルコニウム 40Zr 91.22	ニオブ 41Nb 92.91	モリブデン 42Mo 95.96*	テクネチウム 43Tc (99)	ルテニウム 44Ru 101.1	ロジウム 45Rh 102.9	パラジウム 46Pd 106.4	銀 47Ag 107.9	カドミウム 48Cd 112.4	インジウム 49In 114.8	スズ 50Sn 118.7	アンチモン 51Sb 121.8	テルル 52Te 127.6	ヨウ素 53I 126.9	キセノン 54Xe 131.3
6	セシウム 55Cs 132.9	バリウム 56Ba 137.3	ランタノイド 57La〜71	ハフニウム 72Hf 178.5	タンタル 73Ta 180.9	タングステン 74W 183.8	レニウム 75Re 186.2	オスミウム 76Os 190.2	イリジウム 77Ir 192.2	白金 78Pt 195.1	金 79Au 197.0	水銀 80Hg 200.6	タリウム 81Tl 204.4	鉛 82Pb 207.2	ビスマス 83Bi 209.0	ポロニウム 84Po (210)	アスタチン 85At (210)	ラドン 86Rn (222)
7	フランシウム 87Fr (223)	ラジウム 88Ra (226)	アクチノイド 89Ac〜103	ラザホージウム 104Rf (267)	ドブニウム 105Db (268)	シーボーギウム 106Sg (271)	ボーリウム 107Bh (272)	ハッシウム 108Hs (277)	マイトネリウム 109Mt (276)	ダームスタチウム 110Ds (281)	レントゲニウム 111Rg (280)	コペルニシウム 112Cn (285)	ウンウントリウム 113Uut (284)	ウンウンクアジウム 114Uuq (289)	ウンウンペンチウム 115Uup (288)	ウンウンヘキシウム 116Uuh (293)	ウンウンセプチウム 117Uus	ウンウンオクチウム 118Uuo (294)

s-ブロック元素 **d-ブロック元素** **p-ブロック元素**

ランタノイド	ランタン 57La 138.9	セリウム 58Ce 140.1	プラセオジム 59Pr 140.9	ネオジム 60Nd 144.2	プロメチウム 61Pm (145)	サマリウム 62Sm 150.4	ユウロピウム 63Eu 152.0	ガドリニウム 64Gd 157.3	テルビウム 65Tb 158.9	ジスプロシウム 66Dy 162.5	ホルミウム 67Ho 164.9	エルビウム 68Er 167.3	ツリウム 69Tm 168.9	イッテルビウム 70Yb 173.1	ルテチウム 71Lu 175.0
アクチノイド	アクチニウム 89Ac (227)	トリウム 90Th 232.0	プロトアクチニウム 91Pa 231.0	ウラン 92U 238.0	ネプツニウム 93Np (237)	プルトニウム 94Pu (239)	アメリシウム 95Am (243)	キュリウム 96Cm (247)	バークリウム 97Bk (247)	カリホルニウム 98Cf (252)	アインスタイニウム 99Es (252)	フェルミウム 100Fm (257)	メンデレビウム 101Md (258)	ノーベリウム 102No (259)	ローレンシウム 103Lr (262)

f-ブロック元素

ここに示した原子量は便宜上の値を考えて、国際純正・応用化学連合 (IUPAC) で承認された最新の原子量をもとに、日本化学会原子量専門委員会が作成した表によるものである。本来、同位体存在度の不確定さは、元素ごとに異なって、あるいは人為的実験誤差のために、個々に起こっている変動のために、元素ごとに異なる原子量の信頼性値は、正確度が保証された有効数字の桁数よりも大きい異なる。本表の原子量を引用する際には、このことに注意することが望ましい。なお、本表の原子量の信頼性は、有効数字の4桁目で±1以内である。例外として*を付したものは±2 (市販品中のリチウム化合物の原子量は6.938から6.997の幅をもつ)。†を付したものは±3である。安定同位体がなく、天然で特定の同位体組成を示さない元素については、その元素の放射性同位体の質量数の一例を ( ) 内に示した。したがって、その値を原子量として扱うことはできない。

© 2011 日本化学会 原子量専門委員会

欧文索引

索 引 凡 例

1. 見出し語に付した外国語(原則として英語)および解説文中の術語に付した外国語,略号,記号を収録した.

2. 語の配列は原則としてアルファベット順とした.

3. 二単語以上からなる語は,語の区切りを無視して全体を一語として読んで配列した.
    例: messenger RNA   →   messengerrna として配列
        drug interaction   →   druginteraction として配列

4. 数字で始まる語,語中に数字を含む語は,原則として数字を無視して配列した.
    例: 5-hydroxytryptamine   →   hydroxytryptamine として配列
        adenosine 5′-triphosphate →   adenosinetriphosphate として配列

5. mitochondrial DNA(ミトコンドリア DNA)や, β-lactam antibiotic(β-ラクタム系抗生物質)のような語は,

    DNA, mitochondrial
    antibiotic, β-lactam

    のようにも配列し,複数のキーワードから検索できるようにした.

6. ウムラウト(¨),アクサン(´)などは無視して配列した.

7. 化合物の異性体や結合位置などを表す D-, L-, *d*-, *l*-, *n*-, *s*-(*sec*-), *t*-, *cis*-, *trans*-, *o*-, *m*-, *p*-, *N*-, *O*-, *S*-, α-, β-, γ- などはこれを無視して配列した.
    例: β-galactosidase   →   G に配列
        D-mannitol   →   M に配列

8. ギリシャ文字の接頭記号をもつ語のうち, α receptor(α 受容体), β-sheet(β 構造), γ-transition(γ 転位)などのようにギリシャ文字を無視すると意味をなさない語については, α は A の, β は B の, γ は G の先頭に配列した. ギリシャ文字を語中に含む語についても同様の読み換え(下記)に従って配列した.

    α β γ δ ε ζ ϵ θ κ λ μ ν π ρ σ τ Φ,ϕ,φ X Ψ,ψ Ω,ω
    A B G D E Z E T K L M N P R S T P   C P   O

9. ページを示す数字の後に付した a, b は, a が左段, b が右段にあることを示す.

欧文索引

A

α_1-acid glycoprotein 17b
α-ADR 18a
α-adrenergic receptor 18a
α_1-adrenergic receptor 17b
α_2-adrenergic receptor 18a
α-adrenoceptor 18a
α_1-adrenoceptor 17b
α_2-adrenoceptor 18a
α-adrenoceptor stimulant 18a
α-amino acid 11b
α-carbon 18a
α cell 18a
α-configuration 18a
α decay 17b
α-elimination 18a
α error 253a
α-face 18b
α-fetoprotein 18a
α-hANP 17b
α-helix 18b
α-human natriuretic peptide 17b
α-hydrogen 18a
α particle 18b
α-position 17b
α ray 18a
α receptor 18a
α_1 receptor 17b
α_2 receptor 18a
α receptor blocker 18a
α_1 receptor blocker 17b
α receptor stimulant 18a
α-substitution 18a
α,β receptor blocker 18a
A 7b
A 384b
a 82a
ABA 10a
abacavir sulfate 9b
abatement 87b
ABC 9b
ABC transporter 54a
abdominal distension 363a
abdominal pain 363a
abducens nerve 70b
abietic acid 9b
ABK 18b
abortion 318a, 439a
ABPC 22a
abridged life table 87a
abscisic acid 10a
absence epilepsy 133b
absolute calibration curve method 238b
absolute configuration 239a
absolute entropy 238b
absolute incompatibility 327b
absolute refractory period 239a
absolute temperature 238b
absolute zero 239a
absorbance 103b
absorptiometry 103b
absorption 103b
absorption base 104a
absorption maximum 104a
absorption minimum 103b
absorption rate 104a
absorption spectrum 104a
absorptive ointment 104a
abstinence syndrome 114b
ABVD chemotherapy 54a
AC 7b
academic article 76a
acarbose 2b
accelerated test 79b
acceleration 80a
acceptability 318b
acceptable daily intake 29a
acceptance inspection 139a
accessory nerve 362b
accessory symptom 224a
accident 2b
accidental error 115a
accredited pharmacy 99a
accuracy 219a
ACE 20b
ACEI 20b
ACE inhibitor 47b
acetal 5b
acetaminophen 6a
acetate-malonate pathway 171a
acetazolamide 5b
acetic anhydride 408b
acetoacetic acid 6a
acetoacetic ester synthesis 6b
acetone 6b
acetonitrile 6b
acetylcholine 6a
acetylcholine chloride 6a
acetylcholine receptor 6a
acetylcholinesterase 6a
acetyl-CoA 5b
acetyl conjugation 6a
acetylcysteine 6a
acetylene 6a
acetyl group 5b
acetylide 5b
acetylsalicylic acid 6a
ACh 6a
AChE 6a
achiral 2b
AChR 6a
aciclovir 4a
acid anhydride 177a
acid-base balance 174a
acid-base catalyst 173b
acid-base equilibrium 174a
acid-base indicator 173b
acid-base titration 174a
acid chloride 173b
acid dissociation constant 174a
acidic amino acid 176a
acidity 176b
acid neutralizing drug 177a
acidosis 4a
acid rain 176b
aciduria 176b
ACNU 314a
aconite root 363b
aconitine 3b
acoustic impedance 68a
ACP 4b
acquired 151a

acquired immunity 77a
acquired immunodeficiency syndrome 45a
acquired resistance 77a
acrolein 3b
acromegaly 244b
acrylaldehyde 3b
acrylamide 3b
Act
——, Agricultural Chemicals Control 324a
——, Air Pollution Control 254b
——, Food Safety Basic 210a
——, Food Sanitation 210a
——, Health Promotion 138a
——, Industrial Safety and Health 447a
——, Infectious Disease Control 92b
——, Labor Standards 447a
——, Long-Term Care Insurance 69b
——, Material and Child Health 392b
——, Medical Care 37b
——, Medical Practitioners 26a
——, Narcotics and Psychotropics Control 402b
——, Nature Conservation 188b
——, Opium Control 10a
——, Pharmaceutical Affairs 419b
——, Pharmacists 418a
——, Poisonous and Deleterious Substances Control 299b
——, Product Liability 232b
——, School Health and Safety 80b
——, Sewerage 129a
——, Stimulants Control 76b
——, Studded Tires Regulation 227a
——, Tuberculosis Prevention 131a
——, Water Pollution Control 222b
Act concerning the Measures for Protection of the People in Armed Attack Situations, etc 156b

ACTH 362b
actin 3b
actin filament 3b
actinium series 3a
actinomycete 390b
actinomycin D 3a
action potential 81b
activated complex 81a
activated partial thromboplastin time 81a
activated sludge 80b
activation energy 81a
activator 3a, 81a
active center 81b
active exclusion transporter 324a
active methionine 81b
active methylene 81b
active oxygen 81a
active site 81b
active targeting 323b
active transport 324a
active vitamin D 81a
active vitamin D_3 81a
activities of daily living 51b
activity 82a
activity coefficient 81b, 82a
Act on Assurance of Medical Care for Elderly People 154a
Act on Prevention of Infectious Diseases and Medical Care for Patients Suffering Infectious Diseases 92b
Act on Securing a Stable Supply of Safe Blood Products 130a
Act on Special Measures against Dioxins 254a
Act on the Evaluation of Chemical Substances and Regulation of Their Manufacture, etc. 78a
Act on the Protection of Personal Information 157a
acupuncture and moxibusion 213b
acute 104a
acute bronchitis 104b
acute febrile disease of moderate severity 272b
acute gastric mucosal lesion 104a
acute gastritis 104a
acute glomerulonephritis 104b
acute heart failure 104b
acute hepatitis 104b
acute kidney injury 104b
acute leukemia 105a

acute lymphoblastic leukemia 105a
acute myeloid leukemia 104b
acute pancreatitis 105a
acute-phase protein 104b
acute-phase reactant 104b
acute rejection 104b
acute renal failure 104b
acute toxicity 105a
acute toxicity test 105a
acylating agent 4b
acyl carrier protein 4b
acyl cation 4b
acyl chloride 4b
acyl conjugation 4b
acyl group 4b
Adams-Stokes syndrome 7a
adaptive immunity 284b
adaptor protein 6b
ADCC 129a
Addison disease 4a
addition 247a
1,2-addition 29b
1,4-addition 30a
addition reaction 360b
adenine 7b
adenocarcinoma 242a
adenohypophysial hormone 78b
adenoidal hypertrophy 7b
adenosine 7b
adenosine deaminase deficiency 8a
adenosine 5′-diphosphate 8a
adenosine 5′-monophosphate 7b
adenosine receptor 8a
adenosine 5′-triphosphate 7b
S-adenosylmethionine 7b
adenovirus vector 7b
adenylate cyclase 7b
ADH 16a
adherence 8a
adherens junction 239a
adhesion molecule 239a
ADI 29b
adiabatic change 265a
adiabatic lapse rate 265a
adiabatic lapse rate of temperature 265a
adiabatic system 265a
adipocytes 195b
adiponectin 7a
adjuvant 4a
adjuvant analgesics 277a
adjuvant chemotherapy 200b
ADL 51b
ADME 51b
administration 429b

administration interval 297b
administration method 298a
administration of buccal route 144a
administration of nasal route 128a
administration of ocular route 125a
administration of oral route 126b
administration of pulmonary route 127b
administration of rectal route 275b
administration of sublingual route 144a
administration of transdermal route 128a
administration route 297b
administrative pharmacist 108a
adoptive immunotherapy 427b
ADP 7b, 51b
ADP-ribosylation 52a
ADR 8b
adrenal cortex 362b
adrenal gland 362b
adrenaline 8b
adrenal medulla 362b
adrenergic agonist 82a
adrenergic drug 8b
adrenergic receptor 8b
adrenoceptor 8b
adrenocortical hormone 362b
adrenocorticotropic hormone 362b
adrenomedullary hormone 362b
adriamycin 8b
adsorption 105a
adsorption chromatography 105b
adsorption indicator 105b
adsorption isotherm 105b
adult dosage 232a
adult dose 232a
adult somatic stem cell 256a
adult T cell leukemia/lymphoma 231b
adult T cell lymphoma 232a
advanced medical treatment 243b
advanced medicine 244b
adverse event 423b
adverse reaction 423b
adverse reaction experience 362b
aerial infection 115a
aerobic 143b

aerobic bacteria 143b
aerosol 45a
aerosol for cutaneous application 72a
affective disorder 91a
afferent arteriole 425b
afferent nerve 104a
affinity 9b
affinity chromatography 10a
AFID 15a
AFL 221a
aflatoxin 10a
A form DNA 46a
AFP 359a
afterload 152b
age-adjusted death rate 321b
aged population 447b
age-specific death cause 321b
agglutination 107a
aggressive factor suppressive drug 144b
aging 87a
aging society 154a
aglycon 3b
aglycone 3b
agnosia 190b
agonist 3b
——, adrenergic 82a
——, β_2-adrenergic receptor 381a
——, β_2-adrenoceptor 381a
——, cathecolamine 82a
——, dopamine receptor 301a
——, full 92a
——, inverse 102a
——, LHRH 57a
——, luteinizing hormone-releasing hormone 62b
——, partial 366a
——, serotonergic 241a
——, serotonin 5-HT_{1A} receptor 241a
AGP 17b
agricultural chemical 324a
Agricultural Chemicals Control Act 324a
agrochemical 324a
AIDS 151a
AIHA 185b
airborne infection 115a
air contaminant 254a
air pollutant 254a
Air Pollution Control Act 254b
airway 100a
ajimaline 4a
akathisia 2b
akebia stem 415a

AKR 17a
Ala 13a
alanine 13a
alanine aminotransferase 13a
alanine racemase 13b
albendazole 18b
albumin 18b
albumin preparation 18b
albumin tannate 265a
alcohol 15b
alcohol dehydrogenase 16a
alcohol dependence 16a
alcohol fermentation 16a
alcoholic hepatitis 16a
aldehyde 16b
aldehyde dehydrogenase 16b
ALDH 16b
aldo-keto reductase 17a
aldolase 17a
aldol condensation 17a
aldol reaction 17a
aldose 17a
aldose reductase inhibitor 17a
aldosterone 17a
aldosterone antagonist 17a
aldosterone receptor antagonist 141b
aldosteronism 17a
alendronate sodium hydrate 19b
alfacalcidol 18a
ALG 152b
alimentary tract 203a
aliphatic amino acid 195b
aliphatic hydrocarbon 195b
alisma rhizome 259b
alkaline phosphatase 15a
alkaloid 15a
alkalosis 15a
alkaluria 15a
alkane 15b
alkene 15b
alkoxide ion 15b
alkoxy group 15b
alkylating agent 15b
alkyl group 15b
alkyne 15b
ALL 105a
allele 259a
allergen 19b
allergenic food 19a
allergic conjunctivitis 19a
allergic history 19b
allergic purpura 19a
allergic rhinitis 19a
allergy 19a
alloantigen 19b
allocation bias 449b
allograft rejection 295a
allopurinol 20a

all-or-none law 242a
allosteric antagonist 19b
allosteric effect 19b
allosteric effector 19b
allosteric enzyme 19b
allosteric protein 20a
allosteric regulation 20a
allosteric site 20a
allotrope 295b
allotype 20a
allowed transition 111b
all-*trans* retinoic acid 245a
allylamine antifungal drug 13b
allylestrenol 13b
allyl group 13b
allylic alcohol 13b
allylic cation 13b
allyl radical 13b
aloe 19b
ALP 15a
alprazolam 18b
alprostadil 18b
ALT 13a
alteplase(genetical recombination) 16b
alternate drug 256b
alternative for chlorofluorocarbon 256b
alternative hypothesis 259a
alternative medicine 256b
alternative pathway 257b
alternative splicing 244a
Alzheimer disease 16b
amantadine hydrochloride 10b
amatoxin 10b
ambenonium chloride 22b
ambroxol hydrochloride 22b
ambulatory care 72b
amebic dysentery 13a
Ames test 56b
amezinium metilsulfate 13a
amide 10b
amide group 10b
amidosulfuric acid 10b
amikacin sulfate 10b
amine 12b
amino acid 11a, 11b
amino acid analyzer 12a
amino acid conjugation 12a
aminoacidopathy 11b
amino acid-originated neurotransmitter 11b
amino acid pathway 11b
amino acid score 11b
amino acid scoring pattern 12a
amino acid sequence analyzer 12a

aminoacyl-tRNA 11a
γ-aminobutyric acid 12b
aminoglycoside antibiotic 11a
aminoglycosides 11a
amino group 11a
p-aminohippuric acid 12b
aminolysis 12b
aminopeptidase 12b
aminophylline hydrate 12b
aminosugar 12a
aminotransferase 12a
amiodarone hydrochloride 10b
amitriptyline hydrochloride 10b
AMK 10b
AML 104b
amlodipine besilate 13a
ammonia 22b
ammonium limit test 22b
ammonolysis 22b
amoebic dysentery 13a
amorphous 408b
amount of substance 365a
amoxapine 13a
amoxicillin hydrate 13a
AMP 7b, 46a
AMPC 13a
AMPC・CVA 117b
amperometric titration 293b
amphetamine 22b
amphipathic compound 440a
amphipathicity 440a
amphipathic property 440a
amphiphile 440a
amphiphilic compound 440a
Ampholine 22b
ampholyte 440b
ampholytic surface active agent 440a
amphoteric electrolyte 440b
amphotericin B 13a
amphoteric ion 440a
amphoteric surfactant 440a
ampicillin 22a
ampoule 22b
ampul 22b
ampule 22b
amygdalin 10b
α-amylase 12b
amyloid β protein 12b
amylopectin 12b
amylose 12b
amyotrophic lateral sclerosis 112b
anabolism 294a
anaerobic 138a
anaerobic bacteria 137b
analgesic 277b

analog 9a
analogue 9a
analysis of variance 374b
analytical methods validation 376a
anamnese 9a
anamnesis 97a
anaphylactic shock 9a
anaphylactoid reaction 9a
anaphylatoxin 9a
anaphylaxis 9a
anastrozole 9a
ANCA 146a
androgen 2a
anemarrhena rhizome 270a
anemia 355a
anergy 9b
anesthetic 401b
anesthetic depth 401b
anethole 9b
ANF 220b
Anfinsen's dogma 22a
Anger camera 20a
angina 107b, 386b
angina at rest 20b
angina of effort 447a
angina pectoris 107b
angina pectoris at rest 20b
angioedema 131b
angiogenesis 131b
angiography 131b
angioneurotic edema 131b
angiotensin 20a
angiotensin converting enzyme 20b
angiotensin converting enzyme inhibitor 20b
angiotensin II receptor antagonist 20b
angiotensin II receptor blocker 20b
angle-closure glaucoma 379a
angle of repose 21a
angle of rotation 242b
aniline 9b
anion 38a
Anisakis 9a
anisole 9b
annealing 9b
anode 9b, 426b
anomer 9b
anorexia nervosa 214b, 215a
ANOVA 375a
ANP 220b
antacid 231a
antagonism 99b
antagonist 21a
——, aldosterone 17a
——, aldosterone receptor 141b

——, allosteric　19b
——, angiotensin II receptor　20b
——, calcium　85a
——, dopamine receptor　301b
——, histamine H_1 receptor　343b
——, histamine receptor　343b
——, leukotriene receptor　447a
——, metabolic　255b
——, N-metyl-D-aspartate receptor　53a
——, NMDA receptor　53a
——, selective muscarinic receptor　244a
antedrug　21b
antenatal diagnosis　201a
anterior pituitary hormone　78b
anthracycline antibiotic　22a
anthracyclines　22a
anthraquinone　22a
anthrax　264a
antiacid　231a
anti addition　21b
anti-AIDS drug　45a
antiallergic drug　141b
antiandrogen　22a
anti-androgen drug　141b
antianxiety drug　152b
antiarrhythmic drug　152b
antibacterial drug　144a
antibacterial spectrum　144a
antibiotic　148b
——, aminoglycoside　11a
——, anthracycline　22a
——, antitumor　147b
——, β-lactam　432a
——, carbapenem　85b
——, cephamycin　239a
——, cepharosporin　239a
——, cephem　239b
——, glycopeptide　118b
——, ketolide　135b
——, β-lactam　432a
——, lincomycin　441b
——, macrolide　401a
——, monobactam　416a
——, oxacephem　63b
——, penam　382a
——, penem　382a
——, penicillin　382a
——, peptide　383a
——, polypeptide　396b
——, synthetic　148a
——, tetracycline　286a
antibody　151a

antibonding orbital　336a
anticancer drug　143a
anti-cataract drug　330b
anticathartic　137a
anticeptic　206a
anticholinergic drug　146b
anticholinesterase　146b
anticoagulant　130a
anticodon　21a
anticonvulsant　144b
antidepressant　142a
antidepressant drug　142a
antidiabetic drug　151b
antidiarrheal drug　187b
antidiuretic hormone　153b
anti-DNA antibody　151a
anti-dopaminergic drug　151b
anti-doping　21b
antidote　135b
anti elimination　21b
antiemetic　233b
antiepileptic　151a
antiepileptic drug　151a
antiestrogen　142a
antiestrogen drug　142a
antifibrolytic agent　149a
anti form　21a
antifungal agent　388a
antifungal drug　148a
antigen　145a
antigen-antibody complex　145b
antigen-antibody reaction　145a
antigenic determinant　145a
antigen presentation　145b
antigen presenting cell　145b
antigen receptor　145b
antigen specificity　145b
anti-glaucoma drug　440b
anti-glutamic acid decarboxylase antibody　144b
anti-Hansen drug　152a
anti-HCV　51a
anti-herpes drug　153a
antihistamine　152b
antihistaminic drug　152b
antihypertensive　146a
antihypertensive drug　146a
antiinflammatory drug　142a
anti-influenza virus drug　141b
antileprosy drug　152a
antileprotic drug　152a
antileukotriene　154a
anti-lymphocyte globulin　152b
antimalarial drug　153b
antimanic drug　149b
anti-Markovnikov addition　337b

antimetabolite　255b
antimicrobial drug　144a
anti-migraine drug　386a
anti-myasthenia gravis drug　198b
antineoplasmic agent　141a
antineutrophil cytoplasmic antibody　146a
antineutrophil cytoplasmic antibody associated glomerulonephritis　146a
anti-Oketsu formula　115b
anti-osteoporosis drug　159a
antioxidant　147a, 175a
antiparasitic drug　116a
antiparkinson drug　152a
antipeptic ulcer drug　203b
antiphthisic　144b
antiplatelet aggregation drug　133a
antiplatelet drug　145a
antipode　108a
antiport　254b
antiporter　21b
antiprotozoal drug　145b
antipsychotic drug　148b
antipyretic analgesic　136a
antipyrine　21b
antirheumatic drug　153b
anti-sense strand　21a
antisepsis　391a
antiseptic　391a
antiserum　145a
antispasmodic　276b
anti-Stokes line　336b
antisymmetrical stretching vibration　102a
antithrombin III　21b
antithrombin agent　151b
antithrombotic drug　145a
anti-thymocyte globulin　143b
antithyroid drug　146a
antitoxoid drug　151b
antituberculosis drug　144b
antitumor antibiotic　147b
antitumor drug　147b
antitussive　276b
antiulcer drug　142b
antiulcer remedy　72b
anti-vertigenous drug　276b
antiviral agent　141b
antiviral drug　141b
anuria　409a
anus　153b
anxiolytic　152b
AO　138b
aorta　257b
aortic arch　257b
aortic dissection　257b
AP　107b

APC 145b
aphasia 190a
API 254a
apical membrane 274a
aplastic anemia 167a
apocrine gland 10a
apoenzyme 10a
apolipoprotein 10b
apoplexy 272b
apoptosis 10a
apothanasia 61b
apparent infection 139b
apparent partition coefficient 405b
appendicitis 271b
apricot kernel 109a
aprotic polar solvent 349b
APTT 81a
aqua (complex) ion 2b
aquaporin 2b
aqueous humor 390b
aquo ion 3b
Ar 13b
Ara-C 189b
arachidonate cascade 13a
arachidonic acid 13a
arachnoid 116b
arachnoid mater 116b
ARB 20b
arbekacin sulfate 18b
arbutin 18b
Archaebacteria 156b
area under the blood concentration-time curve 56b
arene 19b
Arg 15b
argatroban hydrate 15a
argentimetric titration 114b
argentometry 114b
arginine 15b
aristolochic acid 13b
aromatase inhibitor 20a
aromatic agent 389a
aromatic amino acid 389a
aromatic electrophilic substitution reaction 389a
aromatic hydrocarbon 389b
aromaticity 389a
aromatic nucleophilic substitution reaction 389a
aromatic stomachic 389a
aromatic water 389a
arotinolol hydrochloride 20a
Arrhenius acid-base concept 18b
Arrhenius equation 19a
arrhythmia 364a
arsenic 344b
arsenic limit test 345a
arsenic poisoning 345a

artemisia capillaris flower 40a
arterial blood 297a
arterial carbon dioxide tension 297a
arterial natriuretic factor 220b
arterial natriuretic peptide 220b
arterial oxygen tension 297a
arteriosclerosis 297a
arteriosclerosis obliterans 379b
arteriovenous anastomosis 295b
artery 297a
arthritis 91b
Arthus reaction 16a
artificial additive 270a
artificial dialysis 216a
artificial fertilization 215b
artificial insemination 215b
artificial organ 215b
artificial radionuclide 216b
aryl group 13b
asbestos 5b
asbestosis 237a
Ascaris lumbricoides 70b
ascending aorta 204a
ascites 362b
ascorbic acid 5a
aseptic manipulation 408a
asexual reproduction 409a
asiasarum root 166b
Asklepios 5a
Asn 5a
ASO 379b
Asp 5a
L-asparaginase 5a
asparagine 5a
aspartate aminotransferase 5a
aspartic acid 5a
aspiration pneumonia 154a
aspirin 5a
aspirin asthma 5b
aspirin dilemma 5a
aspirin induced asthma 5b
assertion 3b
assistance 70a
AST 5a
asthma 244a
astragalus root 62a
astringent 200a
asymmetric auxiliary 364a
asymmetric carbon atom 364a
asymmetric catalyst 364a
asymmetric pool strategy 364a
asymmetric reaction 364a

asymmetric synthesis 364a
atenolol 8a
ATG 143b
atheroma 8a
ATL 231b
atmospheric pressure ionization 254a
atom 138b
atomic absorption spectrophotometry 139a
atomic nucleus 138b
atomic number 139a
atomic orbital 138b
atomic radius 139a
atomic spectrum of hydrogen 223b
atomization enthalpy 132a
atopic dermatitis 8a
atopic diathesis 8b
atopy 8a
atorvastatin calcium hydrate 8b
ATP 7b
ATP-ADP carrier 52a
ATP-binding cassette transporter 54a
ATP-dependent potassium channel 51b
ATP-sensitive potassium channel 52a
ATP synthase 52a
atractylodes lancea rhizome 248b
atractylodes rhizome 350b
atractylon 8b
atrial fibrillation 220b
atrial flutter 221a
atrioventricular block 389b
atrioventricular node 389b
atropine sulfate hydrate 8b
atypical antipsychotic 346b
AUC 56b
audit of dispensing 273b
auditory sense 273a
Auerbach's plexus 2a
Aufbau principle 148a
auranofin 66b
autacoid 65b
autistic disorder 195a
autoantibody 185b
autoantigen 185b
autocrine 65b
autoimmune disease 185b
autoimmune hemolytic anemia 185b
automatic machine dividing powder or internal preparation 192b
autonomic nervous system 212b

欧文索引

autonomic reflex center　212b
autosome　205b
auxochrome　211a
available work　424a
AV block　389b
average molecular weight　378a
avian influenza　303b
avidin　9b
avidity　9b
Avogadro constant　10a
AVP　331b
axial asymmetry　184a
axial bond　2b
axial chirality　183b
axon　183b
azasetron hydrochloride　3b
azathioprine　3b
azelastine hydrochloride　6b
azeotrope　109a
azeotropic mixture　109a
azimuthal quantum number　388a
aziridine　4b
azithromycin hydrate　4a
AZM　4a
azo group　6b
azole antifungal drug　6b
AZP　3b
AZT　5a, 192b
aztreonam　5a
azulene　5b

B

β-ADR　380b
β-adrenergic receptor　380b
β_2-adrenergic receptor agonist　381a
β-adrenoceptor　380b
β_2-adrenoceptor agonist　381a
β-adrenoceptor stimulant　380b
β cell　380b
β decay　380b
β disintegration　380b
β-elimination　381a
β error　257b
β-face　381a
β-lactam antibiotic　432a
β-lactamase　431b
β-lactamase inhibitor　431b
β-lactams　432a
β-lactams・β-lactamase inhibitor combinations　431b
β-lactams combined with β-lactamase inhibitor　431b

β_2 microglobulin　381a
β oxidation　380b
β-position　380b
β ray　381a
β receptor　380b
β receptor blocker　380b
β receptor stimulant　380b
β_2 receptor stimulant　381a
β-sheet　380b
BA　97b, 234a
baby boom　382b
Baby Boom I　253a
Baby Boom II　257b
bacillary dysentery　165b
bacille de Calmette et Guérin　342b
bacillus　88a
Bacillus cereus　240b
Bacillus subtilis　157a
back part alikeness　153a
bacteremia　113b
bacteria　165a
bacteria-elimination　208b
bacterial endotoxins test　60a
bacterial infection　165a
bacterial virus　165a
bacteriophage　330a
bacteriostasis　230a
bacterium　165a
Baeyer-Villiger oxidation　329a
baicalin　326b
bakumondoto　330b
bar　335b
barbaloin　335b
barbiturate hypnotics　335b
barium sulfate　439a
baroreceptor　7a
baroreceptor reflex　7a
basal layer　100a
basal transcription factor　101a
base　98b
base component　201b
base dissociation constant　58a
Basedow disease　331b
base excision repair　58a
Basel Convention　331b
basement membrane　100a
base pair　58b
base peak　99a
base sequence　58b
Basic Act on Disaster Control Measures　165a
Basic Act on Establishing a Sound Material-Cycle Society　202b
basic amino acid　58a

basic antiinflammatory drug　58a
basic factor of approval rejection　206b
basicity　58b
basic properties of a medicinal　419b
basilar artery　323b
basophil　142a
bathochromic effect　217a
Bayesian forecast method　379a
Bayesian weighted least sguars method　379a
BBB　130b
B cell　342a
B-1 cell　338b
B-2 cell　348a
B cell receptor　342a
BCG　342b
BCR　342a
BCSFB　130b
BDP　380a
bearberry leaf　44a
bear bile　424a
Beckmann rearrangement　381b
beclomethasone dipropionate　380a
becquerel　380a
bedsore　300a
Beer's law　384a
Behçet disease　381a
belladonna alkaloid　383b
belladonna root　383b
Bencaogangmu　397b
Bence Jones proteinuria　385b
bending vibration　384b
benidipine hydrochloride　382a
benign prostatic hyperplasia　246a
benign tumor　440b
benzalkonium chloride　58a
benzamide antipsychotic　385b
benzbromarone　386a
benzene　386a
benzethonium chloride　58a
benzidine　385a
benzo[*a*]pyrene　386b
benzocaine　385a
benzodiazepine hypnotic drug　386a
benzyl group　385b
benzylpenicillin　385b
benzyltetrahydroisoquinoline alkaloid　385b
benzyne　385a

beraprost sodium 383b
berberine 384b
beriberi 80a
betahistine mesilate 381a
betaine 380b
betamethasone 381a
betamethasone valerate 381a
betamipron 381a
BET equation 381b
bethanechol chloride 381a
bezafibrate 380a
B form DNA 340a
bias 325a
bicalutamide 341a
bifonazole 350a
biguanide drug 341b
biguanides 341b
bile 263b
bile acid 263b
bile duct 263b
biliary clearance 263b
biliary excretion 263b
bilirubin 354a
bimolecular nucleophilic substitution reaction 313a
binder 132b
binding 329b
binding energy 132a
binding percentage 132b
bio-amine 232b
bioassay 325b
bioavailability 234a
biochemical oxygen demand 340a
bioconcentration 234b
biodegradable polymer 235a
bio-derived product 234b
bioequivalence 234a
bioequivalence test 234a
bioethics 235a
biofilm 326a
biohazard 326a
bioimaging 326a
bioinformatics 326a
bioisosterism 234a
biological 233b
biological assay 325b
biological concentration 234b
biological containment 234a
biological half-life 234a
biologically active amine 235b
biologically active peptide 235b
biological product 233b, 234b
biological response modifier therapy 338a
biological safety cabinet 20b
biological standard potential 234a

bioluminescence 234b
bioluminescence immunoassay 234b
bioluminescence resonance energy transfer 234b
bioluminescent immunoassay 234b
biomarker 326b
bioreactor 326b
biosafety level 326a
biosensor 326a
biosynthesis of cholesterol 162b
biosynthesis of fatty acid 195b
biotechnology product 116b
biotech pharmaceutical 326a
biotin 339b
bipolar disorder 248a
bipolar mood disorder 248a
biradical 353b
Birch reduction 331b
birth canal infection 177a
birth rate 201a
bisacodyl 342b
bisoprolol fumarate 345a
bisphenol A 344a
bisphosphonate preparation 344a
bistributyltin oxide 344a
bitter orange peel 297a
bitter stomachic 116b
biuret reaction 338b
black box warning 127a
bladder 388b
bladder carcinoma 388b
blastula stage 391a
bleomycin 370a
blindness 415a
blister 224b
blister package 369a
BLM 370a
block buster drug 371b
blocker 197a, 371b
——, α receptor 18a
——, α_1 receptor 17b
——, α,β receptor 18a
——, angiotensin II receptor 20b
——, β receptor 380b
——, calcium channel 85a
——, H_2 51a
——, histamine H_2 receptor 343b
——, H_2 receptor 51a
——, potassium channel 84a
——, serotonin 5-HT_3 receptor 241a
——, sodium channel 308b

blocking 371b
blood 129a, 129b
blood-activating medicinal 115b
blood brain barrier 130b
blood cerebrospinal fluid barrier 130b
blood clotting 129b
blood clotting factor 129b
blood coagulation 129b
blood coagulation accelerator 130a
blood coagulation factor 129b
blood concentration at steady state 282b
blood corpuscle drug concentration 132a
blood drug concentration 134b
blood flow limited 135a
blood gas partition coefficient 129b
blood glucose 134b
blood placenta barrier 130b
blood pressure 129a
blood product 130a
blood purification 130a
blood stem cell transplantation 248a
blood sugar 134b
blood tonyfying formula 391b
blood transfusion 424b
blood unbound drug concentration 134b
blood urea nitrogen 316b
blood vessel 131a
blue letter 21a
blue shift 369b
blunt end 378a
BMI 339a
BMT 158b
BNP 220b
board certified pharmacy specialist 245b
boat form 366a
BOD 340a
body mass index 339a
body surface area 258b
body temperature 254a
Bohr effect 388a
boiling 365a
boiling point 365a
Boltzman distribution law 397a
Boltzmann constant 397a
Boltzmann distribution 397a
Boltzmann equation 397a
bond dissociation energy 132a

bond dissociation enthalpy 132a
bond energy 132a
bond enthalpy 132a
bonding orbital 132b
bond moment 132b
bond order 132b
bone 395a
bone absorption 158a
bone and calcium metabolism 158a
bone density 159b
bone formation 158a
bone marrow 158b
bone marrow suppression 159a
bone marrow transplantation 158a
bone mass 159b
bone metabolism 159a
bone morphogenesis 248a
bone remodeling 159b
bone resorption 158a, 330b
bone resorption depressant 158a
bone resorption inhibitor 158a
bonetissue 159a
borane 396a
boron trifluoride diethyl etherate 339a
botulism 394b
boundaries 106b
bound water 132b
bovine spongiform encephalopathy 43b
Bowman's capsule 395b
Boyle-Charles' law 388a
BP 381a
B. P. 129a
BPA 344a
Bq 380a
bradyarrhythmia 212a
bradycardia 212a
bradykinin 367a
Bragg equation 367b
brain 322a
brain blood partition coefficient 322a
brain circulating metabolism improvement drug 323a
brain death 322b
brain natriuretic peptide 220b
brain stem 322a
brain tumor 322b
branched-chain amino acid 374a
branched-chain amino acids-enriched medicine 374a

brand-name drug 245a
breast cancer 314a
bremsstrahlung 233b
BRET 234b
bromate titration 199a
bromazepam 373b
bromhexine hydrochloride 373b
bromocriptine mesilate 373b
bromometry 199a
bromonium ion 374a
N-bromosuccinimide 373b
bromovalerylurea 374a
bronchial asthma 97b
bronchitis 97b
bronchodilator 97b
bronchus 97b
brotizolam 371b
Brownian motion 367a
browning reaction 82a
Brønsted-Lowly acid-base concept 370a
bruising 193b
Brunauer-Emmett-Teller equation 381b
brush border 171b
brush border membrane 171b
BSE 43b
BSL 326a
buccal 144a
buccal tablet 332a
bucillamine 364a
BUD 365b
budesonide 365b
Buerger disease 331a
bufalin 366a
buffer 90b
buffer action 90b
buffer capacity 91a
buffering agent 90b
buffer solution 90b
buffer value 91a
bulb 441a
bulimia 78a
bulimia nervosa 215a
bulla 224b
bullosis 224b
bullous dermatosis 224b
bumetanide 366b
BUN 316b
bunazosin hydrochloride 365b
bundle branch block 102b
bundle of His 343b
buoyancy 369a
bupleurum root 166a
buprenorphine hydrochloride 366a
buserelin acetate 364b

busulfan 364a
butenafine hydrochloride 365b
n-butyl 53b
sec-butyl 237b
t-butyl 283b
butyl group 364b
butyrophenonic antipsychotic 364b

C

C 192b
Ca^{2+}-ATPase 85a
cabergoline 83b
Cabinet Order 235b
cacodylic acid 78a
cadherin 82b
cadmium 82b
caking 128b
calcitonin 85a
calcitonin preparation 85a
calcitriol 85b
calcium antagonist 85a
calcium-binding protein 85a
calcium channel 85a
calcium channel blocker 85a
calcium folinate 396b
calcium ion 84b
calcium polystyrene sulfonate 396a
calcium preparation 85a
calcium release channel 85a
calibration curve 140b
calmodulin 86b
calomel electrode 87a
calorimeter 320b
CAM 117b, 169b
CaM 86b
camostat mesilate 84a
cAMP 165b
camphor 95a, 207a
d-camphor 95a
camptothecin 94b
campylobacter infection 94b
campylobacteriosis 94b
cancer 87a
———, cervical 183a
———, colon 134b
———, colorectal 257a
———, endometrial 183b
———, esophageal 209b
———, gastric 25a
———, liver cancer hepatic 87b
———, lung 326b
———, metastatic hepatic 288b

——, metastatic liver 288b
——, ovarian 433b
——, primary hepatic 140b
——, primary liver 140b
——, prostatic 245b
——, rectal 275b
——, second primary 312a
——, stomach 25a
——, testicular 232b
——, uterine 182b
——, uterine body 183a
cancer-associated antigen 88a
canceration 87b
cancer cell 89b
cancerization 87b
cancer-specific antigen 94a
cancer therapy after peptide vaccination 95a
candesartan cilexetil 93b
candidiasis 89b
candin antifungal drug 103a
cane sugar 211b
cannabinoid 94a
cannabis 258b
canonical structure 110b
CAP 189b
capacity-limited drug 205a
capecitabine 83b
capillary 415a
capillary electrophoresis 102b
capillary electrophoresis-mass spectrometer 103a
capillary stabilizer 131b
capillary zone electrophoresis 102b
capping 102b
capsid 103a
cap structure 102b
capsule 83a, 109a
captopril 83a
carbamate 86a
carbamate insecticide 86a
carbamazepine 85b
carbamic acid 85b
carbamide 85b
carbanion 86a
carbapenem antibiotic 85b
carbapenems 85b
carbazochrome sodium sulfonate hydrate 85b
carbene 86a
carbidopa hydrate 86a
carbocation 86a
L-carbocysteine 86b
carbohydrate 264a
carbolic acid 237a
carbon acid 264b

carbonate dehydratase 263a, 263b
carbon dioxide 311a
carbonic anhydrase 86b
carbonic anhydrase inhibitor 263a
carbon monoxide 30b
carbon 13 NMR 264b
carbonyl group 86b
carboplatin 86b
carboxy group 86b
carboxylate 86b
carboxyl group 86b
carboxylic acid 86b
carboxylic acid derivative 86b
carboxylic chloride 86b
carboxypeptidase 86b
carciferol 85b
carcinoembryonic antigen 93b
carcinogenesis 87b
carcinoma 87a, 90b
carcinomatous pain 91a
cardiac catheterization 218a
cardiac cycle 216b
cardiac death 218b
cardiac failure 220b
cardiac gland 377a
cardiac glycoside 107b
cardiac infarction 214a
cardiac muscle 214a
cardiac output 220a
cardiac rate 220a
cardiac stimulant 108a
cardiac tamponade 218b
cardiac valvular disease 218b
cardiogenic shock 215b
cardiomyopathy 214a
cardiotonic 108a
cardiotonic drug 108a
cardioversion 85b
care 69a
careful administration 219a
care management 125a
care manager 125a
β-carotene 87a
carotenoid 87a
carperitide 86a
carperitide (genetical recombination) 86a
carrier 103a
carrier-mediated transport 264b
carteolol hydrochloride 85b
cartilage 309b
cartilage tissue 309b
carvedilol 86a
case control study 208b
case report form 208b

caspase 79b
cassia seed 135a
catabolism 25a
catalase 80a
catalepsy 80a
catalyst 209b
catalytic hydrogenation 238b
catalytic reduction 238a
cataplasm 334a
cataract 330b
cataracta senilis 447a
catechin 82a
catechol 82a
catecholamine 82a
catechol O-methyltransferase 82b
cathartic 196b
cathecolamine agonist 82a
catheter 82b
catheter ablation 82b
catheter intervention 82b
cathode 38a, 80a
cation 426a
cause of death by age 321b
CAZ 240a
CBA 353a
CBDCA 86b
CBP 85a
CCL 239a
ccp 170b
CD 60b, 124a, 191a
CD antigen 191b
CDC 379a
CD classification 192a
CDDP 188b
CDE 296b
CDK 166a
CDK inhibitor 191b
cDNA 191b
cDNA cloning 191b
cDNA library 191b
cDNA subtraction 191b
CDR 249b
CD spectrum 191b
$CD4^+$ T cell 191a
$CD8^+$ T cell 191b
CDTR-PI 239b
CE 102b
CEA 93b, 351a
cecum 415a
cefaclor 239a
cefazolin sodium 239a
cefcapene pivoxil hydrochloride hydrate 239b
cefdinir 239b
cefditoren pivoxil 239b
cefepime dihydrochloride hydrate 239b
cefmetazole sodium 240a
cefoperazone sodium 239b

cefotiam hexetil hydrochloride 239b
cefotiam hydrochloride 239b
cefpodoxime proxetil 240a
cefsulodin sodium 240a
ceftazidime hydrate 240a
ceftriaxone sodium hydrate 240a
celecoxib 240b
cell 168b
——, α 18a
——, adult somatic stem 256a
——, antigen presenting 145b
——, β 380b
——, B 342a
——, B-1 338b
——, B-2 348a
——, cancer 89b
——, $CD4^+$ T 191a
——, $CD8^+$ T 191a
——, chemical 73b
——, concentration 323b
——, cultured 329a
——, cytotoxic T 169a
——, Daniell 261b
——, dendritic 200a
——, EC 26a
——, ECL 25b
——, effector 54b
——, electrochemical 73b
——, embryonic stem 328a
——, enterochromaffin 273a
——, enterochromaffin-like 273b
——, ES 23a
——, eucaryotic 213b
——, eukaryotic 213b
——, $γδ$-T 95b
——, galvanic 85b
——, germ 231b
——, glia 118a
——, half 337a
——, helper T 384a
——, hematopoietic stem 248a
——, hepatic 89b
——, immortal 364a
——, induced pluripotent stem 2a
——, iPS 2a
——, K 129a
——, killer 111b
——, killer T 111b
——, Langerhans 433b
——, Leydig 431a
——, liver 89b
——, mast 350a, 401b
——, Merkel 413a
——, mesangial 409b
——, naive T 307b
——, natural killer 308a
——, natural killer T 308a
——, nerve 214b
——, NK 53b
——, NKT 53b
——, osteoblastic 157b
——, osteoclastic 330b
——, osteogenic 158b
——, procaryotic 137b
——, prokaryotic 137b
——, red blood 237b
——, regulatory T 274a
——, somatic 255a
——, somatic stem 256a
——, stem 89b
——, T 282a
——, Th1 279b
——, Th2 279b
——, tumor 89b
——, unit 262b
——, white blood 332a
cell adhesion 169b
cell adhesion molecule 169b
cell cycle 169a
cell division 170a
cell growth factor receptor 169b
cell membrane 170a
cell-membrane permeability 170a
cell reaction 292a
cellular immunity 169a
cellulose 240b
cell wall 170a
CE-MS 103a
Center for Drug Evaluation and Research 379a
Centers for Disease Control and Prevention 379a
central antitussive 271b
central dogma 244b
centrally acting muscle relaxant 271b
central muscle relaxant 271b
central nervous system 271b
central parenteral nutrition 194a, 271a
central venous hyperalimentation 271a
centromere DNA 245a
centrosome 271b
cephamycin antibiotic 239a
cephamycins 239a
cepharosporin antibiotic 239a
cepharosporins 239a
cephem antibiotic 239b

cephems 239b
ceramide 240a
cerebellum 207a
cerebral apoplexy 323b
cerebral circulation 323a
cerebral cortex 258a
cerebral death 322b
cerebral hemisphere 258a
cerebral infarction 322a
cerebral limbic system 258a
cerebral medulla 258a
cerebral stroke 323b
cerebral white matter 258a
cerebrosid 240b
cerebrospinal fluid 323b
cerebrospinal meninx 323b
cerebrum 258a
Certification Committee of Needed Long-Term Care 69b
certification of needed long-term care 426a
certified diabetes educator 296b
certified reference material 317b
ceruloplasmin 240b
cervical canal 183a
cervical cancer 183a
cervical carcinoma 183a
cervical spinal cord 127b
cesarean section 281a
cestode 205b
cetirizine hydrochloride 237b
CEZ 239a
CFC 123b
CFDN 239b
CFPM 239b
CFPN-PI 239b
CFS 240a
cGMP 166a
chain reaction 446b
chair form 26b
chalcone 84b
channel 270b
channel-linked receptor 270b
chaperone 197a
characteristic absorption band 298b
characteristic vibration 298b
charge balance 289a
charge barrier 270b
charge-transfer complex 288b
charge-transfer interaction 289a
Charles' law 197a
chart 85b

CHD 94a
ChE 179b
checking prescription 211b
checkpoint 267b
checkpoint control 267b
chelate 112a
chelate effect 112b
chelatometric titration 112b
chemical battery 73b
chemical cell 73b
chemical equilibrium 74a
chemical formula weight 73a
chemical hazard 136b
chemical ionization 73a
chemical library 77b
chemical mediator 73b, 136b
chemical mediator antireleaser 136b
chemical oxygen demand 180b
chemical potential 74a
chemical shift 73a
chemical synapse 73a
chemical transmitter 73b
chemiluminescence 73b
chemiluminescence detector 74a
chemiluminescence enzyme immunoassay 74a
chemiluminescence immunoassay 74a
chemiluminescent enzyme immunoassay 74a
chemiluminescent immunoassay 74a
chemoembolization 73b
chemokine 136b
chemoradiation therapy 390a
chemoreceptor 73a
chemoreceptor trigger zone 73a
chemotaxonomy 136b
chemotherapeutic 74a
chemotherapeutic drug 74a
chemotherapy 74a
chest pain 108b
chest X-ray radiograph 109a
Cheyne-Stokes respiration 268a
CHF 43b
chickenpox 224a
chikusetsusaponin 268b
child dose 206b
childhood autism 206b
child population 321a
Child-Pugh classification 270a
chills and fever 94a
chimeric mouce 101b
chinoform 100b

chiral 112a
chiral auxiliary 112a
chiral center 112a
chiral pool strategy 112a
chi-squared test 70a
chitin 99b
chitosan 100a
Chlamydia 117b
chloral hydrate 390b
chloramphenicol 123a
chlorhexidine gluconate 120b
chloride limit test 58a
chlorinated lime 172b
chlorination 59b
chlorine consumed 59b
chlorine demand 59b
chlormadinone acetate 123a
chlorofluorocarbon 123b
chloroform 123b
m-chloroperbenzoic acid 123a
chlorophyll 123a
chloroplast 428b
chloroquine 123a
N-chlorosuccinimide 123a
chlorpheniramine maleate 123a
cholagogue 436a
cholecalciferol 162a
cholecystokinin 162a
cholekinetic 328b
cholelithiasis 264a
cholera 162b
choleretic 168a
cholesterol 162b
cholesterol ester 162b
choligergic receptor 161b
choline 161b
cholinergic drug 161b
cholinesterase 161b
cholinesterase inhibitor 161b
CHOP chemotherapy 179b
chromate poisoning 123a
chromatin 122b
chromatogram 122b
chromatography 122b
chromium 123a
chromophore 333b
chromosomal aberration 243a
chromosome 243a
chromosome aberration test 243a
chronic 403b
chronic bronchitis 403b
chronic gastritis 403b
chronic glomerulonephritis 403b

chronic heart failure 404a
chronic hepatitis 403b
chronic kidney disease 403b
chronic leukemia 404b
chronic lymphocytic leukemia 404b
chronic myelogenous leukemia 403b
chronic obstructive pulmonary disease 404b
chronic pancreatitis 404a
chronic rejection 403b
chronic renal failure 404a
chronic toxicity 404a
chronotherapy 181b
chylomicron 112b
chylomicron remnant 112b
chymotrypsin 101b
CI 73a
cibenzoline succinate 195b
ciclosporin 184b
CID 206b
ciliary body 415a
cilostazol 213a
cimetidine 196a
cinchona bark 100a
cinnamaldehyde 219b
cinnamon bark 128a
cipher prescription 419b
ciprofloxacin hydrochloride 195a
circadian rhythm 171a
circular dichroism 60b
circular dichroism spectrum 60b
circulatory system 202b
cis elimination 188a
cis form 188a
cisplatin 188b
cis-trans isomer 188b
citric acid 115a
citric acid cycle 115a
citrulline 192b
citrus unshiu peel 277b
CJD 122a
CK 121b
CKD 403b
CL 404a
CL 118a
claim(s) 122a
Claisen condensation 116b
Clapeyron-Clausius equation 117b
clarithromycin 117b
class 117a
Class I drug 253a
Class II drug 258a
Class III drug 255a
classical pathway 160a
classification 374b

classification criteria of
　　　severity level 199b
class 1 monitoring chemical
　　　substance 253a
class 1 specified chemical
　　　substance 253a
class 2 specified chemical
　　　substance 257b
class switch 117a
clathrate compound 117a
CL_{cr} 121b
CLD 74a
CLDM 120a
clean bench 120a
clean room 120a
clean up 119b
clearance 118a
clearance ratio 118a
clear heat 233b
clear layer 266a
cleatine 121b
CLEIA 74a
CL_h 88b
CLIA 74a
climinal pharmacy service to
　　　inpatient 417b
clindamycin 120a
clinic 221b
clinical economics 441b
clinical examination 216b
clinical guideline 221b
clinical laboratory technologist
　　　442a
clinical laboratory testing
　　　441b
clinical pathway 119a
clinical pharmacy 119b
clinical research coordinator
　　　179a, 268b
clinical trial 268b, 442a
clinical trial for marketing
　　　authorization 268b
clioquinol 118a
CLL 404b
clobetasol propionate 122b
clobetasone 122b
clomifene citrate 122a
clomipramine hydrochloride
　　　123a
clonal deletion 123b
clonal selection theory 123b
clonazepam 122a
clone 123b
clone technology 123b
clonic convulsion 93b
clonidine hydrochloride 122a
cloning 122b
clopidogrel sulfate 122b
closed-ended question 300a
closed question 300a

closed system 379a
close-packed structure 170b
closest packing 170b
Clostridium perfringens 43a
clotiazepam 122a
clotrimazole 122a
clouding point 306a
cloud point 306a
clove 274a
cloxacillin sodium hydrate
　　　122a
cloxazolam 122a
CL_{tot} 243b
cluster information 117a
cluster of differentiation
　　　classification 192a
clysis 93b
clysma 93b
clyster 93b
CM 112b
CMA 351a
C_{max} 166b
cmc 441a
CML 403b
CMZ 240a
cnidium rhizome 242a
^{13}C NMR 198a
CNP 221a
CNS 271b
CoA 392b
coactivator 141a
coagulase test 141a
coagulation 108a
coagulation accelerator 107a
coating 160a
coating agent 160a
coca 154a
cocaine hydrochloride 154b
coca leaf 154b
coccus 103b
coccygeal spinal cord 343a
Cochrane Library 156b
Cockcroft-Gault formula
　　　158a
cocktail therapy 76b
COD 180b
coded prescription 419b
codeine phosphate hydrate
　　　160a
coding region 398b
coding strand 160a
codon 160a
coefficient of kinematic
　　　viscosity 296b
coefficient of variation 386b
coenzyme 392a
coenzyme A 392b
coenzyme Q 392b
cofactor 388a
cohesice end 364b

cohesive end 300b
cohort study 160b
coix seed 429a
colchicine 162a
colchicum seed 162a
cold and heat 94a
cold medicine 79b
cold-natured medicinal 95b
cold remedy 79b
colestimide 162a
colestyramine 162a
collagen 161a
collagen disease 145b
collagen fiber 145b
collecting duct 198a
colligative property 250a
Collins reagent 161b
collision cross-section 206a
collision-induced dissociation
　　　206b
collision theory 206b
colloid 163a
colloid infusion 147a
colon 134b
colon cancer 134b
colonic delivery prodrug
　　　257a
colonic polyp 257a
colon-targeting drug 257a
colony 163a
color additive 270a
colorant 270a
colorectal cancer 257a
color fixative 333a
color former 333a
coloring agent 270a
coloring reagent 283a
columnar epithelium 60a
column chromatography 84a
combination of drugs 146b
combination of glycyrrhizin
　　　119a
combination therapy 379b
combinatorial chemistry
　　　164a
co-medical 161a
committee on pharmaceutical
　　　affairs 419a
common cold syndrome 79b
common γ-chain 108a
common ion effect 108b
common name 96a
communication 161a
community-acquired
　　　pneumonia 189b
community-aquired infection
　　　189b
community health 267b
community health care 267a
community pharmacist 422b

community welfare 267b
comparable drug 256b
compartment analysis 163b
compartment model 164a
1-compartment model 28b
2-compartment model 311a
3-compartment model 175a
compatibility 327b
Compemdium of Materia Medica 397b
competent 164a
competitive antagonism 107a
competitive assay 107a
competitive inhibition 107a
competitive reaction 108b
complehensive analysis 415a
complement 394a
complement activation 394b
complementarity determining region 249b
complementary DNA 191b
complementary medicine 391b
complementary strand 249b
complement fixation test 394b
complete decoupling 92b
complete life table 92b
complex 171b
complex biosynthetic pathway 361b
complex carbohydrate 362a
complex ion 171a
complex reaction 362a
complex salt 171a
compliance 164b
composite electrolyte infusion 362a
composite reaction 362a
compound library 77b
compound lipid 361b
comprehensive medicine 388a
compressibility factor 7a
compromised host 25a
Compton effect 164b
Compton scattering 164b
compulsory vaccination 101b
computerized tomography 164b
COMT 82b
concentration 323b
concentration cell 323b
concomitant symptom 224a
condensation 107b
condensed ring 200a
conditioned avoidance behavior 204a
conditioned reflex 204a
conditioned response 204a

conductimetry 296a
conduction anesthesia 292b
conduction of action potential 153a
conduction of heat 319b
conductivity 296a
conductometric titration 296a
conductometry 292b
cone 223b
conference 94b
confidence interval 221a
confidential duty 201b
confirmatory trial 139b
confirmed diagnosis 76b
confocal laser scanning microscope 107b
conformation 436b
conformational isomer 327b
conformer 327b
confounding 153b
confounding factor 153b
congenital 244b
congestive heart failure 43b
coniosis 220a
conjugate 389b
conjugate acid 109b
conjugate addition 110a
conjugate base 109b
conjugated diene 109b
conjugated double bond 110a
conjugated enone 109b
conjugated polyene 110a
conjugated protein 362a
conjugated system 109b
conjugation 109b, 238a, 388b
conjunctiva 135a
conjunctivitis 135a
connecting peptide 195a
connective tissue 132b
connective tissue disease 132b, 145b
consecutive reaction 446b
consensus sequence 163b
consolidation therapy 181b
constant region 282b
constipation 387b
consultation 163b
contact angle 238a
contact dermatitis 238b
contagious infection 238b
container 426b
content uniformity test 96b
continuous administration 337b, 446b
continuous X-rays 446b
contractile ring 198a
contraindication 113a
contrast agent 247a
contrast medium 247a

control center 274a
controlled medical device 96a
controlled release 390a
controlled release base 211b
controlled release preparation 390a
control of blood pressure 129a
Control Social Insurance Medical Council 270b
Convention on International Trade in Endangered Species of Wild Fauna and Flora 449b
convulsion 128b
cool-natured medicinal 95b
cooperativity 108b
coordinate bond 325a
coordination compound 325a
coordination number 325b
coordination with hospital and community pharmacy 353b
COPD 404b
coplanar PCB 160b
coptis rhizome 63b
copyright 275b
CoQ 154b, 425b
cord blood 167b
core battery study 141a
core battery test 141a
core structure 141a
Cori cycle 161b
coring 141a
corm 103b
cornea 77a
coronary artery 91a, 94a
coronary heart disease 94a
coronavirus 163a
corpus luteum 62b
corpus luteum hormone 62b
corpus luteum hormone preparation 62b
corrective 109a
correlated spectroscopy 180a
correlation spectroscopy 180a
corticosterone 162a
corticotropin 362b
cortisol 162a
cortisone 162a
cosmetic 129a
cosmid 157a
cost accounting method 137b
cost-benefit analysis 353a
cost calculation method 137b
cost-effectiveness analysis 351a
cost-minimization analysis 351a
cost-utility analysis 351a

COSY 180a
cotransport 110b
Cotton effect 159b
cough 236a
Coulomb force 124b
Coulomb interaction 123b
Coulomb's law 123b
coulometric titration 293b
coumarin 116a
counseling 72b
countable dispensation 127b
countercurrent distribution 153b
countercurrent exchanger system 254b
countercurrent multiplier system 254b
counter ion 253a
counter transport 254b
coupled reaction 110a
coupler 333a
coupling 81b
covalent bond 110a
covalent radius 110a
COX 184b
Cp 276a
CPA 184b
CPDX-PR 240a
CPFX 195a
CPK 121b
CPM 184b
CPN 194a, 271a
CPR 195a
CPT-11 36b
CPZ 239b
Cr 121b
Craig plot 121b
cramp 128b
cranial nerve 323a
CRC 268b
C-reactive protein 193b
creatine kinase 121b
creatine phosphokinase 121b
creatinine 121b
creatinine clearance 121b
C region 282b
cresol 122a
cretinism 122a
Creutzfeldt-Jakob disease 122a
CRF 208b
crista 118b
cristae 118b
criteria of brain death diagnosis 322b
critical appraisal 348b
critical micelle concentration 441a
critical micellization concentration 441a

critical pathway 119a
critical point 441a
critical point pH 441a
critical pressure 441a
critical state 441a
critical temperature 441a
critical thinking 119a
critical volume 441a
CRM 317b
Crohn disease 124a
cronary relaxant 88b
cronary vasodilator 88b
cross-check 300b
crossing over 146b
cross-over design 122a
cross reactivity 146b
cross resistance 146b
cross-sectional study 63a
cross tolerance 146b
crown ether 117a
CRP 193b
crude drug 208a
Cryptococcus 119b
Cryptosporidium 119b
crystal 132b
crystal lattice 133a
crystal system 132b
CsA 184b
CSII 106b
C_{ss} 282b
CT 119a, 164b
CTL 169a
CTM 239b
CTM-HE 239b
CTRX 240a
C-type natriuretic peptide 221a
CTZ 73a
CUA 351a
cultured cell 329a
cumene 116b
curare 118a
curative treatment 163b
curcumin 120a
curd-tension meter 82b
cure preventable disease 407a
cushing syndrome 116a
cutaneous mycosis 349a
CV 386b
CYA 184b
cyanobacterium 178b
cyanocobalamin 178b
cyanogen bromide 197b
cyanogenic glycoside 231a
cyano group 178b
cyanohydrin 178b
cyanosis 267a
cycasin 165a
cyclic AMP 165b

cyclic AMP-dependent protein kinase 166a
cyclic GMP 166a
cyclin 166a
cyclin-dependent kinase 166a
cycloalkane 184a
cyclohexane 184a
cyclooxygenase 184b
cyclophosphamide hydrate 184b
cyclopyrrolone hypnotic drug 184b
cycloserine 166a
CYP 192b
Cys 188b
cysteine 188b
cystine 188b
cystitis 388b
cytarabine 189b
cyt *c* 192b
cytidine 189b
cytochrome 192b
cytochrome *c* 192b
cytochrome P450 192b
cytokine 168a
cytokine receptor 168b
cytokinesis 169a
cytoplasmic membrane 170a
cytosine 192b
cytosis 168b
cytoskeleton 169a
cytotoxic T cell 169a
CZE 102b

D

D- 281a
d- 242b
2,4-D 317c
dacarbazine 259a
DAG 178a
daily dose 377b
daiokanzoto 253b
dalteparin sodium 262b
D-amino acid 11b
Daniell cell 261b
dantrolene sodium hydrate 264b
database search 285b
daunorubicin hydrochloride 259a
DCC 186b
DDAVP 285b
DDP 188b
DDS 420a
DDT 283b
deafness 310b

Dear Health Care Provider Letter 113a
death phase 196a
death rate 195b
death with dignity 252b
de Broglie relation 301b
de Broglie wave 301b
Debye–Hückel limiting law 287a
Debye–Scherrer method 286b
decapsulation 260b
decarboxylase 261a
decay 71b
decay constant 71b
decay series 71b
decimal reduction time 283a
Declaration of Geneva 201b
Declaration of Helsinki 384a
Declaration of Lisbon 435b
decoction 243a, 294a
decoupling 284b
decubitus 209b
deep vein thrombosis 220b
defense for development risk 71a
defensive factor enhancement system 388b
defibrillation 210b
deficiency and excess 111a
deficiency pattern/syndrome 111a
definite diagnosis 76b
definitive diagnosis 76b
definitive therapy 168a
degeneracy 200a
deglutition 58b
degree of freedom 199b
degree of ionization 293a
degree of unsaturation 366b
dehydration 261a
dehydro-condensation 261a
delayed-phase reaction 269b
delayed-type allergy 267a
deleterious substance 128b
deletion 132b
delirium 245a
delocalization 341a
delusion of persecution 340a
dementia 269b, 318b
demographic 216a
demography 215b
denaturation 386a
dendritic cell 200a
dengue fever 290a
de novo pathway 217b, 286b
density 406b
dentist 181a
deoxycorticosterone 284b
deoxyribonuclease 279b, 284b

deoxyribonucleic acid 280a
deoxyribonucleotide 284b
D-2-deoxyribose 284b
dependent drug 27b
depersonalization 435a
depersonalization-derealization syndrome 435a
depersonalization disorder 435a
dephosphorylation 261b
depolarization 261a
depression 43b
depression of the freezing point 107a
depth of anesthesia 401b
derived lipid 424b
dermatitis 349a
dermatomyositis 349a
dermatophyte 330a
dermatophytosis 330a
dermis 220a
DES 179a
descending aorta 77b
Description work of herbal pharmacology comprised of excerpts from Shanhanlun and medical experiences 420a
descriptive epidemiology 99a
desensitization therapy 137b
des-γ-carboxy prothrombin 338a
de-shielding effect 261a
designated additive 191b
designated infectious disease 191b
desmopressin acetate 285b
desmosome 239a, 285b
detection limit 139a
deterioration 385b, 387a
determination of amino acid sequence 12a
determination of water 224a
detoxication 135b
detoxication method 135b
deuterated chloroform 197b
deuteration 198b
deuterium isotope effect 199a
deuterium lamp 199a
deuterium replacement 199a
deuterium substitution 199a
development 333b
dexamethasone 284b
dexamethazone loading test 285a
dextromethorphan hydrobromide hydrate 285a
dextro-rotatory 43b
D form 281a

D gene fragment 283a
DHA 300a
DHFR 194a
DI 35b
diabetes insipidus 317a
diabetes mellitus 296a
diabetic coma 296a
diabetic medicine 296b
diabetic nephropathy 296b
diabetic neuropathy 296a
diabetic retinopathy 296b
diacylglycerol 178a
diagnostic and statistical manual of mental disorders 279a
diagnostic imaging technology 79b
dialysis 295b
diamagnetism 336b
diaphenylsulfone 178b
diaphragm 62a
diarrhea 137a
diarrhetic shellfish poison 137a
diastereomer 178a
diastereoselective reaction 178a
diastolic blood pressure 76b
diazepam 178a
diazo coupling 178b
diazomethane 178b
diazonium salt 178b
diazotization 178a
diazotization titration 178b
DIBAL 223a
diborane 196a
dibucaine hydrochloride 194b
DIC 259a
p,p′-dichlorodiphenyl-trichloroethane 283a
2,4-dichlorophenoxyacetic acid 317b
diclofenac sodium 184b
dicyclohexylcarbodiimide 186b
dideoxy method 192a
Dieckmann condensation 281b
die friction 258b
Diels–Alder reaction 284a
diencephalon 94a
diene 180a
dietary fiber 210b
dietary nagativism 111a
dietary reference intake 209a
dietetic therapy 209a
diethyl ether 179a
diethylstilbestrol 179a

diet therapy 209a
differential display 283b
differential identification of drugs 417b
differential refractive index 185b
differential refractive index detector 186a
differential refractometer 186a
differential scanning calorimetry 186a
differential thermal analysis 186a
difficulty of breathing 155a
diffraction 70a
diffraction grating 70a
diffuse electric double layer 75b
diffusion 75b
diffusion coefficient 75b
diffusion controlled reaction 75b
diffusion equation 75b
diffusion layer 75b
diffusion method 75b
diffusion potential 75b
diflucortolone valerate 195a
digenea 400b
digestant 203b
digestive system 203b
digestive tract 203a
digitalis 182a
digitoxin 182b
diglyceride 184a
digoxin 185a
dihedral angle 314a
dihydrocodeine phosphate 194a
dihydroergotamine mesilate 194a
dihydrofolate reductase 194a
o-dihydroxybenzene 194a
diisobutylaluminium hydride 223a
dilatant flow 259a
diltiazem hydrochloride 212b
diluent 363b
dilution method 99a
dimethylarsinic acid 196a
dimethylformamide 196a
N,N-dimethylformamide 196a
dimethyl sulfoxide 196a
dinitrogen oxide 175a
dinoprost 193b
diol 180b
dioscorea rhizome 177b
Dioscorides 281a
diosgenin 180b
dioxin 253b

dioxins 253b
dipeptide 195a
dipeptidyl peptidase-4 inhibitor 283b
diphenhydramine 194b
diphenylhydantoin 194b
diphtheria 194b
dipivefrin hydrochloride 194b
diploid 313a
dipole 247b
dipole-dipole interaction 247b
dipole moment 247b
diprophylline 195a
dipyridamole 194b
direct agglutination 275a
direct bilirubin 275b
direct carcinogen 275a
direct compression 275a
direct infection 238b
direction for use 428a
direct OTC drug 259a
direct tabletting 275b
disaster medical 165a
disaster medicine 113a
discontinuous replication 370b
disease 190b
———, Addison 4a
———, Alzheimer 16b
———, autoimmune 185b
———, Basedow 331b
———, Behçet 381a
———, Buerger 331a
———, cardiac valvular 218b
———, chronic kidney 403b
———, chronic obstructive pulmonary 404b
———, collagen 145b
———, connective tissue 132b,145b
———, coronary heart 94a
———, Creutzfeldt-Jakob 122a
———, Crohn 124a
———, cure preventable 407a
———, designated infectious 191b
———, emerging infectious 215b
———, graft-versus-host 26b
———, Graves 122a
———, Hansen's 336b
———, Hashimoto 331a
———, hemoglobin S 51b
———, Huntington's 337a
———, iatrogenic Creutzfeldt-Jakob 25b

———, imported infectious 425a
———, infectious 92a
———, Inflammatory bowel 59a
———, insight into 351b
———, international infectious 155b
———, ischemic heart 111a
———, Itai-Itai 27b
———, legionnaire 166b
———, legionnaires' 166b
———, lifestyle related 230a
———, Lyme 431a
———, mad cow 106b
———, Ménière 412b
———, mental 231b
———, Minamata 406b
———, Niigata Minamata 258a
———, occupational 209a
———, opportunistic infectious 353b
———, oral infectious 125b
———, organ-specific autoimmune 247b
———, Parkinson 329b
———, poly-glutamine 396b
———, prevention of infectious 92b
———, prion 369a
———, psychosomatic 217a
———, Raynaud 444a
———, re-emerging infectious 166b
———, Ritter 436b
———, serum 134a
———, sexually transmitted 230b
———, six stages of 447b
———, systemic autoimmune 244a
———, the state of a 352b
———, treatment drug of Alzheimer's 16b
———, tsutsugamushi 278b
———, type 1 30a
———, type 2 317b
———, type 1 infectious 30a
———, type 2 infectious 317b
———, type 3 infectious 177b
———, type 4 infectious 430b
———, type 5 infectious 161b
———, valvular heart 218b
———, von Willebrand 360a
———, Weil's 449a

disease condition 352b
disease modifying
　　antirheumatic drug 190a
disease notification 156a
disease-oriented state 407a
disease-related gene 189b
disease-specific scale 190a
disinfectant 206a
disinfection 171b, 206a
disintegration constant 71b
disintegration series 71b
disintegrator 388a
disopyramide 189a
disorder of amino acid
　　metabolism 11b
disorders of the body's fluid
　　metabolism 224a
disorientation 140a
dispense by counting 127b
dispense by weigh or
　　volumetric 128b
dispensing 273b
dispensing accident 274a
dispensing authority 273b
dispensing denied 273b
dispensing error 273b
dispensing fee 274a
dispensing malpractice
　　273b
dispensing medicine 429a
dispensing pharmacy 274a
dispensing right 273b
dispersed system 374b
dispersion 374b
dispersion force 375a
dispersion system 374b
disposition 257b
dissimilation 25a
dissminated intravascular
　　coagulation 331a
dissociation constant 72b
dissociative disorder 72b
dissolution rate 426a
dissolution test 427b
dissolved oxygen 427b
distal kidney tubule 58a
distigmine bromide 188a
distillation 208a
distribution 377a
distribution function 377a
distribution volume 377a
distribution volume at steady
　　state 282b
disturbance of consciousness
　　25b
disulfide bond 188b
disulfiram effect 188b
diterpene 192b
diuretic 437a
diversity 262b

dizziness 412b
dl convention 281a
DLT 297b
DMARD 190a
DMF 196a
DMSO 196a
DNA 280a
——, centromere 245a
——, complementary 191b
——, mitochondrial 406b
——, satellite 172a
DNA-binding protein 280a
DNA chip method 280b
DNA fingerprinting 280a
DNA helicase 280b
DNA ligase 281a
DNA polymerase 280b
DNA polymerase inhibitor
　　280b
DNA replication 280b
DNase 279b
DNA sequencer 280a
DNA topoisomerase 280b
DNA topoisomerase inhibitor
　　301b
DNA virus 280a
2D-NMR 311a
DO 427b
dobutamine hydrochloride
　　301b
DOC 284b
docarpamine 298a
docetaxel hydrate 300b
docosahexaenoic acid 300a
doctor letter 298b
domain 301b
domain Archaea 156b
domain Bacteria 217b
donepezil hydrochloride
　　301a
donperidone 306b
L-dopa 301a
dopamine 301a
dopamine-containing nerve
　　301a
dopamine hydrochloride
　　301a
dopamine receptor 301a
dopamine receptor agonist
　　301b
dopamine receptor antagonist
　　301b
dopaminergic receptor 301a
Doppler effect 300b
d orbital 281b
dorzolamide hydrochloride
　　304b
dosage 421a
dosage form 166a
dosage form design 230b

dosage regimen 297b
dosage regimen design 421a
dosage schedule 297b
dose 421a, 428b
——, adult 232a
——, child 206b
——, daily 377b
——, effective 190a
——, 50% effective 31a
——, exposed 348b
——, 50% lethal 57b
——, loading 360b
——, maintenance 26b
——, maximal lethal 166b
——, maximal tolerated
　　167b
——, maximum tolerated
　　167b
——, minimum lethal 166b
——, usual 208a
——, virtually safe 190a
dose finding study 428b
dose limiting toxicity 297b
dose-response curve 428b
dose-response study 428b
dose-response test 428b
dose-response trial 428b
dosing interval 297b
double blind study 312a
double blind test 312a
double helix 312b
double immunodiffusion 312a
doxapram hydrochloride
　　hydrate 298a
doxazosin mesilate 298a
doxorubicin hydrochloride
　　298b
DPI 105b
DPP-4 inhibitor 283b
Dragendorff's reagent 302a
Dragendorff's test solution
　　302a
dried aluminum hydroxide gel
　　93b
drip rate 292a
droperidol 305b
droplet counter current
　　chromatography 47a
droplet infection 350a
droxidopa 305a
drug 35a
——, acid neutralizing
　　177a
——, adrenergic 8b
——, aggressive factor
　　suppressive 144b
——, allylamine antifungal
　　13b
——, alternate 256b
——, anti-AIDS 45a

欧文索引 491

——, antiallergic 141b
——, anti-androgen 141b
——, antianxiety 152b
——, antiarrhythmic 152b
——, antibacterial 144a
——, anticancer 143a
——, anti-cataract 330b
——, anticholinergic 146b
——, antidepressant 142a
——, antidiabetic 151b
——, antidiarrheal 187b
——, anti-dopaminergic 151b
——, antiepileptic 151a
——, antiestrogen 142a
——, antifungal 148a
——, anti-glaucoma 440b
——, anti-Hansen 152a
——, anti-herpes 153a
——, antihistaminic 152b
——, antihypertensive 146a
——, antiinflammatory 142a
——, anti-influenza virus 141b
——, antileprosy 152a
——, antileprotic 152a
——, antimalarial 153b
——, antimanic 149b
——, antimicrobial 144a
——, anti-migraine 386a
——, anti-myasthenia gravis 198b
——, anti-osteoporosis 159a
——, antiparasitic 116a
——, antiparkinson 152a
——, antipeptic ulcer 203b
——, antiplatelet 145a
——, antiplatelet aggregation 133a
——, antiprotozoal 145b
——, antipsychotic 148b
——, antirheumatic 153b
——, antithrombotic 145a
——, antithyroid 146a
——, antitoxoid 151b
——, antituberculosis 144b
——, antitumor 147b
——, antiulcer 142b
——, anti-vertigenous 276b
——, antiviral 141b
——, azole antifungal 6b
——, basic antiinflammatory 58a
——, benzodiazepine hypnotic 386a
——, biguanide 341b

——, block buster 371b
——, brain circulating metabolism improvement 323a
——, brand-name 245a
——, candin antifungal 103a
——, capacity-limited 205a
——, cardiotonic 108a
——, chemotherapeutic 74a
——, cholinergic 161b
——, Class Ⅰ 253a
——, Class Ⅱ 258a
——, Class Ⅲ 255a
——, colon-targeting 257a
——, comparable 256b
——, crude 208a
——, cyclopyrrolone hypnotic 184b
——, dependent 27b
——, direct OTC 259a
——, disease modifying antirheumatic 190a
——, dyslipidemia 187b
——, envelope for 419a
——, envelope for adlibitum 306b
——, ethical 37b
——, flow-limited 135a
——, fluoropyrimidine antifungal 365a
——, free 341b
——, gallstone-dissolving 264a
——, gastric antisecretory 25b
——, gastrointestinal promotility 30a
——, generic 179b
——, glinide 119b
——, glucocorticoidal 295a
——, gout 285a
——, hepatic blood flow limited 88b
——, herbal 208a
——, high risk 329b
——, hypoglycemic 134b
——, hypotensive 141a
——, imidazole antifungal 34a
——, immunosuppressive 414b
——, indigenous 407b
——, insulin resistance-improving 39a
——, insulin-sensitizing 39a
——, intrinsic clearance limited 89a

——, investigational 269a
——, legally-obtainable incontrollable 34a
——, liver protecting 94b
——, molecular target 375b
——, monoclonal antibody 416a
——, neuroleptic 148b
——, new quinolone antibacterial 314b
——, nonprescription 30b
——, nonsteroidal antiinflammatory 344a
——, oral antidiabetic 126a
——, oral hypoglycemic 126a
——, orphan 66a
——, OTC 30b, 65b
——, over the counter 30b, 65b
——, parasympathomimetic 361b
——, parasymphatholytic 361b
——, parent 66b
——, platinum 332a
——, poisonous 299b
——, polyenemacrolide antifungal 396a
——, polymer 153a
——, powerful 128b
——, prepared 429a
——, prescription 212a
——, proprietary 245a
——, psychedelic 137b
——, psychotropic 148b
——, quasi 36a
——, quinolone antibacterial 100b
——, renally eliminated 220a
——, small intestine-targeting 206a
——, small package in envelope for 307a
——, statin 226a
——, stop-smoking 113a
——, SU 49b
——, sulfa 173a
——, sulfonamide antibacterial 229b
——, sulfonylurea 229b
——, supervisor for narcotic 402b
——, switch OTC 224a
——, sympatholytic 143b
——, sympathomimetic 143a

――, synthetic antibacterial 148a
――, therapeutically equivalent or comparable 295b
――, thrombolytic 134a
――, tissue distribution of 250b
――, triazole antifungal 303b
――, uricosuric 316a
――, xanthin 98b
drug abuse 421a
drug allergy 420a
drug carrier 420a
drug combination 146b
drug consulting room 64a
drug containing vitamin 346a
drug delivery 418a
drug delivery system 420a
drug dependence 420a
drug design 302b
drug discovery and drug development 249b
drug eliminated by the liver 91a
drug eruption 419b
drug evolution 25b
drug exanthema 419b
drug for controlling intestinal function 233a
drug for external use 72a
drug for high blood pressure 144b
drug for hyperuricemia and gout 152a
drug for internal use 308a
drug for oral mucositis 151b
drug for urinary disturbance 328b
drug history 421b
drug history record 421b
drug hypersensitivity 420a
drug induced acute renal failure 418b
drug-induced cholestasis 418b
drug induced chronic renal failure 419a
drug induced interstitial nephritis 418b
drug-induced liver injury 418b
drug-induced parkinsonism 419a
drug-induced pneumonia 419a
drug induced tubulointerstitial nephritis 418b
drug information 35b
drug interaction 420a
drug interview form 35b
drug intoxication 420b
drug label 419a
drug management 35b
drug metabolism 420b
drug metabolizing enzyme 420b
drug nephropathy 418b
drug poisoning 420b
drug preparation 419a
drug price 421b
drug price discrepancy 422a
drug price in NHI scheme 421b
drug price survey 422a
drug rash 419a
drug resistance 419a
drug resistant bacteria 419a
drug safety test 21a
Drug Safety Update 35a
drugs eliminated by hepatic metabolism 93b
drugs for bronchial asthma 97b
drugstore 302a
drug tariff 422a
drug therapy 421a
drug used to treat pancreatitis 222a
dry chemistry 302a
dry cough 91a
dry powder inhaler 105b
dry-syrup 302a
DSC 186a
DSM-Ⅳ 279a
DSU 35a
DTA 186a
DTIC 259a
DTX 300b
duodenal ulcer 199b
duodenum 199b
duplication 199b
dura mater 153b
dust 376a
D value 283a
DVT 220b
DXR 298b
dysentery 237a
dysgryphia 366b
dyskinesia 188a
dyslipidemia 186b
dyslipidemia drug 187a
dysphagia 58b
dyspnea 155a
dystonia 188b
dysuria 328b

E

e^- 289b
e^+ 428a
EA 291a
ear 407a
ear drop 290b
early neonatal infant 247b
early neonate 247b
ear noise 407b
ear preparation 290b
ear ringing tinnitus 407b
eating disorder 238b
EBM 33b
eburicoic acid 55a
EBV 33b
EB virus 33b
EC cell 26a
eccrine gland 47a
ECD 289a, 291b
ecdysone 47a
ECG 219a
echo 47a
echocardiogram 213a
echography 272b
eclampsia 181b
ECL cell 25b
eclipsed form 78a
ECM 168a
EC number 26a
economy class syndrome 47a
ectopic activity 26b
ectopic pregnancy 182b
eczema 190b
ED 394b
edaravone 49b
edema 364a
Edman degradation method 52b
Edman method 52b
EDRF 307b
edrophonium chloride 52b
EDTA 50a
ee 108b
EER 224a
ee value 108b
EF 219a
effective compartment model 422b
50% effective concentration 26a
50% effective dose 31a
effective dose 190a
effective temperature 87b
effector cell 54b
efferent arteriole 425a
efferent nerve 59b

effort angina pectoris 447a
EGF 207a
EHEC 273a
Ehrlich's reaction 57b
Ehrlich's reagent 57b
EI 290b
EIA 58b
eicosanoid 45a
eicosapentaenoic acid 45a
elastic fiber 264a
elasticity 264a
elastin 57a
elderly aged 75 and over 143b
elderly under 75 242a
electrical double layer 290a
electrical synapse 289b
electric conductivity 289b
electric dipole moment 289b
electric field 292b
electric potential 287b
electric resistance 289b
electrocardiogram 219a
electrochemical cell 73b
electrochemical detector 289a
electrochemical gradient 289b
electrochemical potential 289b
electrochemical potential difference 289b
electrode 290a
electrokinetic phenomenon 72a
electrolysis 290a
electrolyte 288b
electrolyte fluid 288b
electrolytic dissociation constant 293a
electromagnetic wave 291b
electrometric titration 289b
electromotive force 100a
electron 290b
electron affinity 291a
electron-attracting group 290b
electron capture detector 291b
electron configuration 291b
electron-donating group 290b
electron dot formula 292a
electro-negative element 39a
electronegativity 289a
electronic medical chat 290b
electronic spectrum 291a
electronic transition 291a
electron impact ionization 291a

electron ionization 290b, 291a
electron paramagnetic resonance 291a
electron shell 290b
electron spin resonance 291a
electron transport system 291b
electron volt 291b
electron-withdrawing group 290b
electroosmosis 289b
electrophile 105b
electrophilic addition reaction 105b
electrophilic reagent 105b
electrophilic substitution reaction 105b
electrophoresis 289a
electropositive element 427b
electrospray ionization 57b
electrostatic interaction 233a
electrostatic system of units 233a
element 139b
elementary electric charge 289b
elementary radius 139b
elementary reaction 251b
elevation of the boiling point 365a
elimination rate constant 205a
elimination reaction 261b
ELISA 36b
elixir 57a
elliptically polarized light 259a
elongation factor 219a
eluate 427b
eluting solution 428b
E_{max} 167b
E_{max} model 167b
EMBASE 56b
embolism 250a
embryonic lethal 328a
embryonic stem cell 328a
emergency care 103a
emergency medical-care 103a
emergency medical service 103a
emergency medical technician 106a
emerging infectious disease 215b
emesis 63a
emetic 168b
emetine 56b
emission spectrometry 333a

emission spectrum 333a
empathic attitude 106b
empathic reflection 106b
emulsification 314a
emulsifier 314a
emulsifying agent 314a
emulsion 55a, 314a, 314b
emulsion for injection 314b
EN 127b
enalapril maleate 52b
enamine 52b
enantiomer 52b
enantiomeric excess 108b
enantioselective reaction 52b
enbironmental pollution 142a
encephalitis 322a
encouraged vaccination 91a
endbrain 199b
end-diastolic volume 76b
endergonic reaction 103a
endo 60a
endocrine disrupting chemical 308a
endocrine system 308a
endocytosis 60a
endometrial cancer 183b
endometriosis 183b
endonuclease 60a
endoperoxide 60a
endoplasmic reticulum 207a
endoplasmic reticulum stress 207b
endoscopic surgery 307a
endosome 60a
endospore 83b
endothelium-derived relaxing factor 307b
endothermic process 106a
endothermic reaction 106a
endotoxin 307b
endpoint 60a
end-point assay 60b
end product inhibition 166b
enema 93b
energy 53b
energy conservation law 53b
energy level 53b
energy-rich compound 142a
enhanced permeation and retention effect 33b
enhancement agent 247a
enhancer 60b
enol 53b
enolate 53b
enpiric therapy 125a
enteral nutrition 127b
enteric bacteria 274b
enteric coated preparation 274b
enteric coating agent 274b

enteric dosage form 274b
enteritis 272b
Enterobius ver-micularis 108b
enterochromaffin cell 273a
enterochromaffin-like cell 273b
enterohemorrhagic *Escherichia coli* 273a
enterohepatic circulation 273a
enterotoxigenic *Escherichia coli* 298b
enterotoxin 60a
enthalpy 59b
enthalpy of activation 81a
enthalpy of atomization 138b
enthalpy of combustion 321a
enthalpy of formation 232a
enthalpy of fusion 423b
enthalpy of mixing 163a
enthalpy of sublimation 203a
enthalpy of transition 288b
enthalpy of vaporization 207a
entropy 60b
entropy of activation 81a
envelope 60b
envelope for adlibitum drug 306b
envelope for drug 419b
envelope for external preparation 72b
envelope for internal medicine 308a
envelope for pharmaceutical solution 222a
environmental hormone 88a
environmental pollutant 88a
enzymatic assay 150a
enzymatic reaction 150b
enzyme 149a
enzyme classification 150b
enzyme code number 26a
enzyme electrode 150a
enzyme immunoassay 58b
enzyme induction 150b
enzyme inhibition 150a
enzyme inhibitor 150a
enzyme kinetics 150b
enzyme-linked immunosorbent assay 36b
enzyme-linked receptor 149b
enzyme nomenclature 150b
enzyme number 150b
enzyme precursor 150a
enzyme sensor 150a
EO 289b
eosinophil 147a
Ep 276a

EPA 45a
epalrestat 54a
eperisone hydrochloride 55a
ephedra herb 399b
ephedrine hydrochloride 54b
EPI 54b
epidemic typhus 394b
epidemiology 46a
epidemiology study 46a
epidermal growth factor 207a
epidermis 352b
epididymitis 232b
epidural anesthesia 153b
epigastralgia 213b
epigastric distress 106b
epilepsy 289a
epimer 54a
epinastine hydrochloride 54a
epinephrine 54a
epiphysic 205a
epirubicin hydrochloride 54b
epithelial tissue 207a
epitope 54a
EPO 57a
epoetin 55a
epoxide 55a
EPR 291a
EPR effect 33b
EPSP 33b
Epstein-Barr virus 33b
equation of state 205b
equatorial bond 47a
equilibrium 378b
equilibrium assay 379a
equilibrium constant 378b
equivalence point 298a
eradicating therapy for *Helicobacter pylori* 384a
E1 reaction 38a
E2 reaction 30b
erectile dysfunction 394b
ergocalciferol 57a
ergometrine 57b
ergosterol 57a
ergot 332a
ergot alkaloid 332a
ergotamine 57a
erosion 354a
error 56b, 156b
error of the first kind 253a
error of the second kind 257b
ER stress 207b
eruption 394b
erysipelas 264a
erythema 152a
erythroblast 236b
erythrocyte 237b
erythrocyte count 238a

erythrocyte sedimentation rate 23a, 238a
erythrocyturia 135a
erythromycin 57a
erythropoietin 57a
erythruria 135a
ES cell 23a
Escherichia coli 257a
Escherichia coli O157 62a
ESI 57b
esophageal cancer 209b
esophageal varices 209b
esophageal varix 209b
esophagitis 209b
esophagus 209b
ESR 238a, 291a
esscencial fatty acid 346b
essential 397b
essential amino acid 346b
essential hypertension 398a
essential oil 235a
estazolam 49a
ester 49a
esterase 49a
estimated average requirement 224a
estimated energy requirement 224a
estradiol 49a
estramustine phosphate sodium hydrate 49a
estriol 49a
estrogen 49b
estrostilben 49b
esu 233a
ESWL 254a
ET 87b
etanercept(genetical recombination) 49b
ETEC 298b
ethambutol hydrochloride 49b
ethanol 49b
ethene 52a
ether 52a
ethical drug 37b
ethics code in medicine 33b
ethosuximide 52a
ethyl aminobenzate 11a
ethyl eicosapentate 45a
ethylene 50a
ethylenediaminetetraacetic acid 50a
ethylene glycol 50a
ethyleneimine 50a
ethyleneoxide 50a
ethyl icosapentate 25b
ethyl loflazepate 448b
ethyne 50a
etidronate disodium 50a

etiologic agent 351a
etizolam 50a
etodolac 52a
etoposide 52b
etretinate 52b
Eubacteria 217b
eucaryote 213b
eucaryotic cell 213b
euchromatin 424b
β-eudesmol 62a
eugenol 62a
eukaryote 213b
eukaryotic cell 213b
euodia fruit 156b
eutectic 107b
eutectic crystals 107b
eutectic mixture 110a
eutectic point 110b
euthanasia 22b
eutrophication 358b
eV 291b
evanescent light 54a
evanescent wave 54a
evapolation 207a
evidence-based medicine 33b
evidence level 54a
excess pattern/syndrome 190b
exchange capacity 143b
exchange transport 143b
excitation conduction 153a
excitation spectrum 443b
excitatory postsynaptic potential 153a
excitatory synapse 153a
excited state 443b
exciton chirality method 443b
excluded volume 328a
exclusion criteria 208b
excretion 328a
exempt narcotic preparation 82a
exercise therapy 44b
exercise training 44b
exergonic reaction 332a
exertional angina 447a
exhalation 154b
existing additive 99b
exo 46b
exocytosis 46b
exon 46b
exonuclease 46b
exothermic reaction 334a
exotoxin 71a
expanded least squares method 76b
expectorant 111b
expiration 154b
expiration date 204a, 424a

explanatory card for pharmaceutical preparation 419a
exploratory trial 263a
exponential growth phase 188a
exposed dose 348b
expression vector 333a
exsiccation 261a
extensive property 212b
exterior and interior 353b
exterior-effusing formula 334a
exterior pattern/syndrome 352b
exterior-releasing medicinal 334a
external intercostal muscle 72b
external liquid 72a
external medicine 72a
external otitis 70a
external respiration 69a
external validity 70b
extracellular fluid 168b
extracellular matrix 168b
extracorporeal shock wave lithotripsy 254a
extract 46b
extractability 271a
extrapyramidal symptom 223b
extrasystole 97a
eye 409a
ezetimibe 49b
E/Z express 27a

F

F 234a, 268a, 356b
FAB 150a
FAB classification 54b
face scale 358b
facial nerve 95b
facilitated diffusion 250a
factor 356b
factor control study 426a
facultative anaerobe 278a
FAD 54b
$FADH_2$ 54b
fadrozole hydrochloride hydrate 356a
fail-safe 358b
Fajans' method 356b
famotidine 356b
Faraday constant 357a
farnesol 357a
faropenem sodium 357a
far-western blotting 356a

Fas 356a
Fas ligand 356a
fast atom bombardment ionization 150a
fast wave sleep 250a
fat-soluble vitamin 205b
fatty acid 195b
fatty acid cyclooxygenase 195b
fatty acid synthase 195b
fatty liver 195b
FDA 379a
febrile convulsion 319b
fecal occult blood 386a
fecundation 200b
Fedration of National Health Insurance 156a
feedback control 358a
feedback inhibition 358a
Fehling's reaction 359b
felodipine 359b
female sex hormone 211a
female sex hormone preparation 211a
fenitrothion 359a
fennel 41b
fenofibrate 359b
fenoterol hydrobromide 359a
fentanyl citrate 359a
Fenton reaction 359b
Feret diameter 359b
fermentation 333a
ferredoxin 359b
ferritin 359b
fertility rate 201a
fertilization 200b
fetal circulation 255a
fetal death 186a
fetal toxicity 255a
$FEV_{1.0}$ 30a
$FEV_{1.0}\%$ 30a
fever 333b
fexofenadine hydrochloride 359a
FGF 241b
FIA 125b
FIB 358a
fibrin 358a
fibrin glue 358a
fibrinogen 358a
fibrinolytic system 245b
fibrin thrombus 358a
fibroblast 241b
fibroblast growth factor 241b
fibronectin 358a
Fick's law of diffusion 357b
FID 223a
filgrastim (genetical recombination) 358b
filler 363b

film coating 358b
finasteride 358a
fine granule 170b
fine particles 343a
fingerprinting method 358b
FIP 54b
first baby boomer 253a
first-generation cepharosporins 253a
first law of thermodynamics 320a
first medical interview 9a
first-order-rate constant 29a
first-order reaction 29a
first-pass effect 208b
first patient interview form 208b
first stage of three yang disease stages 258b
first stage of three yin disease stages 253b
first targeting 29a
first-to-file principle 242a
first-to-file system 242a
first-to-invent principle 245a
first-to-invent system 245a
Fischer projection 357b
Fischer ratio 357b
FISH 125b
Fisher exact probability test 357b
five flavors 160b
five stages of dying 193a
five viscera theory 157a
fixed effect 159b
FL 126a
flame coloration test 59b
flame photometric detector 58b
flame spectrometry 58b
flame thermionic detector 15a
flashback 367b
flavane 367b
flavanol 367b
flavin adenine dinucleotide 54b, 367b
flavin-containing monooxygenase 368a
flavin mononucleotide 368a
flavone 368a
flavonoid 368a
flavonol 368a
flavorant 389a
flavor of medicinals 421a
flecainide acetate 370a
flomoxef sodium 373b
flon gas 374a
flow-limited drug 135a
flow-through cell method 371a

fluconazole 369b
flucytosine 369b
fluid extract 439a
fluid mosaic model 439b
flumazenil 369b
flunitrazepam 369b
fluorescence 125b
fluorescence efficiency 126a
fluorescence emission spectrum 126b
fluorescence immunoassay 125b
fluorescence $in\ situ$ hybridization 125b
fluorescence polarization immunoassay 127a
fluorescence quantum efficiency 127a
fluorescence quantum yield 127a
fluorescence resonance energy transfer 125b
fluorescence spectro(photo)meter 126b
fluorescence spectrum 126b
fluorescence yields 126a
fluorescent antibody technique 126a
fluorescent calcium indicator 126b
fluorescent calcium probe 85a
fluorescent immunoassay 125b
fluorescent labeling method 126b
fluorescent probe 126b
fluoroimmunoassay 125b
fluorometholone 369b
fluorometric detector 126a
fluorophotometry 126a
fluoropyrimidine antifungal drug 365a
fluoropyrimidines 365a
fluoroquinolone 369b
fluorouracil 369b
flutamide 369b
fluticasone propionate 369b
fluvoxamine maleate 369b
FMN 368a
FMO 368a
FMOX 373b
foaming test 101a
focal epilepsy 206a
focus charting 360a
foetal period 186a
folding 360a
folic acid 427a
folk medicine 407b

follicle-stimulating hormone 434b
follicular phase 434b
follow up study 360a
follow-up study 278a
FOM 393b
food additive 210b
food allergy 210b
Food and Drug Administration 379a
food chain 210b
food contamination 210a
food for specified health use 299a
food poisoning 209b
food poisoning due to naturally occurring toxins 189a
food residue 210a
Food Safety Basic Act 210a
Food Safety Commission 210a
Food Sanitation Act 210a
food sanitation inspector 210a
forbidden transition 114a
force 268a
forced expiratory volume in 1 second 30a
forced expiratory volume% in 1 second 30a
forced vital capacity 304b
forest plot 360a
formaldehyde 397a
formation constant 232a
formulation study 212a
formula weight 183b
formyl group 397a
forsythia fruit 446a
fosfomycin 393b
four diagnostic procedure 188a
four examinations 188a
Fourier transform infrared spectrometer 368b
Fourier transform ion cyclotron resonance mass spectrometer 368b
Fourier transform NMR 368b
fourth-generation cepharosporins 258b
FP 369b
FPD 58b
FPIA 127a
fractional absorption 104a
fractional distillation 377a
fragmentation 367a
fragment ion 367a
frameshift mutation 370a
framework region 370a

Franck-Condon principle 368a
free access 368b
free drug 341b
free drug fraction 424b
free electron 199a
free energy 197b
free induction decay 200a
free water 198b
freezing 107a
freezing point 107a
French-American-British classification 54b
frequency 219b
frequency factor 355b
frequent pulse 355b
frequent urination 355b
FRET 125b
Friedel-Crafts acylation reaction 369a
Friedel-Crafts alkylation reaction 369a
Friedrich Ⅱ 369a
front part alikeness 245b
FRPM 357a
fructose 369b
fruit sugar 82b
FSH 434b
FT 284b
FTD 15a
FT-ICR MS 368b
FT-IR 368b
FT-NMR 368b
5-FU 369b
full agonist 92a
fullness in the chest and hypochondrium 106b
full width at half maximum 336b
fulminant hepatic failure 128b
fulminant hepatitis 128b
functional antagonism 100b
functional food 100b
functional food with health claims 391b
functional food with untrient claims 45b
functional group 94b
functional isomer 94b
fundamental vibration 101a
fundic gland 31b
fungus 213b
Fura2 126b
furan 368a
furanose 367b
furosemide 371a
fused ring 200a
fusion 423b
FVC 304b

G

γ-aminobutyric acid 12b
γ-glutamyltranspeptidase 121a
γ-GTP 121a
γ ray 95b
γ-transition 95b
γδ-T cell 95b
G 115a
g 200a
GABA 12b
GABA receptor 102b
gabexate mesilate 83b
GAG 118b
Gaiger-Müller counter 69a
Gal 84a
galactosamine 84a
galactose 84a
β-galactosidase 84a
Galenos 87a
gall 263b
gallbladder 265a
gallstone-dissolving drug 264a
galvanic cell 85b
gamate manipulation 327a
gamete 327a
gamma camera 95a
ganciclovir 89b
gap junction 102b
gap 1 phase 213a
gap 2 phase 190a
gardenia fruit 175b
garenoxacin mesilate 87a
gargle 93b
gas chromatography 78b
gas chromatography-mass spectrometry 79a
gas constant 99b
gaseous anesthetic 79a
gas exchange 79a
gas gangrene 78b
gas phase 99b
gas sensor 79a
gastoric inhibitory peptide 36b
gastric acid 25b
gastric antisecretory drug 25b
gastric cancer 25a
gastric carcinoma 25a
gastric emptying rate 33a
gastric emptying time 33a
gastric gland 27a
gastric ulcer 25a
gastric varices 26a
gastric varix 26a
gastrin 79b
gastritis 23a
gastroemptying rate 33a
gastroemptying time 33a
gastrointestinal hormone 203b
gastrointestinal promotility drug 30a
gastrointestinal tract 203a
gauche form 156b
Gay-Lussac law 128b
GC 78b, 115a
GC-MS 79a
GCP 187a
G-CSF 84b
GDP 192a
gefitinib 136a
gegen ion 253a
gel 137a
gelatin coating 141b
gel electrophoresis 137a
gel filtration chromatography 137a
gel patch 334a
gel permeation chromatography 137a
gemcitabine hydrochloride 136b
geminal 179b
gene 31b
gene amplification 32a
gene cloning 31b
gene diagnosis 32a
gene disrupted mouce 32b
gene duplication 32a
gene family 32b
gene library 32b
gene polymorphism 32b
gene polymorphism marker 32b
general acid-base catalyst 30b
general anesthetic 244a
generalized epilepsy 245a
general medical device 30b
general medical examination 30b
general rules for crude drugs 208a
gene rearrangement 32a
gene recombination technique 31b
gene regulation of immune response 413a
generic drug 179b
generic name 30b
generic substitution 256a
gene targeting mouse 32b
gene therapy 32b

genetically modified food 31b
genetic counseling 31b
genetic diagnosis 32a
genetic engineering 32a
genin 136a
geniposide 136a
genital organ 231a
genom-based drug discovery 136a
genome 136a
genome analysis 136a
genomic DNA cloning 136a
genomic DNA library 136a
gentamicin sulfate 139b
gentiopicroside 139b
geometrical isomer 97a
GER 33a
geranium herb 140b
germ cell 231b
germ-free animal 408a
germinal center 328b
gestational diabetes mellitus 318a
gestational toxicosis 318a
gestosis 318a
GET 33a
get the answers campaign 134b
GF 248b
GFC 137a
GFP 179b
GFR 183a
GH 233a
Giardia lamblia 434b
giardiasis 179a
gibberellin 195a
Gibbs adsorption equation 101a
Gibbs energy 100b
Gibbs energy of activation 81a
Gibbs energy of formation 232a
Gibbs energy of reaction 337b
Gibbs free energy 101a
Gibbs-Helmholtz equation 101a
gigantism 111a
ginger 204a
[6]-gingerol 113a
ginseng 317b
ginsenoside 114a
GIP 36b
glacial acetic acid 351a
glandular epithelium 243a
glass electrode 84a
glaucoma 440b
Glc 120b
glia cell 118a

glibenclamide 119b
gliclazide 118a
glimepiride 119b
glinide drug 119b
glinides 119b
glioma 214b
Gln 121a
global analysis 415a
global heating 268a
global warming 268a
glomerular filtrate 140a
glomerular filtration 183a
glomerular filtration rate 183a
glomerular nephritis 183a
glomerule 183a
glomerulonephritis 183a
glossopharyngeal nerve 237b
GLP 179b
GLP-1 analog 180a
Glu 121a
glucagon 120a
glucagon-like peptide-1 analog 180a
glucocorticoid 295a
glucocorticoidal drug 295a
gluconeogenesis 295b
glucosamine 120a
glucose 120b
glucose-alanine cycle 120b
glucose-dependent insulinotropic polypeptide 120b
glucose tolerance 257b
glucose tolerance test 365b
glucose transporter 120b
α-D-glucosidase 120b
α-glucosidase inhibitor 120b
glucoside 120b
glucuronic acid conjugation 120a
glutamic acid 121a
glutamine 121a
glutaral 121a
glutaraldehyde 121a
glutathione 120b
glutathione conjugation 121a
Gly 118b
glycated hemoglobin 118b
glyceraldehyde 3-phosphate 118b
glyceraldehyde-phosphate dehydrogenase 118b
glycerin 118b
glycerol 119a
glycerol phosphate shuttle 119a
glycerophospholipid 119a
glycine 118b
glycine and cysteine 119a

glycoconjugate 362a
glycogen 118a
glycogen granule 118a
glycogenic amino acid 294b
glycol 118b
glycolipid 295a
glycolysis 70b
glycolytic pathway 71a
glycopeptide antibiotic 118b
glycopeptides 118b
glycoprotein 295b
glycosaminoglycan 118b
glycoside 328b
glycosidic linkage 118b
glycosylation 118b, 295a
glycyrrhiza 93a
glycyrrhizic acid 121a
glycyrrhizin 119a
glyoxylate cycle 118a
GM 139b
GM counter 179b
GM-CSF 84b
GMP 179b
gnotobiote 408a
gold preparation 114a
Golgi body 162a
gonadorelin acetate 160b
gonadotropic hormone 232a
gonadotropin 160b, 232a
gonorrhea 442b
Good Clinical Practice 187a
Good Dispensing Practice 192a
Good Laboratory Practice 179b
Good Manufacturing Practice 179b
Goodpasture syndrome 116a
Good Pharmacy Practice 194a
Good Post-Marketing Study Practice 194a
Good Post-Marketing Surveillance Practice 194a
Good Quality Practice 183b
Good Supplying Practice 179a
Good Using Practice 201b
Good Vigilance Practice 194a
goserelin acetate 157a
GOT 5a
gout 278a
gout drug 278a
Government Ordinance 235b
GPC 137a
GPCR 189b
G_0 phase 188b
G_1 phase 213a
G_2 phase 190a
GPMSP 194a
GPP 194b

G protein 189b
G protein-coupled receptor 189b
GPSP 194a
GPT 13a
GQP 183b
Graafian follicle 117b
gradumet 117a
graft rejection 26a
graft-versus-host disease 26b
graft-versus-host reaction 26a
Graham's law 121b
Gram-negative bacteria 117b
Gram-positive bacteria 117b
Gram-staining 117b
granisetron hydrochloride 117a
granular layer 84b
granulation 249b
granule 84b
granulocyte 84b
granulocyte colony-stimulating factor 84b
granulocyte colony-stimulating factor product 186a
granulocyte macrophage colony-stimulating factor 84b
granulocytopenia 84b
granulocytosis 408a
granulosa 84b
granzyme 118a
grape sugar 365b
graphite 155a
Graves disease 122a
gravimetric analysis 200a
gravitational acceleration 200a
gray matter 71a
greater circulation 256a
greater yang 258b
greater yin 253b
green chemistry 119b
Green diameter 119b
green fluorescent protein 440b
greenhouse effect 68b
green sustainable chemistry 119b
grey 121b
Grignard reagent 119b
grinding 374b
griseofulvin 118b
GRNX 87a
gross reproduction rate 250b
ground state 100a
Group A streptococcal infection 47a

group vibration 121a
growth curve 248b
growth factor 248b
growth hormone 233a
GSP 179a
G-strophanthin 227a
GTP 192a
GTP-binding protein 192a
guanidino group 115a
guanine 115a
guanosine 115a
guanosine 5′-diphosphate 192a
guanosine 5′-triphosphate 192a
guanylate cyclase 115a
guest 129a
Guideline for Animal Experiments 297a
Guillain-Barré syndrome 112a
GUP 201b
GVHD 26b
GVHR 26a
GVP 194b
Gy 121b
gynecomastia 211a
gypsum 238a
gyrase 196a

H

η 319b
H 59b
h 368b
HA 237b, 383a
HAART 334a
HACCP 331a
hachimijiogan 331b
haem 383a
haemolytic streptococcal infection 427a
Haemophilus influenzae 41b
hair 125a
half cell 337a
half-life 336a
half-thickness 336a
half-value layer 336a
half width 336b
halogen 336a
haloperidol 336a
halothane 336a
handing out 418a
hangekobokuto 336a
hangeshashinto 336a
Hansen's disease 336b
HAP 40b
haploid 336b

hapten 334b
HAQ 50b
hard acid 80a
hard acid and hard base 80a
hard and soft acids and bases concept 50b
hard base 80a
Hashimoto disease 331a
hashish 258b
Hazard Analysis Critical Control Point 331a
Hb 383b
HbA1 118b
HbA1c 118b
HBe antigen 51b
H_2 blocker 51a
HbS 83b
HBs antigen 51b
HCFC 328b
HCG 347a
hcp 170b
HD 216a
HDL 153b
headache 226a
health 138a
health assessment questionnaire 50b
health card 138a
healthcare 221b
healthcare-associated infection 37a
health care planning 37a
healthcare provider 37b
health counseling 384a
health food 138a
Health Insurance Claims Review and Reimbursement Services 196a
health insurance pharmacist 392a
health insurance pharmacy 392a
health pocket book 138a
health profession 37b
Health Promotion Act 138a
hearing disorder 273a
hearing impairment 310b
heart 217b
heart failure 220b
heart infarction 214a
heart rate 220a
heat capacity 320a
heat capacity at constant pressure 279a
heat capacity at constant volume 284a
heat engine 319b
heat of combustion 321a
heat of dissolution 426b
heat of evapolation 207a

heat of formation 232a
heat of fusion 423b
heat of mixing 163a
heat of reaction 337b
heat of transition 288b
heat of vaporization 207a
heat regulatory center 254a
heat shock protein 319b
heavy chain 51a
heavy hydrogen chloroform 199a
heavy metal 197b
heavy metals limit test 197b
heavy water 198b
Heinrich's law 329b
Heisenberg uncertainty principle 328a
helical rod 432b
Helicobacter pylori 383b
Helmholtz energy 384b
Helmholtz free energy 384b
helminth 244b
helper T cell 384a
hemagglutination inhibition test 238a
hemagglutinin 237b, 383b
hematocrit 383a
hematopoietic 248a
hematopoietic organ 248a
hematopoietic stem cell 248a
hematuria 135a
heme 383a
hemiacetal 383a
hemidesmosome 336b, 383a
hemocyanin 383b
hemodialysis 130b
hemoglobin 383a
hemoglobin concentration 383b
hemoglobin S disease 51b
hemoglobinuria 383b
hemolytic anemia 427a
hemolytic uremic syndrome 426b
hemophilia 135a
hemorrhagic colitis 200b
hemorrhoid 181a
hemorrhoidal preparation 189b
hemostatic 185a
Henderson-Hasselbalch equation 386b
Henle loop 387b
Henry's law 387b
HEPA filter 382b
heparin 382b
hepatic artery 94a
hepatic blood flow limited drug 88b
hepatic cell 89b

hepatic cirrhosis 89a
hepatic clearance 88b
hepatic coma 91a
hepatic encephalopathy 91b
hepatic extraction ratio 91a, 93b
hepatic first-pass effect 91a
hepatic intrinsic clearance 89a
hepatic lobule 91a
hepatic vein 91a
hepatitis 87a
hepatitis A 46a
hepatitis B 340a
hepatitis B e antigen 51b
hepatitis B surface antigen 51b
hepatitis C 181b
hepatitis C virus antibody 51a
hepatocyte 89b
herbal drug 208a
herbicide 211a
hermetic container 406b
herpes simplex virus infection 263b
herpes virus infection 384b
herpes zoster 256a
heteroatom 381b
heterochromatin 26a, 381b
heterocyclic amine 381b
heterocyclic compound 363a
heterogeneous assay 361a
heterogeneous nuclear RNA 381b
heterogeneous system 361a
heterolysis 381b
heterotropic effect 381b
hexose 379b
Heywood diameter 378a
HFC 328b
HHV-4 33b
high-density lipoprotein 153b
high endothelial venule 151b
high-energy compound 142a
higher-order structure 147a
highest occupied molecular orbital 166a
high field shift 147a
highly active anti-retroviral therapy 334a
high osmolality fluid 219b
high-performance liquid chromatography 149b
high-performance thin-layer chromatography 148b
high-pressure liquid chromatography 141a
high risk drug 329b
high-throughput screening 328a

hinge region 355b
hippocampus 71a
Hippocrates 349b
Hippocratic Oath 349b
His 343b
histamine 343b
histamine H_1 receptor 343b
histamine H_2 receptor 343b
histamine H_1 receptor antagonist 343b
histamine H_2 receptor blocker 343b
histamine receptor 343b
histamine receptor antagonist 343b
histidine 343b
histogram 344a
histone 344a
HIV 151a
hives 221a
HIV protease inhibitor 50b
H^+, K^+-ATPase 372b
HLA 347a
HLB 217a
HMG-CoA 50b, 347b
HMG-CoA reductase 51a
HMG-CoA reductase inhibitor 50b
^{1}H NMR 372b
hnRNA 381b
hochuekkito 394b
Hodgkin lymphoma 392b
Hoehn and Yahr stages 391a
Hofmann elimination 395a
Hofmann rearrangement 395b
Hofmann rule 395a
Hogness box 391b
holoenzyme 397b
Holter monitoring 397a
Holter recording 397a
home care management and guidance 111b
home help service 111b
home medical care 167b
homeostasis 395b
home pharmaceutical care management and guidance 168a
home-visit long-term care 391a
homing 395b
HOMO 166b
homogeneous assay 112b
homogeneous system 112b
homologous chromosome 249a
homologous recombination 249a
homologous series 295b

homology search 395b
homolysis 395b
homotropic effect 395b
honokiol 395a
Honzokomoku 397b
Hooke's law 365a
horizontal infection 224b
hormonal system 397b
hormone 397b
——, adenohypophysial 78b
——, adrenocortical 362b
——, adrenocorticotropic 362b
——, adrenomedullary 362b
——, anterior pituitary 78b
——, antidiuretic 153b
——, corpus luteum 62b
——, environmental 88a
——, female sex 211a
——, follicle-stimulating 434b
——, gastrointestinal 203b
——, gonadotropic 232a
——, growth 233a
——, hypothalamic 187b
——, local 110b
——, luteinizing 62b
——, male sex 264a
——, neurohypophysial 78b
——, pancreatic 223a
——, parathyroid 362a
——, peptide 383a
——, pineal 203b
——, posterior pituitary 78b
——, protein anabolic 265b
——, sex 235a
——, steroid 226b
——, thyroid 148a
——, thyroid stimulating 147b
——, thyroid stimulatory 147b
——, thyrotropic hormone-releasing 148a
——, thyrotropin-releasing 148a
hormone producing tumor 397b
hormone receptor 397b
hormone therapy 397b
horny layer 76a
hospice 393b
hospital 350b
hospital-acquired pneumonia 40b

hospital infection 40b
hospitalizing 314a
hospital pharmacist 350b
hospital pharmacy 274a
hospital preparation 40b
host 200a, 393a
host-versus-graft reaction 200a
hot-natured medicinal 320a
household narcotic 82a
houttuynia herb 199b
5-HPETE 51b
HPLC 149b
H_1 receptor 50b
H_2 receptor 51a
H_2 receptor blocker 51a
HSA 347a
HSAB concept 50b
HSP 319b
HSV infection 263b
5-HT 154a, 241a, 347b
Ht 383c
HTLV 347a
HTS 328a
Hückel rule 350b
human antihaemophilic globulin product 258b
human blood coagulation factor product 129b
human blood coagulation factor Ⅶ product 257b
human blood coagulation factor Ⅷ product 258b
human blood coagulation factor Ⅸ product 254b
human blood component product 235a
human blood for transfusion 425a
human chorionic gonadotropin 347a
human error 350b
human immunodeficiency virus 347a
human leukocyte antigen 347a
human normal immunoglobulin 347a
human plasma derivative 133b
human platelet cells 133b
human red blood cells 238a
human serum albumin 347a
human T cell leukemia virus 347a
human T-lymphotropic virus 347a
humoral immunity 253b
Hund rule 376b

Hunter-Russell syndrome 336b
Huntington's disease 337a
HUS 426b
hyaluronan 338a
hyaluronic acid 338a
hybridization 329a
hybridoma 329a
hybrid orbital 163b
hydralazine hydrochloride 347a
hydrate 225a
hydration 225a
hydride 347b
hydride ion 223a
hydroboration 348a
hydrocarbon 262b
hydrochlorofluorocarbon 328b
hydrochlorothiazide 347b
hydrocortisone 347b
hydrofluorocarbon 328b
hydrogen 222b
hydrogen bond 223b
hydrogen electrode 223b
hydrogen flame ionization detector 223a
hydrogen ion concentration 222b
hydrogen ion exponent 222b
hydrogenolysis 223a
hydrogen peroxide 78a
hydrogen sulfide 439a
hydrolase 78b, 348a
hydrolysis 78b
hydroperoxidase 348a
5-hydroperoxyeicosatetraenoic acid 51b
hydrophile-lipophile balance 217a
hydrophilic colloid 217a
hydrophilic group 217a
hydrophilicity 217a
hydrophilic ointment base 217a
hydrophobic colloid 251a
hydrophobic group 251a
hydrophobic interaction 251a
hydrophobicity 251a
hydrophobic ointment base 251a
hydrophobic substituent constant 251b
hydroxamic acid 347b
hydroxyamino acid 347b
hydroxyapatite 347b
3-hydroxybutyric acid 347b
hydroxy group 347b
hydroxylamine 347b

hydroxyl group 347b
hydroxyl radical 347b
hydroxymethylglutaryl-CoA
　　　　　　　　　　50b, 347b
5-hydroxytryptamine
　　　　　　　　　　154a, 347b
hyoscyamine 353b
hypacousia 275a
hypacusia 310b
hypacusis 275a, 310b
hyperacute rejection 273a
hyperalimentation 143a
hypercalcemia 143a
hypercholesterolemia 146b
hyperchromic effect 323a
hyperconjugation 273a
hyperemesis gravidarum
　　　　　　　　　　　　317b
hyperglycemia 145a
Hypericum perforatum 235b
hyperkalemia 142b
hyper-LDL cholesterolemia
　　　　　　　　　　　　142a
hyperlipemia 147a
hyperlipidemia 147a
hyperparathyroidism 361b
hyperphagia 78a
hyperphosphatemia 154a
hyperplasia 77b
hyperpolarization 83a
hyperpotassemia 142b
hypertension 144b
hypertensor 202b
hyperthyroidism 147b
hypertonia 144b
hypertriglyceridemia 151b
hyperuricemia 151b
hypervariable region 273a
hypnotic 170b
hypoalbuminemia 279a
hypocalcemia 281b
hypochlorous acid 178a
hypochromic effect 264a
hypodermic injection 340b
hypofunction and
　　hyperfunction 111a
hypoglossal nerve 237b
hypoglycemia 282a
hypoglycemic drug 134b
hypo-HDL cholesterolemia
　　　　　　　　　　　　279b
hypokalemia 281b
hyponatremic dehydration
　　　　　　　　　　　　308b
hypoparathyroidism 361b
hypophosphatemia 284a
hypophysis 78b
hypoplastic anemia 167a
hypopotassemia 281b
hypoproteinemia 283a

hyposensitization therapy
　　　　　　　　　　　　137b
hypotension 282a
hypotensive 141a
hypotensive drug 141a
hypothalamic hormone 187b
hypothalamus 187b
hypothermia 283a
hypothesis testing 79b
hypothyroidism 147b
hypotonia 282a
hypotonic dehydration 283a
hypsochromic effect 243a
hysteresis 343b
hysteria 343b
HYT 144b

I

IAA 38b
IAR 28a
iatrogenic Creutzfeldt-Jakob
　　　　　　　disease 25b
IBD 59a
IBM 435b
IBS 83a
ibuprofen 34a
IBW 2a
i. c. 348a
ICD 42b
ICD-10 155b
ICER 249a
ICH 312b
icosapentaenoic acid 25b
ICP 147b
ICSD 224b
ICT 92b
icterus 62b
IDA 285b
ideal body mass 435b
ideal body weight 2a
ideal gas 435b
ideal gas law 435b
ideal solution 435b
identification test 77a
idiopathic 299a
idiopathic thrombocytopenic
　　　　　　　purpura 299a
idiotope 31a
idiotype 31a
IDL 270b
IDS 414b
IDV 38b
IE 414a
I effect 1a
IEMA 34b
IEP 414a
IF 35b, 40b

IFN 39b
Ig 413b
IgA 1a
IgD 1a
IgE 1a
IgG 1b
IgM 1b
IHD 111a
Ii 41a
I-κB 1a
IL 39b
IL-2 39b
IL-4 39b
IL-6 40a
IL-10 40a
IL-12 40a
Ile 27b
ileum 70b
ileus 38a
illness 350b
i. m. 114b
imatinib mesilate 34a
imidazole 34a
imidazole antifungal drug
　　　　　　　　　　　　34a
imide 34a
imine 34a
imino acid 34a
imipenem 34a
imipramine hydrochloride
　　　　　　　　　　　　34a
immature orange 98b
immediate asthmatic reaction
　　　　　　　　　　　　28a
immediate-phase reaction
　　　　　　　　　　　　250a
immediate-type allergy 250a
immobilized enzyme 159b
immortal cell 364a
immune complex 414a
immune response 413a
immune system 414a
immune tolerance 413b
immunity 413a
immunoassay 34b
immunoblotting 34b
immunodeficiency 414b
immunodeficiency syndrome
　　　　　　　　　　　　414b
immunodiffusion 413a
immunoelectrophoresis 414a
immunoenzymometric assay
　　　　　　　　　　　　34b
immunogen 414a
immunoglobulin 413b
immunoglobulin A 1a
immunoglobulin D 1a
immunoglobulin E 1a
immunoglobulin G 1b
immunoglobulin M 1b

immunoglobulin preparation 414a
immunoglobulin product 414a
immunoglobulin superfamily 413b
immunological memory 413b
immunometric assay 34b
immunonephelometry 414a
immunopotentiator 414a
immunoradiometric assay 34b
immunosuppresor 414b
immunosuppressant 414b
immunosuppressive drug 414b
immunotherapy 414b
IMP 34a
impact factor 40b
impedance 41a
implantable cardioverter defibrillator 42b
implantation 270a
imported infection 425a
imported infectious disease 425a
imported unheated blood product 425b
improvement 87b
impulse conduction 184b
IN 89b
inactivated vaccine 360b
inapparent infection 363b
inborn 244b
inborn error of metabolism 244b
inbred animal 113a
inbred strain 113a
incident 38a
inclusion compound 390b
incompatibility 327b
incompatible blood transfusion 365a
incremental cost effectiveness ratio 249a
incretin 38a
incubation period 245b
index of refraction 116a
Indian snake root 431a
indicator 187a
indicator electrode 187a
indicator reaction 187a
indigenous drug 407b
indigenous medicine 407b
indinavir sulfate ethanolate 38b
indirect agglutination 91b
indirect bilirubin 91b
indirect carcinogen 91b
individual pharmacokinetic parameter 90a

indole 40b
indole alkaloid 40b
indole-ethylamine 40b
indometacin 40b
induced abortion 216a
induced dipole 423b
induced-fit model 424b
induced pluripotent stem cell 2a
inductive effect 423b
inductively coupled plasma 147b
Industrial Safety and Health Act 447a
industrial waste 175a
infant 314b
infection
——, aerial 115a
——, airborne 115a
——, apparent 139b
——, bacterial 165a
——, birth canal 177a
——, campylobacter 94b
——, community-aquired 189b
——, contagious 238b
——, direct 238b
——, droplet 350a
——, Group A streptococcal 47a
——, haemolytic streptococcal 427a
——, healthcare-associated 37a
——, herpes simplex virus 263b
——, herpes virus 384b
——, horizontal 224b
——, hospital 40b
——, HSV 263b
——, imported 425a
——, inapparent 363b
——, insect-borne 163b
——, listeria 435b
——, opportunistic 353b
——, rotavirus 448a
——, Salmonella 173b
——, Streptococcus pyogenes 82b
——, super 113b
——, symptomless 363b
——, transplacental 127b
——, urinary tract 317a
——, vertical 223b
——, viral 42a
infection control team 92b
infectious disease 92a
Infectious Disease Control Act 92b
infectious waste 92b

infertility 365b
infertility treatment 366a
infiltration 217a
infiltration anesthesia 217a
inflammation 59a
inflammation of the upper respiratory tract 204a
Inflammatory bowel disease 59a
inflammatory cytokine 59a
inflammatory mediator 59a
inflammatory reaction 59a
infliximab (genetical recombination) 41a
influenza 41a
influenza in birds 303b
influenza vaccine 41b
influenza virus 41b
information bias 207b
informed consent 41a
infrared absorption 236a
infrared active 236a
infrared rays 236b
infrared spectrophotometer 236b
infrared spectrum 236b
infrequent pulse 212a
infusion 216b
infusion rate 272a, 292a
infusion solution 424b
ingredients weighted average price method 188a
inhalation 105b
inhalational anesthetic 106a
inhalational steroid 105b
inhibitor 249b
——, ACE 47b
——, aldose reductase 17a
——, angiotensin converting enzyme 20b
——, aromatase 20a
——, β-lactamase 431b
——, β-lactams combined with β-lactamase 431b
——, bone resorption 158a
——, carbonic anhydrase 263a
——, CDK 191b
——, cholinesterase 161b
——, dipeptidyl peptidase-4 283b
——, DNA polymerase 280b
——, DNA topoisomerase 301b
——, DPP-4 283b
——, enzyme 150a
——, α-glucosidase 120b
——, HIV protease 50b

―, HMG-CoA reductase 50b
―, β-lactamase 431b
―, MAO 55b
―, metabolic 255b
―, microtubule 343a
―, monoamine oxidase 415b
―, neuraminidase 322a
―, non-nucleoside analog reverse transcriptase 348a
―, nucleoside analog reverse transcriptase 319a
―, phosphodiesterase 393b
―, protease 371b
―, proteolytic enzyme 265b
―, proton pump 373a
―, respiratory chain 155a
―, reverse transcriptase 102a
―, selective COX-2 180a
―, selective serotonin reuptake 47b
―, serotonin-noradrenaline reuptake 48a
―, tyrosine kinase 276b
―, uric acid synthesis 316a
inhibitor of NF-κB 1a
inhibitory postsynaptic potential 429a
inhibitory synapse 429a
initial symptom 208b
initial velocity method 211a
initiation 33a
initiation factor 69b
initiator 33a
initiator sequence 33a
injection 271a
INN 155b
innate immunity 244b
inner package 307a
inositol 1,4,5-trisphosphate 33b
insect-borne infection 163b
insecticide 172a
insight 351b
insight into disease 351b
in silico 38b
in situ 38b
insolubilized enzyme 367a
inspiration 103a
institutional review board 269a

insulin 38b
insulin autoantibody 38b
insulin like growth factor 1 39a
insulin preparation 39a
insulin receptor 38b
insulin resistance 39a
insulin resistance-improving drug 39a
insulin-sensitizing drug 39a
insurance prescription 392a
insurer number 391b
integrin 40a
intellectual property right 269b
intensive care home for the elderly 299b
intensive insulin therapy 106b
intensive property 183b
interbrain 94a
intercalation 39a
intercellular communication 169a
interface 71b
interfacial tension 72a
interference 90b
interferon 39b
interferon γ 39b
inter-individual variability 157b
inter-individual variance 157b
interior pattern/syndrome 435a
interleukin 39b
interleukin-2 39b
interleukin-4 39b
interleukin-6 40a
interleukin-10 40a
interleukin-12 40a
intermediate 270b
intermediate-density lipoprotein 270b
intermediate filament 270b
intermediate precision 190b
intermittent claudication 88b
intermolecular force 375a
intermolecular interaction 375a
internal energy 307b
internal exposure 257b
internal intercostal muscle 308a
internal medicine 308a
internal otitis 307a
internal respiration 307a
internal standard method 307b
internal validity 307a

International Conference on Harmonization of Technical Requirements for Registration of Pharmaceuticals for Human Use 312c
international infectious disease 155b
International Nonproprietary Name 155b
International Pharmacy Federation 54b, 155b
International Statistical Classification of Diseases and Related Health Problems 155b
International System of Units 155b
International Union of Pure and Applied Chemistry 155b
interpersonal communication 256a
interphase 88a
interpretation 99b
interstitial fluid 89b
interstitial nephritis 89b
interstitial pneumonia 89b
interval estimation 115b
intervening sequence 69b
interventional therapy 39b
intervention study 71a
interviewer bias 414b
interview form 39a
intestinal bacteria 274b
intestinal immunity 273a
intestinal remedy 233a
intoxication 272a
intoxication dermatosis 272a
intracellular organelle 170a
intracellular receptor 170a
intracellular signal transduction pathway 169b
intracerebral hemorrhage 322b
intracutaneous injection 348a
intradermal injection 348a
intragastric floating device 33a
intra-individual variability 157b
intramolecular nucleophilic substitution reaction 375b
intramuscular injection 114b
intraocular pressure 87a
intraperitoneal administration 361a
intra-skin injetion 348a
intravenous anesthetic 208a
intravenous drip 292a
intravenous fluid 424b

intravenous hyperalimentation 2a
intravenous infusion 207b, 292a
intravenous injection 207b
intravenous nutrition 207b
intravenous rehydration fluid 261a
intrinsic clearance limited drug 89a
intrinsic viscosity 161a
intron 40b
inulin 33b
invariant chain 41a
inventive step 221a
inverse agonist 102a
inversion 101b
inversion layer 102b
invert soap 102a
investigational drug 269a
investigational product 269a
investigator's brochure 269a
in vitro 41a
in vitro fertilization 254a
in vivo 41a
involuntary muscle 364a
iodatimetric titration 427b
iodatimetry 427b
iodimetry 429a
iodine tincture 429b
iodometric titration 427b
iodometry 429b
iohexol 23b
ion 23b
ion channel 24b
ionchannel receptor 24b
ion-dipole interaction 24b
ion electrode 24b
ion-exchange capacity 24a
ion exchange chromatography 24a
ion-exchange resin 24a
ionic bond 24a
ionic bonding 24a
ionic radius 25a
ionic strength 23b
ionic surface active agent 24a
ionic surfactant 24a
ion-ion interaction 23b
ionization chamber 293a
ionization energy 23b
ionization potential 23b
ionizing radiation 293a
ionophore 23b
ionotropic receptor 24b
ion pair chromatography 24b
ion product 24a
ion product of water 406a
ion-selective electrode 24a
ion-selective membrane 24b

ion-selective membrane sensor 24b
ion sensor 24a
ion trap 24b
ion trap mass spectrometer 25a
iopamidol 23b
i. p. 361a
IP_3 33b
ipecac 300a
ipratropium bromide hydrate 34a
ipriflavone 34a
iPS cell 2a
IPSP 429a
IR 236b
IRB 269a
iressa 38a
iridoid 36b
irinotecan hydrochloride hydrate 36b
iris 146b
IRMA 34b
iron(Ⅲ) chloride reaction 58a
iron deficiency anemia 285b
iron limit test 286a
iron preparation 286a
iron-sulfur center 285b
iron-sulfur cluster 285b
irregular arrhythmia 364a
irreversible antagonism 340a
irreversible inhibition 360b
irreversible process 360b
irritable bowel syndrome 83a
IR spectrum 1a
ischemic heart disease 111a
ischuria 317a
ISE 24a
islets of Langerhans 433b
isoantigen 295a
isobutyl 27a
isocitric acid 27a
isocyanate 27a
isoelectric focusing 296a
isoelectric point 296a
isoenzyme 27a
isoflavonoid 27a
isoflurane 27b
isoionic point 294a
isolated system 161b
isoleucine 27b
isomaltase 27b
isomerase 27a, 27b
isomeric transition 75a
isoniazid 27a
l-isoprenaline hydrochloride 27b
isoprene unit 27b
isoprenoid 27b

isoprenoid pathway 27b
isopropanol 27b
isoproterenol hydrochloride 27b
isoquinoline alkaloid 27a
isosbestic point 294b
isosorbide 27a
isosorbide dinitrate 204b
isotachophoresis 295b
isothermal reversible process 294a
isotonic solution 295b
isotope 294a
isotope dilution analysis 294a
isotopic ion 294a
isotype 1b
isozyme 1b
IT 75a
Itai-Itai disease 27b
IT MS 25a
ITP 295b, 299a
itraconazole 33a
ITT analysis 1b
IUPAC nomenclature 2a
i. v. 207b
ivermectin 34a
IVH 2a, 271a
IVS 69b

J

J 81b
J 202b
jaborandi leaf 422b
JAK 168b
Japanese angelica root 294b
Japanese Cord of Ethics for Pharmacists 418b
Japanese encephalitis 313b
Japanese gentian 439b
Japan Pharmaceutical Association 313b
Japan Pharmacists Education Center 313b
Japan Poison Information Center 313b
Japan Standard Industrial Classification 313b
jaundice 62b
jejunum 115a
J gene fragment 179a
Jinguiyaolue 113a
JM 211a
JMEDPlus 179a
joint 15b
Jones reagent 212b
josamycin propionate 211a
joule 202a

JP 313b
JPEC 313b
jujube 256b

K

K 238b
K_a 72b
kagenho 77b
kainic acid 71a
kakkonto 80b
kamishoyosan 83b
Kampo extract formulation 95a
Kampo formula 95a
Kampo formulation 95a
Kampo medicine 95a
Kampo prescription 95a
kanamycin sulfate 82b
Kaposi sarcoma 83b
Karl Fischer method 86a
Karplus equation 83a
Karte 85b
K_b 72b
k_B 397a
K_{ATP} channel 52a
K cell 129a
keishito 127b
k_{el} 205a
kelvin 137a
keratin 136b
keratinocyte 75a, 137a
keratosis 75a
ketamine hydrochloride 129a
ketene 135a
ketoacidosis 135a
ketoconazole 135b
keto-enol tautomerism 135b
ketogenic amino acid 135b
ketolide antibiotic 135b
ketolides 135b
ketone 135b
ketone body 135b
ketose 135b
ketosis 135b
keyhole limpet hemocyanin 383b
kidney 218a
kidney cortex 220a
kidney failure 220b
kidney medulla 217a
kidney tubule 315b
killer cell 111b
killer T cell 111b
kinase 100a
kinase-related receptor 100a
kinematic viscosity 296b, 297a
kinetic assay 250a
kinetic control 250a
kinetic energy 44b
kinetic theory of gases 99b
kinetochore 295a
Kinkiyoryaku 113a
Kleinfelter syndrome 116b
KLH 383b
KM 82b
K_m 128b
kneading 446a
knockout mouce 324a
Koch's postulates 159b
Kohlrausch's law 162a
Krebs cycle 122a
Krummbain diameter 121b
K shell 128b
K_{sp} 426a
K_w 406a
Kyoto Protocol 108b

L

L- 57a
l- 242b
labetalol hydrochloride 432b
Labor Standards Act 447a
labyrinthine sense 378b
lactam 431b
β-lactam antibiotic 432a
β-lactamase 431b
β-lactamase inhibitor 431b
β-lactams 432a
lactase 431b
lactate dehydrogenase 314a
lactation 201b
lactic acid 314a
lactic acid fermentation 314a
lactic acid/glycolic acid copolymer 314a
lactic acidosis 314a
lactoferrin 432a
lactone 432a
lactose 432a
lactulose 432a
lagging strand 431b
lag phase 424b
Lambert-Beer's law 434b
lamin 433a
laminar flow 249b
lamination 433a
laminin 433a
lanatoside C 432b
Langerhans cell 433b
Langmuir's adsorption isotherm 433a
language disorder 138a
lansoprazole 433b
LAR 28a
large bowel 257a
large granular lymphocyte 63b
large intestine 257a
large ring 253a
Larmor frequency 433a
larmor precession 433a
laryngitis 151a
larynx 151a
laser beam 444b
latanoprost 432b
late asthmatic reaction 28a
latent heat 245a
latent period 245b
lattice constant 147a
lattice energy 147a
laughing gas 204a
law of conservation of energy 53b
law of independent ionic migration 24b
law of mass action 190b
law of mobile equilibrium 378b
laxative 129a, 196b
L-band ESR 57b
LBM 211a
LBW 57b
LC 47a, 326b
LCAO 375b
LCAT 57b
LC-MS 150a
LD 360b
LDA 436a
LDH 314a
LDL 283b
LDL receptor 57b
lead 309a
lead compound 437a
leading strand 436b
lead optimization 436b
lean body mass 211a
lean body weight 57b
least square method 166b
leaving group 261a
Le Châtelier's principle 443b
lecithin 444b
lecithin-cholesterol acyltransferase 57b
lectin pathway 444a
left atrium 171b
left ventricle 171b
legally-obtainable incontrollable drug 34a
Legionella pneumonia 444b
legionellosis 444b
legionnaire disease 166b
legionnaires' disease 166b

lemonade 438b
lenitive 409a
lenograstim (genetical recombination) 445a
lens 222b
leprostatic agent 152a
leprosy 336b
leptin 445b
leptomeninx 310b
lesser circulation 205a
lesser yang 208a
lesser yin 203a
50% lethal dose 57b
lethal dose curve 428b
lethality 195b
Leu 447a
leucine 447a
leucocyte 332a
leucovorin calcium 447a
leukemia 332b
leukocyte 332a
leukocyte chemotactic factor 332b
leukocyte count 332b
leukocyte migration enhancement factor 332b
leukocytopenia 332b
leukoencephalopathy 330a
leukotriene 447a
leukotriene receptor 447a
leukotriene receptor antagonist 447a
leuprorelin acetate 439b
leveling effect 224a
lever rule 285b
Levinthal's paradox 445b
levodopa 445b
levofloxacin hydrate 445b
levofolinate calcium 445b
levomepromazine 445b
levo-rotatory 171b
levothyroxine sodium hydrate 445b
Lewis acid 443a
Lewis acid-base concept 443a
Lewis acid catalyst 443b
Lewis base 443a
Lewis structure 443a
Lewy body 445a
Leydig cell 431a
L form 57a
LGL 63b
LH 62b
LHRH agonist 57a
LIA 333a
liability insurance for pharmacists 418a
license for pharmacist 418a
lidocaine 437a

Liebermann-Burchard's reaction 437b
Liebig-Deniges method 437b
life expectancy 378a
life expectancy at birth 378a
life expectancy at specific age 378b
life-long learning 203a
life-prolonging treatment 61b
lifestyle related disease 230a
life-sustaining treatment 61b
life table 235a
ligand 325a, 434b
ligand field theory 325b
ligase 434b, 446a
light chain 57b
light metal 125a
light quanta 154a
light-resistant container 196b
light scattering 340b
lignan 434b
lignin 434b
limaprost alfadex 438b
limiting amino acid 230a
limiting molar conductivity 110b
limiting viscosity number 110b
limit of administration days 297b
limit of dosing days 297b
limit test 140a
limit test for ammonium 22b
limit test for chloride 58a
limit test for heavy metals 197b
limit test for iron 286a
limit test for sulfate 439a
limit tests for arsenic 345a
limonene 438b
lincomycin antibiotic 441b
lincomycins 441b
Lindlar catalyst 442a
linear combination of atomic orbital 375b
linear 1-compartment model 242a
linear compartment model 242a
linearity 275b
linearly polarized light 275b
linear model 242a
linear regression model 242a
Lineweaver-Burk equation 431a
linezolid 437a
liniment 437a
linkage analysis 441b
linoleic acid 437b

linolenic acid 437b
lipase 437b
lipid 186b
lipid and solution for cutaneous application 72a
lipid bilayer 187a
lipid microsphere 437b, 438a
lipiodol 437b
lipophilicity 221a
lipopolysaccharide 438b
lipoprotein 438b
lipoprotein lipase 438b
liposome 438a
lipoxygenase 438a
Lippich polarimeter 436b
liquid and solution 46b
liquid chromatography 47a
liquid chromatography-mass spectrometry 150a
liquid crystal 46b
liquid film technique 47a
liquid for external use 72a
liquid junction potential 46a
liquid membrane electrode 47a
liquid membrane ion-selective electrode 47a
liquid paraffin 439b
liquid phase 46b
liquid preparation 46b
lisinopril hydrate 435a
listeria infection 435b
listeriosis 435b
lithium aluminium hydride 223a
lithium carbonate 263b
lithium diisopropylamide 436a
lithium tetrahydridoaluminate 286b
lithospermum root 185b
live attenuated vaccine 196b
liver 93a
liver cancer hepatic cancer 87b
liver cell 89b
liver cirrhosis 89a
liver protecting drug 94b
live vaccine 309b
living will 437b
loading dose 360b
local action 110b
local anesthesia 110b
local anesthetic 110b
local hormone 110b
localization signal 110b
localized epilepsy 110b
lock and key theory 74b
locus 32a
loganin 447b

logarithmic growth phase 256a
logarithmic phase 256a
logistic model 447b
log-linear model 256a
log phase 256a
L-OHP 64a
lone pair 161b
long circulating liposome 134b
longgu 439a
longitudinal relaxation 261b
longitudinal study 199a
long QT syndrome 106a
Long-Term Care Insurance Act 69b
long-term care support specialist 69a
lontab 448b
loop diuretic 443b
loop of Henle 387b
loose bowel 137a
loperamide hydrochloride 448b
loratadine 448b
lorazepam 448b
losartan potassium 447b
lotion 448a
low blood pressure 282a
low-density lipoprotein 283b
low-density lipoprotein receptor 57b
lowest unoccupied molecular orbital 168a
low field shift 282a
low-molecular-weight heparin 283b
Lowry method 448b
loxoprofen sodium hydrate 447b
lozenge 305a
L-PAM 413a
LPL 438b
LPS 438b
LQQTSFA 90b
LSD 435b
L shell 57a
LST 442a
LT 447a
L type voltage-gated calcium channel 57a
lubricant 81b
lumbar spinal cord 427b
luminescence 333a
luminescence immunoassay 333a
luminescence spectra 333a
luminescent immunoassay 333a
LUMO 168a

lung 325a
lung cancer 326b
lung function test 327a
luteal phase 62b
luteinizing hormone 62b
luteinizing hormone-releasing hormone agonist 62b
LVFX 445b
lyase 261b, 434b
lycopene 435a
Lyell syndrome 431a
Lyme disease 431a
lymph 442a
lymphatic system 442b
lymphatic vessel 442a
lymph circulation 442b
lymph node 442b
lymphocyte 442a
lymphocyte blast transformation test 442a
lymphocyte stimulation test 442a
lymphokine 442b
Lys 435a
lysergic acid diethylamide 435b
lysine 435a
lysogenic phage 427a
lysosome 436a
lysozyme 436a
lytic cycle 426b
LZD 437a

M

μ 247b
m- 410a
MAb 415b
MAC 55b
Mac 401a
mAChR 408b
macroglobulinemia 401a
macrogol 401a
macrolide antibiotic 401a
macrolides 401a
macrophage 401a
macroscopic 111a
Madagascar Periwinkle 312b
mad cow disease 106b
magnesium oxide 175a
magnetic anisotropic effect 182a
magnetic anisotropy 181b
magnetic field 193b
magnetic moment 182b
magnetic quantum number 183b
magnetic resonance 182a

magnetic resonance imaging 182a
magnetic resonance spectroscopy 182a
magnetic sector mass spectrometer 193b
magnetic shielding effect 182a
magnetic vector potential 181b
magnetization 180b
magnolia bark 153b
Maillard reaction 409b
main group element 202a
maintenance dose 26b
maintenance infusion 25b
major depressive disorder 253b
major histocompatibility antigen 202a
major histocompatibility complex 55b
major tranquilizer 409b
malaria 402b
malate-aspartate shuttle 441b
MALDI 402a
male sex hormone 264a
male sex hormone preparation 264a
malic acid 441b
malignant hyperpyrexia 2b
malignant hyperthermia 2b
malignant lymphoma 3a
malignant syndrome 3a
malignant tumor 3a
malonic ester synthesis 403b
malonyl-CoA 403a
malpractice 36b
MALT 321b
maltase 403a
maltose 403a
malt sugar 330a
mammary gland 314b
manic depressive illness 247a
manidipine hydrochloride 402a
manifest system 402a
Mannich reaction 404b
D-mannitol 404b
mannose 404b
MAO 415b
MAO inhibitor 55b
maoto 399b
MAPK 56a
MAP kinase 56a
MAP kinase cascade 56a
maprotiline hydrochloride 402b
marginal zone 384b

marketing specialist 35b
Markovnikov rule 403a
MARTA 260a
Martin diameter 401b
masked depression 84a
mass-average molecular weight 191a
mass balance 190b
mass number 191a
mass spectrometer 191a
mass spectrometry 191a
mass spectrum 191a, 401b
mass-to-charge ratio 191a
mast cell 350a, 401b
master file 401b
MAT 378a
Material and Child Health Act 392b
maternal immunity 393a
matrine 402a
matrix 402a
matrix-assisted laser desorption ionization 402a
matrix type 402a
matter wave 365a
Maxam-Gilbert method 399b
maximal lethal dose 166b
maximal tolerated dose 167b
maximum blood concentration 166b
maximum dosing days 297b
maximum likelihood method 170b
maximum tolerated dose 167b
maximum velocity 167b
Mb 405a
m. b. 190b
MBC 56b
McLafferty rearrangement 400b
MCNS 343a
mCPBA 123a
MCT1 56a
MCV 378a
MD 26b
MDI 284a
mDNA 406b
MDR1 56b
MDS 158b
mean absorption time 378a
mean activity 378a
mean activity coefficient 378a
mean corpuscular volume 378a
mean residence time 378a
mean value 378a

measles 401a
measure for preventing error 57a
mechanical equivalent of heat 320a
mechanisms of bacterial growth 165b
mecobalamin 409b
MED 166b
median 270b
median diameter 409b
medical accident 37b
medical care 36b, 221b
Medical Care Act 37b
medical care system 221b
medical consulting room 64a
medical device 37a
medical doctor 25b
medical equipment 37a
medical error 36b
Medical Ethics Council 32b
Medical Examining Board 32b
medical facility 37b
medical imaging technology 36b
medical institution 37a
medical literature analysis and retrieval system online 412a
medical malpractice 36b
Medical Practitioners Act 26a
medical representative 34b
medical representatives education and accreditation center 34b
Medical subject headings 411b
medical system 26a
medical team care 269b
medical treatment for ulcers pressure 300a
medical waste 37b
medicational insight 419b
medicational self-understanding 419b
medication explanation 363b
medication teaching 363a
medicinal chemistry 411b
medicine 35a
medicine brought to the hospital 186a
medicine management 35b
medicine notebook 64b
Mediterranean anemia 269a
medium ring 270b
MEDLINE 412a
medroxyprogesterone acetate 412a

medulla oblongata 59b
MedWatch 411b
mefenamic acid 412b
megakaryocyte 110b
megaloblastic anemia 111a
meiosis 139b
Meissner's plexus 399a
MEKC 406a
melanocyte 413a
melatonin 413a
meloxicam 413a
melphalan 413a
melting 423b
melting point 424a
membrane-mobile transport 400b
membrane permeability 232b
membrane permeability limited 400b
membrane permeation rate 400b
membrane phospholipid 401a
membrane potential 400a
membrane protein 400a
membrane receptor 170a
membrane transport 400b
membranoproliferative glomerulonephritis 400a
membranous glomerulonephritis 400a
membranous nephropathy 400a
memory disorder 97a
menadione 412b
menaquinone 412b
menatetrenone 412b
Ménière disease 412b
meningitis 224b
meninx 224b
menopausal disorder 152a
menorrhea 132a
menses 132a
menstrual cycle 132a
menstrual irregularities 132a
menstruation 132a
mental disease 231b
mental disorder 231b
mentha herb 332a
menthol 414b
mepivacaine hydrochloride 412b
MEPM 413a
MEP pathway 55b
mercaptopurine hydrate 413a
mercury 222a
mercury poisoning 222a
meridian and collateral 128a

Merkel cell 413a
meropenem hydrate 413a
Merseburg triad 413a
mesaconitine 409b
mesalazine 409b
mesangial cell 409b
mesencephalon 272a
MeSH 411b
meso form 409b
messenger RNA 55a
Met 410b
meta 410a
meta acid 410a
meta-analysis 410a
metabolic acidosis 255b
metabolic activation 255b
metabolic alkalosis 255b
metabolic antagonist 255b
metabolic inhibitor 255b
metabolic syndrome 410a
metabolish regulating fermentation 255b
metabolism 255a
metabolizing enzyme 255b
metabolome 410b
metabolomics 410b
meta director 410a
metal hydride 114b
metal indicator 114a
metallic bond 114a
metalloenzyme 114a
metallothionein 410b
metaplasia 79b
metastable phase 202b
metastasis 287b
metastatic hepatic cancer 288b
metastatic liver cancer 288b
metenolone 411b
metered dose inhaler 284a
metered-dose inhaler 105b
meterial wave 365a
metformin hydrochloride 412a
methamphetamine hydrochloride 410b
methanol 410a
methanol test 410a
methemoglobinemia 412a
methicillin 410b
methicillin resistant *Staphylococcus aureus* 410b
methionine 410b
methotrexate 412a
methoxybenzene 412a
methoxy group 412a
methylation 411a
methylcobalamin 411a
methyldopa 411a
methylene group 411a

methylergometrine maleate 411a
methylmercury 411a
methylphenidate 411a
methylprednisolone 411a
methyl red 411a
metildigoxin 411a
metoclopramide 412a
metoprolol tartrate 412a
metronidazole 412a
N-metyl-D-aspartate receptor antagonist 53a
mevalonate pathway 412b
mevalonic acid 412b
mexiletine hydrochloride 409b
MGN 400a
MHC 55b
MHC antigen 56a
MHC class I molecule 55b
MHC class II molecule 56a
mianserin hydrochloride 405a
MIC 55a
micafungin 405b
micell 406a
micellar electrokinetic chromatography 406a
micelle 406a
Michael addition 399a
Michaelis constant 405a
Michaelis-Menten equation 405b
miconazole 405b
microcapsule 399a
microchip electrophoresis 399a
microfilament 405b
microorganism 344a
microRNA 399a
microsatellite 399a
microscopic 342b, 405b
microsphere 399a
microtubule 342b
microtubule inhibitor 343a
microvilli 342b
microvillus 342b
micturition reflex 328b
midazolam 406a
midbrain 272a
midodrine hydrochloride 406b
migraine 385b
mild opioids 196b
milk 314b
milking 407b
milk sugar 314b
milk-to-plasma ratio 56b
milnacipran hydrochloride 407b

milrinone 407b
Minamata disease 406b
mineral corticoid 147a
mineral oil test 153b
minimal change nephrotic syndrome 343a
minimum alveolar concentration 55b
minimum bactericidal concentration 56b
minimum effective dose 166b
minimum inhibitory concentration 55a
minimum lethal dose 166b
minisatellite 407a
Ministerial Notification 155b
Ministerial Order 208a
Ministerial Ordinance 208a
Ministry of Health, Labour and Welfare 149a
MINO 407a
minocycline hydrochloride 407a
minor histocompatibility antigen 363a
minor tranquilizer 399b
minus strand 399b
miRNA 55a
mirror image isomer 108a
mirroring effect 407b
mismatch repair 406a
misoprostol 406a
mitiglinide calcium hydrate 406b
mitochondria 406b
mitochondrial DNA 406b
mitochondrial matrix 402a
mitochondrion 406b
mitogen-activated protein kinase 56a
mitomycin C 399b
mitosis 424a
mitotic phase 56a, 377b
mitoxantrone hydrochloride 406b
mixed acid anhydride 163a
mixed crystal 163b
mixed effect model 163a
mixed pathway 361b
mixture for internal use 308a
mixture of potassium and sodium citrate 115b
mizoribine 406a
MKSA system of units 56a
ML 3a, 401a
MM 261b
MMC 399b
MMI 267a
MN 400a
MO 375b

mobile phase 33a
modal diameter 415b
Model Core Curriculum for Pharmacy Education 417a
modifiable incompatibility 327b
modified base 198b
mol 365a
molality 191a, 200a
molar absorption coefficient 416a
molar concentration 428b
molar conductivity 416a
molar depression of freezing point 416a
molar elevation of boiling point 416b
molar fraction 416b
molar heat capacity 416b
molarity 416b, 428b
molar refraction 416a
mole 416a
molecular chaperone 375b
molecular distillation 375b
molecular ion 375a
molecular orbital 375b
molecular orbital method 375b
molecular oxygen 375b
molecular-related ion 376a
molecular sieve chromatography 375b
molecular sieve effect 375b
molecular sieve mode 376a
molecular target 375b
molecular target drug 375b
molecular targeting 375b
molecular weight 376a
molecule 375a
moment analysis 416a
moment of inertia 91b
momentum 44b
MO method 56a
monitoring 415b
monoamine oxidase 415b
monoamine oxidase inhibitor 415b
monobactam antibiotic 416a
monobactams 416a
monocarboxylic acid transporter 1 56a
monoclonal antibody 415b
monoclonal antibody drug 416a
monocyte 263a
monokine 415b
monolayer adsorption 266a
monomolecular layer adsorption 266a
monoploid 29b

monosaccharide 264b
monoterpene 416a
montelukast sodium 416b
mood disorder 101a
mood stabilizer 101a
moon face 403b
more stringent prefectural standards 44a
morphine 416b
mortality rate 195b
mortar 314b
morula stage 248b
mosapride citrate hydrate 415b
most sensitive critical period 238b
most sensitive period 238b
motif 415b
motilin 415b
motility disturbance 44b
motion sickness 297b
motoneuron 44b
motor nerve 44b
motor neuron 44b
motor protein 415b
moutan bark 394b
6-MP 413a
MPA 412a
MPGN 400a
M phase 56a
MR 34b, 182a
MRI 182a
mRNA 55a
MRP1 55b
MRP2 55b
MRS 182a
MRSA 410b
MRT 378a
MS 35b, 191a, 261b
M shell 56a
MS/MS 264b
MT 342b
MTX 412a
mucocutaneoouiar syndrome 349b
mucocutaneous-ocular syndrome 349b
mucopolysaccharide 408a
mucosa-associated lymphoid tissue 321b
multi-acting receptor targeted antipsychotic 260a
multidisciplinary care 269b
multidrug resistance 1 56b
multidrug resistance related protein 1 55b
multidrug resistance related protein 2 55b
multigene family 260a
multilayer adsorption 262a

multimolecular layer adsorption 262a
multiple comparison 260b
multiple dosing 446b
multiple drug resistance 260a
multiple myeloma 261b
multiple sclerosis 261b
multiple unit type 403a
multistage extraction 260b
multivariate analysis 262a
mumps 439a
MUP 409b
mupirocin calcium hydrate 409b
muramidase 409b
muricide 409b
muscarine 408b
muscarinic acetylcholine receptor 408b
muscarinic receptor 408b
muscle 114b
muscle contraction 113b
muscle contraction control 113b
muscle relaxant 113b
muscular dystrophy 113b
muscular tissue 114b
musk 196b
mutarotation 386a
mutation 300b
mutual exclusion 146a
myasthenia gravis 198b
Mycoplasma 399a
Mycoplasma pneumoniae 325b
mydriatic 177a
myelin 405a
myelinated nerve fiber 424a
myelin sheath 222b
myelodysplastic syndrome 158b
myeloma 158b
myeloma protein 158b
myocardial infarction 214a
myocardium 214a
myoclonic epilepsy 405a
myoglobin 405a
myoglobinuria 405a
myosin 405a
myosin L chain kinase 405a
m/z 191a

N

N 268a
n- 364b
NA 309b, 322a

N_A 10a
nAChR 310b
NADH 52b
NAD(NAD$^+$) 310b
NADPH 53a
NADP(NADP$^+$) 310b
nafamostat mesilate 309a
nafarelin acetate 309a
naftopidil 309a
Na$^+$-glucose symporter 308b
nail 278b
naive T cell 307b
Na$^+$, K$^+$-ATPase 308b
nalidixic acid 309b
naloxone hydrochloride 309b
nanocapsule 308b
nanosphere 309a
naphazoline 309a
naphthalene 309a
naphthoquinone 309a
2-naphthylamine 309a
naproxen 309a
narcolepsy 309b
narcotic 402b
narcotic analgesic 402b
narcotic guardmen 402b
narcotic peddling operator 402b
narcotics administrator 402b
Narcotics and Psychotropics Control Act 402b
narcotics medical institution 402b
narcotics police 402b
narcotics practitioner 402b
narcotics prescription 402b
narcotics retail dealer 402b
nasal allergy 334b
nasal discharge 354b
nasal drop 292b
nasal flow 354b
nasal obstruction 349b
nasal preparation 292b
NASH 338a
nasoesophageal feeding tube 128a
nateglinide 308b
National Health Insurance drug price 421b
National Institute of Health Sciences 156b
National Institute of Infectious Diseases 156b
national medical expenditure 156a
natural fat 272a
natural food additive 292b
natural immunity 189a
natural increase 189a
natural killer cell 308a

natural killer T cell 308a
natural poison 189a
Nature Conservation Act 188b
nature of medicinals 419b
nausea 64b
NBS 373b
near-field light 114a
near-miss 310b
near ultraviolet ray 113b
necrosis 319b
negative electrode 361a
negative element 39a
negative feedback 366a
negative selection 366a
Nematoda 244b
nematode 244b
neoadjuvant chemotherapy 201a
neolignan 319b
neonatal infant 217b
neonate 217b
neoplasm 217b
neostigmine methylsulfate 319a
nephelometric analysis 345a
nephelometric immunoassay 320a
nephelometry 345a
nephron 320b
nephropyelitis 213a
nephrotic syndrome 320b
Nernst equation 320b
Nernst-Noyes-Whitney equation 321a
nerve 214b
nerve cell 214b
nerve fiber 215a
nerve growth factor 215a
nervous system 214b
nervous tissue 215a
nettle rash 221a
neuraminidase 322a
neuraminidase inhibitor 322a
neurogenic bladder 214b
neurohypophysial hormone 78b
neuroleptanalgegia 214b
neuroleptic drug 148b
neuroleptic malignant syndrome 3a
neuromuscular junction 214b
neuron 315b
neuropeptide 215b
neuroreceptor 214b
neurosis 214b
neurotic disorder 214b
neurotransmitter 215a
neurotransmitter receptor 215a

neurotrophic factor 214b
neurotrophin 315a
neutral amino acid 272a
neutralization indicator 272b
neutralization titration 272b
neutralizing antibody 272b
neutron 272a
neutron beam 272a
neutropenia 151a
neutrophil 151a
newborn 217b
newborn screening 217b
Newmann projection formula 315a
new quinolone antibacterial drug 314b
new quinolones 314b
Newtonian flow 315a
Newton's law of viscosity 315a
NF-κB 53a
NFLX 324b
NHE 351b
NHI drug price 421b
NHL 350a
niacin 307a
nicardipine hydrochloride 310b
Nicol prism 311a
nicomol 310b
nicorandil 311a
nicotinamide 310b
nicotinamide adenine dinucleotide 310b
nicotinamide adenine dinucleotide phosphate 310b
nicotinic acetylcholine receptor 310b
nicotinic acid 310b
nicotinic receptor 310b
nifedipine 313a
night blindness 423a
nigrostriatal system 155b
NIHS 156b
NIID 156b
Niigata Minamata disease 258a
nilvadipine 317b
nimustine hydrochloride 314a
ninhydrin reaction 318b
ninjinto 318a
nisoldipine 312b
nitrates 204b
nitrazepam 312b
nitrile 312b
nitrite titration 4b
nitrogen determination 269b
nitrogen dioxide 311a

nitrogen monoxide 30b
nitrogen monoxide synthase 30b, 53a
nitrogen mustard 307b
nitrogen oxide 269a
nitroglycerin 312b
nitrosamine 313a
nitrosation 313a
N-nitroso compound 313a
nitrosourea 313a
nitrous acid 4b
nitrous oxide 4a
NK cell 53b
NKT cell 53b
N-linked suger chain 53b
NLS 75a
NMDA receptor antagonist 53a
NMR 53a
NMR spectrum 53a
NNT 276a
NO 53a
NOAEL 167b
nociceptor 213b
node 363b
node of Ranvier 434a
NOE 75a
NOEL 167b
NOESY 75a
nonalcoholic steatohepatitis 338a
nonaqueous titration 343a
nonbonding orbital 341b
non-clinical test 354a
nonclinical test 354a
noncoding strand 324b
non-competitive antagonism 341a
noncompetitive assay 341a
noncompetitive inhibition 341a
noncompliance 324b, 363b
non-Hodgkin lymphoma 350a
nonionic surface active agent 338b
nonionic surfactant 338b
nonlabeled immunoassay 349a
nonlinear compartment model 344b
nonlinear least squares method 344b
nonlinear mixed effect model 53a
NONMEM method 53a
non-mevalonate pathway 350a
non-narcotic analgesic 350a
non-Newtonian flow 348a

non-nucleoside analog reverse transcriptase inhibitor 348a
non opioid 340a
non-oral administration 341b
nonparametric method 324b
non-parenteral administration 126b
nonpeptidic medicine 349b
nonprescription drug 30b
non-rapid eye movement sleep 324b
non-REM sleep 324b
nonsense mutation 310a
non small cell carcinoma 343a
nonsteroidal antiinflammatory drug 344a
non-urinary excretion 213b
nonverbal communication 342a
no-observed adverse effect level 167b
no-observed effect level 167b
NO probe 53b
noradrenaline 324b
n orbital 53b
norepinephrine 324b
norethisterone 324b
norfloxacin 324b
normal boiling point 352a
normal distribution 230a
normal electrode potential 352a
normal freezing point 351b
normal hydrogen electrode 351b
normal melting point 352b
normal phase partition chromatography 202b
normal vibration 99a
norovirus infection 324b
Northern blotting 324a
nortriptyline hydrochloride 324b
NOS 53a
nosal fossa 341b
nose 334a
NO synthase 53a
novel influenza 213b
novelty 213b
NO_x 269a
NPD 15a
n-π^* transition 53b
NSAID 344a
NST 45b
n-σ^* transition 53b
nuclear factor κB 53a
nuclear fission 77a
nuclear lamina 77b

nuclear localization signal 75a
nuclear magnetic resonance 76a
nuclear magnetic resonance spectroscopy 76a
nuclear magnetic resonance spectrum 76a
nuclear magnetogyric ratio 76a
nuclear Overhauser effect 75a
nuclear Overhauser effect spectroscopy 75a
nuclear reaction 77a
nuclear receptor 77a
nuclear spin 76b
nuclear spin quantum number 76b
nuclear transport signal 75a
nuclease 318b
nucleic acid 75b
nucleolus 76b
nucleophile 103a
nucleophilic addition reaction 103a
nucleophilic reagent 103a
nucleophilic substitution reaction 103a
nucleoside 318b
nucleoside analog reverse transcriptase inhibitor 319a
nucleosome 319a
nucleotide 319a
nucleotide excision repair 319a
nucleus 74b, 138b
nujol 319b
null hypothesis 101b
number-average molecular weight 225a
number needed to treat 276a
numbness 194b
Nuremberg Code 315a
nurse 89a
nursing facility 69b
nursing record 89a
nutrient 45b
nutrient solution 45b
nutrigenomics 315a
nutrition 45b
nutritional labeling system 45b
nutritional therapy 46a
nutrition support team 45b
nutrition therapy 46a
nux vomica 395b
nyctalopia 423a
nystagmus 91a

O

Ω　66b
ω-position　66b
o-　67a
O157　62a
OAT1　63b
OATP　63b
obesity　350a
obligate aerobe　386a
obligate anaerobe　386a
obligation to accept dispensing　273b
obliterating bronchiolitis　379a
obsessive-compulsive disorder　109a
oc　126b
occlusive dressing tequnique　406b
occupational disease　209a
occupational therapist　171a
octadecyl silylated silica gel　64b
octant rule　64b
octet rule　64b, 331b
oculomotor nerve　294a
Oddi's sphincter　65b
odds　65b
odds ratio　65b
ODS　64b
ODT　406b
off rabel use　284b
ofloxacin　66a
OFLX　66a
OGTT　126b
Ohm's law　66b
ointment　309b
ointment base　309b
Okazaki fragment　63b
Oketsu　64b
olanzapine　66b
old quinolone　67a
oleaginous base　425a
olefin　67b
oleic acid　67b
olfactory nerve　104a
olfactory sense　103a
oligo-1,6-glucosidase　66b
oligopeptide　67a
oligosaccharide　66b
oliguria　391a
O-linked suger chain　64b
olopatadine hydrochloride　68a
omeprazole　66b
oncogene　87a
ondansetron hydrochloride hydrate　68b
one dose package　31a
one-point method　30b
one-sided test　80a
on-off phenomenon　68a
Op　276a
open-angle glaucoma　71b
open-ended question　353b
open question　353b
open reading frame　66a
open system　71b
operator　66b
operon　66b
ophiopogon tuber　330b
ophthalmic ointment　94a
ophthalmic preparation　289a
ophthalmic solution　289a
opioid　66a
opioid receptor　66a
opioid rotation　66a
opium　10a
Opium Control Act　10a
opportunistic infection　353b
opportunistic infectious disease　353b
opsin　66a
opsonization　66a
optically active compound　142b
optical resolution　142b
optical rotation　242b
optical rotatory dispersion　242b
optical rotatory dispersion spectrum　243a
optical rotatory power　242b
optic nerve　188a
optimal pH　168a, 192b
optimal temperature　168a
optimum blood pressure　192a
optimum pH　168a, 192b
oral administration　126b
oral antidiabetic drug　126a
oral cavity　144a
oral contraceptive　126b
oral disintegrating tablet　144a
oral glucose tolerance test　126b
oral hypoglycemic drug　126a
oral infectious disease　125b
oral liquid　308a
orange book　67b
ORD　242b
ordering system　65b
order-made medicine　65b
order of reaction　337b
ORD spectrum　62a

ORF　66a
organ clearance　247b
organelle　169a
organic anion transporter 1　63b
organic anion transporting polypeptide　63b
organic anion transport system　423b
organic cation transport system　423b
organ intrinsic clearance　247b
organochlorine insecticide　423b
organophosphorus insecticide　423b
organotin compound　423b
organ-specific autoimmune disease　247b
organ transplantation　247a
oriental bezoar　154a
orientation　327b
ornithine　67b
orodispersible tablet　144a
OROS　68a
orosomucoid　68a
orphan drug　66a
orphan receptor　66a
ortho　67a
ortho-acid　67a
orthoester　67a
orthoformate　67a
ortho-para director　67b
orthopnea　98b
orthostatic hypotension　112a
oseltamivir phosphate　65a
Osm　65a
osmium(Ⅷ) oxide　174a
osmium tetraoxide　186a
osmols　65a
osmotic diuretic　219b
osmotic pressure　219a
osmotic release oral system　68a
osteoarthrosis deformans　385a
osteoblast　157b
osteoblastic cell　157b
osteocalcin　64b
osteoclast　330b
osteoclastic cell　330b
osteocyte　158b
osteogenic cell　158b
osteomalacia　159b
osteoporosis　159a
OT　171a
OTC drug　30b, 65b
otitis media　271a
ouabain　44b

outbreak 2a
outcome 2a
outcome variable 131a
outermost electron 165a
ovarian cancer 433b
ovary 433b
Overhauser effect 66a
overshoot 65b
over the counter drug 30b, 65b
over the counter drug containing vitamin 346a
ovulation 329a
ovulation phase 329a
ovulatory agent 329b
ovum 433b
own expense prescription 194a
oxacephem antibiotic 63b
oxacephems 63b
oxalacetic acid 64a
oxaliplatin 64a
oxaloacetic acid 64a
oxethazaine 64a
oxidant 64a
oxidation 174a
oxidation-reduction electrode 174b
oxidation-reduction equilibrium 174b
oxidation-reduction indicator 174a
oxidation-reduction potential 174b
oxidation-reduction reaction 174a
oxidation-reduction titration 174a
oxidative deamination 175a
oxidative phosphorylation 175a
oxidoreductase 64a, 174a
oxime 64a
oxirane 64a
oxo acid 64a
oxycodone hydrochloride hydrate 64a
oxydol 64a
oxygen 176b
oxygen flask combustion method 176b
oxygen molecule 176b
oxypurinol 64a
oxytocin 64a
oyster shell 397b
ozagrel sodium 64b
ozonation 65a
ozone 65a
ozone hole 65b
ozone layer 65a

ozonide 65a
ozonization 65a
ozonolysis 65a

P

π bond 327a
π-complex 327b
π electron 328b
π-electron-deficient heteroaromatic ring compound 327b
π-electron-poor heteroaromatic ring compound 327b
π-electron-rich heteroaromatic ring compound 326b
π orbital 327a
π-π^* transition 329a
ϕ_f 127a
p 7a
p- 335a
PA 393b
pacemaker 380a
pacemaker potential 380b
pachymeninx 153b
package 390b
package insert 292b, 323a
package insert for medicines 36a
packing property 199b
paclitaxel 330b
paddle method 334a
paeoniflorin 379b
paeonol 379b
PAF 133a
PAFSC 419b
PAGE 396a
pain 28a
pain receptor 278a
palindrome 335b
palliative care 96b
palliative treatment 157b
palmitic acid 335b
palpitation 294b
2-PAM 313a
pamidronate disodium hydrate 335a
PAN 142b
panax japonicus rhizome 268b
pancreas 223a
pancreatic hormone 223a
pancreatic islets 224a
pancreatic juice 222a
pancreatitis 222a
pancuronium bromide 336a

pandemic 337a
panic disorder 334b
panipenem 334b
pannus 337a
pantethine 337a
pantothenic acid 337a
papaverine 334b
paper chromatography 447b
PAPM 334b
para 335a
paracrine 335a
paradoxical sleep 102a
parallel reaction 379b
paralytic shellfish poison 402a
paramagnetism 205a
parametric method 335a
paraquat 335a
parasite 99b
parasleep 102a
parasympathetic nervous system 361a
parasympathomimetic drug 361b
parasymphatholytic drug 361b
parathion 335a
parathormone 335a
parathyroid gland 361b
parathyroid hormone 362a
parent drug 66b
parenteral administration 341b
parenteral nutrition 207b
Parkinson disease 329b
parkinsonism 329b
parotid gland 181b
paroxetine hydrochloride hydrate 335a
parrot fever 63a
partial agonist 366a
partial epilepsy 366a
partial molar Gibbs energy 366a
partial molar quantity 366b
partial molar volume 366b
particle size 439a
particle size distribution 439b
particulate matter 343a
particulates 376a
partition 376b
partition chromatography 376b
partition coefficient 376b
partition equilibrium 376b
partition law 376b
partition ratio 376b
pascal 331a
passive diffusion 201a
passive smoking 201a

passive targeting 201a
passive transport 201a
paste method 380a
pasteurization 171b
past history 97a
patch 274b
patch test 333b
patent 300b
Patent Cooperation Treaty Application 342b
paternalism 331b
path function 128b
pathogen 351a
pathogen-associated molecular patterns 338b
pathogenic *Escherichia coli* 351a
patient 90a
patient-centered medicine 90a
patient information 90a
patient interview 90b
patient pharmaceutical record 192b
patient's case record 221b
patient self-determination 90a
patient's fundamental right 90a
patient treatment 90a
pattern recognition receptor 331b
pattern/syndrome 202b
Pauri exclusion principle 329b
pazufloxacin 331a
PBL 349a
PBP 382a
PC 382a, 447b
PCB 396a
PCG 382a, 385b
P_{CO_2} 297a
PCP 315a
PCR 397a
PCR-SSCP 342b
PCT application 342b
PD 421a
PDA 360a
PDB 372a
PDGF 133b
PD monitoring 346b
peach kernel 296b
peak concentration 341b
peak flow 341b
peak level 341b
PECO 338b
pectin 380a
pediatric care 206b
pediatric dosage 206b
PEG 38a, 379b, 401a
PEG modification 380a

PEGylated liposome 380a
PEGylation 379b
PEM 23a
penam antibiotic 382a
penams 382a
penem antibiotic 382a
penems 382a
penetrometer 219b
penicillamine 382a
penicillin 382a
penicillin antibiotic 382a
penicillin binding protein 382a
penicillin resistant *Streptococcus pneumoniae* 382a
penicillins 382a
penicillin shock 382a
pentamidine isetionate 386b
pentazocine 386b
pentose 387a
pentose phosphate cycle 387a
pen-type injector 384b
peony root 196b
pepsin 382b
peptic ulcer 203b
peptide 382b
peptide antibiotic 383a
peptide bond 383a
peptide hormone 383a
peptide linkage 383a
peptides 383a
peptidoglycan 382b
peptidyl transferase 382b
percent transmittance 294a
perception 268a
percutaneous endoscopic gastrostomy 38a
perforin 334b
performance status 338b
pericyclic reaction 383b
perilla herb 252a
perinatal period 198a
periodical vaccination 281b
periodic safety update report 281b
periodontal bacteria 187b
peripheral muscle relaxant 401b
peripheral nervous system 401b
peripheral parenteral nutrition 349a, 401b
peripheral venous hyperalimentation 401b
periplasm 384a
peristalsis 244b
permanent dipole 45a
permeability coeffcient 400b

permeation clearance 400a
permittivity 424b
pernicious anemia 3a
perospirone hydrochloride hydrate 384b
peroxisome 384a
peroxisome proliferator-activated receptor α 348b
peroxisome proliferator-activated receptor γ 348b
peroxy acid 78a
peroxycarboxylic acid 384a
persistent organic pollutant 177b
personal communication 331b
person requiring long-term care 426a
person requiring support 427a
pertussis 350b
pest 380a
pesticide 324a
pestle 314a
PET 428a
pethidine hydrochloride 381b
Peyer's patch 325b
PF 341b
PFT 327a
PFU 367a
PG 370b
p53 gene 342a
$PGF_{2\alpha}$ 370b
PGI_2 370b
P-glycoprotein 346b
pH 339a
phage 356a
phage display method 356a
phagocyte 209a
phagocytosis 305b
phagolysozome 356a
phagosome 356a
Pharmaceutical Affairs Act 419b
Pharmaceutical Affairs, Food Sanitation Council 419b
pharmaceutical care 356b
pharmaceutical care expenditure 417b
pharmaceutical care record 417b
pharmaceutical excipient 230b
pharmaceutical industry 235a
pharmaceutical ingredient 230b
pharmaceutical inspector 419a

pharmaceutical management 417a
pharmaceutical manufacturer 36a
pharmaceutical preparation 230b
pharmaceutical record after consulting patients 192b
Pharmaceuticals and Medical Devices Agency 35a
pharmacist 418a
pharmacist license 418a
Pharmacist Platform in Japan 418a
Pharmacists Act 418a
pharmacodynamic drug interaction 421a
pharmacodynamic monitoring 346b
pharmacodynamic parameter 421b
pharmacodynamics 421a
pharmacoeconomics 417b
pharmacokinetic drug interaction 420b
pharmacokinetic parameter 420b
pharmacokinetic/pharmacodynamic analysis 341b
pharmacokinetic/pharmacodynamic modeling 342a
pharmacokinetics 420b
pharmacokinetics and metabolism 420b
pharmacokinetics test 420b
pharmacological test 422b
pharmacophore 356b
pharmacotherapy 421a
pharmacovigilance 356b
pharmacy 422a
pharmacy management recode 422a
pharmacy service under health insurance 392a
pharmcokinetic monitoring 342a
pharyngitis 40b
pharynx 40b
phase 247a
phase diagram 205b
phase equilibrium 249a
phase I reaction 253a
phase II reaction 258a
phase III reaction 255a
phase rule 249b
phase transition 249a
phase I trial 253a
phase II trial 258a
phase III trial 255a
phase IV trial 258b

pH at appearance change point 385b
PH domain 339a
phellodendron bark 63a
phencyclidine 359b
phenethylamine 359a
phenobarbital 359b
phenol 359b
phenol reagent 359b
phenothiazinic antipsychotic 359a
phentolamine mesilate 359b
phenylalanine 359a
phenyl group 359a
phenylisothiocyanate 359a
phenylpropanoid 359a
phenytoin 359a
pheochromocytoma 80b
pheophorbide 358b
pH indicator 339a
pH jump 339a
pH meter 339a
phobic disorder 109a
phosphatidic acid 393b
phosphatidyl choline 393b
phosphatidylinositol 3-kinase 338a
phosphodiesterase 393b
phosphodiesterase inhibitor 393b
phosphodiester bond 393b
phosphokinase 393b
phospholipase 394a
phospholipase A_2 394a
phospholipase C 394a
phospholipid 441b
phosphoprotein phosphatase 393b
phosphorescence 441b
phosphorus ylide 441a
phosphorylation 441b
phosphotyrosine binding 7a
phosphotyrosine binding domain 346b
photoallergy reaction 340b
photochemical oxidant 142b
photochemical smog 142b
photodermatosis 149a
photodiode array detector 360a
photoelectronic effect 151a
photoluminescence 340b, 360a
photon 147a, 154a
photosensitizer 340b
photosensitizing reaction 340b
photosynthesis 146a
phototoxic reaction 340b

pH partition theory 339a
phthalal 364b
phthalaldehyde 364b
pH transition index 339a
phylloquinone 358b
physical dependence 218b
physical therapist 434b
physician 25b
physiological antagonism 235b
physiological saline 235b
physiotherapist 434b
phytohormone 210b
phytonadione 358b
PI 371b
pI 296a
pia mater 310b
PICO 338a
PI3K 338a
PI 3-kinase 338a
pill 89b, 354b
pill-rolling phenomenon 95b
pilocarpine hydrochloride 355a
pilsicainide hydrochloride hydrate 354b
pimobendan 350a
pinacol-pinacolone rearrangement 348a
pineal body 203b
pineal gland 203b
pineal hormone 203b
pinellia tuber 336a
pinocytosis 38a, 348b
pinworm 108b
pioglitazone hydrochloride 339b
PI-PC 349b
piperacillin sodium 349b
pirenoxine 354b
pirenzepine hydrochloride hydrate 354b
pitavastatin calcium 345a
PITC 359a
pituitary 78b
pituitary adenoma 78b
PIVKA-II 338a
PK 371b
PKA 372a
pK_a 341b
pK_b 341b
PKC 372a
PK monitoring 342a
PK/PD analysis 341b
PK/PD modeling 342a
PL 394a
PLA_2 394a
placebo 367b
plague 380a
Planck constant 368b

Planck's quantum hypothesis 368b
plane of polarization 385a
plane-polarized light 379b
plantago herb 197a
plantago seed 197a
plaque forming unit 367a
plasma 132b
plasmacytoma 127a
plasma drug concentration 133a
plasma expander 133a
plasma lipoprotein 133b
plasmalogen 367a
plasma membrane 127b, 138a
plasma protein 133a
plasma protein binding 133a
plasmid 367b
plasmin 367b
plasminogen 367b
plasminogen activator 367b
plaster 146a
plastic flow 251b
plasticity 251b
plasticizer 80a
platelet 133a
platelet-activating factor 133a
platelet-derived growth factor 133b
platelet thrombus 133b
platinum drug 332a
platinum electrode 332a
platycodon root 98a
plaunotol 367a
PL-B 396b
pleckstrin homology domain 339a
pleiotropy 261b
PLGA 314a
PLP 354a
plus strand 367a
PM 343a
$PM_{2.5}$ 343a
PMDA 35a
pneumoconiosis 220a
pneumocystis carinii pneumonia 315a
pneumogram 154b
pneumonectasia 327a
pneumonedema 328a
pneumonia 325b
pneumotaxic center 155a
pneumothorax 98a
p. o. 126b
P_{O_2} 297a
podophyllotoxin 395a
point mutation 292b
poison 299b
poisoning 272a

Poisonous and Deleterious Substances Control Act 299b
poisonous drug 299b
poison schedule A 299b
poison schedule B 128b
polarimeter 242b
polarity 111a
polarizability 374b
polarization 374b
polarization fluoroimmunoassay 127a
polarized light 385a
polio 396a
poliomyelitis 104a
pollakiuria 355b
pollen allergy 83a
pollenosis 83a
pollinosis 83a
poly(A)addition 396b
polyacrylamide gel electrophoresis 396a
polychlorinated biphenyl 396a
polyclonal antibody 396a
polyenemacrolide antifungal drug 396a
polyethylene glycol 379b, 396a
polygala root 68b
poly-glutamine disease 396a
polyhydric alcohol 259a
polyketide 396a
polyketide pathway 396a
poly(lactic-co-glycolic acid) 396b
polymerase chain reaction 397a
polymerase chain reaction-single strand conformation polymorphism 342b
polymer drug 153a
polymer prodrug 153a
polymixin B sulfate 396b
polymorphic transition 260a
polymorphism 259b
poly(oxyethylene) 396a
polyp 396b
polypeptide 396b
polypeptide antibiotic 396b
polypeptides 396b
polyphagia 78a
polyphagy 78a
polyporus sclerotium 275b
polypropylene glycol 396b
polyribosome 397a
polysaccharide 261b
polysome 396b
polyuria 261b
POMR 416b

pons 106b
POPs 177b
population 393a
population census 155b
population criteria 99a
population of working age 231a
population parameter 393a
population pharmacokinetics 395a
population pyramid 216a
population statistics 215b
p orbital 341a
poria sclerotium 363b
porin 397a
porphyrin 397a
porphyrin in urine 317a
porphyrinuria 397a
portal hypertension 416b
portal vein 416b
POS 339b
positive electrode 230a
positive element 427b
positive selection 233b
positron 428a
positron CT 392b
positron emission computed tomography 392b
positron emission tomography 428a
post-column derivatization method 393a
posterior pituitary hormone 78b
posterior probability density function 185a
postharvest agrochemical 197a
postharvest pesticide 197b
post-labeling method 393a
post-marketing clinical trial 232b
post marketing surveillance 193b
post marketing survey 205a
postmenopausal osteoporosis 378b
postoperative recovery fluid 200b
postrenal acute renal failure 216b
post streptococcal acute glomerulonephritis 429a
posttranscriptional modification 292a
posttranslational modification 398b
post-traumatic stress disorder 70a
potassium canrenoate 96b

potassium channel 84a
potassium channel blocker 84a
potassium clavulanate・amoxicillin hydrate 117a
potassium-sparing diuretic 84b
potential difference 288b
potential energy 395a
potentiation 248b
potentiometric titration 288b
povidone-iodine 395a
powder 175b, 376b
powerful drug 128b
PP 393b
PPARα 348b
PPARγ 348b
PPI 348b, 373a
PPK 395a
PPN 349b, 401b
practice 221b
pralidoxime iodide 426b
pralidoxime methyl iodide 368a
pramipexole hydrochloride hydrate 368a
pranlukast hydrate 368b
pravastatin sodium 367b
prazosin hydrochloride 367b
PRCA 236b
precarcinogen 242a
precession 166b
precipitated calcium carbonate 277a
precipitation reaction 277a
precipitation titration 277b
precision 233b
preclinical test 246b
pre-column derivatization method 370a
prednisolone 370a
Prefectural Insured Long-Term Care Service Plan 300b
prefilled syringe 370a
pregnancy induced hypertension 318a
pregnant 317b
pregnenolone 370a
pre-labeling method 370a
preload 245a
premature birth 248b
premature contraction 97a
premature delivery 248b
premature labor 248b
premature ventricular contraction 216b
preparation
——, albumin 18b
——, automatic machine dividing powder or internal 192b
——, bisphosphonate 344a
——, calcitonin 85a
——, calcium 85a
——, controlled release 390a
——, corpus luteum hormone 62b
——, enteric coated 274b
——, envelope for external 72b
——, exempt narcotic 82a
——, explanatory card for pharmaceutical 419a
——, female sex hormone 211a
——, gold 114a
——, hemorrhoidal 189b
——, hospital 40b
——, immunoglobulin 414a
——, insulin 39a
——, iron 286a
——, liquid 46b
——, male sex hormone 264a
——, nasal 292b
——, ophthalmic 289a
——, pharmaceutical 230b
——, prostaglandin 371a
——, sterile 408a
——, sustained release 211b
——, time controlled release 185a
preparation for gargle 93b
preparation for syrup 213a
preparation mainly containing vitamin 346a
preparation manufactured by pharmacy 422b
preparative thin-layer chromatography 376b
prepared drug 429a
prepulse inhibition 348b
prerenal acute renal failure 217b
prescribe 211b
prescription 212a
prescription book 274a
prescription drug 212a
prescription ordering system 211b
preservative 394a
pressoreceptor 7a
pressoreceptor reflux 7a
press through package 346b
pressure 7a
pressure diuresis 7a
pressure sore 300a
pressure ulcer 300a
pretreatment 399b
prevention 429a
prevention of infectious disease 92b
preventive drug for gout attack 278a
preventive vaccination 429a
Preventive Vaccination Law 429a
prickle cell carcinoma 424a
primary active transport 29a
primary amine 253a
primary emergency medical-care 28b
primary endpoint 202a, 367a
primary hepatic cancer 140b
primary hypertension 140b
primary immune response 29a
primary immunodeficiency syndrome 140b
primary liver cancer 140b
primary lymphoid organ 29b
primary metabolite 29a
primary prevention 29b
primary response 28b
primary source 28b
primary structure 28b
primary treatment 28b
primase 367a
primer 367a
primitive urine 140a
principal agent 201b
principal investigator 269a
principal quantum number 202a
principle of equipartition 297a
prion disease 369a
priority examination 424a
priority right 424a
prior probability density function 188b
Pro 374a
probability density 77b
probability density function 77b
probability distribution 77b
probability unit 373a
probe 373a
probenecid 373b
probit 373a
probit unit 373a
problem-based learning 349a
problem oriented medical record 416b
problem-oriented system 339b

probucol 373b
procainamide hydrochloride 370b
procarcinogen 242a
procaryote 137b
procaryotic cell 137b
procaterol hydrochloride hydrate 370b
process chemistry 371a
processed aconite root 77b
processed ginger 88a
processing 371a
processing of drugs 198a
processing of medicinals 198a
prochiral 370b
prochlorperazine 370b
prodrug 372b
product
——, human blood coagulation factor 129b
——, human blood coagulation factor Ⅶ 257b
——, bio-derived 234b
——, biological 233b, 234b
——, biotechnology 116b
——, blood 130a
——, human blood coagulation factor Ⅷ 258b
——, human blood coagulation factor Ⅸ 254b
——, granulocyte colony-stimulating factor 186a
——, human antihaemophilic globulin 258b
——, human blood component 235a
——, immunoglobulin 414a
——, imported unheated blood 425b
——, investigational 269a
——, ion 24a
——, recombinant DNA-derived 31b, 116b
——, solubility 426a
——, specified bio-derived 299a
——, whole human blood 242b
production-age population 231a
Product Liability Act 232b
proenzyme 370b
progesterone 370b
progressive muscular dystrophy 215b
progressive systemicsclerosis 215b
prokaryote 137b
prokaryotic cell 137b

prolactin 374a
proliferation stage 248b
proline 374a
prolongation of life 61a
promoter 373b
promoter region 374a
promotion 373b
propagation of action potential 153a
propantheline bromide 373a
proper drug usage 285a
prophage 373b
prophylaxis 429b
propiverine hydrochloride 373a
propofol 373b
proportional counter 354b
propranolol hydrochloride 373b
proprietary drug 245a
propylthiouracil 373a
prospective study 399b
prostacyclin 371a
prostaglandin 370b
prostaglandin I_2 370b
prostaglandin preparation 371a
prostate 245b
prostatic cancer 245b
prostatic carcinoma 245b
prostatic specific antigen 246a
prosthetic group 391b
protamine sulfate 371b
protease 371b
protease inhibitor 371b
proteasome 371b
protecting group 392b
protein 265b
protein anabolic hormone 265b
protein binding percentage 265a
protein binding strength 265a
protein C 372a
Protein Data Bank 372a
protein kinase 371b
protein kinase A 372a
protein kinase C 372a
protein phosphatase 372a
proteinuria 265b, 316b
proteoglycan 372a
proteolytic enzyme 265b
proteolytic enzyme inhibitor 265b
proteome 372b
proteomics 372b
prothrombin 372b
prothrombin time 372b

protic polar solvent 372b
protocol 269a
proton 427a
proton NMR 372b
proton pump 373a
proton pump ATPase 373a
proton pump inhibitor 373a
protoplast 372b
protozoa 139b
providing medicine 418a
provirus 370b
provitamin A 373a
proximal kidney tubule 113a
PRR 331b
PRSP 382a
PSA 246a, 338b
PSAGN 429a
pseudoaldosteronism 97a
pseudoalkaloid 364b
pseudo-first-order rate constant 97a
pseudo-first-order reaction 97a
pseudomembranous colitis 101b
Pseudomonas aeruginosa 440b
psittacosis 63a
psoriasis 92a
PSS 215b
PSUR 281b
psychedelic drug 137b
psychic dependence 231b
psychogenic reaction 213a
psychosis 231b
psychosomatic disease 217a
psychotherapy 221b
psychotic disorder 231b
psychotropic 148b
psychotropic drug 148b
PT 372b, 434b
PTB 7a
PTB domain 346b
PTC method 346b
PTH 362a
PTLC 376a
PTP 346b
PTSD 70a
PTX 259b
publication bias 201a
public health laboratory technologist 45a
Public Notice 155b
public nuisance 142a
PubMed 334b
pueraria root 80b
puerarin 359b
puffer toxin 363a
pulmonary alveolus 329a
pulmonary artery 328b

pulmonary circulation 327b
pulmonary edema 328a
pulmonary embolism 328a
pulmonary emphysema 327a
pulmonary function test 327a
pulmonary thromboembolism 327b
pulmonary tuberculosis 327a
pulmonary vein 328a
pulse 407b
pulse Fourier transform NMR 335b
pulse pressure 407b
pulse therapy 335b
pump ATPase 398a
pure red cell aplasia 236b
purgative 129a
purgative formula 196b
purification 232a
purified water 232a
purine 369a
purine base 369a
purity test 202b
Purkinje fiber 369b
purple spot 193b
purpura 193b, 194a
pus blister 324a
pustule 324a
putrefaction 366a
P-value 346a
PVC 216b
pyelonephritis 213a
pyloric gland 424b
pyramidal tract 223b
pyranose 353b
pyrazinamide 353b
pyrethroid 354b
pyrexia 333b
pyridine 354b
2-pyridinealdoxime methiodide 313a
pyridinium chlorochromate 123a
pyridinium dichromate 310b
pyridone carboxylic acid 354a
pyridostigmine bromide 354a
pyridoxal 5′-phosphate 354a
pyridoxine 354a
pyridoxine hydrochloride 354a
pyrimidine 354a
pyrimidine base 354a
pyrimidine dimer 354a
pyrogen 333b
pyrogen test 333b
pyrrole 355a
pyruvate dehydrogenase complex 354b

pyruvic acid 354b
PZFX 331a

Q

QALY 115b
qi 97a
qi, blood and water 98a
qi counterflow 98a
qi deficiency 98a
qi stagnation 99b
qi tonyfying formula 391b
Q mass 106b
QMS 187b
QOL 106a
QSAR 284a
Q test 106a
quadrupole 183b
quadrupole mass spectrometer 187b
qualitative reaction 283a
quality adjusted life year 115b
quality of life 106a
quantitation limit 284a
quantitative structure-activity relationship 284a
quantum number 440a
quasi drug 36a
quasi-static change 202b
quaternary ammonium salt 258b
quaternary structure 429a
quazepam 115a
quenching 204a
quetiapine fumarate 115a
Quin2 126b
quinidine 100a
quinine 100a
quinoline 100b
quinoline alkaloid 100b
quinolone antibacterial drug 100b
quinolones 100b
quinone 100b
quit smoking medicine 113a

R

R 14a, 99b
RA 92a
rabbit fever 422b
racemate 432b
racemic compound 432b
racemic modification 432b
rachitis 121a

radial distribution function 294b
radiation 390a
radiation therapy 390a
radical 432a
radical reaction 432a
radical scavenger 432a
radioactive decay 389b
radioactive disintegration 389b
radioactive equilibrium 390a
radioactive nuclide 389b
radioactivity 390a
radioimmunoassay 432a
radioisotope 390a
radioisotope imaging 14a
radiological technologist 221b
radionuclide 389b
radiopharmaceutical 389b
radiopharmaceutical criteria 389b
rale 431a
raloxifene hydrochloride 433a
Ramachandran plot 432a
Raman active 432b
Raman scattering 433a
Raman spectrum 433a
random effect 387b
random error 115a
randomization 408a
randomized controlled trial 433b
random screening 434a
random variable 77b
range 336a
ranitidine hydrochloride 432b
Raoult's law 431a
raphe nucleus 390b
rapid-acting insulin secretagogue 251b
rapid eye movement sleep 446a
rapid release tablet 250b
rapport 432b
Ras protein 432a
RAST 1a
rate assay 250a
rate constant 250a, 337b
rate-determining step 436a
rate equation 337b
rate of reaction 337b
Rayleigh scattering 444a
Raynaud disease 444a
RBC 238a
Rb gene 17b
RBP 444b
RCT 433b
RDA 222b

reaction enthalpy 337a
reaction entropy 337b
reaction intermediate 337b
reaction ion 337a
reaction rate 337b
reactive oxygen species 81b
readily carbonizable
   substances test 439a
ready-made medicine 445a
real-time analysis 434b
rearrangement 287b
rearrangement reaction
        288b
rebamipide 445a
receptor 202a
―, α 18a
―, α_1 17b
―, α_2 18a
―, α-adrenergic 18a
―, α_1-adrenergic 17b
―, α_2-adrenergic 18a
―, acetylcholine 6a
―, adenosine 8a
―, adrenergic 8b
―, antigen 145b
―, β 380b
―, β-adrenergic 380b
―, B cell 342a
―, cell growth factor
        169b
―, channel-linked 270b
―, choligergic 161b
―, cytokine 168b
―, dopamine 301a
―, dopaminergic 301a
―, enzyme-linked 149b
―, GABA 102b
―, G protein-coupled
        189b
―, H_1 50b
―, H_2 51a
―, histamine 343b
―, histamine H_1 343b
―, histamine H_2 343b
―, hormone 397b
―, insulin 38b
―, intracellular 170a
―, ionchannel 24b
―, ionotropic 24b
―, kinase-related 100a
―, LDL 57b
―, leukotriene 447a
―, low-density
   lipoprotein 57b
―, membrane 170a
―, muscarinic 408b
―, muscarinic
   acetylcholine 408b
―, neurotransmitter
        215a

―, nicotinic 310b
―, nicotinic acetylcholine
        310b
―, nuclear 77a
―, opioid 66a
―, orphan 66a
―, pain 278a
―, pattern recognition
        331b
―, ryanodine 434b
―, scavenger 225a
―, serotonin 241a
―, seven-transmembrane
   domain 308b
―, T cell 282a
―, Toll like 281a
―, tyrosine kinase 276b
―, V_2 358a
recombinant DNA-derived
   product 31b, 116b
recombinant DNA technique
        116b
recommendation to visit a
   clinic 200b
recommended dietary
   allowance 222b
recommend to visit a clinic
        200b
reconfirmation 98a
records of dispensing 274a
rectal cancer 275b
rectification 235b
rectum 275b
recurrent fever 69a
red blood cell 237b
red blood cell count 238a
red ginseng 148b
redox electrode 174b
redox equilibrium
      174b, 445a
redox potential 174b, 445a
redox reaction 174b, 445a
redox titration 174a
red shift 445a
red thrombus 236b
red tide 2a
reduced mass 89b
reduced viscosity 89a
reducing sugar 89a
reduction 88b
redundancy 274b
re-emerging infectious disease
        166b
reentry 434b
reevaluation of drugs 168b
reexamination of drugs 167a
reference electrode 176a
reference material 352a
reference spectrum 176a
reflux esophagitis 102b

refraction 116a
refractive index 116a
refractory period 359b
regenerative medicine 167a
regimen 444b
regioisomer 28a
registered dietitian 96a
regression analysis 69a
regular tetrahedron 231a
regulatory T cell 274a
rehabilitation 437b
rehmannia root 180a
reinforcing formula 391a
rejection reaction 111b
relapsing fever 69a
relatively sensitive period
        248b
relative molecular mass 249a
relative permittivity 350b
relative refractory period
        249a
relative risk 248b
relative standard deviation
        249a
relative viscosity 249a
relaxation 96b
relaxation time 96b
release factor 198a
relief services for adverse
   health effects 362a
remission 87b
remodeling 438b
REM sleep 446a
renal acute renal failure 217b
renal anemia 217b
renal artery 219b
renal carcinoma 218b
renal clearance 214a
renal corpuscle 217a
renal cortex 220a
renal excretion 220a
renal failure 220b
renal insufficiency 220b
renally eliminated drug 220b
renal medulla 217a
renal pelvis 213a
renal tubule 315b
renal vein 217a
renin-angiotensin-
   aldosterone system 445a
renin-angiotensin system
        445a
renovascular hypertension
        215b
repeatability 378b
repeated administration
       118a, 337b
repetab 445b
repetitive administration
        446b

replication fork 363a
replication origin 363a
repose angle 21a
representative element 290a
repressor 437b
reproducibility 189b
reproductive organ 231a
reproductive system 231a
reproductive technique 231a
rescue-activity 103a
reserpine 444b
residual 175b
residual chlorine 177b
residual error 175b
residual variance 175b
residual volume 175a
resistant bacteria 256b
resistant bacterium 256b
resolution 377b
resonance 109a
resonance effect 109b
resonance energy 109b
resonance frequency 109b
resonance hybrid 109b
resonance Raman effect 109b
resonance Raman spectrum 109b
resonance stabilization 109b
respiration 154b
respiratory acidosis 155a
respiratory alkalosis 155a
respiratory chain 155a
respiratory chain inhibitor 155a
respiratory difficulty 155a
respiratory distress 155a
respiratory failure 155a
respiratory insufficiency 155a
respiratory rate 155a
respiratory stimulant 154b
respiratory system 154b
respiratory tract 100a
response element 63a
responsive element 63a
resting membrane potential 231a
resting potential 231a
restriction enzyme 230b
restriction fragment length polymorphism 230b
retention time 392b
reticulocyte 415a
reticuloendothelial system 170a
retina 415a
retinoblastoma gene 17b
retinol 444b
retinol-binding protein 444b
retrospective study 43b

retrosynthesis 101b
retrovirus 445a
retrovirus vector 445a
reversed micelle 102b
reversed phase chromatography 102a
reversed phase partition chromatography 102a
reverse targeting 102a
reverse tolerance 102a
reverse transcriptase 102a
reverse transcriptase inhibitor 102a
reversible process 74b
reversible reaction 74b
reverting yin 134b
review for regulatory approval 206b
revision of drug prices 421b
rezept 444b
RF 198a,434b
RFLP 230b
R_f value 15a
rhabdomyolysis 63a
rheology 444a
rheumatoid arthritis 91b
rheumatoid factor 434b
rhinitis 339b
rhinocleisis 349b
rhinorrhea 354b
rhinostenosis 349b
rhinovirus 431a
rhizome 163a
rhodopsin 448b
rhubarb 253b
RI 185b
RIA 432a
ribavirin 437b
riboflavin 438b
riboflavin 5′-phosphate 438b
ribonuclease 14a,438b
ribonucleic acid 14a
ribonucleotide 438b
ribose 438a
ribose 5-phosphate 438a
ribosomal RNA 14a
ribosome 438a
ribozyme 438a
rickets 121a
Rickettsia 434b
RI detector 14a
rifampicin 437b
right atrium 43b
right ventricle 43b
rigidity 113a
RI imaging 14a
ring current 93b
Ringer solution 441b
riserver type 435a
risk factor 98a

risk management 435a
risk manager 435b
risperidone 435b
RIST 1a
ritodrine hydrochloride 437a
ritonavir 437a
Ritter disease 436b
rituximab(genetical recombination) 436a
RM 352a,435b
RNA 14a
——, heterogeneous nuclear 381b
——, messenger 55a
——, ribosomal 14a
——, small interfering 47b
——, small nuclear 77a
——, transfer 279a
RNA-binding protein 14b
RNAi 14b
RNA interference 14b
RNA polymerase 14b
RNase 14a
RNA splicing 14b
RNA virus 14a
RNA world hypothesis 14b
robustness 88b
rod 88a,93b
rodenticide 172a
ROESY 15a,75a
root-mean-square velocity 164b
rotary vertigo 70b
rotating frame nuclear Overhauser effect spectroscopy 15a
rotational energy level 70b
rotational spectrum 70b
rotatory basket method 70b
rotatory vertigo 70b
rotavirus infection 448a
rotenone 448a
rough endoplasmic reticulum 252a
rough-surfaced endoplasmic reticulum 252a
round 70a
route of administration 297b
R plasmid 18b
RR 248b
rRNA 14a
rRNA methylase 14a
R/S convention 14a
RT 102a
RTI 102a
RTV 437a
rubbing method 432b
rubella 358b
Ruhemann's purple 443b
RV 175a

ryanodine receptor 434b
Rydberg equation 439b
ryokeijutsukanto 440a

S

σ bond 184a
σ-complex 184a
σ orbital 184a
σ–σ* transition 184a
S 14a
saccharide 294a
sacral spinal cord 244a
safety management 240a
safety margin 20b
safflower 142a
saffron 172b
saikosaponin 166b
saireito 170b
salazosulfapyridine 173a
salbutamol sulfate 173b
saliva 259a
salivary gland 259a
Salmonella infection 173b
Salmonella typhi 269b
saltatory conduction 274b
salt bridge 58b
salting out 59b
salvage pathway 173b
SAM 7b
sampling error 353a
sanatorium type sickbed 440b
Sandmeyer reaction 177a
sandwich immunoassay 177a
sanguine urine 135a
santonica 192b
α-santonin 177a
sapogenin 172b
saponin 172b
Saposhnikovia Root 391a
saquinavir 171a
SAR 149b
sarcoidosis 173a
sarcoma 310b
sarcoplasmic reticulum 114a
sarin 173a
sarpogrelate hydrochloride 173b
SARS 198b
SAS 224b
SASP 173a
satellite DNA 172a
satellite pharmacy 172a
saturated calomel electrode 391a
saturated fatty acid 391a
saturated vapor pressure 391a
saturation vapor pressure 391a
Sawchuk-Zaske method 251b
Saytzeff rule 233a
SBT・ABPC 229b
s. c. 340b
scabies 70a
scarlet fever 204b
scattering 177b
scavenger action 225a
scavenger receptor 225a
Schiff base 190b
schisandra fruit 161a
Schistosoma 198a
Schistosoma mansoni 404b
schizophrenia 295a
Schönlein-Henoch purpura 180a
School Health and Safety Act 80b
school health and safety scheme 80a
school infectious diseases (group 1) 80a
school pharmacist 80b
Schrödinger equation 202b
SCID 198b
scintigraphy 218b
scintillation 219a
scintillation camera 218b
scintillation counter 219a
s-cis 48b
scopolamine butylbromide 364b
scopolamine hydrobromide hydrate 225b
scopolia extract 448a
scopolia rhizome 448a
SCr 134a
screening 225b
scrotum 40b
scrub typhus 278b
scurvy 69a
scutellaria root 62a
SDS-PAGE 49a
SDS-polyacrylamide gel electrophoresis 49a
SE 228a
search engine 138b
search engine for protein 265b
SEC 167a
sec- 364b
secoiridoid 237b
secondary 311b
secondary active transport 311b
secondary amine 257b
secondary anemia 250b, 311b
secondary emergency medical-care 311a
secondary endpoint 236a, 362b
secondary hypertension 311b
secondary immune response 312a
secondary immunodeficiency syndrome 250b
secondary lymphoid organ 312b
secondary metabolite 311b
secondary prevention 312b
secondary response 311a
secondary source 311b
secondary structure 311b
second baby boomer 257b
second-generation cepharosporins 257b
secondhand smoke 363b
second law of thermodynamics 320a
second messenger 236a
second opinion 236a
second-order reaction 312a
second primary cancer 312a
second stage of three yang disease stages 208a
second stage of three yin disease stages 203a
second targeting 312a
secretin 237b
secretion stage 376b
secretory vesicle 376b
sedimentation 276b
sedimentation coefficient 277a
sedimentation equilibrium 277a
sedimentation velocity 277a
seeds 188a
segmenting movement 376b
selectin 240b
selection bias 244b
selective COX-2 inhibitor 180a
selective estrogen receptor modulator 244a
selective medical examination 298b
selective muscarinic receptor antagonist 244a
selective serotonin reuptake inhibitor 47b
selective toxicity 244a
selegiline hydrochloride 240b
self antigen 185b

self-injection 185b
self measurement of blood glucose 185a
self-medication 240b
self-protective attribution 185b
self-protective bias 185b
self tolerance 185a
self-understanding 351b
semen 230a
semiconductor detector 337a
semiconservative replication 337b
semi-micro Kjeldahl method 240a
seminal fluid 230a
semipermeable membrane 337a
semi solid dosage form 336b
senega 239a
senile osteoporosis 447a
senile plaque 447a
senna leaf 245a
sennoside 245a
sensation 87b
sense 87b
sense organ 87b
sense strand 244a
sensitivity analysis 94a
sensitivity test 90b
sensitization 89a, 247a
nsory nerve 87b
sensory organ 87b
separation factor 377b
separation mode 377b
separation of bound and free fractions 339a
separation of dispensing from medical practice 36a
separation of medical practice and drug dispensing 36a
sepsis 327a
septicemia 327a
sequence analyzer 329b
sequencer 183b
sequence rule 202b
sequestered antigen 76b
Ser 240a
serine 240a
SERM 244a
seroconversion 241a
serotonergic agonist 241a
serotonin 241a
serotonin-containing nerve 241a
serotonin 5-HT_{1A} receptor agonist 241a
serotonin 5-HT_3 receptor blocker 241a

serotonin-noradrenaline reuptake inhibitor 48a
serotonin receptor 241a
serotype 134a
serovar 134a
serrapeptase 240a
Serratia 240a
serum 134a
serum albumin 134a
serum creatinine 134a
serum disease 134a
serum drug concentration 134a
serum sickness 134a
sesquiterpene 237b
sesterterpene 237b
seven-transmembrane domain receptor 308a
severe acute respiratory syndrome 198b
severe combined immunodeficiency 198b
sevoflurane 240a
sewerage 129a
Sewerage Act 129a
sex chromosome 232a
sex hormone 235a
sexually transmitted disease 230b
sexual reproduction 424a
SF-36 48b
SFC 275a
SH2 7a
shakuyakukanzoto 196b
Shanghanlun 203b
shared electron pair 110b
Sharpless asymmetric epoxidation 197a
SH2 domain 48a
SHE 351b
shearing stress 229b, 244b
shear stress 244b
shelf-life 423b
shellfish poison 71a
Shennong 219b
Shennongbencaojing 219b
Shennong's Classic of Materia Medica 219b
shielding constant 197a
shielding effect 197a
shift reagent 195a
shigellosis 165b
shikimate pathway 182b
shikimic acid pathway 182b
shikonin 185b
Shine-Dalgarno sequence 196a
shingles 256a
Shinno 219b
Shinnohonzokyo 219b

shock 211b
Shokanron 203b
shoot 201a
short-acting insulin secretagogue 251b
shosaikoto 204b
shoseiryuto 205b
SI 155b
SI base units 47b
Sicilian Gambit classification 188a
sick building syndrome 190a
sick house syndrome 190a
sickle cell anemia 83b
side effect 362a
SI derived unit 47b
sievert 195a
SI fundamental units 47b
sigmatropic rearrangement 184a
sigmoid colon 49a
sigmoid curve 184a
sigmoid E_{max} model 184a
signal-noise ratio 215b
signal recognition particle 183b
signal sequence 183b
signal-to-noise ratio 215b
signal transduction 183b
significance level 423b
significant difference 423b
sildenafil citrate 213a
silencer 171a
silicosis 127b
silver mirror reaction 113a
silver-silver chloride electrode 113a
similar efficacy comparison method 443a
simple columnar epithelium 264a
simple diffusion 263b
simple distillation 264a
simple lipid 263b
simple ointment 265a
simple squamous epithelium 199a
simulated patient 415a
simvastatin 220a
single-dose package 30a
single-dose toxicity test 262b
single nucleotide polymorphism 28a
single photon emission computed tomography 263a
singlet 29b
singlet oxygen 29b
single unit type 214b
sinoatrial node 297a

sinomenium stem 388a
sinuitis 363a
sinusitis 363a
sinusoid 443b
siRNA 47b
six stages of disease 447b
size barrier 167a
size exclusion chromatography 167a
Sjögren syndrome 179a
skeletal isomer 157b
skeletal muscle 157b
skeleton 157b
skin 349a
SLC 56a, 63b
SLE 243b
sleep apnea syndrome 224b
sleep disorder 224b
slight fever 348b
slow wave sleep 211b
SM 227a
small cell carcinoma 204b
small G protein 283b
small interfering RNA 47b
small intestine 205b
small intestine-targeting drug 206a
small nuclear RNA 77b
small package in envelope for drug 307a
smallpox 292b
small ring 203a
SMANCS 229a
SMBG 185a
SMG 283b
SMON 229a
smooth endoplasmic reticulum 82a
smooth muscle 378a
smooth-surfaced endoplasmic reticulum 82a
Snell's law 227a
$S_N i$ reaction 48a
SNP 28a
S/N ratio 48b
$S_N 1$ reaction 48a
$S_N 2$ reaction 48a
SNRI 48a
snRNA 77a
SOAP 48b
society on aging 154a
SOD 227b
sodium amide 308b
sodium azide 4a
sodium bicarbonate 263a
sodium borohydride 223b
sodium boron hydride 223b
sodium channel 308b
sodium channel blocker 308b

sodium chloride equivalent method 209a
sodium cromoglicate 123a
sodium D-line 308b
sodium hypochlorite 178a
sodium nitrite 4b
sodium periodate 84a
sodium picosulfate hydrate 342a
sodium rabeprazole 432b
sodium risedronate hydrate 435b
sodium tetrahydroborate 286b
sodium thiosulfate 268a
sodium valproate 335b
soft acid 423a
soft base 423b
soft capsule 309b
softdrug 252a
soft ionization-mass spectrometry 251b
sol 252b
solid film method 330b
solidification 107a
solidifying point 107a
solid injection 156b
solid phase 157a
solid-phase extraction 157a
solid-phase synthesis 157a
solid solution 161a
solitary nucleus 157b
solubility 426a
solubility constant 426b
solubility product 426b
solubilizing agent 426b
solute 427b
solute carrier family 56a, 63b
solution 428a
solvate 428a
solvation 428a
solvent 428a
solvent extraction 428a
solvolysis 84a
somatic cell 255a
somatic nervous system 256b
somatic stem cell 256a
somatokatarrh 83a
somatomedin C 252a
somatoscopy 216b
somatostatin 252a
somatotropin 252a
somatropin (genetical recombination) 252a
soothing agent 409a
SOP 48b
sophora root 115b
s orbital 48b
sore 354a
sorivudine 252a

sotalol hydrochloride 251b
Southern blotting 171b
SO_x 23b
soybean isoflavone 256a
SP 227a
spacetab 227b
spansule 227b
spantab 228a
spasm 128b, 227b
spatel 419a
spatula 419a
specially controlled medical device 151b
specific absorbance 341a
specific acid-base catalyst 298b
specific acid catalyst 298b
specific activity 340b
specific gravity 342b
specific heat 348b
specific heat capacity 348b
specific pathogen-free animal 49b
specific radioactivity 349b
specific rotation 344b
specific viscosity 348b
specific volume 350b
specified bio-derived product 299a
specified chlorofluorocarbon 299a
specified insurance medical device 299a
specified poisonous substance 299a
SPECT 263a
spectinomycin hydrochloride hydrate 229a
spectrofluorometer 126b
spectroscopic analysis 374b
sperm 231a
sperma 231a
SPF animal 49b
S phase 48b
spheroplast 229a
sphingoglycolipid 229a
sphingomyelin 229a
sp hybrid orbital 49b
sp^2 hybrid orbital 49b
sp^3 hybrid orbital 49b
spill kit 228a
spin 228a
spinal cord 236b
spinal nerve 237a
spinal reflex 237a
spin coupling 228b
spin decoupling 228b
spindle 390b
spin echo 228a
spin-forbidden 228b

spin-lattice relaxation 228b
spin magnetic quantum number 228b
spinous stratum 423b
spin quantum number 229a
spin resonance 228a
spin-spin coupling constant 228b
spin-spin relaxation 228b
spin trapping 228b
spin-trapping agent 228b
spiral rod 432b
spirillum 432b
spirit 200b
Spirochaeta 228a
spirogram 154b
spirometry 227a
spironolactone 228a
splanchnic circulation 361a
spleen 344b
splenic marginal zone 344b
splicing 229a
SPM 229a, 366b
spoilage 385b
spontaneous pneumothorax 189a
spore 83b
sports pharmacist 229a
SPR 353a
spreadmeter 229a
squalene 225b
squamous cell carcinoma 387b
squamous epithelium 387b
SQV 171a
Src homology 2 7a
Src homology 2 domain 48a
Src kinase 47b
SRM 352a
SRP 183b
S-S bond 48a
SSc 243b
SSRI 47b
SSSS 365b
stability constant 21b
stabilizing agent 21b
stage 350b
staggered form 319b
standard addition method 351b
standard chemical potential 351b
standard decoction 352a
standard deviation 352a
standard electrode potential 352a
standard electromotive force 351b
standard enthalpy 351b
standard error 351b

standard Gibbs energy of formation 351b
standard hydrogen electrode 351b
standardization 352b
standardized patient 352a
standard molar entropy 352a
standard operating procedure 48b
standard oxidation-reduction potential 351b
standard population 99a
standard potential 351b
standard pressure 351b
standard reagent 351b
standard redox potential 351b
standard reference material 352a
Standards for non-pharmacopoeial crude drugs 313b
standard solution for volumetric analysis 428b
standard state 351b
Standard Tables of Food Composition in Japan 313a
standing wave 282a
staphylococcal scalded skin syndrome 365b
Staphylococcus 365b
Staphylococcus aureus 62a
starch 292b
Starling's law 226a
starvation 97a
stasis-resolving medicinal 115b
state function 205b
static blood 64b
statin drug 226a
statins 226a
stationary phase 159b, 231a
stationary state 282b
stationary-state approximation 282b
stationary wave 282a
statistical entropy 294b
ST combination 49a
STD 230b
steady state 282b
steady-state approximation 282b
stealth 226a
stealth liposome 226a
steam distillation 222b
stem cell 89b
stent 226b
stereoisomer 436a
stereoselective reaction 436a
stereospecific reaction 436b

steric factor 436a
steric hindrance 436a
steric strain 436b
sterile preparation 408a
sterility 365b
sterility test 408a
sterilization 171b, 411a
sterilization antiseptic 171b
sterilization method 411b
steroid 226b
steroid for external use 72a
steroid glycoside 226b
steroid hormone 226b
steroid pulse therapy 226b
Stevens-Johnson syndrome 226a
stevioside 226a
sticking 226a
stillbirth 186a
stimulant 76b
——, α-adrenoceptor 18a
——, α receptor 18a
——, β-adrenoceptor 380b
——, β receptor 380b
——, β_2 receptor 381a
——, cardiac 108a
——, respiratory 154b
Stimulants Control Act 76b
stimulants raw material 76b
St. John's wort 244b
Stokes equation 226b
Stokes' law 226b
Stokes line 226b
stolon 227a
stomach 23a
stomach cancer 25a
stomach ulcer 25a
stomatitis 151b
stop codon 198a
stopped-flow method 226b
stop-smoking aid 113a
stop-smoking drug 113a
storage protein 275b
s-trans 49a
stratum corneum 76a
stratum lucidum 266a
stratum spinosum 423b
strength 97b
streptococcus 446a
Streptococcus pneumoniae 325b
Streptococcus pyogenes infection 82b
streptomycin sulfate 227a
stress fiber 227a
stress test 78a
stretching vibration 217a
striated muscle 63a
strip package 227a
stroke 272b

stroke volume 30a
strong electrolyte 108b
strong opioids 106b
structural biology 149b
structural gene 149b
structural isomer 149a
structural protein 149b
structure-activity relationship 149b
structured abstract 149b
structure of cell membrane 170b
strychnine 226b
Studded Tires Regulation Act 227a
study and training accreditation system 139a
subacute myelo-optico-neuropathy 229a
subacute toxicity 2b
subarachnoidal hemorrhage 116b
subclass 172a
subcutaneous administration 340b
subcutaneous injection 340b
sublimation 203a
sublingual gland 237b
sublingual tablet 237b
submandibular gland 80a
substance P 172a
substituent 268a
substituent effect 268a
substitution reaction 268a
substrate 98b
substrate inhibition 98b
substrate-level phosphorylation 98b
substrate specificity 98b
subunit 172a
subunit interaction 172b
successive reaction 268b
succinic acid 160b
sucralfate hydrate 225b
sucrase 225b
sucrose 225b
sucrose α-D-glucosidase 225b
sudden deafness 300a
sudoriferous gland 92a
SU drug 49b
sugar 294a
sugar coating 294a
sugar transporter 297b
sulbactam sodium · ampicillin sodium 229b
sulfa drug 173a
sulfamethoxazole 229b
sulfamic acid 229b
sulfanilamide 229b

sulfate conjugation 439a
sulfide 229b
sulfonamide 229b
sulfonamide antibacterial drug 229b
sulfonamides 229b
sulfonic acid 229b
sulfonylurea drug 229b
sulfonylureas 229b
sulfur-containing amino acid 96b
sulfur dioxide 311a
sulfuric acid mist 439b
sulfur oxide 23b
sulphate limit test 439a
sulpiride 229b
sumatriptan 229a
superantigen 227b
supercoil 273b
supercooling 87a
supercritical fluid 275a
supercritical fluid chromatography 275a
superhelix 274b
super infection 113b
superoxide 227b
superoxide anion 227b
superoxide dismutase 227b
supervising pharmacist 96a
supervisor for narcotic drug 402b
supervisor of pharmacy 96a
supplement 172b
supplementary analgesics 277a
supply by package 331a
supply per constant number 283a
supply per order 333a
supply per regular interval order 281b
supporting tissue 186b
supportive care 188a
supportive therapy 188a
suppository 171b
suppressor tRNA 172b
supraventricular arrhythmia 205a
supraventricular extrasystole 205a
supraventricular premature contraction 205a
surface 353a
surface active agent 71b
surface activity 71b
surface excess Gibbs energy 353a
surface plasmon resonance 353a
surface tension 353a

surfactant 71b
surrogate endpoint 258b
surroundings 69a
surveillance 172b
survey meter 172b
survival analysis 232b
susceptibility test 90b
suspended dust 366b
suspended particulate 366b
suspended particulate matter 366b
suspending agent 139b
suspension 139b, 171b
suspension for injection 139b
sustained release injectable microcapsule 399a
sustained release preparation 211b
suxamethonium chloride hydrate 225b
Sv 195a
SVPC 205a
swallowing 58b
sweat gland 92a
sweating 332a
sweetening agent 95b
sweeting agent 95b
sweetner 95b
Swern oxidation 229b
swertia herb 245b
swertiamarin 225a
swine influenza 364b
switch OTC drug 224a
symmetrical stretching vibration 256a
sympathetic ganglion 143b
sympathetic nervous system 143a
sympatholytic drug 143b
sympathomimetic drug 143a
symport 110b
symporter 221a
symptomatic treatment 256a
symptomless infection 363b
syn addition 220a
synapse 193a
synaptic cleft 193a
synaptic transmission 193a
synaptic vesicle 193a
syndrome
——, abstinence 114b
——, acquired immunodeficiency 45a
——, Adams-Stokes 7a
——, common cold 79b
——, cushing 116a
——, depersonalization-derealization 435a
——, economy class 47a

——, Goodpasture 116a
——, Guillain-Barré 112a
——, hemolytic uremic 426b
——, Hunter-Russell 336b
——, immunodeficiency 414b
——, irritable bowel 83a
——, Kleinfelter 116b
——, long QT 106a
——, Lyell 431a
——, malignant 3a
——, metabolic 410a
——, minimal change nephrotic 343a
——, mucocutaneooular 349b
——, mucocutaneous-ocular 349b
——, myelodysplastic 158a
——, nephrotic 320b
——, neuroleptic malignant 3a
——, primary immunodeficiency 140b
——, secondary immunodeficiency 250a
——, severe acute respiratory 198b
——, sick building 190a
——, sick house 190a
——, Sjögren 179a
——, sleep apnea 224b
——, staphylococcal scalded skin 365b
——, Stevens-Johnson 226a
——, toxic shock 298b
——, Turner 261b
——, Wiskott-Aldrich 41b
——, withdrawal 258b
——, Wolff-Parkinson-White 43a
syndrome malin 3a
syn elimination 218b
Synopsis of prescriptions of the Golden Chamber 113a
synthesis of unsaturated fatty acid 366b
synthetic antibacterial drug 148a
synthetic antibiotic 148a
synthetic dye 148b
synthetic equivalent 148b
synthetic phase 48b
synthetic steroid 148b
synthon 219b
syphilis 328b
syrup 213a

system 125a
systematic error 127b
systematic review 188b
system for registered retail 298a
systemic autoimmune disease 244a
systemic circulation 255b
systemic lupus erythematosus 243b
systemic scleroderma 243b
systemic sclerosis 243b
systolic blood pressure 198a

T

τ 297b
T 269b
t- 364b
$t_{1/2}$ 234a
2,4,5-T 304a, 317b
TAA 202a
tablet 204b
tableting 231a
tableting trouble 260b
tablet method 204b
tabun 262a
tacalcitol hydrate 259a
tachyarrhythmia 355b
tachycardia 355b
tachyphylaxis 259b
tacrolimus hydrate 259b
tactile sense 211b
TAG 303a
tailor-made medicine 287a
TAM 262b
Tamiflu 262b
Tamm-Horsfall mucoprotein 262b
tamoxifen citrate 262b
tamsulosin hydrochloride 262b
tandem mass spectrometry 264b
tandospirone citrate 264b
tannin 265a
TAO 379a
TAP 261a
tape 287a
tapeworm 205b
Taq polymerase 261a
targeted post marketing survey 299a
targeting 260a
targeting DDS 352b
targeting signal 25b
target molecule 352b
target validation 260a

taste or flavor of a medicinal, representing the basic action of that medicinal 421a
taste sensation 405b
TATA box 260b
TATA-box binding protein 260b
tau protein 259a
tautomerism 160b
taxoid 259a
taxol 259a
T-Bil 249a
TBP 260b
TBTO 344a
TC 248a
TCA cycle 282b
TCD 319b
TCDD 254a
T cell 282a
T cell receptor 282a
T-Cho 248a
TCR 282a
TDI 258b
TDM 276a
TdP 304b
TE 228a
tegafur 284b
TEIC 282a
teicoplanin 282a
TEL 287a
telencephalon 199b
telithromycin 287a
telomerase 287b
telomere 287b
temperate phage 293a, 427a
temperature 68b
TEN 272a
tendon 137a
tension-type headache 114b
teprenone 287a
teratogenicity 165a
teratogenicity test 165a
teratogenic test 165a
terbinafine hydrochloride 287a
terminal care 262a
termination codon 198a
termination factor 198a
terminator 262a
terpene 287b
terpenoid 287a
tert- 364b
tertiary amine 255a
tertiary emergency medical-care 175b
tertiary prevention 176a
tertiary source 175b
tertiary structure 175b
test for crude drugs 208a

testicular cancer 232b
testis 232a
testosterone 285b
tetanospasmin 285b
tetanus 107a, 331a
tetany 285b
tetany symptom 285b
tetracyclic antidepressant 429b
tetracycline antibiotic 286a
tetracyclines 286a
12-O-tetradecanoylphorbol 13-acetate 286a
tetraethyl lead 179a
tetrahedral 231a
tetrahydrocannabinol 286b
tetrahydrofolic acid 286b
tetrahydrofuran 286b
tetraterpene 286b
tetrodotoxin 286b
TG 303b
TGF-β 303a
thalamus 187b
thalassemia 173a
thalidomide 173a
Th1 cell 279b
Th2 cell 279b
the five tastes of medicinals, representing the basic actions of the medicinals 160b
the Japanese Pharmacopoeia 313b
The MOS 36-Item Short-Form Health Survey 48b
theophylline 284b
theoretical plate number 440b
theory of transition state 241b
therapeutically equivalent or comparable drug 295b
therapeutic chemoembolization 73b
therapeutic concentration range 424a
therapeutic dose 276a
therapeutic drug monitoring 276a
therapeutic index 276a
therapeutic method of clearing pathogenic heat 233a
therapeutic plan 276a
therapeutics for asteatosis 94b
therapy 276a
therapy based on Kampo Diagnosis 222b
thermal conduction 319b

thermal conductivity detector 319b
thermal efficiency 319b
thermodynamic control 320a
thermodynamic entropy 320b
thermodynamic function 320a
thermoelectron 319b
thermoregulatory center 254a
thermospray 172b
thesaurus 189a
the state of a disease 352b
the three-step analgesic ladder 177a
the three vital substances of the human body 98a
THF 279b, 286b
thiamazole 267a
thiamin 267a
thiamine 267a
thiamine nitrate 267a
thiazides 267a
thiazole 267a
thickening agent 321a
thimerosal 270a
thin film method 330b
thin-layer chromatography 330a
thioether 268a
thiol 268a
thionyl chloride 58a
thiotepa 268a
third-generation cepharosporins 255a
third law entropy 255a
third law of thermodynamics 320a
third-space 172a
third stage of three yang disease stages 428a
third stage of three yin disease stages 134b
third targeting 175b
thirst 142b
thirtysomething 382b
thixotropy 268a
Thomson scattering 301b
thoracic cavity 107a
thoracic duct 106b
thoracic spinal cord 108a
thorium series 303b
thorn apple leaf 261a
Thr 305a
three yin and three yang 173b
threonine 305a
threshold 25a
threshold potential 25a

throat 40b
thrombin 305b
thromboangiitis obliterans 379a
thrombocytopenia 133b
thrombolytic drug 134a
thrombopenia 133b
thrombopoietin 305b
thrombosis 134a
thrombotic thrombocytopenic purpura 134a
thromboxane 305b
thromboxane A_2 305b
thrombus 134a
thymidine 269b
thymine 269b
thymine dimer 269b
thymus 108a
thyroid gland 147b
thyroid hormone 148a
thyroid stimulating hormone 147b
thyroid stimulatory hormone 147b
thyrotoxicosis 148a
thyrotroin 147b
thyrotropic hormone-releasing hormone 148a
thyrotropin-releasing hormone 148a
thyroxine 276a
TIA 30b
tiaramide hydrochloride 267a
ticlopidine hydrochloride 268b
tight container 101b
tight junction 257b, 406b
time controlled release preparation 185a
time-of-flight mass spectrometer 342a
timolol maleate 270a
TIN 315b
tincture 276b
tiotropium bromide hydrate 268a
tipepidine hibenzate 269b
tissue clearance 250b
tissue distribution of drug 250b
tissue distribution rate constant 251a
tissue fluid 250b
tissue intrinsic clearance 250b
tissue penetration 250b
tissue plasminogen activator 251a
tissue-to-blood partition coefficient 250b

tissue unbound drug concentration 251a
titer 434b
titratable acidity 285b
titration 285a
titration curve 285a
TIVA 243a
tizanidine hydrochloride 269a
TK 276b
TKR 276b
TLC 330a
TLR 281a
T_4-Na 445b
TNF 201b
TNF-α 280b
TNM classification 280b
toad cake 244a
TOB 301b
tobramycin 301b
tocilizumab (genetical recombination) 300a
tocopherol 300a
tocopherol nicotinate 300a
TOF MS 342a
tokishakuyakusan 294b
tolbutamide 305a
tolerability 318a
tolerable daily intake 258a
tolerable incompatibility 327b
tolerance 256a
tolerogen 96a
Tollens reaction 305a
Toll like receptor 281a
tolnaftate 305a
toluene 304b
tomography 264a
tongue 189a
tonicity adjusting agent 295b
tonifying and replenishing formula 391a
tonifying formula 392b
tonsil 386b
tonsilar hypertrophy 386b
tonsillitis 386b
tooth 325a
topical anesthesia 353a
topoisomerase 301b
tordive dyskinesia 269b
toremifene citrate 305a
torsade de pointes 304b
tosyl group 300a
total bilirubin 249a
total body clearance 243b
total cholesterol 248a
total fertility rate 144b
total intravenous anesthesia 243a
total nitrogen 244b

total parenteral nutrition 271a, 283b
total pollutant load control 249b
total volume control 249b
toxemia of pregnancy 318a
toxic epidermal necrolysis 272a
toxic epidermolytic necrosis 272a
toxic erythema 272a
toxicity test 298b
toxicodermia 272a
toxicological test 298b
toxic shock syndrome 298b
toxoid 298a
Toxoplasma 298a
toxoplasmosis 298a
Tp 276a
TPA 286a
t-PA 251a
TPN 271a, 283b
TPO 305b
TR 228a
tracer study 305a
trachea 97b
trachoma 302a
trademark 207a
traditional Japanese medicine 95a
traditional medicine 292a
trandolapril 303a
tranexamic acid 302b
tranilast 302b
trans addition 303a
transamination 11a
transcatheter arterial chemoembolization 73b, 94a
transcellular transport 127a
transcription 291b
transcriptional activating factor 292a
transcriptional control 292a
transcriptional regulation 292a
transcription factor 292a
transcytosis 302b
transdermal therapeutic system 128a
transduction 127a
trans elimination 303a
transesterification 49a
transfection 303a
transferase 288b, 303a
transference number 425b
transfer into milk 314b
transferrin 303a
transfer RNA 279a
trans form 302b
transformation 127a, 303a

transforming growth factor-β 303a
transfusion 424b
transgenic organism 302b
transient ischemic attack 30b
transition 287b
transition element 241b
transition point 288b
transition probability 241b
transition state 241b
transition state theory 241b
translation 398b
translocation 290b
transmittance 294a
transplacental infection 127b
transplantation 26a
transplantation therapy 26a
transporter 425a
transporter associated with antigen processing 261a
transporter-mediated transport 425a
transport number 425b
transport protein 425a
transport vesicle 425a
transposition 287b
transposon 303a
transverse relaxation 429a
trastuzumab (genetical recombination) 302a
Treatise on Cold Damage Diseases 203b
treatment 276a
treatment based on the pattern/syndrome 222b
treatment drug of Alzheimer's disease 16b
treat symptoms of disease before they appear 407a
tremor 217b
Treponema pallidum 328b
tretinoin 305a
TRH 148a
triacylglycerol 303a
triad of death 193a
triage 303a
triamcinolone acetonide 303b
triamterene 303b
triazolam 303b
triazole antifungal drug 303b
tributyltin oxide 304b
tricarboxylic acid cycle 303b
trichlormethiazide 303b
trichloroethylene 303b
2,4,5-trichlorophenoxyacetic acid 304a, 317b
Trichomonas vaginalis 304a
tricyclic antidepressant 175a
trigeminal nerve 175b

trigeminal neuralgia 175b
triglyceride 303b
trihalomethane 304a
trihexyphenidyl hydrochloride 304b
triiodothyronine 304b
trimeric G protein 177b
trimethoprim 304b
trimethoprim-sulfamethoxazole combination 49a
triphenylphosphine 304b
triple point 176a
triplet 176a
triplet oxygen 176a
triterpene 304a
triterpene glycoside 304a
triterpene saponin 304a
triturated powder 99a
trituration 99a
trivial name 96a
tRNA 279a
troche 305a
trochlear nerve 80b
tropane alkaloid 305a
trophotherapy 46a
tropicamide 305b
tropomyosin 305b
troponin 305b
troponin C 305b
trough concentration 302b
trough level 302b
Trouton's rule 304b
Trp 304b
Trp-P-1 279a
Trp-P-2 279a
true endpoint 220a
Trypanosoma 304a
trypsin 304a
tryptamine 304b
tryptophan 304b
TSA 202a
TSH 147b
TSP 172b
TSS 298b
tsutsugamushi disease 278b
t test 282a
TTP 134a, 194a
TTS 128a
tubal feecling 125a
tube feeding 125a
tuber 69a
tuberculin reaction 278b
tuberculosis 131a
Tuberculosis Prevention Act 131a
tuberous root 69b
tubocurarine 278b
tubular proteinuria 315b
tubular reabsorption 315b
tubular secretion 316a

tubulin 272b
tubulointerstitial nephritis 315b
tularemia 422b
tulobuterol 278b
tumor 201b
tumor-associated antigen 202a
tumor cell 89b
tumorigenesis 87b
tumor marker 202a
tumor missile therapy 95b
tumor necrosis factor 201b
tumor necrosis factor-α 280b
tumor-nodes-metastasis classification 280b
tumor promotor 332a
tumor-specific antigen 202a
tumor suppressor gene 96a
tungsten halogen lamp 263a
turbidimetry 311a
turmeric 43a
Turner syndrome 261b
twist-boat form 319b
twitch contraction 263b
two-dimensional electrophoresis 311a
two dimensional NMR 311a
two-hybrid method 278b
two-sided test 440a
two-site immunometric assay 295a
TX 305b
TXA$_2$ 305b
tyndall phenomenon 277a
type I allergic reaction 28a
type II allergic reaction 310b
type III allergic reaction 174b
type IV allergic reaction 429b
type 1 diabetes mellitus 28a
type 2 diabetes mellitus 310b
type 1 disease 30a
type 2 disease 317b
type 1 error 253a
type 2 error 257b
type 1 infectious disease 30a
type 2 infectious disease 317b
type 3 infectious disease 177b
type 4 infectious disease 430b
type 5 infectious disease 161b
typical antipsychotic 282a
typical element 290a
Tyr 276a
tyramine 276a
tyrosine 276a

tyrosine kinase 276b
tyrosine kinase inhibitor 276b
tyrosine kinase receptor 276b

U

U 44a
U 307b
ubidecarenone 425b
ubiquinone 425b
ubiquitin 425b
UC 72a
ulcer 72a
ulcerative colitis 72a
ulinastatin 44a
ultimate carcinogen 103b
ultrafiltration 137b, 275a
ultrafiltration method 137b
ultrasonography 272b
ultraviolet absorbance detector 181a
ultraviolet absorption spectrum 181a
ultraviolet radiation 181a
ultraviolet rays 181a
ultraviolet spectrum 181a
ultraviolet-visible absorption spectrophotometry 180b
ultraviolet-visible spectrophotometry 181a
umbilical cord blood 167b
unbiased variance 366a
unbinding percentage 341b
unbound drug fraction 341b
uncaria hook 274b
uncertainty principle 360b
uncompetitive inhibition 360b
uncoupler 260b
unequal pulse 364a
uniform national effluent standards 30a
unimolecular nucleophilic substitution reaction 30a
unipolar disorder 263a
unipolar mood disorder 263a
uniport 266a
uniporter 425a
unit cell 262b
unit-dose dispensing 160b
unit-dose drug distribution system 160b
unit dose package 425a
unit operation 262b
unpaired electron 365a
unproductive cough 84a

unsaturated fatty acid 366b
unshared electron pair 341a
Up To Date 7a
uracil 44a
uranium series 44a
urate calculus 316a
urea 316a
urea cycle 316a
urease 44a
uremia 317a
ureter 315b
urethane 44a
urethra 316b
urethritis 316b
uric acid calculus 316a
uric acid synthesis inhibitor 316a
uricosuric drug 316a
uridine 44a
urinaly bladder 388b
urinary alkalizer 315b
urinary disturbance 328b
urinary excretion 316b
urinary occult blood 316a
urinary retention 317a
urinary sediment 316b
urinary tract 317a
urinary tract infection 317a
urination disorder 328b
urine 315b
urine albumin 316b
urine sugar 316b
urobilinogen 44a
urokinase 44a
urolithiasis 317b
ursodeoxycholic acid 44a
urticaria 221a
usual dose 208a
uterine adenomyosis 183a
uterine body cancer 183a
uterine cancer 182b
uterine fibroid 183a
uterine leiomyoma 183a
uterus 182b
UV 181a
UV detector 181a
UV spectrum 425b

V

vaccine 449a
vaccine therapy 449a
vacuum distillation 137b
vagina 269a
vaginal trichomoniasis 269b
vagus nerve 409b
Val 335b

valaciclovir hydrochloride 335a
valence bond method 138b
valence state 138b
validation 335a
validation characteristics 335b
valine 335b
valsartan 335b
valvular heart disease 218b
vancomycin hydrochloride 336b
vancomycin resistant *Enterococcus* 336b
van der Waals radius 357a
van der Walls equation of state 357a
van der Walls force 357a
vanillin 334b
Van Slyke equation 336b
van't Hoff equation 357a
vaporization 207a
vapor pressure 204a
vapor pressure depression 204a
variable region 83b
variance 374b
variation 335a
varicella 224a, 406a
varicose vein 208a
variola 292b
varix 208a
VAS 181b
vascular dementia 322a
vascular endothelial growth factor 131b
vasoactive in-testinal polypeptide 131b
vasoconstrictor 131b
vasodilator 131b
vasomotor center 131b
vasopressin 331b
vasopressor 202b
Vaughan Williams classification 397b
VB method 358a
VC 326b
VCR 355a
V_d 377a
$V_{d,ss}$ 282b
vector 380a
vecuronium bromide 380a
VEGF 131b
VEGFR 131b
vein 207b
venae cavae 256a
venous blood 207b
ventilation 88a
ventricular arrhythmia 216b
ventricular fibrillation 216b

ventricular premature contraction 216b
ventricular tachycardia 216b
verapamil hydrochloride 383b
verbal communication 138b
Vero toxin 384b
Verotoxin 384b
vertical infection 223b
vertigo 412b
very low-density lipoprotein 274a
vesicular traffic 207b
vesicular transport 207b
vestibulocochlear nerve 307a
VF 216b
vibrational energy level 219b
vibrational quantum number 219b
vibrational spectrum 219b
vibration spectrum 219b
Vibrio parahaemolyticus 272b
vicinal 342b
vinblastine 355b
vinca alkaloid 355a
vincristine 355a
vinorelbine ditartrate 348b
vinyl group 348a
VIP 131b
viral hepatitis 42a
viral infection 42a
virion 354a
virtually safe dose 190a
virulent phage 354b
virus 42a
virus growth 42b
virus structure 42a
virus vector 42b
visceral circulation 361a
viscosity 321a, 321b
viscosity coefficient 321a
viscosity-increasing agent 321a
visible absorbance detector 78a
visible absorption spectrum 78a
visual analog scale 181b
visual cycle 181b
visual impairment 212b
visual sense 181a
vital capacity 326b
Vitali-Freeman reaction 346a
vital sign 328a
vital statistics of population 216a
vitamin A 345a
vitamin B_1 345a

vitamin B_2 345a
vitamin B_6 345b
vitamin B_{12} 345b
vitamin C 345b
vitamin D 345b
vitamin E 346a
vitamin H 346a
vitamin K 346a
VLB 355b
VLDL 274a
V_{max} 358b
VMC 131b
VOC 100b
voglibose 391b
volatile anesthetic 100b
volatile organic compound 100b
Volhard method 360a
voltage dependent calcium channel 288a
voltage-dependent ion channel 288a
voltage dependent sodium channel 288a
voltage gated calcium channel 288a
voltage-gated ion channel 288a
voltage gated sodium channel 288a
volume of distribution 377a
volumetric analysis 428b
voluntary muscle 222a
vomit 63a
vomiting 63a
von Willebrand disease 360a
von Willebrand factor 360a
voriconazole 396a
VP-16 52b
VPC 216b
V_2 receptor 358a
V region 83b
VSD 190a
VT 216b
vWD 360a
vWF 360a

W

Wagner-Meerwein rearrangement 449a
Wakan-yaku 449a
Walden inversion 449b
warfarin potassium 449b
warm-natured medicinal 320a
Washington Convention 449b

waste required special care 299b
water 205a, 222a
water activity 224a
water bloom 2a
water channel 405b
water determination 224a
water for injection 271a
water intoxication 405b
water pollution 222a
Water Pollution Control Act 222b
water retention pattern/syndrome 223a
water-soluble vitamin 225a
water supply system 224a
water treatment method 205a
waterworks 224a
wave 309b
wave equation 334a
wave function 334a
wavelength 331b
wave number 331a
wax matrix type 449b
WBC 332b
weak electrolyte 196b
wearing-off phenomenon 42b
weed killer 211a
weigh or volumetric dispensation 128b
weight-average molecular weight 200a
weight per volume percentage 191a
Weil's disease 449a
welfare 362b
well-closed container 406b
Werner complex 43a
Western blotting 43a
West Nile fever 43a
west western blotting 43a
wet cough 190b
wetting 319b
white blood cell 332a
white blood cell count 332b
white matter 330a
white thrombus 330a
white vincent method 296a
white X-rays 330a
WHO 262a
whole human blood product 242a
whooping cough 350b
WHO's cancer pain therapy 262a
wild turmeric 335b
Willis' circle 42a
window period 42b

Wiskott-Aldrich syndrome 41b
withdrawal symptom 114b
withdrawal syndrome 258b
Wittig reaction 41b
WMA 235b
wobble 425b
wogonin 62a
Wolff-Parkinson-White syndrome 43a
work 185b
working-age population 231a
working curve 140b
World Health Organization 262a
World Medical Association 235b
wormseed 192b
WPW 43a
w/v% 191a

X

xanthin drug 98b
xanthines 98b
X-band ESR 50b
xeroderma pigmentosum 182a
XP 182a
X-ray 50a
X-ray computed tomography 50b
X-ray crystal structure analysis 50a
X-ray CT 50b
X-ray diagnostic imaging 50b
X-ray diffraction 50a
X-ray examination 50a
X-ray powder method 50b

Y

Yakucho 420a
yang brightness 428a
yang pattern/syndrome 427b
yeast 153a
Yellow Card Scheme 23a
yellow fever 63a
yellow letter 23a
yellow paper 23a
yield 200a
yield value 152b
yin and yang 41b
yin pattern/syndrome 38b
ylide 36b

Yokkaichi asthma 429a
Yoshimasu, Todo 429a

Z

zanamivir hydrate 172a

zanthoxylum fruit 176a
zedoary 78a
Zeeman splitting 240a
zero point energy 444a
zeroth-order reaction 444a
zeta potential 237b
Z form DNA 239a
zidovudine 192b

zinostatin stimalamer 193a
zolmitriptan 252b
zolpidem tartrate 252b
zone electrophoresis 252b
zonisamide 251b
zopiclone 251b
zwitter ion 248b
zymogen 270a

第 1 版 第 1 刷 2012 年 3 月 23 日 発行

薬学用語辞典

© 2012

編　集	公益社団法人 日本薬学会
発行者	小澤美奈子
発　行	株式会社 東京化学同人

東京都文京区千石 3 丁目 36-7(☎ 112-0011)
電話 03-3946-5311 ・ FAX 03-3946-5316
URL: http://www.tkd-pbl.com/

印　刷　三美印刷株式会社
製　本　株式会社 青木製本所

ISBN978-4-8079-0677-2
Printed in Japan
無断複写, 転載を禁じます.

日本薬学会編
スタンダード薬学シリーズ
全11巻・24冊

―― シリーズ編集委員会 ――
- 総監修　市川　厚・工藤一郎
- 編集委員長　長野哲雄
- 副委員長　入江徹美・原　博
- 編集委員　赤池昭紀・笹津備規
- 　　　　　須田晃治・永沼　章

領域編集担当

1 ヒューマニズム・薬学入門　4410円
市川　厚・入江徹美・木内祐二
工藤一郎・中島宏昭・原　博

2 物理系薬学
佐治英郎・須田晃治・長野哲雄
- I. 物質の物理的性質（第2版）4620円　本間　浩・勝　孝・中西　守・新津　勝
- II. 化学物質の分析（第3版）3780円
- III. 生体分子・化学物質の構造決定　3570円
- IV. 演習編　勝　孝・金澤秀子・須田晃治・中垣良一・本間　浩　4200円

3 化学系薬学
伊藤　喬・長野哲雄・夏苅英昭・原　博
増野匡彦・佐藤雅之・竹谷孝一・鳥居塚和生
- I. 化学物質の性質と反応（第2版）5145円
- II. ターゲット分子の合成と生体分子・医薬品の化学　3780円
- III. 自然が生み出す薬物　4410円
- IV. 演習編　伊藤　喬・原　博・増野匡彦　3360円

4 生物系薬学
市川　厚・板部洋之・工藤一郎・小林静子
笹津備規・辻坊　裕・山元　弘・榎本武美
- I. 生命体の成り立ち　4305円
- II. 生命をミクロに理解する（第2版）5775円
- III. 生体防御　3570円
- IV. 演習編　市川　厚・板部洋之・榎本武美・笹津備規
　　　　　　高橋　悟・辻坊　裕・山元　弘　4410円

5 健康と環境（第2版）6405円
井手速雄・鍜治利幸・永沼　章

6 薬と疾病
青木正忠・赤池昭紀・入江徹美・山元俊憲・栗原順一
笹津備規・鶴尾　隆・比佐博彰・山本　昌・渡辺善照
- IA. 薬の効くプロセス（1）薬理（第2版）4410円
- IB. 薬の効くプロセス（2）薬剤（第2版）3360円
- II. 薬物治療（1）5565円
- III. 薬物治療（2）および薬物治療に役立つ情報　4830円

7 製剤化のサイエンス　3360円
須田晃治・戸部　敏
長野哲雄・平野和行

8 医薬品の開発と生産　3570円
須田晃治・戸部　敏・長野哲雄
夏苅英昭・平野和行

9 薬学と社会（第3版）3780円
入江徹美・小澤孝一郎・白神　誠
富田基郎・早瀬幸俊

10 実務実習事前学習――病院・薬局実習に行く前に　5880円

11 病院・薬局実務実習
日本薬剤師会・日本病院薬剤師会
日本医療薬学会と共編
- I. 病院・薬局に共通な薬剤師業務　5355円
- II. 病院・薬局それぞれに固有な薬剤師業務　5040円

価格は税込（2012年3月現在）

日本薬学会 編
プライマリー薬学シリーズ
全5巻6冊
B5判・2色刷(第1巻は1色)・各巻約150ページ

"スタンダード薬学シリーズ"の学習に必要な
薬学準備教育のための教科書シリーズ

1 薬学英語入門 CD付　定価 2940 円
編集担当：入江徹美・金子利雄・河野 円・Eric M. Skier
竹内典子・中村明弘・堀内正子

2 薬学の基礎としての 物理学
編集担当：小澤俊彦・鈴木 巖・須田晃治・山岡由美子

3 薬学の基礎としての 化 学
Ⅰ. 定量的取扱い　定価 2520 円
編集担当：小澤俊彦・鈴木 巖・須田晃治・山岡由美子

Ⅱ. 有 機 化 学　定価 2520 円
編集担当：石﨑 幸・伊藤 喬・原 博

4 薬学の基礎としての 生物学
編集担当：青木 隆・小宮山忠純・笹津備規　定価 2520 円

5 薬学の基礎としての 数学・統計学
定価 2520 円
編集担当：小澤俊彦・鈴木 巖・須田晃治・山岡由美子

価格は税込（2012年3月現在）

日本薬学会 編

薬学生・薬剤師のための
知っておきたい 病 気 100
B6判　312ページ　本体 2600 円＋税

知っておきたい 薬 物 治 療
B6判　440ページ　本体 2800 円＋税

知っておきたい 臨床検査値
B6判　264ページ　本体 2600 円＋税

薬学生・薬剤師のための
知っておきたい 生 薬 100
―含 漢方処方―　第2版
B6判　208ページ　本体 2600 円＋税

知っておきたい 一般用医薬品
第2版
B6判　2色刷　280ページ　本体 2800 円＋税

知っておきたい 有機反応 100
B6判　2色刷　272ページ　本体 2600 円＋税